U0454870

中医经典导读丛书

黄帝内经·素问

丛书主编　宋　兴

主　　编　马烈光　张新渝

副 主 编　欧阳利民　黄九龄　薛　红　刘　渊　严石林

编　　委（按姓氏笔画排列）

王　静　吕茂庸　江　泳　江慧珠　传　鹏

刘　平　刘　锋　刘世云　关芳妍　汤朝晖

汤利萍　杨　帆　杨　文　杨　剑　杨　蕻

李贤军　李小玲　陈丽平　陈建明　张　芳

张　伟　张清华　周　宜　祝　捷　金　钊

姚宝清　黄永刚

四川科学技术出版社

图书在版编目（CIP）数据

黄帝内经·素问/马烈光，张新渝主编. —成都：四川科学技术出版社，2008.6（2024.8重印）
（中医经典导读丛书/宋兴主编）
ISBN 978-7-5364-6505-3

Ⅰ.黄… Ⅱ.①马…②张… Ⅲ.①素问－注释 ②素问－译文 Ⅳ.R221.1

中国版本图书馆CIP数据核字（2008）第062766号

中医经典导读丛书
黄帝内经·素问
HUANGDI NEIJING · SUWEN

丛书主编　宋　兴
主　　编　马烈光　张新渝

出 品 人　程佳月
策划编辑　康利华
责任编辑　戴　玲　吴　文
封面设计　韩建勇
营销编辑　程东宇
版式设计　康永光
责任出版　欧晓春
成都市锦江区三色路238号　邮政编码 610023
官方微博 http://weibo.com/sckjcbs
官方微信公众号 sckjcbs
传真 028-86361756
成品尺寸　146 mm × 210 mm
印　　张　26.75　字数 670 千　插页4
印　　刷　河北松源印刷有限公司
版　　次　2008年6月第 1 版
印　　次　2024年8月第 8 次印刷
定　　价　80.00元

ISBN 978-7-5364-6505-3

邮　　购：成都市锦江区三色路238号新华之星A座25层　邮政编码：610023
电　　话：028-86361770

《中医经典导读丛书》
编委会名单

编者按：中医学在“回归自然”之理性被重新唤醒的现实社会，越来越受到人们的珍视和推崇，学习研究，蔚然成风。近年来，不断收到广大读者的来信，希望能有一套方便阅读，帮助理解的中医经典著作通俗注译本问世。读者的需要就是我们的追求，医易经典著作是荟萃我国古代百科知识的灿烂文化精品，除精妙绝伦的医药知识外，还蕴含着天文、地理、水利、军事、数术、哲学等极其丰富的百科知识，至今对养生、防病、治病、认识事物、分析问题仍有着很高的科学指导价值。为帮助读者更准确，更深刻地理解这些经典著作的精神实质，我社特组织长期从事易学和中医学研究的资深学者精心编写了这套《中医经典导读丛书》。该丛书对《易经》《黄帝内经》(分为《素问》《灵枢》两个分册)《难经》《神农本草经》《脉经》五大医易经典著作进行了全面、系统、深入的文化信息解读。学者们在完成此项工作时，以“古为今用”为指导原则，既保持了严谨的科学态度，又充分解放思想，在大量参考前人、他人研究成果的基础上，大胆注入自己的研究心得，予以阐扬发挥，因而使得本丛书具有提要精当具体，注释简明易懂，译文浅显通俗，按语新颖活泼，既有严格的科学性，又有广博的知识性，还有很强可读性等突出优点，广泛适用于中医专业工作者、中医院校师生以及对中医学所包罗的其他百科知识感兴趣的一切文化人士阅读、研习。我们把这样一套堪称近年来同类著作中难得的珍品推荐给大家，以此来答谢广大读者长期以来对我们医药书籍寄予的信任和厚望。

编者　2008 年初夏于蓉城

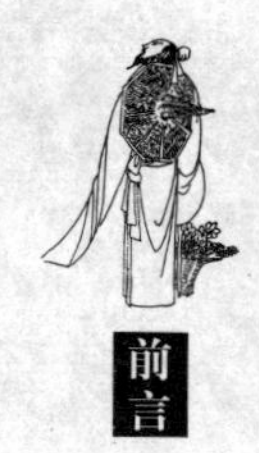

前 言

中医能在现代科技日新月异的时代走向世界，走向未来，是人类健康需要之理性选择的必然结果。人们之所以选择中医，不是因为其历史悠久、内涵古老，而是因为其疗效奇特、疗效可靠。中医疗效不是虚无想象和经验的耦合，是建立在整体、恒动两大体现宇宙运动变化规律的优势理念中的。这两大优势理念，主要是通过医易经典的丰富内涵得到体现的。在中医学重新反思如何走自己的路，以期突出整体恒动理论优势的今天，强调经典著作的学习运用，正在成为共识。由于经典著作本身所存在的文字古奥，语言简练，文化信息密集，学术意蕴宏深，教难、学难、用更难的问题，一直是困扰中医学术传承发展的重大障碍。造成这一障碍的主要原因，一是由于古今时空差异，文化发展巨变，导致了经典文化信息的隐而不彰。二是由于文化发展相互渗透，文化信息错综交织，导致了经典文化信息的晦而难明。近半个世纪以来，虽然也有不少校注、语译、阐释经典类研究性成果问世，但总以随文敷陈者多，独具卓识者少，学术的真知灼见，常常被淹没在僵化的学术风气里。因此，对医易经典文化信息进行符合学术本旨，符合临床实际的解读，要求日益强烈。《中医经典导读丛书》正是顺应这一时代要求而编撰的。

中医学术殿堂是古代多学科知识综合运用的庞大体系，从天文到地理，从哲学到文学，从医学到史学，文化信息十分丰富密集。文化信息是学术内容的基本载体和具体体现，离开了对文化信息的充分解读，就无法做到对学术内容的全面了解；离开了对文化信息的深入解读，就无法做到对学术内容的深刻认知。没有全面了解，深刻认知的学术，是绝对谈不上灵活运用的。医易经典文化信息解读，是朴素还原中医学术本质，促进中医回归传统的有效方法，是沟通古今和东西方认识理念，促进中医走向世界，走向未来的重要途径。本丛书以《易经》《内经》《难经》《脉经》《神农本草经》等为研究素材，以弘扬传统为前提，以有利学术传承为目标，以充分解放思想为倡导，以深入浅出为基本要求，以阐明文化内涵为切入点，旨在通过专家对相关经典中语言文字、哲学思想、医学内涵、临床意义等各方面信息的全面研究、朴素解读，深刻揭示各门经典的复杂学术内涵及相互渗透关系，阐明其现实传承价值，运用要点，最终达到学术信息完整清晰，学术理念古今贯通，学术临床紧密结合，以古为新，古为今用的目的。

中医文献浩如烟海，汗牛充栋，为什么要选择这五大经典呢？这是首先应该回答读者的一个问题。《易经》是研究以日月为主要标志的天体运行规律，进而从古天文学引申出万事万物运动变化之理、经纬天地、博综万类的古代哲学著作，因而被历代多学科学术大师奉为百科之母、万事之则、群经之首、学问之宗，而非医学专书。医学不出万事之外，药、病皆在万物之中，理趣互通，二者紧密联系，统一于“法自然”这个朴素认识原则之下。因此，早在医学理论体系创建之初，就开始运用易理阐明医理，而成为中医理论体系之纲领，故有“医易相通”之说。后世研究中医的学者更是强调，只有以易理释医理，才能理明义畅，真正收到纲举目张的良好效果，所以，欲明医，必先知易。《内经》（分为《素问》《灵枢》两个分册）是以从医药实践经验中提炼出的医学理论知识为基本素材，并借助哲学、天文、地理、水利、军事、数术等多学科知识，深刻阐明养生、防病、脏象、病机、诊断、治疗等课题的医学专著，内容极为丰富，既是中医理

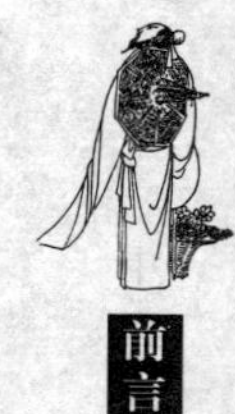

论体系的奠基性著作，也是中医理论体系的核心。后世临床各科的发展，无不以此为起点。《难经》通过81个中医基础理论问题的讨论，与《内经》的学术内容相互阐释，相互发挥，相互补充，是构成中医基础理论体系的必不可少部分，被历代学者奉为中医理论研究的又一津梁之作。《神农本草经》通过对365种药物的分类阐述，汇集古人在养生、防病、治病的长期实践中所总结的药物学知识，创造了四气五味、升降浮沉、君臣佐使等系统而又独特的药物研究方法，还总结了相须、相使、相畏、相恶、相杀等丰富的药物配伍运用经验，是我国最早的药物学专著，也是后世药物学发展的基本支架，是中医药理论体系的又一重要组成部分。《脉经》为我国现存最早的诊断学专书，书中结合临床病症，详细讨论并比较分析了临床常见脉象24种，求得了脉、证、诊、治的有机统一。还确立了以桡动脉为基点的寸口诊脉法，是中医理论体系完整组合不可或缺的部分。正是以上五《经》，从理论纲领到生理、病理、药物、诊疗等实质性内容，构成了中医理论的完整大体系。通过注译阐发五《经》，可以从一个较高的视角提纲挈领地把中医学精髓介绍给全社会。这就是本丛书编选的指导思想。

本丛书在体例设计上分为[提要]、[原文]、[词解]、[语译]、[按语]五个部分，各书均按原著篇章段落分段研究阐发。[提要]以篇章为基本单元，撰于篇章之首，其具体内容是对所在篇章内容和精神实质的精辟概括，力求简明具体，不讲空话、废话。[原文]选择学术界已经校勘，且公认的善本作为蓝本。不同版本内容有出入者，以择善而从为原则，直接选取其中一家之言为参考，不作版本校刊等繁琐考证。[词解]主要针对古籍中的生字、难词，进行必要的音义注释，注释内容主要是作者在参考其他文献后，提炼选择的最具代表性见解。注文力求简明通俗，不以经解经，不旁征博引，不出书证。一词多义或歧义，众说纷纭者，选择与原文意义最贴切的见解为依据，并结合作者自己的研究心得以注。[语译]为保持其严谨的科学性，本书仍以直译为主，但为增强其可读性，部分文字艰深，义曲意隐的段落，辅以适当意译，以畅明其义。力求义理准确，语言流畅，文字浅近，既有严谨科学性，又有较强的可读性。[按语]是对译文的补充发挥，主要针对文义晦涩艰深，单凭译文难以透彻阐明其义，或意蕴宏博，非译文所能包容，或本义褊狭，后世学者引申发挥颇多新意者而发。需要展开讨论的地方，则兼采百家，融会古今，不拘一格地充分展开，总以把问题说清楚，以有利阅读理解为目的。按语内容充分展示了古今学者以及作者本人，围绕某一学术命题所阐发的新颖而又深刻的见解，既有深度，又有广度。各个部分的内容皆以通、明、信、达为原则。

具体而言，五经各有特色，各有侧重。《易经》文字古奥，义理隐曲，在今天，无论医者、学者，真正有所造诣的人，为数极少。本丛书着重在阐明易学与医学的关系，易理对医理的指导价值，易理在医学中的具体运用等方面下工夫，不涉占卜预测等内容。力求释玄理为通说，化艰深为浅易，赋古义以新知，弃虚妄求实用。《内经》中的《素问》《灵枢》两个分册，都历代研究者众，注本、译本不少，但或繁征博引，或各执一偏，或附会曲说，往往令初涉者眼花缭乱，莫衷一是。本丛书以“择善而从”为原则，对其医学内容进行了通注通译，明是非于文中，发至理于文外。通过按语的充分阐扬发挥，对其他与医学相关的内容，作了丰富多彩而又生动活泼的讨论，使读者能在阅读本书时，既准确获得中医学知识，又能广泛了解该书中所涉及的其他百科知识，真正懂得，没有百科的丰富借鉴，中医学就不可能建立起运用阴阳五行提纲挈领的归纳认识方法来。换句话说，如果没有对其他各科的深刻理解、借鉴即便最大限度地放飞人们的想象，中医学对整体观的运用，充其量发展到人与地球关系的认识水平，永远无法延伸到宇宙全息大统一论上去，最终创造出天人合一的整体医学思想来，当然也就不可能实现对神

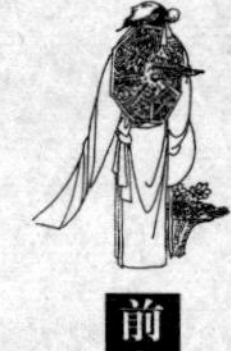

奇生命现象的深刻理解,从而完成以功能定位为基本生命单元的古代人体生理病理学术体系的构建。《难经》文简意赅,发挥颇难,本丛书集历代《难经》研究学者之不同学术见解,着重阐明了该书学术上对中医基础理论建设的巨大贡献,在内容上与《内经》相互补充,相互发挥的复杂联系,并结合临床实际,阐明了它在现实临床实践中的运用价值。《神农本草经》所涉药物知识,后世发展甚多,古今差异很大,本丛书既充分珍视该书所创建的传统中药研究方法,详细阐明各药性、味、归经、配伍、运用要点,又在按语部分大量吸收了现代药理研究成果,使古论与新知相互发挥,以拓宽读者视野,活跃读者思维。《脉经》所涉诊断学知识,自秦汉迄今,代有长足进步,本丛书继承了该书的实用主义优点,着重在阐明其运用价值方面下了很大工夫,逐一讨论了每种脉象的现实临床诊断意义,并在讨论中博综历代名家高论,结合当代实践新知,尽可能准确、深刻地阐明各种脉象的表达特点、病理本质,使读者能知其象而明其理,释其疑而得其真。

总之,在此项研究工作中,我们始终坚持的研究原则是:不唯书,只唯实,力求思想充分解放;不尚古,只尚真,力求内容朴实可靠;既为学,更为用,力求理论与实践紧密结合。旨在释玄理为通说,赋古义以新知,力求令读者耳目一新,开卷受益。

致谢:

本丛书的问世,得感谢广大读者的热情关注和大力支持,正是广大读者的渴求和期盼,给了我们编著本书的信心和勇气。得感谢四川省中医药管理局的大力扶持,是四川省中医药管理局在本书编撰的最困难时期,设立“中医经典文化信息解读”专题,予以大力支助,才使此项研究工作得以顺利完成。得感谢四川科学技术出版社的悉心指导,从选题到体例设计,都倾注了他们的大量心血。

在本丛书编写过程中,丛书主编负责拟定选题,编写大纲

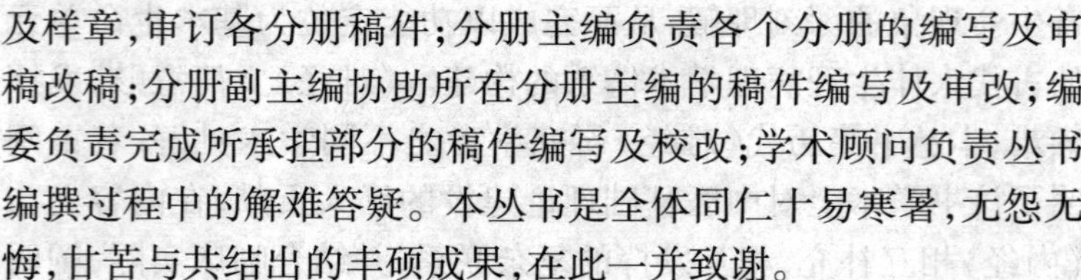

及样章,审订各分册稿件;分册主编负责各个分册的编写及审稿改稿;分册副主编协助所在分册主编的稿件编写及审改;编委负责完成所承担部分的稿件编写及校改;学术顾问负责丛书编撰过程中的解难答疑。本丛书是全体同仁十易寒暑,无怨无悔,甘苦与共结出的丰硕成果,在此一并致谢。

《中医经典导读丛书》编撰委员会

2008 年初夏

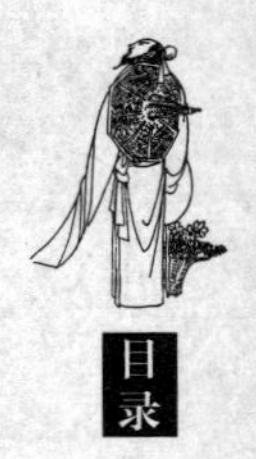

目　　录

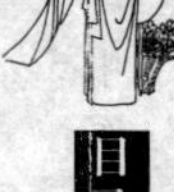

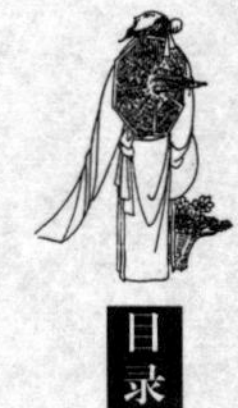

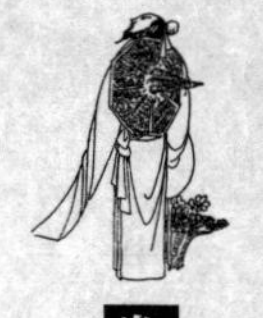

卷第一

上古天真论篇第一

【提要】本篇主要论述了养生对于预防疾病和延年益寿的重要意义,即:养生可以有效地预防疾病,养生可以在一定范围内延长人体寿命。并指出了科学的养生法是顺应自然,节制偏好和情欲,安定精神等。篇中还论述了肾气在人体生长发育过程中所具有的决定性意义,提示人们养生尤其应当护惜肾气。本篇因以上古中华先民的养生要诀——保养先天真气为立论基础,故篇名《上古天真论》。

【原文】昔在黄帝[1],生而神灵[2],弱[3]而能言,幼而徇齐[4],长而敦敏[5],成而登天[6]。

乃问于天师[7]曰:余闻上古之人,春秋皆度百岁而动作不衰;今时之人,年半百而动作皆衰,时世异耶?人将失之耶?

岐伯[8]对曰:上古之人,其知道[9]者,法于阴阳[10],和于术数[11],食饮有节,起居有常,不妄作劳,故能形与神俱,而尽其天年,度百岁乃去。今时之人不然也,以酒为浆[12],以妄[13]为常,醉以入房,以欲竭其精,以耗散其真[14],不知持满,不时御神[15],务快其心,逆[16]于生乐,起居无节,故半百而衰也。

【注释】[1]黄帝:历史传说中的古代帝王。相传为有熊国君少典之子,复姓公孙,因生于轩辕之丘,故又称轩辕黄帝。[2]神灵:异常聪明灵敏。[3]弱:幼小。[4]徇齐:思维敏捷,反应迅速的意思。[5]敦敏:踏实勤奋的意思。[6]登天:登天子之位。[7]天师:黄帝对臣子岐伯的尊称。[8]岐伯:历史传说中黄帝的大臣,精通医理。[9]道:事物的总体规律。此指养生的法则和规律。[10]阴阳:指天地自然运动变化的基本法则。[11]术数:指养生的正确方法。[12]浆:指解渴的一般饮料。[13]妄:荒诞混乱,违背常理的行为。[14]真:真气、元气。[15]御神:调控精神。[16]逆:违背。

【语译】我国古代历史传说中的轩辕黄帝,天生聪明机灵,在幼年时就善于言谈,反应敏捷,对周围事物领悟特别快,他不仅性情诚实忠厚,而且勤勉努力,到成年的时候便登上了天子之位。

一天,黄帝向他的臣子岐伯问道:听说上古时候的人,年龄都能活到一百多岁,并且动作举止还不显衰老;而现在的人,年龄刚过五十岁动作就显得衰弱无力了,这是什么原因呢,是时代环境特点不同造成的呢,还是现在的人不会养生所造成的?

岐伯回答说:上古时代的那些人,他们懂得天地自然运动变化的规律,懂得养生之道,能够通过效法自然去适应自然,他们正确地运用了各种养生的方法,做到了饮食有节制,生活有规律,既避免没有限度没有规律的操劳运动,又避免过度的性生活,因此他们能保持形体不衰,心神不老,最终活到天赋的自然年限,超过百岁才离开人世。现在的人却不是这样,他们把酒当做饮料,滥饮无度,使反常的生活成为习惯,且醉酒行房、恣情纵欲以致精血大量消耗,为满足情欲嗜好而使元气极度损伤,他们不注重保持精气的充沛,不善于调控自己的精神生活,只图尽情享乐,完全违背了正确的养生原则,所以年过五十就显得衰老了。

【讨论】《内经》在此通过“上古之人”与“今时之人”对养生的不同态度和不同结果的对比分析，不仅强调了养生的重要性，更提出了具有重要指导意义的养生五大法则：

(1)法于阴阳。《内经》把人与自然看做是不可分割的统一和谐整体，人的生命现象是自然现象的一部分，人与自然界息息相通，生命的形成和生存，根源于一年四时的阴阳消长变化。“自古通天者，生之本，本于阴阳。”(《素问·生气通天论》)所以人要想健康长寿，就必须掌握自然界的阴阳变化规律，自觉地适应自然界的气候变化，顺应四时阴阳的变化规律，使人体阴阳与自然环境始终保持协调平衡，从而提高机体对自然环境的适应能力，“与万物浮沉于生长之门”。本篇最后列举了“真人”、“至人”、“圣人”、“贤人”四种集养生之大成者，其方法虽然各异，但他们都把顺应自然规律作为养生的首要前提和基本法则，即所谓“真人者，提挈天地，把握阴阳”，“至人者，和于阴阳，调于四时”，“圣人者，处天地之和，从八风之理”，“贤人者，法则天地，象似日月，辨列星辰，逆从阴阳，分别四时”。旨在强调养生要与天地四时、昼夜阴阳的变化相适应。《素问·四气调神大论》进一步指出：“阴阳四时者，万物之终始也，死生之本也……从之则苛疾不起，是谓得道。”人体从而却病延年，健康长寿；反之“逆之则灾害生”，违背四时、昼夜阴阳变化规律，轻则不适为病，甚则夭折短命。所以，《内经》认为“法于阴阳”，即指顺应阴阳变化的自然规律是最根本的养生大法。

(2)和于术数。就是运用多种养生方法，锻炼形体。《内经》既有主动练形的“导引”，又有被动按摩的“按跻”运动。后世养生家在这些方法的基础上，创造了多种运动肢体、强筋健骨的方法，如五禽戏、易筋经、八段锦、太极拳、武术功等。《内经》虽然没有“气功”二字，但却精辟地论述了气功的原理和练功要点。本篇所谓“呼吸精气，独立守神，肌肉如一”，就提示了调节呼吸、宁心安神、放松肌肉等气功修炼方法，即后世所谓调心、调息、调身的“三调”，正是气功中的练功三要领，这为后世气功的发展奠定了基础。《内经》还非常强调肢体运动，如《素问·移精变气论》所谓“动作以避寒”，意识到动而生阳，能促进气血运行，使肢体温暖，抵御寒气的侵袭。可见，《内经》时代已盛行多种运动锻炼方法。这些方法，或锻炼腰腿，以收固肾保精之功；或锻炼耳目，以调养肝肾；或专注意念，凝神以使气足精生。通过形体的锻炼，意念的调摄，以保其精，壮其气，通其脉，旺其神，使精气神三者得养，内而五脏调和，外则肌肤润泽，筋骨劲强，容颜光彩，耳聪目明，虽老犹壮，“所以能百岁而动作不衰”。

(3)食饮有节。《内经》十分重视饮食调理，认为饮食是人体营养的主要来源，是维持人体生命活动必不可少的物质。饮食调理得当，可以保持人体的正常生理活动，提高机体的抗病能力，却病延寿。一旦饮食不节，可损伤脾胃，诸病丛生，甚至折寿损命。《素问·痹论》说：“饮食自倍，肠胃乃伤。”《素问·生气通天论》亦提出：“因而饮食，筋脉横解，肠澼为痔。”指出了饮食过量，肠胃受伤，轻则可致消化不良，进而使气血流通失常，筋脉郁滞，发生下痢、痔疮等病证。《素问·生气通天论》还说：“高粱厚味，足生大丁。”指出了多食脂膏厚味，会使脾胃积热，热毒内生，可患疮疡疔毒等病，旨在强调，肥甘厚味，助湿生热，不宜多食。另外，还应注意饮食不可偏嗜。五味入胃，各归所喜，对相应的脏腑产生营养作用；倘若偏食偏嗜，不仅营养成分失之偏颇，而且“气增而久，夭之由也”(《素问·至真要大论》)，日久引起多种疾病，甚至影响寿命，这是应当引起高度重视的。因此，《灵枢·师传》指出：“食饮者，热无灼灼，寒无沧沧。寒温中适，故气将持，乃不致邪僻也。”要求饮食时应寒温适中，不寒不热，不可偏嗜，这样既可助脾胃消化吸收，以生元气，亦可使寒热痰湿之邪无从产生。《素问·生气通天论》总结说：“阴之所生，本在五味，阴之五宫，伤在五味。”并对五味太过所导致的病理现象作了描述，并告诫我们要“谨和五味”，才可以“长有天命”。可见，合理调节饮食五味，保证各种营养物质的比例均衡，对于维持健康、延年益寿具有十分重要的意义。

(4)起居有常。在日常生活中，生活起居要有规律，这有利于维护脏腑的正常功能和气血的正常运行。故《素问·四气调神大论》有一年四季起居作息早晚之宜，以顺应四时阴阳消长规律；《素问·生气通天论》有平旦、日中、日西将暮三时劳作歇息之分，要求早、中、晚的劳作休息应与一天之中日出日落的消长变化相应同步。另外，起居有常还应注意劳逸结合，故本篇强调指出“形劳而不倦，气从以顺”。《素问·宣明五气篇》有“久视伤血，久卧伤气，久坐伤肉，久立伤骨，久行伤筋”，《素问·生气通天论》有“起居如惊，神气乃浮”的告诫。所以，劳逸适度，生活作息有规律，才能保持生命力长久不衰。

(5)不妄作劳。即强调不宜过度劳累。首先应注意体力劳动和脑力劳动不能过劳。正常的体力劳动和脑力劳动，有利于身心健康。生命在于运动，适度的体力劳动和体育锻炼，可使经脉流通，生机旺盛，是保持健康长寿的重要条件。一旦体力劳动过度，则会引起“劳则气耗”(《素问·举痛论》)，损伤筋骨等。所以，《素问·生气通天论》有“因而强力，肾气乃伤，高骨乃坏”的论述。善用脑者，神情专注，长寿者不乏其人。如果用脑过度，就会耗伤心神，产生情志病变。本节还指出“不时御神，务快其心”就会导致“半百而衰”的不良后果。另外，不妄作劳还应包括不应过度房劳。本篇尤其强调要节制性生活，以“积精全神”，颐养天年；批评了不知节制情欲、不知葆精而耗散真元之气，结果导致“半百而衰”的现象。所以，本篇在此对“醉以入房，以欲竭其精，以耗散其真，不知持满”者提出告诫。这是本篇养生理论的一大特色和重要贡献。

【原文】夫上古圣人[1]之教下也，皆谓之虚邪贼

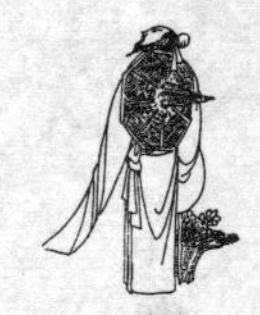

风[2],避之有时,恬惔虚无[3],真气[4]从之,精神内守,病安从来。是以志闲而少欲,心安而不惧[5],形劳而不倦,气从以顺,各从其欲,皆得所愿。故美其食,任其服[6],乐其俗,高下不相慕,其民故曰朴[7]。是以嗜欲不能劳其目,淫邪不能惑其心,愚智贤不肖,不惧于物[8],故合于道[9]。所以能年皆度百岁而动作不衰者,以其德全不危[10]也。

【注释】[1]圣人:智慧超群、知识渊博、深懂养生之道的人。[2]虚邪贼风:泛指不正常的气候变化和对人体有害的外来的致病因素。[3]恬惔虚无:心情安闲清静,毫无杂念和妄想。[4]真气:人体元气、正气,是生命的动力。[5]惧:焦虑。[6]任其服:衣着随便。[7]朴:质朴、朴实无华。[8]不惧于物:不因外界事物而动心思虑。[9]道:养生之道。[10]德全不危:能很好地实行养生之道,就不会受到疾病和衰老的危害。

【语译】上古时代,圣人在教导普通人的时候,都强调指出:对于各种致病因素和反常的气候都应该及时预防回避,还必须使精神保持宁静,排除各种私心欲念,这样就可以使人体真气内存而调畅,精神内守而不外泄,疾病也就无从发生了。所以古时的人常常心志安闲,少有杂念妄想,情绪安定而不焦虑,时常运动但不过度疲倦,真气因而内固调畅,人们自得其乐且能满足自己的愿望。他们吃着粗茶淡饭觉得味道甘美,穿着布衣素装也感到心满意足,大家喜爱自己的风俗习尚,无论社会地位有多么的不同,都不去羡慕嫉妒,这些人是质朴的人,是朴实无华的人。因此外界任何不当的嗜欲都不会引起他们的注目,任何淫乱邪怪的事物也不能惑乱他们的内心世界,他们无论是天生愚笨还是聪明的人,无论能力大还是能力小的人,都不会因为外界事物的变化而心浮气躁、患得患失,这些都符合了养生之道。正因为他们领会和掌握了修身养性的正确方法,使身体不被内外邪气危害干扰，所以他们能够活到一百多岁而不显衰老。

【讨论】本节对养生提出了两方面的要求：一是要预防外来病邪的侵袭，即所谓“虚邪贼风，避之有时”。不同的时令，有不同的当令邪气，侵犯人体后，就会耗伤正气，导致不同的疾病发生，所以要注意随时回避四时不正之气的侵袭。《灵枢·九宫八风》说：“谨候虚风而避之，故圣人日避虚邪之道，如避矢石然，邪弗能害，此之谓也。”特别是对于具有强烈传染性的疫毒疠气，更要远离其传染源。如《素问·遗篇·刺法论》说：“五疫之至，皆相染易……如何可得不相染易者？……避其毒气。”并在此基础上，创造了“小金丹”一方，以预防疫毒疠气传染。可见，《内经》养生既重视内因正气，又强调应随时做好避免外界致病因素侵袭的预防工作。二是防止精神的不良刺激，即所谓“恬惔虚无，真气从之”。由于忧虑、沮丧、恐惧、急躁、紧张、激动、怯懦、厌恶等恶劣的心境和消极的情绪可以使人体气机滞塞、气血紊乱、脏腑失调，导致疾病产生、正气受伤，所以调摄情志是养生摄生的一个重要方面。以“恬愉为务”便是其核心思想。恬惔虚无、情绪稳定说的是精神上的静，愉悦自得、情志活泼指的是精神上的动。即通过自觉地进行思想意识的修养、思想意识的变化来转变恶劣的精神情绪；通过主动地“调息”、“调神”，达到清心寡欲的境界；通过思考，使情绪稳定、脏腑活动协调；善于从习俗中寻取喜悦和满足，使自己心情愉快，情志舒展，精神振作，从而有效地抵抗消极情绪，这样一静一动，使精神达到动静统一。因此，调畅情志，保持精神健康，是养生防病的重要环节。

【原文】帝曰：人年老而无子者，材力[1]尽邪？将天数[2]然也？

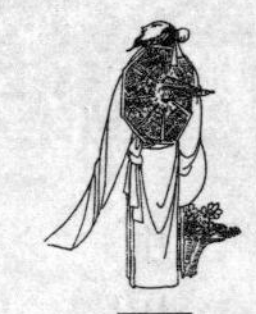

岐伯曰：女子七岁[3]，肾气盛，齿更发长；二七而天癸[4]至，任脉通，太冲脉盛，月事以时下，故有子；三七，肾气平均，故真牙[5]生而长极；四七，筋骨坚，发长极，身体盛壮；五七，阳明脉衰，面始焦[6]，发始堕；六七，三阳脉衰于上，面皆焦，发始白；七七，任脉虚，太冲脉衰少，天癸竭，地道不通[7]，故形坏而无子也。丈夫八岁[3]，肾气实，发长齿更；二八，肾气盛，天癸至，精气溢泻，阴阳和[8]，故能有子；三八，肾气平均，筋骨劲强，故真牙生而长极；四八，筋骨隆盛，肌肉满壮；五八，肾气衰，发堕齿槁；六八，阳气衰竭于上，面焦，发鬓颁白[9]；七八，肝气衰，筋不能动；八八，天癸竭，精少，肾藏衰，形体皆极，则齿发去。肾者主水，受五藏六府之精而藏之，故五藏盛，乃能泻。今五藏皆衰，筋骨解堕[10]，天癸尽矣，故发鬓白，身体重，行步不正，而无子耳。

帝曰：有其年已老而有子者，何也？

岐伯曰：此其天寿过度，气脉常通，而肾气有余也。此虽有子，男不过尽八八，女不过尽七七，而天地之精气皆竭矣。

帝曰：夫道者，年皆百数，能有子乎？

岐伯曰：夫道者，能却老而全形，身年虽寿，能生子也。

【注释】[1]材力：生育能力。[2]天数：人体生长衰老的自然限度。[3]七岁、八岁：是古人根据男女两性发育过程中节律性变化的不同而定的周期数。女子以七岁为一个节律周期，男子以八岁为一个节律周期。[4]天癸：指人体内与肾气有密切关系，能促成生殖机能成熟的一种物质。[5]真牙：智齿、尽头牙。[6]焦：憔悴。[7]地道不通：妇女月经停止来潮，进入绝经期。[8]阴阳和：男女两性交合。[9]颁白：花白。[10]解堕：懈堕无力。

【语译】黄帝问：人到老年就不能生育子女了，这是生殖能力衰竭的表现吗？是生理的自然规律吗？

岐伯回答说：人自出生后，在后天水谷精微不断的补充下，女子到了七岁，肾气逐渐旺盛起来，此时开始更换乳牙，头发也越长越茂；十四岁时，体内促进生殖机能的物质——天癸产生了，这时不仅任脉通畅，太冲脉的气血也旺盛，所以月经来潮而具备了受孕怀胎的能力；二十一岁时，肾气充满，智齿长出，恒牙已长全；二十八岁时，筋骨强健，头发茂盛，此时是人生中身体最强壮的时期；三十五岁时，阳明经脉的气血逐渐衰弱，人体容颜开始出现憔悴，头发开始脱落；四十二岁时，太阳、少阳、阳明这三条起始于面部经脉的气血都出现衰弱，所以面部显得憔悴而无光泽，头发亦开始变白；四十九岁时，任脉和太冲脉的气血逐渐衰弱，天癸随之枯竭，故月经停止来潮而丧失了生育能力，此时女子便进入绝经期，外形动作也出现衰老之象。对于男子来说，八岁时，肾气逐渐充实旺盛，头发开始浓密，乳牙开始更换；十六岁时，肾气旺盛，天癸产生，体内精气由满而溢故能外泄，所以此时若男女两性交合便能生育子女；二十四岁时，肾气充满，筋骨强健，此时智齿长出，恒牙也长全了；三十二岁时，筋骨坚强有力，肌肉丰满结实。到了四十岁，由于肾气逐渐衰弱，因而头发开始脱落，牙齿开始松动枯萎；到了四十八岁，三阳经脉的气血虚衰，故颜面憔悴无光泽，须发也出现花白之象；五十六岁时，肝气衰弱，血不荣筋，筋脉不利，故行动多有不便而不能灵活自如；六十四岁时，天癸枯竭，肾气衰弱，精气亏少，整个身体都到了衰竭的地步，故出现掉头发、落牙齿等外形和动作衰老之象。五脏与五行相配，则肾主水，肾是接受、贮藏其他脏腑精气的地方，所以只有各个脏腑的功能旺盛，肾脏藏的精气才充满，精气才能外溢。但人进入老年期时，五脏功能都已衰退，筋骨懈惰无力，天癸也已枯竭，所以会出现须发变白、身体沉重、步履不稳、没有生殖能力的现象。

黄帝又问:有的人年纪已经老了,但是仍能生育,这又是什么原因呢?

岐伯答道:这是因为他们天赋的精力超过一般人,气血经脉照常通畅,同时肾气比一般人充盛的缘故。但一般来说,这些人的生殖能力男子不超过六十四岁,女子不超过四十九岁,之后就会精气枯竭不能生育了。

黄帝说:那些懂得养生之道又善用养生方法的人,他们能活到一百岁,还能生育子女吗?

岐伯答道:这些人能够调养精气,推迟衰老,保全形体,所以虽然年龄已高,但仍能生育。

【讨论】(1)本节首先论述了肾气在男女生长发育过程中的重要作用。从本篇的主题思想来看,旨在说明保养肾中精气对于延年益寿的重要意义。肾为先天之本,肾脏所贮藏的精气,是促进人体生长发育和生殖的物质基础,也是生命的根本。肾藏之精通过肾阳的作用所化生的肾气,在人体整个生长发育过程中起着决定性的作用。人体随着肾气的逐渐充盛,出现由少而壮盛;随着肾气的逐渐衰退,出现由衰而老而死。只有善于养生的人,才能保持精气的充满,推迟衰老的到来。本篇有"积精全神"之说,强调养生当以节欲保精为第一要义。只有肾精充足,肾气才能旺盛,生命力才会增强,抗病能力与适应能力才能相应获得提高。

(2)"肾者主水,受五藏六府之精而藏之,故五藏盛乃能泻",论述了肾与五脏六腑精气盛衰的相互关系。肾与五脏六腑的关系,实质上是先后天的关系。肾为先天之本,水火之宅。水,代表肾精,是形成生命的原始物质;火,代表肾阳,是人体生命活动的原动力。肾阳作用于肾精而产生肾气,关系到整个人体的生长发育与生殖。所以,《内经》所说的肾气,实质上包括肾阴肾阳两个方面。徐灵胎在描述肾气的作用时说:"无火而令百体皆温，无水而令五脏皆润。”就说明肾气具有肾阴肾阳两者兼而有之的作用。《难经·八难》也说肾间动气“此为五藏六府之本，十二经脉之根，呼吸之门，三焦之源，一名守邪之神。故气者，人之根本也，根绝则茎叶枯矣”。这清楚说明，肾气是人体生命活动的根本，既是维持生命活动的物质基础，也是生命活动的原动力，同时还具有抗御外邪的作用。但是，后天脾胃（包括其他脏腑）与肾的关系也非常重要。肾精来自五脏六腑，五脏六腑之精来源于脾胃两脏（即水谷之精），故脾胃为后天之本。张景岳在论述脾肾的辩证关系时说：“人之始生，本乎精血之源；人之既生，由于水谷之养。非精血无以立形体之基，非水谷无以成形体之壮。精血之司在命门，水谷之司在脾胃，故命门得先天之气，脾胃得后天之气也。是水谷之海，本赖先天为主，而精血之海，又必赖后天为之资。”这是关于先天与后天关系的精辟论述。

【原文】黄帝曰：余闻上古有真人[1]者，提挈[2]天地，把握[2]阴阳，呼吸精气[3]，独立守神[4]，肌肉若一[5]，故能寿敝天地，无有终时[6]，此其道生。中古之时，有至人[7]者，淳德全道，和于阴阳，调于四时，去世离俗，积精全神，游行天地之间[8]，视听八达[9]之外，此盖益其寿命而强者也，亦归于真人。其次有圣人者，处天地之和，从八风[10]之理，适嗜欲于世俗之间，无恚嗔之心，行不欲离于世，被服章，举不欲观[11]于俗，外不劳形于事，内无思想之患，以恬愉为务，以自得为功，形体不敝，精神不散，亦可以百数。其次有贤人[12]者，法则天地，象似日月，辨列星辰，逆从阴阳，分别四时，将从上古合同于道，亦可使益寿而有极时。

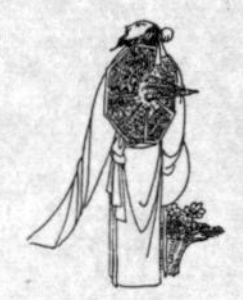

【注释】[1]真人:指在上古时期,通过修道能掌握天地阴阳变化的规律,使身心完全适应自然的变化,达到养生最高标准的人。[2]提挈、把握:掌握。[3]呼吸精气:吸入在特殊环境才具有的最精纯的清气、最清新的空气。属于气功调息范围。[4]独立守神:通过自我调控精神来脱离外界的干扰。属于气功调神范围。[5]肌肉若一:通过锻炼使全身筋骨肌肉达到高度的协调统一。属于气功调身范围。[6]寿敝天地,无有终时:长生不老之义。[7]至人:指在中古时期,修道高深而与上古真人类似的人。[8]游行天地之间:指通过自我调控精神,使心神豁达开阔之义。[9]八达:通达于四面八方。[10]八风:指东、西、南、北、东南、西南、东北、西北八方之风。[11]观:炫耀。[12]贤人:德才兼备的人。

【语译】黄帝道:我听说在上古时期,有被称为真人的人,他们掌握了天地阴阳变化的规律,能自主地调节呼吸,吸收大自然中精纯的清气;能超然独处,聚精会神,脱离外界的干扰;能锻炼身体,使筋骨肌肉与整个身体达到高度的协调统一。正由于如此的修道养生,所以他们的寿命能与天地相同而长生不老。在中古的时候,有被称为至人的人,他们具有诚实忠厚的品德,能全面地掌握养生之道,适应自然界阴阳四时的变化;能避开世俗社会生活中的各种诱惑干扰;他们积蓄精气,集中精神,能通过自我调控使心神豁达开阔,使感官更加敏锐。这些都是他们强健身体,推迟衰老,延长寿命的方法,这些人也可归为真人一类。在中古有被称为圣人的人,他们能安然地处在大自然之中,外能顺应天地的变化,避开气候变化及自然变化带来的影响和伤害;内能调节自己的精神以适应社会,因而不会产生恼怒怨恨之情;他们的行为举止不脱离社会的一般准则,穿着普通,举止平常,没有一点炫耀于世的地方;他们既不会过度劳累而损伤形体,又无任何思想负担,总以愉快、安宁为目的,悠然自得为满足,所以他们的形体不容易衰惫,精神也不容易耗散,因而寿命也可以活到一百岁左右。另外,还有一种被称为贤人的人,他们也能根据天地的变化、日月的升降、星辰的位置来调节自己，使自己能顺应自然界阴阳的消长和四时的变化；他们向上古真人学习，使生活符合养生之道，这种人也能延年益寿，但最终仍有死亡的时候。

【讨论】本节经文以上古真人、至人、圣人、贤人为养生典范，分别列述了他们各自的养生之道和不同的养生效果，示人养生之道方案的最佳选择和身体力行的重要性。

(1)真人养生境界最高，效果最好。真人“提挈天地，把握阴阳”，强调掌握天地造化之机、宇宙阴阳运动变化之理，是养生的根本大法。真人还能施行古代精妙的“呼吸精气，独立守神”等导引、吐纳养生法术。此法呼吸吐纳、调整鼻息以练气；宁静思想、排除杂念以练意。因此既可采集天地之精气以为用，又可使体内精气生化臻于淳和，并能调和内脏促进血液循环，增进器官功能，兴奋中枢神经，使机体进入“精神内守”、“真气从之”的内稳定状态。这对增强体质、却病延年是十分有利的，也是养生家所追求的最高境界。

(2)至人养生“和于阴阳，调于四时”，强调人与自然界是一个不可分割的整体，即“人与天地相参”、“生气通天”是也。人要却病延年，保障和维持机体的正常生命活动，就必须自觉地、能动地顺应自然界四时阴阳升降浮沉的节律和气候变化，如是则“内外调和，邪不能害，耳目聪明，气立如故”。另外，至人养生“去世离俗”，强调虽身在世俗之中，却能避免世俗的纷扰，而能心安神静，“积精全神”，使形体强健，游行天下，耳聪目明，所以能“益其寿命而强者”。其养生水平接近真人，达到了相当高的养生境界。

(3)圣人养生“处天地之和，从八风之理”，意为圣人养生当顺从自然界阴阳消长和时令季节气候的变化，预防外来病邪的侵袭，防止疾病的发生；“适嗜欲于世俗之间，无恚嗔之心”，言圣人处于纷繁复杂的世俗当中，尚能保持心神的恬愉虚无，精神守藏于内，以及“形体不敝”，劳而不倦，则“形与神俱”，寿逾百岁。

(4)贤人养生“法则天地，象似日月，辨列星辰，逆从阴阳，分别四时”，强调贤人依据自然环境的阴阳变化法则，推部天象，仿效日月星辰运行，顺应四时节序来进行养生保健，尚可取得相当好的养生效果，使寿限达到极致。

本节提及四种养生境界的真人、至人、圣人、贤人，实际上是《素问·上古天真论》作者理想中的养生典型，他们各自的养生理念和实际应用体会，其实并无实质差异，诚如成玄英疏所说：“至言其体，神言其用，圣言其名。故就体语至，就用语神，就名语圣，其实一也。”此外，道家亦有圣人、真人、至人、贤人之说，本篇多处提及的“道”、“德”就源于《老子》。本节真人“提挈天地，把握阴阳”，至人“和于阴阳，调于四时”，圣人“处天地之和，从八风之理”，贤人“法则天地，象似日月，辨列星辰，逆从阴阳，分别四时”等养生观点，与老、庄“人法地，地法天，天法道，道法自然”、“顺之以天理，行之以五德，应上以自然，然后调理四时，太和万物，四时迭起，万物循生”、“动而以天行”等，文辞相近，义理相通，均将顺应天地四时阴阳和季节气候变化作为养生的重要法则。篇中“恬惔虚无”、“志闲少欲”、“美其食，任其服，乐其俗”等养生学说，与《老子》“至虚极，守静笃”、“见素抱朴，少思寡欲”、“甘其食，美其服，安其居，乐其俗”等文句亦相当接近，均体现出道家虚静无为的养生思想。本节经文“守神”、“积精全神”等均为道家习用术语。本篇所涉及的顺四时、法阴阳，恬惔虚无、去世离俗，以及导引吐纳等养生方法，皆来自道家。因此，不难理解，《内经·上古天真论》养生学说的形成是深受道家影响的，与老、庄养生之道有着千丝万缕的联系。

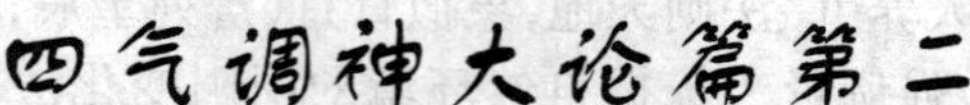

四气调神大论篇第二

【提要】本篇论述了自然界中一年四季不同的气候特点，提出了人体应该顺应四时气候的变化来调摄精神活动，应采取相应的养生方法使精神形体都能适应自然界生长收藏的变化规律，从而达到养生防病的目的，故篇名《四气调神大论》。

【原文】春三月[1]，此谓发陈[2]，天地俱生，万物以荣，夜卧早起，广步于庭，被发缓形[3]，以使志生[4]，生而勿杀[5]，予而勿夺，赏而勿罚，此春气之应，养生之道也。逆之则伤肝，夏为寒变，奉长者少。

【注释】[1]春三月：从立春到雨水、惊蛰、春分、清明、谷雨六个节气的日子。[2]发陈：推陈出新。[3]被发缓形：将紧束的头发解散，紧身的衣带解开，使身体舒缓舒畅。[4]以使志生：保持情绪调畅、愉快，以适应春生之气。

【语译】一年四季中，属春季的三个月称为发陈，即推陈出新、生命萌发之义。在这个季节里，自然环境中的万物都欣欣向荣，富有生气。对于养生来说，在这个时节，人们应该入夜就睡，早点起床，下床后，宜做一些锻炼。应宽衣松带，解开发辫，迈开步子在庭院中漫步，使形体舒展，让精神愉快，这样才能顺应春生之气。此时宜多施与，少敛夺；宜多奖励，少惩罚；宜保持万物的生机而不要恣意损伤，这就是顺应春季的气候特点，保养人体生发之气的养生方法。反之，若违逆了春生之气，就会损伤肝脏，损伤人体生发之气。这样，提供给夏长之气的条件不足，到了夏季就容易出现寒性病。

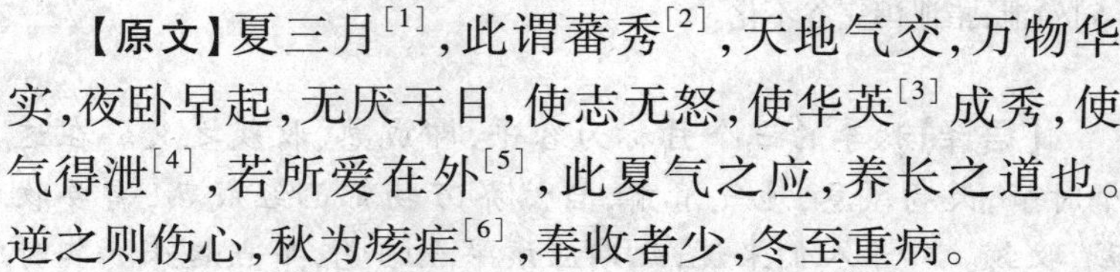

【原文】夏三月[1]，此谓蕃秀[2]，天地气交，万物华实，夜卧早起，无厌于日，使志无怒，使华英[3]成秀，使气得泄[4]，若所爱在外[5]，此夏气之应，养长之道也。逆之则伤心，秋为痎疟[6]，奉收者少，冬至重病。

【注释】[1]夏三月：从立夏到小满、芒种、夏至、小暑、大暑，这六个节气的日子为夏三月。[2]蕃秀：指繁荣、茂盛、秀美之义。[3]华英：精神。[4]泄：通泄，宣畅。[5]所爱在外：精神振奋、饱满，对外界事物有浓厚兴趣。[6]痎疟：疟疾。

【语译】四季中属夏季的三个月称为蕃秀，即繁荣、茂盛、秀美之义。在这个时节，由于天气下降，地气上腾，自然界中天地之气相交，所以各种植物在这个时期开花结果，长势十分旺盛。对于人们来说，此期应该晚点睡觉，早点起床。在情绪上，要保持愉快，不要厌烦日时太长，不要动怒、急躁，不要发脾气。要心平气和，使气机宣畅；要振奋精神，保持对外界事物的浓厚兴趣。这些就是顺应夏季气候特点的养长方法。如果违逆了夏长之气，就会损伤心脏，损伤人体生长之气。这样，提供给秋收之气的条件不足，到了秋季就容易发生疟疾，到了冬季，还容易再次发病。

【原文】秋三月[1]，此谓容平[2]，天气以急，地气以明[3]，早卧早起，与鸡俱兴，使志安宁，以缓秋刑[4]，收敛神气，使秋气平，无外其志，使肺气清，此秋气之应，养收之道也，逆之则伤肺，冬为多飧泄[5]，奉藏者少。

【注释】[1]秋三月:从立秋、处暑、白露、秋分、寒露到霜降这六个节气的日子为秋三月。[2]容平:成熟、收获之义。[3]天气以急,地气以明:天空中风气劲急,地面上景象清肃。[4]秋刑:指秋令收敛、肃杀之气。[5]飧泄:指泄泻完谷不化。

【语译】秋季的三个月称为容平,即成熟、收获之义。在这个时节,天高风急,地气清肃,自然界万物都已经成熟,需要收藏、收敛。对于人们来说,此期应该早点睡觉,早点起床。其时间大约和鸡活动的时间相仿。在精神方面,要保持情志的安宁,要收敛神气情绪,要避免神思外驰。这样,才能减缓秋季肃杀之气对人体的伤害,才能与秋季的容平之势相吻合,才能保持肺脏的清肃功能。这些就是顺应秋季气候的特点而保养人体收敛之气的养收方法。如果违逆了秋季的收敛之气,就会损伤肺脏。这样,提供给冬藏之气的条件不足,到了冬季就容易发生泄泻。

【原文】冬三月[1],此谓闭藏[2],水冰地坼[3],无扰乎阳,早卧晚起,必待日光,使志若伏若匿,若有私意,若已有得,去寒就温,无泄皮肤,使气亟夺[4],此冬气之应,养藏之道也。逆之则伤肾,春为痿[5]厥[6],奉生者少。

【注释】[1]冬三月:从立冬到小雪、大雪、冬至、小寒、大寒这六个节气的日子。[2]闭藏:生机潜伏、阳气内藏之义。[3]坼:裂开。[4]使气亟夺:使阳气频频丢失。[5]痿:肢体筋脉弛缓、软弱无力。[6]厥:四肢寒冷。

【语译】冬季的三个月称为闭藏,即生机潜伏、阳气内藏之义。在这个时节,气候寒冷,滴水成冰,地冻开裂,所以自然界中万物都潜伏蛰藏了起来，以避免阳气受到阴寒的损害。对于人们来说，此期应该早点睡觉，晚点起床，若待阳光照耀时起床更好。在这个时节，不要轻易地扰动体内阳气。在精神情志方面，要情绪内敛，深藏不露。这如同将个人的隐私秘密保存下来而不外泄一样，也犹如得到了渴望已久的物品后将它密藏起来不外传一样。在这个时节，要尽量避免到户外受寒，而应求取温暖；不要使皮肤开泄出汗而不断地损失体内阳气。这些都是顺应冬季的气候特点而保养人体闭藏机能的养藏方法。如果违逆了冬季的闭藏之气，就要损伤肾脏。这样，提供给春生之气的条件不足，到了春季就容易发生痿厥之症。

【原文】天气，清净光明者也，藏德[1]不止[2]，故不下也。天明则日月不明，邪害空窍[3]，阳气者闭塞，地气者冒明[4]，云雾不精[5]，则上应白露[6]不下，交通不表[7]，万物命故不施[8]，不施则名木[9]多死，恶气[10]不发，风雨不节，白露不下，则菀槀[11]不荣。贼风数至，暴雨数起，天地四时不相保[12]，与道相失，则未央[13]绝灭。唯圣人从之，故身无奇病[14]，万物不失，生气不竭。

【注释】[1]德：指推动宇宙自然万物运动变化的力量。[2]不止：运行不息。[3]空窍：指自然界中的山川。[4]地气者冒明：地上阴气遮蔽阳光。[5]云雾不精：云雾弥漫、日光不明。[6]白露：雨露。[7]交通不表：天地之气不相交。[8]施：延续。[9]名木：高大的树木。[10]恶气：有害于生物的反常气候。[11]菀槀：茂盛的禾苗。[12]天地四时不相保：指四时阴阳紊乱，不能保持阴阳变化的正常规律。[13]央：一半。[14]奇病：重病。

【语译】宇宙中，天气清净光明，天体运行不止，天德——这种推动宇宙自然万物运动变化生生不息的力量隐藏而不露，它不会将自己的光明泽德完全暴露出来，所以它会永远保持自己内蕴的力量而不会下泄。相反，如果天德完全暴露出来，不仅会出现日昏月暗，阴霾之气满山川，会出现阳气闭塞不通，大地昏蒙不明，云雾弥漫不散，还会出现天气不下降，地气不上升，天地之气不相交，相应的雨露不能生成，不能应时而降，自然界万物的生命也就难以生存延续，即使壮实高大的树木也不会幸免，还会出现气候怪异恶劣，风雨无时，雨露当降而不降，草木得不到滋润而生机不存，连那些茂盛的禾苗也枯槁不荣。邪风经常地吹来，暴雨不时地发作，天地四时的变化失去了规律，失去了正常的秩序，使万物的生命尚未及一半便遭到夭折。但是，只有圣人能应用养生之道来适应自然界的变化，因此他们的身体不会发生大的疾病。正因为他们没有违背自然界万物发展的规律，所以生命就不会提前衰竭。

【讨论】上述几节主要讨论了四时生长收藏的规律，提出了顺应四时变化以调养形体和心神的方法。一年分为四季，四时阴阳变化，导致气候有冬寒、春温、夏暑、秋燥的不同，以生寒暑燥湿风，以生长化收藏。人之五脏通于四时，亦有生长化收藏的规律，表现为整体上的阳气升浮降沉的不同趋势。《内经》在此总结了这一规律，并提出了相应的养生措施。如春夏在起居上宜夜卧早起，在情志上宜舒缓明快，励精奋志，使肝气升发，心气宣泄，以顺应春夏阳气的生长趋势；秋日宜早卧早起，宁志敛神，使肺气肃降，以顺应秋日阳气收敛下降的趋势；冬日早卧晚起，潜伏志意，固密阳气，使阳气闭藏，以顺冬日阳气沉潜的趋势。此外，四时阴阳盛衰必然导致寒热变化，故人当适寒温，酌情加减衣被，注意冬勿令过温，恐消灼阴液，耗散阳气；夏勿令太凉，恐郁遏阳气，影响阳气外达之机。如果违背四时养生、养长、养收、养藏“四气调神”的规律，就会内伤五脏之气，减弱人体适应自然环境变化的能力，影响下一季节的身体健康，从

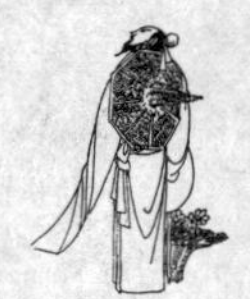

而变生诸疾。所以指出只有在本季做好了调神养生之道，才能为下一季节防病打下基础。阐明了《内经》养生“治未病”的预防思想，说明了祖国医学的预防思想和养生方法的密切联系，也反映了养生理论的“天人相应”学术观点。

【原文】逆春气，则少阳[1]不生，肝气内变。逆夏气，则太阳[1]不长，心气内洞[2]。逆秋气，则太阴[1]不收，肺气焦满[3]。逆冬气，则少阴[1]不藏，肾气独沉[4]。

夫四时阴阳者，万物之根本也，所以圣人春夏养阳，秋冬养阴[5]，以从其根，故与万物沉浮[6]于生长之门[7]。逆其根，则伐其本，坏其真矣。故阴阳四时者，万物之终始也，死生之本也。逆之则灾害生，从之则苛疾[8]不起，是谓得道。道者，圣人行之，愚者佩[9]之。

从阴阳则生，逆之则死；从之则治，逆之则乱。反顺为逆，是谓内格[10]。是故圣人不治已病治未病，不治已乱治未乱，此之谓也。夫病已成而后药之，乱已成而后治之，譬犹渴而穿开，斗而铸锥[11]，不亦晚乎！

【注释】[1]少阳、太阳、太阴、少阴：四季之中，春夏属阳，秋冬属阴。少阳，指春令的阳气；太阳，指夏令的阳气；太阴，指秋令的阴气；少阴：指冬令的阴气。一年四季阴阳的消长变化随时令的不同而有所不同。[2]洞：空、虚。[3]肺气焦满：火热灼肺，肺失肃降，胸中胀满。[4]肾气独沉：肾气不固，出现下泻为病。[5]春夏养阳，秋冬养阴：春夏属阳，人体在春夏得天时阳气的资助，阳气易生易长，故宜春夏养阳；秋冬属阴，人体在秋冬得天时阴气的资助，阴气易收易藏，故宜秋冬养阴。[6]沉浮：指随着生长收藏的规律而运动。[7]门：途径、过程。[8]苛疾：重病。[9]佩：违逆。[10]内格：机体与自然环境中阴阳四时的变化不相适应。[11]锥：兵器。

【语译】少阳为春令阳气，如果违逆了春生之气，少阳不能生发，就会导致肝气内郁，病变产生。太阳为夏令阳气，如果违逆了夏长之气，太阳不能盛长，就会出现心气内虚。太阴为秋令阴气，如果违逆了秋收之气，太阴不能收敛，就会导致邪热灼肺，肺气壅塞，胸中胀满。少阴为冬令阴气，如果违逆了冬藏之气，少阴不能潜藏，就会导致肾气不固出现下泻。

四季与阴阳相配，春夏属阳，秋冬属阴。四时阴阳的变化是万物生命的根本，所以圣人在春夏季节注重保养阳气，通过养阳来适应生长的需要；在秋冬季节注重保养阴气，通过养阴来适应收藏的需要。顺应了生命发展的根本规律，才能与万物一样在生、长、收、藏的生命过程中正常运动，正常发展。违背了这个规律就会戕伐生命力，破坏元真之气。因此阴阳四时主宰着万物的始终，是万物盛衰存亡的根本。若违逆它的变化，就会产生灾害；顺应它的变化，人体就不会发生重病。懂得了这个道理，便可称得上懂得了养生之道。圣人能够掌握养生之道，顺应阴阳四时的变化，愚人却常常违背。

顺从阴阳的消长变化，生命就能生存，生机才会正常。若背道而驰，违背了它的变化，人体与自然环境中阴阳四时的变化不相适应，就会出现混乱，出现疾病，出现死亡。所以圣人不会等到疾病已经发生了才去治疗，而是当疾病尚未出现之时就预先进行防治；不会等到乱事已经发作了才去治理，而是要防止乱事的发生。如果疾病已经产生了才去治疗，乱事已经发生了才去解决，这如同口渴时才去挖井，战乱出现后才去制造兵器，这不是太晚了吗！

【讨论】本节论述了四时阴阳是万物生长的根本，提出“春夏养阳，秋冬养阴”的养生基本法则，目的在于使人体阴阳保持互为生长的连续性，以适应四时阴阳变化，与外环境保持平衡协调。一年四季，由于阴阳的消长，产生寒暑的变化，春夏属阳，秋冬为阴。人体在春夏容易得到自然界阳气的资助，此时阳气易生易长，故宜春夏养阳。同理，人体在秋冬得到自然界中阴气的资助，阴气易收易藏，故秋冬宜养阴。春夏养阳之法，主要是使阳气不过分耗散。对于素体阳虚的人以及慢性阳虚的病人，宜选用食物或药物进行调补，以助阳气的生长，使阳气储备，到了秋冬才能抵御寒邪的侵袭。秋冬养阴之法，是使阴精藏而不泄。素体阴虚之人或者慢性阴虚精亏的病人，应抓住此时填补阴精，使阴精积蓄，才能适应春夏亢阳对阴精的耗损。这种养生治病的方法，是祖国医学的一个特色方法，也是一个行之有效的方法。

本篇还明确提出“治未病”的预防学思想，指出了防胜于治的重要性，为后世预防医学的发展奠定了基础。

生气通天论篇第三

【**提要**】本篇重点强调人的生命活动与自然变化是息息相通的，故篇名《生气[1]通天论》。篇中详细讨论了人体阳气的重要性和各种原因使阳气失常所引起的病变，并指出人体健康的关键在于保持阴阳的平衡协调，最后讨论了饮食五味太过会损伤五脏而发病。

【**原文**】黄帝曰：夫自古通天[2]者，生之本，本于阴阳。天地之间，六合[3]之内，其气九州[4]、九窍[5]、五藏、十二节[6]，皆通乎天气，其生五[7]，其气三[8]，数[9]犯此者，则邪气伤人，此寿命之本也。

【注释】[1]生气:生命之气,此指人体内的阴阳二气。[2]通天:与自然界运动变化的紧密联系。[3]六合:四方上下,即宇宙之内。[4]九州:我国上古时代的九个行政区,此借指人体的各个部分。[5]九窍:人体的九个孔窍,即眼二、耳二、鼻孔二、口一、前阴、后阴。[6]十二节:人体两侧的腕、肘、肩、踝、膝、髋十二个大关节。[7]其生五:其,指自然界的阴阳二气。五,即木火土金水五行。其生五,意为在自然界阴阳二气的作用下,衍生出木火土金水五行。[8]其气三:指阴阳之气各分为三阴、三阳三种盛衰变化规律。[9]数:多次、经常。

【语译】黄帝说:自古以来,都认为人的生命活动与自然界的运动变化是密切相关的,这是生命的根本,这个根本是以阴阳的相互作用为核心的。人体的各个部分,如九窍、五脏、四肢都与天地之气相通。由于阴阳二气的运动变化,才产生了木、火、土、金、水五类物质。阴阳二气又因盛衰消长的不同,各分为三阴、三阳三种变化规律。如果人们不懂得这些道理,经常违背阴阳的运动变化规律,那么,邪气就会伤害人体。所以说,顺应自然,是人体健康长寿的根本。

【原文】苍天[1]之气,清净[2]则志意治[3],顺之则阳气固,虽有贼邪[4],弗[5]能害也。此因时之序[6]。故圣人传精神[7],服[8]天气,而通神明[9]。失之则内闭九窍,外壅[10]肌肉,卫气散解[11],此谓自伤,气之削[12]也。

【注释】[1]苍天:整个自然界。[2]清净:净,通静。清净,自然界的阴阳二气清静正常。[3]志意治:志意,人的精神活动。治,正常。[4]贼邪:从外侵入的致病因素。[5]弗:不。[6]此因时之序:根据四时之气的变化而养生。[7]传精神:精神专一。[8]服天气:顺应自然界阴阳之气的变化。[9]通神明:通,此作统一解。神明:指奥妙无穷的阴阳变化。通神明,意为让人体的阴阳之气与自然界的阴阳变化统一起来。[10]壅:

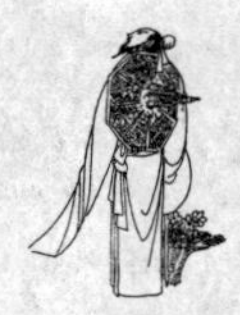

肿胀。[11]卫气散解：卫气，属阳气的一种，具有护卫肌表、抗御外邪入侵的作用。散解，耗散、解离。[12]削：损伤，减弱。

【语译】人体的生命活动与自然变化是密切相关的。自然界的阴阳二气如果清静正常，人便精神安定，心情舒畅。顺应自然变化规律，人体的阳气才会充实，固守于外。这时，外界虽有致病邪气，也难以侵犯机体。所以，圣人在养生时，特别注重内守精神，外顺自然，务使体内的阴阳之气与自然界的阴阳变化统一协调。若不这样，邪气就会伤犯机体，内使九窍闭塞不通，外使肌肉肿胀疼痛，防病、抗病能力衰减。这是自己不顺应自然变化，使元气削弱所招致的伤害。

【讨论】上两条讨论了人的生命活动与自然界存在着息息相关的联系。人类生活在自然界中，自然变化时刻影响着人体内在的生命活动，人类只有主动适应自然，才能与自然界的运动变化保持协调同步的和谐关系。如天气寒凉时应加衣保暖，天气炎热时应避暑就凉，气候干燥时宜多饮汁水，气候潮湿时宜通风干燥等，这样才会健康长寿。如果违背了这个规律，外界的病邪就容易侵犯人体，招致疾病。这便是“天人相应”的道理。

【原文】阳气者，若天与日，失其所[1]则折寿而不彰[2]。故天运当以日光明，是故阳因而上，卫外者也[3]。

【注释】[1]所：此作功能解。[2]彰：此作生长壮大解。[3]阳因而上，卫外者也：因，顺应、依顺之意。此言人体的阳气，犹如天上的太阳，作用强大，具有向上向外和护卫肌表、抗御外邪的功能。

【语译】人体有阳气，就像自然界中有太阳一样。如果没有太阳的光和热，自然界就没有万物的生存。人体的阳气如果失常，就会生病短寿。所以，自然界万事万物的生长发展，离不开太阳的光明和热能。同样，人体的阳气也随之而向上向外运行，以保卫体表，不受外邪侵袭。

【讨论】本条以自然界与太阳的关系作比喻，来说明阳气在人身的重要性。阳气是人体的一种功能动力，对各脏腑组织器官起着温煦、推动作用。诸如五脏六腑的功能活动，血液的生成和运行，津液的生成、输布和排泄，体温的恒定，各种体液的分泌，各种物质的代谢，机体的防御能力……都是在阳气的作用下才得以正常进行的。所以，把阳气比做人身的太阳，是非常恰当的。阳气充盛，功能正常，生命活动就健旺；阳气虚衰，功能减退，生命活动就低下，甚而产生疾病。以下各文就是讨论不同病因导致阳气失常所引起的种种病变。

【原文】因于寒，欲如运枢[1]，起居如惊[2]，神气乃浮[3]；因于暑，汗，烦则喘喝[4]，静则多言，体若燔炭[5]，汗出而散；因于湿，首如裹[6]，湿热不攘[7]，大筋緛短[8]，小筋弛长[9]，緛短为拘[10]，弛长为痿；因于气[11]，为肿。四维相代[12]，阳气乃竭。

【注释】[1]欲如运枢：运，转动。枢，门臼，即户枢。欲如运枢，意为寒邪侵犯人体时，阳气好像户枢开合一样，循环往复地行于机表，抗御外邪。[2]起居如惊：起居不安，神情不宁。[3]神气乃浮：神气，阳气，指卫气而言。神气乃浮，指当寒邪侵入时，卫气浮盛于体表以抗御之。[4]喘喝：呼吸喘促，喝喝有声。[5]体若燔炭：燔炭，烧红的炭火。体若燔炭，身体高烧得像烧红的炭火一样。[6]首如裹：形容头部沉重，好像有物蒙裹。这是湿邪致病的临床特征之一。[7]攘：消除。[8]緛短：收缩而变

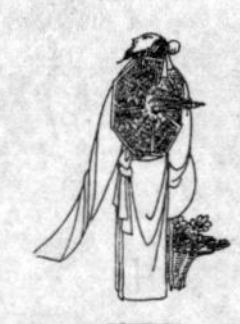

短。[9]弛长:弛,同弛。弛长,松弛而拉长,此处有软弱无力之意。[10]拘:拘挛不能伸展。[11]气:结合前后文义,当为"风"字之误。[12]四维相代:四维,四肢。相代,交替。

【语译】如果寒邪伤人,体内的阳气便会浮盛于体表,像户枢的转动一样,循环往复地抗御寒邪。这时,会起居不安,神情不宁。如果暑邪伤人,就出现汗多,心烦,呼吸喘促,喝喝有声,安静的时候自言多语。虽然身体发热得像烧红的炭火一样,但只要一出汗,热邪就会消散。如果湿邪伤人,头部就会沉重,好像有物裹着一样。湿热若得不到消除,大的筋脉就会拘急而不能伸直,小的筋脉就会松懈而痿弱无力。如果风邪伤人,郁于四肢,则四肢肌肤红肿瘙痒,此起彼伏,交替发生。所有这些,都是阳气失常所招致的病变。

【原文】阳气者,烦劳则张[1],精绝[2],辟积[3]于夏,使人煎厥[4]。目盲不可以视,耳闭不可以听,溃溃乎若坏都[5],汩汩乎不可止[6]。阳气者,大怒则形气绝[7],而血菀[8]于上,使人薄厥[9]。有伤于筋,纵[10],其若不容[11]。汗出偏沮[12],使人偏枯[13]。汗出见湿,乃生痤疿[14]。高梁之变[15],足生大丁[16],受如持虚[17]。劳汗当风,寒薄为皶[18],郁乃痤。

【注释】[1]张:亢盛。[2]精绝:阴精衰竭。[3]辟积:重复、反复的意思。[4]煎厥:古病名。煎,煎熬。厥,气逆。煎厥,指阳气亢盛,煎熬阴精,导致气逆的一种病证。[5]溃溃乎若坏都:溃溃乎,形容水堤崩决的样子。都,防水的堤坝。这里指阳热亢盛,阴精衰竭,神明无主,病情危重得像水堤崩决一样。[6]汩汩乎不可止:汩(gǔ),水波涌出之声。此亦形容病情危急,如河水奔腾,难以遏止。[7]形气绝:形气,当做气机解。绝:当做上逆解。形气绝,气机上逆。因《举痛论》云:"怒则气上。"又云:"怒则气逆。"[8]菀:同郁,瘀积的意思。[9]薄厥:薄,同迫。薄厥,古病名,指大怒而迫气血上逆的病证。[10]纵:弛缓。此指肢体痿软。[11]不容:不能随意运动。[12]偏沮:身体半侧出汗。[13]偏枯:偏瘫,即半身不遂。[14]痤疿:痤,小疖疮。疿,汗疹。因汗出时感受湿邪,阳气被湿邪郁遏而化热,故生痤疿。[15]高梁之变:高,同膏,肥肉也。梁,同粱,精细的粮食。高梁之变,谓过度食用肥腻食物、精粮细米会引起病变。[16]足生大丁:足,当多、可能解。丁,同疗,引申为疮痈。[17]受如持虚:形容患病容易得像拿空的容器去装东西一样。[18]皶:皶(zhā),粉刺,长于面部。

【语译】人体的阳气,在烦劳过度的情况下,会鸱张亢盛,煎熬阴精,使阴精衰竭。这种情况反复发生,到了夏天,天气炎热,阳亢更甚,阴精愈伤,气逆于上,便会发生煎厥病。煎厥病的表现是:两眼昏蒙看不清,两耳闭塞听不见。病势非常危急,犹如大河决堤,水泻汹涌,难以遏止。人体的阳气,在大怒时,会迅速亢逆上冲,血液随之上涌,瘀积于头,使人昏倒,成为薄厥病。如果筋脉受到损伤,就会弛纵痿软,不能随意运动。如果只是身体一侧出汗,长久下去,就有可能发生偏瘫。出汗的时候,汗孔开张,湿邪侵入,会长小疮疖或汗疹。过分吃美味佳肴、肥肉精米的人,就有可能患疔疮之类的外科病。这种人很容易生病,容易得像拿空的容器去盛东西一样。劳动出汗的时候,遭受了风邪,风寒郁滞在皮肤,可以生长粉刺,郁滞过久,便会长痤疮。

【原文】阳气者,精则养神[1],柔则养筋[2]。开阖不得[3],寒气从之,乃生大偻[4];陷脉为瘘[5],留连肉腠[6],俞气化薄[7],传为善畏[8],及为惊骇;营气不从,逆于肉理[9],乃生痈肿;魄汗[10]未尽,形弱而气烁[11],穴俞以闭,发为风疟[12]。

【注释】[1]精则养神:当作"养神则精"解。精,精神爽慧。[2]柔

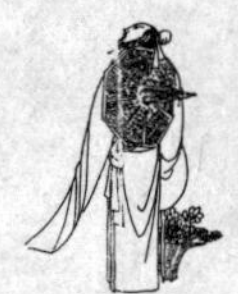

则养筋：当作“养筋则柔”。意为筋脉得到阳气的温养，才会柔和灵动。[3]开阖不得：指汗孔的开闭失常。从后文“寒气从之”来看，当是开而不闭。[4]大偻：严重的曲背。[5]陷脉为瘘：寒邪深陷脉中，日久而成瘘。瘘，经常漏下脓水，不易收口的疮疡的瘘管。[6]肉腠：肌肉之间。[7]俞气化薄：俞，通输（腧），是经脉之气输注出入之处，内通五脏。化，传化，此当传导解。薄，同迫。俞气化薄，邪气通过经腧传入，内迫五脏。[8]善畏：易于惧怕。[9]肉理：肌肉的纹理。[10]魄汗：魄，通白。白汗，即今之自汗。[11]形弱而气烁；形体虚弱而阳气消烁。[12]风疟：疟疾的一种，表现有烦躁、头痛、怕风、自汗、先热后冷。

【语译】人体的阳气，温养了神，神便会清爽聪慧；温养了筋膜，筋膜便会柔和，屈伸自如。汗孔的开闭，由阳气中的卫气主管。如果卫气失常，开合不灵，寒邪乘机侵入，就会引起种种病证：使筋脉拘急，屈伸不利，可形成曲背；深入到血脉中，可形成瘘管；留滞在肌肉之中，或通过经腧传入，内迫五脏，可使人胆小怕事，时时惊骇；如果不随营气流行，反而阻滞于肌肉之中，郁而化热化毒，就会形成痈肿；如果身体虚弱，阳气亏耗，不能固密汗孔，就会长期流汗不止，这样又容易招致寒邪的入侵，风寒闭塞全身的腧穴，会发生风疟病。

【原文】故风者，百病[1]之始也。清静[2]则肉腠闭拒[3]，虽有大风苛毒[4]，弗之能害。此因时之序也。

【注释】[1]百病：多种疾病。[2]清静：阳气正常、充盛。[3]肉腠闭拒：阳气充盛，卫气坚固，腠理密闭，自然拒邪于外。[4]大风苛毒：大风，强烈的风邪。苛毒，厉害的毒邪。大风苛毒，泛指一切强烈的致病因素。

【语译】所以，“风邪”是多种疾病的始因。但是，只要人体的阳气充盛，卫气坚固，抗病能力强大，无论外界有多么强烈的致病因素，也难以侵害人体。这是因为人体对四时气候的变化作出了相应的调节，适应了它的缘故。

【讨论】以上三条，论述了各种原因导致阳气失常所引起的多种病证及其病机。导致阳气失常的主要原因有：外界的邪气，如风、寒、暑、湿等邪；饮食不节，如过食肥肉精米、美味佳肴等；情志失调，如大怒、过悲等；以及劳累过度、生活无规律等。而阳气失常主要表现在亢盛和不足两个方面。阳气亢盛，气上冲逆，可出现突然昏倒，神志不清，头胀头痛，甚至呕血等症，如文中所述的薄厥、煎厥便是。阳气不足，既不能温煦全身而出现畏寒肢冷、面色苍白、神疲乏力、萎靡思睡、大便稀溏、夜尿频多等症，又不能抗御外邪，而易遭外邪侵袭，经常感冒，或感冒反复不愈，或引起其他外感疾病。文中所述病证，仅是举例而已。因此，善于养生的人，最讲究保养阳气。只要顺应四时，起居有常，饮食节制，劳逸适度，心情平和，阳气就会充盛固密，邪气便难以侵入，疾病也就无从发生。

【原文】故病久则传化[1]，上下不并[2]，良医弗为。故阳畜[3]积病死，而阳气当隔[4]，隔者当写[5]，不亟正治[6]，粗乃败之[7]。

故阳气者，一日而主外，平旦[8]人气生，日中而阳气隆，日西而阳气已虚[9]，气门[10]乃闭。是故暮而收拒[11]，无扰筋骨，无见雾露。反此三时[12]，形乃困薄[13]。

【注释】[1]传化：传变，即病情发生变化。[2]不并：并，交通。不并，不相交通。[3]畜：同蓄，蓄积的意思。[4]隔：阻隔、隔拒。[5]写：同泻，指泻法，是中医治疗邪气致病的一种常用方法。[6]不亟正治：亟，赶快、马上。正治：正确的治疗。[7]粗乃败之：粗，粗工，即医术拙劣的医

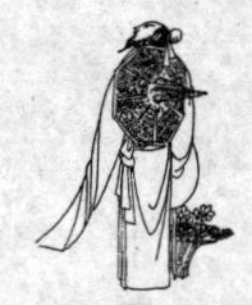

生。败，败坏。粗乃败之，指疾病被医术拙劣的医生贻误了。[8]平旦：日出之时。[9]虚：黄昏时，阳气内敛，相对白天而言，体表的阳气减少了，故曰“虚”。[10]气门：汗孔。[11]收拒：收，阳气收藏于体内。拒，拒绝邪气于体外。[12]三时：指平旦、日中、日西三时。[13]困薄：困顿衰弱。

【语译】所以，病的时间长了，就会发生传变而加重。如果发展到阴阳之气不相交通的地步，即使再高明的医生，也会束手无策。而在阳气蓄积阻隔之时，应采用泻法治疗，若不迅速给予正确的治疗，病情就会恶化，这种情况实际上是被医术拙劣的医生误治所致的。

因此，人体的阳气，白天运行于外而主司于体表。早晨日出之时，阳气开始生发；其后，逐渐旺盛，到了中午，阳气生发到鼎盛阶段，最为隆盛；此后，逐渐减弱，到了太阳西下的时候，阳气逐渐内敛于体内，汗孔随之关闭。所以，日暮之时，就应该将阳气收藏于体内，把邪气拒绝于体外。怎样才能做到这一点呢？那就是不要再到露天之处去劳作，以免扰动筋骨和感受雾露。如果违反了平旦、日中、日西三个时段的阳气消长规律，身体就会受到伤害，产生疾病。

【讨论】以上说明两个问题：

(1)阳气是运行流通的。正因为阳气能运行流通，才能到达全身各个部位，发挥其温煦、推动作用。如果阳气蓄积不通，郁滞不行，便会产生种种病证，甚至导致死亡。所以，我们应当适当活动，如跑步、做操、练功、打太极拳或适度劳动，以促进阳气的流行发越。生命在于运动，就是指此而言。

(2)昼夜阳气的消长变化。人体的阳气，早上开始生发，中午最为隆盛，傍晚逐渐减退。夜间阳气内敛入阴，白昼阳气外出行于阳，这与太阳的升、落是一致的。这种规律，对养生和疾病的诊断、治疗都有指导意义。善于养生的人，平旦养“生”气，日中养“长”气，日西养“收藏”之气。一日如此，一年也是如此。有些病证,常有规律地在某个时辰或某个季节发生或加重或减退,就是与阳气的消长变化有关。如日中发作或加重的病证,多是阳气亢盛,治疗时应当清泻阳热;半夜子时或下半夜发作或加重的病证,多是阳气虚衰,治疗时当温补阳气;下午或傍晚加重的病证,多是阴虚阳亢,治疗时当滋阴壮阳。四季发病亦如此,春夏之季发作或加重的疾病,多阳热有余,阴精不足,治疗以寒润为主;秋冬季节发作或加重的疾病,多阴寒内盛,阳气不足,治疗以温补为要。

【原文】岐伯曰:阴者,藏精而起亟[1]也;阳者,卫外而为固也。阴不胜其阳,则脉流薄疾[2],并乃狂[3];阳不胜其阴,则五藏气争[4],九窍不通。是以圣人陈阴阳[5],筋脉和同[6],骨髓坚固,气血皆从。如是则内外调和,邪不能害,耳目聪明,气立如故[7]。

【注释】[1]起亟:亟(qì),频数也。起亟,指阴精不断地起而与阳气相应,以供养阳气。[2]脉流薄疾:薄疾,急迫的意思。脉流薄疾,指血液流速急迫。[3]并乃狂:并,交并,引申为加甚。并乃狂,此指阳热极盛,上扰神明,而出现狂乱的表现。[4]五藏气争:指五脏功能不相协调。[5]陈阴阳:陈,顺应、调和。陈阴阳,调和阴阳。[6]筋脉和同:筋脉柔和灵活。[7]气立如故:立,行也。气立如故,气的运行正常。

【语译】岐伯说:人体的阴精藏于内,不断地供养阳气,阳气才能发挥它的功能;阳气固护于外,阴精才能内守而不外泄,从而维持阴阳的平衡协调。如果阴精亏虚,不能战胜阳气,阳气就会亢盛而成为邪气。阳热亢盛,逼迫血脉,血流会急速有力;亢盛到极点,上扰神明,则发生精神狂乱。如果阳气衰弱,不能战胜阴邪,阴邪就会偏盛,而使五脏的功能不相协调,九窍闭塞不通。所以,善于养生的人注重保持体内阴阳的平衡调和。阴

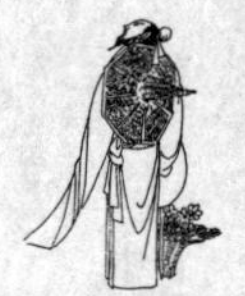

阳平衡协调，则筋脉柔和，骨髓坚固，气血运行正常。这样，体内体外保持协调统一，耳聪目明，脏腑经络之气运行如常，就不会遭到邪气的侵害。

【原文】风客淫气[1]，精乃亡[2]，邪伤肝也。因而饱食，筋脉横解[3]，肠澼[4]为痔；因而大饮，则气逆；因而强力，肾气乃伤，高骨乃坏[5]。

【注释】[1]风客淫气：风；风邪。客，动词，指邪从外入，留居体内，好像客人从外而来。淫气，淫乱之气。风客淫气，指风邪侵入人体，而成为淫乱之气。[2]亡：耗伤的意思。[3]横解：横，放纵。解，同懈，弛缓的意思。[4]肠澼：病名，即下痢脓血的痢疾。[5]高骨乃坏：高骨，腰间之脊骨。坏、损伤、败坏。

【语译】风邪侵入人体，不能消散，转为淫乱之气，会耗伤阴精，使阴精衰弱，这是邪气伤害肝脏的缘故。吃得过饱，损伤肠胃，肠胃脉络腐败，可出现下痢脓血的痢疾或生痔疮；饮酒过度，使气机上逆，可出现呕吐、头痛、甚至昏厥等症；劳累太过，或房事不节，损伤肾气，可使腰间脊骨损坏。

【原文】凡阴阳之要，阳密乃固[1]。两者不和，若春无秋，若冬无夏，因而和之，是谓圣度[2]。故阳强不能密，阴气乃绝；阴平阳秘，精神乃治；阴阳离决[3]，精气乃绝。

【注释】[1]阴阳之要，阳密乃固：要，纲要、关键的意思。阳密，阳气致密于外。乃：才。固，此指阳气固守于外。[2]圣度：最好的养生法度。[3]离决：分离诀别。

【语译】大凡阴阳的关键，在于阳气致密于外，阴精才能固守于内。阴或阳中的一方偏盛，另一方就会偏衰，从而失去正常的平衡协调关系。这就好像一年之中，只有春天而没有秋天，只有冬天而没有夏天一样。因此，维持阴阳的平衡协调关系，是最好的养生法度。所以，阳气过分亢盛，既不能发挥它固密于外的功能，又会损伤阴精，使阴气衰竭。只有阴气平和内守，阳气致密外固，人的精神才会旺盛。如果阴或阳偏盛偏衰到了极点，就会分离诀别，人的精气也随之竭绝，生命便告终结。

【原文】因于露风[1]，乃生寒热。是以春伤于风，邪气留连，乃为洞泄[2]；夏伤于暑，秋为痎疟[3]；秋伤于湿，上逆而咳，发为痿厥[4]；冬伤于寒，春必温病。四时之气，更伤五藏[5]。

【注释】[1]露风：露通“冒”，感受的意思。风，泛指外界邪气。[2]洞泄：本指腹泻较甚，夹不消化食物，如空洞无底而言。结合临床，此当作腹泻急迫解。[3]痎疟：疟疾的总称。[4]痿厥：病证名，即痿证，其临床特征是肢体痿软无力，以下肢不能随意运动为多见。[5]更伤五脏：更，更替。谓更替伤害五脏。

【语译】由于感受了外界的邪气，就会产生发冷发热的病证。所以，春天感受风邪，邪气久留，可出现较剧烈的腹泻；夏天感受暑邪，邪气潜藏，到秋天可发生疟疾之类的疾病；秋天感受湿邪，湿邪上逆犯肺，可引起咳嗽，久延不愈，还可形成痿厥病；冬天感受寒邪，寒邪郁久不去，到春季可发生温病。四季的气候失常，可更替伤害五脏。

【讨论】以上讨论了阴精和阳气维持平衡协调的重要性和阴阳失调导致的各种病证。

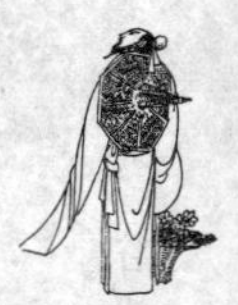

人是阴阳合一的有机体。阳代表功能活动，阴代表物质基础。一定的阴精供养一定的阳气，一定的阳气化生一定的阴精，从而使机体的阴阳维持在正常的平衡状态，这就是文中所说的“阴平阳秘”。只有阴平阳秘，人们才能健康地生活、生长和发育。若不注重养生，或由于病邪的侵犯，就会使阴阳的平衡遭到破坏，超过一定的限度，就会产生疾病。一般说来，不论是阴还是阳，一旦不足，除本身的功能低下外，还导致对方相对的偏盛，如阴虚则阳亢，阳虚则阴盛。论中所说的“阴不胜其阳”，“阳不胜其阴”即属此类。不论是阴还是阳，一旦过盛，除本身的功能亢盛为害外，还会导致对方的不足，如阳盛则伤阴，阴盛则伤阳。当然也可阴阳双方都表现为不足，即阴阳两虚。如果阴或阳亢盛或衰弱到了极点，就会出现“阴阳离诀”的恶候，生命便告终结。因此，医生在诊断病证时，最重要的是辨明阴阳的盛衰；治疗疾病时，当以调和阴阳为先；养生保健时，当以保养阴阳之气，使之调和平衡为准则，尤其不可滥用补品，以免补之不当或补之太过而造成伤害。古书即有服“壮阳”药而毙命的记载，今人也有不辨体质的阴阳而滥服补药招致伤害的报道。

论中阴阳失和所产生的各种病证，只是举例而已，临床上远不止这些。究竟阴阳失调会引起什么病证，当视具体表现而定。

【原文】阴之所生，本在五味[1]，阴之五宫[2]，伤在五味。是故味过于酸，肝气以津[3]，脾气乃绝[4]；味过于咸，大骨气劳[5]，短肌[6]，心气抑；味过于甘[7]，心气喘满，色黑，肾气不衡[8]；味过于苦[9]，脾气不濡[10]，胃气乃厚[11]；味过于辛，筋脉沮弛[12]，精神乃央[13]。是故谨和[14]五味，骨正筋柔，气血以流，腠理以密，如是则骨气以精[15]，谨道如法[16]，长有天命[17]。

【注释】[1]五味:即酸、苦、甘、辛(辣)、咸五种食物味道,此外泛指各种饮食物。[2]五宫:五脏。[3]肝气以津:津,满溢、过盛之意。肝气以津,肝气过分亢盛。[4]绝:衰竭、虚弱。[5]大骨气劳:大骨,腰高之骨,为肾气充养。大骨气劳,即大骨之气劳伤。[6]短肌:肌肉萎缩无力。[7]甘:当是"苦"之误。[8]衡:平衡。[9]苦:当是"甘"之误。[10]濡:湿润。[11]厚:壅滞、胀满。[12]沮弛:沮,败坏。弛,同弛。[13]央:同殃。[14]谨和:适当调和。[15]骨气以精;骨气,泛指文中的骨、筋、气、血、腠理诸气。精,强盛。骨气以津:意为骨、筋、气、血、腠理都得到五味的滋养,而强盛不衰。[16]谨道如法:按照养生的方法去调和五味。[17]天命:天赋的寿命。

【语译】人体阴精的产生,来源于饮食五味。但是,储藏阴精的五脏,却又常因五味饮食的太过而受到伤害。酸味的饮食,本可以养肝、补肝,但吃得太多,肝气过分亢盛,就会伤害脾土,使脾气虚衰。咸味的饮食,本能入肾补肾,但吃得太多,会伤害肾气。肾虚不能养骨,则骨气劳伤,软弱无力;不能壮脾以养肌肉,则肌肉萎缩;不能温化水湿,水气凌心,则心气抑郁。苦味的饮食,本可以入心补心,但吃得太多,反使心气损伤,出现心脏跳动急促而心中烦闷;心火不足,肾水偏盛,则肾气失去平衡,肾水上渍,则面色发黑。甜味的饮食,本可以养脾健脾,但吃得太多,反使脾气不能濡润,胃气壅滞而出现脘腹胀满。辛味的饮食,本能入肺养肺,但吃得太多,会使肺气壅盛,损害肝木,肝主管筋脉,肝木受伤,故筋脉败坏,松弛不能伸缩。又,辛能散气,过食辛味饮食,损伤元气,耗散精神,使人萎靡不振。因此,把饮食五味调得恰到好处,就能骨骼刚直,筋脉柔和,气血流畅,腠理固密。骨、筋、气、血、腠理得到饮食五味所化生的"阴精"的滋养,必会强盛健旺。可见,按照养生的方法调和五味,自然能享受天赋的寿命。

【讨论】本段重点讨论阴精的化生、作用及饮食五味太过所

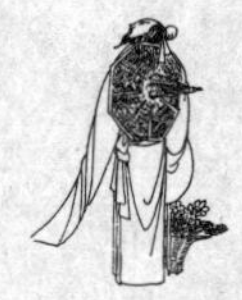

致的各种病证。人要维持正常的生命活动,必定需要营养物质。而营养物质的主要成分,就是“阴精”。阴精源于饮食五味,靠脏腑的功能活动所化生。不同“味道”的饮食物,化生不同的阴精,补养不同的脏腑。饮食应以充足、适当为标准。善于养生的人,随时谨慎地调和饮食五味。如果饮食物太过,偏嗜某一食物、某类食物或某味食物,反使阴精的化生失调,损伤脏腑,日积月累,产生疾病。现今有些人,只图享乐,大饱口福,或贪杯豪饮,或食物过精过细,或终日山珍海味、美味佳肴,或嗜食某物等,都是五味太过的具体表现。若不加以节制,终会使机体的阴阳失调,脏腑的功能紊乱,生病折寿,不可不慎。当然,偶尔饮食过度,未超过脏腑的承受能力,是不会有害的。

正因为饮食五味能选择性地先入某脏,中医就根据这一原理来治疗疾病。如酸入肝,肝病便可适当使用酸味药物和吃酸味食品,但过酸反伤肝;咸入肾,肾病便可适当使用咸味药物和吃咸味食品,但过咸反伤肾;苦入心,心病可适当使用苦味药物和吃苦味食物,但过苦反伤心;辛入肺,肺病可适当使用辛味药物和吃辛味食物,但过辛反伤肺;甘入脾,脾病可适当使用甘味药物和吃甜味食物,但过甜反伤脾。中医治病,常告诫病员“忌口”,就是依据这一原理。

金匮真言论篇第四

【提要】本篇运用四时阴阳五行理论,讨论四时气候异常所致五脏病变的一般规律,分析人体脏腑组织的阴阳属性,阐明人的五脏外应五方、五时、五味等五脏与五时各有相通的道理,从而把人体内部、人与自然结合成一个有机整体。文中所论皆真实可信，值得珍藏于金柜之中，故篇名《金匮真言论》。

【原文】黄帝问曰：天有八风[1]，经有五风[2]，何谓？岐伯对曰：八风发邪[3]，以为经风，触五藏，邪气发病。所谓得四时之胜[4]者，春胜长夏[5]，长夏胜冬，冬胜夏，夏胜秋，秋胜春，所谓四时之胜也。

【注释】[1]八风：指东、东南、南、西南、西、西北、北、东北的八方之风。当正常气候时，主万物生长，叫做实风；若不依时令而至，就成为邪风，能使人致病，叫做虚风，即下文所说的"八风发邪"。[2]五风：五脏之风，即心风、肝风、脾风、肺风、肾风。[3]八风发邪：八方发生的不正常邪风。[4]胜：克制。[5]长夏：夏秋之间的52天。

【语译】黄帝问道：自然界有八方之风，而外风侵犯人体，先伤经脉，渐及五脏，可形成五脏之风，这是为什么呢？岐伯回答说：八风若不依时令而至，就成为致病的邪风。邪风侵犯人体的经脉，成为经风，进而伤害五脏，这些都是邪气导致的病变。另外，四时气候之间还可互相制约，如：春制约长夏（意为长夏出现春季气候。以下仿此），长夏制约冬，冬制约夏，夏制约秋，秋制约春，这是四时互相制约的一般规律。

【讨论】本条说明自然界的异常气候，能侵犯经脉，进而损害脏腑，引起病变。同时还指出四时气候之间存在着互相制约的关系。正是由于这种关系，才使得春温、夏热、秋冷、冬寒维持在相对正常的范围内。在此环境中，一切生物便能生、长、壮、老、已，一切植物才会生、长、化、收、藏。如果这种制约关系遭到破坏，四时气候就会太过或不及。四时的气候反常，便是致病因素。如近年出现的暖冬，就是由于冬季的寒冷不能制约

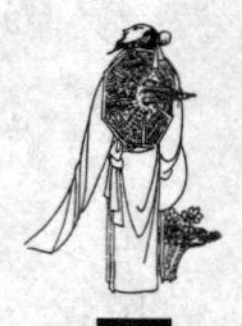

长夏的湿热气候所致。这时的外感疾病,就多温热性质。

【原文】东风生于春[1],病在肝[2],俞在颈项[3];南风生于夏,病在心,俞在胸胁;西风生于秋,病在肺,俞在肩背;北风生于冬,病在肾,俞在腰股;中央为土,病在脾,俞在脊。

【注释】[1]东风生于春:马莳说:“春主甲乙木,其位东,故东风生于春。”以下南风、西风、北风,可以此类推。[2]病在肝:马莳说:“在天为风,在藏为肝。故人之受病,当在于肝。”以下各脏病,亦可仿此类推。[3]俞在颈项:俞,腧穴,是经气输注之处,也是邪气易入之地。颈项,疑是头之误,因下文说:“春气者病在头。”且颈项无肝胆经的腧穴。

【语译】东风常生于春季,病变多发生在肝经,肝经的腧穴在头部;南风常生于夏季,病变多发生在心经,心经的腧穴在胁肋;西风常生于秋季,病变多发生在肺经,肺经的腧穴在肩背;北风常发生于冬季,病变多发生在肾经,肾经的腧穴在腰部和大腿;中央属土,病变多发生在脾经,脾经的腧穴在脊背。

【原文】故春气[1]者病在头,夏气者病在藏[2],秋气者病在肩背,冬气者病在四支[3]。

【注释】[1]气:外界的异常气候。[2]藏:此指心脏。因心通夏气,所以夏季气候异常,多致心病。[3]支:同“肢”。

【语译】所以,春季气候异常,病多在头部;夏季气候异常,病多在心脏;秋季气候异常,病多在肩背;冬季气候异常,病多在四肢。

【原文】故春善[1]病鼽衄[2]，仲夏善病胸胁，长夏善病洞泄寒中[3]，秋善病风疟，冬善病痹厥[4]。

【注释】[1]善：此作容易解。[2]鼽衄：鼽（qiú求），病证名，指经常鼻塞、流涕、打喷嚏的一种疾病。衄（nǜ），鼻中出血。[3]寒中：寒气在中焦，亦可作里寒证解。[4]痹厥：偏义复词，此指痹证，主要表现是关节疼痛，手足麻木。

【语译】所以，春季容易患鼻塞、流涕、喷嚏和鼻中出血；夏季容易患胸胁胀满疼痛；长夏之季容易患腹泻和里寒病证；秋季容易患风疟；冬季容易患关节疼痛、四肢麻木。

【原文】故冬不按跻[1]，春不鼽衄，春不病颈项，仲夏不病胸胁，长夏不病洞泄寒中，秋不病风疟，冬不病痹厥。飧泄而汗出也[2]。

【注释】[1]按跻：按，按摩。跻，又名导引，指矫捷举动手足。按跻，即按摩、气功、保健操等养生方法。但此指扰动筋骨、过分运动。[2]飧泄而汗出也：此六字为衍文。

【语译】所以，只要注重养生，冬天不剧烈运动或劳累过度，就会保养好阳气。阳气充盛，春季就不会鼻塞、流涕和鼻中出血，也不会颈项疼痛；夏天就不会胸胁胀满疼痛；长夏就不会患腹泻或里寒证；秋季就不会患风疟；冬季就不会关节疼痛、四肢麻木。

【讨论】以上几条说明，不同的季节产生不同的外邪，伤害相应的脏腑，出现相应的病证。如春季的风邪常侵害肝脏，夏季的暑邪常侵害心脏，长夏的湿邪常侵害脾脏，秋季的燥邪常侵害肺脏，冬季的寒邪常侵害肾脏。这一发病规律，很有临床

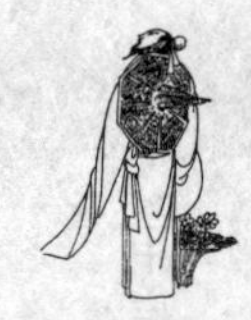

意义。如慢性支气管炎，多是冬季发作，这与冬季寒邪伤害肾脏有关；又如有些心脏病证夏季发作，这与夏季暑邪伤害心脏有关……总之，季节性发作的病证，与该季节的时邪和与它相关的脏腑有关。明确这一点，就能采用相应的治法和方药。

【原文】夫精[1]者，身之本也。故藏于精者，春不病温[2]。夏暑汗不出者，秋成风疟。此平人脉法也[3]。

【注释】[1]精：阴精。包括两个方面，一是生殖之精，一是饮食物化生的精华。[2]温：温病。[3]夏暑汗不出者……此平人脉法也：疑有脱文，故不译。

【语译】精是人身最宝贵的物质，好像树木的根本一样。所以，保养储藏好精气，春季就不会患温病。

【讨论】前论阳气重要，此论阴精重要，实为两者都重要。没有阳气，犹如自然界没有阳光；没有阴精，犹如大地没有水分。所以，善养生者，既注重保养阳气，又重视顾护阴精，阴阳平和，方可万全。

【原文】故曰：阴中有阴，阳中有阳。平旦至日中[1]，天之阳，阳中之阳也；日中至黄昏[2]，天之阳，阳中之阴也；合夜至鸡鸣[3]，天之阴，阴中之阴也；鸡鸣至平旦[4]，天之阴，阴中之阳也。故人亦应之。

【注释】[1]平旦至日中：指卯时至午时，即 6～12 时。[2]日中至黄昏：指午时至酉时，即 12～18 时。黄昏，日落之时。[3]合夜至鸡鸣：合夜，黄昏。合夜至鸡鸣，指酉时到子时，即 18～24 时。[4]鸡鸣至平旦：指子时至卯时，即 0～6 时。

【语译】所以说，阴的里面还有阴，阳的里面还有阳。就拿一天24小时来说吧，白天属阳，从早上6时到中午12时，是阳中之阳；从中午12时到傍晚18时，是阳中之阴。夜间属阴，从傍晚18时到半夜24时，是阴中之阴；从半夜0时到早上6时，是阴中之阳。自然界昼夜的阴阳变化是这样，而人体昼夜的阴阳变化也是这样。

【原文】夫言人之阴阳，则外为阳，内为阴。言人身之阴阳，则背为阳，腹为阴。言人身之藏府[1]中阴阳，则藏者为阴，府者为阳，肝、心、脾、肺、肾五藏皆为阴，胆、胃、大肠、小肠、膀胱、三焦[2]六府皆为阳。所以欲知阴中之阴、阳中之阳者，何也？为冬病在阴[3]，夏病在阳[4]，春病在阴[5]，秋病在阳[6]，皆视其所在，为施针石[7]也。故背为阳，阳中之阳，心也[8]；背为阳，阳中之阴，肺也[9]；腹为阴，阴中之阴，肾也[10]；腹为阴，阴中之阳，肝也[11]；腹为阴，阴中之至阴，脾也[12]。此皆阴阳、表里、内外、雌雄相输应也[13]，故以应天之阴阳也。

【注释】[1]藏府：同脏腑。[2]三焦：六腑之一，是脏腑外围最大的腑。有主持诸气、总司全身的气机和气化、运行水液的作用。又，三焦按部位划分，可分为上、中、下三焦。上焦：横膈以上的部位；中焦：膈下脐上的部位；下焦：脐以下的部位。[3]冬病在阴：冬病多在肾，肾居下焦，属阴中之阴，故冬病在阴。[4]夏病在阳：夏病多在心，心处上焦，属阳中之阳，故夏病在阳。[5]春病在阴：春病多在肝，肝居下焦，属阴中之阳，故春病在阴。[6]秋病在阳：秋病多在肺，肺处上焦，属阳中之阴，故秋病在阳。[7]针石：针刺、砭石疗法。[8]阳中之阳，心也：心系于背，居上焦阳位，外应于夏，夏季炎热属阳，故心为阳中之阳。[9]阳中之阴，肺也：肺系于背，居上焦阳位，外应于秋，秋季凉爽属阴，故肺为阳中之阴。[10]阴中之阴，肾也：肾系于腹，居下焦阴位，外应于冬，冬季寒凉属阴，故肾为阴中之

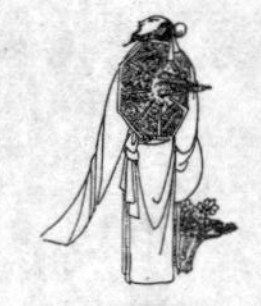

阴。[11]阴中之阳，肝也：肝系于腹，居膈下阴位，外应于春，春季温热属阳，故肝为阴中之阳。[12]阴中之至阴，脾也：脾系于腹，居腹中阴位，外应长夏，长夏是春夏与秋冬之交，由阳入阴，故脾为阴中之至阴。[13]此皆阴阳表里内外雌雄相输应也：雌雄，雄性属阳，雌性属阴，此指脏腑而言，脏属阴为雌，腑属阳为雄。此句是对前半段人体阴阳属性划分的概括，即言人体表与里、内与外、脏与腑(雌与雄)皆有相对应的阴阳划分。

【语译】若以整个人体来划分阴阳，则体表属阳，内脏属阴；若以躯干来划分阴阳，则背部属阳，腹部属阴；若以脏腑来划分阴阳，则肝、心、脾、肺、肾五脏都属阴，胆、胃、大肠、小肠、三焦、膀胱六腑皆属阳。那为什么要知道阴中之阴、阳中之阳的道理呢？是因为冬天的病多发生在阴(肾)，夏天的病多发生在阳(心)，春天的病多发生在阴(肝)，秋天的病多发生在阳(肺)。治疗时，就要根据病变的不同部位，合理地运用针刺或砭石疗法。所以说，心为阳中之阳，是因为背为阳，心系于背，外应于夏，夏为阳。肺为阳中之阴，是因为背为阳，肺系于背，外应于秋，秋为阴。肾为阴中之阴，是因为腹为阴，肾系于腹，外应于冬，冬为阴。肝为阴中之阳，是因为腹为阴，肝系于腹，外应于春，春为阳。脾为阴中之至阴，是因为腹为阴，脾系于腹，外应于长夏，长夏是由阳入阴的季节。这些都是人体表与里、内与外、脏与腑(雌与雄)相互对应的阴阳划分，他们与自然界的阴阳划分是相应的。

【讨论】上两条以人之阴阳应天之阴阳的"天人相应"的理论，具体分析了人体形态结构的阴阳属性。从中可以看出，自然界阴中有阳，阳中有阴。人体也是如此，如体表为阳，体内为阴。体内的六腑为阳，五脏为阴，六腑即为阴中之阳，五脏即为阴中之阴。五脏中，心为阳中之阳，肾为阴中之阴。而心又可分心阴、心阳，肾又可分为肾阴、肾阳……这种人体阴阳的可分性又是相对的，只有相互对立又相互联系的双方才能划分阴阳。如心，就其所处的位置而言，相对体表来，它处体内，故属阴；就功能活动而言，相对肾主气化水液来，它主温煦推动，故又属阳（心火属阳，肾水属阴）。明确这一点，就不难理解为什么同一脏或同一腑，有时候称阳，有时候又称阴。论中关于五脏阴阳属性的具体划分，对五脏的生理、病理及辨证，都具有重要意义，是阴阳学说应用于人体的最基本的内容之一。

【原文】帝曰：五藏应四时，各有收受[1]乎？岐伯曰：有。东[2]方青色，入通于肝，开窍[3]于目，藏精于肝[4]，其病发惊骇[5]，其味酸，其类草木[6]，其畜鸡[7]，其谷麦[8]，其应四时，上为岁星[9]，是以春气在头也，其音角[10]，其数八[11]，是以知病之在筋也[12]，其臭臊[13]。

【注释】［1］收受：相通、相应。［2］东：在五行中为木，在脏与肝相应。［2］开窍：与窍相互连通。［4］藏精于肝：指精气藏于肝。［5］其病发惊骇：据下文各方文例，当是“故病在头”四字。［6］其类草木：肝性柔和，能曲能直，所以其类如草木。［7］其畜鸡：畜，五畜，即鸡和下文中的羊、牛、马、彘（猪）。《易经》中认为：八卦中的巽为鸡，鸡是东方木畜。［8］其谷麦：谷，五谷，即麦和下文中的黍、稷（小米）、稻、豆。因麦为五谷之长，故东方应之。［9］岁星：即木星，为五星之一。与下文中的荧惑星、镇星、太白星、辰星，合称五星。［10］其音角：角，五音（角、徵、宫、商、羽）之一，为东方春木之音。古代的五音，大致相当于现在的1（do）、2（re）、3（mi）、5（so）、6（la）五个音阶。将五音分别归属于五行五脏，以说明不同的音调，对人体不同的脏腑器官、情志有着直接影响。如曲调优美、节奏明快、健康向上的乐曲，可使人感到轻松愉快，心喜愉悦，从而增强脏腑的生理功能，达到延年益寿的效果。反之，过多收听节奏强烈、感情枯燥、精神萎靡的乐曲，或者长期受到噪音的干扰刺激，会使人意志消沉，或情绪亢奋，或心情烦乱，进而对人体的神经、内脏系统造成伤害。［11］其数八：数，成数，下文中的“其数七”、“其数五”、“其数九”、“其数六”均是。河图以一、二、三、四、五代表水、火、木、金、土之数。自一至五，等于孤阳或孤阴，

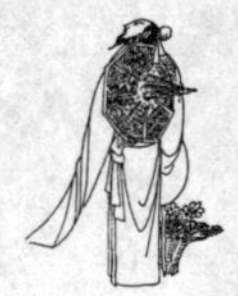

不起变化；自五加一，就起生化作用。天一生水，地六成之；地二生火，天七成之；天三生木，地八成之；地四生金，天九成之；天五生土，地十成之。这样，八、七、九、六，是木、火、金、水的成数，五是土的生数。五行，非土不成，如水生一而成六，火生二而成七，木生三而成八，金生四而成九，可见，水、火、木、金，皆得土而成。由于木的成数是八，故说"其数八"。下文五行之成数与此同理。[12]知病之在筋也：因肝主筋，故肝之病常在筋。又，丹波元简认为此句当在"上为岁星"之后。[13]臊：一种难闻的气味，如尿臊味、狐臭等。臊为五臭（臊、焦、香、腥、腐）之一。气因木变，则为臊。

【语译】黄帝说：五脏与四时相应，各自都有相通的地方吗？岐伯回答说：有。例如，东方青色之气，与人体的肝相通；肝与两目窍相通，精气内藏于肝，它发病多在头部；肝气柔和，能曲能直，其性如树木。在五味中为酸，在五畜中为鸡，在五谷中为麦，在四时中上为岁星，在五音中为角音，在五行生成数中为八，在五臭中为臊臭气。所有这些都属五行中木的一类，与肝是相通的。因此，春季春气上升，病多在头部，又由于肝主管筋脉，所以肝病时，筋亦可能会病。

【原文】南[1]方赤色，入通于心，开窍于耳[2]，藏精于心，故病在五藏[3]，其味苦，其类火，其畜羊，其谷黍，其应四时，上为荧惑星[4]，是以知病之在脉也，其音徵，其数七，其臭焦。

【注释】[1]南：在五行中为火，在脏与心相应。[2]耳：应作"舌"。[3]病在五藏：心为五脏之主，故外邪伤心，则五脏皆病。[4]荧惑星：即火星，为五星之一。

【语译】南方赤色之气，与人体的心相通；心开窍于舌，精气内藏于心；心为五脏之主，外邪犯心，不仅心脏受病，还可累及五脏;心阳温煦,其性类火。在五味中为苦,在五畜中为羊,在五谷中为黍,在四时中上为荧惑星,在五音中为徵,在五行生成数中为七,在五臭中为焦枯气。所有这些都属五行中火的一类,与心是相通的。由于心主管人身的血脉,所以,心病时就知道血脉也可能会病。

【原文】中央[1]黄色,入通于脾,开窍于口,藏精于脾,故病在舌本[2],其味甘,其类土,其畜牛,其谷稷,其应四时,上为镇星[3],是以知病之在肉也,其音宫,其数五,其臭香。

【注释】[1]中央:在五行中为土,在脏与脾相应。[2]舌本:舌根。脾之经脉与舌根相连,故脾病可反映在舌根。[3]镇星:即土星,为五星之一。

【语译】中央黄色之气,与人体的脾相通;脾开窍于口,精气内藏于脾;脾之经脉与舌根相连,故脾病可反映于舌本;脾化生气血,以充养五脏六腑,犹如土能长养万物,故脾性类土。在五味中为甘(甜),在五畜中为牛,在五谷中为稷,在四时中上为镇星,在五音中为宫,在五行生成数中为五,在五臭中为香。这些都属五行中土的一类,与脾是相通的。由于脾主管人体的肌肉,所以脾病时就知道肌肉亦可能会病。

【原文】西[1]方白色,入通于肺,开窍于鼻,藏精于肺,故病在背,其味辛,其类金,其畜马,其谷稻,其应四时,上为太白星[2],是以知病之在皮毛也,其音商,其数九,其臭腥。

【注释】[1]西:在五行中为金,在脏与肺相应。[2]太白星:即金星,为五星之一。

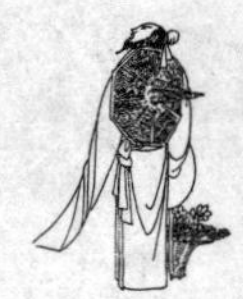

【语译】西方白色之气，与人体的肺相通；肺开窍于鼻，精气内藏于肺；肺系于背，故肺病可反映在背部；肺气清肃下降，其性类金。在五味中为辛，在五畜中为马，在五谷中为稻，在四时中上为太白星，在五音中为商音，在五行生成数中为九，在五臭中为腥。这些都属五行中金的一类，与肺是相通的。由于肺外与皮毛相通，所以，肺病时就知道皮毛亦可能会病。

【原文】北[1]方黑色，入通于肾，开窍于二阴[2]，藏精于肾，故病在谿[3]，其味咸，其类水，其畜彘[4]，其谷豆，其应四时，上为辰星[5]，是以知病之在骨也，其音羽，其数六，其臭腐。

【注释】[1]北：在五行中为水，在脏与肾相应。[2]二阴：指前阴外生殖器和后阴肛门。[3]谿：谿（xī 溪），指肉之小会。[4]彘：猪，又称“豕”。[5]辰星：即水星，为五星之一。

【语译】北方黑色之气，与人体的肾相通应，肾开窍于前后二阴，精气内藏于肾，肾主骨，故肾病常反映在四肢关节的筋骨之间，肾主水而性寒冷，故肾性类水。在五味中为咸味，在五畜中为猪，在五谷中为豆，在四时中上为辰星，在五音中为羽音，在五行生成数中为六，在五臭中为腐。这些都属五行中水的一类，与肾是相通的。由于肾主骨，所以，肾病时就知道骨亦可能会病。

【讨论】以上以阴阳五行学说来阐明人体五脏外应五方、五时、五味等五脏与五时各有收受的理论。其核心是，内以五脏为中心，联系六腑、五官、五体、五志、五声等，从而把人体联系成一个有机整体；外把人体与五季、五方、五气、五味等相连，又把人与自然结合成一个整体。并运用五行相生相克规律，说明人体各脏腑组织之间在生理上是互相资生、互相促进的，在病理上是相互影响、互相传变的。本脏有病，可影响、传变到其他脏腑组织；而其他脏腑组织有病，也可累及本脏。又由于五脏应四时，各有收受，所以四时气候的异常、环境地理的变化，必然对它所通应的脏腑带来影响。如春季的东风之气，入通于肝，故春季气候异常，多致肝病。肝病不仅表现出自身的功能失常，而且还可影响到脾、肺、肾、心等脏；又因肝与胆、目、筋、爪等相连，故肝病也会导致胆、目、筋、爪的病变。反之，胆、目、筋、爪及脾、肺、肾、心的病变也可累及于肝。我们在诊断和治疗疾病时，必须重视人体的统一性、完整性，以及人与自然环境的密切关系，方不致误。这就是整体观念的具体内容。

【原文】故善为脉[1]者，谨察五藏六府，一逆一从，阴阳表里，雌雄之纪，藏之心意[2]，合心于精，非其人勿教，非其真勿授，是谓得道。

【注释】[1]为脉：切脉。此处引申为诊察病情。[2]心意：犹意“胸臆”。

【语译】所以善于诊察病情的医生，必须认真仔细地审察五脏六腑的变化，及其与四时气候是相逆还是相从，与阴阳、表里、雌雄之间是什么关系，全面地进行分析、综合，才能抓住疾病的本质。并把这种全面诊察的方法藏记于心，运用精炼。但是，不要把这种方法传教给不好学的人和不是真心学医的人，以使医学界纯洁、高尚。这样，才称得上为医的最高境界。

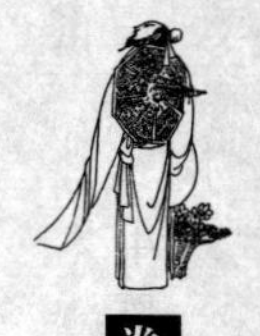

卷第二

阴阳应象大论篇第五

【提要】本篇论述了阴阳的概念和内容及其在人体中的应用。并采用取象比类的方法,广泛地联系自然界与人体生理、病理变化的许多征象和以五行演绎自然万物与人体各脏腑组织,加以具体论证和阐述,进而指导疾病的诊断、预防和治疗。由于本篇是关于阴阳在自然界和人体有象相对应的理论,故篇名《阴阳应象大论》。

【原文】黄帝曰:阴阳者,天地之道[1]也,万物之纲纪[2],变化之父母[3],生杀之本始[4],神明之府[5]也。治病必求于本[6]。

故积阳为天,积阴为地[7],阴静阳躁,阳生阴长,阳杀阴藏[8],阳化气,阴成形[9]。寒极生热,热极生寒[10]。寒气生浊,热气生清[11]。清气在下,则生飧泄[12];浊气在上,则生䐜胀[13]。此阴阳反作[14],病之逆从[15]也。

故清阳为天,浊阴为地。地气上为云,天气下为雨,雨出地气,云出天气[16]。故清阳出上窍,浊阴出下窍[17];清阳发腠理,浊阴走五藏[18];清阳实四支,浊阴归六府[19]。

【注释】[1]天地之道:自然界的法则和规律。天地,泛指自然界。道,法则、规律。[2]万物之纲纪:一切事物生长、变化、消亡的纲领。纲纪:总持为纲,分系为纪,此作纲领解。[3]变化之父母:事物变化的根源。物之渐变(量变)为化,物之突变(质变)为变。父母,根本、本原。[4]生杀之本始:万事万物的产生和消亡,都是源于阴阳的变化。生,新生、产生。杀,消灭、死亡。[5]神明之府:神明,此指自然万物运动变化的内在动力。府,聚藏的地方。[6]治病必求于本:本,此指阴阳。一切疾病的形成,都是由于阴阳失调所致,所以治疗疾病必须寻求阴阳失调这一根本所在而调之。[7]积阳为天,积阴为地:积,积聚。阳,轻清上升的物质。阴,重浊下沉的物质。即言宇宙间轻清的物质向上升腾,积聚而成天;重浊的物质向下沉降,凝聚而成地。[8]阳生阴长,阳杀阴藏:生与长同义,发生、成长、壮大。杀与藏同义,衰弱、减少、灭亡。意为阴阳两方面是统一协调、互相依存的,阳生阴亦生,阳杀阴亦杀。[9]阳化气,阴成形:阳,阳气。化,推动、助长。气,功能活动。阴,阴精。成,构成、生长。阳气温煦,推动人体的功能活动;阴精柔静,生成和滋养人体的形质。[10]寒极生热,热极生寒:阴阳之理,极则必变。此以寒极互变的现象,说明阴阳在一定的条件下可相互转化的道理。[11]寒气生浊,热气生清:寒气阴冷凝聚,故可生成浊阴;热气温煦升腾,故可产生清阳。浊,指痰饮水湿之类的病理产物。清,指水谷精微。[12]飧泄:大便泻下不消化的食物,又叫完谷不化。飧,音孙。[13]䐜胀:引指胸膈胀满。䐜(chēn),肉起也。[14]反作:逆行。阳应升在上而反降在下,阴应降在下而反升在上,故谓阴阳反作。[15]逆从:偏义复词,即逆的意思,指前述的飧泄、䐜胀,都是因阴阳的运行颠倒所致。[16]地气上为云,天气下为雨,雨出地气,云出天气:此主要说明自然界的阴阳升降运动。地气受阳热的蒸腾,上升为云;天气受阴寒的凝聚,下降为雨。也就是说,地气升而复降是为雨,天气降而复升是为云。[17]清阳出上窍,浊阴出下窍:清阳,此指营养上窍的各种精微物质。浊阴,此指食物的糟粕和废浊的水液,实指大小便等下窍排泄物。[18]清阳发腠理,浊阴走五藏:清阳,此指卫气。发和走都有运行、充养之义。腠理,指皮肤、肌肉、脏腑之间通行元气的间隙。浊阴,此指精血津液。[19]清阳实四支,浊阴归六府:清阳,此指饮食物化生的水谷精微。实,充实、营养。四支,四肢。浊阴,此指饮食水谷变化的水液和糟粕。

【语译】黄帝说:阴阳是自然界一切事物运动变化的普遍规律,是认识、分析、归纳万事万物的纲领。自然万物的新生、成长、壮大和衰败、变化、灭亡的内在动力是阴阳之间的相互对立、相互依存、相互消长和相互转化。所以阴阳是一切事物产生和消亡的本源,是一切事物量变和质变的决定因素。就人体而言,一切疾病的形成,都是由于阴阳失调所致,所以必须寻求阴阳失调这一根本,给予合理治疗。

所以,宇宙间轻清的物质不断向上升腾,积聚而成为天;重浊的物质不断向下沉降,凝聚而成为地。安静的物质状态属阴,躁动的物质状态属阳。阴和阳是统一协调、互相依存的,属阳的事物生长壮大,属阴的事物也生长壮大;属阳的事物衰弱灭亡,属阴的事物也衰弱灭亡。阴和阳的功能是有区别的,阳气温煦,能推动人体的功能活动;阴精柔静,能生成和滋养人体的形质。阴和阳在一定的条件下可以互相转化,如属阴的寒气,寒到极点会生热,转变成阳;属阳的热气,热到极点会生寒,转变为阴。寒气过盛,凝聚水液,可生成痰饮水湿等浊阴之邪;热气温和,助养脾胃,可化生水谷精微等清阳之气。清阳之气应当向上升达,反而下陷,就会出现大便清稀,夹杂不消化的食物;浊阴之气应当向下降泄,反而上逆,就会出现胸膈胀满等症。这些都是阴阳运行失常的具体表现。

所以,自然界的清阳之气,上升为天;浊阴之气,下降成地。地气受阳热的蒸腾,变成水蒸气,上升而为云;天气受阴寒的凝聚,变成水珠,下降而为雨。由此可见,雨来源于地气,云产生于天气。人体也是这样,水谷精微所化生的清阳之气,向上运行,奉养眼、耳、口、鼻等上窍;食物的糟粕和废浊的水液等浊阴之气,向下运行,变成大小便,从前后二阴排出;温润的卫气运行于皮肤、肌肉之中,而精血津液等阴精则流注于五脏之内;水谷精微中的清阳之气充实于四肢,饮食水谷变化的水液和糟粕归送到六腑。

【**讨论**】为了便于理解,首先简单谈谈阴阳学说的基本原理。

阴阳，是中国古代哲学范畴。阴阳的最初涵义是指日光的向背，向日为阳，背日为阴，后来引申为气候的寒暖，方位的上下、左右、内外，以及运动状态的躁动与宁静等。古代思想家看到一切事物现象都有正反两个方面，就用阴阳这个概念来解释自然界两种相互对立和相互消长的物质势力，并认为阴阳的对立和消长是事物本身所固有的，进而认为阴阳的对立和消长是宇宙的基本规律。所以，阴阳是对自然界相互关联的某些事物和现象对立双方的概括，即含有对立统一的概念。阴和阳，既可代表相互对立、相互关联的两个事物，又可用以分析一个事物内部存在着的相互对立的两个方面。

阴阳学说认为，世界是物质的，世界本身是阴阳二气对立统一的结果。宇宙间的任何事物，都包含着阴和阳相互对立的两个方面，如白昼和黑夜、晴天和雨天、炎热和寒冷、运动和静止等等。阴和阳的对立统一运动，是宇宙间的一切事物内部所固有的，宇宙间的一切事物的发生、发展和变化，都是阴和阳对立统一运动的结果。

阴和阳各代表事物相互对立又相互关联的两个方面，究竟哪一方属阴，哪一方属阳，这就得根据事物的属性来决定。一般说来，凡是剧烈运动着的、外向的、上升的、温热的、明亮的，都属于阳；相对静止着的、内守的、下降的、寒冷的、晦暗的，都属于阴。这样就把错综复杂的万事万物归纳为阴和阳两大类。把阴和阳的相对属性引入医学领域，即是将人体的背侧、上部、外部、六腑和对人体具有推动、温煦、兴奋等作用的物质和功能，统属于阳；人体的前侧、下部、内部、五脏和对人体具有凝聚、滋润、抑制作用的物质和功能，统属于阴。

虽然任何事物都可用阴阳的属性来划分，但必须是相互关联、相互对立的一对事物，如天与地、水与火、上与下、动与静等；或是一个事物的两个方面，如天气轻清在上属阳，地气重浊在下属阴，而地表在上属阳，地壳在下（内）属阴；进一步分，地壳在地心之上，故地壳属阳，地心属阴……这样，才具有实际意义。如果两个事物不是相互关联的，也不是统一体的对立双方，如桌子与静止、牛与床、房子与树木等，便不能用阴阳来区分其相对属性及其相互关系，因而也就没有实际的意义。

事物的阴阳属性，是相对的。这种相对性，一方面表现为在一定的条件下，阴和阳之间可以互相转化，即阴可以转化为阳，阳可以转化为阴；另一方面，体现在事物的无限可分性，即阴中有阴，阳中有阳，阴阳之中，还有阴阳。如白天为阳，夜晚为阴；而白天中又可分阴阳，上午为阳中之阳，下午为阳中之阴；夜晚也可再分阴阳，前半夜为阴中之阴，后半夜为阴中之阳……若要进一步细分，还可无限地分下去。

阴阳学说的基本内容有四个方面，即阴阳的对立制约，阴阳的互根互用，阴阳的消长、平衡，阴阳的相互转化。

阴阳的对立制约：阴阳学说认为，自然界的一切事物或现象都存在着相互对立的阴阳两个方面，如天与地、上与下、左与右、动与静、升与降、出与入、水与火、寒与热、昼与夜。这种对立是统一的。对立是双方相反的一面，统一是双方相成的一面。没有对立就没有统一，没有相反就不会有相成。阴阳两个方面的相互对立，主要表现在它们之间的相互制约、相互消长，阴能制约阳、阳能制约阴，在制约中取得统一，维持动态平衡。如春夏之所以温热，是因为春夏阳气上升抑制了秋冬的寒凉之气；秋冬之所以寒冷，是因为秋冬阴气上升抑制了春夏的温热之气的缘故。相互制约的过程，也是相互消长的过程，阳抑制阴，则阳长阴消；阴抑制阳，则阴长阳消。但由于有制约，所以阴阳的消长始终维持在一个相对稳定的范围，即阴阳调和。人的机体之所以能进行正常的生命活动，就是阴和阳相互制约，相互消长，取得统一（动态平衡）的结果。只有阴阳的相互对立又相互制约，才能促进事物的消长，通过消长变化达到动态平衡，从而才有自然界的四季交替、生物的生长壮老已和植物的

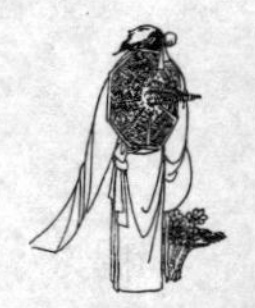

生长化收藏。如果制约消长不能正常进行,动态平衡遭到破坏,自然就会发生灾害,人体就会发生疾病。

阴阳的互根互用:阴和阳既是对立统一的,又是互相依存的,任何一方都不能脱离另一方而单独存在。也就是说,阳依附于阴,阴依附于阳,每一方都以其相对的另一方的存在为自己存在的条件。如上为阳、下为阴,没有上也就无所谓下,没有下也就无所谓上;热为阳,寒为阴,没有热也就无所谓寒,没有寒也就无所谓热。总之,阳依赖于阴而存在,阴也依赖于阳而存在,没有阴也就无以言阳,没有阳也就无以言阴。如果由于某种原因,阴和阳之间的这种互根互用关系遭到破坏,就会导致孤阴不生,独阳不长,这样,自然界便不会存在,人也就会死亡。

阴阳的消长平衡:阴和阳之间的对立制约、互根互用,并不是处于静止的和不变的状态,而始终是处于不断运动变化之中的。这种运动变化的表现形式就是阳长阴消,阴长阳消,从而保持着阴阳的消长平衡。如以四时气候变化而言,从冬至春及夏,气候由寒冷逐渐转暖变热,即是"阳长阴消"的过程;从夏到秋及冬,气候由炎热逐渐转凉变寒,即是"阴长阳消"的过程。虽然季节转换有其明显的阴阳消长变化,但从一年来说,阴阳还是处于相对的动态平衡之中的。人体也是如此,白天阳盛,机体的生理功能也以兴奋为主;夜间阴盛,机体的生理功能也以抑制为主。从半夜子时到中午午时,阳气由生渐长到隆盛,阴气由盛渐虚到衰,机体的生理功能也由抑制逐渐转向兴奋,即是"阳长阴消"的过程;从中午到黄昏再到半夜子时,阴气由生渐长及隆盛,阳气由隆盛渐虚到衰,机体的生理功能也由兴奋逐渐转为抑制,即是"阴长阳消"的过程。推而广之,一切植物的生长化收藏,一切生物的生长壮老已,都是阴阳消长的具体表现。如果没有阴阳的消长,就没有万事万物的运动变化,也就没有事物的发展、成长。如果消长变化不能维持在相对的平衡之中，就会形成阴或阳的偏盛或偏衰，自然界就会发生反常现象，对人来说，就是病理状态。

阴阳的互相转化：相互对立的阴阳双方，在一定条件下，可以各自向其相反的方向转化，即阴可以转化为阳，阳可以转化为阴。一般说来，阴阳消长是一个量变的过程，而阴阳转化则是量变到极点时发生的质变现象。如天气暴热，一场透雨过后，气温会迅速下降，这便是“热极生寒”、“重阳必阴”的现象；天气异常寒冷时，气温会迅速回升，这便是“寒极生热”、“重阴必阳”的现象。不过，阴阳的转化必须具备一定的条件，这个条件就是阴阳消长达到极限，所谓“物极必反”，就是这个道理。

本节原文首先扼要地提出了阴阳学说的基本概念，指出世界上的一切事物都是在不断地运动、变化、新生和消亡着的。事物之所以能运动变化发展，根源就在于事物本身存在着相互对立统一的阴阳两方，同时阴阳两方在其运动变化的过程中，又是互相依存、互相为用，在一定的条件下，还能相互转化的。这是自然界的法则和规律，也是人体的法则和规律。因此，认识疾病，治疗疾病，必须抓住阴阳这个根本。

“治病必求于本”。“本”，本于阴阳，这是中医认识疾病、治疗疾病的准则。疾病的发生，从根本上说是阴阳的相对平衡协调遭到了破坏，出现偏盛偏衰的结果。所以在诊断疾病时，最要紧的是先分清阴阳，看病的种类究竟是阴证还是阳证，然后辨识其是偏盛还是偏虚，还是两者都虚。治疗时，总的原则是调整阴阳。对阴或阳偏盛的，就应采用“损其有余”的方法治疗，如阳偏盛的实热证，当用寒凉之品清泻其阳热；阴偏盛的寒实证，当用温热之品温散其阴寒。对阴或阳偏虚的，就应采用“补其不足”的方法治疗，如阴偏虚的虚热证，当用养阴生津之品滋补阴液；阳偏虚的虚寒证，当用甘温之品温补阳气；若为阴阳两虚，则用阴阳双补法。总之，抓住了阴阳这个纲，认识和治疗疾病就不会出大的偏差。

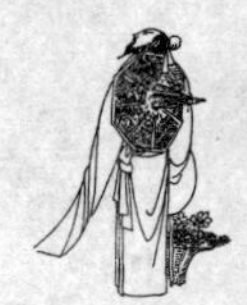

然后进一步通过天地、躁静、热寒、云雨等自然现象的相互对立、相互依存、相互转化的关系，从而提出了阴阳学说的基本内容。同时，以阳主升、阴主降，阳主表、阴主里的人体阴阳清浊升降理论，来说明自然界的云雨成因，并进一步用以概括说明人体的一些生理、病理现象。饮食物被摄入后，在胃和小肠内消化吸收，但必须依赖脾的运化功能，才能生成营养物质。营养物质生成后，靠脾的散精、肺的宣发、肝的疏泄、心气的推动以及肾的气化作用，输送到全身各个组织器官，发挥其营养作用。营养物质按其阴阳属性，可分为两大类，即阳气和阴精（精、血、津、液）。它们的运行途径是不同的，但是是有规律的、恒定的。一般说来，清阳之气轻清升散，故以向上向外运行为主；阴精之质稠厚沉降，故多向下向内运行。所以论中提到清阳出上窍、发腠理、实四肢，浊阴走五脏，其上窍、腠理、四肢均在上在外，五脏则在内。代谢后所形成的废物，是有形的物质，故称浊阴（走五脏的浊阴是指具有营养作用的精血津液），它们向内向下运行，故归六腑或从下窍排出。如果这种正常的运行规律被破坏，清阳之气当升不升，反而下陷，一则使上窍失养而出现头昏头晕、记忆力减退、耳目失聪等症，一则使气陷于下而出现泄泻清稀等症，治疗可用补中益气汤之类益气升阳。若浊阴当降不降，反而上逆，就会出现胸膈脘腹胀满疼痛、二便闭塞不通等症，治疗当降泻浊阴，方如攻泻大便的小承气汤之类、通利小便的五苓散之类。

【原文】水为阴，火为阳。阳为气，阴为味[1]。

味归形，形归气[2]；气归精，精归化[3]。精食气，形食味[4]；化生精，气生形[5]。味伤形，气伤精[6]，精化为气，气伤于味[7]。

阴味出下窍，阳气出上窍[8]。味厚者为阴，薄为阴之阳；气厚者为阳，薄为阳之阴[9]。味厚则泄，薄则通；

气薄则发泄，厚则发热[10]。壮火之气衰，少火之气壮[11]；壮火食气，气食少火；壮火散气，少火生气[12]。

气味辛甘发散为阳，酸苦涌泄为阴[13]。

【注释】[1]阳为气，阴为味：气，指药物、饮食之气，因其无形而升散，故属阳。味，指药物、饮食之味，因其有质而沉降，故为阴。[2]味归形，形归气：归，由此到彼的过程，此引申为滋养、依赖。形，形体，包括脏腑精血等有形物质。气，此指元气。此言药物饮食之味滋养人的形体，形体还依赖元气的充养。[3]气归精，精归化：气，药物饮食之气。归，此指气化、化生。第二句中的归，当依赖解。化，气化。此言药物饮食之气能化生阴精，而阴精还依赖气化而产生。[4]精食气，形食味：与上文"精归化"、"味归形"同义。食，仰饲，即依赖……的饲养（供养）。[5]化生精，气生形：是上文"精归化"、"形归气"的另一种说法。[6]味伤形，气伤精：饮食药物之味太过或不当会损伤形体，饮食药物之气太过或不当会耗伤阴精。味、气，均指太过或不正当的饮食药物之味、气。[7]精化为气，气伤于味：阴精充养人体的元气，人体的元气又会被太过的药物饮食之味耗伤。化，充养。气，此指元气。[8]阴味出下窍，阳气出上窍：凡药物饮食之味属阴，多沉降而走下窍；凡药物饮食之气属阳，多升散而达上窍。[9]味厚者为阴，薄为阴之阳；气厚者为阳，薄为阳之阴：味属阴，味厚者为阴中之阴（纯阴），薄为阴中之阳；气为阳，气厚者为阳中之阳（纯阳），气薄者为阳中之阴。[10]味厚则泄，薄则通；气薄则发泄，厚则发热：药味厚重的，有泻下作用，如大黄之类；药味轻薄的，有通利小便的作用，如木通之类。药物之气薄的，有发散表邪的作用，如麻黄之类；药物之气厚的，有助阳生热的作用，如附子之类。泄，泻下。通，利尿。发泄，发散表邪。发热，助阳生热。[11]壮火之气衰，少火之气壮：亢烈的邪火，能使人体的元气衰减；温和的阳气，能使人体的元气强壮。壮火，亢烈的邪火，即病理之火。之，使、令。少火，温和的阳气。壮，强壮、充沛。[12]壮火食气，气食少火；壮火散气，少火生气：亢烈的邪火能消蚀耗散人体的元气，而元气依赖少火（阳气）的温养；亢烈的邪火能耗散元气，温和的少火能生长元气。前"食"字当消蚀、耗伤解，后"食"字当仰饲、依赖解。[13]气味辛甘发散为阳，酸苦涌泄为阴：涌，催吐。泄，泻下。药物饮食之味有五：辛甘酸苦咸，皆属阴，但阴中又有阴阳之分，辛走气分而性散，甘走脾胃而灌溉四旁,所以辛甘发散者为阳;苦能通泄,酸主收敛,故酸苦涌泄者属阴。

【语译】水性寒凉而润下,故属阴;火性炽热而炎上,故为阳。药物、饮食之气无形而升散当属阳,药物、饮食之味有质而沉降当为阴。

药物、饮食被人体摄入后,通过脾胃的运化,它的味能滋养形体,它的气能生成阴精。当然,形体还要靠元气的充养,阴精还必须通过气化作用才能产生。换句话说,阴精是靠药物、饮食之气通过气化作用而化生的;形体既赖药物、饮食之味的滋养,又靠元气的充养。但是,饮食应该有节制,药物必须适量。如果药物、饮食之味太过或不当,会损害形体;药物、饮食之气太过或不当,会耗损阴精。阴精能化生元气,而元气又易被太过的药物、饮食之味所损伤。

药物、饮食之味属阴,多沉降而走下窍;药物、饮食之气属阳,多升散而达上窍。阴阳是无限可分的,味虽属阴,但味浓厚的属阴中之阴,味淡薄的属阴中之阳;气虽属阳,但气浓厚的属阳中之阳,气淡薄的属阳中之阴。就药物而言,药味厚重的,有泻下作用,药味轻薄的,有通利小便的作用;药物之气轻薄的,有发散表邪的作用,药物之气浓厚的,有助阳生热的作用。同一物质,由于其性质不同,对人体的作用也就不同。比如,同是火气,亢烈的壮火(病理之火),能使人的元气衰弱;温和的少火(生理之火,即阳气),能使人的元气强壮。这是因为亢烈的壮火会消耗元气,温和的少火会生长、充养元气。所以说壮火耗散元气,少火生养元气。

药物的气味,凡具有辛散发表、甘温补气作用的,属于阳;凡具有酸敛收涩、苦寒泻下或催吐作用的,属于阴。

【讨论】古人通过长期的观察发现,每种药物、每种食物都具有一定的气和味。气,指寒、热、温、凉四种药(食)的性质,也称四气，是从药（食）物作用于机体所发生的反应概括出来的，是根据实际疗效反复验证，然后归纳出来的，是从性质上对药（食）物多种医疗作用的高度概括。其中，温热与寒凉属两类不同的性质。而温与热、寒与凉又有程度轻重的不同，温次于热，凉次于寒。有些药（食）物，其性既不偏寒凉，又不偏温热，则属平性。药（食）物的寒、热、温、凉四气，是与所治疾病的寒、热性质相对而言。能够减轻或消除热证的药物，一般属寒性或凉性，如石膏、黄连对发热口渴、腹泻等热证有明显疗效，表明这两种药物属寒性。反之，能够减轻或消除寒证的药物，一般属于温性或热性，如附子、干姜，对四肢不温、腹中冷痛等寒证有明显疗效，表明这两种药物属热性。同样，梨子、西瓜等食物，吃后能使人口渴等症消除，说明它们属寒凉性质；动物类食物，吃后能使人产生热能，抵御寒冷，说明这类食物属温热性质。味，指辛、甘、酸、苦、咸五种药（食）物的味道。药（食）味的真正含义，既包括由口尝出的真实滋味，也反映着药物的实际性能。不同的味，有不同的作用；味相同的药（食）物，其作用也有相近或共同之处。辛味的药（食）物，有发散、行气、行血作用。如治疗表证的麻黄、薄荷、生姜、葱白，治疗气血阻滞的木香、红花、川芎等都有辛味。甘味的药（食）物，有补益、和中、缓急等作用。如滋补强壮药党参、熟地、蔗糖、蜂蜜等，缓和拘急疼痛、调和药性的饴糖（麦芽糖）、甘草等都有甘味。酸味的药（食）物，有收敛、固涩作用。如收涩精液、汗液的山茱萸、五味子等，涩肠止泻的五倍子、石榴皮、乌梅等都有酸味。苦味的药（食）物，具有通泄大便、降气、清热、燥湿等作用。如泻便的大黄，降气的杏仁，清热的黄连、苦瓜，燥湿的苍术等都具有苦味。咸味的药（食）物，具有软坚散结、泻下作用，如治疗淋巴结肿大的牡蛎、瓦楞子，泻下通便的芒硝等都具有咸味。另外，还有的药（食）物是淡味，它们的作用是渗湿、利尿，如治疗水肿、小便不利的猪苓、茯苓等。

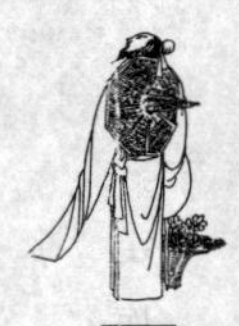

药物的功效，是气和味的作用之和。如鹿茸气温味甘，功效就是温补肾阳。又如，黄连气寒味苦，功效就是清热燥湿，泻火解毒。两种药（食）物的气相同，但味不同，作用也就有差异；同样，两种药（食）物的味相同，但气不同，作用也就不一样。

本节主要运用阴阳学说的基本观点，来阐明药物饮食气味厚薄的性能、药物饮食进入人体后的转化过程以及药物饮食气味阴阳太过导致人体阴阳偏盛偏衰的危害，最后论述壮火、少火对人体元气的不同影响。

首先用阴阳学说的基本观点，阐明药物饮食气味厚薄的性质。药物饮食的气为阳，味为阴。而气厚的为阳中之阳，有助阳发热的作用；气薄的为阳中之阴，有发汗解表的作用。味厚的为阴中之阴，有泻便的作用；味薄的为阴中之阳，有通利小便的作用。此外，药物饮食的五味也分阴阳，即辛甘发散为阳，酸苦涌泄为阴。药物饮食气味的这种阴阳属性划分，至今对中医药的认识仍具指导作用。

药物饮食进入人体后，其气和味分别转化为人体的形、精、气、化。其转化过程和相互关系：一是药物饮食之气平和，能化生阴精，阴精在气化作用下，能充养真元之气；药物饮食之气太过，会损伤阴精，进而使气化作用减弱，真元之气失养而亏虚。二是药物饮食之味平和，能滋养形体；药物饮食之味太过，会损害真元之气。三是真元之气既能化生阴精，也能充养形体。可见注重药物饮食之气和味的协调平和，能使阴精充盛，元气充沛，形体健壮；反之，药物饮食之气和味太过或不及，既能耗伤阴精，又能损害形体，还能消蚀元气，从而产生种种病证，甚至早衰短寿。中医就是根据药物的不同气和味来治疗疾病的。药膳也是根据药物、食物的不同气和味来防病、治病、益寿延年的。

本节最后指出，亢烈的邪火会消损人体的元气，而温和的少火能生壮人体的元气，这在临床上极具指导作用。如高烧的病人,为什么会出现精神萎靡、疲乏无力呢?就是因为"壮火散气",治疗时,除用苦寒或甘寒的药物清热外,还应加甘温的药物补益元气,白虎加人参汤就是其例。又如,元气不足的病人,除觉少气懒言、神疲乏力、舌淡脉弱外,常有少火不足的表现,即形寒怕冷、四肢不温等,治疗时除用人参、黄芪之类的药物补益元气外,还常加温壮少火的药物,收效将更为显著。

【原文】阴胜则阳病,阳胜则阴病。阳胜则热,阴胜则寒。重寒则热,重热则寒[1]。

【注释】[1]重寒则热,重热则寒:重,极也。意为寒到极点可出现假热现象或转化为热证,热到极点可出现假寒现象或转化为寒证。

【语译】人体的阴阳是平衡协调的,一胜则一负。如果阴寒偏盛,阳气必然偏虚而为病;如果阳热偏盛,阴精必然亏虚而为病。阳偏胜就会表现出热证,阴偏胜就会表现出寒证。寒到极点可出现假热现象或转化为热证,热到极点可出现假寒现象或转化为寒证。

【讨论】本条以阴阳互根、转化的理论为依据,说明人体阴阳失调的种种表现。首先是阴阳互损。阴寒太盛,损伤阳气,阳气亏虚而为病,其表现是畏寒肢冷、面色㿠白、神疲气短、小便清长、大便稀溏等,可用四逆汤、理中汤之类治疗;阳热亢盛,耗伤阴津,阴津亏虚而为病,其表现是发热、口渴喜饮、舌红苔黄燥、脉数无力,可用白虎加人参汤之类治疗。总之,阳邪亢盛则为热证,阴寒偏盛则为寒证。最后论述阴阳的转化。寒到极点,由于过服温燥药物,使阳复太过,可转变为热证,此即所谓的"重寒则热";热到极点,由于治疗不当,大量汗出,阳随汗泄,可转变为寒证,此即所谓的"重热则寒"。"重寒则热,重热则

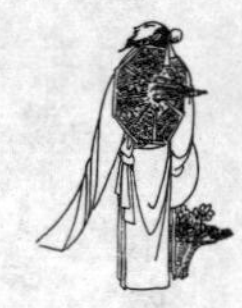

寒”的另一种解释是寒热的真假，即疾病的本质属寒（真寒），寒到极点，格阳于外，可在一派阳虚阴盛表现的基础上，出现一些假热现象，此称为真寒假热证；疾病的本质属热（真热），热到极点，格阴于外，可在一派阳热实证表现的基础上，出现一些假寒现象，此称为真热假寒证。这两种解释都通，临床都可见到，故并存不悖。

【原文】寒伤形，热伤气[1]，气伤痛，形伤肿[2]。故先痛而后肿者，气伤形也；先肿而后痛者，形伤气也。

风胜则动[3]，热胜则肿[4]，燥胜则干[5]，寒胜则浮[6]，湿胜则濡泻[7]。

天有四时五行，以生长收藏[8]，以生寒暑燥湿风；人有五藏化五气，以生喜怒悲忧恐。故喜怒伤气，寒暑伤形[9]，暴怒伤阴[10]，暴喜伤阳[11]，厥气上行，满脉去形[12]，喜怒不节，寒暑过度，生乃不固。故重阴必阳，重阳必阴。故曰：冬伤于寒，春必温病；春伤于风，夏生飧泄；夏伤于暑，秋必痎疟；秋伤于湿，冬生咳嗽。

【注释】[1]寒伤形，热伤气：形，形体。气，气分。寒邪伤害人的形体，热邪侵犯人的气分。[2]气伤痛，形伤肿：气伤则气机阻滞不通，故痛；寒伤形，寒邪郁而化热，壅遏营血，故出现红肿。[3]动：指眩晕、震颤、抽搐等动摇不定的症状。[4]肿：痈疡红肿。[5]干：口干、鼻干、咽干、皮肤干燥等干燥症状。[6]浮：浮肿。[7]濡泻：大便稀溏。[8]生长收藏：指生物体的产生、成长、收获、潜藏四个生化过程。[9]喜怒伤气，寒暑伤形：喜怒，指七情。寒暑，指六淫。意为七情失调，损伤五脏气机；六淫伤人，首先侵犯形体肌表。[10]暴怒伤阴：暴怒，勃然大怒。阴，此指肝阴。[11]阳：心阳。[12]厥气上行，满脉去形：逆乱之气上行，充满脉体，使神气耗散，去离形体。厥气：逆乱之气。满脉，逆行之气充满脉体。去形，神气离形。

【语译】寒邪伤害人的形体,热邪侵犯人的气分。气分受伤,气机阻滞,则出现疼痛;寒邪侵入人体,郁而化热,壅遏营血,则出现局部红肿。所以先出现疼痛,继而出现红肿的,是气分先受伤,然后影响及形体;先出现红肿,继而出现疼痛的,是形体先受伤,然后影响到气机。

风性主动,风邪太盛,则出现眩晕、震颤、抽搐等动摇不定的病症;火热太盛,壅遏营血,则出现疼痛红肿;燥邪太盛,损伤津液,则出现上窍、皮肤、大便等干燥的症状;寒邪太过,损伤阳气,水失温化,泛滥内外,则出现全身浮肿;湿邪太盛,困阻脾阳,水湿不运,则出现大便稀溏。

自然界有春夏秋冬四时的推移,还有金木水火土五行生克的变化,因而产生了寒暑燥湿风不同的气候,促成了生物的产生、成长、收敛(获)、潜藏四个生化过程。人体有心肝脾肺肾五个脏器,产生了喜怒悲忧恐等情志活动。但情志活动应该调畅,如果喜怒等情志活动太过,就会损伤五脏的气机。比如勃然大怒,损伤肝脏,肝气逆乱,就会耗伤肝的阴血;过度欢喜,损伤心脏,心气弛缓,心神浮逸,就会消损心的阳气。起居不慎,感受寒暑等六淫邪气,会伤害形体肌表。七情、六淫伤害人体,会使气机逆行而上,充满脉体,神气便会耗散,去离形体。总之,如果对喜怒等情志活动不加以节制,或者感受了寒暑等强烈的六淫邪气,机体就会受到摧残。阴阳在一定的条件下是可以互相转化的,阴极可转为阳,阳极可转为阴。所以,冬季感受了寒邪,若不即时发病,则要等到来年的春季,阳气发越时,可产生温热疾病;春季感受了风邪,若不即时发病,则要等到夏季,伤害脾脏,脾失健运,则出现完谷不化的泄泻;夏季感受了暑邪,暑邪若不能及时地随汗外出,潜伏体内,等到秋季,寒凉外袭,寒热交争,会产生疟疾;初秋感受了湿邪,若不即时发病,则要等到冬季,湿邪化热,复感寒邪,外寒里热,乘袭肺金,肺失宣肃,就会出现咳嗽等症。

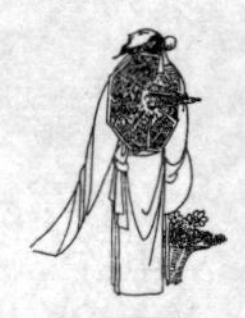

【讨论】本节主要论述六淫邪气、七情太过所致的各种病证。

六淫，即风、寒、暑、湿、燥、火六种外感病邪的统称。在正常情况下，风、寒、暑、湿、燥、火称为六气，由宇宙间四时五行所化生，是自然界的六种不同气候变化，能长养万物，对人体是有益无害的。即是说，人依靠天地之间的大气和饮食物化生的水谷精气而生存，也遵循四时生、长、收、藏的规律而生长发育。同时，人们在生活实践中逐步认识了它们的变化特点，产生了一定的适应能力，所以，正常的六气一般不会致病。只有当气候变化异常，六气发生太过或不及，或非其时而有其气（如春应温而反寒冷，秋应凉而反炎热等），以及气候变化过于急骤（骤冷或骤热），在人体的正气不足，抵抗力下降时，六气才能成为致病因素，侵犯人体而发病。此时的六气，便称"六淫"。淫，有太过、浸淫的意思。有时"六淫"又称"六邪"。

六淫侵袭人体，一般从口鼻或皮毛而入，首先损害人的形体。由于其特性不同，产生的症状也就不同。如风性主动，所以风邪太过，便出现肢体震颤、抽搐、头目昏眩等动摇不定的症状；燥性干燥，所以燥邪伤人，出现一派干燥症状；湿易困脾，所以湿邪太过，脾阳被困，运化失常，出现腹泻之症；寒性伤阳，所以寒邪伤人，损伤阳气，温化失常，水聚而为浮肿；火热太过，壅遏营血，可产生疮痈红肿。以上这些病证，仅是举例而已。六淫所致的病证，远不止这些。

六淫邪气侵袭人体，有时会伏藏体内，不即时发病，留恋一段时间后才发病，这与西医所说的潜伏期近似。如论中所说的，冬天感受寒邪，来年春季阳气发越时，产生温病；春季感受风邪，留连到夏季，损伤脾脏，产生飧泄。夏季感受暑邪，延至秋季，凉气外袭肌表，产生疟疾；初秋感受湿邪，到冬季寒邪伤肺时，产生咳嗽。这是按四时气候推演说的。临床上，某种邪气究竟潜伏到什么时候（潜伏期多长），产生什么病证，应当据证而辨,不可机械对待。

七情,指喜、怒、忧、思、悲、恐、惊七种情志变化。七情是五脏功能活动的外在表现,也是人体对客观事物的不同反映。在正常情况下,七情对脏腑的功能活动、气血的运行、津液的代谢等是有益处的。比如,当人心情愉悦时,就会全身轻松,充满活力,吃饭可口,睡觉香甜,总有神清气爽之感。又如,当心情烦闷时,适当的发怒,可使心胸舒畅。如果情志调畅,是不会致病的。只有突然、强烈或持久的情志刺激,超过了人体本身的正常生理范围,使气机紊乱,脏腑阴阳气血失调,才会导致疾病。

不同的情志太过,会损伤不同的脏腑,产生不同的病证。如勃然大怒,使气机横逆,血行紊乱,会损伤肝脏;过度欢喜,使气机弛缓而神气浮逸,会损伤心脏;情志失调,使气机上逆,经脉盛满,可导致神气浮越,脱离形骸而出现昏厥病证。但不论何种情志失调,共同的致病特点都是使气血的运行失常、逆乱,所以论中强调"喜怒伤气"。

【原文】帝曰:余闻上古圣人,论理人形[1],列别藏府[2],端络经脉[3],会通六合[4],各从其经[5];气穴[6]所发,各有处名;谿谷属骨[7],皆有所起;分部逆从[8],各有条理;四时阴阳,尽有经纪[9];外内之应,皆有表里。其信然乎?

岐伯对曰:东方生风[10],风生木[11],木生酸[12],酸生肝,肝生筋,筋生心,肝主目。其在天为玄,在人为道,在地为化。化生五味,道生智,玄生神[13]。神在天为风,在地为木,在体为筋,在藏为肝,在色为苍,在音为角[14],在声为呼[15],在变动为握[16],在窍为目,在味为酸,在志为怒。怒伤肝,悲胜怒;风伤筋,燥胜风[17];酸伤筋,辛胜酸[18]。

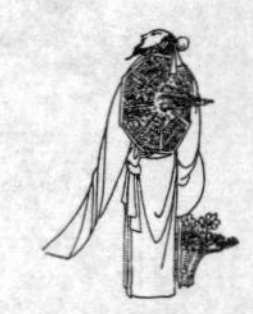

南方生热[10]，热生火[11]，火生苦[12]，苦生心，心生血，血生脾，心主舌。其在天为热，在地为火，在体为脉，在藏为心，在色为赤，在音为徵[14]，在声为笑[15]，在变动为憂[16]，在窍为舌，在味为苦，在志为喜。喜伤心，恐胜喜；热伤气，寒胜热[17]；苦伤气，咸胜苦[18]。

中央生湿[10]，湿生土[11]，土生甘[12]，甘生脾，脾生肉，肉生肺，脾主口。其在天为湿，在地为土，在体为肉，在藏为脾，在色为黄，在音为宫[14]，在声为歌[15]，在变动为哕[16]，在窍为口，在味为甘，在志为思。思伤脾，怒胜思；湿伤肉，风胜湿[17]；甘伤肉，酸胜甘[18]。

西方生燥[10]，燥生金[11]，金生辛[12]，辛生肺，肺生皮毛，皮毛生肾，肺主鼻。其在天为燥，在地为金，在体为皮毛，在藏为肺，在色为白，在音为商[14]，在声为哭[15]，在变动为咳[16]，在窍为鼻，在味为辛，在志为憂。憂伤肺，喜胜憂；热伤皮毛，寒胜热[17]；辛伤皮毛，苦胜辛[18]。

北方生寒[10]，寒生水[11]，水生咸[12]，咸生肾，肾生骨髓，髓生肝，肾主耳。其在天为寒，在地为水，在体为骨，在藏为肾，在色为黑，在音为羽[14]，在声为呻[15]，在变动为慄[16]，在窍为耳，在味为咸，在志为恐。恐伤肾，思胜恐；寒伤血，燥胜寒[17]；咸伤血，甘胜咸[18]。

故曰：天地者，万物之上下也；阴阳者，血气之男女[19]也；左右者，阴阳之道路[20]也；水火者，阴阳之征兆[21]也；阴阳者，万物之能始[22]也。故曰：阴在内，阳之守也；阳在外，阴之使也[23]。

【注释】[1]论理人形：讨论人体的形态器官。[2]列别藏府：辨别各脏各腑的形态位置。[3]端络经脉:探求经脉的分布走向。[4]会通六合:融会贯通十二经脉中表里两经的六对组合。[5]各从其经:各依循经脉及其所属脏腑的关系。从,依循。[6]气穴:经气所输注的孔穴,又称经穴。[7]谿骨属骨:大小肌肉与骨节相连属。谿骨,人身的肌肉间隙。属,连属。[8]分部逆从:分部,皮之分部。皮部中的浮络,分为三阴三阳,有顺行和逆行之别。[9]四时阴阳,尽有经纪:四时阴阳都有各自的变化规律。[10]东方生风、南方生热、中央生湿、西方生燥、北方生寒:东南中西北,称为五方,也有五时的含义。风热湿燥寒,为五时的主气。古人通过长期的观察发现:东方和春季气候温和,南方和夏季气候炎热,中央地域和长夏之季气候潮湿,西方和秋季气候干燥,北方和冬季气候寒冷。[11]风生木、热生火、湿生土、燥生金、寒生水:风热湿燥寒,为在天的五气;木火土金水,是在地的五行。在天的五气,化生在地的五行。即风动则木荣,热极则生火,湿润则土气旺而长养万物,燥气刚劲而生金,寒气阴凝而化为水。[12]木生酸,火生苦,土生甘,金生辛,水生咸:酸苦甘辛咸,称为五味。五行之气化生五味,是根据实物的滋味总结出来的。[13]其在天为玄,在人为道,在地为化,化生五味,道生智,玄生神:此二十三字,与上下文义不符,且与木气无关,疑为衍文。[14]角、徵、宫、商、羽:称为古代五音。五音声波振荡的特点是:角音顺应木气而展放,徵音顺应火气而高亢,宫音顺应土气而平稳,商音顺应金气而内收,羽音顺应水气而下降。它们对人体的影响,则分别作用于肝、心、脾、肺、肾。可参阅前《生气通天论》中的"讨论"。[15]呼、笑、歌、哭、呻:称为五声,是五脏所主的情志活动表现出来的情感特征。[16]握、忧、哕、咳、慄:称为五变,是五脏病变所表现出来的临床特征。握,搐搦握拳,筋病的表现。忧,嚘的假借字,意为气逆,是心病的表现。哕(yuě 曰),呃逆也,胃气上逆的表现。咳,肺气上逆的表现。慄,寒战发抖,肾阳不足,失于温煦所致。[17]风伤筋,燥胜风;热伤气,寒胜热;湿伤肉,风胜湿;热伤皮毛,寒胜热;寒伤血,燥胜寒:按上下文例和五行生克关系,"热伤皮毛"当为"燥伤皮毛",最后一个"寒胜热"当为"热胜燥"。其中的"燥胜寒"当为"湿胜寒"。此指五气太过自伤以及五气相互制胜的关系。[18]酸伤筋,辛胜酸;苦伤气,咸胜苦;甘伤肉,酸胜甘;辛伤皮毛,苦胜辛;咸伤血,甘胜咸:此指五味太过自伤及五味相胜的关系。[19]阴阳者,血气之男女:在人类,男为阳,女为阴;在人体,气为阳,血为阴。之,和也。[20]左右者,阴阳之道路:天为阳,左行;地为

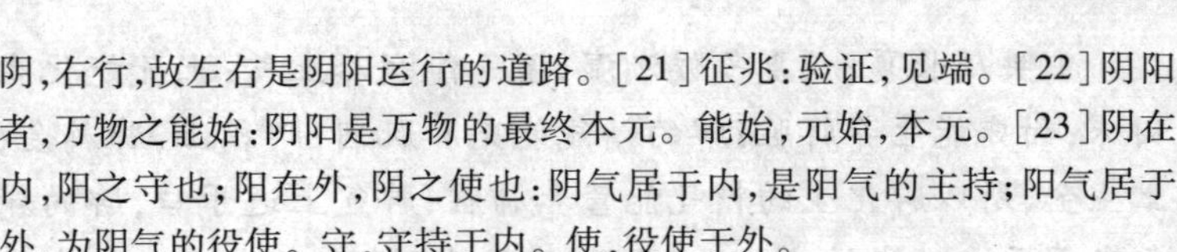

阴，右行，故左右是阴阳运行的道路。[21]征兆：验证，见端。[22]阴阳者，万物之能始：阴阳是万物的最终本元。能始，元始，本元。[23]阴在内，阳之守也；阳在外，阴之使也：阴气居于内，是阳气的主持；阳气居于外，为阴气的役使。守，守持于内。使，役使于外。

【语译】黄帝问道：我听说上古时代的圣人，讨论人体的形态器官，辨别各个脏腑组织的形态和所处的位置，探求经脉的分布和走向，融会贯通十二经脉中表里两经的六对组合，并探循各条经脉及其所属脏腑的关系；每个气穴，都有名称和发生的地点；大小肌肉与骨节的连属，都有起点；皮部中的浮络，分为三阴三阳，有的顺行，有的逆行，各有规律和条理；四时的阴阳变化，都有各自的规律；自然界的表里与人体的表里是相对应的。所有这些，都是可相信的吗？

岐伯回答说：东方是阳气初生的地方，能够化生风气；风能生养木气；木气能生酸味；酸味能养肝脏；肝的阴血能滋养筋脉；肝属木，心属火，木能生火，所以肝的精气能充养心脏。肝气上通于目，肝的阴血充养两目。它的变化，在天是五气中的风，在地是五行里的木；而在人体，在五体中是筋，在五脏中是肝，在五色中是青色，在五音中是角，在五声中是呼，在五变中是握，在七窍中是目，在五味中是酸，在五志中是怒。过怒损伤肝脏，但悲伤能抑制发怒；风气太过伤害人体的筋脉，但燥气能抑制风气；酸味太过伤害筋脉，但辛味能抑制酸味。

南方属夏，夏季阳气隆盛而生热；热气太盛而生火；火气能生苦味；苦味能滋养心脏；心能化生血液；心属火，脾属土，火生土，所以心之血液能营养脾脏；心气上通于舌，心的阴血濡养舌窍。它的变化，在天是五气中的热，在地是五行中的火；而在人体，在五体中是脉，在五脏中是心，在五色中是红色，在五音中是徵，在五声中是笑，在五变中是忧，在七窍中是舌，在五味中是苦，在五志中是喜。过喜损害心神，但恐惧能抑制喜；热气太过能伤气，但寒气能抑制热气；苦味太过能伤气，但咸味能抑制苦味。

中央属长夏，长夏气候潮湿；湿气能润养土气；土气能化生甜味；甜味能生养脾脏；脾的精气能充养肌肉；脾属土，肺属金，土生金，所以脾化生的精气能营养肺脏；脾气上通于口，脾的精气充养于口。它的变化，在天为五气中的湿，在地为五行中的土；而在人体，在五体中是肌肉，在五脏中是脾，在五色中是黄色，在五音中是宫，在五声中是歌唱，在五变中是呃逆，在七窍中是口，在五味中是甜味，在五志中是思。思虑过度会伤害脾脏，但愤怒能抑制思虑；湿气太过会损伤肌肉，但风气能抑制湿气；甜食太多会损伤肌肉，但酸味能抑制甜味。

西方属秋，秋天气候干燥；燥气能长养金气；金能化生辛味；辛味能生养肺脏；肺气能充养皮肤毫毛；肺属金，肾属水，金生水，所以肺的津气能滋养肾脏；肺气通于鼻，肺的精气上养于鼻。它的变化，在天为五气中的燥气，在地为五行中的金气；而在人体，在五体中是皮毛，在五脏中是肺，在五色中是白色，在五音中是商，在五声中是哭，在五变中是咳，在七窍中是鼻，在五味中是辛味，在五志中是忧。忧虑太过能伤害肺，但欢喜能抑制忧；燥气太过能损伤皮毛，但热气能抑制燥气；过食辛味食物会伤害皮毛，但苦味能抑制辛味。

北方属冬，阴气凝聚而生寒；寒气能长养水气；水气化生咸味；咸味能营养肾脏；肾藏的精气能充养骨髓；肾属水，肝属木，水生木，所以肾中精气能涵养肝脏；肾气上通于耳，肾的精气能充养耳窍。它的变化，在天是五气中的寒气，在地是五行中的水气；而在人体，在五体中是骨，在五脏中是肾，在五色中是黑色，在五音中是羽，在五声中是呻，在五变中是战慄，在七窍中是耳，在五味中是咸味，在五志中是恐。过度恐惧会损害肾脏，但深思会抑制恐惧；寒气太过会损伤精血，但燥气能抑制寒气；过食咸味会耗伤精血，但甜味能抑制咸味。

所以说：自然万物之上是天，自然万物之下是地。阴阳之于人类，则男为阳，女为阴；阴阳之于人体，则气为阳，血为阴。

天为阳，向左运行；地为阴，向右运行，所以左右是阴阳运行的道路。阴阳是看不见摸不着的，但水为阴，火为阳，它们是阴阳的具体表现。阴阳衍生五行，五行化生万物，所以阴阳是万物的最终本元。进一步说，阴和阳是相互为用、相互依存的，阴气居于内，是外在阳气的主持；阳气运行于外，是内在阴气的役使。

【讨论】本节以阴阳化生五行为基本观点，进一步用五行揭示人体以及人体与自然界的整体联系。

文中应用意象思维和取象比类的方法，按照功能、行为相应或相似的原则，将天、地、人三个领域中的各种事物进行五行归类，从中找出它们之间的相互联系，提出了以五脏为中心的内外相应整体观的系统结构。

在这种系统结构中，人体是以五脏为中心的。通过五脏，连系五腑、七窍、五体、五声、五志、五变，从而把人体划分为以五脏为中心的五个系统。又通过五行的生克规律，把五脏统一起来，使人成为一个有机整体。

在这个系统结构中，自然界是以五行为中心的。以五行为中心，把自然万物的各种现象：五方、五气、五味、五色、五音等，分别归属于五行中，从而把错综复杂的大千世界划分为以五行为中心的五个系统。又通过五行的生克规律，把五行统一起来，使自然融为一体。

最后，将五行归属五脏，这样便将自然界与人体结合成一个整体，今人称为“整体观念”。

《内经》的这种整体观，主要在于说明：一是人与自然是一个有机的整体。正常的自然变化，能长养人体；异常的自然变化，会伤害人体。二是人是一个有机的整体。在正常情况下，各脏腑组织之间，在功能上是互相促进、互相资生的，在结构上是互相关联的；发生病变时，本脏有病，可影响到他脏，他脏有病，可涉及到本脏。所以，我们在认识、治疗疾病时，应从这一观念出发，随时想到自然环境、气候对疾病的影响，想到脏腑组织之间的相互关系，这样，才不至于头痛医头，足痛医足。

【原文】帝曰：法阴阳奈何？岐伯曰：阳胜则身热，腠理闭，喘麤为之俛仰[1]，汗不出而热，齿干以烦冤[2]，腹满，死，能[3]冬不能夏；阴胜则身寒，汗出，身常清[4]，数慄[5]而寒，寒则厥[6]，厥则腹满，死，能夏不能冬。此阴阳更胜之变，病之形能[7]也。

帝曰：调此二者奈何？岐伯曰：能知七损八益[8]，则二者可调；不知用此，则早衰之节[9]也。年四十，而阴气自半[10]也，起居衰矣；年五十，体重，耳目不聪明矣；年六十，阴痿[11]，气大衰，九窍不利，下虚上实[12]，涕泣俱出矣。故曰：知之则强，不知则老[13]，故同出而名异[14]耳。智者察同，愚者察异[15]。愚者不足，智者有余。有余则耳目聪明，身体轻强，老者复壮，壮者益治。是以圣人为无为[16]之事，乐恬惔之能，从欲快志于虚无之守[17]，故寿命无穷，与天地终。此圣人之治身[18]也。

【注释】[1]喘麤为之俛仰：喘急气粗而前俯后仰。麤，音义同粗。俛，同俯。[2]烦冤：心胸烦闷。冤，同悗。[3]能：音义均同耐，耐受。[4]清：寒冷。[5]数慄：经常寒冷发抖。[6]厥：四肢寒冷特甚。[7]形能：形态，此作表现、症状解。能，通态。[8]七损八益：指古代房中养生术中七种有害于人体精气的做法和八种有益于人体精气的做法。[9]早衰之节：早衰的征信。节，训信。[10]阴气自半：肾脏的精气自然衰减一半。阴气，肾中精气。[11]阴痿：阳痿。[12]下虚上实：肾脏精气虚衰于下，涕泣俱出表现于上。[13]知之则强，不知则老：懂得七损八益这一养生之道的，就身体强壮；不懂得七损八益这一养生之道的，就过早衰老。[14]

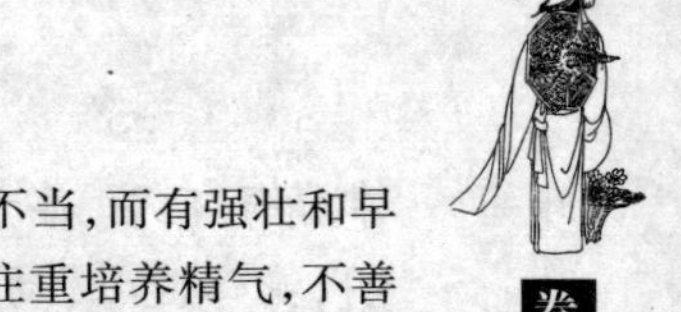

同出而名异:人体虽同由精气充养,但因养生的当与不当,而有强壮和早衰的差异。[15]智者察同,愚者察异:善于养生的人注重培养精气,不善养生的人只注重年老后身体强壮与衰弱的差异。[16]无为:道家语,强调顺物之自然,此作思想安闲清静,没有一丝杂念解。[17]从欲快志于虚无之守:在安闲清静、没有杂念的精神状态中,保持少欲从心、乐观达志的情绪。守,当作宇字,居也。

【语译】黄帝问道:人们该怎样效法阴阳的变化法则呢?岐伯回答说:正常人的阴阳二气是平衡协调的。如果阳气偏胜,就会出现身体发热,汗孔闭塞,致使气息急促、呼吸困难而前俯后仰,汗不出则发热更甚,牙齿干燥,心胸烦闷,若再出现腹部胀满,就可能会死亡。这种病人在阴气偏盛的冬季,病情多能减轻,日子好过;但到阳气隆盛的夏季,病情就会加重,日子难熬。如果阴气偏胜,就会出现身体不温,常常冷得发抖,时时汗出不止,四肢寒冷如冰,腹部胀满,预后多不良。这种病人在阳气隆盛的夏季,病情多能减轻,日子好过;但到阴气偏盛的冬季,病情就会加重,日子难熬。这就是阴阳偏胜所出现的临床表现。

黄帝问道:如何调和阴阳二气呢?岐伯说:能够懂得古代房中养生术中的七种有害人体精气的做法和八种有益于人体精气的做法的人,就容易使阴阳二气调和;不懂得这些做法的人,就会过早衰老。在一般情况下,人到了四十岁左右,肾脏的精气便自然衰减一半,起居的动作开始迟缓;到了五十岁左右,身体便会笨重,行动不灵,听力下降,视力减退;到了六十岁左右,肾中精气明显衰弱,会出现阳痿,九窍功能减退,经常流鼻涕、眼泪等症。所以说:懂得七损八益这一养生术的,身体就强壮;不懂得七损八益这一养生术的,就会过早衰老。由此说明,人体虽都由精气充养,但因养生的当与不当,而有强壮和早衰的差异。善于养生的人注重培养使人强壮的精气,不善于养生的人只注重年老时强壮与衰弱的差异。因此,不善养生的人常常精气不足，善于养生的人常常精气充盛。精气充盛则耳聪目明，身体健壮，动作轻快，年老者返老还童，年轻者更加气足力壮。因此，圣人做事顺其自然，以恬静的真趣为乐，保持少欲从心、乐观达志的情绪。所以，他们的寿命是没有穷尽的，与天地共存。这就是圣人的养生之道。

【讨论】本节首先论述了阴偏胜、阳偏胜的临床表现及其预后，然后论述了调摄阴阳二气必须懂得七损八益的道理。

阳胜，又称阳盛，是指阳气偏盛，机能亢奋，热量过剩的病理状态，反映在临床上则表现出实热证，除论中指出的身热、无汗而喘、齿干、心胸烦闷等症状外，还可见口渴喜饮、小便黄少、大便秘结、面色红赤等表现，治疗当用清泄阳热的方药。阴胜，又称阴盛，是指阴气偏盛，机能障碍或减退，产热不足，以及病理性代谢产物积聚的病理状态，反映在临床上则表现为实寒证，除论中指出的畏寒、汗出、身体寒冷，甚至冷得发抖、四肢厥冷外，尚可见面色苍白、小便清长、大便稀溏、口淡不渴等症，治疗当用温散阴寒的方药。论中提到的阳胜之人“能冬不能夏”，阴胜之人“能夏不能冬”，临床确实如此。大量观察资料证实：属于阳证的疾病，一般在白天或夏天加剧，夜间或冬天缓解；属于阴证的疾病，一般在夜间或冬天加剧，白天或夏天缓解，这给认识疾病的阴阳属性提供了可靠的依据。对于不论是阳胜还是阴胜，只要出现腹满，就有可能死亡这一提法，应当辩证地看，若阳或阴胜到了极点，不能与对方相互维系时，出现腹满，就有可能会死亡；若阳或阴只是偏胜，阴阳尚能互相维系，出现腹满，是不会死亡的，至多只能说明病重。

在养生的过程中，若能遵照房中养生术中的八种有利于人体精气的做法，则可使阴阳平和，精气充盛，耳目聪明，身轻体强，老且益壮，壮者益健；反之，误用了房中养生术中的七种有害于人体精气的做法，则会使阴阳失调，精气耗伤，过早衰老。

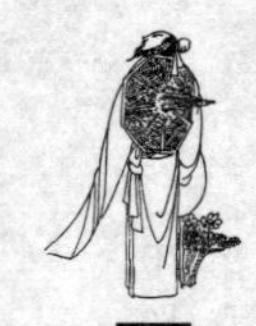

所以说“能知七损八益，则（阴阳）二者可调；不知用此，则早衰之节也”。

【原文】天不足西北，故西北方阴也，而人右耳目不如左明也；地不满东南，故东南方阳也，而人左手足不如右强也[1]。帝曰：何以然？岐伯曰：东方阳也，阳者其精并于上，并于上则上明[2]而下虚，故使耳目聪明，而手足不便也；西方阴也，阴者其精并于下，并于下则下盛而上虚，故其耳目不聪明，而手足便也。故俱感于邪，其在上则右甚，在下则左甚，此天地阴阳所不能全[3]也，故邪居之。

故天有精[4]，地有形；天有八纪[5]，地有五里[6]，故能为万物之父母。清阳上天，浊阴归地，是故天地之动静，神明为之纲纪，故能以生长收藏，终而复始。唯贤人上配天以养头，下象地以养足[7]，中傍人事以养五脏[8]。天气[9]通于肺，地气通于嗌[10]，风气通于肝，雷气通于心，谷气通于脾，雨气通于肾[11]。六经为川，肠胃为海，九窍为水注之气[12]。以天地为之阴阳，阳之汗，以天地之雨名之；阳之气，以天地之疾[13]风名之。暴气象雷；逆气象阳[14]。故治[15]不法天之纪，不用地之理，则灾害至矣。

【注释】[1]天不足西北，故西北方阴也……而人左手足不如右强也：日东升而西落，升时阳渐盛而阴渐衰，故日升的东南方属阳；日落时阳渐衰而阴渐盛，故日落的西北方属阴。人与之相应，人若面南而立，右侧对应阳气不足的西北方，清阳上升不足，上窍失养，则右耳目不聪明；左侧对应阴气不足的东南方，阴精下降不足，手足失养，则运动不便。[2]明：当是“盛”字之误。[3]天地阴阳所不能全：指自然界的阴阳不可能是绝对平衡的。[4]精:精气、精微。[5]八纪:指立春、立夏、立秋、立冬、春分、秋分、夏至、冬至八个节气。[6]五里:东、南、中、西、北五方五行的道理。里,当为理,道理。[7]上配天以养头,下象地以养足:上,身半以上;下,身半以下。身半以上像天的清轻,犹天气宣降;身半以下像地的静藏,犹地气上升。清静有常,升降有序,则头目清明,腰腿轻便。[8]中傍人事:中,躯干部位的脏腑组织。傍,依附。人事,指人体生理、心理、伦理、社会学等意义上的综合情况,以及人体与天地阴阳相应变化的有关规律。[9]天气:清气,即肺吸入的气。[10]地气通于嗌:地气,浊气,即饮食之气。嗌,咽。此句意为饮食之气通过咽的吞咽作用进入胃中。[11]风气通于肝……雨气通于肾:风、雷、谷、雨,分别指木、火、土、水,故与肝、心、脾、肾相通应。[12]九窍为水注之气:九窍是排泄废物的器官,即水液代谢后的废物,如泪、涕、唾、涎、二便等是从九窍排出的。[13]疾:此为衍字。[14]暴气象雷,逆气象阳:性情暴躁愤怒,好像自然界的亢阳。[15]治:指养生和治病。

【语译】就天而言,西北方的阳气是不足的,所以西北方属阴,而人右侧的耳目也不如左侧聪明;就地而言,东南方的阴气是不足的,所以东南方属阳,而人左侧的手足也就没有右侧的灵巧、有力。黄帝问道:为什么会这样呢?岐伯答道:东方属阳,属阳的,它的清阳之气就聚集于上部,聚集于上,则上部旺盛而下部虚弱。人也是这样,上部的耳目得到了清阳之气的充养便聪明灵敏,而下部的手足失于充养则笨拙不便。西方属阴,属阴的,它的精华之气就归并于下,归并于下,则下部充盛而上部虚弱。人也是这样,上部的耳目失养则听力、视力下降,下部的手足得养则灵活有力。所以同样是感受了外邪,如果邪气侵犯的是上部,那么右侧的病变就较突出;如果邪气侵犯的是下部,那么左侧的病变就较突出。这是由于自然界的阴阳之气不是绝对平衡的,所以,身体某处的阴阳偏虚了,邪气就会乘虚而入,留滞在那里。

所以天有精气,地有形质;天有立春、立夏、立秋、立冬、春分、秋分、夏至、冬至八个节气更迭,地有东、南、中、西、北五方

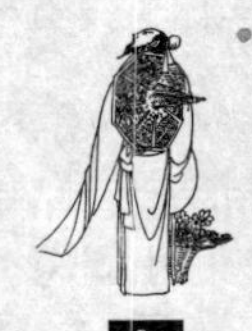

五行的生克规律。因此，天地成为生养万事万物的本源，轻清的阳气上升到天，重浊的阴质下降归地。因此，天地的运动和静止，是靠其内部阴阳的神妙变化来决定的。正是由于天地的动静运动，才使得万物有春生、夏长、秋收、冬藏的循环往复、永不止息的变化过程。唯有贤人才能在养生时效法自然。身半以上像天的清轻，升而复降；身半以下像地的静藏，降而复升。只有清静有常，升降有序，才会头目清明，腰腿轻便。而躯干部位的脏腑器官，则要依靠良好的心理素质、怡悦的情志、节制的饮食来调养。天之清气通过呼吸进入到肺，饮食之气通过咽的吞咽作用进入于胃，风木之气与肝相通应，雷火之气与心相通应，五谷之气与脾相通应，雨水之气与肾相通应。三阴三阳六条经脉好像体内的河流，肠和胃犹如人体的大海，九窍则是排泄水液废料的器官。如果用天地的阴阳来比喻人体的阴阳，那么人身的汗就像天地间的雨；人体的气，犹如天地间的风；人性情暴躁愤怒时，就像自然界的雷霆；人体气机逆乱时，犹如自然界的亢烈阳气。所以，养生或治疗疾病时，若不效法天地的自然规律，就会招致伤害。

【讨论】本条仍以取象比类的方法，进一步阐明天人相应的道理。

首先，天有精，地有形；天有八纪，地有五里；天地的动静运动，生养了万事万物。人体也如同自然界，手足三阴三阳六条经脉流动气血就像河流一样，胃、肠受纳和传导饮食水谷就像大海一样，九窍则是排泄水液废料的器官。自然界的东方属阳，阳气上升而上盛下虚，人也就出现上部的耳目聪明而下部的手足不灵便；西方属阴，精气并下而下盛上虚，人也就出现下部的手足灵便而上部的耳目欠聪明。因此，贤达之人效法自然，上配天以养头，下像地以养足，中傍人事以养五脏。

其次，自然界的各种精气与人体的脏腑是相通的，天气内通于肺，地气内通于咽到胃，水谷之气内通于脾。风气与肝相通应，雷气与心相通应，雨气与肾相通应。

最后说明，人在生理上与自然现象是相仿的，如人身出汗，就像天上下雨；体内的气机运动，就像自然界的风气流动。病理表现也与自然界的异常现象是相仿的，如人发怒就像天打雷；人体气机逆乱，就像自然界亢烈的阳气。

总之，我们在养生时，在认识、诊断、治疗疾病时，必须效法自然，否则，就会招致灾害。

【原文】故邪风[1]之至，疾如风雨，故善治者治皮毛，其次治肌肤，其次治筋脉，其次治六府，其次治五藏。治五藏者，半死半生也。故天之邪气，感则害人五藏；水谷之寒热[2]，感则害于六府；地之湿气，感则害皮肉筋脉。

故善用针者，从阴引阳，从阳引阴[3]，以右治左，以左治右[4]，以我知彼[5]，以表知里，以观过与不及之理，见微得过[6]，用之不殆[7]。

善诊[8]者，察色按脉，先别阴阳[9]；审清浊而知部分[10]；视喘息[11]、听声音而知所苦[12]；观权衡规矩[13]而知病所主；按尺寸[14]、观浮沉滑涩而知病所生。以治无过[15]，以诊则不失矣。

故曰：病之始起也，可刺而已[16]；其盛，可待衰而已[17]。故因其轻而扬之[18]，因其重而减之[19]，因其衰而彰之[20]。形不足者，温之以气；精不足者，补之以味[21]。其高者，因而越之[22]；其下者，引而竭之[23]；中满者，泻之于内[24]。其有邪者，渍形以为汗[25]；其在皮者，汗而发之[26]；其慓悍者，按而收之[27]；其实者，散而

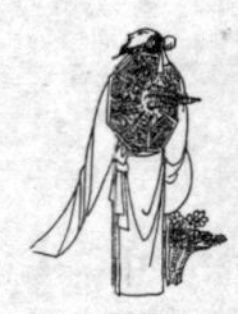

泻之[28]。审其阴阳,以别柔刚,阳病治阴,阴病治阳[29],定其血气,各守其乡[30]。血实宜决之[31],气虚宜掣引之[32]。

【注释】[1]邪风:泛指六淫邪气。[2]寒热:指饮食物性质的寒热温凉。[3]从阴引阳,从阳引阴:引,引经络之气来调节虚实。由于人身的阴阳气血内外上下是相互贯通的,所以针刺阳分或阴分,能够调节相对应的另一方经脉的虚实盛衰。[4]以右治左,以左治右:由于三阴三阳经脉是左右交叉、互相贯通的,所以针刺法可以左病刺右,右病刺左。[5]以我知彼:我,医生,代表正常人。彼,病人。此句意为以正常人去衡量病人的病情,即以常测变。[6]见微得过:微,病之初起。过,病的发展变化。观察疾病的初期表现,能测知其发展经过。[7]用之不殆:运用上述的治法,就没有延误病情的危险。殆,危。[8]诊:诊察病情,包括四诊。[9]察色按脉,先别阴阳:观察面色,切按脉搏,首先应区别它们的阴阳属性。[10]审清浊而知部分:面部色诊时,既要审察五色的清浊明暗,又要观察五色所显的部位。[11]视喘息:观看喘息时的轻重表现。[12]听声音而知所苦:聆听病人诉说病情时声音的大小强弱和病变发出的声响,可测知痛苦所在。[13]权衡规矩:权,秤锤。衡,秤杆。规,作圆之器。矩,作方之器。此指四时正常脉象。即脉象春应中规而圆滑,夏应中矩而洪大滑数,秋应中衡而轻浮,冬应中权而沉伏。[14]按尺寸:按尺肤而观滑涩,按寸口而观浮沉。尺,尺肤,指前臂内侧自肘关节至腕关节的皮肤。寸,寸口,指两手桡骨头内侧桡动脉的诊脉部位。[15]过:差错。[16]已:愈。[17]其盛,可待衰而已:病邪正盛时,要等到邪气稍衰后针刺而止之。病盛时不能针刺的重要原因是免伤正气,这主要是针对周期性发作的疾病而言,并非任何疾病病势亢盛时都不可采取治疗措施。一般病势紧急的疾病,仍须积极救治。[18]因其轻而扬之:病邪轻浅的,应采用轻扬宣散病邪之法。轻,病邪轻浅,如表证。扬,轻扬宣散的治法。[19]因其重而减之:病邪深重的,应采用逐步减轻的治法。[20]其衰而彰之:正气衰弱的,应采用补益的治法,以彰扬之。衰,正气衰弱。彰,此指补益法。[21]形不足者,温之以气;精不足者,补之以味:形体瘦弱之人多阳气不足者,精血亏虚之人多阴液不足,所以形不足者,当用气厚的药物以温补阳气;精不足,当用味浓的药物以滋补阴液。[22]其高者,因而越之:病邪在上焦的,应用从上部发越病邪的治法,如涌吐法。高,指上焦。越:指涌吐法。[23]其下者,引而竭之:病邪在下焦的,应用荡涤疏利的治法,使邪从下窍排出。[24]中满者,泻之于内:中焦胀满坚实的,应用祛邪消导疏散的治法,使邪从内部消散。[25]其有邪者,渍形以为汗:邪气在体表的,应用汤液浸渍或汤液的蒸气熏渍皮肤,以达到发汗祛邪的目的。渍,水浸。[26]其在皮者,汗而发之:邪在肤表的表证,当用发汗的方法。皮,肤表,此指表证。[27]其慓悍者,按而收之:邪气急猛的,应察清病情,制伏邪气。慓悍,指邪气急猛。按,审察。收,收敛、制伏。[28]其实者,散而泻之:邪气盛实在表的,宜发散表邪;在里的,宜攻泻里实。[29]阳病治阴,阴病治阳:指从阳引阴、从阴引阳,阳中求阴、阴中求阳,温阳以散寒、滋阴以清热等多种治法,这些治法的共同特点是从疾病相对应的一方求本施治。[30]定其血气,各守其乡:安定各经的血气,使之各守其位。定,安定。乡:所处、部位。[31]血实宜决之:血瘀壅滞的,应用针刺放血逐瘀,后世引申为破瘀法。血实,血液瘀滞。决,针刺放血。[32]气虚宜掣引之:气虚下陷的,当用升提补气法。掣,同掣。掣引,升提补气法。

【语译】所以六淫邪气侵犯人体,来势异常迅速,迅速得就像疾风骤雨一样。因此,善于治病的医生,能够在邪气刚侵犯皮毛的时候(疾病的初期),就给予治疗;医术稍差的,则要等到邪气侵犯肌肤的时候(疾病的初、中期),才给予治疗;医术差的,则要等到邪气侵犯筋脉的时候(疾病的中期),才给予治疗;医术更差的,则要等到邪气侵犯六腑的时候(疾病的中、晚期),才给予治疗;医术最差的,直到邪气已经侵犯五脏了(疾病的晚期),才给予治疗。邪气深入五脏时,病情常已十分严重,这时才去治疗,治愈的希望就只有一半了。所以,感受自然界的邪气,由表入里,渐次深入,会伤害人的五脏;饮食不节,性质过寒过热的食物吃得太多,会伤害人的六腑;起居不慎,坐卧湿地,湿气从下侵入,会伤害人的皮肉筋脉。

所以,善于用针刺治病的医生,能够引阳经的经络之气来调节阴经的虚实盛衰,引阴经的经络之气来调节阳经的虚实盛衰;针刺右侧的经穴,以治左侧的病痛,针刺左侧的经穴,以治右侧的病痛；用自己的正常状态和切身感受来比较、衡量病人的异常表现，根据病人外在的症状体征去推断内在的病情变化，从而判断出疾病的太过（实证）或不及（虚证），并且还要从疾病的初期表现，推测其发展变化和预后。这样，诊断和治疗疾病便不会有差错。

善于诊察病情的医生，在观察病人的面色、切按病人的脉搏时，最重要的是首先区别它的阴阳属性。面部色诊时，既要审察五色的清浊明暗，又要观察五色显现的部位，从而判断病变的脏腑及其寒热虚实。观看喘息时的轻重不同表现，聆听病人诉说病情时声音的大小强弱，可测知痛苦发生的部位。切按四时脉搏的正常与否，可分析出病为何脏所主。诊察尺肤的滑与涩，触摸寸口脉的浮与沉，可测知疾病发生在何脏何腑。这样去诊察病情，就不会有遗漏；这样去治疗疾病，便不会有错误。

所以说，疾病刚刚发生的时候，用针刺治疗就会痊愈；对于周期性发作的疾病，当疾病发作，病邪正盛时，不能针刺，因针刺会损伤正气，要等到邪气衰减后才能针刺而取得疗效；病邪轻浅的，采用轻扬宣散病邪的治法；正气亏虚的，采用补益的治法；形体虚弱的，使用气厚的药物以温补阳气；阴精不足的，使用味厚的药物以滋补阴液；病邪在上焦的，采用从上发越病邪的治法；病邪在下焦的，采用清除疏利的治法，使邪气从下窍排出；中焦痞满坚实的，采用祛邪消导的治法，使病邪从内部消散；邪气在体表的，采用汤液浸渍或汤液的蒸气熏渍皮肤，以达到发汗祛邪的目的；病邪在肤表的，采用发汗的治法使邪气向外发散；邪气急猛的，当审清病情，制伏邪气；实邪在表的，发散之；实邪在里的，攻泻之。总之，应该辨明疾病是属阴还是属阳，分辨其是属虚还是属实，从而采用阳病治阳或治阴，阴病治阴或治阳等调整阴阳的治疗原则。还要安定各经的气血，使其归顺各自的部位。血瘀壅滞的，采用针刺放血逐瘀的治法；气虚下陷的，采用升举补气的治法。

【讨论】本节在阴阳学说的指导下，讨论如何诊察和治疗疾病。

任何疾病，尽管它的临床表现千变万化、错综复杂，但都可以用阴或阳来加以概括说明。如面部的色泽，浅露鲜明的属于阳，深滞晦暗的属于阴。再如语声高亢洪亮，话多而躁动不安者，多属实、属热，为阳；语声低微断续，话少而沉静少动者，多属虚、属寒，为阴。呼吸微弱，多属阴证；呼吸粗大，多属阳证。又如脉象，以部位来分，则寸脉为阳，尺脉为阴；以次数来分，则脉数者为阳，迟者为阴；以力度来分，则有力属实脉为阳，无力属虚脉为阴；以形态来分，则浮大洪滑为阳，沉小细涩为阴。就症状而言，凡温热亢奋、躁动、有余、持续、拒按等表现的多是阳证；凡寒冷、抑制、沉静、不足、断续、喜按等表现的，多是阴证。总之，诊察病证，最重要的是先分清阴阳，这就好比行路，最重要的是要分清东西南北，这样才能把握好大方向，进而抓住疾病的本质。所以论中告诫我们"察色按脉，先别阴阳"，才会"以诊则不失矣"。

治疗疾病，同样要分清阴阳的偏盛偏衰，合理地应用补、泻之法以调整阴阳。如阴不足或阳偏衰的虚证，应当"因其衰而彰之"，即使用"虚则补之"的治疗原则。具体治法是："形不足者，温之以气；精不足者，补之以味"，"气虚宜掣引之"。若属阴盛或阳盛的实证，则使用攻泻之法治之。具体治法当根据邪气所在的部位而定：邪在上焦的，当从上部发越，使用涌吐法；邪在下焦的，当从下窍排泄，使用疏利或泻下法；邪在中焦的，使用消导疏散之法。邪在表的，发散之；邪在里的，攻泻之。血实而瘀滞不通的，使用活血破瘀之法；邪气急猛的，使用祛邪伏邪之法。这些治法，基本上包括了后世的汗、吐、下、和、温、清、消、补八法。

此外，论中提出的针刺治疗原则"从阴引阳，从阳引阴；以右治左，以左治右"，至今仍具指导意义。

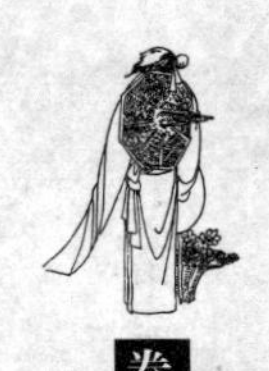

阴阳离合论篇第六

【提要】本篇论述了阴阳推之可广、归之为一的对立统一法则，指出人体经脉分而论之，三阴三阳各有自己的循行部位和功用，但三阴三阳又必须相互协调统一，合为一气，才能在体内环周不休、运行不止，维持人体的正常功能活动，故篇名《阴阳离合论》。

【原文】黄帝问曰：余闻天为阳，地为阴，日为阳，月为阴，大小月三百六十日成一岁，人亦应之。今三阴三阳，不应阴阳，其故何也？

岐伯对曰：阴阳者，数之可十，推之可百，数之可千，推之可万，万之大不可胜数，然其要一也。天覆地载，万物方生[1]，未出地者，命曰阴处[2]，名曰阴中之阴；则出地者，命曰阴中之阳。阳予之正，阴为之主[3]，故生因春，长因夏，收因秋，藏因冬，失常则天地四塞[4]。阴阳之变，其在人者，亦数之可数。

【注释】[1]天覆地载，万物方生：指在天地之间，有了四时阴阳的变化才有万物的生、长、收、藏。[2]阴处：地表以下、尚未露出地面。[3]阳予之正，阴为之主：万物的生长成形要靠阴阳之气的作用，其中阳气主发生，阴气主成形。[4]四塞：指生、长、收、藏的变化停止了。

【语译】黄帝对岐伯说：我听说天属阳，地属阴，日属阳，月属阴，大月、小月合起来共三百六十天而成为一年。人应该与此相应，但在人体却称三阴三阳，与天地阴阳之数不相吻合，这是什么原因呢？

岐伯答道：阴阳之数在具体运用时，经过进一步推演可以由一及十，由十及百，由百及千，由千及万，甚至达到无穷数，数也数不清，但归结起来其规律只有一个，这就是阴阳对立统一的普遍规律。在天地之间，由于有了四时阴阳的变化才有万物的生、长、收、藏。当万物初生未长出地面、尚在地表以下时，因为地属阴，故称为阴处，也称为阴中之阴；如果已经长出地面，则称为阴中之阳。在万物的生、长、收、藏过程中，阴阳各有自己的作用，阳气主发生，阴气主成形，故万物的生发是由于有了春气的温暖，万物的盛长是因为有了夏气的炎热，万物能收成是由于有秋气的清凉，万物能闭藏是因为有冬气的寒冷，这是天地阴阳消长的正常表现。相反，如果失去正常，天地间生、长、收、藏的变化就会停止，万物就会消亡。这种阴阳的消长变化，对于人来说，也有一定的规律可循，并且是能够推算出来的。

【原文】帝曰：愿闻三阴三阳之离合也。

岐伯曰：圣人南面而立，前曰广明[1]，后曰太冲[2]，太冲之地，名曰少阴，少阴之上，名曰太阳，太阳根[3]起于至阴，结于命门[4]，名曰阴中之阳。中身而上，名曰广明，广明之下，名曰太阴，太阴之前，名曰阳明，阳明根起于厉兑，名曰阴中之阳。厥阴之表，名曰少阳，少阳根起于窍阴，名曰阴中之少阳。是故三阳之离合也，太阳为开[5]，阳明为阖[6]，少阳为枢[7]。三经者，不得相失也，搏而勿浮，命曰一阳[8]。

【注释】[1]广明：指阳气盛。以身体前后、上下部位来分，前部为广明，半身以上也称为广明。[2]太冲：属阴的部位。[3]根：经脉的下

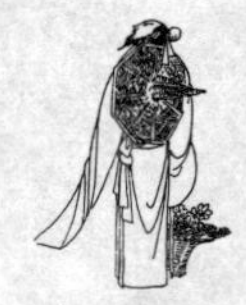

端。[4]命门:眼目。[5]太阳为开:太阳为三阳之表,阳气发于外。[6]阳明为阖:阳明为三阳之里,阳气蓄于内。[7]少阳为枢:少阳为半表半里,阳气可出可入。[8]命曰一阳:指三阳经调和统一,即三阳合而为一。

【语译】黄帝说:我想了解一下人体三阴三阳分开为六经,合起来为一阴一阳的情况。

岐伯说:圣人面向南方站立,南为阳,北为阴,人朝南面,所以人体前部为阳,称为广明,后面为阴,叫做太冲。在太冲部位的经脉称为少阴,与少阴经相连的上面的经脉称为太阳。太阳经最下端起于足小趾外侧的至阴穴,上端终结在眼目,由于太阳根于少阴,所以,既称为太阳,又称为阴中之阳;在广明部位下面的经脉称为太阴,在太阴前面的经脉叫做阳明。阳明经下端起于足二趾外侧的厉兑穴,阳明也称为阴中之阳;厥阴外侧的经脉叫做少阳,少阳经下端起于足四趾外侧的窍阴穴,少阳经又称为阴中之少阳。关于三阳经的离合,分而论之,太阳主表为开,即阳气发于外,为三阳之表;阳明主里为阖,即阳气蓄于内、为三阳之里;少阳主半表半里为枢,即阳气在表里之间,可出可入。但这三阳之经又不能背离,必须协调统一,其反映在脉象上则表现为搏动有力而不过浮,所以合则称为一阳。

【原文】帝曰:愿闻三阴。

岐伯曰:外者为阳,内者为阴,然则中为阴,其冲在下,名曰太阴,太阴根起于隐白,名曰阴中之阴。太阴之后,名曰少阴,少阴根起于涌泉,名曰阴中之少阴。少阴之前,名曰厥阴,厥阴根起于大敦,阴之绝阳[1],名曰阴之绝阴[2]。是故三阴之离合也,太阴为开,厥阴为阖,少阴为枢。三经者,不得相失也,搏而勿沉,名曰一阴。阴阳䨠䨠[3],积传为一周[4],气里形表而为相成也。

【注释】[1]阴之绝阳：有阴无阳。[2]阴之绝阴：阴之尽端，阴尽之义。[3]阴阳𩅦𩅦：阴阳之气运行不息之义。[4]积传为一周：阴阳之气传递流注于全身。

【语译】黄帝说：我想再了解一下三阴的情况。

岐伯说：外为阳，内为阴，故在里、在内的经脉称为阴经。冲脉上部的经脉叫做太阴，太阴经下端起于足拇趾内侧的隐白穴，又叫做阴中之阴；太阴后面的经脉叫做少阴，少阴经下端起于足心涌泉穴，又称为阴中之少阴；少阴前面的经脉叫做厥阴，厥阴经下端起于足拇趾外侧的大敦穴，厥阴经有阴而无阳，并且已到了阴的尽端，所以又称为阴之绝阴。关于三阴经的离合，分开来说，太阴居阴分之表，故主表为开；厥阴居阴分之里，故主里为阖；少阴居阴分之中，故主表里之间为枢。但三阴经之间又必须调和，不能背离，其脉象表现为搏动有力而不过沉，说明三阴经气协调统一，故合则称为一阴。阴阳之气在人体内运行不止，各经气血相互传递流注于全身；阴阳之气行于内，形质、形体成于外，二者相辅相成。

【讨论】阴阳，属于我国古代哲学范畴，是对天地间万事万物、每种状态中存在的两种对互的组成形式的概括。古人认为万物都属于阴阳的范畴，阴阳两方面的内在联系、相互作用和不断运动，是自然界的普遍规律，是万物生长壮老死的根本原因。有关阴阳学说的内容详见《素问·阴阳应象大论篇第五》。中医学中广泛地引入了阴阳的概念，用它们来解释人体的生理功能和病理现象，用它们来指导防病治病。因此，阴阳的概念既有医学的特点，又有哲学的含义。本篇从阴阳的离、合立论，根据阴阳具有一分为二、合而为一，阴阳之间既相互对立、又相互依存、可分而不可离等特性，指出人体经脉可以一分为二，分为阴经、阳经。再分则阴经有太阴、少阴、厥阴三经，阳经有太

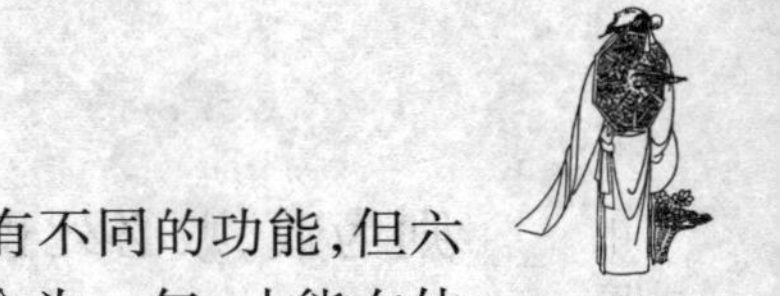

阳、少阳、阳明三经。虽然三阴三阳六经各有不同的功能，但六经的作用必须相互协调统一，使经脉之气合为一气，才能在体内环周不休，运行不止，才能维持人体正常的生理功能。

阴阳别论篇第七

【提要】本篇重点讨论了脉象的阴阳，论述了脉象与四时的相应关系以及六经发病的常见脉象、病理表现、传变和预后。因本篇着重于脉象异常的病理变化，有别于其他讨论的阴阳篇章，故篇名《阴阳别论》。

【原文】黄帝问曰：人有四经[1]，十二从[2]，何谓？

岐伯对曰：四经应四时，十二从应十二月，十二月应十二脉。

【注释】[1]四经：指肝、心、肺、肾。[2]十二从：十二时辰。

【语译】黄帝问：人有四经、十二从，这是什么意思呢？

岐伯答道：四经是指人体肝、心、肺、肾四脏，它们分别与春、夏、秋、冬四时相对应；十二从是指子、丑、寅、卯、辰、巳、午、未、申、酉、戌、亥这十二时辰，它们分别与一年的十二个月相对应；而十二月又与人体十二经，即手足三阳经、手足三阴经相对应。

【原文】脉有阴阳，知阳者知阴，知阴者知阳。凡阳[1]有五，五五二十五阳[2]。所谓阴者，真藏也[3]，见则为败，败必死也。所谓阳者，胃脘之阳[4]也。别于阳者，知病处也；别于阴者，知死生之期。三阳在头[5]，三阴在手[6]，所谓一也。别于阳者，知病忌时[7]；别于阴者，知死生之期。谨熟阴阳，无与众谋。所谓阴阳者，去者为阴，至者为阳[8]；静者为阴，动者为阳；迟者为阴，数者为阳。

【注释】[1]阳：阳脉，指有胃气的脉象。[2]五五二十五阳：五脏与四时相配，各脏分别有各自的常脉；进一步，每一脏再与四时相应又有四种脉象，故有五五二十五种脉象。[3]所谓阴者，真藏也：五脏败坏，真气将绝，出现无胃气的阴脉，叫做真脏脉。[4]胃脘之阳：胃气。[5]头：指人迎脉。[6]手：指寸口脉。[7]忌时：在不同的时间里，疾病发展的盛衰有所不同。[8]去者为阴，至者为阳：脉落为阴，脉起为阳。

【语译】人的脉象有阴阳之分，了解了什么是阳脉就可以知道什么是阴脉；同样，了解了阴脉也就知道了阳脉。阳脉共有五种，即四时与五脏相应而各有一脉，分别代表了五脏的特征。进一步看，一脏之中又有五种脉象，故有五五二十五种。阴，是指没有胃气的真脏脉，若出现这种脉，说明五脏败坏，真气将绝，必会死亡；阳，是指有胃气的脉。能够辨别脉中胃气的情况，就可以知道疾病的情况，知道病变的所在；能够辨别真脏脉的情况，就可以推算日子，得知死亡的日期。想要了解三阳经脉的虚实，应该察头颈部的人迎脉；要了解三阴经脉的虚实，应该察手腕部的寸口脉。虽然诊脉的部位有不同，但这两处脉是相互补充、相互统一的。能够辨别阳脉，就可以知道疾病在发展过程中的盛衰情况；能够辨别阴脉，就可以测知病人的生死日期。所以仔细地、谨慎地、熟练地辨别阴脉、阳脉是诊脉的关键。作为医生若能做到这些，临证时就能心中有数而无需同别人反复地商量了。另外，阴阳二字的含义在诊脉方面还有其他

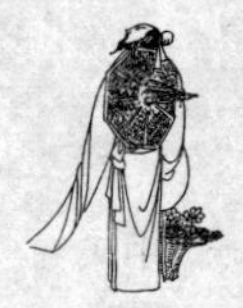

的意义：脉落称为阴，脉起称为阳；脉静称为阴，脉动称为阳；脉迟称为阴，脉数称为阳，即从脉搏的起落、脉搏的动静、脉搏动的快慢来分阴阳。

【原文】凡持真脉之藏脉者[1]，肝至悬绝[2]，十八日死；心至悬绝，九日死；肺至悬绝，十二日死；肾至悬绝，七日死；脾至悬绝，四日死。

曰：二阳[3]之病发心脾，有不得隐曲[4]，女子不月[5]；其传为风消[6]，其传为息贲[7]者，死不治。曰：三阳[8]为病，发寒热，下为痈肿，及为痿厥腨痟[9]，其传为索泽[10]，其传为颓疝[11]。曰：一阳[12]发病，少气善咳善泄，其传为心掣[13]，其传为隔[14]。二阳一阴[15]发病，主惊骇背痛，善噫善欠，名曰风厥。二阴[16]一阳发病，善胀心满善气[17]。三阳三阴[18]发病，为偏枯痿易[19]，四肢不举。

【注释】[1]凡持真脉之藏脉者：经后世学者研究认为当是"凡持真藏之脉者"。[2]悬绝：指胃气衰败，脉来欲绝。[3]二阳：阳明，包括足阳明胃和手阳明大肠经。[4]不得隐曲：性机能障碍。[5]不月：月经停闭。[6]风消：指气亏形瘦。[7]息贲：指气息奔迫、呼吸喘急。[8]三阳：太阳，包括足太阳膀胱经和手太阳小肠经。[9]腨痟：小腿肌肉酸痛。[10]索泽：皮肤甲错。[11]颓疝：阴囊肿痛。[12]一阳：少阳，包括足少阳胆经和手少阳三焦经。[13]心掣：心虚痛。[14]隔：痞隔不通。[15]一阴：厥阴，包括足厥阴肝经和手厥阴心包经。[16]二阴：少阴，包括足少阴肾经和手少阴心经。[17]善气：时常叹息。[18]三阴：太阴，包括足太阴脾经和手太阴肺经。[19]痿易：痿弱、弛缓。

【语译】诊脉时，凡是察出真脏脉，如肝脉孤悬将绝，则病人只能活十八天；心脉孤悬将绝，只能活九天；肺脉孤悬将绝，只能活十二天；肾脉孤悬将绝，只能活七天；脾脉孤悬将绝，只能活四天。

岐伯又说：阳明胃肠的病变多由心脾的病变所引起，其表现在男子常为精虚少精、性机能障碍，在女子常为月经停闭。若病程进一步发展传变，则产生血枯形瘦的风消病，或者成为气息喘急奔迫的息贲病，到了这时就不容易治疗而预后多死。太阳病变，表现为发冷发热、身体下半部出现痈肿、下肢痿弱无力、小腿肌肉酸痛闷胀。病久进一步发展传变，可出现皮肤甲错不润的索泽病，或者阴囊肿痛的癞疝病。少阳病变，表现为气息不足、咳嗽、泄泻。病久进一步发展传变，可出现心虚痛的心掣病，或者饮食不下、痞隔不通的隔病。阳明与厥阴病变，表现为惊骇、背痛、时常嗳气、呵欠的风厥病。少阴与少阳病变，表现为常常发胀、心下满闷、时时叹息。太阳与太阴病变，表现为半身不遂，或者筋肉痿软、四肢不能活动。

【原文】鼓一阳[1]曰钩，鼓一阴曰毛，鼓阳胜急[2]曰弦，鼓阳至而绝[3]曰石，阴阳相过曰溜。

阴争于内，阳扰于外，魄汗[4]未藏，四逆而起，起则熏[5]肺，使人喘鸣。阴之所生，和本曰和[6]。是故刚与刚[7]，阳气破散，阴气乃消亡。淖[8]则刚柔不和，经气乃绝。

死阴[9]之属，不过三日而死；生阳[10]之属，不过四日而死。所谓生阳死阴者，肝之心[11]谓之生阳，心之肺[12]谓之死阴，肺之肾谓之重阴[13]，肾之脾谓之辟[14]阴，死不治。

结[15]阳者，肿四肢。结阴者，便血一升，再结二升，三结三升。阴阳结斜[16]，多阴少阳曰石水[17]，少腹肿。

二阳结谓之消[18]，三阳结谓之隔[19]，三阴结谓之水，一阴一阳结谓之喉痹[20]。

【注释】[1]一阳：脉搏动有力为阳，无力为阴，稍微有力为一阳。[2]胜急：脉搏有力。[3]鼓阳至而绝：脉气深沉，虽搏动有力，但轻取不得。[4]魄汗：自汗。[5]熏：扰动。[6]和本曰和：阴阳调和平衡，机体才能平和正常。[7]刚与刚：阳亢过极。[8]淖：阴气过盛。[9]死阴：病邪在五脏的传变是以五行相克的顺序传变。[10]生阳：病邪在五脏的传变是以五行相生的顺序传变。[11]肝之心：肝传心，木生火。[12]心之肺：心传肺，火克金。[13]肺之肾，谓之重阴：五脏之中，肺肾皆属阴，以阴传阴故为重阴。[14]辟：扩散。[15]结：郁结。[16]斜：邪气。[17]石水：小腹肿大，为水肿病的一种。[18]消：消渴病。[19]隔：便闭不通。[20]痹：闭阻。

【语译】脉搏的跳动，微显有力的称为钩脉，微显无力的称为毛脉，搏动急劲有力的称为弦脉，搏动有力但轻取不得的称为石脉，力量平缓适中、来去自如的称为溜脉。

体内阴阳之气若失去正常，会出现阴气内争、阳气外扰的病理变化。阳气外扰就会汗出，体表不固。若阳气外泄，则出现四肢厥冷；阴气内争扰动肺气，就会出现气喘痰鸣。阴气的生化，要在阴阳调和、刚柔相济的基础上才能正常进行。若阳气过亢、亢极而衰，则阴气就会随之消亡。同样，若阴气过盛，也会因刚柔不和、阴阳失调而使经气随之败绝。

属于死阴的病，病人活不过三天。属于生阳的病，病人活不过四天。这里所说的生阳、死阴，是指疾病发展传变的情况，如果病邪在五脏的传变是以五行相生的次序而传，如肝病传心为木生火，则称为生阳；若传变是以五行相克的次序而传，如心传肺为火克金，则称为死阴；若肺病传肾，因肺、肾在五脏中都属于阴，为阴传阴，所以称为重阴；若肾病传脾，水盛侮土则阴水扩散，这种称为辟阴，为治不好的死症。

阳气郁结在外，表现为四肢肿；阴气郁结，血瘀于内，表现为便血。轻者便血量少，中者便血量多，重者大量便血。邪气郁结在阴阳之经而偏于阴，表现为小腹肿胀的石水病；邪气郁结在阳明，胃肠受病，表现为口渴善饥的消渴病；邪气郁结在太阳，膀胱与小肠受病，表现为便闭不通的隔病；邪气郁结在太阴，脾肺受病，表现为水道不利的水肿病；邪气郁结在厥阴和少阳，表现为喉肿、气道闭阻的喉痹病。

【原文】阴搏阳别[1]，谓之有子。阴阳虚肠澼死。阳加于阴[2]谓之汗。阴虚阳搏[3]谓之崩[4]。三阴俱搏，二十日夜半死。二阴俱搏，十三日夕时死。一阴俱搏，十日平旦死。三阳俱搏且鼓，三日死。三阴三阳俱搏，心腹满，发尽[5]，不得隐曲[6]，五日死。二阳俱搏，其病温，死不治，不过十日死。

【注释】[1]阴搏阳别：尺脉搏动有力，与寸脉不相同。[2]阳加于阴：指阳脉出现在阴位。[3]阴虚阳搏：沉取不足，浮取有余。[4]崩：指出血量多势急之症。[5]发尽：胀满之极。[6]不得隐曲：二便不通。

【语译】诊脉时，若尺部脉搏动有力，与寸部脉不同，这是阳气勃发，是妊娠的脉象；若阴脉阳脉都是虚脉，又患有大便出血的肠澼病，就大多是治不好的死症。若阳脉出现在阴位上，为阴气泄，必汗出；若脉沉取不足，浮取有余，阴虚阳盛则内崩失血；若足太阴脾、手太阴肺之脉都搏击于指下，则病人活不过二十天的半夜；若足少阴肾、手少阴心之脉都搏击于指下，则活不过十三天的傍晚；若足厥阴肝、手厥阴心包之脉都搏击于指下，活不过十天后的清晨；若足太阳膀胱、手太阳小肠之脉都搏击于指下，并且鼓动明显，活不过三天；若手足太阴、手足太阳之脉都搏击于指下，并且心腹极度胀满、二便不通，则活不过五

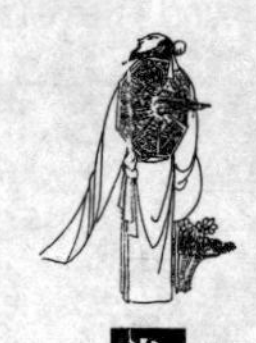

天;若足阳明胃、手阳明大肠之脉都搏击于指下,又有热病表现,为治不好的死症,活不过十天。

【讨论】本篇从天人相应的整体观出发,认为人体脉象和四时相应,在不同的季节,其脉象变化有所不同。这种观点是在长期的实践中得到的,而现代的许多研究也印证了它的正确性。如现代认为,由于时序的变迁,带来自然界温度、湿度、日射时间、气压等因素的改变,使天地间的一切生物都随之产生一种周期性的自动调节其生理活动的本能,以适应外界环境的变化,故人体脉象也会随这些变化而呈相应的改变。

本篇还论述了五脏的真脏脉以及六经病脉的预后、死期,对其中具体的数字,不必过分拘泥。

卷第三

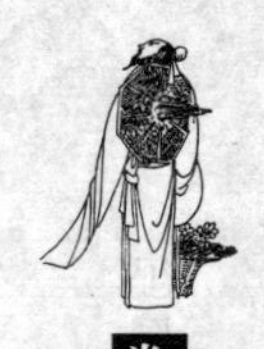

灵兰秘典论篇第八

【提要】本篇形象地以封建王朝十二官的职务作比喻，指出了人体十二脏腑的生理功能及相互关系，特别强调了心对其他脏腑的主导作用和十二脏腑之间相互协调的重要性，体现了祖国医学脏腑学说的整体观思想。因本篇所论为脏腑学说的主要内容，非常重要，故作为秘典珍藏在黄帝藏书的灵台兰室里，所以篇名《灵兰秘典论》。

【原文】黄帝问曰：愿闻十二藏之相使[1]，贵贱[2]何如？

岐伯对曰：悉乎哉问也！请遂言之。心者，君主之官也，神明[3]出焉。肺者，相傅[4]之官，治节[5]出焉。肝者，将军之官，谋虑出焉。胆者，中正[6]之官，决断出焉。膻中[7]者，臣使[8]之官，喜乐出焉。脾胃者，仓廪[9]之官，五味出焉。大肠者，传道[10]之官，变化[11]出焉。小肠者，受盛[12]之官，化物[13]出焉。肾者，作强[14]之官，伎巧[15]出焉。三焦者，决渎[16]之官，水道出焉。膀胱者，州都[17]之官，津液藏焉，气化则能出矣[18]。凡此十二官者，不得相失[19]也。故主明则下安，以此养生则寿，殁世不殆[20]，以为天下则大昌。主不明则十二官危，使道[21]闭塞而不通，形乃大伤，以此养生则殃，以为天下者，其宗[22]大危，戒之戒之！

【注释】[1]十二藏之相使:指十二脏腑的功能及其相互关系。[2]贵贱:重要和次要。[3]神明:精神意识、思维活动。[4]相傅:宰相。[5]治节:治理调节。[6]中正:刚正果断。[7]膻中:心包络。[8]臣使:君主的贴身内臣。[9]仓廪:粮食仓库。[10]传道:传导。[11]变化:大肠将食物残渣变化为粪便。[12]受盛:接受、容纳。[13]化物:腐化食物。[14]作强:运用强力,指人的体力。[15]伎巧:指人的智力。[16]决渎:通行水道。[17]州都:水液会聚之处。[18]气化则能出矣:指通过膀胱的排尿功能,小便才能排出。[19]相失:失去正常的协调关系。[20]殁世不殆:终生不受危害。[21]使道:脏腑联系的道路。[22]宗:宗庙、国家、政权。

【语译】黄帝说:我想听你讲讲人体内部十二脏腑的功能作用、它们之间的关系以及在功能上主次地位是怎样的?

岐伯答道:您问得真详细啊!现在我就说说。心是人体的最高领导,好像君主一样,主宰全身精神意识思维活动。肺好像辅佐君主治理国家的宰相一样,能朝会百脉,调节一身之气。肝为刚脏,在志为怒,好比有勇有谋的将军。胆好比一个不偏不倚的司法官,使人具有正确的判断力。膻中像君主身旁的内臣,心的喜乐都由膻中传达出来。脾和胃好像主管粮食仓库的官,主司食物中营养成分的消化、吸收,输布和贮藏。大肠是传导之官,能传送食物的糟粕,使其变化为粪便排出体外。小肠是受盛之官,它承受来自胃中的食物,进一步消化,分清泌浊,清者吸收,浊者传入大肠。肾是作用强力的官,肾中精气充盛则身体强壮,精巧能干。三焦是管理水道通行的官,主管全身津液气化和水液的通调。膀胱是州都之官,有贮藏水液和排尿功用。以上这十二脏腑虽然作用各不相同,但十二者之间必须相互协调,不得紊乱失常。所以君主如果英明,下属也会安定正常,即心脏功能正常,其他脏腑功能才能正常。用这样的道理来养生,人体就能终生不会发生重病;用这样的道理来治理天下,国家就能繁荣盛强。反之,若君主昏庸无能,那么包括君

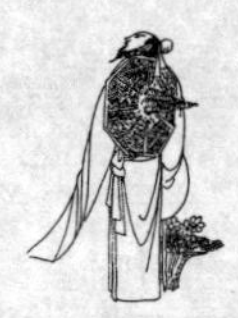

主在内的十二官都会发生危险，即心脏功能不强，人体脏腑之间相互协调的关系受到破坏，这样不仅不能养生延年，还会使形体遭受极大的损坏，从而影响人的健康，产生疾病，缩短寿命。同样，对于国家来说，必致政权不稳，天下大乱。因此这是必须引起深刻注意的，千万要警惕再警惕啊！

【原文】至道在微，变化无穷，孰知其原！窘[1]乎哉，消[2]者瞿瞿[3]，孰知其要！闵闵[4]之当，孰者为良！恍惚之数[5]，生于毫氂[6]，毫氂之数，起于度量，千之万之，可以益大，推之大之，其形乃制[7]。

黄帝曰：善哉！余闻精光[8]之道，大圣之业，而宣明大道，非斋戒择吉日不敢受也。黄帝乃择吉日良兆[9]，而藏灵兰之室，以传保焉。

【注释】[1]窘：困难。[2]消：肖，优秀。[3]瞿瞿：勤谨的样子。[4]闵：昏暗、深奥。[5]恍惚之数：不能确切说明的数量。[6]毫氂：微小。[7]其形乃制：万物成形、产生。[8]精光：精辟透彻。[9]兆：预兆。

【语译】宇宙的奥妙精微难测，宇宙的变化无穷无尽，想要清楚透彻地了解它的本源，是非常困难、相当不容易的！尽管学识渊博的人孜孜不倦地研究着，探索着，但是也难以知道它的精深奥妙之处！这些深奥的道理存在于复杂的宇宙万物之中，是很难彻底弄清的。一切复杂事物所包含的朦胧神秘的变化规律，都是建立在简单、具体的事物的运动规律之上的。正是各种简单具体事物的不断发展变化，不断繁衍延伸，从而演变出了万物，演变出了形形色色的自然界。

黄帝说：你讲得非常好，我听到了精辟透彻的道理，这正是大圣人建国立业所必知的道理。对这些博大精深、宣畅明了的高深理论，必须选择良日吉辰，并要静心修养，排除杂念，专心至诚才能接受它。于是,黄帝挑选出吉日良辰,把这些著作放入了灵台兰室,将它们珍藏起来,保存起来,流传下来。

【讨论】本篇重点论述了人体十二脏腑的生理功能和相互之间的关系。脏腑,是人体内脏的总称。按照脏腑的生理功能特点和不同形态,可分为脏、腑和奇恒之腑。脏,即心、肝、脾、肺、肾,合称五脏;腑,即胆、胃、小肠、大肠、三焦和膀胱,合称六腑;奇恒之腑,即脑、髓、骨、脉、胆和女子胞。篇中所说的"膻中"即是心包络,简称心包。中医脏象学说认为,心包是包在心脏外面的包膜,具有保护心脏的作用,当外邪侵犯心脏时,首先使包络受病。如《灵枢·邪客》说:"心者,五藏六府之大主,精神之所舍,其藏坚固,邪弗能容也。容之则心伤,心伤则神去,神去则死矣。故诸邪之于心者,皆在于心之包络。"因此,在温病学说中,将外感热病中出现的神昏、谵语等症,称为"热入心包"或"蒙蔽心包"。在经络学说中,手厥阴心包经和手少阳三焦经相为表里,故心包络也被称为脏。

脏,是化生和贮藏精气的内脏;腑,是受盛和传化水谷(包括水谷精微和糟粕)的内腑。中医把研究脏腑生理功能和病理变化为中心,结合脏腑与形体、诸窍的关系,以及脏腑和自然界关系的学说,称为脏象学说。有关脏象学说的内容详见《素问·六节藏象论篇第九》。有关奇恒之腑的内容详见《素问·五藏别论篇第十一》。

人体是一个统一的整体,十二脏腑既有分工,又须合作,关系密切,缺一不可。但十二脏腑之中,心为五脏六腑之大主,心主神明,是整个人体生命活动的主宰,故作者特别强调心的作用。需要注意的是,中医的脏腑学说具有自己独特的理论,其所论之脏腑与西医所说的脏腑器官,不能等同起来混为一谈。

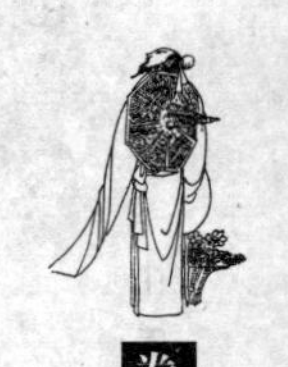

六节藏象论篇第九

【提要】本篇首先论述了日、月、周天的运行规律，节气、候、时、岁的建立和推算方法，五运盛衰更替及其对人体的影响；其次论述了天地供养于人、五脏系统的主要生理功能和内外的整体联系；最后还论述了人迎与寸口对比的诊脉法。全文着重强调了人与自然密切相关的重要意义。由于本篇先论天度，而天度以六六之节而成一岁，继论藏象，为全篇的核心内容，所以篇名《六节藏象论》。

【原文】黄帝问曰：天以六六之节[1]，以成一岁，人以九九制会[2]，计人亦有三百六十五节以为天地，久矣。不知其所谓也？岐伯对曰：昭乎哉问也。请遂言之。夫六六之节，九九制会者，所以正天之度[3]、气之数[4]也。天度者，所以制日月之行也；气数者，所以纪[5]化生之用也。天为阳，地为阴；日为阳，月为阴；行有分纪，周有道理，日行一度，月行十三度而有奇[6]焉，故大小月三百六十五日而成岁，积气余而盈闰[7]矣。立端于始[8]，表正于中[9]，推馀于终，而天度毕矣。

【注释】[1]六六之节：古人用十个天干（甲、乙、丙、丁、戊、己、庚、辛、壬、癸）与十二个地支（子、丑、寅、卯、辰、巳、午、未、申、酉、戌、亥）相互配合计日，六十天为一周，每周由“甲子”开始，所以一周称为一个甲子。六六，就是六个甲子；节，一周。[2]人以九九制会：后文作“地以九九制会”，根据全篇文义，应作“地”为正确。地分九州，各地的日景、时间不一致,因而古人以各地的日景、时间综合比较,确定一个标准的节气交替时间,正如下文所说:"六六之节,九九制会者,所以正天之度、气之数也。"制,裁断、核定的意思;会,配合。[3]天之度:眼睛所看到的天空大圆周,叫做周天。古人把周天分为 365.25 度,太阳每天移动一度,经过 365 天,即一年,行完整个周天,又叫一周天。天之度就是指日月在周天度数的运行。[4]气之数:指一年中有二十四节气。[5]纪:作"记"字讲,表记,也有标志的意思。[6]日行一度,月行十三度而有奇(jī 基):一天中,太阳运行周天的一度,月球运行周天的十三度而有余。以恒星为基准,月球绕地球一周的时间为 27.32 天(即一个恒星月),因此每天月行周天$\frac{1}{27.32}$,而周天的$\frac{1}{365}$为一度,以此换算,月球在一天之中运行周天 13.36 度。[7]积气余而盈闰:古人以月球的运行来计算月份,月大 30 天,月小 29 天,平均每月为 29.5 天(即一个朔望月);而以太阳的运行来计算节气,每运行 15 度为一个节气,约 15 天,每个月相当两个节气。因此月份不足,节气有余,两个节气约余一天不到,累积三年约余一个月有多,所以每三年之内必须多安排一个月,叫闰月,约 19 年有 7 个闰月,通过这样的调整,节气与月份保持一致。[8]立端于始:立,确立;端,这里指岁首。确立岁首的开始。古人以冬至节为一年节气的开始。[9]表正于中:表,圭表,古代的天文仪器;正,校正;中,中气,每月初的节气叫节,每月中间的节气叫气。表正于中,根据日影在圭表上的位置变化,来计算日月运行,校正时令节气。

【语译】黄帝问道:天体的运用以六个甲子周成为一年,地以九州的标准来核定节气的交替,与天体的运行配合一致,而人共有 365 穴以合一年的 365 日,这种天、地、人相对应的说法,我已听说很久了,但不知道它是什么道理?岐伯说:问得真高明啊!请让我尽量地告诉你。天有六个甲子的周期,地有九州的标准时刻,都是用来校正天度与气数的。所谓天度,是计算日月运行周天的时间与位置;所谓气数,是表记万物生、长、化、收、藏的标志。天在上属阳,地在下属阴,日行于白昼属阳,月行于夜晚属阴,日月在天上的运行各有各的位置,环绕周天各有各的轨道。每一昼夜,日行周天一度,月行周天十三度有

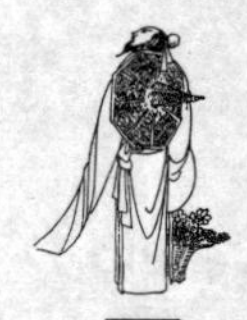

余，所以有月大、月小，共计三百六十五日成为一年。由于月份不足，节气有余，余气积累，就多出了一个月，这就叫闰月。它的推算，首先要确立一个节气为一年节气的开始，然后根据圭表上日影的变化，来校正各个时令节气的时间，推算节气的盈闰，直到年终，于是全年的整个天度变化就全部推算完毕了。

【原文】帝曰：余已闻天度矣，愿闻气数何以合之？岐伯曰：天以六六为节，地以九九制会；天有十日[1]，日六竟而周甲[2]，甲六复而终岁，三百六十日法也。夫自古通天者，生之本，本于阴阳。其气九州、九窍，皆通乎天气，故其生五[3]，其气三[4]。三而成天，三而成地，三而成人，三而三之，合则为九，九分为九野[5]，九野为九藏，故形脏四[6]，神藏五[7]，合为九藏以应之也。

【注释】[1]天有十日：十日，指十个天干。古人用十个天干记日，所以叫天有十日。[2]日六竟而周甲：天干与地支相配，经过六次循环，完成一周甲子。竟，尽的意思，这里作完成讲。[3]五：木、火、土、金、水五行。[4]三：阳气分为太阳、阳明、少阳三气，阴气分为太阴、少阴、厥阴三气。[5]九野：古人把大地分为九个州，九野就是九州之野，即九个地域。[6]形藏四：胃、大肠、小肠、膀胱内藏有形之物，所以叫做四形脏。[7]神藏五：神、魂、魄、意、志都属于神，分别内藏于心、肝、脾、肺、肾，所以叫做五神脏。

【语译】黄帝说：我已经听明白天度了，还想听听气数是怎样与天度配合的？岐伯说：天以六个甲子周期为一周天，地以九州的标准时刻作为配合。天有十干，十干循环六次而成为一个甲子周期，甲子周期重复六次，一年的时间就过完了，这就是三百六十天的计算方法。自古以来，一切生命都与天气息息相通应，生命的根本源于阴阳的变化。地的九州，人的九窍，都与天气相通应，因为是天化生了五行，而阴阳又各分为三气，三气合而成为天，三气合而成为地，三气合而成为人。天地人三个三气，合而成为九气，在地分为九野，在人分为九脏，其中形脏四个，神脏五个，合成九脏，而与天气相对应。

【原文】帝曰：余已闻六六、九九之会也，夫子言积气盈闰，愿闻何谓气？请夫子发蒙解惑焉。岐伯曰：此上帝所秘，先师之传也。帝曰，请遂闻之。岐伯曰：五日谓之候[1]，三候谓之气[2]，六气谓之时，四时谓之岁，而各从其主治[3]焉。五运相袭[4]，而皆治之，终朞[5]之日，周而复始；时立气布，如环无端，候亦同法。故曰：不知年之所加[6]，气之盛衰，虚实之所起，不可以为工矣。

【注释】[1]候：物候，指万物随时令变化的各种表现。[2]气：节气，一年共24个节气。[3]主治：正当旺盛的意思。木旺于春，火旺于夏，土旺于长夏，金旺于秋，水旺于冬。[4]五运相袭：指木、火、土、金、水五行之气随着季节的变更，旺盛及衰退的循环替代。袭，相承的意思，就是互相替代。详见《五运行大论》等运气学说的专篇。[5]朞：就是“期”字，这里指一周年。[6]年之所加：一年中客气加临的情况。主治各个季节正常的气候变化之气，叫主气；在天的三阴三阳之气叫客气；客气加在主气之上，叫加临。详见《五运行大论》等运气学说的专篇。

【语译】黄帝说：我已听明白了六六与九九相配合的道理了，可是先生说过余气积累多出一个闰月，我还想听听什么叫气？请先生再解释一下，以便启发我的蒙昧，解除我的疑惑。岐伯说：这是上古帝王所珍藏的知识，我的老师将它传授给了我。黄帝说：那请尽量讲给我听。岐伯说：五天称为一候，三候称为一气，六气称为一时，四时称为一岁，四时各随应当旺盛之

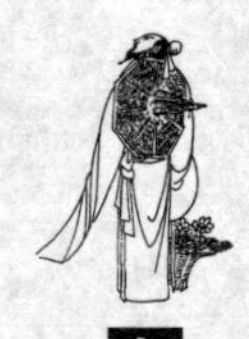

气而变化。五行之气在四季中循环替代，各有旺盛之时，到了年终之日，又从头开始。一年分为四时，四时分布二十四个节气，循环往复，好像圆环没有尽头。五天一候的推移，与此相同。所以说，不知道当年的客气的加临，节气的盛衰，虚实的起因等情况，就不能当医生。

【讨论】以上三节论述了一年之中日、月、周天的运行规律，以及节气、候、时、岁的建立及其推算方法，突出了人与之相适应的密切关系。文中涉及了古代的天文、历法以及气象物候等多方面的内容，以今天的天文、气象等学科看，许多都是正确的；而二十四节气、阴历的历法及其推算方法，至今仍在继续使用，尤其在指导农业生产方面实用意义更为重大。从医学的角度上讲，主要的意义在于，天、地、人是一个不可分割的整体，相互间有着密切的关系，作为一个医生必须掌握天地自然变化的规律，尤其是人体与它相适应的关系，并根据这些规律、关系的常异改变，来把握疾病的发生发展，制定有效的措施，才能达到防病与治病的目的。不懂得自然变化规律、尤其不知道人体与疾病的自然属性及其重要性，就不是一个合格的医生。

【原文】帝曰：五运之始，如环无端，其太过不及何如？岐伯曰：五气更立，各有所胜，盛虚之变，此其常也。帝曰：平气何如？岐伯曰：无过者也。帝曰：太过不及奈何？岐伯曰：在经[1]有也。帝曰：何谓所胜？岐伯曰：春胜长夏，长夏胜冬，冬胜夏，夏胜秋，秋胜春，所谓得五行时之胜，各以气命其藏。帝曰：何以知其胜？岐伯曰：求其至也，皆归始春。未至而至，此谓太过，则薄[2]所不胜，而乘[3]所胜也，命曰气淫[4]，不分邪僻内生工不能禁[5]；至而不至，此谓不及，则所胜妄行，而所生受病，所不胜薄之也，命曰气迫[6]。所谓求其至者，气至之时也。谨候其时，气可与期；失时反候，五治不分，邪僻内生，工不能禁[7]也。

帝曰：有不袭乎？岐伯曰：苍天之气，不得无常也。气之不袭，是谓非常，非常则变矣。帝曰：非常而变奈何？岐伯曰：变至则病，所胜则微，所不胜则甚，因而重感于邪，则死矣。故非其时则微，当其时则甚也。

【注释】[1]经：指《内经》以前的上古医书。[2]薄：作"迫"字讲，伤害、侵犯的意思。[3]乘：克制太过，欺凌的意思。[4]淫：因为太过而发生的逆乱。[5]不分邪僻内生工不能禁：此句与上下文文义不合，所有前人都认为是错简应删，此处不作语译。[6]迫：因为不及而受到的迫害。[7]禁：这里是控制、医治的意思。

【语译】黄帝说：五行之气的运行变化，终而复始，好像圆环没有尽头。如果发生太过与不及的情况会怎样？岐伯说：五行之气交替旺盛，各有主时，有互相克制，盛衰的变化，这是正常的现象。黄帝说：正常的气怎样？岐伯说：就是没有太过与不及。黄帝说：太过与不及的情况怎样？岐伯说：在上古的经书中有记载。黄帝说：什么叫做所胜？岐伯说：春天之气克制长夏之气，长夏之气克制冬天之气，冬天之气克制夏天之气，夏天之气克制秋天之气，秋天之气克制春天之气，这就是各季节时令之气按五行规律相互所胜的情况，在人体便依据五行各气的属性，对应给五脏命名。黄帝说：如何知道它们之间的所胜情况呢？岐伯说：主要是推算气候的到来与否，每年都从立春开始推算。凡是季节的时间还没有到来，而气候就先到来了的，称为太过，某气太过，就会反过来伤害本来克制它的气，而对它应该克制的气克伐太过，这叫做气淫。凡是季节的时间已经到来，而气候没有到来的，称为不及，某气不及，就会使它应该克制的气失去了克制而亢盛，它应该滋生的气失去了资助而衰弱，本来克制它的气也会乘虚克伐太过，这叫做气迫。所谓推算气候的到来与否，就是根据季节的时间来推算气候到来的早晚。只要仔细地观察季节的时间，气候到来的日期就可以预知；如果搞错了季节的时间，颠倒了气候的到来，分不出五行各气的盛衰主时，各种邪气就会内扰脏腑，医生也无法控制了。

黄帝说：五行各气依次序循环替代，有不依次序而相替代的吗？岐伯说：自然界五行气的变化，不能没有常规。五行各气不依次序而相替代，就是反常，反常就会发生变异了。黄帝说：反常发生的变异怎样？岐伯说：变异之气到来就会导致疾病，如果变异之气是被该季节之气应该克制的气，疾病就轻微；如果变异之气本来就是克制该季节之气的气，疾病就严重，与此同时重复感受了其他的邪气，就会死亡。所以，反常气候的出现，不是正当克制该季节之气的气，疾病就轻微；恰好是正当克制该季节之气的气，疾病就严重。

【讨论】本节承接上文的基本精神，联系季节论述了一年之中五行之气盛衰循环的基本规律，及其太过、不及对人体的影响，进一步强调了人体疾病的发生与自然气候的常异变化密切相关。

本节与前三节合论，简述了天体运动，六气与五行之气的更代，日、月、四季、年的更替规律，及这些运动对人体生理、病理的影响，说明了宇宙天体与自然界包括人在内的生物彼此通应，而季节交替及气候变化均本因于天体的运动，它们之间有着密切的关系。这就勾画出了运气学说的简单轮廓，提出了运气学说的一些主要概念与基本原则，如：天有“六六之节”，地和人有“九九制会”。五行之气的生克制化，尤其对医生提出了严格的要求，所谓“不知年之所加，气之盛衰，虚实之所起，不可以为工矣。”这可以说是后面专门论述运气学说七篇大论的引言，如：《天元纪大论》开篇以“论言五运相袭而岁治之，终期之日，周而复始”,其中的“论”即指本篇。对于运气学说的详细内容,参见七篇大论。

【原文】帝曰:善。余闻气合而有形,因变以正名。天地之运,阴阳之化,其于万物,孰多孰少,可得闻乎?岐伯曰:悉哉问也!天至广不可度,地至大不可量,大神灵问,请陈其方。草生五色,五色之变,不可胜视;草生五味,五味之美,不可胜极。嗜欲不同,各有所通。天食[1]人以五气[2],地食人以五味。五气入鼻,藏于心肺,上使五色修明,音声能彰;五味入口,藏于肠胃,味有所藏,以养五气,气和而生,津液相成,神乃自生。

【注释】[1]食:作“饲”字讲,饲养。[2]五气:臊气、焦气、香气、腥气、腐气。

【语译】黄帝说:好。我听说由于天地之气的聚合,才产生了万物的形体,又由于天地之气的变化多端,所以万物的形态又各有差异,据此确定了不同的名称。天地之气的运行,阴阳的变化,它们的作用对于万物之中的各种具体事物来讲,哪个多,哪个少,可以讲来听听吗?岐伯说:问得真详细啊!天宇极其浩瀚,无法揣测;大地极其辽阔,无法计量。你提出的问题太广泛、太玄妙、太深奥了,请让我陈述一个大概吧。自然界的各种植物显现五色,而五色的变化看也看不尽;各种植物又产生五味,而五味的鲜美尝也尝不完。五脏对五色、五味的需要不同,因而五色、五味与五脏各有所通。天供养人体的是五气,地供养人体的是五味。五气吸入鼻后,贮藏在心肺,上布到头,能使面部五色光润鲜明,声音洪亮;五味吃进口后,贮藏在胃肠,五味所含的丰富营养,能滋养五脏之气,脏气调和就会生机勃勃,津液随之产生,神气也就自然健旺。

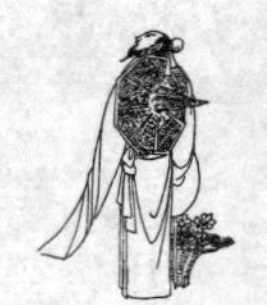

【讨论】本节论述了天地饲养了人，人受天地之气味而生。自然界提供了人类生存所需要的各种物质和条件，因而是人类赖以生存的场所，为了保障生命的存在与发展，我们必须珍惜自然，保护自然，如果对自然界不加爱护，甚至进行破坏，人类无异于是自杀。当今由于大气污染、水源污染、环境污染等所造成的许多疾病，甚至威胁着人类的生存，难道不是人类自作自受吗！现在大自然中的万事万物，是一个经过了亿万年的相互对抗和相互适应过程而建立起来的，是有着十分合理的内在机制的生态圈。有些事物的合理性并不是现阶段人类智慧所能完全理解的。人类若随自己的意志将其改造，短期内似乎收益甚大，但经过一定的时期后，其体现出来的危害可能是毁灭性的。而且，自然界事物相互依赖、相互适应的关系是经过长时间所形成的，人类在破坏之后，想要将之弥补，也必须经过很长的时间才可能完成。但这并不是说人类不能对大自然有丝毫改动，只是应该有次序、有节制地顺势地利用自然资源，改造自然。人不能脱离自然而独立存在，《内经》强调"天人合一"、"顺应自然"的思想是十分高明的。

【原文】帝曰：藏象[1]何如？岐伯曰：心者，生之本，神[2]之变也；其华[3]在面，其充在血脉，为阳中之太阳，通于夏气。肺者，气之本，魄[2]之处也；其华在毛，其充在皮，为阳中之太阴[4]，通于秋气。肾者，主蛰[5]，封藏之本，精之处也；其华在发，其充在骨，为阴中之少阴[4]，通于冬气。肝者，罢极之本[6]，魂[2]之居也；其华在爪，其充在筋，以生血气，其味酸，其色苍[7]，此为阳中之少阳[4]，通于春气。脾、胃、大肠、小肠、三焦、膀胱者，仓廪之本，营之居[8]也，名曰器[9]，能化糟粕，转味而入出者也；其华在唇四白，其充在肌，其味甘，其色黄[7]，此至阴之类，通于土气。凡十一藏，取决于胆也。

【注释】[1]藏象：藏，藏于内的脏腑；象，脏腑功能活动表现在外的征象。[2]神、魄、魂：均属于神志活动的范畴，详见《灵枢·本神》。[3]华：脏腑精气表现在外的色泽光彩，详见《五藏生成篇》。[4]阳中之太阴、阴中之少阴、阳中之少阳：各句前一个"阴"或"阳"指脏腑所处的部位；后一个"阴"或"阳"，指脏腑的阴阳属性。根据《内经》上为阳、下为阴的观点和所论各脏腑的功能特征、《灵枢·阴阳系日月》、有关文献所载本节的原文、前人的看法，这三句应改为：阳中之少阴、阴中之太阴、阴中之少阳。语译照改。[5]蛰：藏伏土中而越冬的昆虫。这里比喻肾的封闭贮藏功能。[6]罢极之本：罢作"疲"字讲。这里的意思是说肝是人体任疲耐劳的根本。[7]其味酸，其色苍；其味甘，其色黄：这两句分别与上下文文义不衔接，前人认为是衍文，当删。语译不译。[8]营：营气，中医气的一种，来源于水谷精气，分布在血脉之中，具有营养全身的作用，所以叫营气。[9]器：指胃、大肠、小肠、膀胱都是空腔器官，像盛物的容器。

【语译】黄帝说：藏象的情况怎么样？岐伯说：心，是生命的根本，神所产生与变化的地方。它的精气显露在面部，充养在血脉，属于阳中之太阳，与夏天之气相通。肺，是气的根本，魄所寄藏的地方；它的精气显露在毫毛，充养在皮肤，属于阳中之少阴，与秋天之气相通。肾，主封藏，是精气封闭贮藏的根本，精所贮藏的地方；它的精气显露在头发，充养在骨骼，属于阴中之太阴，与冬天之气相通。肝，是任疲耐劳的根本，魂所寄藏的地方；它的精气显露在爪甲，充养在筋，能够化生血气，属于阴中之少阳，与春天之气相通。脾、胃、大肠、小肠、三焦、膀胱，是水谷精微化生的根本，营气所产生的地方，称之为器，能够消化水谷，排泄糟粕，转输精微到五脏，因而专主精微的内入和糟粕的外出，它们的精气显露在口唇及其四旁的白肉、充养在肌肉，

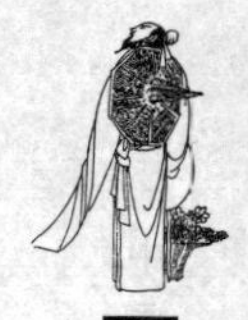

属于至阴之类，与土气相通。然而以上十一脏功能的正常发挥，都取决于胆气的升发条达。

【讨论】本节论述了五脏系统的主要生理功能和整体的联系，文字不多，却是《内经》藏象学说的重要内容。

中医的“藏象”二字，首见于本篇，且整部《内经》仅本篇有“藏象”二字。“藏”，指藏于体内的内脏；“象”，指表现于外的生理、病理现象。藏象学说是研究脏腑、经脉、形体、官窍的形态结构，生理活动规律及其相互关系的学说，是《内经》理论体系的重要组成部分，是中医基础理论的基本内容之一。藏象学说的内容包括五脏生理功能，脏腑与形体、官窍、经脉的关系，脏腑与四时阴阳的关系，其主要特点是以五脏为中心的整体衡动观。藏象学说将人体组织器官、自然环境、物质能量视作一个联系紧密、权衡有序的整体，是中医整体观的重要体现。

所要指出的是：肝、心、脾、肺、肾的概念，最初虽源于解剖所见，但在五脏系统中它早已突破了解剖学的具体所指，更主要是多种物质结构与功能活动所表现于外的各种征象的综合，实际上是一个综合的生理功能单位。因为《内经》藏象学说的形成，主要源于对人体生理、心理、病理等现象长期的观察和治疗效应的验证，以及与种种自然事物的类比，然后综合归纳而形成。所以藏象学说的“象”是主要的，它是认识和探索内脏物质、结构、功能、整体关系的依据，也是分析疾病、指导诊疗的主要依据。而西医学以解剖和实验为主要手段和依据，因此它的肝、心、脾、肺、肾概念，就是具体的实质器官，与中医学的同名概念不完全相同，切不可混为一谈。

【原文】故人迎[1]一盛[2]病在少阳，二盛病在太阳，三盛病在阳明，四盛已[3]上为格阳[4]。寸口[5]一盛病在厥阴，二盛病在少阴，三盛病在太阴，四盛已上为关阴[6]。人迎与寸口俱盛四倍已上为关格[7],关格之脉羸[8],不能极于天地之精气,则死矣。

【注释】[1]人迎:诊脉的部位,在颈部结喉两旁的动脉搏动处,属于足阳明胃经所过。[2]一盛:大于一倍的意思,下文二盛、三盛、四盛意义相同。[3]已:就是"以"字。[4]格阳:阳气亢极,不与阴气相交。格,阻隔的意思。[5]寸口:诊脉的部位,在手腕桡侧的动脉搏动处,属于手太阴肺经所过。又名气口、脉口,详见《五藏别论》。[6]关阴:阴气盛极,不与阳气相交。关,闭塞的意思。[7]关格:阴阳气都亢盛之极,互不相交。[8]羸(léi 雷):瘦弱的意思,此字与文义不符,故前人认为应作"赢"字,盈盛的意思。语译作"赢"。

【语译】人迎脉动比寸口脉动盛大一倍,病在少阳经脉;盛大二倍,病在太阳经脉;盛大三倍,病在阳明经脉;盛大四倍以上,就是格阳。寸口脉动比人迎脉动盛大一倍,病在厥阴经脉;盛大二倍,病在少阴经脉;盛大三倍,病在太阴经脉;盛大四倍以上,就是关阴。人迎与寸口脉动同时都盛大四倍以上,就是关格,关格之脉盈盛之极,表示人体的阴阳亢极而不和,就不能通达天地阴阳的精气,就要死亡了。

【讨论】本节论述了人迎与寸口脉象的对比诊法,从二者脉象的一致与否来分析疾病的变化。从篇中对比方法的意义上讲,与"三部九候"诊脉法精神一致,可参见《三部九候论》。另外,在《灵枢·终始》、《灵枢·禁服》,有与本节大同小异的论述,可互为参考。自《难经》提出"诊脉独取寸口"后,人迎、寸口相对照的诊脉方法,运用日渐减少,晋唐以后,绝少论及,但这并不等于《内经》所论没有临床诊断意义,其对病情浅深轻重及预后善恶的诊断学价值,仍然是值得深入探究的。

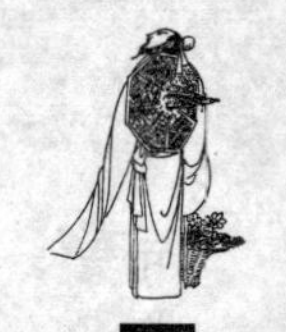

五藏生成篇第十

【提要】本篇主要论述了内在五脏与外在形体之间的各种相应关系,饮食五味与五脏的相合以及偏食五味对五脏的伤害,通过望颜色、切脉象来诊断五脏病变等内容。由于这些内容关系到五脏相生、相成的道理,所以篇名《五藏生成》。

本篇采取直接论述的写作方法,而不是君臣问答的形式,所以篇名没有“论”字,凡《素问》书内以后皆同此。

【原文】心之合[1]脉也,其荣[2]色也,其主[3]肾也。肺之合皮也,其荣毛也,其主心也。肝之合筋也,其荣爪也,其主肺也。脾之合肉也,其荣唇也,其主肝也。肾之合骨也,其荣发也,其主脾也。

【注释】[1]合:配合。这里指五脏与形体组织特殊的配合关系。[2]荣:华彩。这里指五脏精气表现在体表的颜色光彩。[3]主:主宰,克制。这里指一脏被另一脏所克制。

【语译】心外与形体相合的是血脉,它的精气华彩外现于面部的颜色光泽,它的制约者是肾。肺外与形体相合的是皮肤,它的精气华彩外现于毫毛,它的制约者是心。肝外与形体相合的是筋,它的精气华彩外现于爪甲,它的制约者是肺。脾外与形体相合的是肌肉,它的精气华彩外现于口唇,它的制约者是肝。肾外与形体相合的是骨骼,它的精气华彩外现于头发,它的制约者是脾。

【讨论】五脏在内，形体在外，并不是各不相干，而有着内外相"合"、相"荣"等特殊的联系。所以，从外表的正常、异常表现，可以了解内脏的生理、病理变化，这就是中医诊病"由外知内"的方法和依据。其实，当今医学也有从测定头发中微量元素的含量、观察甲周微循环的变化、"肝掌"的出现来分析体内病变等方法，只不过现代医学借助了现代科技手段，较之中医更微观、更细致。而中医运用了几千年的方法，其科学性也就不言而喻了。

【原文】是故多食咸，则脉凝泣而变色；多食苦，则皮槁而毛拔；多食辛，则筋急而爪枯；多食酸，则肉胝胎[1]而唇揭；多食甘，则骨痛而发落，此五味之所伤也。故心欲苦，肺欲辛，肝欲酸，脾欲甘，肾欲咸，此五味之所合也。

【注释】[1]胝(zhī 支)胎(chú 除)：皮厚为胝，皮皱为胎。

【语译】所以过多地吃咸味饮食，会使血脉流行滞涩不畅，面部颜色或皮肤的颜色也会发生改变；过多地吃苦味饮食，会使皮肤干枯、毫毛脱落；过多地吃辛味饮食，会使筋脉拘挛、爪甲干枯；过多地吃酸味饮食，会使肌肉粗厚皱缩、嘴唇肿裂外翻；过多地吃甜味饮食，会使骨节疼痛、头发脱落。这些变化，都是饮食五味过于偏嗜而受到的伤害。所以，心喜欢苦味，肺喜欢辛味，肝喜欢酸味，脾喜欢甜味，肾喜欢咸味。这就是五味分别与五脏相适宜的对应关系。

【讨论】人体赖饮食五味而生成，但饮食结构必须合理才能有益。如果经常偏嗜某种食味，反而有害，使人生病。古人这种"过犹不及"、"生病起于过用"的辩证观点，无论从养生防

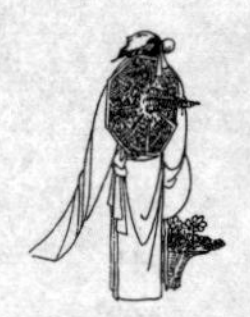

病、或是医治疾病的角度上看,都有重要的意义。至于具体的病证,本节是从五味偏食导致与之相适宜的该脏气胜,从而对所克制的另一脏克制太过,变成伤害,以至于被克制的某脏及其与之相合的形体发生病变,从病理的角度说明了五脏之间的整体观念。

【原文】五藏之气,故色见青如草兹者死,黄如枳实者死,黑如炲[1]者死,赤如衃血[2]者死,白如枯骨者死,此五色之见死也。青如翠羽者生,赤如鸡冠者生,黄如蟹腹者生,白如豕膏者生,黑如乌羽者生,此五色之见生也。生于心,如以缟裹朱;生于肺,如以缟裹红;生于肝,如以缟裹绀;生于脾,如以缟裹栝楼实;生于肾,如以缟裹紫,此五脏所生之外荣也。色味当[3]五藏:白当肺、辛,赤当心、苦,青当肝、酸,黄当脾、甘,黑当肾、咸。故白当皮,赤当脉,青当筋,黄当肉,黑当骨。

【注释】[1]炲(tái 台):煤灰,色黑而灰暗。[2]衃(pī 丕)血:凝结之血,色暗红。[3]当:应当,这里作相应、相合讲。

【语译】五脏各有气色见于面部,凡是颜色出现青色像死草的是死症,黄色像中药枳实的是死症,黑色像煤灰的是死症,红色像凝血的是死症,白色像枯骨的是死症,这些都是五色表现为死症的情况。青色像翠鸟羽毛的主生,红色像鸡冠的主生,黄色像蟹腹的主生,白色像猪脂油的主生,黑色像乌鸦羽毛的主生,这些都是五色表现为有生气的情况。心有生气,它的颜色就像用细白的薄绢包裹着朱砂;肺有生气,它的颜色就像用细白的薄绢包裹着红绸;肝有生气,它的颜色就像用细白的薄绢包裹着青绸;脾有生气,它的颜色就像用细白的薄绢包裹着中药栝蒌实;肾有生气,它的颜色就像用细白的薄绢包裹着紫缟。这些都是五脏有生气而表现于外的颜色华彩。颜色、五味与五脏相合的情况是：白色、辛味合于肺，赤色、苦味合于心，青色、酸味合于肝，黄色、甘味合于脾，黑色、咸味合于肾。所以白色又合于皮，赤色又合于脉，青色又合于筋，黄色又合于肉，黑色又合于骨。

【讨论】观察面部的颜色光泽来诊断疾病、判断预后，是中医望诊的重要内容。本节主要论述了辨别面部五色善恶顺逆、有神无神的方法。着重指出察色的关键在于，无论青、赤、黄、白、黑，总以明润光泽、含蓄不露为佳，"翠羽""鸡冠""蟹腹""豕膏""乌羽"皆形象说明颜色光华润泽；"如以缟裹"意指色彩含蓄，虽有光华，却不妖艳，这些都是五脏精气充足而不外散的表现，即使患有病也易康复。反之，无论青、赤、黄、白、黑，颜色焦枯晦暗皆为凶象，"草兹""枳实""炲""衃血""枯骨"皆形象说明颜色枯焦不润、晦涩无泽，这些都是五脏精气衰败、不能外荣的表现，病重难愈，生机多无。中医现在所用的面部五色诊，主要是将五色与邪气、病症相联系，如：青色主寒、痛、瘀、惊风，赤色主热，黄色主湿、脾虚，白色主虚寒，黑色主寒、瘀、水饮、痛等。这是后世医家逐渐发展形成的，但其辨别有神无神的根本原则仍以本节所论之明润含蓄为顺、晦涩枯槁为逆为准，这是望色的第一步，也是最重要的一步。

【原文】诸脉者皆属于目，诸髓者皆属于脑，诸筋者皆属于节，诸血者皆属于心，诸气者皆属于肺，此四支八溪[1]之朝夕也。故人卧血归于肝，肝受血而能视，足受血而能步，掌受血而能握，指受血而能摄。卧出而风吹之，血凝于肤者为痹，凝于脉者为泣，凝于足者为厥，此三者，血不得反其空[2]，故为痹厥也。人有大谷十二

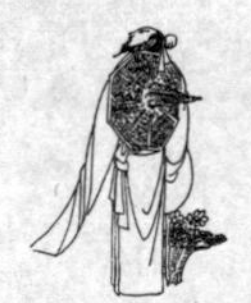

分，小溪三百五十四名，少十二俞[3]，此皆卫气之所留止，邪气之所客也，针石缘而去之。

【注释】[1]八溪：指肘、腋、腘、胯两侧共八处关节。[2]血不得反其空：应为“血行而不得反其空”。[3]十二俞：指脊柱两旁的肺俞、心俞、肝俞、脾俞、肾俞、厥阴俞、胆俞、胃俞、三焦俞、大肠俞、小肠俞、膀胱俞十二个穴位。

【语译】所有的经脉都要网络于目，所有的精髓都要汇聚于脑，所有的筋都要联络于骨节，所有的血都由心所主，所有的气都由肺所主，而四肢八溪又是气血早晚昼夜运行的场所。所以当人睡眠时，血液就流注藏于肝，肝开窍于目，肝得血而能濡养目，就能看东西；足得到血的濡养，就能行走；手掌得到血的濡养，就能握住物品；手指得到血的濡养，就能抓拿物品。如果刚睡醒就外出而被冷风所吹，血液就会凝滞阻塞，凝滞在皮肤，就会发生麻木不仁或疼痛的痹证；凝滞在经脉，就会使血液运行涩阻不畅；凝滞在足，就会使下肢冰冷。这三种情况，都是血行阻滞，不能返回到该部位的组织间隙，所以造成了痹证、厥证。人身肌肉的缝隙大的有十二处，小的有三百五十四处，还少算了十二脏腑的俞穴数目。这些都是卫气汇聚、停留的地方，也是邪气寄居的场所，治病时就可以采用针刺、砭石，根据邪气所在的具体部位而驱除之。

【讨论】本节论述了脉、髓、筋、血、气与脏腑形体的联系，着重指出脏腑身形必须依赖气血的供养与调节，才能发挥其生理功能。同时，气血的调节、运行正常与否，直接关系到疾病的发生与否。“卧出而风吹之”实是高度概括了“血痹”病机，即“血虚风客”。因为人在刚刚卧起时，血尚未布达全身各部位，气随血行，因此相应的部位就会暂时处于气血虚弱的状态。这时，人若外出而遭遇邪气，邪气就会客于虚弱的部位而阻滞气血的布达，这样就会患“血痹”。“风为百病之长”，因此本节之“风”总领了所有邪气。“血虚风客”实际上是所有痹病的共同病机，这在“痹论”中有更加详细的展开论述，这是后世行气活血、调和营卫法治疗痹病的理论依据。对于“血痹”的治疗，东汉张仲景所制的黄芪桂枝五物汤，疗效确佳。

“人卧血归于肝，人动血行于身”不仅是上文“血痹”内虚的生理病理基础，实际上也指出了肝贮藏血液、调节血量的生理功能。在正常情况下，人体内各部分的血液量是相对恒定的，但当人的状态发生改变时，如运动、睡卧、情绪变化等，肝脏就会释放或贮藏部分血液，使血液重新分配。因此，王冰在注释该条经文时说：“肝藏血，心行之，人动则血行于诸经，人静则血归于肝脏。何者？肝主血海故也。”正因为肝有此生理功能，所以人体各器官的功能皆与肝脏密切相关，这也就是经文所谓“肝受血而能视，足受血而能步，掌受血而能握，指受血而能摄”的道理所在。

【原文】诊病之始，五决为纪，欲知其始，先建其母。所谓五决者，五脉也。是以头痛巅疾，下虚上实，过在足少阴、巨阳，甚则入肾。徇蒙招尤[1]，目冥耳聋，下实上虚，过在足少阳、厥阴，甚则入肝。腹满䐜[2]胀，支鬲胠[3]胁，下厥上冒，过在足太阴、阳明。咳嗽上气，厥在胸中，过在手阳明、太阴。心烦头痛，病在鬲中，过在手巨阳、少阴。

【注释】[1]徇(xuàn 眩)蒙招尤(yáo 摇)：徇蒙，头晕目眩、视物不明；招尤，身体摇动。[2]䐜(chēn 抻)：肉肿高起。[3]胠(qū 驱)：胁肋部。

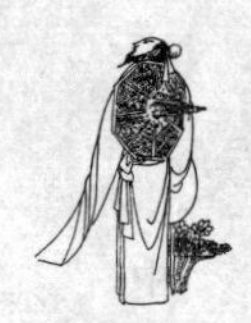

【语译】诊病一开始，就应以“五决”为纲领；要想了解疾病发生之初的情况，首先应确定导致病变的原因。所说的五决，就是根据五脏的脉象，来决断疾病所在何处。所以，头痛等巅顶部位的疾病，属于下部虚衰、上部盛实，病变在足少阴和足太阳两经，病情严重的就会传入到肾。头晕目眩、视物不清、身体摇动、目暗不明的，属于下部盛实、上部虚衰，病变在足少阳和足厥阴两经，病情严重的就会传入到肝。腹部胀满高起，好像有物支撑着胸膈胁肋，是下部逆乱之气上犯所致，病变在足太阴和足阳明两经。咳嗽气喘，是逆乱之气积滞胸中所致，病变在手阳明和手太阴两经。心中烦闷、头痛、胸膈不舒，病变在手太阳和手少阴两经。

【讨论】本文列举某些病症作为范例，意在举一反三，以明“欲知其始，先建其母”的道理。一般来说，疾病的症状，多与病变所在的经脉循行部位和脏腑功能异常有关，因此确定了病在何经何脏，治疗才能有的放矢。

【原文】夫脉之小大滑涩浮沉，可以指别；五藏之象，可以类推；五藏相音[1]，可以意识；五色微诊，可以目察。能合色脉，可以万全。赤，脉之至也，喘[2]而坚，诊曰有积气在中，时害于食，多曰心痹[3]，得之外疾，思虑而心虚，故邪从之。白，脉之至也，喘而浮，上虚下实，惊，有积气在胸中，喘而虚，名曰肺痹，寒热，得之醉而使内也。青，脉之至也，长而左右弹，有积气在心下支胠，名曰肝痹，得之寒湿，与疝同法，腰痛足清头痛。黄，脉之至也，大而虚，有积气在腹中，有厥气，名曰厥疝[4]，女子同法[5]，得之疾使四支汗出当风。黑，脉之至也，上坚而大，有积气在小腹与阴，名曰肾痹，得之沐浴清水而卧。

【注释】[1]五藏相音:指与五脏相应的声、音,即呼、笑、歌、哭、呻等"五声"和角、徵、宫、商、羽等"五音",分别与肝、心、脾、肺、肾相应,详见《素问·阴阳应象大论》等篇。[2]喘:此处形容脉搏跳动急快,不是指呼吸气喘。[3]痹:气血阻滞而不通畅。[4]厥疝:病证名,小肠坠入睾丸中谓"疝气",多属肝的病变。此指肝对脾制约太过,使脾气阻滞逆乱。[5]女子同法:古人认为女子虽无疝气,但有类似病因病机的其他症状,治疗法则可以相同。

【语译】脉搏的细小、粗大、滑利、涩滞、上浮、下沉等形态,可以通过医生的手指加以区别;五脏的病理特征,可以从各种症状中,加以比较推测;五脏的"五声"、"五音",可以通过医生的意会加以识别;面部五色的变化,尽管很细微,还是可以通过医生的眼睛得到发现。如果能把色泽和脉象的变化进行综合分析,对于疾病的确诊,就可以万无一失了。一般来讲,面部出现赤色,脉来急快坚实的,可以诊断为病气积聚在胸中,它经常妨碍饮食的摄入,病名叫心痹,它的发生,既有外邪的侵袭,又由于思虑过度,使得心气虚弱,外邪也就乘虚而入。面部出现白色,脉来急快浅浮的,属于上部虚衰、下部盛实,并且有惊恐症状,这也是病气积聚在胸中,使得肺气虚弱发生气喘,病名叫肺痹或叫寒热,它发生于酒醉之后、又行房事所伤。面部出现青色,脉来形体很长、超过寸口脉位,并且左右搏击如琴弦弹手,这是病气积聚在心膈之下,如有物支撑着胁肋部,病名叫肝痹,它的发生是感受了寒湿邪气,与疝气病证的病理变化相一致,有腰痛、足冷、头痛等症状。面部出现黄色,脉来形体粗大却软弱无力的,这是病气积聚在腹中,使得腹中气机逆乱,病名叫厥疝,女子也同样有这种病理变化,它发生于四肢剧烈活动汗出之时,恰遇风邪所伤。面部出现黑色,脉来尺部之上坚实粗大,这是病气积聚在小腹与前阴部,病名叫肾痹,它发生于用

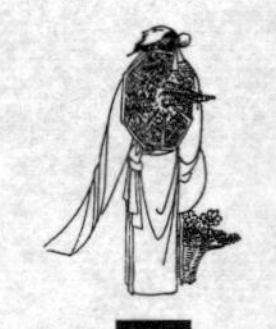

冷水洗澡后就立即睡觉所致。

【讨论】本节通过色、脉合参的方法，以“积气”病为范例，说明尽管同是一病，但由于病因、病位不同，其颜色、脉象、症状都不尽相同，只有“能合色脉”，诊断治疗才“可以万全”。

【原文】凡相五色之奇脉[1]，面黄目青，面黄目赤，面黄目白，面黄目黑者，皆不死也。面青目赤，面赤目白，面青目黑，面黑目白，面赤目青，皆死也。

【注释】[1]之奇脉：本节只论颜色，未论脉象，这三个字与全节的内容不相符，根据历代多数医家的意见和有关文献所载本节经文也没有这三个字，故这里删而不译。

【语译】凡是观察面部五种颜色的变化，如果脸部色黄而目部色青，或脸部色黄而目部色赤，或脸部色黄而目部色白，或脸部色黄而目部色黑的，都不会死亡。如果脸部色青而目部色赤，或脸部色赤而目部色白，或脸部色青而目部色黑，或脸部色黑而目部色白，或脸部色赤而目部色青的，都要死亡。

【讨论】所谓不死之症，都因为面部带有黄色，黄色属于脾胃，脾胃为后天之本、气血之源，黄色出现表明脾胃精气尚未竭绝，还有生还的机会。所谓死症，只因为面部全无黄色，表明脾胃精气已经竭绝，难以救药。综观《内经》全书，从多个角度多次论及到“人以胃气为本”，“有胃气则生，无胃气则死”的重要观点，并把它作为观察人体生机的盛衰有无、吉凶预后的主要依据之一。

五藏别论篇第十一

【提要】本篇主要论述了五脏、六腑、奇恒之腑总的功能特征及其区别，由于讨论的方法与《灵兰秘典论》《六节藏象论》《五藏生成篇》等直接叙述各脏腑的具体功能均有所不同，所以篇名《五藏别论》。此外，本篇还讨论了寸口部位单独能反映五脏变化的道理，指出了医生在诊病时应采取的正确做法，并批判了病人迷信鬼神、有病忌医的错误认识和危害。

【原文】黄帝问曰：余闻方士，或以脑髓为藏，或以肠胃为藏，或以为府，敢问更相反[1]，皆自谓是，不知其道，愿闻其说。岐伯对曰：脑、髓、骨、脉、胆、女子胞[2]，此六者，地气之所生也，皆藏于阴而象于地，故藏而不泻，名曰奇恒之府。夫胃、大肠、小肠、三焦、膀胱，此五者，天气之所生也，其气象天，故泻而不藏，此受五藏浊气，名曰传化之府，此不能久留，输泻者也。魄门[3]亦为五藏使，水谷不得久藏。所谓五藏者，藏精气而不泻也，故满而不能实。六府者，传化物而不藏，故实而不能满也。所以然者，水谷入口，则胃实而肠虚；食下，则肠实而胃虚。故曰实而不满，满而不实也。

【注释】[1]敢问更相反：敢，自谦之词，冒昧的意思；更（gēng 耕）：改变。全句意为我冒昧地提出质问，想用相反的意见去改变他们的看法。[2]女子胞：又名胞宫，即子宫。[3]魄门：糟粕百泄之门户，古时“魄”与“粕”二字相互通用，魄门即粕门，也就是肛门。

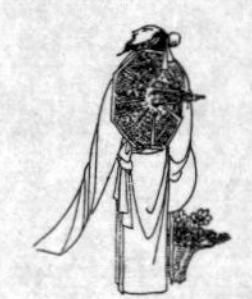

【语译】黄帝问道：我听见一些医生的议论，有的把脑髓称为脏，有的把肠胃称为脏，有的又把这些都称为腑，我也曾冒昧地提出质问，想用相反的意见去改变他们的看法，他们又都认为自己的看法是正确的，我真不明白这其中的道理，希望你把原由说给我听听。岐伯回答说：脑、髓、骨、脉、胆、女子胞，这六种组织器官都是由大地的阴气所化生的，它们都能贮藏阴精，就像大地能包藏万物一样，因此总的功能特征是专主贮藏而不传送外泄，名称叫做奇恒之腑。至于胃、大肠、小肠、三焦、膀胱，这五种器官都是由上天的阳气所化生的，它们的作用就像上天运转不停一样，因此总的功能特征是专主传送外泄而不贮藏，并接受五脏新陈代谢后的秽浊物质，名称叫做传化之腑。由于水谷浊物不能长久停留其间，因此是专主转输和排泄的器官，加上肛门也为五脏行使排泄浊物，于是糟粕就不会长久停留在体内。一般所说的五脏，专主贮藏精气，并不直接传送水谷，所以它们经常保持精气盈满，而无水谷充实其中。至于六腑，专主传送、消化饮食物，并不贮藏精气，所以它们虽然常有水谷充实其间，却不能精气充满。之所以出现这些情况，是因为食物入口下达到胃，胃中虽然充实，肠中还是空虚的；等到食物再下达到肠，肠中虽然充实了，胃中却又空虚了。所以说六腑虽然常有水谷充实，却不能精气充满，五脏能经常保持精气盈满，而无水谷充实其中。

【讨论】从本文所论得知，当时对五脏、六腑、奇恒之腑的认识十分混乱，这对于医学的发展极为不利。本节以功能特征为依据，明确了三者的概念和区别，纠正了当时认识上的混乱，为中医藏象学说的确立和发展奠定了基础。

五脏的功能是化生和贮藏精气，而精气是构成整个形体、产生功能活动的物质基础，因而宜盈满不宜虚衰，宜闭藏不宜妄泄。据此，临床上凡属精气虚衰、外泄之病，或大病、久病、消耗性疾病，都应从补益五脏着手，使精气得到化生、固藏，进而使机体的损伤得到修复、再生，功能得到恢复，达到康复。

六腑的功能是接受和消化食物，并将吸收的精微转输给五脏，把不能吸收的糟粕和五脏代谢后的浊物排泄到体外。由于食物在六腑中出入有序、依次下传，各腑之间不断地接受和充实，又不断地转输和排泄，因而宜通畅不宜阻塞，宜下降不宜上逆。据此，临床上治疗六腑的疾病，以通利、降逆为主，如治疗呕吐、食积、胆囊炎、胆石症、便秘、尿潴留等病证，分别采用降胃、导滞、利胆、通便、利尿等治法。近年来采用通下方法治疗许多急腹症，也是以这些理论为指导，而取得了可喜的成果。

奇恒之腑，因为它的形态是空腔器官，类似于六腑，而功能却主藏精气，类似于五脏，与五脏、六腑均有所不同，所以叫奇恒。实际上这只是古人的一种分类方法，并无重要的实际意义。因为，五脏系统是中医的理论核心，而脑为心、肾所主，髓、骨为肾所主，脉为心所主，女子胞与肾、肝密切相关，除胆又属六腑之一外，均已概括在五脏的功能之中，治疗上亦应从五脏着手。

还应指出，脏与腑的清浊藏泻不同，仅仅指生理功能的特点而言，并不是绝对的。五脏贮藏精气，代谢后也要产生浊气；六腑传送食物糟粕，也要吸收食物中的精气。只不过五脏中的浊气，转输给六腑而排泄；六腑中的精气转输给五脏而贮藏。同样，五脏中的精气并不是只藏不泄，否则形体无法长养，功能不会产生；六腑中的食物浊气也并不是只泻不藏，否则无法吸收食物中的精微，二便也没有节制。所以，五脏中的精气以藏为主，藏中有泻，因其宝贵而不能妄泄；六腑中的食物浊气，以泻为主，泻中有藏，因浊气有害而不能久藏。这就是中医学的辩证法思想。

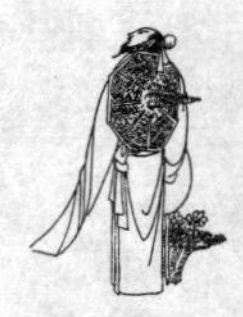

【原文】帝曰：气口[1]何以独为五藏主？岐伯曰：胃者，水谷之海，六府之大源也。五味入口，藏于胃，以养五藏气，气口亦太阴也。是以五藏六府之气味，皆出于胃，变见于气口。故五气入鼻，藏于心肺，心肺有病，而鼻为之不利也[2]。

【注释】[1]气口：诊脉部位，在两手桡骨头内侧的桡动脉处。此为手太阴肺经所过之处，由于肺主气，输精气到百脉，所以叫气口，又叫脉口。另外，此处长约一寸有余，因此又叫寸口。[2]故五气……不利也：此句与上下文义不符，后世医家认为原文此处有脱漏，存疑备考。

【语译】黄帝问道：气口这个地方，为什么单独能够反映五脏的变化呢？岐伯说：胃是水谷汇聚的地方，六腑的源泉。食物进入口腔以后，便下达容纳于胃，经过脾的运化和转输，就能充养五脏的精气，脾的经脉是太阴经，气口为肺的经脉所过，也是太阴经。因此，五脏六腑的精气，都来源于胃，它的盛衰变化就会在气口这个地方表现出来。所以，自然界的五气进入于鼻，贮藏于心肺，心肺发生疾病，鼻腔就会不通畅。

【讨论】寸口部位独能反映五脏的变化，其基本原理在于胃主受纳、脾主运化，共同作用化生精微，滋养五脏六腑，为脏腑精气的源泉。而肺主气，布散营气、卫气，输精到百脉，脾胃所化生的精气，必须借助于肺的布散，才能布达周身。寸口为肺的经脉所过、经气所注，气血流行特别旺盛，所以五脏六腑精气的盛衰变化，均可以在寸口处体现出来。《素问・经脉别论》更是强调指出："气口成寸，以决死生。"《难经・一难》秉承《内经》的理论，明确提出了诊脉"独取寸口"的方法，加上寸口皮肤较薄，反应灵敏，取诊方便，因此寸口诊脉一直沿用至今。这便是中医在手腕部位摸脉诊病的由来。

【原文】凡治病必察其下，适其脉，观其志意，与其病也。拘于鬼神者，不可与言至德[1]；恶于针石者，不可与言至巧[2]；病不许治者，病必不治，治之无功矣。

【注释】[1]至德：最高尚的道德，这里引申为高深的医学理论。[2]至巧：精湛的技巧，这里指精湛的针刺砭石的治疗技术。

【语译】凡是医治疾病，必须检查病人全身上下的情况，辨别病人的脉象变化，观察病人的思想意识，以及具体的症状表现。对于迷信鬼神的人，就不可能和他谈论高深的医学理论；对于厌恶针刺砭石治疗的人，也不可能和他谈论精湛的针石治疗技术；对于有病又不许医治的人，他的病就一定治不好，就是勉强给他治疗，也达不到应有的疗效。

【讨论】本节的基本精神，首先是要求医生在诊治疾病时必须仔细了解，全面观察病人各方面的体征和症状，才不会误诊失治，这是对医师职业道德的要求，必须遵守。其次，要求病人必须破除迷信，相信科学，积极配合治疗，医学科学才能发挥作用，体现了《内经》崇尚科学、反对迷信的唯物论思想。

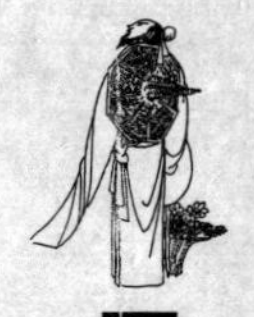

卷第四

异法方宜论篇第十二

【提要】本篇集中论述了东、西、北、南、中的地理环境、气候条件、民俗生活特点等不同，其发病情况随之不同，治疗方法上自然也不相同，特别强调一个高明的医生，必须综合掌握这些情况和各种治疗方法，才能使治疗与具体情况相适宜，所以篇名《异法方宜论》。

【原文】黄帝问曰：医之治病也，一病而治各不同，皆愈何也？岐伯对曰：地势使然也。故东方之域，天地之所始生[1]也，鱼盐之地，海滨傍水，其民食鱼而嗜咸，皆安其处，美其食。鱼者使人热中，盐者胜血，故其民皆黑色踈理[2]，其病皆为痈疡，其治宜砭石[3]。故砭石者，亦从东方来。

【注释】[1]始生：太阳由东而升，带来阳光和温暖，万物才会生长繁荣，所以古人认为阳气生发从东方开始。[2]理：腠理，指皮肉纹理、肌组织间隙。[3]砭（biān 边）石：古代的治疗工具，用石头制成的尖石、石针或扁而有刃的石块。

【语译】黄帝问道：医生治疗疾病，同是一种疾病却采取了不同的治疗方法，又都治好了，这是什么道理？岐伯回答说：这是由于地理环境不同的缘故。例如东方地区，是自然界阳气生发开始的地方。这些地区盛产鱼、盐，临近海边，靠近于水。当地居民多吃鱼类又偏食咸味，都能安居当地，并把鱼、盐当做美

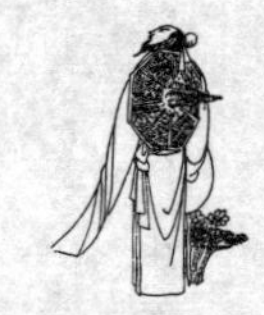

食。但是,吃鱼过多就会使热积于内,吃盐过多又会耗伤血液,所以他们大都皮肤色黑,腠理疏松,所生疾病大多是痈肿疮疡之类,这些疾病的治疗最适合用砭石。因此,用砭石治病的方法,就是从东方传来的。

【原文】西方者,金玉之域,沙石之处,天地之所收引[1]也,其民陵居而多风,水土刚强,其民不衣而褐荐,其民华食而脂肥,故邪不能伤其形体,其病生于内,其治宜毒药[2]。故毒药者,亦从西方来。

【注释】[1]收引:收,收敛;引,劲急,这里指风急气冷。太阳由西而降,气温变冷,所以古人认为阳气收敛于西方。[2]毒药:这里泛指凡能治病的所有药物。

【语译】西方是盛产金属、玉石的地区,遍地沙石,是自然界阳气收敛的地方。当地居民依山陵而住居,地高风多,水土性质刚强;生活上,他们不讲究衣着服饰,穿毛布,睡草席,饮食却都是鲜美的酥酪脂肉。因此身体肥胖,外邪不容易侵犯他们的形体,所生疾病大多由于饮食不调、情志、房劳不节等所致的内伤,这些疾病的治疗最适合用药物。因此,用药物治病的方法,就是从西方传来的。

【原文】北方者,天地所闭藏[1]之域也,其地高陵居,风寒冰冽,其民乐野处而乳食,藏寒生满病,其治宜灸焫[2]。故灸焫者,亦从北方来。

【注释】[1]闭藏:北方气候寒冷,万物收藏,所以古人认为北方是阳气闭藏的地方。[2]灸焫(ruò 弱):二字意义相同,烧烤的意思,这里指用艾绒烧烤皮肤,就是现在的各种灸法。

【语译】北方是自然界阳气闭藏的地方，该地区地势很高，人们依山陵而居住，气候寒冷风多冰天雪地，当地居民喜欢在野外流动夜宿，吃的又多是牛羊乳汁，所生疾病大多由于内脏受寒而发生胀满之类，这些疾病的治疗最适合用艾火烧烤。所以用艾火烧烤治病的方法，就是从北方传来的。

【原文】南方者，天地所长养[1]，阳之所盛处也，其地下，水土弱，雾露之所聚也，其民嗜酸而食胕[2]，故其民皆致理而赤色，其病挛痹，其治宜微针[3]。故九针者，亦从南方来。

【注释】[1]长养：南方气候炎热，万物的生长较快，常年繁茂，所以古人认为南方是阳气长养的地方。[2]胕：这里作"腐"字讲，指经过发酵的食物，如豉、酢、粬、酱之类。也指熟食。[3]微针：这里泛指下句中的九针。所谓九针，是古代用于针刺治疗的九种针具，详见《灵枢·九针十二原》。

【语译】南方是自然界阳气最旺盛、长养万物的地方，该地区地势低下，水土薄弱，经常有雾露聚集，当地居民特别喜欢吃酸味和经过发酵、腐熟的食物，所以他们大都腠理致密，皮肤色红，所生疾病大多是筋脉痉挛拘急、皮肤麻木不仁之类，这些疾病的治疗最适合用微针。所以用九针治病的方法，就是从南方传来的。

【原文】中央者，其地平以湿，天地所以生[1]万物也众，其民食杂而不劳，故其病多痿厥寒热，其治宜导引按跻[2]。故导引按跻者，亦从中央出也。

故圣人杂合以治，各得其所宜，故治所以异而病皆愈者，得病之情，知治之大体也。

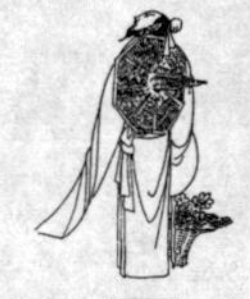

【注释】[1]所以生：中央地区气候温和，最适宜万物的生长、繁殖，所以古人认为中央是阳气化生的地方。[2]导引按跻：古代用来保健和治病的方法，如气功、按摩、健身操之类。

【语译】中央地区，它的地势平坦而湿润，是自然界阳气化生的地方，物产极为丰富。当地居民的食物品种繁杂，生活安逸而少劳动，因此所生疾病大多是痿弱、厥逆、寒热之类，这些疾病的治疗最适合用导引按跻。所以用导引按跻治病的方法，就是从中央地区传出来的。

所以，一个高明的医生，应当把各种治法综合起来，根据具体病情，灵活运用，使病人得到最适宜的治疗。所以治法尽管各有不同，但疾病都能痊愈，就是因为医生了解具体的病情，掌握了治疗大法的缘故。

【讨论】地理有五方高低之分，气候有寒热燥湿之异，各地居民也有着自己的生活习惯、偏爱嗜好，因此其体质特征、发病种类各不相同。治疗时必须根据不同的情况，或砭石、或灸焫、或毒药、或按跻，采取与病情最相适宜的治法，才能收到最佳的效果。这就是本篇的基本精神，被后世称之为“三因（因人、因地、因时）制宜”的治疗原则。事实上，不同的地方、季节、群体，不仅有着独特的地方病、多发病、常见病，就是相同的疾病，它的表现也不完全相同。如北方人的感冒，多见风寒，常用麻黄、桂枝等辛温药物；而南方人的感冒，多见风热，常用金银花、连翘等辛凉药物；以及老人感冒多兼虚，小儿感冒多夹食，青年人感冒多实证等，就是例证。这就是《内经》辩证法思想具体问题具体分析，在治疗学中具体体现的一个方面。

移精变气论篇第十三

【提要】本篇主要论述了不同时代，由于人们的生活环境、精神状况等的差异，所以发病性质及其轻重程度等都各不相同，治疗的方法也就不同。在这些论述中，突出了早期诊治，强调了运用色诊、脉诊和问诊的重要性，尤其是“神”的得失有无，性命攸关。由于本篇首先是从往古时代治病的“移精变气”法开始论述的，所以篇名《移精变气论》。

【原文】黄帝问曰：余闻古之治病，惟其移精变气[1]，可祝由[2]而已。今世治病，毒药治其内，针石治其外，或愈或不愈，何也？岐伯对曰：往古人居禽兽之间，动作以避寒，阴居以避暑，内无眷慕之累，外无伸宦之形，此恬憺之世，邪不能深入也。故毒药不能治其内，针石不能治其外，故可移精祝由而已。当今之世不然，忧患缘其内，苦形伤其外，又失四时之从，逆寒暑之宜，贼风数至，虚邪朝夕，内至五藏骨髓，外伤空窍肌肤，所以小病必甚，大病必死，故祝由不能已也。

【注释】[1]移精变气：通过某种方法来转移病人的精神意识，改变气血的紊乱状态。[2]祝由：古代通过祈神祷告来治病的一种方法。

【语译】黄帝问道：我听说古时候治病，只需转移病人的精神意识，就能改变气血的紊乱；通过祈祷的方法，病就可以好了。而现在治病，既用药物治疗内部，又用针石治疗外部，仍然

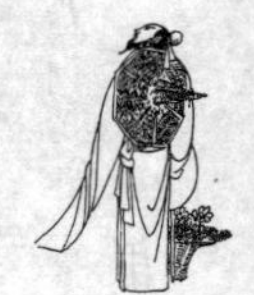

是有的治好了，有的治不好，这是什么原因？岐伯回答说：在很远的古代，人们以打猎为生，成天与飞禽走兽周旋在一起，以运动身体来抵御冬天的寒冷，以深居洞穴来躲避夏天的暑热，思想上没有眷恋思慕所造成的情志纷扰，形体上没有逐官谋势所造成的劳役累伤，这是一种清静安闲的社会环境，人们的身体都很结实，邪气一般不能深入体内。所以，既不需要药物治疗内部，也不需要针石治疗外部，只要转移病人的精神，通过祈祷的方法，病就可以好了。然而，现在的社会风气就不同了，人们的思想因患得患失、喜怒愁忧而纷扰，形体因苦役劳累而受伤，又不能顺从四季的气候变迁，违背了防寒避暑的养生方法，经常屡屡遭受邪气的侵袭，邪入于内就深入到五脏骨髓，邪滞于外就伤害孔窍肌肤，所以即使得了小病也必然发展成重病，如果得了大病，就一定会死亡，因而用祈祷的方法不能治好疾病。

【讨论】精神情志与形体的运动，都必须以五脏的精气为物质基础，并通过五脏的功能活动得以产生。过度的神志纷扰和形体劳累，必然使五脏的精气耗损、功能受伤，不仅本身就会发生疾病，更可使邪气乘虚而入。因此，思想闲静、情志有节制和形体的劳逸适度，是保持健康和防止疾病的一个重要措施。这是《内经》反复强调的一个重要观点。今天的社会，其复杂和紧张的程度，远比任何历史时代为甚，如何保持神与形的张弛劳逸，从而却病延年，就更有着重要的意义。

至于本节所提到的“祝由”之法，历代医家大都认为是“祈神以治病”，《灵枢 · 贼风》更明确指出是上古“先巫”所为，《内经》只有这两处提到了“祝由”，但都废弃不用，这与《内经》一贯提倡科学、反对迷信的唯物主义思想有关。近年来，有人提出“祝由”是古代的心理疗法，对此还需进一步探究。因为，除已述的理由外，《内经》也有不少心理疗法的论述，其形式或内容都与“祝由”截然不同。可见“祝由”一法即使具有心理调治的某些客观效果,也未必是后世心理疗法之滥觞。

【原文】帝曰:善。余欲临病人,观死生,决嫌疑,欲知其要,如日月光,可得闻乎?岐伯曰:色脉者,上帝之所贵也,先师之所传也。上古使僦贷季[1],理色脉而通神明,合之金木水火土、四时八风[2]六合[3],不离其常,变化相移,以观其妙,以知其要,欲知其要,则色脉是矣。色以应日,脉以应月,常求其要,则其要也。夫色之变化,以应四时之脉,此上帝之所贵,以合于神明也,所以远死而近生。生道以长,命曰圣王。

【注释】[1]僦(jiù 就)贷季:远古时候的医生,相传是岐伯的三世师祖。[2]八风:这里泛指东、南、西、北、东南、西南、西北、东北八方气候。[3]六合:东、南、西、北、上、下六个方位的空间。

【语译】黄帝说:很好。我希望在实际看病的时候,能够观察判断出病人是死还是生,没有一点疑虑,想要掌握这方面的要领,做到像日月之光一样,明明白白,可以讲给我听吗?岐伯说:察色和切脉,是上古帝王所珍重,我的老师所传授的。上古的帝王曾让僦贷季研究察色与切脉的道理,并要符合天地自然变化的规律,联系到金、木、水、火、土五行生化,以及四季更迭、八方气候、六合空间,从这些正常规律和异常现象,来观察变化的奥秘,掌握变化的要领。要想知道这些要领,在诊病时就是察色与切脉。气色的暗与明,就像太阳的阴与晴;脉息的虚与实,就像月亮的亏与盈,只要经常探求这些要领,就完全可以掌握它。其中,气色的变化,还要与四时脉息的变化相符合。这些道理,上古帝王之所以十分珍重,就是因为它符合于天地自然变化的规律,一旦掌握了它,就能让死亡远离,生命常存。

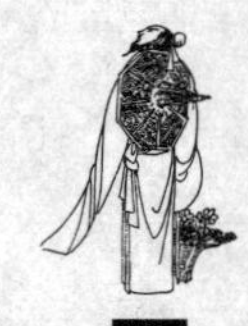

上古帝王正是掌握了这些道理，因而寿命极长，被尊奉为“圣王”。

【讨论】本节主要强调了色诊与脉诊的重要性，尤其指出，色诊与脉诊必须同天地四时、五行阴阳的变化和道理结合起来，才能在诊断中发挥它应有的作用。这是《内经》“天人相应”观念在诊断中的体现，具体的论述可参见《素问·脉要精微论》等有关篇章。

【原文】中古之治病，至而治之，汤液[1]十日，以去八风[2]、五痹[3]之病，十日不已，治以草苏、草荄之枝，本末为助[4]，标本已得[5]，邪气乃服。暮世之治病也则不然，治不本四时，不知日月，不审逆从，病形已成，乃欲微针治其外，汤液治其内，粗工凶凶，以为可攻，故病未已，新病复起。

【注释】[1]汤液：用五谷煎制的汤液，详见《素问·汤液醪醴论》。[2]八风：指大弱风、谋风、刚风、折风、大刚风、凶风、婴儿风、弱风等八面八方的风邪，详见《灵枢·九宫八风》。[3]五痹：指筋痹、脉痹、皮痹、肉痹、骨痹等五体痹证，详见《素问·痹论篇》。[4]草苏、草荄（gāi 该）之枝，本末为助：苏，草叶；荄，草根；枝，草茎。本，就是根；末，就是叶、茎；助，相佐、调和的意思。全句的意思是，把草药的根、枝、叶混合煎液。[5]标本已得：这里指医生的诊断、治疗（标）与病人的病情变化（本）相符合。

【语译】中古时候的医生治病，多在疾病一开始发生就进行治疗，先服汤液十天，用来驱除八方的风邪和五体的痹邪；如果十天之后仍然不好的，再用草药的根、茎、叶混合煎液服用。由于这样的治疗与病人的病情相符合，邪气也就被制伏，疾病当然就好了。后世的医生治疗就不是这样的了，治疗既不遵循四时寒暑的规律，也不懂得色脉与日月相应的变化，更不会审察色脉以掌握病情是好转还是恶化，等到疾病已经完全形成，才想起用微针治疗外部，用汤液治疗内部，更有庸医草率行事，错误认为该用攻法，使得原来的疾病没有治好，反而又增添了新的疾病。

【讨论】本节强调了疾病的早期治疗。一般来说疾病初起，多较轻浅，治疗相对容易；等到疾病完全形成，则较深重，治疗相对较难。因而"防微杜渐"是《内经》"治未病"的预防学思想中的重要内容，这在今天仍有重大的意义。比如癌症、肝炎、肾炎、慢支等诊治越早，不仅治疗相对较易，效果也越好。如果等到癌肿很大而且发生了转移、肝炎演变成肝硬化、肾炎迁延到尿毒症、慢支发展为肺心病，治疗就十分棘手，而且效果也远不如早期好。

本篇叙述了往古、中古、暮世以及当今之世的医疗情况，指出时代不同，人们的生活环境、精神状况等也不相同，疾病发生的情况当然就不相同。从字里行间看，似乎"一世不如一世"、"今不如昔"。其实，人类的疾病随着社会的日趋复杂而严重，这已是不需争论的事实。如从本世纪初叶的"不治之症——结核"，到今天猖獗一时的癌症、艾滋病，就可以说明这点。何况《内经》的目的在于通过对比的方法，来说明社会环境对疾病发生的影响，同时也反映了它对学术修养的高度重视和对医生的高标准要求。

【原文】帝曰：愿闻要道。岐伯曰：治之要极，无失色脉，用之不惑，治之大则。逆从倒行，标本不得，亡神失国。去故就新，乃得真人。帝曰：余闻其要于夫子矣，夫子言不离色脉，此余之所知也。岐伯曰：治之极于一。帝曰：何谓一？岐伯曰：一者因得之。帝曰：奈何？

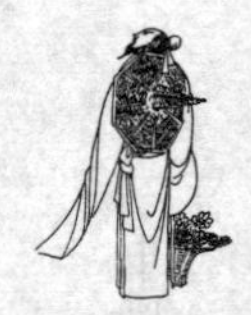

岐伯曰：闭户塞牖[1]，系之病者，数问其情，以从其意，得神者昌，失神者亡。帝曰：善。

【注释】[1]牖（yǒu 友）：窗户。

【语译】黄帝说：我希望听到诊治疾病的重要方法。岐伯说：诊治疾病最为重要的关键，就是不要搞错色脉诊法，能够正确地运用它，丝毫没有疑虑，这就是诊治疾病的大原则。如果把色脉的逆顺表现诊断颠倒，治疗就不能与病情相吻合，如此治病，就会伤亡病人的神气，用这样的方式去治理国家，就会使国家灭亡。因此，作为一个医生，必须随时更新陈旧的知识，努力钻研新的技术，才能达到"真人"的水平。黄帝说：我已经听先生讲过这些重要的道理了，先生所说的关键离不开对色脉的诊察，这些我已经知道了。岐伯说：诊治疾病归根到底只有一个关键。黄帝说：是一个什么关键？岐伯说：这个关键可以通过问诊而得到。黄帝说：怎么样问法？岐伯说：关闭好门窗，密切关注病人，反复耐心地询问病情，务必使病人心情舒畅，尽情倾诉，以便于观察了解病人神气的存亡。神气旺盛的，预后良好，神气丧失的，就会死亡。黄帝说：很好。

【讨论】察色诊脉固然重要，但本节却提出了问诊的至关重要。这不仅因为病人的许多主观感觉性证候和疾病的变化过程，单凭色脉难以明察确知，必以通过问诊才能为医者所了解，更重要的是，通过问诊，结合色脉，来分析和掌握病人"神气"的有无得失，以作为判断吉凶善恶的重要依据。

而对于"神"，本节更是将其提升到"得神者昌，失神者亡"的高度，告诫医者在诊治疾病时，无论用何种方法，都必须注意细心诊察病人神气的有无盛衰。所谓"治之极于一"的"一"，就是指的病人的神气状态。医者必须把握病人的神气而施治，否则,诊断意向和治疗手段很可能与病人的实际病情不符,即经文所谓“逆从倒行,标本不得”。

值得一提的是,许多病人在发病的原因或证候表现上,常常会因某些难解之郁或难言之隐,而有诸多忌讳,难于启齿,造成诊病的困难。本论提出对此既要耐心细致,善于诱导,还要尽可能安排适宜的环境,才能使病人畅所欲言,信托于医生。这种认真负责的态度和保护性的医疗措施,在今天仍值得提倡。

汤液醪醴论篇第十四

【提要】本篇首先论述了古代汤液和醪醴两种剂型的制作方法和治疗作用,所以篇名《汤液醪醴论》。其次指出当疾病严重、神气消亡的时候,治疗上就十分困难,强调了“神气”在疾病的发生发展中的重要性。最后论述了水肿病的病因、病理、主要症状、治疗的原则和具体方法。

【原文】黄帝问曰:为五谷汤液及醪醴[1]奈何?岐伯对曰:必以稻米,炊之稻薪,稻米者完,稻薪者坚。帝曰:何以然?岐伯曰:此得天地之和,高下之宜,故能至完,伐取得时,故能至坚也。帝曰:上古圣人作汤液醪醴,为而不用,何也?岐伯曰:自古圣人之作汤液醪醴者,以为备耳。夫上古作汤液,故为而弗服也。中古之世,道德稍衰,邪气时至,服之万全。帝曰:今之世不必已,何也?岐伯曰:当今之世,必齐[2]毒药攻其中,镵石[3]针艾治其外也。

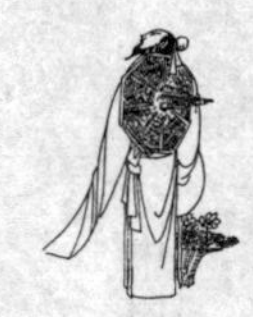

【注释】[1]汤液及醪(láo 劳)醴(lǐ 里):是古代的两种剂型,都是由五谷制成的酒类,清稀淡薄的是汤液,稠浊甘甜的是醪醴,可再分稠浊的为醪、甘甜的为醴,就是清酒、浊酒、甜酒。[2]齐(jì 剂):这里作"剂"字,调制、配伍的意思。[3]镵(chán 馋)石:砭石的一种。

【语译】黄帝问道:用五种谷物来做汤液和醪醴,具体的方法是怎么样的?岐伯回答说:必须要用稻米作主要的原料,并且用稻秆作燃料。因为稻米的气味最完备,稻秆的性质最坚实。黄帝说:为什么这样说呢?岐伯说:这是因为稻米秉承自然界春生、夏长、秋收、冬藏阴阳调和之气,又生长在水土高下适宜的地方,所以稻米得天地之气味最完备;秋气主收,稻秆当秋季而收割,正是时候,所以性质最坚实。黄帝说:上古时代的贤良名医,制作汤液和醪醴,可是制成之后却不使用,这是为什么呢?岐伯说:自从上古时代的贤良名医事先做好汤液和醪醴,都是用来防备万一的。因为上古时代人们的疾病很少,所以虽然制作了汤液,却放在那里一般是不用的。到了中古时代,社会的道德风尚比较差了,人们的体质也较薄弱,邪气也就经常乘虚侵入人体,因为病情较轻,所以服用了汤液或醪醴就会万无一失。黄帝说:当今时代的人,虽然也服用了汤液醪醴,疾病却不一定会好,这又是为什么呢?岐伯说:现在的社会又不同了,有了疾病就必须配制药物猛攻泻下治疗内部,还要用镵石、针刺、艾灸治疗外部,才能把病治好。

【讨论】有关上古、中古、今世的疾病日趋严重的问题,《素问·移精变气论》已作讨论,不再赘述。本节则意在通过从汤液醪醴到毒药、针石、艾灸的作用和发展过程,说明了各种治疗方法和药物剂型,都是根据疾病治疗的需要而产生的。正因为人类的疾病随着社会的日趋复杂而严重,才决定了古代的治疗方法,从汤液、醪醴到毒药、针石、艾灸这一发展过程。而后世临床所用的汤剂、酒剂都是从汤液、醪醴发展而来。时至今日,不仅传统的汤剂、酒剂、膏、丹、丸、散等仍然继续发挥着它们应有的作用，而且随着科学技术的进步，中药的各种冲剂、含片、栓剂，乃至肌肉注射剂、静脉滴注剂，以及脉冲电激针刺等剂型和手段都应运而生，不仅大大丰富了传统剂型和治疗手段的内容，更有利于疾病的治疗，这也是社会发展的必然和需要。

【原文】帝曰：形弊血尽[1]而功不立者何？岐伯曰：神不使[2]也。帝曰：何谓神不使？岐伯曰：针石，道也。精神不进，志意不治，故病不可愈。今精坏神去，荣卫不可复收。何者？嗜欲无穷，而忧患不止，精气弛[3]坏，荣泣[4]卫除，故神去之而病不愈也。帝曰：夫病之始生也，极微极精，必先入结于皮肤。今良工皆称曰病成，名曰逆，则针石不能治，良药不能及也。今良工皆得其法，守其数，亲戚兄弟远近，音声日闻于耳，五色日见于目，而病不愈者，亦何暇不早乎？岐伯曰：病为本，工为标，标本不得，邪气不服，此之谓也。

【注释】[1]形弊血尽：弊，败坏或困乏的意思；尽，竭绝的意思。形容病情十分严重，到了整个形体败坏、气血竭绝的地步。[2]神不使：使，作用的意思。神气严重败坏，虽经各种治疗，也不能发挥它应有的作用。[3]弛：就是"弛"字，弛坏就是毁坏、败坏的意思。[4]荣泣：荣，指营气，《内经》中，营气与荣气常常互用；泣，就是"涩"字，枯涩、涩滞的意思。

【语译】黄帝说：当病情发展到整个形体败坏、气血竭尽的地步，虽然经过各种治疗，仍然见不到效果，这是为什么呢？岐伯说：这是由于病人的神气严重败坏，已经不能发挥它应有作用的缘故。黄帝说：什么叫做神气不能发挥它应有的作用？岐伯说：针石，这只不过是一种治病的方法。现在病人的精神已经散乱不能恢复，意志昏愦不能处事，针石方法再好，病到

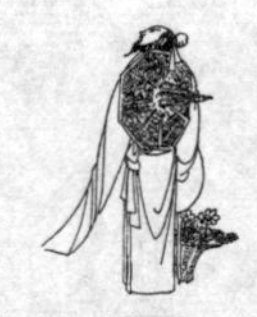

这种地步已无法治好。何况现在病情已经严重到了精气衰败，神气消亡，营气、卫气也衰弱到了难再恢复的程度。为什么病情会发展到如此严重呢？主要由于病人平时的嗜好、欲望无穷无尽，患得患失、悲哀愁忧没有止境，使得精气衰败毁坏，营血运行涩滞不畅，卫气涣散，所以神气也就消亡，疾病就不能治好了。黄帝说：一般说来，当疾病刚刚开始发生的时候，都很轻微、很单纯，邪气一定是先侵袭皮肤。可是现在，连技术优良的医生都说大病已经形成，还属于预后不好的逆证，使用针石不能医好，使用再好的药物也达不到疾病所在的部位了。何况这些技术优良的医生都掌握了治病的方法，又能遵守治病的法度，还与病人是亲戚兄弟，关系十分亲近，病人的声音每天都能传入医生的耳朵，病人的气色每天都能见于医生的眼睛，疾病却不能治好，为什么不早早地及时治疗呢？岐伯说：病人的病情是本，医生的诊断治疗是标，如果医生的诊断治疗与病人的病情不一致，邪气就不会被制服。就是这个道理。

【讨论】本节再次提出疾病的早期治疗，这一点与《素问·移精变气论》有关内容的精神一致。同时，本节特别强调了“神气”的有无盛衰在疾病的治疗和转归中的重要意义。所谓神气，指人体脏腑气血的功能作用，是整个生命活动总的体现和生命存在的象征。在疾病的发生发展中，只要神气还存在，并能发挥它的作用，就表明五脏的气血和功能还没有竭绝和衰败，疾病就还有治疗的希望。一旦神气消失，不能发挥作用，即所谓“神不使”，则表明五脏的气血和功能完全竭绝和衰败，这时候纵然有“良工”，尽管医疗既“得其法”，又能“守其数”，也难以挽回生命。这就是《内经》多次提到的“得神者昌，失神者亡”的道理和意义。因此，在诊断治疗中，自始至终都必须把握住“神气”的有无盛衰这个根本所在，即

《灵枢·本神》所谓治病"必本于神"的根本原则。至于神气有无盛衰诊察的内容和方法,以及治疗,则散在于《内经》全书的有关内容之中。

【原文】帝曰:其有不从毫毛而生,五藏阳以竭也。津液充郭[1],其魄独居[2],孤精于内,气耗于外,形不可与衣相保,此四极急而动中,是气拒于内,而形施[3]于外,治之奈何?岐伯曰:平治于权衡[4],去宛陈莝[5],微动四极,温衣,缪刺[6]其处,以复其形。开鬼门,洁净府[7],精[8]以时服,五阳已布,疏涤五藏,故精自生,形自盛,骨肉相保,巨气乃平。帝曰:善。

【注释】[1]津液充郭:津液,这里指水湿;郭,就是"廓"字,这里指胸腹腔。[2]其魄独居:魄,这里指阴精。五脏阳气衰竭,阴精不能化气发布到体表,所以叫独居于体内,与下句"孤精于内"是同义语。[3]施(yì易):改变、变易的意思,体形因浮肿而改变。[4]平治于权衡:权,秤锤;衡,秤杆,这里取平衡之意。平治于权衡,就是调整阴阳的偏盛偏衰,使相互达到平衡。[5]去宛(yù郁)陈莝(cuò错):去,除去;宛,郁积;陈,陈久、陈腐;莝,斩除的意思。去宛陈莝,就是除去积久的陈腐之物,这里是说清除郁积日久的水液废物。[6]缪(miù谬)刺:病在左边而针刺右边,病在右边而针刺左边的针治方法。[7]开鬼门,洁净府:鬼门,指汗孔;净府,指膀胱。就是发汗、利小便的意思。[8]精:这里指水湿,与"津液充郭"的"津液"同义。

【语译】黄帝说:有的疾病不是由皮肤毫毛发生的,而是由于五脏的阳气衰竭,不能化水,导致水气充满胸腹、皮肤,阴气独居于体内所致。阴气偏盛于体内,阳气就更加耗散于外,形体浮肿,不能穿着原来的衣服。像这种四肢极度水肿,并影响到内脏的,由于阴气阻隔在内,体形因水肿改变在外的病证,如何进行治疗呢?岐伯说:首先要调整阴阳的偏盛偏衰,使阴阳

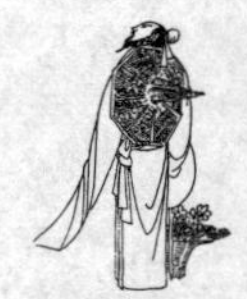

相互达到平衡，其次是除去郁积日久的水液废物，并叫病人轻微地活动四肢，衣服穿戴温暖一些；然后采用肿在左边针刺右边、肿在右边针刺左边的针刺方法，来恢复原来的体形；再进行发汗和利小便的方法，使水湿得到制服，五脏的阳气得到布散，就更能疏通荡涤五脏郁积的水气。于是，阴精自然就会化生，形体自然就会壮盛，骨骼与肌肉也都能保持正常状态，人体的正气也就恢复了正常。黄帝说：很好。

【讨论】本节指出“水肿”病的发生，主要是因为五脏阳气虚衰，不能气化和布散水液，使水液的吸收、输布、排泄等整个代谢发生障碍，水湿积聚，泛滥肌肤所致。文中指出，水湿积聚（即“津液充郭”）是形成水肿的直接原因，而阳气虚衰则是导致水湿积聚的根本病理，水聚又要困阻、伤害阳气，产生病理循环。其次，在临床所见中，也有因阳气阻滞，不能推动水液运行所致的水肿，有属于实证的，还有虚实兼夹的，切不可一概认为属虚。此外，由于脾主运化水湿、转输水津，肺主宣散行水、疏通水道，肾主气化水津、主小便排泄，因此在五脏阳气的虚衰或阻滞而致的水肿病中，以脾、肺、肾三脏最为多见。

关于水肿的治疗，本节指出基本原则是“平治于权衡”和“去宛陈莝”。前者意在协调阴阳，针对阳气虚衰（或阻滞）导致水湿积聚的根本病理；后者意在排除积水，针对水湿积聚形成水肿的直接原因。但因为阳虚与水湿互为因果，所以二个原则常常并用，至于先后、主次，则应当根据具体病情灵活运用。“开鬼门”和“洁净府”，即发汗与利小便，是体现“去宛陈莝”治疗原则的具体治疗方法。一般说来，前者多用于头面眼睑的水肿，因它的发病多与肺有关；后者多用于四肢、腰腹的水肿，因它的发病多与脾、肾有关。其他如“缪刺”、“温衣”、“微动四极”等治疗或护理，均是从实践中总结而来的有效之法。

玉版论要篇第十五

【提要】本篇主要论述了“揆度”与“奇恒”两种诊察疾病的方法。并以色诊和脉诊为例，介绍了具体使用的基本内容，阐述了测度疾病浅深逆顺的诊断意义，尤其强调了神气的重要作用，以及结合四时气候变化进行综合分析的要求。由于这些都是基本的要点和运用的关键，应当刻写在玉版之上，以表示珍重，所以篇名《玉版论要》。

【原文】黄帝问曰：余闻揆度奇恒[1]，所指不同，用之奈何？岐伯对曰：揆度者，度病之浅深也。奇恒者，言奇病也。请言道之至数[2]，五色脉变，揆度奇恒，道在于一[3]。神转不回，回则不转，乃失其机，至数之要，迫近以微，著之玉版[4]，命曰玉机[5]。

【注释】[1]揆(kuí葵)度(duó夺)奇恒：揆度，揣测、推测。奇，异、不同；恒，常、一般。奇恒，这里指与一般疾病不同的疾病。[2]至数：最重要的理数，这里指气色、脉象。[3]一：这里指神。[4]玉版：用玉石做成的书版。[5]命曰玉机：应为“命曰合玉机”，指《素问·玉机真藏论篇》，该篇主要论述了脉诊的内容，篇末文字与本节末尾文字相同。

【语译】黄帝问岐伯道：我听说有揆度与奇恒的诊病方法，它们具体的运用各有不同，究竟该怎样运用呢？岐伯回答说：揆度的方法，用来衡量疾病部位的浅深；奇恒的方法，用来辨别与一般疾病不同的疾病。请听我从诊病最重要的气色脉象说

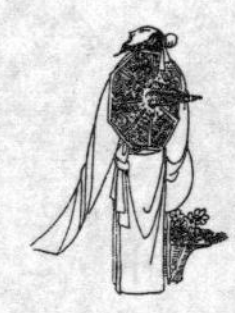

起，诊察五色与脉象的变化，运用揆度与奇恒的方法，道理只有一个，就是诊察气色与脉象有无神气。既然神气是人体生命活动总的体现，就应当运转而不停止，如果停止而不运转，就会失去生机。所以诊察气色与脉象的关键，就是要从浅显易见的各种变化中，去把握最微妙的神机。请把这些道理刻写在玉版上，可与《素问·玉机真藏论篇》互相参照。

【讨论】本节内容虽说是讨论诊察气色和脉象，实际上却强调了神气的重要作用。气色与脉象是五脏气血与功能表现的形式，而神是整个生命活动总的体现和征象，因此色脉的变化也就是神气的具体表现之一。所以诊察气色与脉象最关键的就是察其有无神气，有神者生机不灭，无神者死亡已到。就具体的诊法而言，不论什么颜色，凡明亮光润、隐而不露，并不特别妖艳，就是有神；不论什么脉象，凡脉来柔和有力、形体清晰、快慢浮沉适中、节律整齐，是谓有神。反之就是无神。

【原文】容色见上下左右，各在其要。其色见[1]浅者，汤液主治，十日已；其见深者，必齐[2]主治，二十一日已；其见大深者，醪酒主治，百日已；色夭面脱，不治，百日尽已。脉短气绝，死。病温虚甚，死。色见上下左右，各在其要。上为逆[3]，下为从[4]；女子右为逆，左为从；男子左为逆，右为从。易[5]，重阳[6]死，重阴[7]死。阴阳反他[8]，治在权衡相夺[9]，奇恒事也，揆度事也。

【注释】[1]见：这里应作"现"字，出现。[2]齐：这里应作"剂"字，药剂，方剂。[3]逆：逆证，指病情严重，预后不良之证。[4]从：顺证，指病情较轻，预后良好之证。[5]易：变更，指病色出现在不应该出现的部位上。[6]重阳：男属阳，左属阳，男子病色出现在左侧，叫重阳。[7]重阴：女属阴，右属阴，女子病色出现在右侧，叫重阴。[8]阴阳反他：这里指

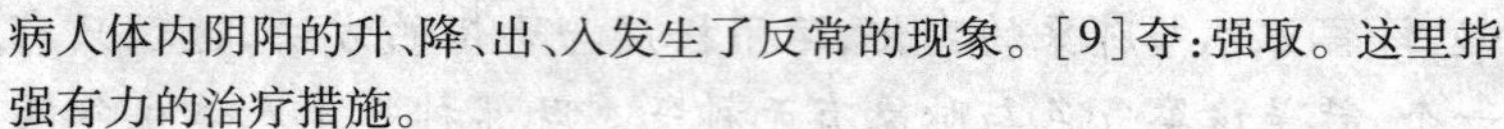

病人体内阴阳的升、降、出、入发生了反常的现象。[9]夺：强取。这里指强有力的治疗措施。

【语译】面部的五色变化，出现在上下左右不同的部位，诊察的要领是分析它们主病的浅深顺逆。如果面色淡而浅浮的，病情比较轻，可用五谷汤液治疗，十天之后病就好了。如果面色浓而深沉的，病情就比较重，就必须用药物治疗，二十一天之后病也好了。如果面色特别浓而深沉的，病情就特别重，就要用药酒治疗，要一百天之后病才能好。而面色晦暗没有光泽，面容又特别瘦削的，就不能治好，一百天之后生命就完了。脉搏跳动短小，是阳气竭绝，也要死亡。得温热病造成阴精虚衰特别严重的，还是要死亡。面部的五色变化，出现在上下左右不同的部位，诊察的要领是分析它们主病的浅深顺逆。病色向上移动的是逆证，向下移动的是顺证。女子病色出现在右侧的是逆证，出现在左侧的是顺证。男子病色出现在左侧的是逆证，出现在右侧的是顺证。如果病色出现的部位与上述相反，或者男子病色出现在左侧的重阳证，或者女子病色出现在右侧的重阴证，都是死证。对于这种阴阳升、降、出、入反常的病证，就应该采取强有力的治疗措施，使阴阳恢复正常的平衡状态。这就是揆度与奇恒诊病方法具体的运用。

【讨论】所谓揆度与奇恒两种诊病方法，是通过正常生理和异常病理的现象进行比较，来分析疾病部位的浅深、病势的轻重、预后的吉凶等，这就是《内经》“知常达变”的基本方法。这在几千年以前，生产力极为低下，检测手段极为缺乏的古代，无疑是实用的，也是正确的。即使在今天，不仅中医学，举凡其他许多学科也仍然广泛地使用着这一古老的方法。

本节主要论述了这两种方法在色诊方面的具体运用。基本的要点就是面部的上下左右中，五色各自有着应该出现的部位（详见《灵枢·五色》），假如没有出现，或者出现了其他部位

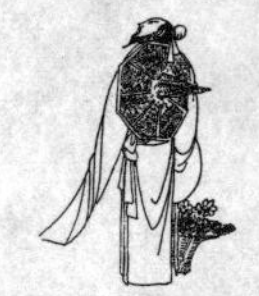

应该出现的颜色,这就是疾病的反映,就可以根据五脏与五色的相合关系、五脏相互之间的滋生与制约关系进行分析、推测,得出疾病的部位所在和发展演变趋势。这就是《内经》面部色诊基本的内容和方法。

【原文】搏脉痹躄[1],寒热之交。脉孤[2]为消气,虚泄为夺血。孤为逆,虚为从。行奇恒之法,以太阴[3]始。行所不胜[4]曰逆,逆则死;行所胜[5]曰从,从者活。八风四时之胜,终而复始,逆行一过[6],不复可数,论要毕矣。

【注释】[1]痹躄(bì 必):痹,病名,证见肢体关节麻木疼痛,运动不便,反复发作,见《素问・痹论》。躄,证名,证见下肢痿软,不能行走,见《素问・痿论》。[2]孤:孤绝。有阳无阴为孤阳,有阴无阳为孤阴,在这种情况下出现的脉象为脉孤。孤阳之脉象,极其粗大快疾;孤阴之脉象,极其细微缓慢。[3]太阴:这里指切摸手腕寸口部位的脉象,属于手太阴肺经所过。[4]行所不胜:行,这里指出现。所不胜:指克我者,也就是起制约作用的一方。如肝(木)克脾(土),肝就是脾的所不胜。[5]所胜:指我克者,也就是被制约的一方。如肝(木)克脾(土),脾就是肝的所胜。[6]逆行一过:这里指四季气候的反常。

【语译】脉来搏击于指下的,表示发生了痹证、躄证,或者是寒证、热证。脉来极为粗大快疾或极为细微缓慢的孤绝脉象,表示阴气或阳气消亡。脉来虚弱无力,又兼见泄泻的,表示阴血的严重损伤。凡是脉象出现孤绝的都是逆证,脉象虚弱的是顺证。诊察脉象,应该用奇恒的方法,从手太阴经脉寸口部位的脉象表现入手。如果病在某一脏,却出现了制约它的那一脏的脉象,是逆证,逆证也就是死证;如果病在某一脏,却出现了被它制约的那一脏的脉象,是顺证,顺证就能够生存。此外,自然界四面八方、一年四季的气候,也遵循相互影响、制约的变化规律循环变化，终而复始，而一旦反常，所出现的异常现象就多得数不胜数。掌握了上述这些方法，就完全掌握了揆度与奇恒诊病方法运用的关键。

【**讨论**】本节主要论述了揆度与奇恒两种诊病方法在脉诊方面的具体运用，基本精神与色诊一致。在两手寸口部位的寸、关、尺共六个具体部位，各自表现着五脏六腑的变化。因而各部应该出现本脏的脉象，假如没有出现，或者出现了其他脏腑的脉象，同样是疾病的反映，仍然根据五脏相互之间的滋生与制约关系，来分析、推测疾病的部位所在和发展演变趋势。这是《内经》脉诊基本的内容和方法之一。

值得指出的是，本节最后强调了无论察色或诊脉，都必须结合自然界季节气候的变化来分析，才能更准确地把握疾病的变化。因为人依赖自然界而生存，自然界的变化也必然影响着人体，不同的季节和气候变化对人体的影响和发病又各不相同，所以必须综合分析，不可分割人与自然之间的密切联系。这是《内经》"天人相应"思想在诊法中的具体体现，也是"三因制宜"原则的具体运用。

诊要经终论篇第十六

【**提要**】本篇论述了两个方面的内容：首先论述了四季阴阳消长、寒暑往来的变化规律，以及五脏真气与此息息相通的关系；进而阐述了四季中正确针刺的方法和部位，以及错误针刺所带来的危害；同时提出针刺必须避开五脏，以及误伤五脏的恶果，这些都是诊治疾病所必须掌握的要领。其次论述了十二

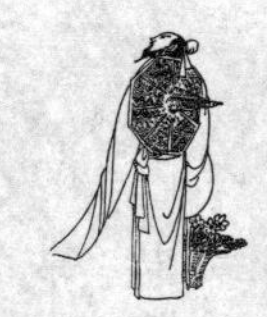

经脉经气竭绝，临终前的各种症状表现。所以篇名《诊要经终论》。

【原文】黄帝问曰：诊要何如？岐伯对曰：正月二月，天气始方[1]，地气始发[2]，人气在肝。三月四月，天气正[3]方，地气定[4]发，人气在脾。五月六月，天气盛，地气高[5]，人气在头。七月八月，阴气始杀[6]，人气在肺。九月十月，阴气始冰，地气始闭，人气在心。十一月十二月，冰复[7]，地气合[8]，人气在肾。

【注释】[1]方：这里是升发的意思。[2]发：发生、升发，与"方"同义。[3]正：正当。[4]定：正当，与"正"同义。[5]高：上升。[6]杀：这里是消减、削弱的意思。[7]复：这里是更甚、更为严重的意思。[8]合：这里是封闭、内藏的意思。

【语译】黄帝问道：诊察疾病的要领是什么？岐伯回答说：一月二月，天之阳气开始升发，大地回苏，生养之气开始萌动，这时候人的真气聚集在肝。三月四月，天之阳气正当旺盛，大地生养之气蓬勃，这时候人的真气聚集在脾。五月六月，天之阳气旺盛已极，大地炎热而气升，这时候人的真气聚集在头部。七月八月，阴气开始升发，大地生养之气开始削弱，万物萧条，这时候人的真气聚集在肺。九月十月，阴气渐盛，大地开始冰冻，生养之气开始收敛闭藏，这时候人的真气聚集在心。十一月十二月，阴气达到极盛，大地更是冰冻三尺，生养之气也完全密闭封藏，这时候人的真气聚集在肾。

【讨论】本节论述了自然界阴阳升降消长、四季寒暑变化的规律与人体的密切关系，明确指出不同季节有着不同的气候，而人体的各个脏腑和部位分别与此相应。因此，诊治疾病必须从人与自然界息息相关的整体联系上加以考虑,才能准确地把握疾病的变化,正确地治疗,否则不仅容易误诊失治,更会因此而带来危害。本节以下所论的针刺治疗,就是具体的说明和论证。

本节所论人气所在的内容,与《素问·金匮真言论》、《素问·四时刺逆从论》等所论均有所不同,可能是与古代不同的学术观点或流派有关。类似的现象,《内经》还较多,这并不奇怪,因为《内经》是古代医学文献的汇编,由众多学者在数百年间所著成,有着不同的观点、认识在所难免,也是正常的现象。

【原文】故春刺散俞[1],及与分理[2],血出而止,甚者传气[3],间者环也。夏刺络俞[4],见血而止,尽气[5]闭环[6],痛病必下。秋刺皮肤,循理,上下同法,神变而止。冬刺俞窍[7]于分理,甚者直下,间者散下。春夏秋冬,各有所刺,法其所在。春刺夏分,脉乱气微,入淫[8]骨髓,病不能愈,令人不嗜食,又且少气。春刺秋分,筋挛,逆气环为咳嗽,病不愈,令人时惊,又且哭。春刺冬分,邪气著[9]藏,令人胀,病不愈,又且欲言语。夏刺春分,病不愈,令人解堕[10]。夏刺秋分,病不愈,令人心中欲无言,惕惕[11]如人将捕之。夏刺冬分,病不愈,令人少气,时欲怒。秋刺春分,病不已,令人惕然欲有所为,起而忘之。秋刺夏分,病不已,令人益嗜卧,又且善梦。秋刺冬分,病不已,令人洒洒时寒。冬刺春分,病不已,令人欲卧不能眠,眠而有见。冬刺夏分,病不愈,气上,发为诸痹。冬刺秋分,病不已,令人善渴。

【注释】[1]散俞:散,散在、布散;俞,俞穴,这里指各条经脉的特殊穴位——五俞穴,详见《灵枢·九针十二原》。[2]分理:分,分肉,红肉

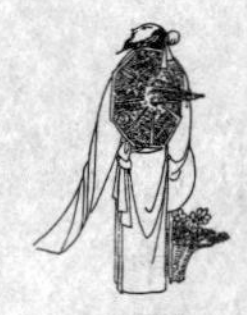

(肌肉)与白肉(脂肪)相会处叫分肉;理,腠理,肌肉的纹理缝隙。[3]传气:针刺时出现酸、麻、胀的感应,四处传散、散布,叫传气。[4]络俞:经脉是主干,它的分支叫络脉,络脉的俞穴叫络俞。[5]气:这里指邪气。[6]闭:用手按闭针孔。[7]俞窍:俞,同注释[1];窍,俞穴之下更深处的缝隙。[8]淫:浸溢的意思。[9]著:就是"着"字,附着、留滞的意思。[10]解堕:就是"懈惰"二字,倦怠乏力。[11]惕惕:惊骇恐惧的样子。

【语译】所以,春天应该针刺布散于各条经脉的五俞穴,以及分肉腠理,刺出血后立即停针;病情严重的,要久久留针,等到"得气"并向四周布散,然后再出针;病情轻微的,适当留针,"得气"后绕身一周,就可以出针。夏天应该针刺络脉的俞穴,刺出血后立即停针,待邪气完全外散后,用手按闭针孔,"得气"后绕身一周,病痛必然就被除去。秋天应该针刺皮肤,顺着分肉的纹理而刺,手经和足经的刺法相同,待病人的神色好转后停针。冬天应该深刺到俞穴以下的缝隙,直达于分肉腠理;病情严重的,垂直进针深深刺入;病情轻微的,针进入皮肤后,向上、下、左、右不同方向缓慢针刺。春夏秋冬,各有各的针刺部位,它是根据人的真气聚集部位的所在来确定的。如果春天误刺了夏天的部位,就会使心气受伤,导致脉中血行紊乱,真气衰微,邪气乘虚深入内侵骨髓,不但疾病不能治好,反而使人不思饮食,精气衰少。春天误刺了秋天的部位,就会使人肝气受伤,发生筋脉痉挛,邪气上逆围绕于肺,又会产生咳嗽,不但病不能治好,反而使人常常出现惊恐,又时而悲哭。春天误刺了冬天的部位,就会使肾气受伤,导致邪气深入,留滞于内脏,使人胀满,不但疾病不能治好,反而使病人成天都想大喊大叫,无法自控。如果夏天误刺了春天的部位,就会使肝气受伤,不但疾病不能治好,反而使人筋骨疲软,倦怠乏力。夏天误刺了秋天的部位,就会使肺气受伤,不但疾病不能治好,反而使人不想说话,内心惊骇恐惧,就好像别人要把他逮捕一样。夏天误刺了冬天的部位,就会使肾气受伤,不但疾病不能治好,反而使人真气衰少，常常都想发怒。如果秋天误刺了春天的部位，就会使肝气受伤，不但疾病不能治好，反而使人惊恐不安，突然想起有些事情要做，等到起身时却又忘记了要做什么事。秋天误刺了夏天的部位，就会使心气受伤，不但疾病不能治好，反而使人成天睡眠不醒，而且日益严重，睡中又特别爱做梦。秋天误刺了冬天的部位，就会使肾气受伤，不但疾病不能治好，反而使人常常寒冷战抖。如果冬天误刺了春天的部位，就会使肝气受伤，不但疾病不能治好，反而使人想睡又睡不着，即便睡着就会梦见荒诞怪异之物。冬天误刺了夏天的部位，就会使心气受伤，不但疾病不能治好，反而使血脉精气外泄，邪气闭阻，发展成为各种痹证。冬天误刺了秋天的部位，就会使肺气受伤，不但疾病不能治好，反而使人常常特别口渴。

【讨论】本节论述了四季针刺治疗的正确治法和误刺后所带来的危害，是对上节内容"天人相应"思想具体运用的说明和论证，也体现出中医治疗学中"因时制宜"的原则，其关键就在于"春夏秋冬，各有所刺，法其所在"。由于人体的真气顺应四季阴阳的消长盛衰而聚集的部位各有不同，治疗就必须根据四季真气所在的生理规律和邪气所在的具体病情，来确定相应的刺法和应该针刺的部位，才能达到保护五脏真气、祛除邪气的目的。如果违反了正确的治疗法度，针刺太过或不及，甚至不该针刺而误刺，不但不能祛邪治病，反而会误伤五脏的真气，使邪气更加深入泛滥，病情更加严重恶化，带来更大的危害。这是治疗中必须注意和掌握的原则，它不仅适用于针刺治疗，也适用于药物等一切治疗方法，这才是本篇内容的精神实质之所在。

【原文】凡刺胸腹者，必避五藏。中心者环死[1]；中脾者五日死；中肾者七日死；中肺者五日死；中鬲[2]者，

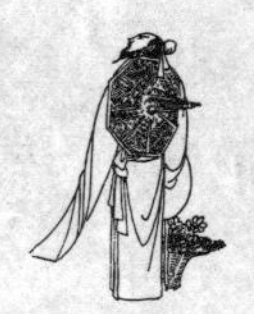

皆为伤中，其病虽愈，不过一岁必死。刺避五藏者，知逆从也。所谓从者，鬲与脾肾之处，不知者反之。刺胸腹者，必以布憿[3]著之，乃从单布上刺，刺之不愈复刺。刺针必肃[4]，刺肿摇针，经刺勿摇，此刺之道也。

【注释】[1]环死：经脉中的气血流行环绕周身一遍之后死亡。按照《内经》气血昼夜运行周身50遍，以及古代漏水下百刻为一昼夜计算，气血环绕周身一遍需用二刻时间。用现代昼夜24小时共1440分钟换算古代一刻，大约等于现代15分钟（这就是现代俗称15分钟为一刻钟的由来）。由此，环死的意义是指，死亡非常迅速，往往在顷刻之间。[2]鬲：就是"膈"字，胸膈。[3]憿（jiǎo缴）：这里是缠绕的意思。[4]肃：肃静，严肃安静的意思。

【语译】凡是针刺胸腹部，必须避开五脏，以免发生危险。如果刺中心脏，顷刻之间就会死亡；刺中脾脏，五天之后就会死亡；刺中肾脏，七天之后就会死亡；刺中肺脏，五天之后就会死亡；刺中胸膈，五脏的气血阴阳都会受伤而紊乱，表面上疾病似乎好转，但不过一年必定死亡。针刺避开五脏的关键，就是要掌握下针的逆与从。所谓从，就是知道避开胸膈与脾肾等所在之处；不知道避开这些部位的，就叫做逆。因此，当治疗确需要针刺胸腹时，必须先用布巾缠绕缚住所取部位，然后从布巾上进针刺治，如果刺治一次疾病没有治好，可以如法重复再刺。同时，在用针刺治病的时候，必须保持严肃安静，等候"得气"。此外，如果是刺治脓肿之病，可以用手摇动针具，扩大针孔，以便于脓血外泄；如果是刺治经脉的疾病，就不能摇针，以免经气外泄。这就是针刺治疗的基本法则。

【讨论】五脏是人体生命活动的核心，一旦被刺针所伤，死亡只是迟早的事。本节所指出针刺误伤五脏，导致死亡的恶果，就是告诫医生在针刺胸腹部位时，必须避免对五脏的误伤，这是针刺时必须严格遵守的原则。事实上，因针刺不慎，刺穿胸膜导致气胸、刺中心脏造成死亡等并不是不可能的。所以，只有准确掌握脏器所在的具体部位，正确使用针刺的手法，保持严谨的科学态度，才能避免医疗事故的发生。对于文中提到误伤五脏造成死亡的具体日期，是从五行的生成之数所推测而得，临床运用宜从本节的基本精神上去理解，不可拘泥刻板。至于用布缠绕进行针刺，以避免误伤五脏的方法，它的意义也只是提醒医生注意进针的浅深、轻重而已，不必机械照搬。

【原文】帝曰：愿闻十二经脉之终奈何？岐伯曰：太阳之脉，其终也，戴眼，反折，瘈疭[1]，其色白，绝汗[2]乃出，出则死矣。少阳终者，耳聋，百节皆纵，目瞏绝系[3]，绝系一日半死，其死也，色先青白，乃死矣。阳明终者，口目动作，善惊，妄言，色黄，其上下经盛[4]，不仁，则终矣。少阴终者，面黑，齿长而垢，腹胀闭，上下不通而终矣。太阴终者，腹胀闭不得息，善噫，善呕，呕则逆，逆则面赤，不逆则上下不通，不通则面黑，皮毛焦而终矣。厥阴终者，中热嗌干，善溺心烦，甚则舌卷，卵上缩而终矣。此十二经之所败也。

【注释】[1]瘈（chì 赤）疭（zòng 纵）：瘈，筋脉拘急；疭，筋脉弛缓。急者收缩，缓者伸展，或缩或伸，抽动不止的意思。[2]绝汗：死亡之前出的汗水。汗出稠黏，如珠如油。[3]目瞏（qióng 穷）绝系：目瞏，两目直视，好像受惊的样子；绝系，两目的经脉叫目系，目系的经气竭绝叫绝系。[4]上下经盛：上，指足阳明经循行在上的动脉搏动处，在喉结两旁，名叫“人迎”；下，指足阳明经循行在下的动脉搏动处，在足背胫前的凹处，名叫“趺（fū 肤）阳”；盛，指该处动脉搏动躁疾粗大。

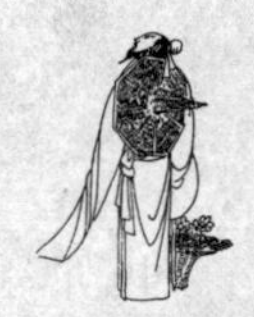

【语译】黄帝说：很想听听十二条经脉经气竭绝的时候，有些什么表现？岐伯说：手、足太阳经脉经气竭绝的时候，表现为两眼向上仰视而不能转动，身背向后反弓，手足抽掣不止，面色发白；如果汗出稠黏，如油如珠，这叫做绝汗，只要绝汗一出现，就要死亡了。手、足少阳经脉经气竭绝的时候，表现为耳聋，遍体骨节都弛软无力；如果两眼直视，状如惊恐，这叫做绝系，只要绝系一出现，一天半就要死亡；临死之前，面色先出现青色，然后变为白色，就死亡了。手、足阳明经脉经气竭绝的时候，表现为口眼抽动而歪斜，时时惊骇恐惧，胡言乱语，面色发黄，在它经脉所过的上部"人迎"与下部"跗阳"处的动脉搏动粗大躁疾；一旦出现肌肤麻木，不知痛痒，就要死亡了。手、足少阴经脉经气竭绝的时候，表现为面色发黑，牙龈萎缩使得牙齿外露增长，而且积满污垢；一旦出现腹部胀满，饮食不进，二便不通，就要死亡了。手、足太阴经脉经气竭绝的时候，表现为腹部胀满，呼吸困难，时时嗳气和呕吐，呕吐时气往上涌使得面色红赤，如果气不上涌，又会出现饮食不进、二便不通，面色发黑；一旦出现皮肤毫毛枯焦，就要死亡了。手、足厥阴经脉经气竭绝的时候，表现为胸中发热，咽喉干燥，时时小便，心中烦躁；一旦危重，出现舌体卷缩，睾丸上缩，就要死亡了。这就是十二条经脉经气败坏竭绝时候的表现。

【讨论】本书论述了手与足三阴三阳共十二条经脉经气竭绝，临终前的各种表现，在临床预后上有一定的意义。需要指出的是，十二经脉的临终症状，多与各条经脉具体的循行部位和所属的脏腑功能有关，也就指明了抢救的方向所在；其次，本节所论尽管属于气绝临终，生还的可能性极小，但从人道主义出发，还是应该尽最大的努力进行积极的抢救，不可因其危重而任其死亡，这才是职业道德之所在。

本节所论内容，又见于《灵枢·终始》，而《灵枢·经脉》中的"五阴气绝"，也与本节的"三阴气绝"略同，可互相参考。

卷第五

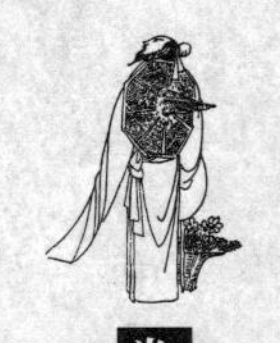

脉要精微论篇第十七

【提要】本篇是论述诊断方法的专篇,涉及了望诊、闻诊、问诊、切诊的具体内容、方法、原理及其运用,内容丰富多彩,四诊规模初具。尤其强调了只有四诊合参,全面分析,才能正确地诊断疾病和判断死生这一诊法原则。由于这些内容都是诊法的基本要领,它的道理极其精深微妙,而本篇虽然赅及四诊,但以脉诊为主,所以篇名《脉要精微论》。

【原文】黄帝问曰:诊法[1]何如?岐伯对曰:诊法常以平旦[2],阴气未动,阳气未散,饮食未进,经脉未盛,络脉调匀,气血未乱,故乃可诊有过之脉。

【注释】[1]诊法:凡望色、闻声、问症、切脉都属于诊法的内容,这里指诊脉。[2]平旦:太阳刚刚升起的时候,具体的时间春夏秋冬、东西南北略有差异,这里泛指清晨。

【语译】黄帝问道:诊脉的方法是怎样的?岐伯回答说:诊脉通常在清晨。因为人刚刚睡醒,体内的阴气没有扰动,阳气没有耗散,加上没有进过饮食,大经脉之气还不充盛,小络脉之气也很协调匀静,全身的气血没有扰乱,就容易察出有病的脉象来。

【讨论】本节主要论述了诊脉的时间。一般而言,清晨醒来,尚未饮食劳动,体内的阴阳气血相对安定平静,这个时候的脉象变化，全为病气所致，所诊得的结果确实比较准确。但从临床实际看，诊脉只在清晨进行是不可能的。本节的基本精神是说，诊脉时必须让病人保持安静，尽量减少诸如饮食、运动、情绪激动等内外附加因素的干扰。如果病人前来就诊时正好存在这些因素，就要让他稍事休息，以使病人的阴阳气血保持安定，才能诊得比较真实的脉象，而不至于被干扰所造成的假象所掩盖。所以，对于诊脉常在平旦的要求，只宜领会它的精神，掌握它的法度，不必拘泥于具体的时间。

【原文】切脉动静，而视精明[1]，察五色，观五藏有余不足，六府强弱，形之盛衰，以此参伍，决死生之分。

【注释】[1]精明：这里指眼睛的神气。

【语译】在诊病的时候，既要切摸脉象的浮沉、迟数、大小等动静的变化，又要审视眼睛神气的有无盛衰，观看面部五色的表现，还要观察各种外在体征，了解五脏、六腑、形体的虚实强弱。只有把这些方法结合使用，综合分析，才能正确决定和判断生存与死亡的预后转归。

【讨论】望、闻、问、切是四种不同的诊病方法，各自只能诊察机体变化的某个侧面，而病理变化极为复杂，病理表现极为纷繁，甚至真真假假，似是而非，单独使用某一诊法，所得到的结果必然是片面的，甚至只是假象，从而导致误诊误治，带来严重的后果。因此，四诊各有长短，不可偏废，也不能取代，临证诊病只有四诊合参，相互印证，综合分析，才能正确地诊断和治疗疾病。显然，那种以一诊便能够知百病、断生死，故弄玄虚的做法，不仅有违《内经》的本意，也根本不可能，更会贻害无穷，应当批判。

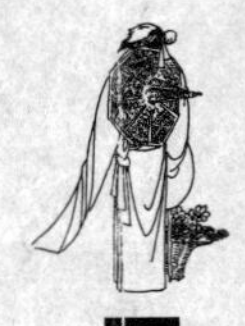

【原文】夫脉者，血之府也。长则气治，短则气病；数则烦心，大则病进，上盛则气高，下盛则气胀；代则气衰，细则气少，濇[1]则心痛，浑浑革[2]至如涌泉，病进而色弊[3]，绵绵[4]其去如弦绝[5]，死。

【注释】[1]濇：就是“涩”字，涩滞不畅。[2]浑浑革：浑浑，滚滚的意思，形容脉来粗大急迫，混乱无序，急的意思。[3]色弊：颜色败坏，晦暗无光泽。[4]绵绵：极软极弱，似有似无。[5]弦绝：弦，琴弦、弓弦；绝，断。

【语译】脉管是血液会聚的地方。脉来形体很长，超过诊脉部位的，叫长脉，表示气足调畅；脉来形体很短，不足诊脉部位的，叫短脉，表示气发生了疾病；脉来很快，一息超过五至的，叫数脉，多见心中烦躁；脉来形体粗大的，叫大脉，表示病势正在发展；脉来靠近手腕部处搏动明显盛大的，多见胸中胀满、气喘息粗；脉来远离手腕处搏动明显盛大的，多见腹部胀满；脉来缓慢，并有规律性间歇的，叫代脉，表示气很衰弱；脉来形体细小的，叫细脉，表示气虚少；脉来涩滞不畅的，叫涩脉，多见心痛；脉来粗大混乱，急如泉水上涌的，表示病情正在恶化，他的面色也必然晦暗毫无光泽；脉来极软极弱，似有似无，而消失突然，好像弓弦断绝的，是死亡的象征。

【讨论】本节首先论述了脉诊的原理。血的生成与运行是五脏功能活动的结果，因而五脏的虚实必然影响着血的盈虚与通滞，而血汇聚并流行在脉中，它的各种变化作用于脉管，并以不同的形象表现出来，这就是中医所说的脉象，根据脉象分析内在五脏气血阴阳的病变，这就是中医的脉诊。

其次，通过举例说明了脉象的主病意义。即一切脉象都是五脏气血阴阳变化以及邪气作用的结果，因此不同的变化、邪气、疾病，脉象的具体表现也就不同，根据这些不同的脉象，就可以分析五脏气血阴阳的虚实盛衰，区别邪气的种类，把握疾病的部位、性质以及发展趋势。

随着科学的进步，近年来利用生物化学、物理学等先进手段，从血液的质和量及流变动力、血管的功能与弹性、心脏的功能与外周的阻力等多方面对脉象作了广泛深入的研究。尤其是随着电子、声纳等尖端科技在医学领域中的广泛运用，各种先进的脉象仪应运而生，它们模仿中医妙手，将主观感觉的脉象变成客观的声像图。而众多的研究结果表明，中医的脉诊不仅有着几千年的实践依据，也有着科学的依据；不同的脉象与不同的病理变化相关，也是不争的事实，尤其心血管疾病与脉象的关系更为密切。

【原文】夫精明五色者，气之华也。赤欲如白[1]裹朱，不欲如赭[2]；白欲如鹅羽，不欲如盐；青欲如苍璧之泽，不欲如蓝[3]；黄欲如罗裹雄黄，不欲如黄土；黑欲如重漆色，不欲如地苍[4]。五色精微象见[5]矣，其寿不久也。夫精明[6]者，所以视万物，别黑白，审短长，以长为短，以白为黑，如是则精衰矣。

【注释】[1]白：就是“帛”字，白色的丝织物。[2]赭（zhě 者）：一种矿石，也是中药，呈暗红色。[3]蓝：蓝靛，一种染料，色青蓝而晦暗无光。[4]地苍：黑色的土壤，晦暗无光。[5]五色精微象见：象，败象；见，表现。五脏的精气外泄，所以五色特别妖艳、暴露，一点也不含蓄，这种表现属于死亡的败象。[6]精明：这里指眼睛。

【语译】人两目中的神气和面部的五色，都是五脏精气表现在外的光彩。从颜色来讲，红色应该像用白色的绢绸包裹着朱砂那样，而不该像代赭石；白色应该像白鹅的羽毛，而不该像食

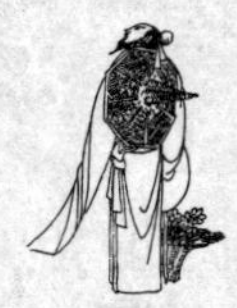

盐；青色应该像青色的玉石那样光润，而不该像蓝靛；黄色应该像用白色的绫罗包裹着雄黄那样，而不该像黄土；黑色应该像多次漆过的器皿之色，而不该像黑色的土壤。如果五种颜色特别妖艳暴露，一点也不含蓄，这是五脏精气外泄的败象表现于外，他的寿命也就不长了。人的眼睛是明视万物、辨别黑白、审察长短的，如果把长的看成短的，把白的看成黑的，这种长短不分、黑白颠倒的情况，表明精气已经衰竭了。

【讨论】本节继《素问·五藏生成篇》之后，再次专门论述了望色诊病的关键：无论何种颜色，均以明润光泽、含而不露为佳，枯焦晦暗为凶，各种具体、形象的比喻都意在说明这一基本的要点。两篇的内容和精神完全一致，相得益彰，可互为参考。此外，本节还特别补充指出：在五色枯焦晦暗的基础上，如果突然出现特别的妖艳、暴露的颜色，一点也不含蓄，这就是一般所说的“回光返照”的现象，属于五脏精气衰败已极，不能固守于内，向外散泄的现象，死亡常在旦夕之间。

至于从两目的视觉变化，了解五脏精气的盛衰，属于中医察“神”的范畴，详见下节讨论，也可参见《灵枢·大惑论》。

【原文】五藏者，中之守也。中盛藏满[1]，气胜伤恐者[2]，声如从室中言，是中气之湿也；言而微，终日乃复言者，此夺气也；衣被不敛，言语善恶不避亲疏者，此神明之乱也；仓廪不藏者，是门户不要[3]也；水泉不止者，是膀胱不藏也。得守者生，失守者死。夫五藏者，身之强也。头者，精明[4]之府，头倾视深，精神将夺矣；背者，胸中之府，背曲肩随，府将坏矣；腰者，肾之府，转摇不能，肾将惫矣；膝者，筋之府，屈伸不能，行则偻附，筋将惫矣；骨者，髓之府，不能久立，行则振掉，骨将惫矣。

得强则生，失强则死。

【注释】[1]中盛藏满：中，脘腹；盛，气滞壅塞；藏，此指脾脏；满，痞闷胀满。脾气壅塞不通，使脘腹痞闷胀满。[2]气胜伤恐：气胜，气滞壅塞，与上句的“盛”同义；伤恐，容易出现惊骇恐惧。[3]门户不要：门户，整个消化道有七个关口，称为门户，具体是：口唇叫飞门，牙齿叫户门，会厌叫吸门，胃上口叫贲门，胃下口叫幽门，大小肠交会处叫阑门，肛门叫魄门（详见《难经·四十四难》）。这里仅指幽门、阑门、魄门。要（yāo 腰），约束。[4]精明：这里是精气神明的意思，头是五脏六腑的精气所汇聚之所，精神意识思维、五官功能、言语行为等神明所在的地方，所以叫精明之府。

【语译】五脏专门贮藏精气，使精气固守于内。脾气壅塞不通，出现脘腹胀满，并且容易惊骇恐惧；声音沉重不清，好像在密室中说话一样的，这是中焦湿邪壅盛，困阻中气的表现。说话声音低微，很长时间才能断断续续说出一句话的，这是精气衰败的表现。衣服不穿，被子不盖，不知羞耻冷暖，言语错乱，嘻笑怒骂，不分亲人生人的，这是神明错乱的表现。脾胃不能容纳、贮藏水谷，泄泻不能自禁的，这是胃肠门户不能约束的表现。小便不能自禁的，是膀胱不能闭藏的表现。总之，五脏能够固守精气于内，即使有病也能生存；五脏不能固守精气于内，就可能死亡。五脏是人身体强壮的根本。头是精气汇聚，神明所在的地方，如果头部低垂不能抬起，目陷无光，这是精气神明即将衰败的表现。背是胸中的脏器心肺所在的地方，如果背部弯曲，双肩也随着下垂不能上举，这是心肺的精气即将败坏的表现。腰是肾所在的地方，如果腰部不能转侧屈伸，这是肾的精气即将衰败的表现。膝是筋所汇聚的地方，如果下肢不能屈伸，只要行动就会身曲腿弯，还需依附于物，这是筋的精气即将衰败的表现。骨是髓所汇聚的地方，如果不能站立太久，只要行动全身就会振颤摇晃，这是骨的精气即将衰败的表现。总

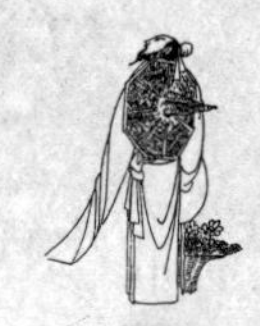

之，五脏精气充足则形体强壮，即使有病也能生存；五脏精气衰败则形体败坏，就可能死亡。

【讨论】本节通过望形态（头、背、腰、膝、骨等身形的姿势与动态）、望神（行为的正常与错乱）、听声音（高低清浊）、听语言（正常与错乱）、问二便（质与量）、问主观感觉（胀满）等诊法内容，不仅奠基了整个中医诊断学的内容，更揭示了形体盛衰与五脏及精气的有余和不足、内守与外泄的关系，强调了五脏、精气在疾病的发生发展中的重要性。因为，精气是构成与滋养形体、产生功能活动的物质基础，而五脏专主化生与贮藏精气，是精气能否固守、形体能否强壮的根本。五脏强盛，精气就充足，形体也就强壮，纵然生病，也容易康复；五脏衰败，精气就虚弱，形体也就败坏，自然容易死亡。因此，诊断与治疗，自始至终都要着眼于五脏精气，这才是本节最基本的精神。

所要指出的是，本节与上节还共同论述了诊察神志行为与眼神的作用，它属于察神的范围，是《内经》也是整个中医诊断学的一个重要内容。因为，神是整个生命活动总的体现，是生命存在与否的象征，它根基于精、气，化生于五脏。五脏强盛，是精充气足，神自然旺盛，精明不乱；五脏衰败，精亏气弱，神也就衰败，甚至失去精明作用而错乱。精神情志、言语行为、眼神作用都是神的重要组成和具体体现，其正常与错乱直接反映了五脏功能和精气的强弱盛衰，在诊断疾病与判断预后中意义重大。一般来说，当疾病发展到神志昏愦，言语行为错乱的时候，大都难以治愈，预后不良，这早已是屡见不鲜的临床事实。

【原文】岐伯曰：反四时者，有余为精，不足为消。应太过，不足为精；应不足，有余为消。阴阳不相应，病名曰关格[1]。

【注释】[1]关格：关，闭合；格，阻挡。这里指阴阳阻塞、互不交接的病理变化。

【语译】岐伯说：脉象出现与四季正常脉象相反的情况是，脉来粗大表示邪气强盛，脉来细小表示正气虚衰。脉来应该粗大，反而细小的，表示邪气强盛，正气被困阻于内；脉来应该细小，反而粗大的，表示正气虚衰，浮散于外。这种阴阳阻塞、互不交接的病理变化，叫做关格。

【讨论】本节属于"脉逆四时"的内容，讨论详见后节。

【原文】帝曰：脉其四时动奈何？知病之所在奈何？知病之所变奈何？知病乍在内奈何？知病乍在外奈何？请问此五者，可得闻乎？岐伯曰：请言其与天运转大也。万物之外，六合之内，天地之变，阴阳之应，彼春之暖，为夏之暑，彼秋之忿[1]，为冬之怒[2]。四变之动，脉与之上下，以春应中规，夏应中矩，秋应中衡，冬应中权[3]。是故冬至四十五日，阳气微上，阴气微下；夏至四十五日，阴气微上，阳气微下。阴阳有时，与脉为期。期而相失，知脉所分，分之有期，故知死时。微妙在脉，不可不察，察之有纪[4]，从阴阳始，始之有经[4]，从五行生，生之有度[5]，四时为宜。补泻勿失，与天地如一，得一之情，以知死生。是故声合五音[6]，色合五行，脉合阴阳。

【注释】[1]忿：郁怒待发。意指秋天气凉，但还不是最冷的时候。[2]怒：愤怒勃发，不可抑遏，意指冬天寒冷盛极。[3]春应中规……中权：中，符合；规：圆规，测圆之器，喻指圆滑活动；矩，角尺，测方之器，喻指

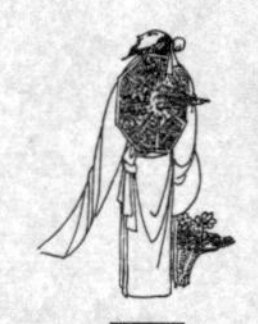

方正势盛;衡,秤杆,喻指平衡,不上不下;权,秤锤,喻指下沉内伏。[4]纪、经:这里均指纲领、要领。[5]度:这里作规律、法则讲。[6]五音:古代乐理中的五个音阶:角、徵、宫、商、羽。

【语译】黄帝说:脉象在春夏秋冬四季中的变动情况怎样?如何从诊脉就知道疾病的所在部位?如何从诊脉就知道疾病的具体变化?如何从诊脉就知道疾病刚开始是从内部发生的?如何从诊脉就知道疾病刚开始是从外部发生的?请问这五个问题,可以讲给我听听吗?岐伯说:请让我从脉的变化与天地运转相合这么重大的关系上讲起吧。在万物生存、四方上下的整个空间里,天地的寒暑变化,都与阴阳的消长相符合。如天气从春天的暖和,逐渐发展到夏天的炎热;从秋天的凉快,逐渐发展到冬天的寒冷。随着春暖、夏热、秋凉、冬寒的四季变化,脉象也跟着发生升降浮沉的变化。所以,春天的脉象应该是圆滑活动,符合于规的征象;夏天的脉象,应该是浮大洪数,符合于矩的征象;秋天的脉象,应该是浮沉大小适中,符合于衡的征象;冬天的脉象,应该是下沉内伏,符合于权的征象。因为自然界阴阳升降消长的规律是,从冬至到立春的四十五天里,阳气渐渐上升,阴气渐渐下降;从夏至到立秋的四十五天里,阴气渐渐上升,阳气渐渐下降。可见,天地阴阳的升降消失有着一定的时间规律,而人的脉象变化也有着相应的时间性。如果脉象与时期不相应,就可以从它的异常变化上进行分析,分析的依据就是阴阳升降消长的时间规律,这样就能够掌握疾病的死期了。正因为人与自然界的微妙关系,表现在脉象上,所以不能不仔细地审察。而审察脉象有着基本的要领,即先从四季阴阳升降消长的变化开始,再结合五行的滋生、制约法则,分析脉象是否与四季变化相适应。同时,治疗上也不能违背这些规律,必须让人体与天地保持统一,懂得了天人统一的道理,才能够预知病人的死亡或生存。所以诊察疾病,听声音要结合五音的高低清浊,望面色要结合五行的滋生制约,切脉象要结合阴阳的升降消长等进行全面的分析。

【讨论】本节详细地论述了四季阴阳的升降消长变化规律、脉合四时的原理、表象以及诊察的方法和重要意义,因为篇中还有相同的内容,所以以后一并讨论。

【原文】是知阴盛则梦涉大水恐惧,阳盛则梦大火燔灼,阴阳俱盛则梦相杀毁伤。上盛则梦飞,下盛则梦堕,甚饱则梦予,甚饥则梦取。肝气盛则梦怒,肺气盛则梦哭。短虫[1]多则梦聚众,长虫[2]多则梦相击毁伤。

【注释】[1]短虫:指蛲虫之类体短的寄生虫。[2]长虫:指蛔虫之类体长的寄生虫。

【语译】阴气偏盛,就会梦见泅渡大河,并十分恐惧;阳气偏盛,就会梦见被烈火焚烧烤灼;阴阳都偏盛,就会梦见相互残杀毁伤。上部气偏盛,就会梦见向上腾飞;下部气偏盛,就会梦见向下堕坠;饮食太饱,就会梦见施舍他人;过分饥饿,就会梦见向他人求取。肝气偏盛,就会梦见激愤发怒;肺气偏盛,就会梦见哭泣悲伤。腹内短虫寄生很多,就会梦见众人集聚;腹内长虫寄生很多,就会梦见打架损伤。

【讨论】梦是千古之谜,神秘莫测。有关梦的产生与梦境的意义,历来是争论颇多的问题。迷信的人,总认为梦境与鬼神相关;而相信命的人,又总认为梦境与人生的吉凶祸福相关联。只有《内经》,坚持唯物主义,依据医学实践,指出梦境既不是鬼神作怪,也与吉凶祸福无关,而是五脏气血阴阳变化以及邪气的盛衰所产生的一种生理或病理的现象。这在鬼神迷信盛行的两千多年以前,能有如此科学的认识,无疑是正确的,更是伟大的。本节的医学意义,在于通过对不同梦境的分析,来测知不同的病理状态,或许有一定的参考价值。尽管现代科学对梦

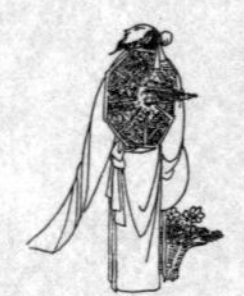

的机制认识还很模糊，但是从现代心理学和生理学来讲，梦是人体在睡眠状态时出现的一种精神现象。它不仅与人在意识状态下的各种思想与活动有关，也与睡眠中脑电不同的电波、电位有关。因此病理状态下脑电的电波、电位，必然影响着梦的发生。显而易见，《内经》之说并不是迷信，而是古人通过长时间观察总结得出的经验之说。

有关分析梦境诊察疾病的内容，还可见于《素问·方盛衰论》和《灵枢·淫邪发梦》，可互为参考。

【原文】是故持脉有道，虚静为保[1]。春日浮，如鱼之游在波；夏日在肤，泛泛乎[2]万物有余；秋日下肤，蛰虫[3]将去；冬日在骨，蛰虫周密，君子居室。故曰：知内者，按而纪之；知外者，终而始之。此六者，持脉之大法也。

【注释】[1]保：应作“宝”字，重要的意思。[2]泛泛乎：浮盛满溢的意思，这里形容脉象粗大的洪浮。[3]蛰虫：藏伏土中而越冬的昆虫。

【语译】所以，诊脉有一定的方法，而虚心宁静是最重要的。春天的脉象浅浮在表，好像鱼儿浮游在水波之中；夏天的脉象充满皮肤，粗大洪浮，好像万物的蓬勃繁茂；秋天的脉象在皮肤之下，好像蛰虫即将伏藏；冬天的脉象沉伏在骨，好像蛰虫深藏于地下、人们避居于室内。因此说，要想知道人体内部五脏阴阳的变化，就应该切摸脉象，看它是否符合四季变化的生理规律；要想知道自然界阴阳的变化，就应该观察气候，看它是否符合冬至后阳升阴降、夏至后阴升阳降四季始终的消长规律。这里所提到的六个方面，就是脉诊中最重要的法则。

【讨论】“脉合四时”，是指脉象随着四季变化，所表现出的一种与季节特征相一致的生理现象，又称为“四时平脉”。它是人类为适应自然环境，保障生存，在长期的进化中所获得的各种适应性反应与自我调节能力的表现之一，也是人与自然界息息相通的一种具体表现。

自然界春天阳升阴降而暖和，夏天阳盛阴敛而炎热，秋天阴升阳降而凉爽，冬天阴盛阳藏而寒冷。人的阴阳也随之消长出入，所以脉象也就发生着相应的上下浮沉等生理性改变，这就是前节所说的“四变之动，脉与之上下”的道理。至于前节与本节，以及《素问·玉机真藏论》等所提到的：春天的“规”、“浮”、“弦”，夏天的“矩”、“在肤”、“钩”，秋天的“衡”、“下肤”、“毛”，冬天的“权”、“在骨”、“石”、“营”等等，都是通过各种比喻、形容，来说明脉合四时的具体表象。如果四时平脉应该出现而没有出现，或出现太过或不及，或出现不该出现的脉象，都是脉象与四季变化不相符合的病理现象，称之为“脉逆四时”。根据五脏与四时相通相应、五脏之间的滋生制约的关系进行具体的分析，从而明确疾病的部位、趋势、演变、邪气与正气的盛衰等情况，给治疗提供依据。这是《内经》脉诊中一个独特的重要内容，也是《内经》“天人相应”观念在脉诊中具体的体现与运用。

【原文】心脉搏坚而长，当病舌卷不能言；其耎[1]而散者，当消环[2]自已。肺脉搏坚而长，当病唾血；其耎而散者，当病灌汗[3]，至令不复散发也。肝脉搏坚而长，色不青，当病坠若搏，因血在胁下，令人喘逆；其耎而散，色泽者，当病溢饮。溢饮者，渴暴多饮，而易入肌皮肠胃之外也。胃脉搏坚而长，其色赤，当病折髀[4]；其耎而散者，当病食痹[5]。脾脉搏坚而长，其色黄，当病少气；其耎而散，色不泽者，当病足骱[6]肿，若水状也。肾脉搏坚而长，其色黄而赤者，当病折腰；其耎而

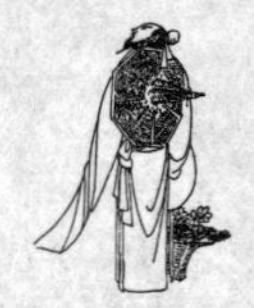

散者，当病少血，至令不复也。帝曰：诊得心脉而急，此为何病？病形何如？岐伯曰：病名心疝[7]，少腹当有形也。帝曰：何以言之？岐伯曰：心为牡藏[8]，小肠为之使，故曰少腹当有形也。帝曰：诊得胃脉，病形何如？岐伯曰：胃脉实则胀，虚则泄。

【注释】[1]耎：就是“软”字。[2]消环：据许多文献所载原文，均作“消渴”，文义较顺，因此语译改作“消渴”。消渴，病证名，以多饮、多食、多尿为主症，详见《素问·奇病论》。[3]灌汗：汗出特别多，如水浇灌。[4]髀(bì 必)：股骨。[5]食痹：病名，以饮食不下、食后不能消化、胸脘闷痛、呕吐后疼痛才止为主症。[6]骱(héng 横)：又可写作“胻”，胫骨。[7]心疝：病名，两少腹(腹股沟处)疼痛，痛时并有包块形征出现。[8]牡脏：雄性动物称为牡，属于阳。五行中心属火，位居膈上，在五脏之中，心为阳脏，所以又称牡脏。

【语译】心脉来搏击指下，坚实体长，就要发生舌体卷缩，不能说话的疾病；如果脉来软弱散乱的，就要发生消渴疾病，病轻的可望自愈。肺脉来搏击指下，坚实体长，就要发生咳痰带血的疾病；如果脉来软弱散乱的，就要发生大汗不止的疾病，疾病发展到这种情况，就不能再用发散的方法治疗了。肝脉来搏击指下，坚实体长，面部不见青色的，疾病就该是由跌仆下坠或搏击斗殴所伤，因瘀血积在胁下，所以使人气逆喘促；如果脉来软弱散乱，面色光亮鲜艳的，就要发生溢饮疾病。所谓溢饮病，是因特别口渴，饮水很多，水气容易流入肌肉皮肤之间、肠胃之外所引起的。胃脉来搏击指下，坚实体长，面色发红，就要发生大腿部好像被折断一样的剧烈疼痛；如果脉来软弱散乱的，就要发生食痹疾病。脾脉来搏击指下，坚实体长，面色发黄，就要发生气虚衰少的疾病；如果脉来软弱散乱，面色没有光彩的，就要发生足胫肿胀，好像水肿病的症状。肾脉来搏击指下，坚实体长，面色黄而带红的，就要发生腰部好像被折断一样的剧烈疼痛；如果脉来软弱散乱的，就要发生精血虚的疾病，使身体不能恢复健康。黄帝问道：诊脉时，心脉来疾快有力，这是什么病？病的形状又怎样？岐伯说：病名叫做心疝，他的少腹部位一定有形征出现。黄帝说：为什么这样说呢？岐伯说：心为阳脏，与小肠相表里，所以少腹一定有形征出现。黄帝说：诊脉时，发现胃脉有异常，它的病症怎么样？岐伯说：如果胃脉来强劲有力，就会出现腹部胀满；而胃脉来空虚无力，便会出现泄泻。

【原文】帝曰：病成而变何谓？岐伯曰：风成为寒热，瘅[1]成为消中[2]，厥[3]成为巅疾，久风为飧泄，脉风成为疠[4]。病之变化不可胜数。帝曰：诸痈肿筋挛骨痛，此皆安生？岐伯曰：此寒气之肿，八风之变也。帝曰：治之奈何？岐伯曰：此四时之病，以其胜治之愈也。

【注释】[1]瘅（dàn 但）：热炽，这里指热邪。[2]消中：又叫中消，病名，以容易饥饿、饮食特多为主症。[3]厥：气向上逆。[4]疠：疠风，病名，以皮肤溃疡、眉毛脱落、鼻柱塌坏等为主症，类似于西医所说的麻风病。

【语译】黄帝说：疾病的形成与变化又是怎样的？岐伯说：感受了风邪，就会成为寒热往来病；感受了热邪，就会成为消中病；气逆于上，就会成为头顶部的疾病；感受风邪，日久不愈，就会成为飧泄病；风邪侵犯血脉，就会成为疠风病。疾病的发展变化，纷繁无穷，无法数得清。黄帝说：各种疮疡痈肿、筋脉痉挛、骨节疼痛，这些都是怎样产生的？岐伯说：这些都是感受了四季八方的寒邪、风邪所造成的病变。黄帝说：怎样进行治疗？岐伯说：这些既然是四季邪气所引起的病变，就应该按照五行相互制约的关系进行治疗，就会痊愈。

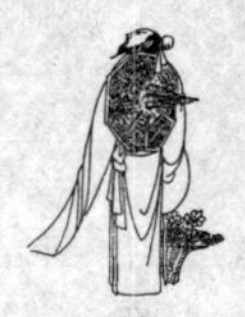

【讨论】本节论述了疾病与邪气的关系。通过举例,意在阐明任何疾病的形成与变化,都是由一定的内、外邪气所造成的,否则就不会发生。因此,祛除各种内、外邪气,是治疗疾病的根本法则之一。

【原文】帝曰:有故病,五藏发动,因伤脉色,各何以知其久暴至之病乎?岐伯曰:悉乎哉问也!徵[1]其脉小色不夺者,新病也;徵其脉不夺,其色夺者,此久病也;徵其脉与五色俱夺者,此久病也;徵其脉与五色俱不夺者,新病也。肝与肾脉并至,其色苍赤,当病毁伤,不见血,已见血,湿若[2]中[3]水也。

【注释】[1]徵:征象,这里是检查、验看的意思。[2]若:或。[3]中(zhòng 众):感伤。

【语译】黄帝说:有旧病从五脏的内部而发作,并因此影响到脉象与面色的变化,怎样才能区别它是久病还是新得的病呢?岐伯说:您问得真详细啊!只要验看脉色就可以区别:脉来细小,面色不失正常的,是新病;脉象不失正常,面色已失正常的,是久病;脉象与面色都失正常的,是久病;脉象与面色都不失正常的,是新病。肝脉与肾脉同时出现,面色又青红并见,多因跌仆搏击,使得筋骨血脉毁伤,不管体表有没有出血,但一定有肿胀,就好像被湿邪或水气所伤一样。

【讨论】本节论述了色脉合参的诊法,就"合参"的精神和意义而言,与"四诊合参"一脉相承,本节只是具体运用的示范而已。

关于新病与久病的鉴别,本节指出应当着眼于脉色,这是因为脉为血之府,色为气之华,脉、色与五脏气血的关系密切。

一般来说，久病深重，五脏已伤，气血俱损，所以脉与色“俱夺”；而新病尚在浅表，气血损伤也不严重，所以脉与色“俱不夺”，确有一定的临床意义。

【原文】尺[1]内两傍，则季胁[2]也，尺[1]外以候肾，尺里以候腹。中附上[3]，左外以候肝，内以候鬲；右外以候胃，内以候脾。上附上[3]，右外以候肺，内以候胸中；左外以候心，内以候膻中，前以候前，后以候后[4]。上竟上[5]者，胸喉中事也；下竟下[5]者，少腹腰股膝胫足中事也。

【注释】［1］尺：这里指尺泽部，即尺肤的下段。［2］季胁：又名季肋，俗称软肋，相当于侧胸第十一、第十二肋软骨部。［3］中附上、上附上：把尺肤分为三段，靠近掌部的为上段，靠近肘部的为下段，中间的为中段。中附上，指中段；上附上，指上段。［4］前以候前，后以候后：第一个“前”字与“后”字，指尺肤的前面与后面；第二个“前”字与“后”字，指胸腹部与背部。［5］上竟上，下竟下：竟，尽头、尽处的意思。上竟上，从尺肤上段，直达上段尽头的鱼际处；下竟下，从尺肤下段，直达下段尽头的肘横纹处。

【语译】尺肤下段的两侧，内侧主察季胁部，外侧主察肾脏，中间主察腹部。尺肤的中段，左臂的外侧主察肝脏，内侧主察胸膈；右手的外侧主察胃腑，内侧主察脾脏。尺肤的上段，右臂的外侧主察肺脏，内侧主察胸中；左臂的外侧主察心脏，内侧主察膻中。尺肤的前面，主察身前的胸腹部；尺肤的后面，主察身后的背部。从尺肤上段直达上段尽头的鱼际处，主察胸部、咽喉的疾病；从尺肤下段，直达下段尽头的肘横纹处，主察少腹、腰、股、膝、胫、足等部的疾病。

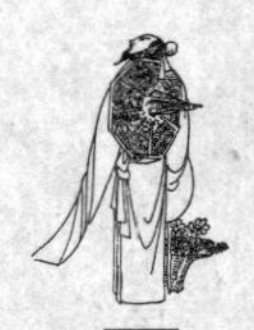

【讨论】本节论述了尺肤部位与身形五脏的所属关系，属于尺肤诊法的内容。所谓尺肤，是指前臂内侧自肘至腕的皮肤。诊尺肤主要是通过审察该部皮肤的寒热滑涩，并根据尺肤各部与脏腑身形的所属关系来察知病的一种诊法。具体内容可见于《灵枢·论疾诊尺》、《灵枢·邪气藏府病形》、《素问·平人气象论》等篇，可见尺肤诊法是当时的一种常用诊法。至今，在温热病、儿科疾病中还被运用，也有一定的临床价值。

【原文】粗大者，阴不足，阳有余，为热中也。来疾去徐，上实下虚，为厥[1]巅疾。来徐去疾，上虚下实，为恶风[2]也。故中恶风者，阳气受也。有脉俱沉细数者，少阴厥也。沉细数散者，寒热也。浮而散者，为眴[3]仆。诸浮不躁者，皆在阳，则为热；其有躁者，在手。诸细而沉者，皆在阴，则为骨痛；其有静者，在足。数动一代者，病在阳之脉也，泄及便脓血。诸过者切之。涩者，阳气有余也；滑者，阴气有余也。阳气有余，为身热无汗；阴气有余，为多汗身寒。阴阳有余，则无汗而寒。推而外之，内而不外[4]，有心腹积也；推而内之，外而不内，身有热也；推而上之，上而不下[5]，腰足清也；推而下之，下而不上，头项痛也。按之至骨，脉气少者，腰脊痛而身有痹也。

【注释】[1]厥：气逆于上所致突然昏倒的病证。[2]恶风：恶，凶恶，这里是厉害、强盛的意思。恶风，特别厉害的风邪。[3]眴（xuàn眩）：作“眩”字讲，眩晕，头目昏晕，视物不明。[4]推而外之，内而不外：推，这里是详察、推求的意思；外之，这里指轻轻按脉的指法，下文的“内之”则指重力按脉的指法；内，脉象深沉在内，也就是沉脉一类；外，脉象浅浮在外，也就是浮脉之类。下文“外而不内”的内、外意义相同。[5]上而下之：上，上部，靠近腕部；下，下部，远离腕部，与前文“上盛则气高，下盛则气胀”的上下意义相同。

【语译】脉来形体粗大的，表示阴气不足，阳气有余，见于内热证。脉象出现的时候很快，消失的时候却很慢，表示上部盛实，下部虚衰，可见气逆于上的昏厥以及头部的病变。脉象出现的时候很慢，消失的时候却很快，表示上部虚衰，下部盛实，是被很厉害的风邪所伤；凡是被厉害的风邪所伤的，阳气首先受伤。脉象的出现与消失都是深沉、又细又快的，表示少阴经气逆的病变。脉来深沉、又细又快，而且散乱的，表示有寒热病。脉来浅浮散乱的，表示有眩晕疾病，而且容易昏倒。凡是脉来浅浮，但不躁动疾快的，表示病在足三阳经，有热证；如果出现躁动疾快的，病就在手三阳经。凡是脉来很细，又深沉在里的，表示病在手三阴经，可见骨节疼痛；如果细沉又很平静并不躁疾的，病就在足三阴经。脉来很快，固定地跳几下停一下的，表示病在三阳经脉，可见泄泻，甚至便下脓血。所有的疾病都可以通过切摸脉象而得知。脉来涩滞不滑利的，表示阳气有余；脉来滑利流畅的，表示阴气有余。阳气有余的，可见身体发热，没有汗水；阴气有余的，可见汗出很多，身体寒冷；阴气阳气都有余的，可见身体无汗而又寒冷。察脉审证，轻按不见，脉深沉在里，并不浅浮在表的，表示心腹有积聚之病；重按不见，脉象浅浮在表，并不深沉在里的，表示身有发热之证；切按上部之脉，脉象只见于上部，并不见于下部的，表示有腰足寒冷之证；切按下部之脉，脉象只见于下部，并不见于上部，表示有头项疼痛之症。如须用力重按，直到触摸到骨，才切得脉象的，表示气很虚少，可见腰部、脊柱疼痛以及身体的痹证。

【讨论】本节再次论述了各种具体脉象的变化及其与疾病的密切关系。反复阐明了脉象的变化是五脏气血阴阳以及邪

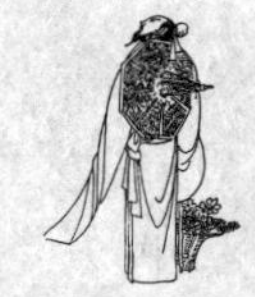

气作用的结果和具体表现。因此审察脉象，根据它的浅深、快慢、强弱以及具体形态等变化，可以测知五脏气血阴阳以及邪气的强弱盛衰，从而确定病因、病位、病势等具体的病理变化。

就全篇内容而言，本篇涉及了望面色、望形态、听声音、问二便与症状、察神、切尺肤等。尤其是脉诊内容更为丰富，诸如脉诊的原理、方法、时间，各种脉象的具体表现与主病意义，脉合四时的道理、意义、表现等。本篇内容望、闻、问、切无所不及，原理、方法、意义、要求无所不具，为中医诊断学的发展奠定了绝好的基础，居功至伟。

平人气象论篇第十八

【提要】本篇是集中论述脉诊的重要文献。首先论述了脉来息数正常与异常的变化；其次着重论述了四季、五脏的正常脉象、病理脉象、死亡脉象的具体表现与主病意义，尤其强调了脉象“胃气”有无、多少的重要意义；此外，还论述了脉象四时的常异、诊察寸口脉、颈脉、手少阴脉、尺肤、虚里等的主病意义。由于本篇的论述方法，是从正常人的脉气与脉象着手来衡量病人的脉气与脉象，加以对比分析，从而得出脉象的主病意义，所以篇名《平人气象论》。

【原文】黄帝问曰：平人何如？岐伯对曰：人一呼脉再动，一吸脉亦再动，呼吸定息[1]脉五动，闰以太息[2]，命曰平人。平人者，不病也。常以不病调[3]病人，医不病，故为病人平息[4]以调之为法。人一呼脉一动，一吸脉一动，曰少气。人一呼脉三动，一吸脉三动而躁，尺热曰病温;尺不热脉滑曰病风;脉涩曰痹。人一呼脉四动以上曰死,脉绝不至曰死,乍疏乍数曰死。

【注释】〔1〕定息:气出为呼,气入为吸,一呼一吸称为一息,一息之余称为定息。〔2〕闰以太息:闰,多余的意思,这里指脉搏多跳一次;太息:一息的时间较长。〔3〕调:这里是衡量的意思。〔4〕平息:均匀呼吸。

【语译】黄帝问道:平人的脉象是怎样的?岐伯回答说:人一次呼气,脉搏跳动两次;一次吸气,脉搏也跳动两次;一息之余,脉搏偶尔出现第五次跳动,是因为有时一息的时间较长,使得脉搏多跳动一次,这就叫做平人。所谓平人,就是健康无病的正常人。诊脉通常是用无病之人的呼吸,来衡量病人的脉息,医生如果没有疾病,就可以调匀自己的呼吸,去衡量病人的脉息,这是诊脉的基本法则。人一次呼气脉搏跳动一次,一次吸气脉搏跳动一次,表示气已衰少。人一次呼气脉搏跳动三次,一次吸气脉搏跳动三次,而且躁动不安,尺肤灼热,表示患了温热病;尺肤不发热,脉来圆滑流利,就表示感受了风邪而病;脉来涩滞不畅,表示患了痹证。人一次呼气,脉跳动四次以上,是死证;脉搏跳动停止,不再出现,也是死证;脉搏跳动忽然很慢,忽然又很快的,还是死证。

【讨论】本节论述了调息察脉,并以此来辨别正常脉象、病理脉象、死亡脉象的基本方法与主病意义。所谓"以不病调病人",虽说是限于当时历史条件的一种方法,但是在今天仍然可以借用,它的主要意义还在于揭示出了中医学方法论中的一个重要方法——知常达变。即首先要掌握正常的生理现象与规律,才能知晓异常的病理现象和规律。以正常的为标准,去衡量异常的,两相对比分析,从而把握疾病的变化,这是中医学最基本的方法。其实,西医学诊断疾病在绝大多数情况下,也是

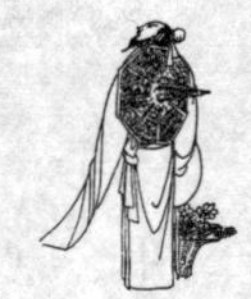

以各种检查、化验的正常数据为标准,再根据病变数据的升高或降低,来确诊疾病的,从方法学的意义上讲如出一辙。尤其需要指出的是,本节确认正常人呼吸与脉搏的比例是1∶4,从今天生理学的标准,正常人每分钟呼吸18次左右,心率72次左右来看,无疑是正确的。而呼吸一次脉来仅有两次,或八次以上,或者忽然很慢、忽然又很快,又与西医学各种心律失常的病变颇多相似。《内经》在两千多年前就能取得如此惊人的成就,确实了不起。

【原文】平人之常气[1]禀于胃,胃[2]者平人之常气也。人无胃气曰逆,逆者死。春胃微弦[3]曰平,弦多胃少曰肝病,但弦无胃曰死;胃而有毛曰秋病,毛甚曰今病;藏真散于肝,肝藏筋膜之气也。夏胃微钩[4]曰平,钩多胃少曰心病,但钩无胃曰死;胃而有石曰冬病,石甚曰今病;藏真通于心,心藏血脉之气也。长夏[5]胃微耎弱[6]曰平,弱多胃少曰脾病,但代[7]无胃曰死;耎弱有石曰冬病,弱甚曰今病;藏真濡于脾,脾藏肌肉之气也。秋胃微毛[8]曰平,毛多胃少曰肺病,但毛无胃曰死;毛而有弦曰春病,弦甚曰今病;藏真高于肺,以行荣卫阴阳也。冬胃微石[9]曰平,石多胃少曰肾病,但石无胃曰死;石而有钩曰夏病,钩甚曰今病;藏真下于肾,肾藏骨髓之气也。

【注释】[1]常气:这里指正常人的脉气,即脉息之气。[2]胃:即下文中的胃气。所谓胃气,在《内经》中或指胃的精气,或指胃的生理功能;而脉象中的胃气,则是指脾胃功能在脉象上的反映,具体表现为脉来带有冲和柔缓的象征。本篇所论脉象的胃气,全都指此。[3]弦:弦脉,脉来端直而长,好像按在琴弦上。肝主疏泄条达,因此肝的脉象为弦脉;肝气通于春,所以春天应见弦脉。[4]钩:钩脉,脉出现时盛大,消失时较衰弱,形如弯钩，又状如洪水，所以又称洪脉。心主火热，因此心的脉象为钩脉；心气通于夏，所以夏天应见钩脉。[5]长(zhǎng 掌)夏：农历的六月为长夏。[6]耎弱：脉来比较软弱。脾主运化水湿，因此脾的脉象比较软弱；脾气通于长夏，所以长夏应见软弱之脉。[7]代：代脉，这里指软弱之极的脉象，而不是其他篇章中有停顿间歇的脉象。[8]毛：毛脉，脉来轻虚而浅浮，好像按在羽毛上。肺主宣散气和津液，因此肺的脉象为毛脉；肺气通于秋，所以秋天应见毛脉。[9]石：石脉，脉来深沉在里，又叫沉脉，如同石沉于水底。肾主封藏，因此肾的脉象为石脉；肾气通于冬，所以冬天应见石脉。

【语译】正常人的脉息之气来源于胃，所以胃气就是正常人的脉气。人的脉象没有胃气，是很危险的逆象，出现逆象就要死亡。春季有胃气的脉象，应该是轻微的弦脉而带柔和，这就叫做正常脉象；如果弦脉突出，柔和不明显的，表示肝脏有病；而只见弦脉，毫无柔和之象的，就要死亡。虽然脉来柔和，但出现了秋天的毛脉，表示秋天将会发病；而毛脉特别明显的，就等不到秋天，现在就要发病。肝气通于春，因此在春季，五脏的真气都要布散到肝，而肝又主藏筋膜之气。夏季有胃气的脉象，应该是轻微的钩脉而带柔和，这就叫做正常脉象；如果钩脉突出，柔和不明显的，表示心脏有病；而只见钩脉，毫无柔和之象的，就要死亡。虽然脉来柔和，但出现了冬天的石脉，表示冬天将会发病；而石脉特别明显的，就等不到冬天，现在就要发病。心气通于夏，因此在夏季，五脏的真气都要贯通到心，而心又主藏血脉之气。长夏有胃气的脉象，应该是轻微软弱而带柔和，这就叫做正常脉象；如果软弱突出，柔和不明显的，表示脾脏有病；而只见软弱之极，毫无柔和之象的，就要死亡。软弱之中又出现了冬天的石脉，表示冬天将会发病；而软弱特别明显的，现在就要发病。脾气通于长夏，因此在长夏，五脏的真气都要濡养于脾，而脾又主藏肌肉之气。秋季有胃气的脉象，应该是轻微的毛脉而带柔和，这就叫做正常脉象；如果毛脉突出，柔和不

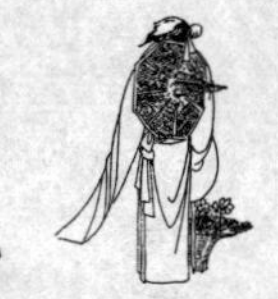

明显的，表示肺脏有病；而只见毛脉，毫无柔和之象的，就要死亡。毛脉之中又出现了春天的弦脉，表示春天将会发病；而弦脉特别明显的，就等不到春天，现在就要发病。肺气通于秋，因此在秋季，五脏的真气都要上注到肺，而肺又主宣散营气、卫气、阴气、阳气。冬季有胃气的脉象，应该是轻微的石脉而带柔和，这就叫做正常脉象；如果石脉突出，柔和不明显的，表示肾脏有病；而只见石脉，毫无柔和之象的，就要死亡。石脉之中又出现了夏天的钩脉，表示夏天将会发病；而钩脉特别明显的，就等不到夏天，现在就要发病。肾气通于冬，因此在冬季，五脏的真气都要下藏到肾，而肾又主藏骨髓之气。

【讨论】本节论述了春、夏、长夏、秋、冬中五脏的正常、病理和死亡的脉象，强调指出鉴别三者的关键，在于脉象中胃气的有无盛衰，具体的表现也就是各种脉象是否具有柔和的象征。讨论详见后文。至于文中提到的季节之间交叉的发病，仍属于"脉逆四时"的内容，应以五脏之间相互制约的关系进行分析和诊断，与有关篇章的精神一致。

【原文】胃之大络，名曰虚里[1]，贯鬲络肺，出于左乳下，其动应衣[2]，脉宗气[3]也。盛喘数绝者，则病在中；结而横，有积矣；绝不至，曰死。乳之下，其动应衣，宗气泄也。

【注释】[1]虚里：部位名称，位在左乳下，心尖搏动处。[2]衣：据有关文献所载原文，此处为"手"字。应手与应衣，程度不同。本句是讲生理，本节末句讲病理，因此，应该以"手"字为正确，语译改为"手"。[3]宗气：中医"气"的一种，由脾胃所化生的水谷精气，上输到肺，与吸入的天空之清气结合而成，它积在胸中，具有上出喉咙而司呼吸，贯注心脉而推动血行的功能作用。

【语译】胃经的大络，名叫虚里，它的脉络穿过胸膈，联络于肺，出现在左侧乳部的下方，它的搏动可以用手触摸到，这是脉中宗气作用的表现。如果搏动剧烈，急快好像喘气，并时有中断的，就表示胸中有病；而搏动缓慢、时有中断，但坚实有力的，则表示内有积聚病证；搏动停止，触摸不到的，就要死亡；根本不须用手去触摸，左乳下搏动极为明显，连衣服也跟着起伏振动的，这是宗气向外散泄的现象。

【讨论】诊察虚里，是中医一种特殊的诊法，属于切诊的内容。中医学认为心脏的搏动和血液的运行，与脉中宗气的推动作用有关。宗气，是以肺从自然界吸入的清气和脾胃运化的水谷精微之气组成，能助肺以行呼吸、助心以行气血。其具体循行在《灵枢·五味》、《灵枢·邪客》、《灵枢·刺节真邪》中有散在论述。本节指出了宗气推动心脏搏动、调节心率和心律的功能，临床常以心尖的搏动情况结合脉象来诊察宗气的盛衰。诊察虚里实际上就是通过触摸心前区，直接了解心脏搏动的情况，与西医的心脏听诊有着相似的意义。只不过一个用手摸，一个用耳听，方法虽异，目的相同，真可谓异曲同工。从具体的主病意义上讲，比如西医的先天性或风湿性心脏病，轻重的程度不同，心前区的搏动，确有“应手”与“应衣”的区别，可见中医的诊察虚里的确不是虚妄之说。

【原文】欲知寸口太过与不及，寸口之脉中手[1]短者，曰头痛。寸口脉中手长者，曰足胫痛。寸口脉中手促上击者，曰肩背痛。寸口脉沉而坚者，曰病在中。寸口脉浮而盛者，曰病在外。寸口脉沉而弱，曰寒热及疝瘕[2]、少腹痛。寸口脉沉而横，曰胁下有积，腹中有横积痛。寸口脉沉而喘，曰寒热。脉盛滑坚者，曰病在外。脉小实而坚者，病在内。脉小弱以涩，谓之久病。

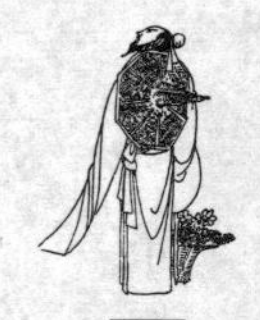

脉滑浮而疾者，谓之新病。脉急者，曰疝瘕少腹痛。脉滑曰风。脉涩曰痹。缓而滑曰热中。盛而紧曰胀。脉从阴阳[3]，病易已；脉逆阴阳[4]，病难已。脉得四时之顺，曰病无他；脉反四时及不间藏[5]，曰难已。

【注释】[1]中(zhòng 众)手：指脉搏跳动于指下，手指能够感觉到，又叫应指。[2]疝瘕(jiǎ 假)：少腹疼痛，并牵引睾丸、外阴疼痛为疝；腹内积块，时有时无，聚散不定为瘕。[3]脉从阴阳：脉象与病的阴阳性质相一致，即表、热、实等阳证，出现浮、洪、滑、数等阳脉；里、寒、虚等阴证，出现沉、弱、涩、迟等阴脉。[4]脉逆阴阳：脉象与病的阴阳性质相反，即阳证出现阴脉，阴证出现阳脉。[5]不间(jiàn 见)藏：疾病按照五脏相互滋生(即"相生")的关系传变，称为间脏，具体是肝传心、心传脾、脾传肺、肺传肾、肾传肝；不间藏，就是疾病不按上述次序传变，而按照五脏相互制约(即"相克")的关系传变，具体是肝传脾、脾传肾、肾传心、心传肺、肺传肝。

【语译】切脉要知道寸口脉的太过或者不及。寸口脉来，动于指下，形体很短，不足诊脉部位的，表示患了头痛病。寸口脉来，动于指下，形体很长，超过诊脉部位的，表示足胫部有疼痛。寸口脉来，动于指下，特别快疾，向上搏手的，表示肩背部有疼痛。寸口脉来，深沉在里，坚实有力的，表示病在体内。寸口脉来，浅浮在表，又很粗大的，表示病在体表。寸口脉来，深沉在里，又很细弱，表示患了寒热以及疝瘕、少腹疼痛。寸口脉来，深沉在里，坚实有力，表示胁下有积块，或腹中积块坚硬疼痛。寸口脉来，深沉在里，疾快好像气喘，表示患了寒热病。脉来粗大，圆滑流利的，表示病在体表。脉来细小，坚实有力的，病在体内。脉来细小软弱，又涩滞不畅的，说明病了很久。脉来圆滑流利，浅浮在表，又很疾快的，说明是才病不久。脉来紧张带弦的，表示患了疝瘕、少腹疼痛。脉来圆滑流利，表示感受了风邪。脉来涩滞不畅，表示患有痹证。脉来缓慢，圆滑流利，表示中焦有热。脉来粗大，紧张搏指，表示患有腹部胀满。脉与病的阴阳性质相一致，疾病就容易治好；脉与病的阴阳性质相反，疾病就很难治好。脉象与四季气候变化相适应，表示尽管有病，也不会有其他危险；脉象与四季气候变化相反，或者疾病按照五脏相互制约的顺序传变的，表示疾病很难治好。

【讨论】本节论述了寸口的不同脉象与主病意义，其精神与有关内容相同。所要指出的是，从阴阳的性质来判断脉象与疾病，凡是浮、洪、大、长、滑、数之类的脉象与表、热、实证都属于阳；而沉、弱、细、短、涩、迟之类的脉象与里、寒、虚证都属于阴。一般说来，阳证出现阳脉、阴证出现阴脉，这叫脉证相应，表示正气未衰或邪气已退，所以预后较好；相反，阳证出现阴脉、阴证出现阳脉，这叫脉证不应，表示正气大衰、甚至外脱，而邪气仍然猖盛，所以预后较差。至于脉合四时与传变的问题，详见有关篇章。

【原文】臂多青脉，曰脱血。尺脉缓涩，谓之解㑊[1]。安卧脉盛，谓之脱血。尺涩脉滑，谓之多汗。尺寒脉细，谓之后泄。脉尺粗常热者，谓之热中。

【注释】[1]解（xiè 懈）㑊（yì 易）：倦怠乏力、懒于行动的意思。

【语译】手臂多见青筋显露，表示严重的血亏。尺肤纵缓涩滞，脉象也缓弱不畅，病多倦怠乏力，懒于行动。安静地平卧而脉来粗大，病见严重的血亏。尺肤涩滞，脉来滑利，病见汗水特别多。尺肤冰冷，脉来细小，病见腹泻。脉来粗大，尺肤经常发热的，病有内热。

【讨论】本节论述了诊察尺肤与脉象合参的主病意义，仍然

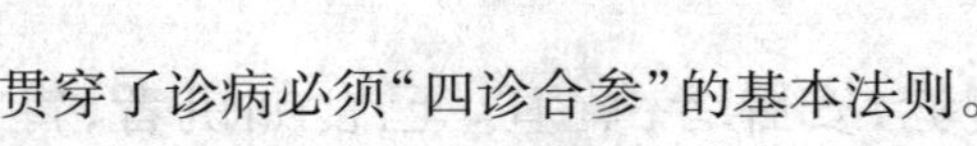
贯穿了诊病必须“四诊合参”的基本法则。

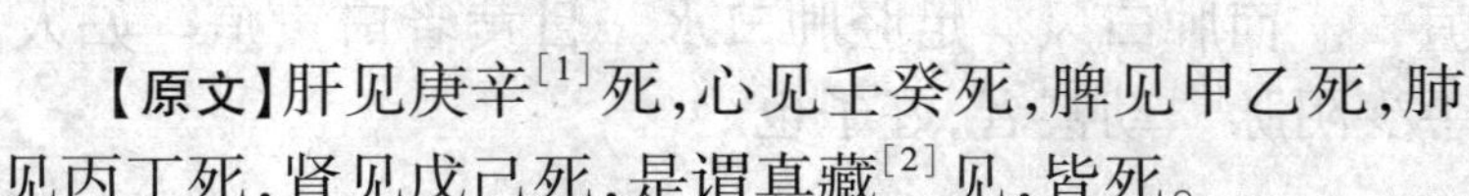
【原文】肝见庚辛[1]死，心见壬癸死，脾见甲乙死，肺见丙丁死，肾见戊己死，是谓真藏[2]见，皆死。

【注释】[1]庚辛：古人用甲、乙、丙、丁、戊、己、庚、辛、壬、癸十个天干与子、丑、寅、卯、辰、巳、午、未、申、酉、戌、亥十二个地支配合，来表示具体的年、月、日、时，如某年某月某日某时，属于甲子年甲子月甲子日甲子时。庚辛这里指天干属于庚或辛的日子，余者相同。[2]真藏：真脏脉。指脉来毫无胃气，一点也不柔和，只见本脏脉的形象，即前文所说的“但弦无胃”、“但钩无胃”、“但代无胃”、“但毛无胃”、“但石无胃”之类。

【语译】肝的真脏脉出现，到了庚、辛的那天，就要死亡；心的真脏脉出现，到了壬、癸的那天，就要死亡；脾的真脏脉出现，到了甲、乙的那天，就要死亡；肺的真脏脉出现，到了丙、丁的那天，就要死亡；肾的真脏脉出现，到了戊、己的那天，就要死亡。这就是说，真脏脉一旦出现，都要死亡。

【讨论】本节论述了真脏脉出现后的死亡日期。脉来一点也不柔和，只见本脏脉的形象，表示胃气全无，详见后文的讨论。有关具体的日期，本节是从五脏相互制约（即“相克”）关系上推断的。各脏都有主气的日期，既病之脏（如肝）到了相制约之脏（如肺）主气的日子里，由于遭到了更为严重的制约，由生理上的制约转变为病理意义上的损害，所以容易死亡。当然，这是一种理论上的推断，疾病本来就千变万化，各种意外因素也难以把握，因而临床上并不尽都如此，所以只宜把它作为一种可能性来预测，不宜认定就是那一天。

【原文】颈脉[1]动喘疾咳，曰水。目裹微肿，如卧蚕起之状，曰水。溺黄赤，安卧者，黄疸。已食如饥者，胃疸[2]。面肿曰风。足胫肿曰水。目黄者曰黄疸。妇人手少阴脉[3]动甚者，妊子也。

【注释】[1]颈脉：结喉两旁的动脉搏动处，又称"人迎脉"。[2]疸：这里当作"瘅"（dàn但）字，热炽的意思。[3]手少阴脉：属于心的经脉，这里具体指该经脉所过的"神门穴"的动脉搏动处，位在掌后锐骨端凹陷中。

【语译】颈动脉搏动明显，并见气喘气迫咳嗽，表示水聚为病。眼睑皮肿光亮，好像蚕眠脱皮后的样子，也表示水聚为病。小便颜色黄而发红，又倦怠思睡的，是黄疸病。已经吃过了饭，仍然觉得很饥饿的，是胃热炽盛。面部浮肿，叫做风水病。足胫浮肿，叫做水肿病。目珠发黄的，叫做黄疸病。妇女手少阴经所过的神门处，动脉搏动特别明显的，是怀孕的征兆。

【讨论】本节论述了切摸颈动脉、手少阴动脉，望面目、形体、小便等的临床意义。所列举的水肿、胃热、黄疸等病的诊察要点，至今仍有可靠的诊断价值，而且像颈脉动而喘咳急、目肿如卧蚕、尿黄目黄等的描述，与西医的肺心病、肾炎水肿、黄疸等的体征颇多相似。而妇女手少阴脉动甚，表示怀孕之征，如能结合夫妇同居一起，妇女月经停止、又见恶心呕吐、口味改变，即"妊娠反应"等情况，加以综合分析，它的准确度还是比较高的。至于后世有人提出左手脉动甚是怀的儿子，右手脉动甚是怀的女儿，则纯属无稽之谈，不可听信。

【原文】脉有逆从四时，未有藏形[1]，春夏而脉瘦，秋冬而脉浮大，命曰逆四时也。风热而脉静，泄而脱血脉实，病在中脉虚，病在外脉涩坚者，皆难治，命曰反四时也。

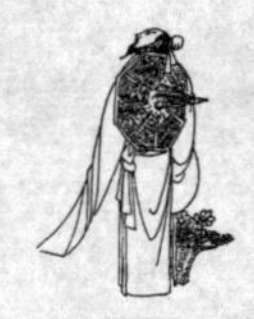

【注释】[1]藏形：五脏在春、夏、长夏、秋、冬季节中应该出现的正常脉象。

【语译】脉象与四季气候变化有相适应的，也有相反的。如果脉来不见本脏的正常脉象，反而出现他脏的脉象，比如春天、夏天脉象本应浮大，却反见沉细；秋天、冬天脉象本应沉细，却反见浮大，这都叫做脉与四季相反。还有如风热病，脉本应浮躁，却见沉静；泄泻与严重的血亏，脉象本应虚弱，却反见坚实；病在体内，脉本应坚实，却反见虚弱；病在体表，脉应浮滑，却反见坚实涩滞等等，都属于难治之病，称之为脉证相反，跟脉与四季相反的意思差不多。

【讨论】本节具体讨论了脉象与四季相反、脉象与病证相反的情况，也就是前已提到的脉与疾病阴阳性质的不一致。参见前面的讨论。

【原文】人以水谷为本，故人绝水谷则死，脉无胃气亦死。所谓无胃气者，但得真藏脉，不得胃气也。所谓脉不得胃气者，肝不弦，肾不石[1]也。太阳脉至，洪大以长；少阳脉至，乍数乍疏，乍短乍长；阳明脉至，浮大而短。

【注释】[1]不弦、不石：这里是不见“微弦”、“微石”，而见“但弦”、“但石”的意思。

【语译】人以水谷的精微为生命的根本，所以，人断绝了水谷就会死亡。脉象没有胃气也要死亡。这里所说的脉象没有胃气，是指只见真脏脉，而根本不见柔和之象的胃气脉。具体说脉来不见柔和之象的，比如肝脉来不是轻微的弦脉而带柔和、肾脉来不是轻微的石脉而带柔和。太阳经的脉来，形体很长，粗大如洪水；少阳经的脉来，忽然很快又忽然很慢，忽然很短又忽然很长；阳明经的脉来，形体很短，浅浮粗大。

【讨论】本节强调了脉象有无胃气的重要性，讨论详见下节。有关三阳经的脉象，意在阐明人与天地相应，经脉也同样有着相应的季节性变化。少阳主一月二月，阳明主三月四月，太阳主五月六月，少阴主七月八月，太阴主九月十月，厥阴主十一月十二月，由于气候不同，具体的脉象表现也就不同。它的学术依据与医学意义同五脏与四时相适应及其脉象变化完全一致，均属于《内经》“天人相应”观念的具体内容。有关三阴经的脉象，可参见《难经·七难》。

【原文】夫平心脉来，累累如连珠，如循琅玕[1]，曰心平，夏以胃气为本；病心脉来，喘喘连属，其中微曲，曰心病；死心脉来，前曲后居，如操带钩，曰心死。平肺脉来，厌厌聂聂，如落榆荚[2]，曰肺平，秋以胃气为本；病肺脉来，不上不下，如循鸡羽，曰肺病；死肺脉来，如物之浮，如风吹毛，曰肺死。平肝脉来，緛弱招招，如揭长竿末梢，曰肝平，春以胃气为本；病肝脉来，盈实而滑，如循长竿，曰肝病；死肝脉来，急益劲，如新张弓弦，曰肝死。平脾脉来，和柔相离，如鸡践地，曰脾平，长夏以胃气为本；病脾脉来，实而盈数，如鸡举足，曰脾病，死脾脉来，锐坚如乌之喙，如鸟之距[3]，如屋之漏，如水之流，曰脾死。平肾脉来，喘喘累累如钩，按之而坚，曰肾平，冬以胃气为本；病肾脉来，如引葛[4]，按之益坚，曰肾病；死肾脉来，发如夺索[5]，辟辟如弹石[6]，曰肾死。

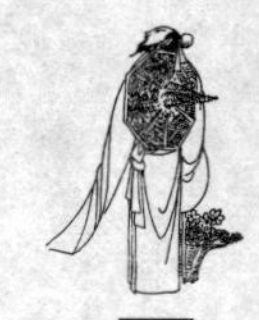

【注释】[1]琅(láng 郎)玕(gān 竿):像珠一样的玉石。[2]榆荚:榆树叶,俗称榆钱。[3]距:鸟类爪后方所生的尖突,形如脚趾。[4]葛:即葛藤,一种缠绕他物而生的植物。[5]发如夺索:两人争夺着的绳索。[6]弹石:弹弓所用的石子。

【语译】正常的心脉来时,就像一颗颗珠子连串而来,缓缓滚过,如同抚摸着圆珠般的美玉那样,滑润柔和,这就是心的正常脉象,也是夏季以胃气为根本的正常脉象;有病的心脉来时,连续不断,快疾得像喘气,有时一至又低陷而不应指,有失柔和,这就是心的病理脉象;将死的心脉来时,来时盛大不舒,消时端直不柔,如同拿着皮革带子、钩子那样,一点也不柔和,这就是心的死亡脉象。正常的肺脉来时,轻柔浮缓,不快不慢,就像榆荚飘落在地那样,轻柔和缓,这就是肺的正常脉象,也是秋季以胃气为根本的正常脉象;有病的肺脉来时,涩滞难行,上下难动,如同摸着鸡毛,外软中坚,有失柔和,这就是肺的病理脉象;将死的肺脉来时,极为浮软散漫,好像物飘水上,虚浮无根,又好像风吹羽毛,散乱无绪,一点也不柔和,这就是肺的死亡脉象。正常的肝脉来时,柔软而弦长,好像高举着的长竿末梢在摆动那样,柔软和缓,这就是肝的正常脉象,也是春季以胃气为根本的正常脉象;有病的肝脉来时,弦长而坚实滑动,好像摸着长竿的中段,有失柔软,这就是肝的病理脉象;将死的肝脉来时,弦长而紧张,非常坚硬,或像刚刚张开的弓弦那样又紧又硬,一点也不柔和,这就是肝的死亡脉象。正常的脾脉来时,柔和徐缓,至数匀净分明,好像鸡足踏地那样从容轻缓,这就是脾的正常脉象,也是长夏以胃气为根本的正常脉象;有病的脾脉来时,充盛而快疾,坚实而不柔,好像鸡提足快跑那样,有失柔和徐缓,这就是脾的病理脉象;将死的脾脉来时,坚硬异常,好像乌鸦的嘴壳、鸟儿的爪距那样,一点也不柔和,或像屋顶漏水散乱无绪,好像江水流逝去而不返,这就是脾的死亡脉象。正常的肾脉来时,滑润流利,连续不断、源源而来,好像心的钩脉,但按之沉石有力，这就是肾的正常脉象，也是冬季以胃气为根本的正常脉象；有病的肾脉来时，沉紧坚硬，好像缠绕他物、牵拉着的葛藤那样，有失柔和，而且愈按愈硬，这就是肾的病理脉象；将死的肾脉来时，特别坚硬紧急，好像二人争夺的绳索，又像坚硬击手的弹石，一点也不柔和，这就是肾的死亡脉象。

【讨论】本节再次论述了春、夏、长夏、秋、冬五脏的正常、病理和死亡的脉象，并借助于各种具体事物作了生动的比喻、形容，从各自特点的比较中，突出了共同的征象即柔和，这就是脉有胃气的象征。而正常、病理与死亡脉象的区别，根本点就在于这种柔和之象的有无、多少。与前节相比，彼处提纲挈领，此处形象具体，精神意义一致，相得益彰。所谓胃气，在这里指整个脾胃功能在脉象上的一种反映。脾胃为后天的根本，气血精津的源泉，脾胃功能旺盛，精气充盈，五脏强盛，也就生机勃勃，反映于脉象，自然和调。而脾胃衰败，精血竭绝，五脏一蹶不振，生机全无，脉象当然失于和调，这就是《内经》反复强调以胃气为根本的道理和意义之所在。因此，无论是何时、何脏，也无论何病、何脉，只要脉来具有柔和之象就表示胃气尚在，或者无病，或者既病也很轻浅易治；而柔和之象越少，则表示胃气越虚衰，疾病越是深重难治；倘若毫无柔和之象，则表示胃气衰败不复，也就难逃一死。这种"脉以胃气为本"的理论，对后世脉学以及诊治和预后的影响都非常重大，实践中也确有很高的价值。有趣的是，比如西医的高血压、动脉硬化类疾病多出现中医的弦紧脉象，心律失常多见中医的躁疾促结脉象，全身衰竭时多见中医的细小软弱脉象，而且病情越严重，所谓弦、紧、躁疾、细软也越明显；而当高血压出现危象、或心律失常、全身衰竭濒临死亡之际，脉搏则表现为非常的弦紧坚硬、特别的躁乱急疾、极端的细软微弱，这些都没有《内经》所说的胃气之象征，足见《内经》脉无胃气者死的论断，确实有实践的依据，并不是荒谬之说。

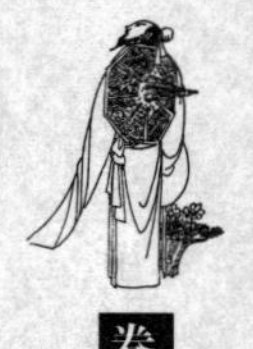

卷第六

玉机真藏论篇第十九

【提要】本篇首先论述了四季中五脏的生理脉象，太过与不及的病理脉象，及其主病意义；其次论述了疾病传变的一般规律和特殊现象；同时，论述了真脏脉象产生与主死的道理、具体的形象，预决死生的日期；此外，还论述了诊病察形、气、色、脉的意义，脉象与四季变化、疾病症状相违背的表现，五种实证与虚证主死或生还的转机。全篇以脉诊的内容为主，尤以真脏脉在疾病预后中的重要意义为重点，这些都是诊法中的关键，应该刻写在玉版上，珍藏在机要的府库中，所以篇名《玉机真藏论》。

【原文】黄帝问曰：春脉如弦，何如而弦？岐伯对曰：春脉者肝也，东方木也，万物之所以始生也，故其气[1]来，耎弱轻虚而滑，端直以长，故曰弦，反此者病。帝曰：何如而反？岐伯曰：其[2]气来实而强，此谓太过，病在外；其气来不实而微，此谓不及，病在中。帝曰：春脉太过与不及，其病皆何如？岐伯曰：太过则令人善忘[3]，忽忽眩冒[4]而巅疾；其不及，则令人胸痛引背，下则两胁两胠满。

【注释】[1]气：这里指脉气。[2]其：如果。[3]忘：根据《素问·气交变大论》及众多前人看法，应作"怒"，语译改为"怒"。[4]忽忽眩冒：忽忽，精神恍惚而不清爽；眩，目眩，即视物旋转；冒，昏乱。

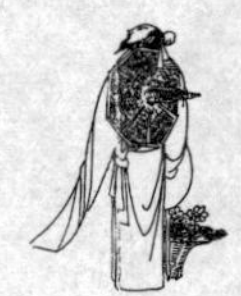

【语译】黄帝问道：春天的脉象应该是弦脉，怎样才算是弦脉？岐伯回答说：春天的脉象内应于肝，外应东方阳气的初生、木气的条畅，正是万物开始生长的季节，所以脉气来时软弱轻虚、圆滑流利，形体笔直而且长，因此叫做弦脉，与此相反的脉象，就表示有病。黄帝说：怎样才算是相反？岐伯说：如果脉气来时，坚实而有力，这叫做脉来太过，表示病在外部；如果脉气来时，空虚微弱无力，这叫做脉来不及，表示病在内部。黄帝说：春天脉象的太过与不及，它的病变都怎么样？岐伯说：脉来太过，就会使人容易发怒、精神恍惚、头目昏乱、视物旋转，易发生头部的疾病；如果脉来不及，就会使人胸部疼痛，并牵引到背部作痛，往下就会出现两侧胁肋部位胀满。

【原文】帝曰：善。夏脉如钩，何如而钩？岐伯曰：夏脉者心也，南方火也，万物之所以盛长也，故其气来盛去衰，故曰钩，反此者病。帝曰：何如而反？岐伯曰：其气来盛去亦盛，此谓太过，病在外；其气来不盛，去反盛，此谓不及，病在中。帝曰：夏脉太过与不及，其病皆何如？岐伯曰：太过则令人身热而肤痛，为浸淫[1]；其不及，则令人烦心，上见咳唾，下为气[2]泄。

【注释】[1]浸淫：疮名，因疮发的部位渐渐蔓延扩大而得名。[2]气泄：这里指矢气，俗称“放屁”。

【语译】黄帝说：好。夏天的脉象应该是钩脉，怎样才算是钩脉？岐伯说：夏天的脉象内应于心，外应南方阳气的旺盛、火气的炎热，正是万物生长茂盛的季节，所以脉气来时充实盛大，消去时轻微衰弱，因此叫做钩脉，与此相反的脉象，就表示有病。黄帝说：怎样才算是相反？岐伯说：如果脉气来时充实盛大，消去时也充实盛大，这叫做脉来太过，表示病在外部；如果脉气来时并不充实盛大，消去时反而充实盛大，这叫做脉来不及，表示病在内部。黄帝说：夏天脉象的太过与不及，它的病变都怎么样？岐伯说：脉来太过，就会使人身体发热、皮肤疼痛、生浸淫疮；如果脉来不及，就会使人心中烦躁，气向上逆可见咳嗽吐痰涎，气往下窜可出现矢气。

【原文】帝曰：善。秋脉如浮，何如而浮？岐伯曰：秋脉者肺也，西方金也，万物之所以收成也，故其气来，轻虚以浮，来急去散，故曰浮，反此者病。帝曰：何如而反？岐伯曰：其气来毛而中央坚，两傍虚，此谓太过，病在外；其气来毛而微，此谓不及，病在中。帝曰：秋脉太过与不及，其病皆何如？岐伯曰：太过则令人逆气，而背痛愠愠然[1]；其不及，则令人喘，呼吸少气而咳，上气见血，下闻病音[2]。

【注释】[1]愠（yùn运）愠然：郁闷不舒的意思。[2]下闻病音：下，这里指喉部；病音，呼吸喘息时所发出的声音。

【语译】黄帝说：好。秋天的脉象应该是浮脉，怎样才算是浮脉？岐伯说：秋天的脉象内应于肺，外应西方阳气的收敛、金气的寒凉，正是万物成熟收获的季节，所以脉气来时轻虚浅浮，来时急迫而消去时散漫，因此叫做浮脉，与此相反的脉象，就表示有病。黄帝说：怎样才算是相反？岐伯说：如果脉气来时浅浮软弱，中央坚硬，两旁空虚，这叫做脉来太过，表示病在外部；如果脉气来时浅浮软弱而细微，这叫做脉来不及，表示病在内部。黄帝说：秋天脉象的太过与不及，它的病变都怎么样？岐伯说：脉来太过，就会使人气向上逆、背部疼痛、郁闷不舒；如果脉来不及，就会使人呼吸气短、咳嗽气喘，气逆于上可见咯血、喉间痰鸣、喘息有声。

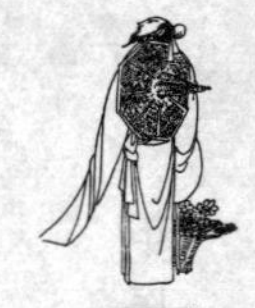

【原文】帝曰：善。冬脉如营[1]，何如而营？岐伯曰：冬脉者肾也，北方水也，万物之所以合藏也，故其气来，沉以搏，故曰营，反此者病。黄帝曰：何如而反？岐伯曰：其气来如弹石者，此谓太过，病在外；其去如数者，此谓不及，病在中。帝曰：冬脉太过与不及，其病皆何如？岐伯曰：太过则令人解㑊，脊脉痛而少气，不欲言；其不及则令人心悬如病饥，䏚中清[2]，脊中痛，少腹满，小便变。帝曰：善。

【注释】[1]营：指军队的兵营，这里比喻冬天脉象内沉，如兵士居于军营之中。[2]䏚（miǎo 秒）中清：䏚，胁肋末端的空软处；清，应作"凊"（qìng 庆）字，寒冷。

【语译】黄帝说：好。冬天的脉象应该是沉脉，怎样才算是沉脉？岐伯说：冬天的脉象内应于肾，外应北方阳气的闭藏、水气的寒冷，正是万物封闭潜藏的季节，所以脉气来时深沉搏指，因此叫做沉脉，与此相反的脉象，就表示有病。黄帝说：怎样才算是相反？岐伯说：如果脉气来时好像弹石一样地坚硬，这叫做脉来太过，表示病在外部；如果脉消去时体细无力，如同数脉很快的，这叫做脉来不及，表示病在内部。黄帝说：冬天脉象的太过与不及，它的病变都怎么样？岐伯说：脉来太过，就会使人倦怠乏力、懒于行动、脊柱疼痛、气短、不想说话；如果脉来不及，就会使人感觉心中空虚，好像饥饿一样，胁肋下空软处寒冷、脊柱里痛、少腹胀满、小便异常。黄帝说：好。

【原文】帝曰：四时之序，逆从之变异也，然脾脉独何主？岐伯曰：脾脉者，土也，孤藏以灌四傍者也。帝曰：然则脾善恶，可得见之乎？岐伯曰：善者不可得见，恶者可见。帝曰：恶者何如可见？岐伯曰：其来如水之流者，此谓太过，病在外；如鸟之喙者，此谓不及，病在中。帝曰：夫子言脾为孤藏，中央土以灌四傍，其太过与不及，其病皆何如？岐伯曰：太过则令人四支不举；其不及则令人九窍不通。名曰重强[1]。

帝瞿然而起，再拜而稽首曰：善。吾得脉之大要。天下至数，五色脉变，揆度奇恒，道在于一，神转不回，回则不转，乃失其机，至数之要，迫近以微，著之玉版，藏之藏府[2]，每旦读之，名曰《玉机》。

【注释】[1]重强：身体自觉沉重，运动失去柔和而不灵便。[2]藏府：这里指珍藏贵重物品的府库。

【语译】黄帝说：脉象随着春夏秋冬的顺序交替出现，并有应时与不应时、正常与异常的变化，却独独没有说到脾的脉象究竟应在哪个季节？岐伯说：脾的脉象外应于土气，脾脏没有固定的季节，被称为孤脏，因为它要在四季中滋养其他四脏。黄帝说：那么脾脏正常与异常的脉象可以见到吗？岐伯说：正常的脉象不可能见到，异常的脉象可以见到。黄帝说：异常的脉象，见到后是怎样的？岐伯说：如果脉来像水的流动一样盛大、滔滔不绝的，这叫做脉来太过，表示病在外部；像飞鸟的嘴壳一样短小、坚锐的，这叫做脉来不及，表示病在内部。黄帝说：先生说脾是孤脏，外应中央的土气，要滋养其他四脏，如果脉象的太过与不及，它的病变都怎么样？岐伯说：脉来太过，就会使人四肢不能举动；如果脉来不及，就会使人九窍闭塞不通，这叫做“重强”。

黄帝惊喜无比，从座位上一跃而起，向岐伯再三施礼说：好啊！我懂得脉诊要领了。天下最重要的道理，在于无论是诊察五色与脉象的变化，还是运用揆度与奇恒的方法，关键只有一

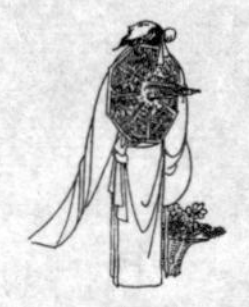

个,就是诊察气色与脉象有无神气。既然神是人体生命活动总的体现,就应当运转而不停止,如果停止而不运转,就会失去生机。所以诊察气色与脉象的关键,就是要从浅显易见的各种变化中,去把握最微妙的神机。我要把这些道理刻写在玉版上,珍藏在府库里,每天清晨拿出来诵读,给它取名叫做《玉机》。

【讨论】以上五节论述了四季中五脏的正常脉象与异常脉象及其主病举例。所谓太过指邪气盛实,不及则指正气虚衰。至于五脏脉象外应四季的道理与意义,详见《平人气象论》。

【原文】五藏受气[1]于其所生,传之于其所胜,气舍于其所生,死于其所不胜。病之且死,必先传行至其所不胜,病乃死。此言气之逆行也,故死。肝受气于心,传之于脾,气舍于肾,至肺而死。心受气于脾,传之于肺,气舍于肝,至肾而死。脾受气于肺,传之于肾,气舍于心,至肝而死。肺受气于肾,传之于肝,气舍于脾,至心而死。肾受气于肝,传之于心,气舍于肺,至脾而死。此皆逆死也。一日一夜五分之[2],此所以占死生之早暮也。

【注释】[1]气:这里指病气。[2]一日一夜五分之:把一个昼夜分为五个阶段,五脏各有所主:寅(3~5时)卯(5~7时)为肝所主,巳(9~11时)午(11~13时)为心所主,申(15~17时)酉(17~19时)为肺所主,亥(21~23时)子(23~1时)为肾所主,丑(1~3时)辰(7~9时)未(13~15时)戌(19~21时)为脾所主。

【语译】五脏疾病的传变是从自己所滋生的那一脏那儿接受的病气,又把病气传送给自己所克制的那一脏,病气停留在滋生自己的那一脏,死亡在克制自己的那一脏。当病到即将死亡的时候,一定是先传行到克制自己的那一脏,病人就会死亡。这里所说的是病气的逆行传变,所以要死亡。例如,肝从心那儿接受病气,又把病气传送给脾,病气停留在肾,传到肺就会死。心从脾那儿接受病气,又把病气传送给肺,病气停留在肝,传到肾就会死。脾从肺那儿接受病气,又把病气传送给肾,病气停留在心,传到肝就会死。肺从肾那儿接受病气,又把病气传送给肝,病气停留在脾,传到心就会死。肾从肝那儿接受病气,又把病气传送给心,病气停留在肺,传到脾就会死。这都是病气的逆行传变,所以要死。把一日一夜划分为五个阶段,分属五脏,这就是之所以能推测出死亡或生还时间早晚的方法。

【原文】黄帝曰:五藏相通,移皆有次。五藏有病,则各传其所胜;不治,法三月,若六月,若三日,若六日,传五藏而当死,是顺传所胜之次。故曰:别于阳者,知病从来;别于阴者,知死生之期。言知至其所困而死。

【语译】五脏是相互通连的,病气的传行转移,都有一定的次序。五脏一旦有病,各自就会传送给自己所克制的那一脏,如果不能及时地治疗,经过三个月,或六个月,或三天,或六天,传遍了五脏就该死亡,这就是按克制顺传的次序。所以说:能辨别病邪在外部的,就能知道病从何处而来;能辨别病邪在内部的,就能知道死亡或生还的日期。总的说来,就是病气传到了克制自己的那一脏,就要死亡。

【原文】是故风者,百病之长[1]也。今风寒客于人,使人毫毛毕直,皮肤闭而为热,当是之时,可汗而发也;或痹不仁肿痛,当是之时,可汤熨及火灸刺而去之。弗治,病入舍于肺,名曰肺痹[2],发咳上气;弗治,肺即传而行之肝,病名曰肝痹,一名曰厥,胁痛出食,当是之

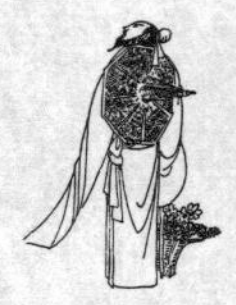

时,可按若[3]刺耳;弗治,肝传之脾,病名曰脾风发瘅[4],腹中热,烦心,出黄,当此之时,可按,可药,可浴;弗治,脾传之肾,病名曰疝瘕[5],少腹冤热[6]而痛,出白,一名曰蛊[7],当此之时,可按,可药;弗治,肾传之心,病筋脉相引而急,病名曰瘛[8],当此之时,可灸,可药;弗治,满十日法当死。肾因传之心,心即复反传而行之肺,发寒热,法当三岁死,此病之次也。

【注释】[1]风者,百病之长:风邪,四季皆有、常年皆可以致病,常为各种外邪的先导,夹杂诸邪而入侵,而且发病急、变化快、变化多,所以称为百病之长。长,为首、为始的意思。[2]痹:这里指脏气闭阻不通。[3]若:或者。[4]瘅(dàn 旦):这里指黄疸。[5]疝瘕(jiǎ 假):少腹疼痛,并牵引睾丸疼痛,痛时可出现包块,痛止包块消失。[6]冤热:即郁热。[7]蛊(gǔ 古):毒虫。这里作病名,指热郁于内,病深日久,身体消瘦,有如毒虫侵蚀而得名。[8]瘛(chì 翅):筋脉痉挛、抽搐一类的病证。

【语译】风邪为外邪的先导,所以说它是百病之长。风寒邪气由外侵入人体,使人的毫毛竖直、皮肤毛孔闭塞而发热的,在这个时候,可以用发汗的方法治疗;或者肢体麻痹不知痛痒,或肿胀疼痛的,在这个时候,可以用烫水热敷以及艾火灸烤、针刺等方法来消除它。如果不及时治疗,病气就要内传到肺,名叫肺痹,发生咳嗽、呼吸急迫。再不及时治疗,肺就把病气传行到肝,病名叫肝痹,又名叫肝厥,发生胁肋疼痛、呕吐食物,在这个时候,可以用按摩或者针刺等方法。再不及时治疗,肝就把病气传行到脾,病名叫脾风,发生黄疸、腹中觉热、心里烦躁、小便发黄,在这个时候,可以用按摩、用药物、用热水洗澡等方法。再不及时治疗,脾就把病气传行到肾,病名叫疝瘕,发生少腹发热而疼痛、小便色白混浊,又名叫蛊病,在这个时候,可以用按摩、用药物等方法。再不及时治疗,肾就把病气传行到心,病发筋脉相互牵引拘急痉挛，病名叫瘛，在这个时候，可以用艾灸、用药物。再不及时治疗，病满十日之后，就该死亡。如果病气由肾传行到心，心立即又再传行到肺，就要发生寒热病，按理三年之内该死。这就是疾病传行的一般次序。

【原文】然其卒[1]发者，不必治于传；或其传化有不以次，不以次入者，忧、恐、悲、喜、怒，令不得以其次，故令人有大病矣。因而喜大虚，则肾气乘[2]矣，怒则肝气乘矣，悲则肺气乘矣，恐则脾气乘矣，忧则心气乘矣，此其道也。故病有五，五五二十五变，及其传化。传，乘之名也。

【注释】[1]卒：就是"猝"字，突然。[2]乘：趁某脏的虚弱，把病气乘机传给它。

【语译】然而，如果是突然暴发的疾病，就不必按照这个传行的次序来治。有些疾病的传行也不按照这个次序，不按照这个次序的，如忧、恐、悲、喜、怒等情志变化的疾病，就不按照这个次序传行，所以使人发生严重的疾病。因为过分喜乐而使心气大虚，肾病乘机传给心；大怒不止，肝气亢盛乘机传病给脾；过分悲伤，肺病乘机传给肝；惊恐伤肾，脾病乘机传给肾；愁忧伤肺，心病乘机传给肺，这些就是不按照一般次序传行的情况。所以虽然脏只有五个，病只有五种，一旦发生相互的传行转化，五五就有二十五种变化。所谓传行，就是相乘的别名。

【讨论】以上四节讨论了疾病在体内传变的规律。所谓传变，实际上就是病变在体内部位上的转移。本经文主要讲了五脏按五行规律的传变。从本文所论，并综合《内经》全书来看，疾病的传变规律，可以归纳为三个：一、外感疾病的传变，一般

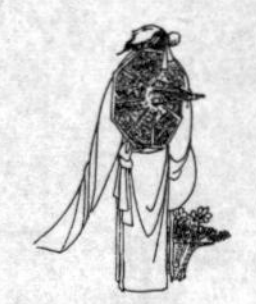

是按照皮毛、肌肉、经络、六腑、五脏，由表入里、由浅入深进行传变。这种由外至内的传变，本节论述较详，不仅给出了传变规律，还介绍了相应的病名和治法。这说明古人对外感病已有了相当的认识。后世张仲景创立的六经辨证中三阴病的传变与此相似。即使是现代，这种传变规律仍十分有指导意义。二、内伤杂病或外邪内入五脏之后，就按照五脏之间相生、相克的次序进行传变。三、某些暴发性急重疾病或情志变化所发生的疾病，它们的传变比较特殊，并不一定按照上述一般规律进行传变。这些传变总的规律是："五脏相通，移皆有次，五脏有病，各传其所胜。"掌握疾病的传变规律，临床意义主要在于根据疾病的发展趋势，早期治疗，防微杜渐，以免病邪在体内深入、蔓延，促使机体早日康复。这也属于《内经》"治未病"的范畴。

【原文】大骨枯槁[1]，大肉陷下[2]，胸中气满，喘息不便，其气动形，期六月死，真藏脉见，乃予之期日。大骨枯槁，大肉陷下，胸中气满，喘息不便，内痛引肩项，期一月死，真藏见，乃予之期日。大骨枯槁，大肉陷下，胸中气满，喘息不便，内痛引肩项，身热，脱肉破䐃[3]，真藏见，十月之内死。大骨枯槁，大肉陷下，肩髓内消，动作益衰，真藏来[4]见，期一岁死，见其真藏，乃予之期日。大骨枯槁，大肉陷下，胸中气满，腹内痛，心中不便，肩项身热，破䐃脱肉，目眶陷，真藏见，目不见人，立死；其见人者，至其所不胜之时则死。急虚身中卒至，五藏绝闭，脉道不通，气不往来，譬于堕溺，不可为期。其脉绝不来，若人一息[5]五六至，其形肉不脱，真藏虽不见，犹死也。

【注释】[1]大骨枯槁：大骨，指肩、脊、腰及四肢长大的骨骼；枯槁，这里形容骨骼软弱无力，不能支持身体。[2]大肉陷下：大肉，指臂、臀、腿等处大块隆盛的肌肉；陷下，形容极度的消瘦枯削。[3]脱肉破䐃（jūn军）：脱肉，形容全身的肌肉都已消瘦枯削；破䐃，筋肉结聚之处叫䐃，如肘、膝、髀、胯等处高起的块肉，破䐃是指䐃部破坏、破溃。[4]来：根据上下文义、有关文献所载原文及前人看法，应作"未"。语译作"未"。[5]息：根据《素问·平人气象论》和前人看法，应作"呼"或"吸"。语译作"呼"和"吸"。

【语译】大骨软弱，大肉瘦削，胸中气胀，呼吸喘急困难，呼吸时身体也随着振动，为期六个月就要死亡，一旦真脏脉出现，就能预知死亡的具体日期。大骨软弱，大肉瘦削，胸中气胀，呼吸喘急困难，胸中疼痛，放射到肩部后项，为期一个月就要死亡，一旦真脏脉出现，就能预知死亡的具体日期。大骨软弱，大肉瘦削，胸中气胀，呼吸喘急困难，胸中疼痛，放射到肩部后项，身体发热，全身瘦削，䐃肉破溃，一旦真脏脉出现，十个月之内就要死亡。大骨软弱，大肉瘦削，骨髓内消而两肩下垂，动作日益困难，如果真脏脉没有出现，为期一年死亡；一旦真脏脉出现，就能预知死亡的具体日期。大骨软弱，大肉瘦削，胸中气胀，腹中疼痛，心中烦闷不适，肩项全身发热，䐃肉破溃，全身瘦削，目眶凹陷，一旦真脏脉出现，双目又看不见人，马上就要死亡；如果双目还能看见人，到了克制它之脏所旺盛的时间就会死亡。对于正气突然严重虚衰，身体又突然遭受外邪，五脏气就会竭绝闭塞，脉道阻塞不通，气不往来运行，譬如从高处跌坠或落水淹没一样的突发性疾病，就无法预知具体的死期。如果脉息断绝不来，或人一呼气脉来五、六次，一吸气脉又来五、六次的，虽然形体肌肉不见瘦削、真脏脉没有出现，仍然要死亡。

【原文】真肝脉至，中外急，如循刀刃责责然[1]，如按琴瑟弦，色青白不泽，毛折乃死；真心脉至，坚而搏，如

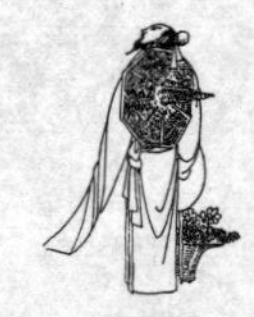

循薏苡子[2]累累然[3]，色赤黑不泽，毛折乃死；真肺脉至，大而虚，如以毛羽中人肤，色白赤不泽，毛折乃死；真肾脉至，搏而绝，如指弹石辟辟然[4]，色黑黄不泽，毛折乃死；真脾脉至，弱而乍数乍疏，色黄青不泽，毛折乃死。诸真藏脉见者，皆死不治也。

【注释】[1]责责然：形容刀刃的锋利可怕。[2]薏苡子：即薏苡仁，颗粒圆小而坚硬。[3]累累然：连续不断的样子。[4]辟辟然：坚硬而呆滞的样子。

【语译】肝的真脏脉来，沉浮都很紧张坚硬，好像摸着刀口一样的锋利，又好像按在琴瑟的弦上一样硬直，面色青中带白又毫无光彩，毛发枯焦脱落，就要死亡。心的真脏脉来，坚硬而击手，好像摸着薏苡仁一样的圆小坚硬，而且连续不断，面色红中带黑又毫无光彩，毛发枯焦脱落，就要死亡。肺的真脏脉来，浮大空虚，好像用羽毛轻拂人的皮肤一样轻虚软弱，面色白中带红又毫无光彩，毛发枯焦脱落，就要死亡。肾的真脏脉来，坚硬击手断绝欲停，好像用手指弹击石头一样的坚硬呆滞，面色黑中带黄又毫无光彩，毛发枯焦脱落，就要死亡。脾的真脏脉来，软弱无力，忽然很快又忽然很慢，面色黄中带青又毫无光彩，毛发枯焦脱落，就要死亡。五脏的真脏脉一旦出现，都是死证，无法治疗。

【原文】黄帝曰：见真藏曰死，何也？岐伯曰：五藏者，皆禀气于胃，胃者五藏之本也；藏气者，不能自致于手太阴，必因于胃气，乃至于手太阴也。故五藏各以其时，自为而至于手太阴也。故邪气胜者，精气衰也；故病甚者，胃气不能与之俱至于手太阴，故真藏之气独见，独见者，病胜藏也，故曰死。帝曰：善。

【语译】黄帝说：见到真脏脉象，就说要死，为什么？岐伯说：五脏的营养，都是从胃那儿得来的，因此胃是五脏的根本。然而五脏的气不能自行到达手太阴经的寸口，必须依赖胃气的作用，才能到达手太阴经的寸口。所以，五脏在各自主气的时间里，自己的脉象随胃气一起到达手太阴的寸口。邪气猖盛，精气就会衰败，所以疾病严重的时候，胃气就不能与五脏之气一起到达手太阴寸口，使得本脏脉象单独出现，单独出现的，是病邪猖獗胜过了脏气，所以说要死亡。黄帝说：好。

【讨论】以上三节论述了真脏脉象产生与主死的道理、具体的形象和预决死生的日期。本节指出：五脏的营养以胃中的水谷精气为源泉，五脏的正常脉象是脏气与胃气的综合反映。因此脉象只要有胃气的存在即具有从容柔和的象征，就表示五脏精气的源泉还没有断绝，病体就有康复的希望；如果脉来只见本脏脉的形象，一点也不从容柔和，根本没有胃气的象征，就表示邪气猖盛，胃气衰败，五脏精气的源泉断绝，也就难以活命。这与《素问·平人气象论》的描述和精神完全一致，可相互参照。至于根据真脏脉来预知死亡的具体日期，本节仍从五脏相克的衰旺时间上加以推测，临床上并不绝对如此，只能从基本精神和发展趋势上去理解，不宜死守具体的时间。

【原文】黄帝曰：凡治病察其形气色泽，脉之盛衰，病之新故，乃治之，无后其时。形气相得，谓之可治；色泽以浮，谓之易已；脉从四时，谓之可治；脉弱以滑，是有胃气，命曰易治，取之以时。形气相失，谓之难治；色夭不泽，谓之难已；脉实以坚，谓之益甚；脉逆四时，为不可治。必察四难，而明告之。

所谓逆四时者，春得肺脉，夏得肾脉，秋得心脉，冬得脾脉，其至皆悬绝沉涩者，命曰逆四时。未有藏形，

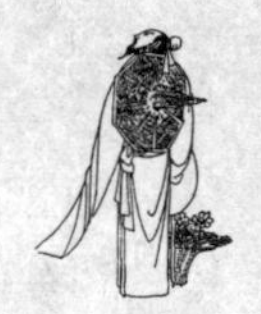

于春夏而脉沉涩，秋冬而脉浮大，名曰逆四时也。

病热脉静，泄而脉大，脱血而脉实，病在中，脉实坚，病在外，脉不实坚者，皆难治。

【语译】黄帝说：凡是治病，在察清形体的盛衰，正气的强弱，面色的润枯，脉象的虚实，疾病的新久之后，就要及时地治疗，不可延误时机。形体与正气的盛或衰相一致，表示疾病可以治愈；面色滋润光鲜，表示疾病容易治愈；脉象顺应四季变化，表示疾病可以治愈；脉来柔和滑利，是有胃气的象征，表示疾病容易治愈，但不同的季节要选择不同的治法。形体与正气的盛或衰不一致，表示疾病难以治疗；面色晦暗没有光彩，表示疾病难以治愈；脉来盛实坚硬，表示疾病日益加重；脉象违背四季变化，属于不治之症，必须察清这四种难治之症，并清楚告诉病人。

所说的脉象违背四季变化的，是指春天见到了肺的脉象，夏天见到了肾的脉象，秋天见到了心的脉象，冬天见到了脾的脉象，而且这些脉象来时，都是虚浮在外重按全无，或突然断绝不来，或深沉在内，或涩滞不畅，就叫做脉象违背了四季的变化。如果脉来不见本脏的脉象，在春天、夏天脉象深沉在内或涩滞不畅，在秋天、冬天脉象浅浮在外或粗大盛实，这也叫脉象违背了四时的变化。

发热疾病脉象反而沉静，泄泻疾病脉象反而粗大，严重的血亏脉象反而盛实，病在内部脉象反而坚实，病在外部脉象反而不坚实的，都是难治之证。

【讨论】本节论述了诊病必察形体、正气、面色、脉象，以此来辨别疾病的难治与易治，以及脉象与四季变化、与证候相违背的表现。疾病的变化错综复杂，疾病的表现万千纷繁，临证必须从形、气、色、脉全面进行诊察，综合分析，才能准确地把握疾病的变化,明辨难治与易治,否则就会贻误病情,造成不应该有的危害。这仍属于"四诊合参"的原则,详见《素问·脉要精微论》。

另外,文中提出"脉弱以滑,是有胃气","脉实以坚,谓之益甚",说明脉有胃气时脉来应不浮不沉、不快不慢、从容和缓、节律一致。这种贵弱轻坚、重在平和的思想是道家思想对中医的影响的典型表现。《老子·七十六章》云:"坚强者死之徒,柔弱者生之徒",这种思想在中医学中时有体现,如《伤寒论》第360条曰:"下利有微热而渴,脉弱者令自愈。"第369条曰:"伤寒下利,日十余行,脉反实者死。"《金匮要略·痰饮咳嗽篇病脉证治》云:"久咳数岁,其脉弱者可治,实大数者死。"

有关"脉逆四时"与"脉证相反"的讨论,详见《素问·脉要精微论》、《素问·平人气象论》。

【原文】黄帝曰:余闻虚实以决死生,愿闻其情。岐伯曰:五实死,五虚死。帝曰:愿闻五实五虚。岐伯曰:脉盛、皮热、腹胀、前后不通、闷瞀[1],此谓五实;脉细、皮寒、气少、泄利前后、饮食不入,此谓五虚。帝曰:其时有生者何也?岐伯曰:浆粥入胃,泄注止,则虚者活;身汗得后利,则实者活。此其候也。

【注释】[1]闷瞀(mào 冒):昏闷烦乱,视物不清。

【语译】黄帝说:我听说根据病情虚实,能够判断死亡或生还,很想听听它的情况。岐伯说:五种实证要死,五种虚证要死。黄帝说:很想听听五种实证和五种虚证。岐伯说:脉来盛大、皮肤发热、腹部胀满、二便不通、昏闷烦乱视物不清,这叫五实证;脉来细小、皮肤寒冷、呼吸气短、二便失禁、饮食不入,这叫五虚证。黄帝说:它有时又有生还的,这是为什么?岐伯说:

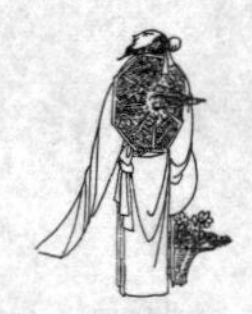

能够吃下一些米汤稀粥，泄泻逐渐停止，虚证就可望存活；身体能够出汗，大便能够通利的，实证就可望存活。这就是五实证、五虚证可望存活的情况。

【讨论】所谓五实证，属于邪气深入，猖盛弥漫，五脏之气闭塞；所谓五虚证，属于五脏精气严重亏虚，因此容易死亡。之所以能够存活，在于虚证胃气尚未竭绝，并逐渐恢复；实证邪气外出有路，五脏之气逐渐畅通。提示治疗虚证，要使五脏精气恢复，必须调养胃气，只要后天的源泉不绝，就有恢复的希望；治疗实证，要以驱邪为主，只要邪气外出有路，五脏之气就有畅通的可能。这在临床上有很重要的意义。

三部九候论篇第二十

【提要】本篇是论述"三部九候"遍诊法的专篇，所以篇名《三部九候论》。具体内容有三部九候的脉诊部位及其所诊察的脏腑器官、具体的诊察方法和所主疾病，尤其脉诊在判断预后中的重要意义。此外，还强调了形、气、脉、证合参在诊断中的重要性以及针刺治疗的原则。

【原文】黄帝问曰：余闻九针[1]于夫子，众多博大，不可胜数，余愿闻要道，以属[2]子孙，传之后世，著之骨髓，藏之肝肺，歃血[3]而受，不敢妄泄，令合天道，必有终始，上应天光[4]，星辰历纪[5]，下副[6]四时五行，贵贱更互[7]，冬阴夏阳，以人应之奈何？愿闻其方。岐伯对曰：妙乎哉问也，此天地之数[8]。

【注释】[1]九针：古代针刺用的九种针具，详见《灵枢·九针十二原》，这里泛指针刺的道理和技术。[2]属：这里作"嘱"字，嘱咐。[3]歃(shà 厦)血：古代盟誓时，把血涂在口旁，表示信守誓约，决不违背。[4]天光：日月星的光辉。[5]星辰历纪：指日月星辰的运行各有规律。[6]副：符合。[7]贵贱更互：四季中，五行之气在自己旺盛的季节里，叫贵；不在自己旺盛的季节里，叫贱。更互：相互交替。[8]此天地之数：应为"此天地之至数"。

【语译】黄帝问道：我听先生讲授了针刺的学问之后，觉得它的内容丰富，博大精深，实在是数不清说不完。我很想听听其中最主要的方法，以便于嘱咐子孙，传给后代，要他们刻骨铭心地牢牢记住，在接受这一学问时，还要他们歃血盟誓，不敢轻易泄露。如何让这些道理自始至终都要符合于自然界变化的规律，具体说来上符合于日月星辰的运行规律，下符合于四季中五行之气盛衰交替，以及春夏秋冬阴阳消长的规律，人体又是怎样与它们相适应的？很想听听这方面的道理。岐伯回答说：问得真妙啊！这些都是天地间最重要的道理。

【原文】帝曰：愿闻天地之至数，合于人形血气，通决死生，为之奈何？岐伯曰：天地之至数，始于一，终于九[1]焉。一者天，二者地，三者人；因而三之，三三者九，以应九野。故人有三部，部有三候，以决死生，以处百病，以调虚实，而除邪疾。帝曰：何谓三部？岐伯曰：有下部，有中部，有上部；部各有三候，三候者，有天，有地，有人也。必指而导之，乃以为真。上部天，两额之动脉[2]；上部地，两颊之动脉[3]；上部人，耳前之动脉[4]。中部天，手太阴[5]也；中部地，手阳阴[6]也；中部人，手少阴[7]也。下部天，足厥阴[8]也；下部地，足少阴[9]也；下部人，足太阴[10]也。故下部之天以候肝，地

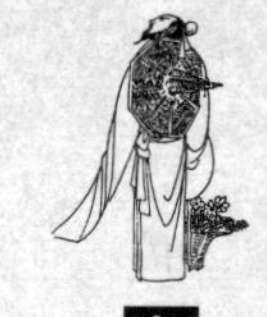

以候肾,人以候脾胃之气。帝曰:中部之候奈何?岐伯曰:亦有天,亦有地,亦有人。天以候肺,地以候胸中之气,人以候心。帝曰:上部以何候之?岐伯曰:亦有天,亦有地,亦有人。天以候头角之气,地以候口齿之气,人以候耳目之气。三部者,各有天,各有地,各有人;三而成天,三而成地,三而成人,三而三之,合则为九。九分为九野,九野为九藏;故神藏五[11],形藏四[12],合为九藏。五藏已败,其色必夭,夭必死矣。

【注释】[1]始于一,终于九:古人认为天地之间的各种变化,都有一定的数据,而数从一开始,满十后又从一开始,因此到了九就终结了,九是单位数最大的数,称为数之极。这里的意思是,各种变化的基本规律只有一个,但具体的变化就非常纷繁复杂了。[2]两额之动脉:前额两旁鬓发中的动脉搏动处,相当于足少阳经的颔厌穴。[3]两颊之动脉:两耳前下与两颌上的动脉搏动处,相当于足阳明经的大迎穴。[4]耳前之动脉:两耳前的动脉搏动处,相当于手少阳经的耳门和髎(liáo 辽)穴。[5]手太阴:两手桡侧腕关节端的动脉搏动处,也就是寸口处,相当于手太阴经的太渊、经渠穴。[6]手阳明:两手大指、食指骨节交合的动脉搏动处,相当于手阳明经的合谷穴。[7]手少阴:两手尺侧腕关节端的动脉搏动处,相当于手少阴经的神门穴。[8]足厥阴:两大腿内侧上端的动脉搏动处,相当于足厥阴经的五里穴。[9]足少阴:两内踝后方的动脉搏动处,相当于足少阴经的太溪穴。[10]足太阴:两大腿内侧中部的动脉搏动处,相当于足太阴经的箕门穴。[11]神藏五:神、魂、魄、意、志等均属于神,分别由心、肝、肺、脾、肾所藏,所以叫做神脏,详见《灵枢·本神》等篇。[12]形藏四:胃、大肠、小肠、膀胱内藏有形之物,所以叫做形脏。

【语译】黄帝说:我就想听天地间最重要的道理,人的形体气血如何与它相对应,又如何运用这些道理来判断死亡或生还的呢?岐伯说:天地间最重要的道理,都有一定的数据,这些数据从一开始,到九就为止了。一是奇数为阳,代表天,在上;二是偶数为阴，代表地，在下；人生于天地之间，所以三代表人，在中。天地人合而为三，三三为九，刚好符合地分为九个区域之数。因此，人有三部，每部各有三候，可以用它来判断死亡或生还，诊断各种疾病，从而调理虚衰与盛实、驱除邪气与疾病。黄帝说：什么叫三部？岐伯说：有下部、有中部、有上部，每部各有三候，所谓三候，都用天、地、人来表示的。必须有老师的当面指导，才能弄清各部候准确的位置。上部的天候，是两额旁的动脉；上部的地候，是两颊部的动脉；上部的人候，是两耳前的动脉。中部的天候，是两手太阴经的动脉；中部的地候，是两手阳明经的动脉；中部的人候，是两手少阴经的动脉。下部的天候，是两足厥阴经的动脉；下部的地候，是两足少阴经的动脉；下部的人候，是两足太阴经的动脉。所以，下部的天候，可以诊察肝的变化；下部的地候，可以诊察肾的变化；下部的人候，可以诊察脾胃气的变化。黄帝说：中部的候怎么样？岐伯说：中部也有天、地、人三候。中部的天候，可以诊察肺的变化；中部的地候，可以诊察胸中气的变化；中部的人候，可以诊察心的变化。黄帝说：上部的候又诊察哪些部位的变化？岐伯说：上部也有天、地、人三候。上部的天候，可以诊察头角部位气的变化；上部的地候，可以诊察口腔牙齿气的变化；上部的人候，可以诊察耳目气的变化。上、中、下三部，每部各有天候、地候、人候，三部中有三个天候、三个地候、三个人候，三三相乘，合为九候。诊脉有九候，刚好对应地分九个区域之数；地分九域，刚好对应人体九脏之数。所以，人有神脏五个，形脏四个，合为九脏。如果五神脏气已经衰败，它表现在面部的颜色必然晦暗毫无光彩，也就一定要死亡。

【讨论】本节论述了三部九候的脉诊部位及其所诊察的脏腑器官，这就是《内经》的三部九候脉诊法，又因诊察的部位遍布全身，所以又叫遍诊法。由于所诊的部位，都是各脏腑所

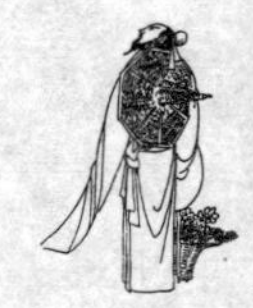

属经脉在体表的搏动处，所以能直接反应各脏腑气血阴阳的变化，在诊察疾病的具体定位上更为准确。但因三部九候遍及全身，遍体逐一切按，很是费时不便，旧时礼教又认为有伤大雅，尤其对女性更不容许，因此日渐少用。尤其《难经·一难》提出诊脉"独取寸口"之后，因寸口处既能反映五脏六腑、全身气血阴阳的变化，而且灵敏、切摸方便，更能避嫌，所以后世医家诊脉大多只察"寸口"而极少再使用"三部九候"之法。尽管如此，它作为历史的产物、医学发展史上的见证，有着重要的历史意义，何况在某些疾病的诊断上至今仍然有着一定的实用价值。如西医学所说的血管栓塞性疾病，当栓塞的部位在头部或下肢的时候，两手寸口处脉搏的反映往往不明显，而"上部"或"下部"相关部位的动脉却有异常的反映，确能辅助诊察栓塞的部位所在。因而对"三部九候"之法，绝不能一概否定和废弃。

另外，在中医的脉诊中，还有另一种"三部九候"之法，与本篇所指不同，而是指"寸口"脉诊部位，具体又分为寸、关、尺三个部位，每个部位都有浮（轻按）、中（介于轻按与重按之间）、沉（重按）三种诊察的方法，详见《难经·十八难》。

【原文】帝曰：以候奈何？岐伯曰：必先度其形之肥瘦，以调其气之虚实，实则泻之，虚则补之。必先去其血脉，而后调之，无问其病，以平为期。

【语译】黄帝说：用"三部九候"之法，怎样诊察疾病？岐伯说：首先一定要审察病人身形是肥胖或消瘦，以便于调理气的虚衰或盛实，盛实的就用泻法，虚衰的就用补法。一定要先除去血脉的瘀滞，然后再进行调理，不管治疗什么疾病，都以气血恢复盛旺通利、平衡协调为准则。

【讨论】观人体身形肥瘦的差异,也是中医望诊的一大内容。胖是肥胖,并非健壮;瘦指消瘦。一般胖者易聚湿生痰,瘦者血液衰少,相火易亢,易患劳嗽。现在中医比较一致的认为是可将人的体质分为阳脏、阴脏和阴阳和平三类。阳脏人多阴虚阳盛,体型特点偏于瘦长,头长形,颈细长,肩狭窄,胸狭长平坦,身体姿势多前屈;阴脏人多阳虚阴盛,体型特点偏于矮胖,头圆形,颈粗短,肩宽平,胸宽短圆形,身体姿势多后仰;阴阳和平之人则无偏盛偏衰,气血调匀,得其中正,故体型特点也得其中。治疗时须根据人的体质施以不同的疗法,虚衰当补,盛实当泻,病症不同,治当各异。这种因人制宜、扶正祛邪的治疗原则,是中医辨证论治思想的具体体现。

【原文】帝曰:决死生奈何? 岐伯曰:形盛脉细,少气不足以息者危;形瘦脉大,胸中多气者死;形气相得者生;参伍不调者病;三部九候皆相失者死;上下左右之脉相应如参舂[1]者,病甚;上下左右相失不可数者死;中部之候虽独调,与众藏相失者死;中部之候相减者死;目内陷者死。

【注释】[1]参舂:指三部九候的动脉搏击指下,相互不协调,好像众人舂米那样有力,此上彼下、此下彼上、参差不齐。

【语译】黄帝说:怎么样判断死亡或生还? 岐伯说:形体肥大,脉来细弱,气短少不足维持呼吸的,病情危重;形体瘦弱,脉来盛大,胸中气塞胀满的,属于死证;形体与脉气的盛或衰一致的,可以存活;脉来参差不协调的,表示有病;三部九候的脉象相互完全失于协调的,属于死证;上、下、左、右各部脉来搏指有力,相互间又参差不齐,好像众人舂米一样的,病情严重;上、下、左、右各部脉来互不相应,而且次数混乱无法计数的,属于

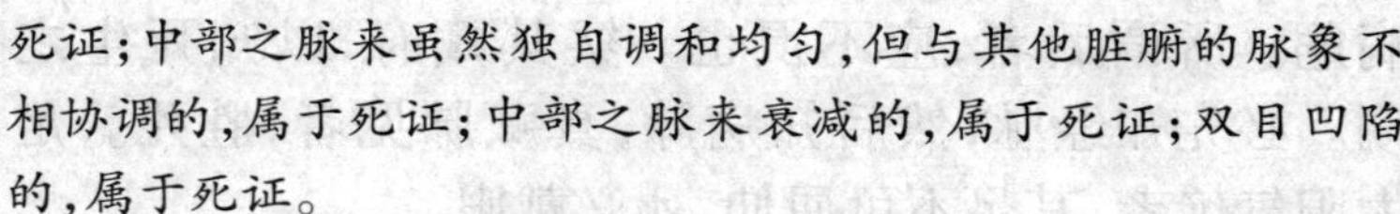

死证；中部之脉来虽然独自调和均匀，但与其他脏腑的脉象不相协调的，属于死证；中部之脉来衰减的，属于死证；双目凹陷的，属于死证。

【原文】帝曰：何以知病之所在？岐伯曰：察九候独小者病，独大者病，独疾者病，独迟者病，独热者病，独寒者病，独陷下者病。以左手足上，上去踝五寸按之，庶右手足当踝而弹之[1]，其应过五寸以上，蠕蠕然[2]者，不病；其应疾，中手浑浑然者病；中手徐徐然者病；其应上不能至五寸，弹之不应者死。

【注释】[1]以左手……弹之：众多前人认为有误，据有关文献所载原文及前人看法，改为"以左手于右足上，去踝五寸按之，以右手当踝而弹之"。语译照此。[2]蠕蠕然：软体虫类爬行的样子，意指轻柔、均匀。

【语译】黄帝说：怎样才能知道疾病的所在部位？岐伯说：诊察九候脉的变化，任何一个部位的脉动，单独细小的有病，单独盛大的有病，单独疾快的有病，单独迟缓的有病，单独发热的有病，单独冰冷的有病，单独凹陷的有病。医生用左手在病人的左足内踝上大约五寸的地方按着，再用右手指在病人左足的内踝上进行弹击，医生的左手就有振动的感觉，如果振动范围超过五寸以上，而且振动轻柔均匀的，表示没有疾病；如果振动明显快疾，而且混乱不清的，表示有病；而振动微弱，非常缓慢的，也表示有病；如果振动范围达不到五寸，再三用力弹击仍然没有反应的，就是死证。

【原文】是以脱肉，身不去者死。中部乍疏乍数者死。其脉代而钩者，病在络脉。九候之相应也，上下若一，不得相失。一候后则病，二候后则病甚，三候后则病危。所谓后者,应不俱也。察其藏府,以知死生之期。必先知经脉,然后知病脉,真藏脉见者,胜死。足太阳气绝者,其足不可屈伸,死必戴眼。

【语译】所以全身肌肉极度瘦削,身体软弱不能行动的,属于死证。中部脉来忽然很慢,又忽然很快的,属于死证。如果脉来间歇停止,又浮大的,病变部位在络脉。九候脉动应该相互协调,上下如一,不应该参差不齐。九候之中,有一候之脉出现不调,就表示有病;有二候之脉出现不调,就表示病重;有三候之脉出现不调,就表示病危。所谓不调,就是相互之间的不一致。能够察明疾病所在的脏腑,就能知道死亡与生还的时间,但必须先知道正常的脉象,然后才能知道病变的脉象,而真脏脉一旦出现,到了克制本脏的一脏主气所旺盛的时间,就会死亡。足太阳经气竭绝的,病人的两足就不能够弯曲伸直,死亡之前必然出现眼睛上视不能转动。

【讨论】以上三节论述了三部九候脉的察病方法和主病意义。指出三部九候脉只有协调一致,即所谓的"上下若一",才是健康无病的表现。因此,必须根据各部各候的脉是否"独见"、"与众脏相失"及其失调的程度,才能分析、判断疾病的轻重和死生。同时,本节还强调了在审察三部九候之时,还必须审察整个形、气、脉、证各方面的变化,尤须注意相互之间的表现是否一致,即所谓"相得"与否,才能使诊断正确。这两个"一致"与否,是《内经》诊法学说的精华所在,因为人是一个有机的整体,疾病的变化与表现错综复杂、纷繁多变,只有全面诊察、整体比较、综合分析,才不会被片面的、甚至是虚假的现象所迷惑,而贻害无穷。这不仅是前人宝贵的经验,更是严谨的学风、负责的态度,应该很好地继承与发扬。

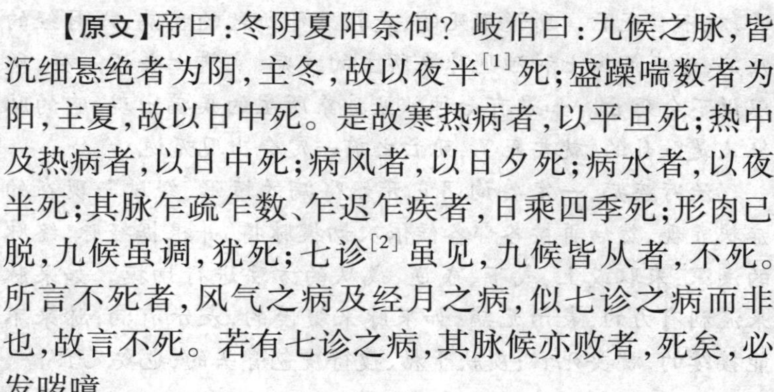

【原文】帝曰：冬阴夏阳奈何？岐伯曰：九候之脉，皆沉细悬绝者为阴，主冬，故以夜半[1]死；盛躁喘数者为阳，主夏，故以日中死。是故寒热病者，以平旦死；热中及热病者，以日中死；病风者，以日夕死；病水者，以夜半死；其脉乍疏乍数、乍迟乍疾者，日乘四季死；形肉已脱，九候虽调，犹死；七诊[2]虽见，九候皆从者，不死。所言不死者，风气之病及经月之病，似七诊之病而非也，故言不死。若有七诊之病，其脉候亦败者，死矣，必发哕噫。

必审问其所始病，与今之所方病，而后各切循其脉，视其经络浮沉，以上下逆从[3]循之。其脉疾者，不病；其脉迟者，病；脉不往来者死；皮肤著者死。

【注释】[1]主冬、夜半：把一个昼夜分为四段，象征一年四季，夜半阳气闭藏象征冬天，平旦阳气升发象征春天，日中阳气旺盛象征夏天，日夕阳气收敛象征秋天。详见《灵枢·顺气一日分为四时》。[2]七诊：指上文所说独小、独大、独疾、独迟、独热、独寒、独陷下。[3]上下逆从：这里指切脉的方法，轻按为上，重按为下，迎着经脉来的方向推按为逆，顺着经脉去的方向推按为从。

【语译】黄帝说：冬天为阴，夏天为阳，脉象与它相适应的情况怎么样？岐伯说：九候的脉象，都很深沉、细小，重按全无、绝而不来的，属于阴，好比四季中的冬天，所以在夜半死；都很盛大、躁动、非常疾快的，属于阳，好比四季中的夏天，所以在日中死亡。因此，患寒热交作病的，在平旦死亡；患内热或热病的，在日中死亡；患风病的，在日落时死亡；患水肿病的，在夜半死亡；如果脉来忽缓忽快、忽慢忽疾的，在丑、辰、未、戌四个时辰里死亡；形体肌肉已经极度瘦削，九候之脉虽然协调，仍然要死亡；七种独见的脉象虽然出现，但九候之脉都能顺应四季变化的，就不会死亡。所说不死的，是指风邪所致的疾病，或月经的疾病，看来好像七种独见脉象所主的疾病，实质上并不一样，所以说不会死亡。如果有七种独见脉象所主的疾病出现，它的脉象又是败乱的，就要死了，死亡之前一定会出现呃逆。

治疗疾病，一定要询问它开始得病的情形、经过与现在的症状表现，然后再按各部各候依次切摸脉搏，并根据经脉、络脉的浅深，采取或上、或下、或逆、或从的方法进行切摸。如果脉来流利有力的，表示无病；如果脉来缓慢的，表示有病；脉来不能接续的，就要死亡；皮肤干枯、瘦得皮包骨头的，也要死亡。

【讨论】本节论述了部分疾病死亡的时间，虽然是举例，却明确指出了，阳热类疾病死亡在阳气旺盛的时候，阴寒类疾病死亡在阴气旺盛的时候，阴阳交争、寒热交作之病死亡在阴阳相交的时候。充分说明了人体疾病的发生发展，不仅与自身的阴阳消长变化有关，也受着自然界阴阳消长的影响。因此，治疗上必须充分考虑这些因素，才能有效地控制疾病的发展，并防患于未然。

【原文】帝曰：其可治者奈何？岐伯曰：经病者，治其经；孙络[1]病者，治其孙络血；血病身有痛者，治其经络。其病者在奇邪[2]，奇邪之脉，则缪刺之。留瘦不移，节而刺之。上实下虚，切而从之，索其结络脉，刺出其血，以见通之。瞳子高者，太阳不足。戴眼者，太阳已绝。此决死生之要，不可不察也。手指及手外踝上五指留针。

【注释】[1]孙络：最细的络脉。[2]奇邪：留滞在大的络脉之中的邪气。

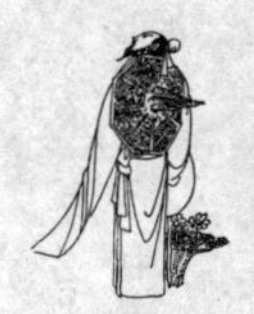

【语译】黄帝说：那些可以治疗的疾病，应该怎样治疗？岐伯说：属于经脉的疾病，就治疗经脉；属于孙络的疾病，就治疗孙络，要针刺出血；属于血有病导致身体疼痛的，就要治疗经脉与络脉。如果病邪留滞在大的络脉之中而发病的，就要采取右侧有病针刺左侧的穴位，左侧有病针刺右侧的穴位的方法。病邪久久留滞一处，并不转移，形体消瘦的，就应该在各骨节交会处进行针刺。上部盛实、下部虚衰的，就要顺着经脉切按，找到它脉络瘀结的所在，针刺出血，血出瘀滞消散，经脉就会通畅。眼睛上视的，是太阳经气不足；眼睛上视又不能转动的，太阳经气已经竭绝。这就是判断死亡与生还的要领，决不可不仔细审察。可以在手指以及手外踝上小指侧进行针刺，并且留针。

【讨论】本节论述了经病、络病、血病、奇邪等的治法。基本的原则是随其病邪所在之处而进行治疗。

卷第七

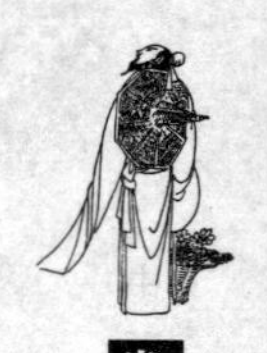

经脉别论篇第二十一

【提要】本篇首先论述了由于居处环境、情志变化、形体劳逸等因素的影响,致使经脉运行失常、五脏功能紊乱的病变;同时论述了水饮、食物在人体的消化、吸收、输布的过程;最后论述了三阴三阳经气亢盛逆乱所致的病变、脉象和治法。由于本篇所论内容虽以经脉变化为主,但并不是论述经脉的正常循行,与其他论述经脉篇章的内容和方法均有所区别,所以篇名《经脉别论》。

【原文】黄帝问曰:人之居处、动静、勇怯[1],脉亦为之变乎?岐伯对曰:凡人之惊恐恚劳[2]动静,皆为变也。是以夜行则喘出于肾,淫气[3]病肺;有所堕恐,喘出于肝,淫气害脾;有所惊恐,喘出于肺,淫气伤心;度水跌仆,喘出于肾与骨。当是之时,勇者气行则已,怯者则着而为病也。故曰:诊病之道,观人勇怯、骨肉、皮肤,能知其情,以为诊法也。故饮食饱甚,汗出于胃;惊而夺精,汗出于心;持重远行,汗出于肾;疾走恐惧,汗出于肝;摇体劳苦,汗出于脾。故春秋冬夏,四时阴阳,生病起于过用,此为常也。

【注释】[1]勇怯:这里指体质的强弱,勇指体质强壮,怯指体质虚弱。[2]恚(huì 会)劳:恚,忿恨;劳,这里指劳心,即各种情志活动过度。[3]淫气:这里指妄行逆乱而为害之气。

【语译】黄帝问道：人的居处环境、形体劳逸、体质强弱等有所不同，经脉血气也会随着发生变化吗？岐伯回答说：凡是人的惊骇、恐惧、忿恨等过度的情志活动，形体过分的劳累或安逸，经脉血气都会随着发生变化。所以，因在夜晚奔走不停，所发生的呼吸喘促，是由于肾气上逆所致；如果肾气逆乱太过，就会伤害肺脏。因跌仆坠地而受到惊吓，所发生的呼吸喘促，是由于肝气上逆所致；如果肝气逆乱太过，就会伤害脾脏。因过分受到惊吓而产生恐惧，所发生的呼吸喘促，是由于肺气上逆所致；如果肺气逆乱太过，就会伤害心脏。因渡水而跌仆，所发生的呼吸喘促，是由于肾与骨的气上逆所致。在上述事发的当时，体质强壮的人，虽然也会呼吸喘促，但事过之后，气血很快恢复畅行而自然消失；体质衰弱的人，气血就会留滞不行，从而发生疾病。所以说：诊病的道理，通过观察病人体质的强弱，骨骼肌肉皮肤的变化，就能了解病情，并应该把它作为诊病的根本法则。所以，因饮食吃得过饱，所发生的出汗，是由于胃气外越所致；因受到惊吓而耗伤精血，所发生的出汗，是由于心气外越所致；因身负重物长途跋涉，所发生的出汗，是由于肾气外越所致；因快跑不停而产生恐惧，所发生的出汗，是由于肝气外越所致；因形体运动用力劳累，所发生的出汗，是由于脾气的外越所致。因此，在春夏秋冬四季阴阳变化正常的情况下，所发生的疾病，就是由于饮食、体力、劳累、精神等的过度使用所致，这是一般的规律。

【讨论】本节论述了由于情志、劳累、饮食等因素的影响，所导致的脏腑经脉气的逆乱，并以气喘、汗出为例，说明了尽管是同一种病变，但由于原因不同，发生病理改变的脏腑经脉也不相同，临证必须查明原因，辨明病位，才能准确施治，切不可一见气喘或汗出，只着眼于肺或心，刻舟求剑必误大事。

同时，强调了一切致病因素只是发病的必要条件，体质强

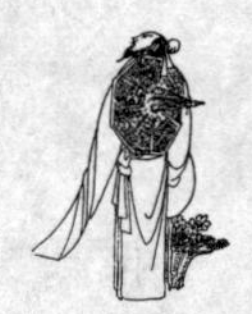

弱才是决定病因能否致病的根本依据。在同一质和量的病因条件下，体质强者，正气足，不易受邪发病，即使感邪生病，也较轻浅，容易治愈，甚至不治自愈；体质弱者，正气虚，容易受邪发病，更容易深重恶化，治疗比较困难。所谓"勇者气行则已，怯者则着而为病"，这在现实生活中屡见不鲜。这与《内经》许多篇章所论的发病观点一脉相承，不仅完全符合辩证法的观点，更为治疗上扶助正气、祛除邪气与养生上保养正气、避免邪气，提供了理论依据。

此外，还提出了"生病起于过用"的发病学的另一正确观点。所谓过用，是指超过正常的限度。举凡七情的变化、饮食的失调、五味的偏嗜、形体的劳逸、感邪的程度等，无一不是因其过度，超过机体的承受和抗御的能力而发病的。因此，保持适宜的限度，是养生防病的一个关键。《素问・上古天真论》所谓"食饮有节、起居有常、不妄作劳"、"志闲而少欲"、"形劳而不倦"，并不是要"禁欲"，而是应"节欲"，以免"过用"而生病。这在今天看来，仍然是正确的、可取的。

【原文】食气入胃，散精于肝，淫[1]气于筋；食气入胃，浊气归心，淫精于脉，脉气流经，经气归于肺，肺朝百脉，输精于皮毛，毛脉合精，行气于府[2]，府精神明[3]，留于四藏[4]，气归于权衡。权衡以平，气口成寸，以决死生。饮入于胃，游溢精气，上输于脾，脾气散精，上归于肺，通调水道，下输膀胱。水精四布，五经并行，合于四时五藏阴阳，揆度以为常也。

【注释】[1]淫：过甚、浸溢的意思，这里指将满盈的精气输送出去。[2]府：这里指血脉。[3]神明：这里指血脉中气血的流行变化正常不乱。[4]四藏：具体所指，前人争论不一。这里泛指所有的脏腑。

【语译】食物进入胃之后，所化生的精微物质，一部分输散到肝，由肝再把它输送到全身的筋。食物进入胃之后，所化生的另一部分浓稠的精微物质，注入到心，由心再把它输送到血脉，精气流行在血脉里，而血脉中的气血都要流归到肺，肺又将气血输送到全身所有的血脉中去，最后把精气输送到皮毛。当皮毛和血脉内外的精气进行交流会合后，又返还流归到血脉之中。血脉中的精气就这样循环流行不息，正常不乱，并周流到所有的脏腑，从而达到全身气血的平衡协调状态，而这种平衡协调的变化，表现在气口的脉象上，因此气口脉位虽然长不过一寸余，根据它的脉象却能判断病人的死亡与生存。水液进入胃之后，它的精气在胃中翻滚游动，上行输送到脾，经过脾的布散转输，再上行到肺，而肺气下降，能通利调达水道，水精便经水道一直下输到膀胱。水精就这样环流不息，四布周身皮毛，内灌五脏经脉；然而衡量水液代谢是否正常，还要看它是否能随着四季寒暑的变迁和五脏阴阳的变化，作出相应的调节。

【讨论】本节详细论述了食物、水液在体内的消化、吸收、输布的全过程和途径，明确提出了食物的代谢是以心、肺为主的血脉循环和水液的代谢是以脾、肺、肾为主的三焦水道循环两个系统。它的意义在于，精微与水液的代谢，都是一个整体的生命活动过程，并不是某一个脏腑所能单独完成，而是五脏六腑的生理功能既分工又协作，相互配合，共同协调，才保证了新陈代谢的顺利进行，从而维持着生命的进程。因此，在认识精微与水液的代谢及其病理改变时，不仅要分清各个脏腑在各个生理环节中的主要作用，分清主次，有的放矢，还要从相互之间的整体联系及其在四季寒暑中正常与异常的变化等进行综合分析，方能正确把握生理与病理的变化规律，给治疗提供可靠的依据，这些都是《内经》整体观具体的反映与运用。

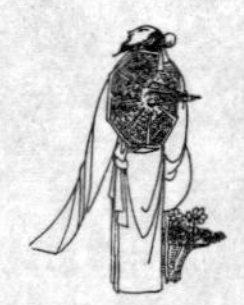

尤其值得一提的是，本节所论食物精微在血脉中的循环过程，着重指出了心肺所具有的重要作用，表明古人对大、小血循环已有了初步的认识。尤其是"毛脉合精"、"行气于府"的说法，更表明了古人对毛细血管微循环和动、静脉的血液交换与返还，也有了初步的认识。虽然它远没有现代生理学的认识那么细微、准确、系统，但毕竟有所发现。而现代生理学从十六世纪的哈维发现心血循环系统，至今才三百多年，至于毛细血管微循环学说，更是近几十年的事情。《内经》能在两千多年前就取得如此伟大的成就，实在是了不起。

【原文】太阳藏[1]独至，厥喘虚[2]气逆，是阴不足、阳有余也，表里当俱泻，取之下俞。阳明藏独至，是阳气重并[3]也。当泻阳补阴，取之下俞。少阳藏独至，是厥气也，跻前卒大[4]，取之下俞。少阳藏独至者，一阳之过也。太阴藏搏者，用心省真[5]，五脉气少，胃气不平，三阴也，宜治其下俞，补阳泻阴。一阳独啸，少阳厥也[6]，阳并于上，四脉争张[7]，气归于肾，宜治其经络，泻阳补阴。一阴至，厥阴之治也，真虚痟心[8]，厥气留薄，发为白汗[9]，调食和药，治在下俞。帝曰：太阳藏何象？岐伯曰：象三阳而浮也。帝曰：少阳藏何象？岐伯曰：象一阳也。一阳藏者，滑而不实也。帝曰：阳明藏何象？岐伯曰：象大浮也。太阴藏搏，言伏鼓[10]也；二阴搏至，肾沉不浮也。

【注释】[1]藏：这里指脏腑所属的经脉而言。[2]虚：这里作"嘘"字，形容气喘时的呵气声，即气喘吁吁。[3]阳气重并：这里指三阳经之气一起归聚到阳明经。[4]跻前卒大：跻，阳跻脉；跻前之脉就是足少阳经脉，卒，就是"猝"字，突然。这是说足少阳经脉的部位突然肿大。[5]

省真:省,察;真,真脏脉。[6]一阳独啸,少阳厥也:三阳经的脉象与病变,本节上文已经论述,此处论三阴经的脉象与病变,再论“少阳”已是重复,而此处又缺少“二阴”即“少阴”,因而前人据有关文献所载原文此处为“少阴厥”,认为此句有误,应为“二阴”与“少阴”,与下句“气归于肾”相吻合。语译改为“二阴”与“少阴”。啸,盛的意思。[7]争张:这里指失去了正常的协调状态。[8]真虚痟(yuān 渊)心:真气大虚,心里酸痛不适。[9]白汗:白,就是“魄”字;魄汗,自汗。[10]伏鼓:脉象深沉为伏,搏动有力为鼓。

【语译】足太阳经气单独亢盛时,就会发生气向上逆、气喘吁吁、呼吸急迫等病症,这是阴不足、阳有余的缘故,治疗时足太阳与足少阴表里两经都应该用泻法,针刺它们在足部的穴位。足阳明经气单独亢盛时,就会发生足三阳经气归聚到足阳明,应该泻足阳明经而补足太阴经,针刺它们在足部的穴位。足少阳经气单独亢盛时,就会发生气向上逆,在阳跻脉前的足少阳经部位突然肿,应该针刺足少阳经在足部的穴位;足少阳经气单独亢盛的,就是足少阳经气的太过所致。足太阴经脉搏动坚硬有力的,要用心省察是否是真脏脉,如果不是真脏脉,就是五脏脉气衰少、胃气失去和调,是足太阴的经气亢盛,宜针刺它在足部的穴位,足阳明经用补法,足太阴经用泻法。足少阴经气单独亢盛,是足少阴经气向上逆,由于阳气归聚到上部,使心、肝、脾、肺四脉失去和调,而病气的根源在于肾,宜针刺它的经穴与络穴,足太阳经用泻法,足少阴经用补法。足厥阴经气亢盛,是足厥阴经气上逆所致,因真气大虚而心里酸痛不适,又因上逆之气留滞并逼迫经气而发生自汗,所以要加强饮食的调养和药物的治疗,针刺足厥阴在足部的穴位。黄帝说:足太阳经的脉象怎样?岐伯说:它的脉象似三阳之气浮盛,所以浮大。黄帝说:足少阳经的脉象怎样?岐伯说:它的脉象似一阳之气初生,所以足少阳经的脉象滑利而不坚实。黄帝说:足阳明经的脉象怎样?岐伯说:它的脉象粗大而浅浮。足太阴经的脉象

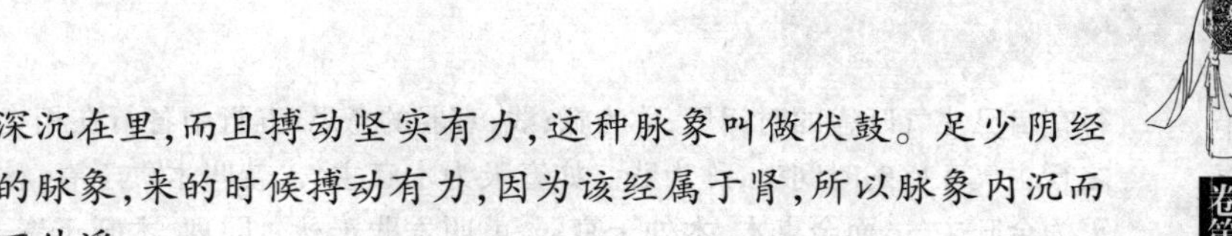

深沉在里，而且搏动坚实有力，这种脉象叫做伏鼓。足少阴经的脉象，来的时候搏动有力，因为该经属于肾，所以脉象内沉而不外浮。

【讨论】本节论述了三阴三阳经气偏盛的病证、脉象，并提出了表里两经的补泻治法，对针刺取穴有一定的参考意义。文中的三阴三阳，原文并未指明是足经，此处之所以译作足经，是根据原文所揭示的主要内容，尤其是“取之下俞”，以及部分前人意见。但因前人也有认为与手经有关，同样有一定的道理，所以应该灵活对待。

藏气法时论篇第二十二

【提要】本篇首先根据五行的生克理论，论述了五脏病变在四季中进退演变的基本规律和具体日期，以及五脏的性能特点与五味的补泻；其次论述了五脏虚实的证候与针刺原则；最后还论述了五脏合五味，以及对各种食物的适宜所需。由于本篇的基本精神是以五脏气为主体，它的生理、病理、治疗都必须合于四时五行的变化，所以篇名《藏气法时论》。

【原文】黄帝问曰：合人形以法四时五行而治，何如而从？何如而逆？得失之意，愿闻其事。岐伯对曰：五行者，金木水火土也，更贵更贱[1]，以知死生，以决成败，而定五藏之气、间甚之时、死生之期也。

【注释】[1]更贵更贱：更，交替的意思；贵，旺盛的意思，五行中各行在自己主气旺盛的时间里,称为贵;贱,衰弱的意思,五行中各行在相克之行主气旺盛的时间里,称为贱。如春天为木旺主气,就叫木贵于春;秋天为金旺主气,而金克木,木处于衰弱,就叫木贱于秋。同理,木旺于春,而木克土,土就衰于春,春天就是木贵土贱。春夏秋冬,盛衰交替变化,所以叫更贵更贱。

【语译】黄帝问道:结合人体五脏之气,按照四季五行的变化规律,对疾病进行治疗,怎样算是遵从了这些规律?又怎样算是违背了这些规律?顺从或违背了这些规律又有什么意义?希望听到这些事情。岐伯回答说:所谓五行,就是金、木、水、火、土,在一年四季中有着盛衰交替的变化规律,根据这些规律,就可以预知病人的死亡或生还,判断治疗的成功或失败,从而确定五脏之气的盛衰、疾病减轻或加重的时间,以及死亡或康复的日期。

【原文】帝曰:愿卒[1]闻之。岐伯曰:肝主春,足厥阴、少阳主治,其日甲乙;肝苦[2]急,急食甘以缓之。心主夏,手少阴、太阳主治,其日丙丁;心苦缓,急食酸以收之。脾主长夏,足太阴、阳明主治,其日戊己;脾苦湿,急食苦以燥之。肺主秋,手太阴、阳明主治,其日庚辛;肺苦气上逆,急食苦以泄之。肾主冬,足少阴、太阳主治,其日壬癸;肾苦燥,急食辛以润之,开腠理,致津液,通气也。

【注释】[1]卒(zú 足):全部。[2]苦:惧怕,难以忍受的意思。

【语译】黄帝说:希望你全部讲给我听。岐伯说:肝气旺在春,由足厥阴经与足少阳经共同主气,从日子上讲,旺盛在甲、乙;肝最害怕的是气机拘急阻滞,所以要赶快服用甘味药物,予

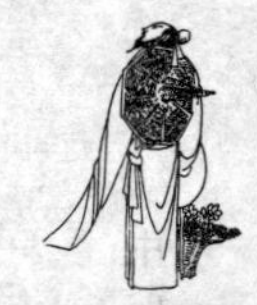

以缓和畅达。心气旺在夏，由手少阴经与手太阳经共同主气，从日子上讲，旺盛在丙、丁；心最害怕的是气机弛缓涣散，所以要赶快用酸味药物，予以收敛。脾气旺在长夏，由足太阴经与足阳明经共同主气，从日子上讲、旺盛在戊、己；脾最害怕的是水湿困阻，所以要赶快用苦味药物，予以干燥。肺气旺在秋，由手太阴经与手阳明经共同主气，从日子上讲，旺盛在庚、辛；肺最害怕的是气机上逆，所以要赶快服用苦味药物，予以降逆下泄。肾气旺在冬，由足少阴经与足太阳经共同主气，从日子上讲，旺盛在壬、癸；肾最害怕的是干燥失润，所以要赶快服用辛味药物，予以润燥，使得腠理开发、津液运行、气机畅通。

【原文】病在肝，愈于夏，夏不愈，甚于秋，秋不死，持于冬，起于春，禁当风；肝病者，愈在丙丁，丙丁不愈，加于庚辛，庚辛不死，持于壬癸，起于甲乙；肝病者，平旦慧，下晡[1]甚，夜半静；肝欲散，急食辛以散之，用辛补之，酸泻[2]之。病在心，愈在长夏，长夏不愈，甚于冬，冬不死，持于春，起于夏，禁温食、热衣；心病者，愈在戊己，戊己不愈，加于壬癸，壬癸不死，持于甲乙，起于丙丁；心病者，日中慧，夜半甚，平旦静；心欲耎，急食咸以耎之，用咸补之，甘泻之。病在脾，愈在秋，秋不愈，甚于春，春不死，持于夏，起于长夏，禁温食、饱食、湿地、濡衣；脾病者，愈在庚辛，庚辛不愈，加于甲乙，甲乙不死，持于丙丁，起于戊己；脾病者，日昳[3]慧，日出[4]甚，下晡静；脾欲缓，急食甘以缓之，用苦泻之，甘补之。病在肺，愈在冬，冬不愈，甚于夏，夏不死，持于长夏，起于秋，禁寒饮食、寒衣；肺病者，愈在壬癸，壬癸不愈，加于丙丁，丙丁不死，持于戊己，起于庚辛；肺病者，下晡慧，日中甚，夜半静；肺欲收，急食酸以收之，用酸补之，辛泻之。病在肾,愈在春,春不愈,甚于长夏,长夏不死,持于秋,起于冬;禁犯焠㶩热食[5]、温炙衣[6];肾病者,愈在甲乙,甲乙不愈,甚于戊己,戊己不死,持于庚辛,起于壬癸;肾病者,夜半慧,四季[7]甚,下晡静;肾欲坚,急食苦以坚之,用苦补之,咸泻之。

【注释】[1]下晡:下午5~7时,即申、寅时。[2]补、泻:这里指顺从和违背脏腑的功能特性用药。前者能使功能旺盛,具有“补”的意义;后者能使功能削弱,具有“泻”的意义,所以称为“补”、“泻”,与一般的补泻不同。[3]日昳(dié迭):午后1~3时,即未时。[4]日出:本节所指与“平旦”的时间大体相同,即寅、卯时。[5]焠(cuì翠)㶩(āi哀)热食:这里指油炸、烧烤一类过热的食物。[6]温炙(zhì制)衣:用火烘烤过的衣服。[7]四季:这里指凌晨1~3时、上午7~9时、午后1~3时、入夜7~9时四个时间,即丑、辰、未、戌四个时辰。

【语译】疾病发生在肝,从季节上来预测,痊愈的季节在夏天,如果夏天不能痊愈,到了秋天就要加重,而在秋天没有死亡,就会持续于整个冬天,直到春天才能好转,应当禁忌吹风;肝有病的,从日子上来预测,痊愈的日子在丙、丁,如果丙、丁不能痊愈,到了庚、辛就要加重,而在庚、辛没有死亡,就会持续到壬、癸,直到甲、乙才能好转;肝有病的,从时辰上来预测,清晨神志清爽而觉舒适,下午病情沉重,半夜病情减轻而得安静;肝气最宜舒畅条达,所以要赶快服用辛味药物,予以疏散,用辛味药物来“补”肝,酸味药物来“泻”肝。疾病发生在心,从季节上来预测,痊愈的季节在长夏,如果长夏不能痊愈,到了冬天就要加重,而在冬天没有死亡,就会持续于整个春天,直到夏天才能好转,应当禁忌热性食物、衣服穿得太多等;心有病的,从日子上来预测,痊愈的日子在戊、己,如果戊、己不能痊愈,到了壬、癸就要加重,而在壬、癸没有死亡,就会持续到甲、乙,直到丙、丁才能好转;心有病的,从时辰上来预测,中午神志清爽而觉舒

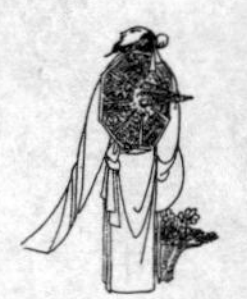

适，半夜病情沉重，清晨病情减轻而得安静；心气最宜柔和安静，所以要赶快服用咸味药物，予以安定，用咸味药物来“补”心，甜味药物来“泻”心。疾病发生在脾，从季节上来预测，痊愈的季节在秋天，如果秋天不能痊愈，到了春天就要加重，而在春天没有死亡，就会持续于整个夏天，直到长夏才能好转，应当禁忌热性食物、进食太饱、居处湿地、身穿湿衣等；脾有病的，从日子上来预测，痊愈的日子在庚、辛，如果庚、辛不能痊愈，到了甲、乙就要加重，而在甲、乙没有死亡，就会持续到丙、丁，直到戊、己才能好转；脾有病的，从时辰上来预测，午后神志清爽而觉舒适，清晨病情沉重，下午病情减轻而得安静；脾气最宜温柔和缓，所以要赶快服用甜味药物，予以缓和，用苦味药物来“泻”脾，甜味药物来“补”脾。疾病发生在肺，从季节上来预测，痊愈的季节在冬天，如果冬天不能痊愈，到了夏天就会加重，而在夏天没有死亡，就会持续于整个长夏，直到秋天才能好转，应当禁忌寒冷的饮食、衣服穿得太少等；肺有病的，从日子上来预测，痊愈的日子在壬、癸，如果壬、癸不能痊愈，到了丙、丁就要加重，而在丙、丁没有死亡，就会持续到戊、己，直到庚、辛才能好转；肺有病的，从时辰上来预测，下午神志清爽而觉舒适，中午病情加重，半夜病情减轻而得安静；肺气最宜收敛沉降，所以要赶快服用酸味药物，予以收敛，用酸味药物来“补”肺，辛味药物来“泻”肺。疾病发生在肾，从季节上来预测，痊愈的季节在春天，如果春天不能痊愈，到了长夏就会加重，而在长夏没有死亡，就会持续于整个秋天，直到冬天才能好转，应当禁忌油炸烧烤的热性食物、穿着用火烘烤过的衣服等；肾有病的，从日子上来预测，痊愈的日子在甲、乙，如果甲、乙不能痊愈。到了戊、己就要加重，而在戊己没有死亡，就会持续到庚、辛，直到壬、癸才能好转；肾有病的，从时辰上来预测，半夜神志清爽而觉舒适，在丑、辰、未、戌四个时辰病情加重，下午病情减轻而得安静；肾气最宜封藏坚闭，所以要赶快服用苦味药物，予以坚闭，用苦味药物来"补"肾，咸味药物来"泻"肾。

【原文】夫邪气之客于身也，以胜相加[1]，至其所生而愈，至其所不胜而甚，至于所生而持，自得其位而起。必先定五藏之脉[2]，乃可言间甚之时、死生之期也。

【注释】[1]以胜相加：由于邪气的强胜而欺侮它所制约的脏腑。如春天风气胜，使得脾受病（木克土）；夏天火气胜，使得肺受病（火克金）；长夏湿气胜，使得肾受病（土克水）；秋天燥气胜，使得肝受病（金克木）；冬天寒气胜，使得心受病（水克火）。[2]五藏之脉：指五脏的本脏脉象，即肝脉弦、心脉钩、脾脉代、肺脉毛、肾脉石。

【语译】凡是邪气侵袭人体的，都是由于邪气的强盛，而侵犯它所制约的脏腑。既病之脏到了它所滋生之脏的主气时间，疾病便可痊愈；到了制约它之脏的主气时间，疾病就会加重；到了滋生它之脏的主气时间，疾病就会持续稳定；到了自己的主气时间，疾病就会好转。要想准确预测疾病，必须先确定五脏各自的脉象，才可以预言疾病减轻或加重的时间、死亡或生还的日期。

【讨论】以上三节，具体论述了五脏病变在四季中进退演变的基本规律，阐明了治病与预后都必须根据五脏气合于四季、五行的基本观点。由于人不可能脱离自然界而存在，因而自然界的变化，不仅可以影响到人体的发病，还能影响到具体的进退演变，治疗与预后也就必须从人与自然的关系上加以考虑。当今的科学研究也早已表明，不仅四季气候、气象，诸如太阳的黑子、月亮的圆缺、宇宙射线的辐射、大气层中臭氧的稀薄等变化，对许多疾病的发生与变化都有不可忽视的影响，人作为一个自然人，必须考虑到它的自然属性，才能正确把握疾病的变化。

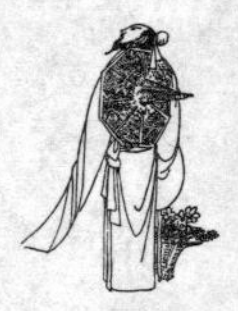

至于五脏疾病之愈、起、持、加、甚等具体的时间，是根据五行生克关系的一种理论上的推演，未免有些机械，不必拘泥。但根据这些提示，可以掌握疾病进退演变的大体趋势，从而在治疗上及早地防变、防传、防微杜渐，还是有着积极的意义，这才是它真正的精神实质。

关于五脏的苦欲补泻，主要是根据五脏的性能特点和五味的作用而决定的。顺其性而治为"补"，反其性而治为"泻"，这在治疗以及合理安排食物结构、食疗养生中，有一定的意义。

【原文】肝病者，两胁下痛引少腹，令人善怒；虚则目䀮䀮无所见[1]，耳无所闻，善恐，如人将捕之。取其经，厥阴与少阳。气逆则头痛，耳聋不聪，颊肿，取血者。心病者，胸中痛，胁支满，胁下痛，膺背肩甲间痛，两臂内痛；虚则胸腹大，胁下与腰相引而痛。取其经，少阴、太阳、舌下血者。其变病，刺郄中[2]血者。脾病者，身重，善肌[3]，肉痿，足不收行，善瘛，脚下痛；虚则腹满肠鸣，飧泄食不化。取其经，太阴、阳明、少阴血者。肺病者，喘，咳，逆气，肩背痛，汗出，尻[4]、阴、股、膝、髀[5]、腨[6]、胻、足皆痛；虚则少气不能报息，耳聋，嗌干。取其经太阴、足太阳之外厥阴内血者。肾病者，腹大，胫肿，喘咳，身重，寝汗出，憎风；虚则胸中痛，大腹、小腹痛，清厥[7]，意不乐。取其经，少阴、太阳血者。

【注释】[1]目䀮(huāng 荒)䀮无石所见：眼睛昏花，看不清东西。[2]郄(xì 隙)中：即委中穴，在腘窝正中。[3]肌：据有关文献所载原文，均作"饥"，文义较顺，语译作"饥"。[4]尻(kāo)：尾椎骨。[5]髀(bì 必)：骰骨。[6]腨(chuàn 踹)：腓肠肌。[7]清厥：清，应作凊(qìng 庆)字，寒冷。清厥，四肢冰冷。

【语译】肝有病的,实证的表现是,两胁下疼痛,还牵引少腹疼痛,并使人容易发怒;虚证的表现是,眼睛昏花看不清东西,耳朵也听不到声音,容易恐惧,好像有人即将逮捕他一样。治疗所刺的经脉,应该是足厥阴经和足少阳经。如果肝气上逆,出现头痛、耳聋不能听、颊肿,就要针刺出血。心有病的,实证的表现是,胸中疼痛,胁部胀满,好像有物支撑,胁下疼痛,胸部、背部、肩胛之间疼痛,两臂内侧疼痛;虚证的表现是,胸腹胀大,胁下与腰部相互牵引疼痛。治疗所刺的经脉,应该是手少阴经和手太阳经并刺舌下之脉以其出血。如果疾病有变化,就要针刺郄中穴出血。脾有病的,实证的表现是,身体沉重,容易饥饿,肌肉痿软无力,两足弛缓不能收缩,行走就容易抽搐,脚下疼痛;虚证的表现是,腹中胀满,肠中鸣响,泄泻,便中食物没有消化。治疗所刺的经脉,应该是足太阴经和足阳明经,以及足少阴经,针刺出血。肺有病的,实证的表现是,气喘,咳嗽,呼吸气迫,肩背疼痛,汗水自出,尾椎骨、阴部、大腿部、膝部、股骨、小腿部、胫部、足部都要疼痛;虚证的表现是,气短,呼吸困难不能接续,耳聋,咽部干燥。治疗所刺的经脉,应该是手太阴经、足太阳经的外侧,足厥阴经的内侧,针刺出血。肾有病的,实证的表现是,腹部胀大,胫部发肿,气喘咳嗽,身体沉重,睡中汗出,讨厌吹风;虚证的表现是,胸中疼痛,大腹部、小腹部疼痛,四肢冰冷,心中闷闷不乐。治疗所刺的经脉,应该是足少阴经和足太阳经,针刺出血。

【讨论】本节论述了五脏虚实的一般证候与针刺治疗的原则。由于所论的证候多在五脏所属的经脉,也不完备,应与有关篇章相互参照,才能全面、正确地把握五脏的虚实脉证。

【原文】肝色青,宜食甘,粳米、牛肉、枣、葵皆甘。心色赤,宜食酸,小豆、犬肉、李、韭皆酸。肺色白,宜食

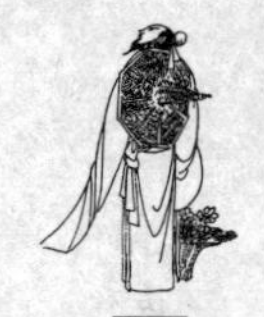

苦，麦、羊肉、杏、薤皆苦。脾色黄，宜食咸，大豆、豕肉、栗、藿[1]皆咸。肾色黑，宜食辛，黄黍[2]、鸡肉、桃、葱皆辛。辛散，酸收，甘缓，苦坚，咸耎。毒药[3]攻邪，五谷[4]为养，五果[5]为助，五畜[6]为益，五菜[7]为充，气味合而服之，以补益精气。此五者，有辛、酸、甘、苦、咸，各有所利，或散、或收、或缓、或急、或坚、或耎，四时五藏，病随五味所宜也。

【注释】[1]藿：蔬菜中的豆角之叶。[2]黄黍：北方的黄米。[3]毒药：泛指一切药物。[4]五谷：即粳米、小豆、麦、大豆、黄黍。[5]五果：即枣、李、杏、栗、桃。[6]五畜：即牛、犬、羊、豕、鸡。[7]五菜：葵、韭、薤、藿、葱。

【语译】肝合青色，适宜于吃甜味食物，粳米、牛肉、大枣、葵菜都是甜味食物。心合赤色，适宜于吃酸味食物，小豆、狗肉、李子、韭菜都是酸味食物。肺合白色，适宜于吃苦味食物，麦子、羊肉、杏子、薤白都是苦味食物。脾合黄色，适宜于吃咸味食物，大豆、猪肉、板栗、豆叶都是咸味食物。肾合黑色，适宜于吃辛味食物，黄米、鸡肉、桃子、大葱都是辛味食物。辛味有发散作用，酸味有收敛作用，甘味有缓急作用，苦味有坚阴作用，咸味有软坚作用。药物是用来驱逐邪气、治疗疾病的，而五种谷物作为主要的营养，加上五种果物的辅助、五种畜肉的补益、五种蔬菜的充养，各种气味调和食用，就能补益人体的精气。但是，由于这五类食物，各有辛、酸、甘、苦、咸不同的气味，各有利于某一脏气，或者发散，或者收敛，或者舒缓，或者迅急，或者坚闭，或者软坚，在运用的时候，都要根据四季的气候变化和五脏苦、欲的生理特性及具体的病情，各随五味的不同作用，进行适宜的治疗。

【讨论】本节论述了五味与五脏相适宜的理论，并列举了各种食物因其性味不同，而各自对五脏精气不同的补益作用。这不仅对后世药物学中的药物性味与功能作用、脏腑经络的归属、补泻宜忌等理论的发展和具体的运用有着深远的意义，更开辟了我国食物疗法的先河。所谓食物疗法，就是利用食物进行预防和治疗疾病的一种方法。药物治病固然重要，但因为它作用上的偏性、烈性，甚至所具有的毒性，尤其是化学药物，常常在治病的同时，产生严重的副作用或新的药源性疾病，在治某些疾病时不得已用之，但用了它又心存恐惧，左右为难。而食物疗法，因食物的性味温和，没有毒副作用，使人们在大饱口福获得丰富的营养的同时，又达到了治病保健的目的，何乐而不为呢？这就是当今国外医学家纷纷提出"回归自然"，世界性的食物疗法、自然疗法热潮日益高涨的原因所在。显然，发掘祖国医学食物疗法的宝贵遗产，为人类的健康保健服务，实是大势所趋，且又大有作为。

宣明五气篇第二十三

【提要】本篇主要论述了五脏与饮食五味、形体、精神、病因、病理、病证、脉象等各方面的密切关系和基本规律。而全篇的主要目的在于宣扬、阐明五脏之气在其中所起的重要作用，所以篇名《宣明五气篇》。

【原文】五味所入[1]：酸入肝，辛入肺，苦入心，咸入肾，甘入脾。是谓五入。

五气所病：心为噫，肺为咳，肝为语，脾为吞，肾为

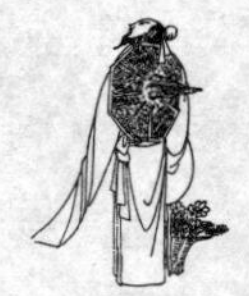

欠、为嚏，胃为气逆、为哕、为恐，大肠、小肠为泄，下焦溢为水，膀胱不利为癃、不约为遗溺，胆为怒。是谓五病。

五精所并[2]：精气并于心则喜，并于肺则悲，并于肝则忧，并于脾则畏，并于肾则恐。是谓五并，虚而相并者也。

五藏所恶：心恶热，肺恶寒，肝恶风，脾恶湿，肾恶燥。是谓五恶。

五藏化液：心为汗，肺为涕，肝为泪，脾为涎，肾为唾。是谓五液。

五味所禁：辛走[3]气，气病无多食辛；咸走血，血病无多食咸；苦走骨，骨病无多食苦；甘走肉，肉病无多食甘；酸走筋，筋病无多食酸。是谓五禁，无令多食。

五病所发：阴病发于骨，阳病发于血，阴病发于肉，阳病发于冬，阴病发于夏。是谓五发。

五邪所乱：邪入于阳则狂，邪入于阴则痹，搏阳则为巅疾，搏阴则为瘖，阳入之阴则静，阴出之阳则怒。是谓五乱。

五邪所见：春得秋脉，夏得冬脉，长夏得春脉，秋得夏脉，冬得长夏脉，名曰阴出之阳，病善怒，不治。是谓五邪。皆同命，死不治。

五藏所藏：心藏神，肺藏魄，肝藏魂，脾藏意，肾藏志[4]。是谓五藏所藏。

五藏所主：心主脉，肺主皮，肝主筋，脾主肉，肾主骨。是谓五主。

五劳所伤：久视伤血，久卧伤气，久坐伤肉，久立伤骨，久行伤筋。是谓五劳所伤。

五藏应象：肝脉弦，心脉钩，脾脉代，肺脉毛，肾脉石。是谓五藏之脉。

【注释】[1]入：走、归、注入的意思。[2]并：并入，偏盛、聚合的意思。[3]走：与[1]的"入"字同义。[4]神、魄、魂、意、志：人体精神活动的不同表现，都属于广义之"神"的范畴，具体的含义，详见《灵枢·本神》。

【语译】五味饮食进入人体，注入五脏的情况是：酸味注入到肝，辛味注入到肺，苦味注入到心，咸味注入到肾，甜味注入到脾。这就是五味的注入情况。

五脏气机失调发生疾病的情况是：心气失调，表现为经常嗳气；肺气失调，表现为咳嗽；肝气失调，表现为特别话多；脾气失调，表现为吞酸；肾气失调，表现为爱打呵欠、喷嚏；胃气失调，表现为气向上逆、呃逆不止、有恐惧感；大肠、小肠气失调，表现为泄泻；下焦气失调，表现为水溢肌肤，发生水肿；膀胱气不通利表现为小便不通，不能约束表现为小便自遗；胆气失调，表现为经常发怒。这就是五脏气机失调的发病情况。

五脏精气发生偏聚的情况是：精气偏聚在心，就会嘻笑不止；偏聚在肺，就会悲伤不止；偏聚在肝，就会忧虑不止；偏聚在脾，就会畏惧不止；偏聚在肾，就会恐骇不止。这就是五脏精气的偏聚情况，都是由于某脏先虚，其他脏的精气乘机偏聚该脏所造成的。

五脏的厌恶情况是：心厌恶热气，肺厌恶寒气，肝厌恶风气，脾厌恶湿气，肾厌恶燥气。这就是五脏的厌恶情况。

五脏化生液体的情况是：心的液化为汗，肺的液化为涕，肝的液化为泪，脾的液化为涎，肾的液化为唾。这就是五脏的化液情况。

五味饮食的禁忌情况是：辛味走注在气，气有病，就不要多吃辛味；咸味走注在血，血有病，就不要多吃咸味；苦味走注在

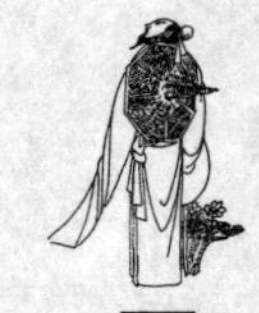

骨，骨有病，就不要多吃苦味；甜味走注在肉，肉有病，就不要多吃甜味；酸味走注在筋，筋有病，就不要多吃酸味。这就是五味的禁忌情况，总之不要过多地偏食。

五种疾病发生的情况是：阴气的疾病发生在骨，阳气的疾病发生在血，阴气的疾病发生在肉，阳气的疾病发生在冬天，阴气的疾病发生在夏天。这就是五种疾病发生的情况。

五种邪气逆乱的情况是：邪气侵入到阳分，就会发生神志狂乱的病证；邪气侵入到阴分，就会发生痹证；邪气搏击于阳分，就会发生头部的疾病；邪气搏击在阴分，就会发生声音嘶哑；邪气由阳分内入到阴分，病人就很安静；邪气由阴分外出到阳分，就容易发怒。这就是五种邪气逆乱的情况。

五种邪气脉象出现的情况是：春天出现了秋天的毛脉，夏天出现了冬天的石脉，长夏出现了春天的弦脉，秋天出现了夏天的钩脉，冬天出现了长夏的代脉，这就叫做邪气由阴分外出到阳分，所以经常发怒，多属于不治之证。这就是五种邪气脉象出现的情况，都同样属于不能治好的死证。

五脏藏神的情况是：心藏神，肺藏魄，肝藏魂，脾藏意，肾藏志。这就是五脏藏神的情况。

五脏与形体相合的情况是：心合于脉，肺合于皮，肝合于筋，脾合于肉，肾合于骨。这就是五脏与形体相合的情况。

五种劳倦损伤的情况是：长久地看东西，就会损伤血；长久地睡卧，就会损伤气；长久地坐着，就会损伤肌肉；长久地站立，就会损伤骨；长久地行走，就会损伤筋。这就是五种劳倦损伤的情况。

五脏与四季相适应的脉象是：肝的脉象端直体长，形如弓弦，所以叫弦脉；心的脉象，出现时洪大，消失时弱小，形象如钩，所以叫钩脉；脾的脉象，比较柔软，所以叫代脉；肺的脉象，轻虚浅浮，形如羽毛，所以叫毛脉；肾的脉象，深沉坚实，如石沉水，所以叫石脉。这就是五脏脉象的情况。

【讨论】本篇以五脏为中心，把饮食五味的宜忌、形体组织、精神活动、致病因素、病理变化、病证表现、正常与异常的脉象等，根据它们与五脏的密切关系和变化规律，逐一进行了归纳，较完备地体现了中医以五脏为中心的整体观。内容虽然很多，但精神实质只有一个，就是在这些复杂的现象与变化中，五脏有着决定性的作用，因此根据各种情况与五脏的密切关系，进行审因定位、审证定位，才能正确地诊断与治疗疾病。

五脏的功能各不相同，决定了五脏对五味有不同的喜好；而五味有不同的性味，对脏腑有选择性的作用，故本篇云："酸入肝，辛入肺，苦入心，咸入肾，甘入脾。是谓五入。"这一理论是古人经过几千年的观察得出的经验总结。后世在这一理论的指导下，进一步总结出药物的性味和功用间的联系，从而建立了五味用药的理论。五味虽对五脏之气各有扶助作用，但若偏嗜过食五味会对五脏之气造成伤害，故经文提出"五禁"以警后人。《素问·五藏生成篇》提出了"五味所伤"，具体说明了偏嗜过食五味对五脏造成的伤害，读者可参之。

血气形志篇第二十四

【提要】本篇首先论述了六经血气多少的生理特点和阴阳相合的表里关系及治疗所宜，其次论述了形体与情志因过分的劳逸和乐忧所致的病证和治疗所宜，还论述了五脏俞穴的取穴方法。因以血气多少与形志证治为重点，所以篇名《血气形志篇》。

【原文】夫人之常数[1]，太阳常多血少气，少阳常少血多气，阳明常多气多血，少阴常少血多气，厥阴常多

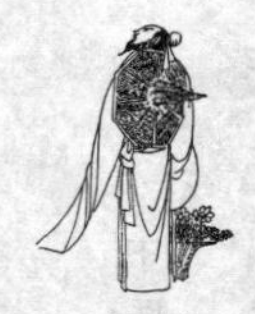

血少气，太阴常多气少血，此天之常数。足太阳与少阴为表里[2]，少阳与厥阴为表里，阳明与太阴为表里，是为足阴阳也。手太阳与少阴为表里，少阳与心主[3]为表里，阳明与太阴为表里，是为手之阴阳也。今知手足阴阳所苦[4]，凡治病必先去其血，乃去其所苦，伺[5]之所欲[6]，然后泻有余，补不足。

【注释】[1]常数：正常的数量，这里指血与气多或少的生理特点。[2]表里：表，外；里，内。阴经循行在内，阳经循行在外，一阴一阳内外对应循行，又相互联络贯通，所以称互为表里。[3]心主：指心包络，它的经脉是手厥阴。[4]苦：这里指疾病。[5]伺：这里是诊察的意思。[6]欲：就是《藏气法时论》所说的五脏“苦”、“欲”之生理特性。

【语译】人身各经脉血气的多少，有着各自的生理特点。一般的情况是：太阳经脉是血较多气较少，少阳经脉是血较少气较多，阳明经脉气血都较多，少阴经脉血较少气较多，厥阴经脉是血较多气较少，太阴经脉是气较多血较少，这是人生来就具有的生理特点。足太阳经脉与足少阴经脉互为表里，足少阳经脉与足厥阴经脉互为表里，足阳明经脉与足太阴经脉互为表里，这是足三阴经脉与足三阳经脉之间的表里配合关系。手太阳经脉与手少阴经脉互为表里，手少阳经脉与手厥阴经脉互为表里，手阳明经脉与手太阴经脉互为表里，这是手三阴经脉与手三阳经脉之间的表里配合关系。现在既已经知道了手足三阴三阳经脉所发生的疾病，治疗上就必须先除去它的瘀血，才能消除它所患的疾病；再诊察其生理特点，然后泻逐有余的实邪，补益不足的正虚。

【讨论】本节论述了三阴三阳六经气血多少的问题，从经脉气血角度论述了脏腑生理病理。以太阴经为例，太阴脾肺，肺主气,脾主运化升清,故太阴少血多气。多气高度概括了肺脾二脏的生理功能,也说明了病在太阴易出现阳气虚的病理特点。在六经气血理论中,较为特殊的是阳明经,六经之中唯阳明气血俱盛,这是因为阳明为气血生化之源的缘故。由于阳明气血聚盛,故其病变,正邪交争剧烈,易形成实证、热证。六经血与气的多、少,只是相对而言,它的意义还在于,人是一个动态的机体,各条经脉的血、气并不是绝对的平衡,存在着生理上的差异,也决定了病理变化的特殊性。一般说来,血气较多,足能与邪气抗争,所以实证较多;血气较少,邪易乘虚而入,血气又更易受伤,所以虚证或虚中夹实较多。至于阴经与阳经互为表里的关系,主要依据是它们相互之间的气血常常联络贯通,也是脏象学说中五脏与六腑互为表里的理论依据之一。阴经与阳经既然生理上互为表里,病理上也就相互影响与传变。只有掌握经脉的这些生理特点及其所决定的病理特点,才能全面分析,才能正确地把握与治疗疾病,这就是本节内容的实用意义。

关于血气多少,还可参见《灵枢·五音五味》、《灵枢·九针》;阴阳经脉的表里联络,可参见《灵枢·经脉》、《灵枢·本藏》等篇。

【原文】欲知背俞,先度其两乳间,中折之,更以他草度去半已,即以两隅[1]相拄[2]也。乃举以度其背,令其一隅居上,齐脊大椎[3],两隅在下。当其下隅者,肺之俞也;复下一度[4],心之俞也;复下一度,左角肝之俞也,右角脾之俞也;复下一度,肾之俞也;是谓五藏之俞,灸刺之度也。

【注释】[1]隅:这里指两条边相交之处,也就是现在所说的“角”。[2]拄:支撑的意思。[3]大椎:第七颈椎。[4]一度:这里指三角形上角至底边的直线长度,作为一度。

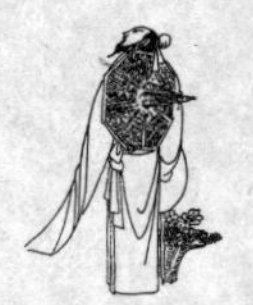

【语译】要想知道背部五脏俞穴的位置，先用一根草，量出病人两个乳头之间的距离，从正中对折成两段；再用一根同样长度的草，对折去掉一半之后，用它来支撑第一根草的两头，使他们成为一个等边三角形。然后用它来量病人的背部，使一个角朝上，中点与脊柱一样齐，高点与大椎一样平，其余两个角在下边。正当下边左右两角所指之处，就是肺俞穴；再把三角形下移一个长度，左右两个角所指之处，是心俞穴；再下移一个长度，左角所指之处是肝俞穴，右角所指之处是脾俞穴；再下移一个长度，左右两角所指之处，是肾俞穴。这就是五脏俞穴的部位，也是艾灸、针刺取穴的法度。

【讨论】本节所论述的取背部五脏俞穴的方法和具体部位，与《灵枢》等其他典籍都不相同，众多前人或认为有误、或不置可否，或认为是另一学派之法，存疑待考。

【原文】形乐志苦[1]，病生于脉，治之以灸刺；形乐志乐，病生于肉，治之以针石；形苦志乐，病生于筋，治之以熨引[2]；形苦志苦，病生于咽嗌，治之以百药[3]；形数惊恐，经络不通，病生于不仁，治之以按摩醪药。是谓五形志也。

【注释】[1]形乐志苦：形，指形体；志，这里指精神情志活动。乐，在形体方面，指生活上过分的安逸舒适，少于活动，更不参加劳动；在精神方面，指无忧无虑，或喜乐太过。苦，在形体方面，指过分的苦役劳累；在精神方面，指愁忧思虑太过。[2]熨引：熨，古代的一种治病方法，就是把药物等介质加热后，在局部进行温熨的方法，如药熨、汤熨、酒熨、土熨等。引，导引，类似于气功、保健操之类的治病方法。[3]百药：泛指药物。

【语译】形体过分安逸舒适，精神却很苦闷愁忧的人，疾病多发生在血脉，治疗上宜用艾灸和针刺。形体过分安逸舒适，精神上也无忧无虑的人，疾病多发生在肌肉，治疗上宜用针刺和砭石。形体过分苦役劳累，精神上却无忧无虑的人，疾病多发生在筋，治疗上宜用温熨和导引。形体过分苦役劳累，精神上也很苦闷愁忧的人，疾病多发生在咽喉，治疗上宜用药物。经常受到过分的惊吓恐惧刺激的人，经络气血就会阻滞不畅，多发生肌肤麻木不仁的疾病，治疗上宜用按摩和药酒。这就是五种形体和精神方面所发生的疾病。

【讨论】本节指出，精神上的喜乐愁忧与形体的安逸劳累，在太过的情况下都会损伤五脏气血，导致多种疾病的发生；而形志苦乐不同，所产生的病证也不相同，治疗上就应当采用不同的方法。这对于中医学的审因论治、辨证论治治疗法则的产生有着极为重大的影响。同时，本节还揭示出，过度的愁忧思虑与苦役劳累固然有害，但过分的安逸舒适与无忧无虑、喜乐太过同样有害的道理。因此，要保障健康、防病延年，必须保持形与志的苦乐适宜、弛张有度，这在养生学上有着极其重要的指导意义。

【原文】刺阳明，出[1]血气；刺太阳，出血恶[2]气；刺少阳，出气恶血；刺太阴，出气恶血；刺少阴，出气恶血；刺厥阴，出血恶气也。

【注释】[1]出：这里是“泻”的意思。指针刺的补、泻手法。[2]恶：这里是不宜、不应当的意思。

【语译】针刺阳明经脉，既可以泻血，又可以泻气；针刺太阳经脉，只可以泻血，不宜泻气；针刺少阳经脉，只可以泻气，不宜

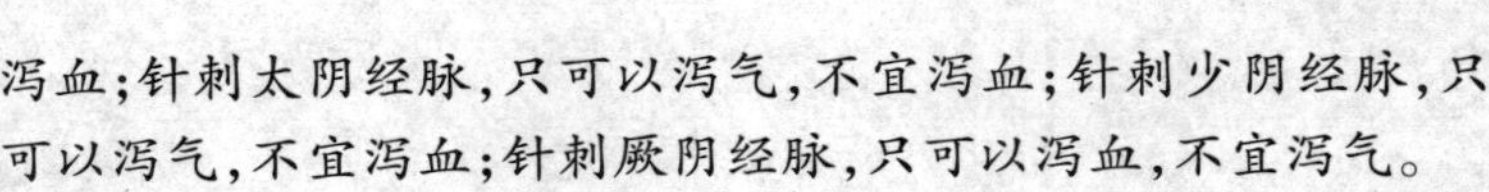

泻血；针刺太阴经脉，只可以泻气，不宜泻血；针刺少阴经脉，只可以泻气，不宜泻血；针刺厥阴经脉，只可以泻血，不宜泻气。

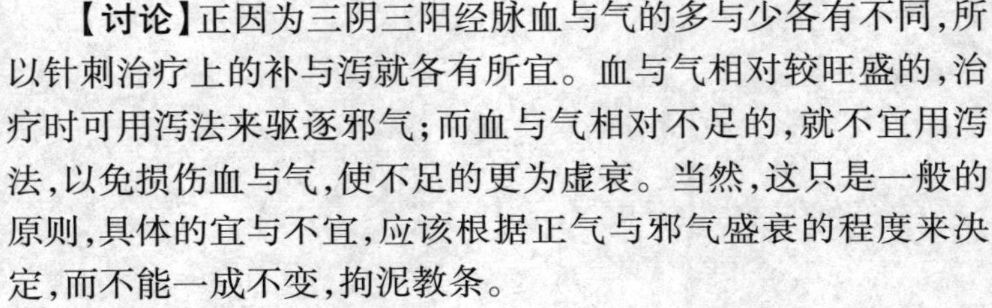

【讨论】正因为三阴三阳经脉血与气的多与少各有不同，所以针刺治疗上的补与泻就各有所宜。血与气相对较旺盛的，治疗时可用泻法来驱逐邪气；而血与气相对不足的，就不宜用泻法，以免损伤血与气，使不足的更为虚衰。当然，这只是一般的原则，具体的宜与不宜，应该根据正气与邪气盛衰的程度来决定，而不能一成不变，拘泥教条。

卷第八

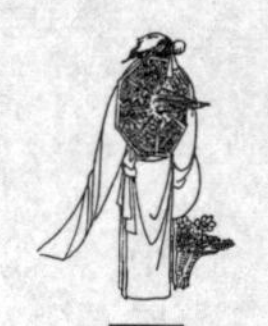

宝命全形论篇第二十五

【提要】本篇首先论述了天地阴阳生养于人，天地之间又莫贵于人，而人的生命活动与自然界的变化息息相关的道理；其次论述了针刺运用的五个关键，具体的行针、候气、补泻的操作方法。由于全文反复强调了只有顺应天地阴阳变化的规律，掌握人与自然的关系进行治疗，才能真正达到保全形体与生命的愿望和目的，所以篇名《宝命全形论》。

【原文】黄帝问曰：天覆地载，万物悉备，莫贵于人。人以天地之气生，四时之法成，君王众庶，尽欲全形，形之疾病，莫知其情，留淫日深，著于骨髓。心私虑之，余欲针除其疾病，为之奈何？岐伯对曰：夫盐之味咸者，其气令器津泄；絃[1]绝者，其音嘶败；木敷[2]者，其叶发[3]；病深者，其声哕。人有此三者，是谓坏府，毒药无治，短针无取，此皆绝皮伤肉，血气争黑。

【注释】[1]絃：就是"弦"字。[2]敷：这里是腐烂的意思。[3]发：这里是凋落的意思。

【语译】黄帝问道：天覆盖在上，地承载在下，万物具备其间，最宝贵的是人。人依赖天的清气和地的水谷精气而生存，随着四季生长收藏的规律而成长。上至君主侯王，下至黎民百姓，全都希望保全自己形体的康健，然而往往是身体有了疾病，自己却不知道，使得病邪在体内稽留泛滥，日益深入，直到骨髓。我内心非常忧虑,很想用针刺来解除他们的疾病,应该怎样做呢?岐伯回答说:比如盐的味是咸的,盐气外泄就会使容器的外面渗出水液;琴弦将断之前,它的声音就会破响嘶鸣;树木内部已经腐烂的,它的叶子就会凋落;当人的疾病深重的时候,他就会出现呃逆声。人出现呃逆声,就好比盐气外泄的渗水、琴弦将断的破响、树木腐烂的落叶这三种情况,表明内部的脏腑已经败坏。到了这时候,药物已无法治好,针刺也无法见效,这都因为皮肤肌肉也已败坏,气血阻塞不通,而见皮色发黑、晦暗无光,所以无法挽回了。

【原文】帝曰:余念其痛,心为之乱惑,反甚其病,不可更代,百姓闻之,以为残贼,为之奈何?岐伯曰:夫人生于地,悬命于天,天地合气,命之曰人。人能应四时者,天地为之父母。知万物者,谓之天子[1]。天有阴阳,人有十二节[2];天有寒暑,人有虚实。能经天地阴阳之化者,不失四时;知十二节之理者,圣智不能欺也。能存八动之变,五胜更立[3];能达虚实之数者,独出独入,呿吟[4]至微,秋毫在目。

【注释】[1]天子:这里指掌握自然规律的人。[2]十二节:这里指十二经脉,下同。[3]五胜更立:胜,制约;更,交替;立,旺盛主气的时间。五行之间相互制约,各有旺盛主气的时间,这个时间交替循环。[4]呿(qū 区)吟:呿,呵欠;吟,呻吟、叹息。

【语译】黄帝说:我非常牵挂病人的痛苦,常常为此事而烦乱不安,困惑不解,既害怕因治疗不当反而加重他们的病情,又没有更好的办法来替代,在百姓们看来,还认为我残忍不仁,究竟该怎样做呢?岐伯说:人的生命来源于天地,天地阴阳之气相互作用,才产生了人。人能适应四季阴阳变化的,天地中的

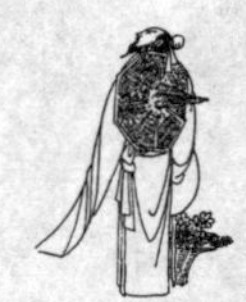

一切就成为他生命的源泉；能掌握万物变化规律的，才能叫做天子。天有阴阳消长，人有十二经脉流行；天有寒暑更迭，人有虚实变化。只有随时都能顺应天地阴阳变化，从不违背四季寒暑规律，又掌握了人体十二经脉与天地相应的道理，才会产生聪明才智而不被疾病所迷惑。只有知晓八方气候的变动、五行制约的衰旺交替，明白人体虚实变化的规律，才能有独特的见解和独立治病的能力，哪怕像呵欠、呻吟之类极其细微的变化，好比动物秋后新换的绒毛，虽然纤细，仍然看得清清楚楚、明明白白。

【讨论】天地之间人的生命是美丽的，也是短暂的，因而是最宝贵的。如何保全形体，延长生命，是古往今来每一个人最美好的愿望，也是每一个医生的职责所在。怎样来履行这一神圣的职责？本文反复强调指出，作为一个医生，仅有一颗博爱、仁慈的心是不行的，还必须有渊博的知识和精湛的技术。其中最重要的一条，就是必须掌握人与自然的密切关系。人秉承天地正常之气而生，人的生命是由天地间阴阳之气的正常变化而产生的，如果天地间没有这种正常变化，人的生命就不会存在。故本篇提出“夫人生于地，悬命于天，天地合气，命之曰人。人能应四时者，天地为之父母。”《素问 · 六节藏象论》云：“天食人以五气，地食人以五味。”人的生命要想产生和延续，必须依赖天赋予人的自然清气和地给予人的水谷精气，二者结合，始有人形。因此顺应自然界的变化规律来养生，以求达到“天人相应”的境界是十分重要的。养生应该如此，治病更应该如此，才能实现保全形体、延长生命的愿望和目的。这就是这两节也是本篇的中心内容，同时也是《内经》的精华之一。

【原文】帝曰：人生有形，不离阴阳，天地合气，别为九野，分为四时，月有小大，日有短长，万物并至，不可胜量，虚实呿吟，敢问其方？岐伯曰：木得金而伐，火得水而灭，土得木而达，金得火而缺，火得土而绝，万物尽然，不可胜竭。故针有悬布天下者五，黔首共余食[1]，莫知之也。一曰治神，二曰知养身，三曰知毒药为真，四曰制砭石小大，五曰知府藏血气之诊。五法俱立，各有所先。今末世之刺也，虚者实之，满者泄之，此皆众工所共知也。若夫法天则地，随应而动，和之者若响，随之者若影，道无鬼神，独来独往。

【注释】[1]黔首共余食：黔首，战国、秦朝时期对百姓的统称；共，供养；余，积余。黔首共余食，百姓只知道积存余粮，以供生活的需要。

【语译】黄帝说：人生来就有形体，形体离不开阴阳的变化，天地阴阳二气相合，大地分为九州，一年分为四季，月份的变化有小大，昼夜的变化有短长，万物同生共长在自然界，各种变化数不尽说不完。然而如何根据呵欠、呻吟等细微的变化，来判断疾病的虚实，只好冒昧地请教它的方法。岐伯说：从五行相互制约的道理上讲，木得到金就被削伐，火得到水就被淹灭，土得到木就被疏松，金得到火就被溶化，水得到土就被遏制，万事万物的变化尽都遵循着这同一规律，具体的表现数不尽说不完。有关针刺治病之法，曾悬榜向普天下宣布了五个关键问题，可是黎民百姓只知道多积余粮供养生活，对针刺之法一概不知。这五个关键问题是：第一，针刺时医生必须专心致志，聚精会神；第二，要了解调养身体、健康保健的道理和方法；第三，要掌握药物性味功能的要领；第四，要知道制取砭石的方法和砭石小、大的不同作用；第五，要懂得脏腑气血的诊断方法。五个关键既已明确，至于各自的主次、先后，就要根据病情灵活运用。当今之世的针刺之法，虚证用补法，实证用泻法，这是一般医生所共知的。如果能根据天地阴阳的法则，随其变化施用不

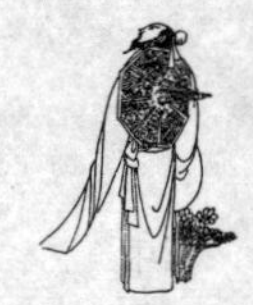

同的治法，效果的神奇，就如同声音发出马上就有回响相和，身形出现立即就有影子相随。医学的道理，并不神秘，只要掌握了它，就会得心应手，运用自如。

【原文】帝曰：愿闻其道。岐伯曰：凡刺之真，必先治神，五藏已定，九候[1]已备，后乃存针；众脉[2]不见，众凶[3]弗闻，外内相得，无以形先，可玩[4]往来，乃施于人。人有虚实，五虚勿近，五实[5]勿远，至其当发[6]，间不容瞚[7]。手动若务，针耀而匀[8]，静意视义，观适之变，是谓冥冥[9]，莫知其形，见其乌乌[10]，见其稷稷[11]，从见其飞，不知其谁，伏[12]如横弩[13]，起[14]如发机[15]。帝曰：何如而虚？何如而实？岐伯曰：刺虚者须[16]其实，刺实者须其虚，经气已至，慎守勿失，深浅在志，远近[17]若一，如临深渊，手如握虎，神无营[18]于众物。

【注释】[1]九候：三部九候的全身遍诊法，具体部位见《素问·三部九候论》。[2]众脉：这里指五脏的真脏脉。[3]众凶：这里指五脏败绝的危象。[4]玩：玩弄，这里是熟悉的意思。[5]五虚、五实：五脏精气虚衰的证候和五脏邪气盛实的证候，见《素问·玉机真脏论》。[6]发：出针，从皮肤里把针取出。[7]瞚(shùn 瞬)：与“瞬”字同义，一眨眼的时间。[8]耀、匀：针具明亮清洁，针具的活动要均匀。[9]冥冥：这里形容进针后“得气”的变化很微妙。[10]乌乌：形容气的到来如同飞鸟的聚合。[11]稷稷：稷，稻谷。形容气到来之后，非常盛大如同稻谷即将收获一样的茂盛。[12]伏：这里指“留针”，即针留在肌肤中不取出。[13]横弩(nǔ 努)：横，张弓搭箭准备射出的姿势；弩，装有机纽的一种强有力的弓。[14]起：从皮肤里把针取出。[15]发机：机，弩上的机纽；发机，拨动机纽，使箭射出。[16]须：待，等待。[17]远近：远，指四肢的穴位；近，指胸腹的穴位。[18]营：这里是扰乱的意思。

【语译】黄帝说：很想听听用针的具体方法。岐伯说：凡是针刺治疗，它的关键，首先必须专心致志、聚精会神，对五脏虚实的诊断已经确定，三部九候的检查也已完备，然后才考虑如何用针。但必须是真脏脉没有见到，五脏败绝的危象也没有出现，外部的脉证与内部的病变一致，绝不能仅以外形为依据，还要熟悉经脉气血的往来运行，才能用针在病人。病人有虚实之分，对于五脏精气虚衰之证，不要轻易下针；对于五脏邪气盛实之证，也不要轻易放弃。到了该出针的时候，就要赶快出针，眨眼之间不容耽搁。用针虽在手动，心神务必专一，针具要清洁，行针要均匀。进针之后，思想要冷静，目光要集中，仔细观察进针后"得气"的情况。虽然"得气"的变化非常微妙，从外面无法知道它的形态，但细心体会就会觉得，气到来之时好像飞鸟的聚合，气到来之后又盛大得好像稻谷收获前的繁茂，而气的来来去去就好像鸟之飞翔，来来往往无法捉摸它的形迹。所以用针之法，当气还没有到来的时候，就要留针候气，如同张弓搭箭准备射出；当气到来之后，就要迅速取针，如同拨机发箭飞快射出。黄帝说：怎样治疗虚证？怎样治疗实证？岐伯说：针刺虚证，等到气来正盛之际，就要取针；针刺实证，要等到气消退之后，才能取针。因此，当针下感到气已到来之际，就要慎重把握，该补该泻当机立断，不要错失良机。至于进针的深或浅，全在于医生根据病情需要而决定；而取穴的远或近，所候气的方法都是一致的。总之，医生在进行针刺时，既要像面临万丈深渊那样的小心谨慎，又要有手捉猛虎那样的胆识魄力，更要聚精会神，决不能被其他事物扰乱心神。

【讨论】以上两节论述了针刺运用的五个关键、具体的行针、候气、补泻的操作方法。

作为医生，肩负着治病救人、保命全形的神圣使命，因此只知道一般虚实补泻远远不够，还必须全面精熟脏腑气血的诊

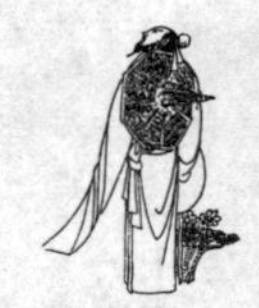

法、药物性能的作用、针刺砭石的用途、养生保健的方法，尤其是人体气血与天地阴阳变化的关系，只有这样才能保证疗效，这种严格的要求，对于那些一知半解的劣等医生、甚至滥竽充数的南郭先生来讲，无疑是当头棒喝。这在疾病日益复杂纷繁的今天，更具有重要的意义。

同时，治病救人，生杀予夺，全在医生，因此本文还再三强调并作为第一要求，即施针治疗，务必精神专一，全心全意，才能保证治疗的正确实施。这种高度负责的态度，作为职业道德的内容之一，在今天仍然必须做到。

至于具体的针刺治疗，本文要求必须病情了然、诊断明确、手法正确、运用得当，它同样适用于所有的治疗方法。

八正神明论篇第二十六

【提要】本篇主要论述了天时寒温、月亮盈亏、四季八正气候等与人体气血消长盛衰、针刺时机与补泻原则的关系；其次论述了“形”与“神”的含义及四诊合参的重要性。由于文中强调了针刺必须结合天时四季、八正节气等气候变化，运用四诊合参才能准确地掌握针刺时机、补泻原则和诊断疾病，从而达到运用自如、出神入化的“神明”状态，所以篇名《八正神明论》。

【原文】黄帝问曰：用针之服[1]，必有法则焉，今何法何则？岐伯对曰：法天则地，合以天光。帝曰：愿卒闻之。岐伯曰：凡刺之法，必候日月星辰，四时八正[2]之气，气定乃刺之。是故天温日明，则人血淖[3]液，而卫气[4]浮，故血易泻，气易行；天寒日阴，则人血凝泣，而卫气沉。月始生，则血气始精[5]，卫气始行；月郭满，则血气实，肌肉坚；月郭空，则肌肉减，经络虚，卫气去，形独居。是以因天时而调血气也。是以天寒无刺，天温无疑，月生无泻，月满无补，月郭空无治。是谓得时而调之。因天之序，盛虚之时，移光定位，正立而待之[6]。故曰：月生而泻，是谓藏虚[7]；月满而补，血气扬溢，络有留血，命曰重实[8]；月郭空而治，是谓乱经[9]。阴阳相错，真邪不别，沉以留止，外虚内乱，淫邪乃起。

【注释】[1]服：这里作"事"字讲。[2]八正：八节之正气，即二分（春分、秋分）、二至（夏至、冬至）、四立（立春、立夏、立秋、立冬）八个节气的正常变化。[3]淖（nào 闹）：这里是滑润流利的意思。[4]卫气：中医气的一种，源于水谷精气，主要分布在体表肌肉，具有抵抗邪气、保卫人体的作用，所以叫卫气。[5]精：这里是运行流利的意思。[6]移光定位，正立而待之：移光，日影在圭表上长短、位置的变化；定位，确定季节时序；正立而待之，面向南方，端正站立，等待时序的到来，以便进行治疗。[7]藏虚：月牙初现之时，脏腑血气还不旺盛，误用泻法，使脏腑血气虚衰。[8]重实：月亮满圆之时，脏腑气血旺盛，误用补法，使脏腑血气逆乱。旺盛为实，补法为实，所以叫重实。[9]乱经：月缺无光之时，进行针刺，使经脉血气逆乱。

【语译】黄帝问道：用针刺治病之事，必然有一定的方法和准则，究竟有什么方法和准则？岐伯回答说：它的方法和准则就是要根据天地、日月星辰的变化规律进行针刺。黄帝说：希望全部讲来听听。岐伯说：凡是运用针刺之法，必须要观察日月星辰的运行、四季八正的气候，这些情况掌握之后才能进行针刺。所以当天气温暖、日光晴朗的时候，人的血液滑润流畅，卫气外浮在表，因而血容易泻，气容易行；天气寒冷、日光阴暗

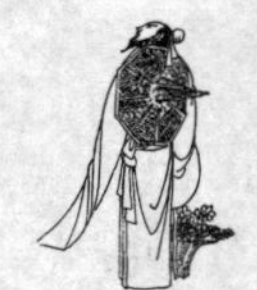

的时候，人的血液涩滞不畅，卫气内沉在里。月牙初现的日子，人的血气开始流利，卫气开始畅行；月亮满圆的日子，人的血气充实，肌肉坚实；月缺无光的日子，人的肌肉减弱，经络空虚，卫气衰减，形体独存。所以要根据天时的变化来调理血气。因此，在天气寒冷的时候，不要针刺；天气温暖的时候，不要迟疑；月牙初现的日子，不能用泻法；月亮满圆的日子，不能用补法；月缺无光的日子，不能治疗。这就叫做顺着天时变化来调理血气。正因为天气的变化有固定的顺序，月亮的盈虚有准确的时间，根据圭表上日影长短、位置的变化，就能确定它们的时序，一旦到来就可以进行治疗。所以说，在月牙初现的日子里用了泻法，就会使脏气更加虚衰，这叫做脏虚；在月亮满圆的日子里用了补法，就会使血气更加盛实，满溢在外，致使络脉中血液留滞，这叫做重实；在月缺无光的日子里进行针刺，就会使经气逆乱，这叫乱经。如此治疗必然导致阴阳错乱，真气与邪气不分，病邪反而深入内留于体内，使得在外的卫气虚衰，在内的脏气紊乱，各种疾病就要发生了。

【原文】帝曰：星辰八正何候？岐伯曰：星辰者，所以制日月之行也。八正者，所以候八风之虚邪，以时至者也。四时者，所以分春秋冬夏之气所在，以时调之也。八正之虚邪，而避之勿犯也。以身之虚，而逢天之虚[1]，两虚相感，其气至骨，入则伤五藏。工候救之，弗能伤也。故曰：天忌[2]不可不知也。

【注释】[1]虚：虚邪，这里泛指一切邪气。[2]天忌：天时的禁忌，也就是不宜针刺的天时，见上节。

【语译】黄帝说：星辰、八正观察些什么？岐伯说：观察星辰的方位，可以制定日月运行的规律。观察八正节气的交替，可以测知八方的邪气在什么时候到来。观察四季的变化，可以分别春秋冬夏的气候是否正常，以便于按照季节的变化进行调理。对于八正节气中的邪气要及时防御，不要受到它的侵犯。如果身体本来就虚衰，再遭受天地间邪气的侵犯，这两种情况相互纠合，邪气就会深入到筋骨，再深入就要伤害五脏。只要医生能够及时地诊断抢救，还不至于受到严重的伤害。所以说，天时的宜忌，不可以不知道。

【原文】帝曰：善。其法星辰者，余闻之矣，愿闻法往古者。岐伯曰：法往古者，先知《针经》[1]也。验于来今者，先知日之寒温、月之虚盛，以候气之浮沉[2]，而调之于身，观其立有验也。观其冥冥者，言形气荣卫之不形于外，而工独知之，以日之寒温、月之虚盛、四时气之浮沉，参伍相合而调之，工常先见之，然而不形于外，故曰观于冥冥焉。通于无穷者，可以传于后世也，是故工之所以异也。然而不形见于外，故俱不能见也。视之无形，尝之无味，故谓冥冥，若神髣髴[3]。

虚邪者，八正之虚邪气也。正邪[4]者，身形若用力，汗出腠理开，逢虚风。其中人也微，故莫知其情，莫见其形。上工救其萌芽，必先见三部九候之气，尽调不败而救之，故曰上工。下工救其已成，救其已败。救其已成者，言不知三部九候之相失，因病而败之也。知其所在者，知诊三部九候之病脉处而治之，故曰守其门户焉，莫知其情，而见邪形也。

【注释】[1]针经：《内经》以前的上古医书。[2]浮沉：这里指气候的寒热温凉，温热为浮，寒凉为沉。[3]髣(fǎng 仿)髴(fú 佛)：作"仿佛"讲，好像、类似的意思。[4]正邪：正常的气候变化，在某些情况下也能伤人,所以叫正邪。

【语译】黄帝说:好。关于取法星辰的道理,我已经听你讲过了。还想听听如何效法古人的?岐伯说:要想效法古人,首先要懂得《针经》。要想用古人的学识验证现在的治疗,又先要知道太阳的阴晴寒温、月亮的圆缺盈虚、四季气候的寒热温凉,从而调理人身的血气,就可以立即看到这些学识确有成效。所谓的观察于冥冥,就是说形体、营气、卫气的变化虽无形征显露在外,但医生唯独能够知道,正是由于他能根据太阳的阴晴寒温、月亮的圆缺盈虚、四季气候的寒热温凉等情况,进行参照比较综合分析,再进行调理的缘故。因此医生常常有先见之明,尽管疾病没有形征显露在外也能知道,所以说叫做观察于冥冥。只有通晓各种知识的人,他的技术才可以流传到后世,这就是医生之所以不同于一般人之处。也正因为疾病没有形征显露在外,所以一般的人都不能发现,看起来没有形征,尝起来没有味道,所以叫做冥冥,就好像神灵一样玄妙莫测。

所谓虚邪,就是八正节气气候的异常变化所产生的邪气。所谓正邪,是指八正节气气候并不异常,而因身形在劳累用力、汗出腠理开泄之时感受了风气。由于正邪伤人很轻微,所以一般的医生不知道他的病情,也看不到他的形征。只有高明的医生,才会在疾病刚刚萌芽时就及时救治,因为他一定会从三部九候脉气的协调与否首先发现病情,在形体还没有败坏之时就及时救治,所以称为"上工"。技术低劣的医生,往往在疾病完全形成甚至形体已经衰败之后才给予救治,之所以如此,是因为他不懂得从三部九候脉气的不一致中发现病情,致使病情拖延,甚至恶化。要知道疾病发生的所在部位,就要知道审察三部九候中何处有病脉出现,并及时地治疗。所以说:掌握三部九候的脉气变化,就像看守门户一样重要,尽管疾病还没有明显的表现,医生就已经知道邪气的形迹了。

【原文】帝曰：余闻补泻，未得其意。岐伯曰：泻必用方。方者，以气方盛也，以月方满也，以日方温也，以身方定也，以息方吸而内针[1]，乃复候其方吸而转针[2]，乃复候其方呼而徐引针[3]。故曰泻必用方，其气而行焉。补必用员。员者，行也，行者，移也，刺必中其荣，复以吸排针[4]也。故员与方，非针也。故养神者，必知形之肥瘦，荣卫血气之盛衰。血气者，人之神，不可不谨养。

【注释】[1]内针：内，就是"纳"字，纳针就是进针。[2]转针：转动针具，也叫捻针。[3]引针：拔出针具，又叫出针。[4]排针：这里指出针。

【语译】黄帝说：我听说针刺有补泻的方法，但并不懂得它的意义。岐伯说：泻法必须掌握一个"方"字。所谓方，就是正当强盛的意思。如血气正当盛旺、月亮正当满圆、天气正当温暖、身心正当稳定之时进行针刺，并在病人正当吸气的时刻进针；等到病人再次正当吸气的时刻才捻针，还要在病人正当呼气的时刻才慢慢出针。所以说泻法必须掌握一个"方"字，目的是邪气除去而正气畅行。补法必须掌握一个"圆"字。所谓圆，就是行的意思。行，就是引导正气移到病所，针刺时一定要刺中血脉，还要在病人吸气的时刻出针。所谓圆与方，不是指针具的形状。所以，调养神气，必须了解形体的肥胖与消瘦、营卫血气的盈虚盛衰，因为血气是神气的物质基础，不可不谨慎地保养。

【讨论】以上四节论述了天时寒温、月相盈亏，四季八正气候等与人体气血消长盛衰、针刺时机与补泻原则的关系。强调指出，针刺治疗必须结合这些因素，掌握适宜的时机，才能取得最佳的效果。这是《内经》"天人相应"理论在针刺法上

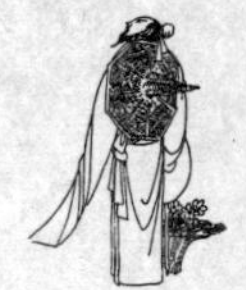

的体现，也是后世针灸学中的“子午流注”、“灵龟八法”等针刺法的理论依据之一。人生存在自然界中，人身的阴阳气血必然受着自然界各种变化的影响，诸如天气炎热、阳气发散、腠理开泄而汗多尿少，天气寒冷、阳气收敛、腠理收闭而汗少尿多等现象，早已是无须争论的事实。以本文所论的月相变化与人体气血的关系而言，本论指出从新月到满月，气血由虚渐盈，阴气始生，阳气始行；至月廓盈满，气血旺盛，形体肉腠充实；从满月到残月，人体气血逐渐衰减。这种气血阴阳的消长与月相盈亏周期相适应的节律性变化，正是人体受日、月、地的位相、光照、引力、磁场等因素影响的结果，也是与人体本身生理特性有关的一种适应性反应。其中最典型的表现要数妇女的月经周期。近年来有研究表明，随着月相盈亏的变化，人体内的电位差、松果体的分泌、尿17—羟类固醇排泄量等有着明显的改变，多以月满时为高，月残时为低；而且月经来潮多在新月前夕，排卵则在满月前后等等。正好说明了《内经》的认识是有科学依据的，从而也给治疗必须结合这些因素的原则提供了有力的证据。

本文还强调了疾病早期治疗的重要意义，并且把它作为衡量“上工”与“下工”的标准，与其他有关篇章的精神一脉相承，可互为参照。

至于本文提出针刺“泻必用方”与“补必用圆”，与《灵枢·官能》中的“泻必用圆”与“补必用方”正好相反。实际上，本文是指针行补泻必须结合天地日月变化的规律，以掌握适宜的时机而言；彼文是指具体的行针方法而言，两处所指不同，不可混为一谈。

【原文】帝曰：妙乎哉论也！合人形于阴阳四时，虚实之应，冥冥之期，其非夫子，孰能通之！然夫子数言形与神，何谓形？何谓神？愿卒闻之。岐伯曰：请言形。形乎形，目冥冥，问其所病，索之于经，慧然在前，按之不得，不知其情，故曰形。帝曰：何谓神？岐伯曰：请言神。神乎神，耳不闻，目明心开而志先，慧然独悟，口弗能言，俱视独见，适若昏，昭然独明，若风吹云，故曰神。三部九候为之原，九针之论，不必存也。

【语译】黄帝说：你的论述精妙极了。把人体身形的阴阳虚实与四季的阴阳虚实结合联系起来，这种出神入化的结合，如果不是先生你，又有谁能够懂得！然而先生屡次说到形与神，究竟什么叫形？什么叫神？希望全部都讲来听听。岐伯说：请听我讲形。形就是表现在外的形征，尽管有时候非常模糊，看起来若有若无，但只要问问有什么痛苦，再仔细切按经脉的变化，病情就清清楚楚地摆在眼前；要是切按仍然不能了解，那就不容易知道他的病情了，所以叫做形。黄帝说：什么叫神？岐伯说：请听我讲神。神就是发生在内部的变化，虽然耳朵听不见，但只要眼明心亮，心领神会，就能独自恍然大悟；虽然口头说不清，众人都看不见时，独有他能看得见，好比同在黑暗之中，只有他却如同观火，明明白白，就像风吹云散，日光重露一样明显，所以叫做神。只要把三部九候作为经脉的本原，认真加以考察，九针的理论，就不必死守了。

【讨论】本节论述了“形”与“神”的含义与四诊合参的重要性。指出外在的病理表现与内在的病理变化，尽管有时候并不明显，但只要把望、闻、问、切四诊结合，并合于四季阴阳的消长加以综合比较，全面分析，就能准确地把握疾病而不会茫然无知。这与有关篇章的精神完全一致，可相互参照。

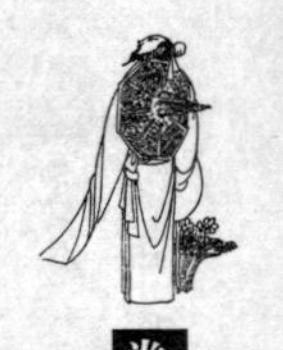

离合真邪论篇第二十七

【提要】本篇围绕邪气入侵人体后，跟人体真气的分离与纠合在疾病变化、治疗中的重要意义，作了详细的论述，所以篇名《离合真邪论》。文中强调指出，真邪尚未纠合之时，应把握保护真气、驱逐邪气的最佳治疗时机，突出了疾病的早期治疗与审察三部九候的重要性，并详细论述了针刺的补泻、候气等具体的操作和宜忌。

【原文】黄帝问曰：余闻九针九篇，天子乃因而九之，九九八十一篇，余尽通其意矣。经[1]言气之盛衰，左右倾移，以上调下，以左调右，有余不足，补泻于荥输[2]，余知之矣。此皆荣卫之倾移，虚实之所生，非邪气从外入于经也。余愿闻邪气之在经也，其病人何如？取之奈何？岐伯对曰：夫圣人之起度数，必应于天地。故天有宿度[3]，地有经水[4]，人有经脉。天地温和，则经水安静；天寒地冻，则经水凝泣；天暑地热，则经水沸溢；卒风暴起，则经水波涌而陇[5]起。夫邪之入于脉也，寒则血凝泣，暑则气淖泽，虚邪因而入客，亦如经水之得风也，经之动脉，其至也亦时陇起，其行于脉中，循循然[6]，其至寸口中手也，时大时小，大则邪至，小则平，其行无常处，在阴与阳，不可为度，从而察之，三部九候，卒然逢之，早遏其路[7]。吸则内针，无令气忤；静以久留，无令邪布；吸则转针，以得气为故；候呼引针，呼尽乃去。大气皆出，故命曰泻。

【注释】[1]经：《内经》以前的上古医书。[2]荣输：应为“荥输”，指“井、荥、输、经、合”五输穴中的荥穴、输穴，分布在肘以下、膝以下，详见《灵枢·九针十二原》。[3]宿度：宿，二十八宿，也可泛指周天的所有星宿；度，周天共分365度，详见《素问·六节藏象论》、《素问·五运行大论》等篇。[4]经水：指地上的十二条江河，详见《灵枢·经水》。[5]陇：作“隆”字讲。[6]循循然：循着经脉的次序而行的意思。[7]遏其路：遏，抑制、阻止的意思；路，进退的途径。这里是阻止病邪发展，以绝后路的意思。

【语译】黄帝问到：我听说有关九针的论述有九篇，而先生又在九篇的基础上，发挥演绎成为八十一篇，我已经全部通晓它的精神了。《针经》上所说气的盛衰、左右的偏盛、治取上部来调理下部、治取左侧来调理右侧、有余与不足在荥穴、输穴上进行补泻等，我也知道了。这些都是由于营气、卫气的偏盛、虚实变化所形成的，并不是邪气从外侵入经脉的疾病。我很想听听邪气侵入经脉之后，病人的情况怎么样？怎样进行治疗？岐伯回答说：医疗技术很高的医生在制定治疗法则的时候，必然要与天地的变化相适应。所以天有二十八宿，共分365度，地有十二条江河，人有十二条经脉。天地气候温暖，江河就安静平稳；天气寒冷，大地冰冻，江河就水凝冰结而不流；天地气候炎热，江河就水溢波涌；要是风暴骤起，江河更会汹涌澎湃，涛浪滔天。邪气侵入到经脉，寒邪会使血气凝滞不畅，热邪会使血气滑润流利。邪气侵入而留滞的情况，就像江河遇到风暴一样，经脉的搏动明显，脉来也时有盛大汹涌的现象。血气流动在经脉，虽仍然按次序运行，但到达寸口时，按脉的手指下就会感觉到有时盛大，有时细小，盛大表示邪气正在泛滥，细小表示病情比较稳定。由于邪气的播散没有固定的部位，或在阴经，或在阳经，不能仅以寸口的表现为凭，还要进一步在三部九候

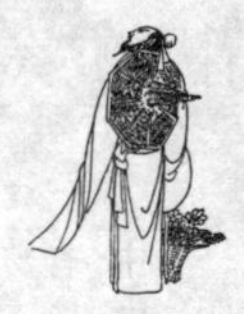

各处仔细诊察，一旦诊察出病邪所在，就要及早治疗，阻止它的发展，以绝后患。治疗时要在病人吸气的时候进针，进针之时不要使气逆；进针后要静心等待，久久留针；当病人再次吸气的时候，捻转针具，以“得气”为目的；等到病人呼气的时候，慢慢出针，呼气完毕针也随着取出。这样，再大的邪气也能外出，所以叫泻法。

【原文】帝曰：不足者补之奈何？岐伯曰：必先扪而循之，切而散之，推而按之，弹而怒之，抓而下之，通而取之，外引其门，以闭其神。呼尽内针，静以久留，以气至为故。如待所贵，不知日暮，其气以至[1]，适而自护，候吸引针，气不得出；各在其处，推阖[2]其门，令神气存，大气留止，故命曰补。

【注释】[1]以：作“已”字，已经。[2]阖（hé 合）：关闭。

【语译】黄帝说：不足的怎样用补法？岐伯说：一定要沿着针刺的穴位，先用手抚摸；再用指头按压，使经气布散；然后向四周进行推揉按压；还要用手指弹击穴位，使经脉怒张；这时候一手掐住穴位，一手进针；等到脉气通畅，就可以出针；出针时要按住针孔，使真气闭留在内。进针时，要在病人呼气完毕的时刻进针，进针后要静心等待，久久留针，以“得气”为目的。等待“得气”，要像等待贵客一样，忘掉时间的早晚；当“得气”之时，要不失时机小心守护；等到病人吸气的时刻出针，真气就不会外泄；出针之后，要在扎针的各个地方用手按揉，使针孔关闭，让真气内存，经气留止在内，所以叫补法。

【原文】帝曰：候气奈何？岐伯曰：夫邪去络入于经也，舍于血脉之中，其寒温[1]未相得，如涌波之起也，时来时去,故不常在。故曰方其来也,必按而止之,止而取之,无逢其冲而泻之。真气者,经气也。经气太虚,故曰其来不可逢,此之谓也。故曰候邪不审,大气已过,泻之则真气脱,脱则不复,邪气复至,而病益蓄。故曰其往不可追,此之谓也。不可挂以髪[2]者,待邪之至时,而发针泻矣,若先若后者,血气已尽,其病不可下。故曰知其可取如发机[3],不知其取如扣椎[4]。故曰知机道者,不可挂以发;不知机者,扣之不发,此之谓也。

【注释】[1]寒温:这里寒指邪气,温指真气、阳气。[2]不可挂以髪:挂髪,把垂下的头发挂在头上。不可挂以发,形容时机一瞬即过,丝毫不能耽误。[3]发机:发,发动,启动;机,弓弩的机关。[4]扣椎:扣,叩击,敲打;椎,木椎。

【语译】黄帝说:如何诊察邪气?岐伯说:邪气离开络脉深入经脉,就会留滞在血脉之中,如果邪气与真气还没有互相纠合,邪气在血脉就像波浪一样起伏不定,一会来一会去,而不固定在某个地方。所以说,当邪气刚刚来到某个地方,就要按住该处,立即针刺以阻止它的发展,而不能等到邪气正当猖盛之时再用泻法。因为真气,也就是经气,在邪气猖盛之时必然大虚,所以说邪气到来正当猖盛之时不能用泻法,以免反伤真气,就是指此而言。因此,诊察邪气若不审慎,邪气已经退去,继续使用泻法,就会使真气虚脱,真气虚脱就不容易恢复,当邪气再次到来的时候,病情就会更加严重。所以说,当邪气已经退去,不可再用泻法,就是这个道理。使用泻法,泻逐邪气,必须掌握好时机,丝毫不能耽误,在邪气刚刚到来之际,就要立即进针施用泻法。如果提前或者延后,都会使血气受伤,而病不能退。所以说,懂得在什么时候该进针,就像拨动弩箭的机关一样敏捷;不懂得在什么时候该进针的,就像敲击木椎一样迟钝。所

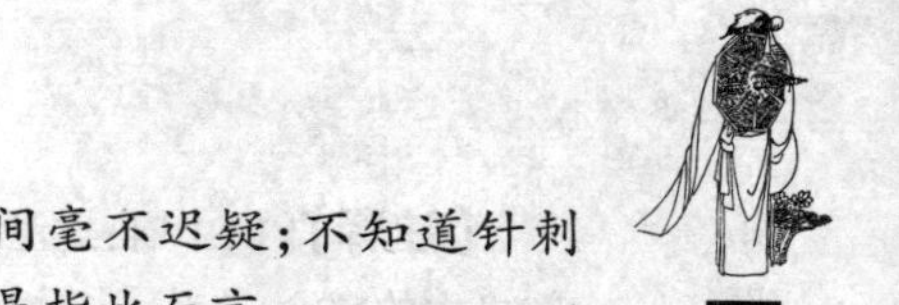

以说，知道针刺补泻时机的人，瞬息之间毫不迟疑；不知道针刺补泻时机的人，提针不刺犹豫不决，就是指此而言。

【原文】帝曰：补泻奈何？岐伯曰：此攻邪也。疾出以去盛血，而复其真气，此邪新客，溶溶[1]未有定处也，推之则前，引之则止，逆而刺之，温血也。刺出其血，其病立已。

【注释】[1]溶溶：水流动的样子。这里指邪气在经脉流动不定。

【语译】黄帝说：究竟怎样补泻？岐伯说：还是以驱逐邪气为主。在充盈的血络处迅速刺出血，以尽快恢复真气。因为这时邪气刚刚侵入经脉，到处流动而没有固定的地方，推一推它就前进，拉一拉它就滞留，迎着邪气来的方向进行针刺泻法，刺出毒血。只要血刺出来以后，疾病立即就会治好。

【原文】帝曰：善。然真邪以合，波陇不起，候之奈何？岐伯曰：审扪循三部九候之盛虚而调之。审其左右上下相失及相减者，审其病藏以期之。不知三部者，阴阳不别，天地不分，地以候地，天以候天，人以候人，调之中府[1]，以定三部。故曰：刺不知三部九候病脉之处，虽有大过且至，工不能禁也。诛罚无过，命曰大惑[2]，反乱大经，真不可复，用实为虚，以邪为真，用针无义[3]，反为气贼，夺人正气，以从为逆，荣卫散乱，真气已失，邪独内著，绝人长命，予人夭殃。不知三部九候，故不能久长。因不知合之四时五行，因加相胜，释邪攻正，绝人长命。邪之新客来也，未有定处，推之则前，引之则止，逢而泻之，其病立已。

【注释】[1]中府:这里指胃,也就是审察脉中有无"胃气"。[2]大惑:极大的糊涂、迷乱。[3]义:这里作"理"字讲,道理。

【语译】黄帝说:好。如果真气与邪气已经纠合,血脉就不会波涌起伏,又该怎样诊察呢?岐伯说:沿着三部九候之脉仔细审察,逐一切按,根据它的盛衰虚实进行调理。主要审察它左右上下各部各候之间有无不一致或明显减弱的情况,就可以知道疾病所在的脏腑,一待气来就可以针刺。不懂得三部九候的,阴或阳不能辨别,上中下不能分清。因为下部脉诊察下部,上部脉诊察上部,中部脉诊察中部,还要结合胃气的有无多少,来判定疾病究竟在三部之中的哪一部。所以说:用针刺而不知道三部九候病脉所在之处,即使有厉害的病邪即将到来,这种医生也无法加以阻止。如果不该用泻法而误用,损伤了真气,这就叫做"大惑",反而扰乱脏腑的大经脉,使真气不能恢复,把实证当做虚证,把邪气当做真气,用针毫无道理,反助邪气为害,残害正气,使顺证变成逆证,使营气、卫气散乱,真气耗失,邪气独留体内,从而断送病人长寿的生机,使病人夭折短命。不知三部九候的医生,根本不可能使人长久于世。因为他不知道人体合于四季、五行的道理,不知道五脏在自己旺盛的时间里会把邪气传给它所克制之脏的规律,放过邪气不驱,误把正气来伤,以致断送病人的生命。病邪刚开始侵入体内之时,并没有固定的地方,推一推它就前进,拉一拉它就留滞,迎着邪气来的方向使用泻法,疾病立即就会治好。

【讨论】治病的目的,在于保存真气,驱逐邪气,真气存留就有生机,邪气被逐就不会为害。除开火烧、水溺、跌仆、刀伤等突发性因素外,凡是由外邪所导致的疾病,一般都有一个由浅入深、由外入里的病理过程。因此,当邪气刚刚入侵人体,还没有与真气纠合之时,立即采取有力的、正确的治疗,就容易驱逐

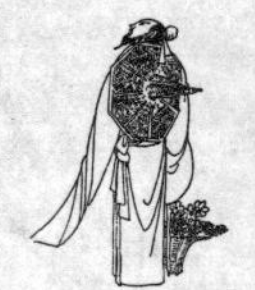

邪气，正气也不容易受伤，疾病也容易很快治愈。所以如何掌握治疗的最佳时机，驱邪而不伤正，这是一个高明的医生所必须具备的素质。如果邪气已经与正气纠合，就应该使真气与邪气分离，以便逐邪而不伤正，这就是本篇的基本精神。围绕这一精神，本篇还强调了治病必合天地阴阳四季气候的变化、疾病早期治疗与审察三部九候脉的重要性，与有关篇章的精神完全一致，可互为参照。至于针刺的补泻、候气等具体方法，为后世针灸学的发展奠定了基础，后世许多针灸学家在此基础上又作了丰富的发挥。

通评虚实论篇第二十八

【提要】本篇以“虚实”为中心，对虚实的含义，五脏、经络、气血的虚实变化，各种虚实病证的病因病机、脉证表现、针刺治法，尤其是在预后转归中的重大意义等等，从头至尾作了通篇的评述讨论，所以篇名《通评虚实论》。

【原文】黄帝问曰：何谓虚实？岐伯对曰：邪气盛则实，精气夺则虚。帝曰：虚实何如？岐伯曰：气虚者，肺虚也；气逆者，足寒也。非其时[1]则生，当其时则死。余藏皆如此。

【注释】[1]时：指克制所病之脏旺盛的时间。详见《素问·玉机真藏论》等篇。

【语译】黄帝问道：什么叫做虚与实？岐伯回答说：邪气猖

盛的就叫实，精气虚衰的就叫虚。黄帝说：虚实的情况怎么样？岐伯说：以肺脏为例，肺主气，气虚衰的，就是肺虚；气上逆的，足部就会寒冷。肺虚不是发生在克制它之脏旺盛的时间里，就可以生还；正当发生在克制它之脏旺盛的时间里，就会死亡。其余各脏的虚实情况，也都是这样的。

【原文】帝曰：何谓重实[1]？岐伯曰：所谓重实者，言大热病，气热，脉满，是谓重实。帝曰：经络俱实何如？何以治之？岐伯曰：经络皆实，是寸脉急而尺缓也，皆当治之。故曰：滑则从，涩则逆也。夫虚实者，皆从其物类始，故五藏骨肉滑利，可以长久也。帝曰：络气不足，经气有余，何如？岐伯曰：络气不足，经气有余者，脉口热而尺寒也。秋冬为逆，春夏为从，治主病者。帝曰：经虚络满何如？岐伯曰：经虚络满者，尺热满，脉口寒涩也。此春夏死，秋冬生也。帝曰：治此者奈何？岐伯曰：络满经虚，灸阴刺阳；经满络虚，刺阴灸阳。帝曰：何谓重虚[2]？岐伯曰：脉气上虚尺虚[3]，是谓重虚。帝曰：何以治之？岐伯曰：所谓气虚者，言无常也；尺虚者，行步恇然[4]；脉虚者，不象阴也。如此者，滑则生，涩则死也。

【注释】[1]重（chóng 虫）实：这里指脉证皆实。[2]重虚：这里指脉证皆虚。[3]脉气上虚尺虚：根据有关文献所载原文及前人看法，当作"脉虚气虚尺虚"。语译照此。[4]行步恇（kuāng 匡）然：恇，怯弱。行走软弱无力的样子。

【语译】黄帝说：什么叫重实？岐伯说：所谓重实，比如说患有大热病，气盛而身体发热，脉象又粗大充满指下的，这就叫重

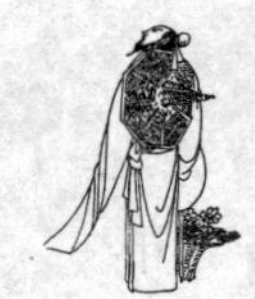

实。黄帝说:经脉络脉都实的情况怎样?用什么方法治疗?岐伯说:经脉络脉都实的,是指寸口脉象紧急而尺肤弛缓,经脉络脉都应该治疗。所以说,寸口脉与尺肤滑利的就有生机,为顺证,涩滞的就容易死亡,为逆证。虚实的意义,开始都是从万物的现象进行类比中得来的,万物有生气的都表现为滑利,万物死亡之前都表现为枯涩。所以人的五脏骨肉滑利的,生命就可以长久。黄帝说:络脉气不足、经脉气有余的情况怎样?岐伯说:络脉气不足、经脉气有余的,是指寸口脉象滑数而尺肤寒冷。这种情况发生在秋天冬天就是逆证,发生在春天夏天就是顺证,应该治疗具体发病的络脉与经脉。黄帝说:经脉气虚衰、络脉气盛满的情况怎样呢?岐伯说:经脉气虚衰、络脉气盛满的,是指尺肤发热胀大而寸口脉迟缓涩滞。这种情况发生在春天夏天就要死亡,发生在秋天冬天就可以生还。黄帝说:这两种情况怎样治疗?岐伯说:络脉气盛满、经脉气虚衰的,用艾灸补阴经、针刺泻阳经;经脉气满盛、络脉气虚衰的,用针刺泻阳经、艾灸补阴经。黄帝说:什么叫重虚?岐伯说:脉象虚弱、气也虚弱、尺肤虚弱,这就叫重虚。黄帝说:如何治疗?岐伯说:所说的气虚,就会出现语音低微、不能接续,失于正常;尺虚,就会出现行走怯弱无力;脉虚,是五脏阴亏不足的象征。像这类情况,寸口脉与尺肤滑利的就可以生还,涩滞的就要死亡。

【讨论】以上两节论述了各种虚实的含义,强调了虚实在预后中的重要意义,确立了补虚泻实的原则。

虚与实,是《内经》对病理的本质与表现进行概括的一对常用的概念,"邪气盛则实,精气夺则虚",则是对虚实的实质最精辟的概括。显而易见,实是针对邪气而言,指邪气实实在在地存在并猖盛于体内,由此所产生的病理改变与脉证,就属于实证的范畴。虚是针对正气而言,指脏腑的精气津血以及阴阳的不足,由此所产生的病理改变与脉证,就属于虚证的范畴。因此，对于实证的治疗，应当驱邪，所谓泻实，就是泻邪气的盛实；对于虚证的治疗，应当扶正，所谓补虚，就是补正气的不足。这是《内经》治疗思想的根本准则之一，两千多年来一直指导着中医的医疗实践。当然，虚实之间并不能截然划分或各不相干。因为邪气有破坏正气的作用，正气有抗御邪气的功能，邪正之间就必然会出现相互的消长盛衰。邪气盛会使正气衰，病情极易恶化；正气盛会使邪气退，疾病容易治愈。这不仅在预后转归中意义重大，同时会导致虚实之间的相互影响，实证转化为虚证，虚证产生实证，或互相兼夹，同时存在。治疗上又应当根据先后、因果、主次，采用攻补兼施、扶正祛邪同用的治法。本文所说的"灸阴刺阳"、"刺阴灸阳"就属于这类治法。

至于本文提出的重实、重虚、经脉络脉的虚实，与邪正的虚实意义不完全相同，它主要的目的在于说明虚实的变化与表现，有着各种不同的情况，应当根据具体的实际，而"治主病者"。

【原文】帝曰：寒气暴上，脉满而实，何如？岐伯曰：实而滑则生，实而逆则死。帝曰：脉实满，手足寒，头热，何如？岐伯曰：春秋则生，冬夏则死。脉浮而涩，涩而身有热者死。帝曰：其形尽满何如？岐伯曰：其形尽满者，脉急大坚，尺涩而不应也。如是者，故从则生，逆则死。帝曰：何谓从则生，逆则死？岐伯曰：所谓从者，手足温也；所谓逆者，手足寒也。

【语译】黄帝说：寒气突然上逆，脉象盛大充满指下，将会怎样？岐伯说：脉来有力而滑利的，就有生机；脉来有力但涩滞不畅的，属于逆证，就要死亡。黄帝说：脉象有力、盛大充满指下，手足寒冷，头部发热，将会怎样？岐伯说：这种情况发生在春天秋天，就有生机；发生在冬天夏天，就要死亡。如果脉来浅浮而

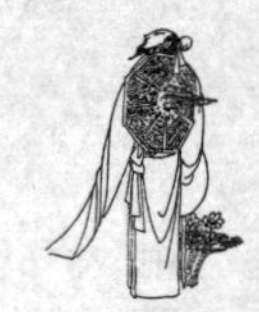

涩滞不畅，或脉来涩滞身体又发热的，都属于死证。黄帝说：如果整个形体都盛实有余的，将会怎样？岐伯说：整个形体都盛实有余的，脉来紧急粗大而坚实，尺肤却涩滞，不与脉象相适应。像这种情况，属于顺证的，就有生机；属于逆证的，就要死亡。黄帝说：什么叫做顺证就有生机，逆证就要死亡？岐伯说：所说的顺证，表现为手足温暖；所说的逆证，表现为手足寒冷。

【原文】帝曰：乳子[1]而病热，脉悬小者何如？岐伯曰：手足温则生，寒则死。帝曰：乳子中风热，喘鸣肩息者，脉何如？岐伯曰：喘鸣肩息者，脉实大也。缓则生，急则死。

帝曰：肠澼[2]便血，何如？岐伯曰：身热则死，寒则生。帝曰：肠澼下白沫，何如？岐伯曰：脉沉则生，脉浮则死。帝曰：肠澼下脓血，何如？岐伯曰：脉悬绝则死，滑大则生。帝曰：肠澼之属，身不热，脉不悬绝，何如？岐伯曰：滑大者曰生，悬涩者曰死，以藏期之。

帝曰：癫疾何如？岐伯曰：脉搏大滑，久自已；脉小坚急，死不治。帝曰：癫疾之脉，虚实何如？岐伯曰：虚则可治，实则死。

帝曰：消瘅[3]虚实何如？岐伯曰：脉实大，病久可治；脉悬小坚，病久不可治。

【注释】[1]乳子：这里指哺乳期的妇女。[2]肠澼：痢疾的总称，痢下便血的叫赤痢，痢下白沫的叫白痢，痢下脓血的叫赤白痢。[3]消瘅(dàn 蛋)：指消渴病，是上消、中消、下消的总称。

【语译】黄帝说：妇女在哺乳期身患热病，脉象弦急细小，将会怎样？岐伯说：手足温暖的，就有生机；手足寒冷的，就要死亡。黄帝说:妇女在哺乳期感受风邪而发生热病,喘促有声,张口抬肩的,她的脉象怎么样?岐伯说:出现喘促有声、张口抬肩的,脉象应该粗大有力,具有冲和柔缓象征的,就有生机;出现紧张弦急之象的,就要死亡。

黄帝说:痢疾便血,将会怎样?岐伯说:身体发热的,就要死亡;身凉不发热的,就有生机。黄帝说:痢疾下白沫,将会怎样?岐伯说:脉象深沉的,就有生机;脉象浅浮的,就要死亡。黄帝说:痢疾下脓血,将会怎样?岐伯说:脉象弦急欲止的,就要死亡;脉象滑利粗大的,就有生机。黄帝说:痢疾这类疾病,身体不发热,脉象也不弦急欲止的,将会怎样?岐伯说:脉象滑利粗大的,表示有生机;脉象弦急涩滞的,表示要死亡,并可以根据五脏之间相互克制的时间来判断死亡的日期。

黄帝说:癫痫病的情况怎样?岐伯说:脉象粗大搏指而滑利的,病会慢慢地自己痊愈;脉象细小坚硬紧急的,就是死证,无法医治。黄帝说:癫痫病脉象的虚实变化情况怎样?岐伯说:脉来无力的,就可以治好;脉来有力的,就要死亡。

黄帝说:消渴病脉象的虚实变化情况怎样?岐伯说:脉来粗大有力的,病程虽然较长,仍可以治好;脉来弦急细小而坚硬的,病程又很长,就不能治好。

【讨论】以上两节通过对寒气突然上逆、形证有余、哺乳期妇女患热病、痢疾、癫痫、消渴等病或证的举例,进一步阐明了虚实在病证中的各种具体表现,尤其在预后中的重要意义。由于任何病证的发生与发展,都与邪正斗争和消长密切相关,疾病的发生是邪正斗争的开始,疾病的持续是邪正斗争的僵持,疾病的康复或人体的死亡是邪正斗争的结束。因此,任何疾病在任何阶段都有虚、实的表现,并据此而确定补虚、泻实的治疗措施。更由于邪正斗争的结果,双方之间必然出现盛衰消长,正气盛邪气就退,疾病也就康复;邪气盛正气就衰,疾病就会迁

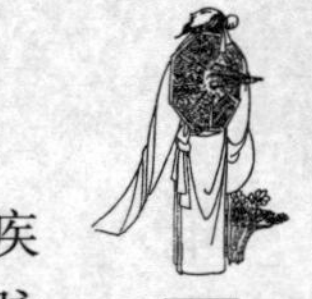

延、恶化，甚至死亡。因此，掌握邪正虚实的变化，就能把握疾病的预后转归，这就是本节的基本精神。至于文中提到的辨脉证符合与否、脉象有无胃气等具体方法，可与有关篇章相互参照。

【原文】帝曰：形度、骨度、脉度、筋度，何以知其度[1]也？

帝曰：春亟[2]治经络[3]；夏亟治经俞[4]；秋亟治六府，冬则闭塞，闭塞者，用药而少针石也。所谓少针石者，非痈疽之谓也，痈疽不得顷时回[5]。

痈不知所，按之不应手，乍来乍已，刺手太阴傍三痏[6]，与缨脉[7]各二。掖[8]痈大热，刺足少阳五；刺而热不止，刺手心主三，刺手太阴经络者，大骨之会各三。暴痈筋緛，随分而痛，魄汗不尽，胞[9]气不足，治在经俞。

腹暴满，按之不下，取手太阳经络者，胃之募[10]也，少阴俞[11]去脊椎三寸傍五，用员利针[12]。霍乱[13]，刺俞傍五，足阳明及上傍三。刺痫惊脉五，针手太阴各五，刺经太阳五，刺手少阴经络傍者一，足阳明一，上踝五寸刺三针。

【注释】[1]度：前四个"度"字，是常度，即正常标准的意思；最后一个"度"字，是测量的意思。本句有问无答，且与上下文意思不衔接，所以前人有认为属于错简。其实有关内容可在《灵枢》中见到，可参照。[2]亟(jí急)：这里是急忙、赶快的意思。[3]络：这里指络穴，络脉从本经分出处的穴位。[4]俞：指"五俞穴"中的俞穴。[5]顷时回：顷时，指很短暂的时间；回，这里作"徊"字，徘徊。[6]痏(wěi委)：针灸后的瘢痕，这里指针刺的次数。[7]缨脉：缨，帽子上的带子；缨脉，指颈两侧帽带通过部位的经脉，属于足阳明胃所经过。[8]掖：这里作“腋”字。[9]胞：这里指膀胱。[10]募：聚集的意思，这里指脏腑经气聚结在胸腹部的穴位，叫募穴。[11]俞：输注的意思，这里指脏腑经气输注在背部的穴位，叫俞穴。[12]员利针：古代九种针具中的一种，详见《灵枢·九针十二原》。[13]霍乱：病名，以起病突然、大吐大泻、烦闷不舒为特征，因“挥霍之间，便致缭乱”而得名，详见《灵枢·五乱》，与西医的2号烈性传染病名字相同，实质不完全相同。

【语译】黄帝说：形体肥瘦的常度、骨骼大小的常度、经脉长短的常度、筋络强弱的常度，怎样才测量得出来呢？

黄帝说：春天发病，要赶快治疗所在经脉的络穴；夏天发病，要赶快治疗所在经脉的俞穴；秋天发病，要赶快治疗六腑经脉的合穴；冬天是阳气闭藏的季节，人体的阳气也闭藏于内，治病应该多用药物，而少用针刺砭石。所说的少用针刺砭石，并不是指痈疽说的，对于痈疽的治疗一刻也不能犹豫不决。

痈毒初起，不知发生在何处，摸又摸不着，疼痛时发时止，应在手太阴经脉的旁边针刺三次，颈部两侧的经脉各针刺二次。腋窝发生痈肿，身体又有高烧的，应针刺足少阳经脉五次；针刺后高烧仍然不退的，就要针刺手厥阴经脉三次，针刺手太阴经脉的络穴和大骨交会处各三次。痈肿暴发，筋肉挛缩，随痈肿所在处的分肉疼痛，自汗不止的，属于膀胱经气不足所致，应针刺该经脉的俞穴。

腹部突然胀满、按揉不消的，应针刺手太阳经脉的络穴、胃经的募穴以及在十四脊椎两旁三寸之处的足少阴经脉的肾俞穴各五次，要用员利针。霍乱病，应针刺肾俞穴的旁边五次，足阳明经脉的胃俞穴及其上面两旁各三次。治疗癫痫惊风，要针刺五条经脉：针刺手太阴经脉五次，针刺足太阳经脉五次，针刺手少阴经脉络穴的旁边一次，足阳明经脉一次，足踝上边五寸之处刺三针。

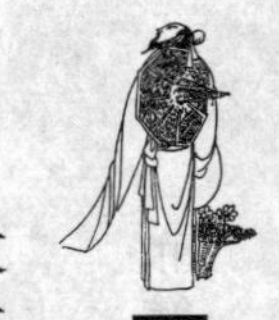

【讨论】本节论述了某些虚实病证的针刺治法。由于原文只指出了应该针刺的经脉或部位，没有确指穴位，对此，后世医家根据自己的理解和心得，各有各的看法，可供参考。

【原文】凡治消瘅、仆击、偏枯、痿厥、气满发逆，肥贵人则高梁之疾也。隔塞闭绝、上下不通，则暴忧之病也。暴厥而聋，偏塞闭不通，内气暴薄也。不从内，外中风之病，故瘦留著也。蹠跛[1]，寒风湿之病也。

黄帝曰：黄疸、暴痛、癫疾、厥狂，久逆之所生也。五藏不平，六府闭塞之所生也。头痛耳鸣，九窍不利，肠胃之所生也。

【注释】[1]蹠(zhí直)跛(bǒ簸)：行步不正。

【语译】凡是诊治消渴、突然中风昏倒、半身不遂、痿证、厥证、呼吸气粗喘促等病证，如果发生在肥胖、富贵之人，就是因大油大肉太过所发生的病证。饮食不下、呃逆、大便秘结等上下不通的病证，就是因忧愁太过所发生的病证。突然昏倒、耳聋、大便或小便不通，是体内气剧烈地逆乱逼迫所发的病证。也有不从内部发生，而因感受外界风邪所致的病证，由于邪气停留阻滞在肌肉，所以形体消瘦。两脚蹒瘸，行步不正，是寒风湿邪合而侵袭所致的病证。

黄帝说：黄疸、突然剧痛、癫痫、厥证、狂乱等病证，都是由于气向上逆，病程日久所发生的。五脏不和，是因为六腑之气闭阻塞滞所发生的。头痛、耳鸣、九窍不通畅，都是肠胃异常所发生的病证。

【讨论】本节论述了二十余种病、证的病因病机，基本精神仍然是阐发虚实，以说明虚实变化的病因广泛，病证繁多，临证

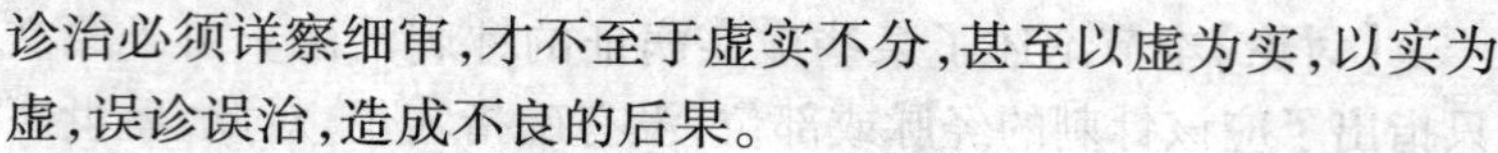

诊治必须详察细审，才不至于虚实不分，甚至以虚为实，以实为虚，误诊误治，造成不良的后果。

太阴阳明论篇第二十九

【提要】本篇论述了足太阴脾与足阳明胃的生理功能、病理变化及其特点，以及相互之间的关系。因是专篇论述，所以篇名《太阴阳明论》。

【原文】黄帝曰：太阴、阳明为表里，脾胃脉也，生病而异者何也？岐伯对曰：阴阳异位[1]，更虚更实[2]，更逆更从[3]，或从内，或从外，所以不同，故病异名也。帝曰：愿闻其异状也。岐伯曰：阳者，天气也，主外；阴者，地气也，主内。故阳道实，阴道虚。故犯贼风虚邪[4]者，阳受之；食饮不节，起居不时者，阴受之。阳受之，则入六府；阴受之，则入五藏。入六府，则身热，不时卧，上为喘呼；入五藏，则䐜满闭塞，下为飧泄，久为肠澼。故喉主天气，咽主地气。故阳受风气，阴受湿气。故阴气从足上行至头，而下行循臂至指端；阳气从手上行至头，而下行至足。故曰：阳病者，上行极而下；阴病者，下行极而上。故伤于风者，上先受之；伤于湿者，下先受之。

【注释】[1]阴阳异位：脾为脏属阴，它的经脉循行于身体的阴分，由下往上行；胃为腑属阳，它的经脉循行于身体的阳分，由上往下行。

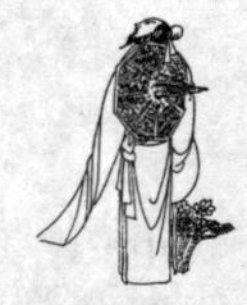

[2]更虚更实:春夏为阳,阳明之气旺盛于春夏,所以春夏阳明气实而太阴气虚;秋冬为阴,太阴之气旺盛于秋冬,所以秋冬太阴气实而阳明气虚。更:交替不同。[3]更逆更从:春夏为阳,阳明气盛为从,太阴气盛为逆;秋冬为阴,太阴气盛为从,阳明气盛为逆。[4]贼风虚邪:泛指一切外来有害的致病邪气。

【语译】黄帝问道:足太阴与足阳明两经互为表里,是脾胃的经脉,而所发生的疾病却不相同,这是为什么?岐伯回答说:足太阴属于阴经,足阳明属于阳经,各自循行的部位有着上下内外的不同,在四季中的虚实逆顺也交替不同。疾病的发生,有的从内生,有的从外入,内外发病不同,所以病名也就不同。黄帝说:很想听听它们不同的具体情况。岐伯说:阳经,如同天气,循行在外;阴经,如同地气,循行在内。所以阳经多有余,阴经多不足。因此伤于外界有害病邪的,阳经首先遭受侵袭;饮食没有节制、起居没有规律的,阴经首先遭受损伤。阳经受邪发病,就会传入六腑;阴经受邪发病,就会传入五脏。传入六腑,就会身体发热,不能安卧,气逆于上还会呼吸急迫气喘吁吁;传入五脏,就会胀满,痞塞不通,气趋于下还会泄泻水谷不化,日久可成为痢疾。喉为呼吸之道,通于天气;咽为水谷之道,通于地气。阳经在上易受风邪所犯,阴经在下易受湿邪所伤。手足三阴经之气从足向上行,直到头部,再向下行,沿着手臂直到手指尖;手足三阳经之气从手向上行,直到头部,再向下行,直到足部。所以说六阳经发病的,病邪先沿着经脉上行到头顶,再下行到足;六阴经发病的,病邪先沿经脉下行到手指尖,再上行到头部。感受了风邪的,上部首先受邪发病;感受了湿邪的,下部首先受邪发病。

【讨论】本节的论述,以足太阴脾经与足阳明胃经为主线,进而揭示了整个三阴经三阳经,因阴阳属性、循行部位、四季逆从、气血虚实等不同的生理特点,而有着疾病的虚实变化、发生部位、证候、名称等不同的病理特点。

就脾与胃的生理特点、病理特点及其相互关系而言：脾为脏，属阴，专门运化水谷，升清气，喜燥恶湿，气血相对不足，其经脉由下向上行，循行于机体的阴分，因而病发多在阴分，以寒证、湿证、虚证为多，具体以腹胀、泄泻等证候为主。胃为腑，属阳，专门受纳水谷，降浊气，喜润恶燥，气血相对有余，其经脉由上向下行，循行于机体的阳分，因而病发多在阳分，以热证、实证为多，具体以不食、呕吐等证候为主。但是，足太阴经属于脾，络于胃，足阳明经属于胃，络于脾，互为表里，它们一纳一运，一降一升，一燥一湿，相辅相成，共同成为气血之源、后天之本，因而病理上常常相互影响，进而导致全身的气血虚衰。这种重视脾胃的思想，对后世以补脾胃为主的学术流派有着重大的影响，在临床治疗上更有着非常重要的意义。因为生命的存在与发展，其中主要之一就是依赖脾胃所化生的水谷精气，俗话说的"人是铁，饭是钢，吃了饭才硬梆梆"就是这个意思。尤其是小儿与老年人，前者正在生长发育，后者日益衰老不足，更需要充足的营养。而小儿脾胃功能未臻完善，饮食又不能自节；老年人脾胃功能日益减弱，又常易饮食过量。一旦饮食不节，脾胃更易受伤，极易导致气血不足，从而影响生长发育或加快衰老进程，因此顾护脾胃功能更具有极为重要的意义。

【原文】帝曰：脾病而四支不用，何也？岐伯曰：四支皆禀气于胃，而不得至经，必因于脾，乃得禀也。今脾病不能为胃行其津液，四支不得禀水谷气，气日以衰，脉道不利，筋骨肌肉皆无气以生，故不用焉。

帝曰：脾不主时，何也？岐伯曰：脾者土也，治中央，常以四时长四藏，各十八日寄治，不得独主于时也。脾藏者，常著胃土之精也。土者，生万物而法天地。故上下至头足，不得主时也。

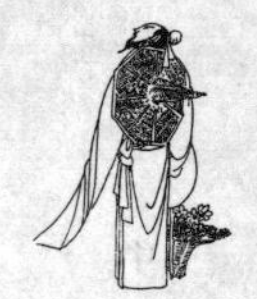

帝曰：脾与胃，以膜相连耳，而能为之行其津液，何也？岐伯曰：足太阴者，三阴也，其脉贯胃，属脾，络嗌，故太阴为之行气于三阴；阳明者，表也，五藏六府之海也，亦为之行气于三阳。藏府各因其经而受气于阳明，故为胃行其津液。四支不得禀水谷气，日以益衰，阴道[1]不利，筋骨肌肉无气以生，故不用焉。

【注释】[1]阴道：这里指血脉，与上文的"脉道不利"相同。

【语译】黄帝说：脾脏有病，四肢却不能发挥功能作用，这是为什么？岐伯说：四肢都是接受了胃中水谷精气的濡养，才能发挥功能作用，但胃中的水谷精气不能直接到达四肢，必须依靠脾的转输作用，四肢才能得到胃中水谷精气的濡养。如今脾有了疾病，不能够替胃转输它的津液，四肢就得不到水谷的精气，四肢中的精气一天比一天衰减，血脉通道无法滑利通畅，四肢的筋骨肌肉都没有精气的滋养，所以就不能发挥功能作用。

黄帝说：脾脏不能旺盛在某一个季节，这是为什么？岐伯说：脾在五行中属于土，位居五方的中央，四季中随时都要旺盛，从而滋养其他四脏。因此，脾在每个季节的末尾各借十八天，作为自己旺盛的时间，而不能单独旺盛在某一个季节。脾的功能随时都要转输胃中的水谷精气，以滋养全身。所谓土的意义，就像天地能化生万物一样，所以脾能把水谷精气输送到上至头，下至足，也就不能只旺盛在某一个季节。

黄帝说：脾与胃之间，只不过一层膜相互连系而已，却能够替胃转输它的津液，这是为什么？岐伯说：足太阴经就是三阴，它的经脉贯通到胃，连属在脾，上络到咽，所以足太阴经能够把胃中的水谷精气输送到手、足的三条阴经；足阳明经是足太阴经之表，五脏六腑精气的源泉，通过足太阴经也能把水谷精气输送到手、足的三条阳经。五脏六腑各自依靠足太阴经，而从足阳明经那里接受到水谷精气，所以脾能够替胃转输它的津液。要是四肢得不到水谷精气，四肢中的精气一天比一天衰减，血脉通道无法滑利通畅，四肢的筋骨肌肉都没有精气的滋养，所以就不能发挥功能作用。

【讨论】本节主要论述了两个内容：一是脾主四肢的道理，一是脾旺四季的意义。本文指出，四肢的功能丧失，是因为脾脏有病，不能把胃中的水谷精气布散到四肢，使得四肢的筋骨肌肉失养的结果。这在临床治疗上有着重要的指导意义，如像小儿麻痹后遗症、重症肌无力等形体肌肉痿弱、功能障碍一类疾病，在辨证施治的基础上，加强脾胃的调理，让形体获得充足的营养，对促进早日康复，无疑有着重要的作用。

所谓脾旺四季，它与上节经文的精神一脉相承，即脾胃为后天之本，气血之源，无时无刻不化生水谷精气，以供形体生长发育、功能活动以及病后的修复再生等需要，因此不能专门旺盛在某一个季节，而是分旺四季。至于具体的每个季末“各十八日寄治”，也只能从这一精神上去理解，而不能机械地认为只旺盛这几天。此外，《内经》中尚有“脾主长夏”的观点，它的依据同样基于脾胃化生水谷精气长养脏腑形体的作用。因为长夏季节万物成熟而结果实，在现象与特征上与脾有相似之处；同时长夏季节雨水甚多，而脾主运化水湿，同气相求，物以类聚，所以脾主长夏。两种观点大同小异，互为说明。

阳明脉解篇第三十

【提要】本篇主要论述了足阳明经脉实热亢盛所出现的病

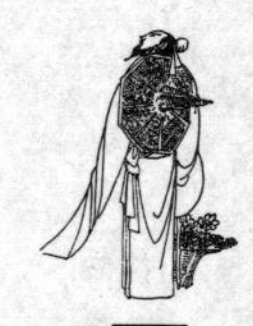

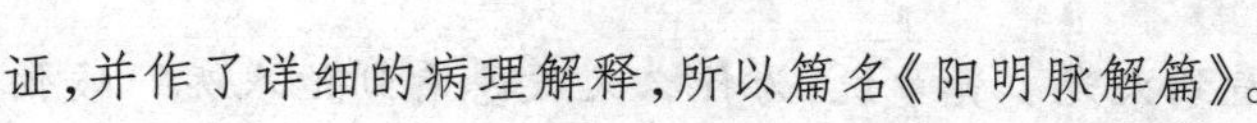
证,并作了详细的病理解释,所以篇名《阳明脉解篇》。

【原文】黄帝问曰:足阳明之脉病,恶人与火,闻木音则惕然而惊,钟鼓不为动。闻木音而惊,何也?愿闻其故。岐伯对曰:阳明者,胃脉也,胃者,土也,故闻木音而惊者,土恶木也。帝曰:善。其恶火何也?岐伯曰:阳明主肉,其脉血气盛,邪客之则热,热盛则恶火。帝曰:其恶人何也?岐伯曰:阳明厥则喘而惋[1],惋则恶人。帝曰:或喘而死者,或喘而生者,何也?岐伯曰:厥逆连藏则死,连经则生。帝曰:善。病甚则弃衣而走,登高而歌,或至不食数日,踰垣上屋,所上之处,皆非其素所能也,病反能者何也?岐伯曰:四支者,诸阳之本也,阳盛则四支实,实则能登高也。帝曰:其弃衣而走者何也?岐伯曰:热盛于身,故弃衣欲走也。帝曰:其妄言骂詈[2],不避亲疏而歌者,何也?岐伯曰:阳盛则使人妄言骂詈,不避亲疏,而不欲食,不欲食,故妄走也。

【注释】[1]惋(yù 郁):心中烦闷,不舒畅。[2]骂詈(lì 利):恶言秽语对人叫骂,诽谤诅咒他人叫詈。骂詈,这里泛指骂人。

【语译】黄帝问道:足阳明经脉有病,十分厌恶看到他人和火光,听到木器响动的声音,就会恐惧而惊骇,听到打钟击鼓却无动于衷。听到木器的声音就会惊恐,这是为什么?很想听听其中的道理。岐伯回答说:足阳明是胃的经脉,胃属于土,之所以听到木器的声音就会惊恐,因为土惧怕木的克制。黄帝说:好。为什么又厌恶看到火光呢?岐伯说:阳明主一身的肌肉,它的经脉气血旺盛,邪气停滞在阳明,身体就要发热,发热厉害就会厌恶看到火光。黄帝说:为什么又厌恶看到他人呢?岐伯说:阳明经脉之气上逆,就会发生气喘而心里烦闷不舒畅,于是就厌恶看到他人。黄帝说:有的气喘发生死亡,有的气喘没有死亡,这是为什么?岐伯说:如果经气上逆,影响到五脏,就会死亡;只影响到经脉,就不会死亡。黄帝说:好。病情严重的时候,就把衣服脱掉,到处乱跑,爬到很高的地方上唱歌,或者几天不吃饮食,翻越高墙,爬上屋顶,所上到的地方,都不是他平时所能做得到的,生了病却反而能做到,这是为什么?岐伯说:四肢是所有阳气的根本,阳气亢盛就会充实到四肢,于是就能爬上高处。黄帝说:又脱掉衣服,到处乱跑,这是为什么?岐伯说:身体发热得很厉害,所以脱掉衣服,到处乱跑。黄帝说:又胡言乱语,辱骂他人,根本不管是亲人还是生人,又歌又唱的,这是为什么?岐伯说:阳气亢盛,就会使人胡言乱语,辱骂他人,根本不管是亲人还是生人,也不知道吃饮食,不知道吃饮食,所以到处乱跑。

【讨论】本篇通过阳明经脉病发时见闻木音而惊、厌恶见人与火、登高弃衣、妄言骂詈、不辨亲疏等症,说明阳明经脉的病变以实证、热证多见,这是因为阳明经多气多血的缘故,是阳明经脉病变的特点。后世张仲景在《伤寒论》中精辟地概括为"阳明之为病,胃家实是也",进一步明确了阳明病的特点,成为后世医家诊治阳明病的准绳。本篇所论症状,与现代医学某些精神病发作时的症状颇吻合,故现代中医有将此类疾病归于阳明论治,收到较好的疗效。

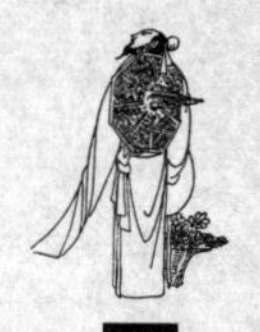

卷第九

热论篇第三十一

【提要】本篇论述了热病的病因、病理、病证、传变规律、治疗原则以及预后和禁忌，是系统而又全面论述热病的专篇，所以篇名《热论》。

【原文】黄帝问曰：今夫热病者，皆伤寒之类也。或愈或死，其死皆以六七日之间，其愈皆以十日以上者，何也？不知其解，愿闻其故。岐伯对曰：巨阳者，诸阳之属也。其脉连于风府[1]，故为诸阳主气也。人之伤于寒也，则为病热，热虽甚不死；其两感于寒而病者，必不免于死。帝曰：愿闻其状。岐伯曰：伤寒一日，巨阳受之，故头项[2]痛，腰脊强。二日，阳明受之，阳明主肉，其脉侠[3]鼻络于目，故身热，目疼而鼻干，不得卧也。三日，少阳受之，少阳主胆，其脉循胁络于耳，故胸胁痛而耳聋。三阳经络皆受其病，而未入于藏者，故可汗而已。四日，太阴受之，太阴脉布胃中，络于嗌，故腹满而嗌干。五日，少阴受之，少阴脉贯肾络于肺，系舌本，故口燥、舌干而渴。六日，厥阴受之，厥阴脉循阴器而络于肝，故烦满[4]而囊缩。三阴三阳，五藏六府皆受病，荣卫不行，五藏不通，则死矣。其不两感于寒者，七日，巨阳病衰，头痛少愈。八日，阳明病衰，身热少愈。九日，少阳病衰，耳聋微闻。十日，太阴病衰，腹减如故，则思饮食。十一日，少阴病衰，渴止不满，舌干已而

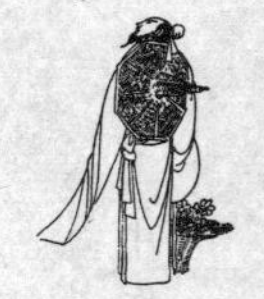

嚏。十二日，厥阴病衰，囊纵，少腹微下，大气皆去，病日已矣。

【注释】[1]风府：穴位名，在后项正中，入发际一寸的地方。[2]项：脖子的前面叫颈，后面叫项。[3]侠：这里就是“夹”字。[4]满：这里当作“懑”(mèn 闷)字，心中烦闷。

【语译】黄帝问道：现在所说的热病，都属于伤寒的一类。其中有的痊愈了，有的死亡了，死亡的都是在六、七天之间，而痊愈的都在十天以上，这是为什么？我不知道这其中的原因，很想听听它的道理。岐伯回答说：足太阳经统属所有的阳气，它的经脉上连到风府，所以是所有阳气的统帅。人被寒邪侵袭之后，就会生病发热，发热虽然厉害，却不会死亡。如果互为表里的阳经与阴经，同时感受寒邪而发病的，就难免一死了。黄帝说：很想听听它的具体情况。岐伯说：感受寒邪的第一天，足太阳经受邪发病，所以头项疼痛、腰部脊柱强直不舒。第二天，足阳明经受邪发病，由于足阳明经主一身的肌肉，它的经脉夹鼻、连络到目，所以身体发热、双目疼痛、鼻孔干燥、不能安卧。第三天，足少阳经受邪发病，由于足少阳经主胆，它的经脉循行两胁、连络到耳，所以胸胁疼痛、耳聋。如果三阳经都受邪发病，但还没有内入到三阴经的，可以通过发汗而治愈。第四天，足太阴经受邪发病，由于足太阴经布散胃中、连络到咽，所以腹中胀满、咽干。第五天，足少阴经受邪发病，由于足少阴经入贯到肾、上络到肺、连接舌根，所以口干舌燥、口渴。第六天，足厥阴经受邪发病，由于足厥阴经循绕阴器、络属到肝，所以心中烦闷、阴囊收缩。如果三阴经三阳经、五脏六腑全部受邪发病，营气卫气就不能运行，五脏也不通畅，就要死亡了。如果不是互为表里的阴经与阳经同时感受寒邪而发病的，到了第七天，足太阳经病气开始减退，头痛减轻。第八天，足阳明经病气开始减退，身热减轻。第九天，足少阳经病气开始减退，耳聋减轻，听觉逐渐恢复。第十天，足太阴经病气开始减退，腹中胀满消失，恢复正常，并且想吃饮食。第十一天，足少阴经病气开始减退，口渴消失，心中不再烦闷，舌体也不干燥，还能打喷嚏了。第十二天，足厥阴经病气开始减退，阴囊松弛，少腹也逐渐觉得舒适。邪气全部退去，疾病也就逐渐好了。

【讨论】本节论述了热病的病因、病理、病证以及传变规律和预后。所谓热病，就是以发热为主要症状的一类疾病。本节明确指出，热病的病因为寒邪，由于寒邪具有收敛、凝滞的病理性质，最容易阻滞阳气而使阳气不能发散，正邪相争，以致发热，这就是热病的基本病理变化，因而属于阳热实证。随着正邪斗争在体内部位的转移，疾病也随之出现部位的转移，这就是疾病的传变。具体方式，本节确立了“太阳、阳明、少阳、太阴、少阴、厥阴”，由阳入阴、由表入里的基本规律，为把握变化、防微杜渐、判断预后指明了方向。至于具体的各经症状，则大多与所病经脉循行所过的部位和所属脏腑的功能失调有关，根据这些症状，就能分析判断疾病的所在部位，这就是审证定位。

【原文】帝曰：治之奈何？岐伯曰：治之各通其藏脉，病日衰已矣。其未满三日者，可汗而已；其满三日者，可泄而已。

【语译】黄帝说：怎样治疗呢？岐伯说：治疗应该根据疾病所在何经何脏，而分别治疗脏腑所属的经脉，疾病就会一天天减退而痊愈。一般来说，如果发病还没有满三天的，可以通过发汗而治愈；如果发病已经满了三天的，可以通过泄热而治愈。

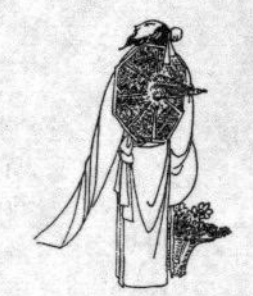

【讨论】本节论述了热病的治疗原则,其根本的大法仍然是辨证论治,即根据疾病具体的所在部位,而治疗相关的经脉脏腑。至于“可汗”、“可泄”,基本精神是邪在三阳之表,病情相对轻浅,邪易从表而逐于外,所以可以采取发汗之法;而邪入三阴之里,病已深入,发汗已鞭长莫及,故又宜清泄里热之法,体现了因势利导的治疗学思想。

【原文】帝曰:热病已愈,时有所遗[1]者,何也?岐伯曰:诸遗者,热甚而强食之,故有所遗也。若此者,皆病已衰,而热有所藏,因其谷气相薄[2],两热相合,故有所遗也。帝曰:善。治遗奈何?岐伯曰:视其虚实,调其逆从[3],可使必已矣。帝曰:病热当何禁之?岐伯曰:病热少愈,食肉则复,多食则遗,此其禁也。

【注释】[1]遗:遗留、残留的意思。这里指余热稽留,日久不退。[2]薄:搏击、交迫的意思。[3]调其逆从:这里指虚证当补、实证当泻的适宜治疗。

【语译】黄帝说:热病已经治愈,有时候却出现余热不退的,这是为什么?岐伯说:所有余热不退的,是因为在发热很厉害的时候,就勉强多吃饮食,所以会出现余热不退。像这种情况,都是病势虽然已经减退,但还有邪热伏藏在体内,因勉强多食,饮食不能消化,积滞生热,与余热搏击,两种内热纠合不解,所以会出现余热不退。黄帝说:好!怎样治疗余热不退?岐伯说:观察病情的虚实,虚证当补,实证当泻,适宜调理,就一定能把病治好。黄帝说:患了热病,应该有什么禁忌?岐伯说:热病虽然开始减退,一旦吃了肉类,就会复发;饮食过多,就会余热不退,这就是热病的禁忌。

【讨论】本节论述了热病后期出现余热不尽和复发的原因，揭示出了饮食护理的重要性。一般说来，在疾病过程中，由于脏腑尤其是脾胃功能的损伤，对饮食的消化、吸收能力减弱，如果护理不当而饮食不节，就会进一步损伤脏腑的功能，以致疾病迁延不愈或复发，这在临床上极为常见。因此，加强饮食上的护理，也是促进疾病早日康复的一个重要环节。

【原文】帝曰：其病两感于寒者，其脉应与其病形何如？岐伯曰：两感于寒者，病一日，则巨阳与少阴俱病，则头痛、口干而烦满。二日，则阳明与太阴俱病，则腹满、身热、不欲食、谵言[1]。三日，则少阳与厥阴俱病，则耳聋、囊缩而厥。水浆不入，不知人，六日死。帝曰：五藏已伤，六府不通，荣卫不行，如是之后，三日乃死，何也？岐伯曰：阳明者，十二经脉之长也，其血气盛，故不知人，三日，其气乃尽，故死矣。

【注释】[1]谵(zhān 沾)言：胡言乱语，语无伦次。

【语译】黄帝说：如果发病是互为表里的阴经与阳经同时感受寒邪的，它受邪的经脉与相应的症状是怎样的？岐伯说：互为表里的阴经与阳经同时感受寒邪的，发病第一天，是足太阳经与足少阴经一起发病，因而出现头痛、口干、心中烦闷不舒。第二天，是足阳明经与足太阴经一起发病，因而出现腹中胀满、身体发热、不想吃饮食、胡言乱语、语无伦次。第三天，是足少阳经与足厥阴经一起发病，因而出现耳聋、阴囊收缩、四肢冰冷。如果出现水浆不能饮入，神昏不知人事，到了第六天就要死亡。黄帝说：五脏已经受伤，六腑也不通畅，营气卫气不能运行，病情已经如此严重，却还要三天之后才会死亡，这是为什么？岐伯说：足阳明经是十二经脉的源泉，它的气血最旺盛，因

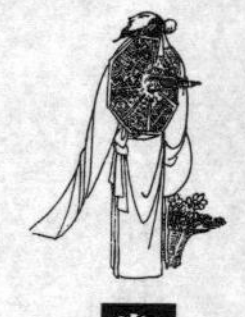

此，尽管病人已经神昏不知人事，还需要三天，足阳明经的气血才会消耗尽竭，所以才会死亡。

【讨论】本节论述了热病中的重证——两感证。由于互为表里的阳经与阴经同时受邪发病，病情比较复杂，邪气强盛而正气已遭损伤，加上单纯的发汗或泄热都力所不逮，所以预后较差。所谓“必不免于死”，虽说并不绝对，却指出了两感证的严重性。而前文所述的非两感证候之所以预后较好，主要因为只有一经受邪发病，病情相对较轻和单纯，正气损伤不严重，治疗上相对容易等缘故。由此可见，疾病的轻重、预后的好坏，不仅取决于正气损伤的程度，也与邪气的强度、病变的范围密切相关。

本篇系统论述了外感热病的六经分证、传变规律、治法及禁忌，是后世张仲景著《伤寒论》六经辨证的主要理论源泉之一。《伤寒论》六经辨证直接脱胎于本篇的六经分证思想，进行了大幅度的丰富，补充了六经虚证、寒证的病因、病机、病症、治法、方药。同时张仲景将三阳病证尽赅于太阳，将三阴病证囊括于阳明，师古而不泥于古，大大发展了《内经》的六经分证思想。张仲景结合临床实践，提出了越经、直中、合病、并病的发病和传变方式，将外感热病的发生变化规律概括得更加详尽。本篇对于外感热病的治疗仅提出了汗泄两法，对于饮食禁忌仅提到“食肉则复，多食则遗”，张仲景则在此基础上灵活运用汗、吐、下、温、补、消、和、清诸法，将泄法发展为泄热、攻下、逐瘀、利尿等多种方法，在禁忌上提出了“劳复”和其治法方药。

【原文】凡病伤寒而成温者，先夏至日者为病温，后夏至日者为病暑。暑当与汗皆出，勿止。

【语译】凡是感受寒邪而成为温热病的，在夏至节气日以前发病的，称为温病；在夏至节气日以后发病的，称为暑病。暑邪要与汗液一同向体外排泄，所以不能止汗。

【讨论】本节所说的温病、暑病，都是指因寒邪所致的热病，只因发病的时间不同，所以名称不同。

刺热篇第三十二

【提要】本篇主要论述了五脏热病的证候表现、病变过程、面色诊法、针刺取穴、预后、护理等内容，尤其突出强调了"治未病"的意义和方法。由于全篇以五脏热病的针刺治法为中心，所以篇名《刺热篇》。

【原文】肝热病者，小便先[1]黄，腹痛多卧，身热；热争[2]则狂言及惊，胁满痛，手足躁，不得安卧；庚辛甚，甲乙大汗，气逆则庚辛死。刺足厥阴、少阳。其逆则头痛员员[3]，脉引冲头也。

心热病者，先不乐，数日乃热；热争则卒[4]心痛，烦闷善呕，头痛面赤，无汗；壬癸甚，丙丁大汗，气逆则壬癸死。刺手少阴、太阳。

脾热病者，先头重，颊痛，烦心，颜青，欲呕，身热；热争则腰痛不可用俛仰，腹满泄，两颔痛；甲乙甚，戊己大汗，气逆则甲乙死。刺足太阴、阳明。

肺热病者，先淅然厥[5]，起毫毛[6]，恶风寒，舌上

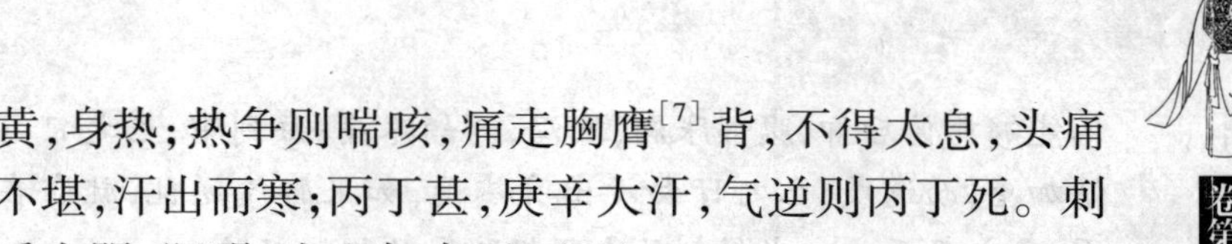

黄，身热；热争则喘咳，痛走胸膺[7]背，不得太息，头痛不堪，汗出而寒；丙丁甚，庚辛大汗，气逆则丙丁死。刺手太阴、阳明，出血如大豆，立已。

肾热病者，先腰痛胻痠，苦渴数饮，身热；热争则项痛而强，胻寒且痠，足下热，不欲言，其逆则项痛员员澹澹然[8]；戊己甚，壬癸大汗，气逆则戊己死。刺足少阴、太阳。诸汗者，至其所胜日[9]汗出也。

【注释】[1]先：根据下文体例，“先”字应在“小便”二字的前面。[2]热争：这里指热邪与脏气相搏，即邪正相争的意思。[3]员员：周转的意思，这里指头目昏晕，视物旋转。[4]卒：就是“猝”字，突然。[5]淅然厥：淅然，水洒在身上，发冷颤抖；厥，寒冷。淅然厥，即突然感到寒冷颤抖的意思。[6]起毫毛：皮肤粟粒样立起，毫毛竖直，俗称“鸡皮疙瘩”。[7]胸膺：胸部的中间叫胸，两旁叫膺。[8]澹澹然：头动摇不定的样子。[9]所胜日：这里指本脏旺盛主气的日子，而不是指制约脏的日子。

【语译】肝发生热病的，首先出现小便发黄，小腹疼痛，喜好睡卧，身体发热；热邪与肝气相争，就会胡言妄语，惊骇不止，胁部胀满疼痛，手足动扰不宁，不能安静地睡卧；每到庚、辛之日病情加重，而逢甲、乙之日大汗出身热退；如果肝气逆乱，就会在庚、辛之日死亡。当针刺足厥阴经脉与足少阳经脉。倘若肝气上逆，就会头痛昏晕，视物旋转，这是热邪沿肝脉上冲于头的缘故。

心发生热病的，首先出现心中闷闷不乐，几天之后才会身体发热；热邪与心气相争，就会突然心痛，烦闷不舒，时时呕吐，头部疼痛，面色发红，身体无汗；每到壬、癸之日病情加重，而逢丙、丁之日大汗出身热退；如果心气逆乱，就会在壬、癸之日死亡。当针刺手少阴经脉与手太阳经脉。

脾发生热病的，首先出现头觉沉重，面颊疼痛，心中烦闷，额部发青，想呕吐，身体发热；热邪与脾气相争，就会腰部疼痛，不能够前俯后仰，腹部胀满，泄泻，两颔疼痛；每到甲、乙之日病情加重，而逢戊、己之日大汗出身热退；如果脾气逆乱，就会在甲、乙之日死亡。当针刺足太阴经脉和足阳明经脉。

肺发生热病的，首先出现突然性寒冷颤抖，皮肤粟粒，毫毛竖起，怕遇风寒，舌现黄苔，身体发热；热邪与肺气相争，就会气喘咳嗽，整个胸背走窜疼痛，不能做深呼吸，头痛剧烈，汗出身冷；每到丙、丁之日病情加重，而逢庚、辛之日大汗出身热退；如果肺气逆乱，就会在丙、丁之日死亡。当针刺手太阴经脉和手阳明经脉，针刺出血像大豆样大小，疾病立即就好了。

肾发生热病的，首先出现腰部疼痛，脚胫酸软，特别口渴，常想饮水，身体发热；热邪与肾气相争，就会后项疼痛而强直，脚胫寒冷酸软，足底发热，不想说话；邪气上逆，就会后项疼痛，头目昏晕，视物旋转，头部动摇不定；每到戊、己之日病情加重，而逢壬、癸之日大汗出身热退；如果肾气逆乱，就会在戊、己之日死亡。当针刺足少阴经脉与足太阳经脉。以上所说的各脏大汗出身热退，都是到了本脏旺盛主气的日子，正胜邪退，所以能大汗出身热退。

【讨论】本节论述了五脏热病的证候发展、预后及针刺治疗。从所论证候看，既然是热病，发热当然就是主症，各脏皆有；而其他症状也都是实热之证，所以治疗采取表里两经同刺，以清泻热邪。从所论病变的发展看，都经过了邪气先侵经脉、再入五脏正邪相争，最后使脏气逆乱，即先病、热争、气逆三个浅深轻重不同的阶段，这不仅便于把握疾病的发展和预后，更揭示出了下文“治未病”的重要性和必要性。至于预后的推测，本节仍然是根据五行相克规律来加以推断的。

【原文】肝热病者，左颊先赤；心热病者，颜先赤；脾热病者，鼻先赤；肺热病者，右颊先赤；肾热病者，颐先

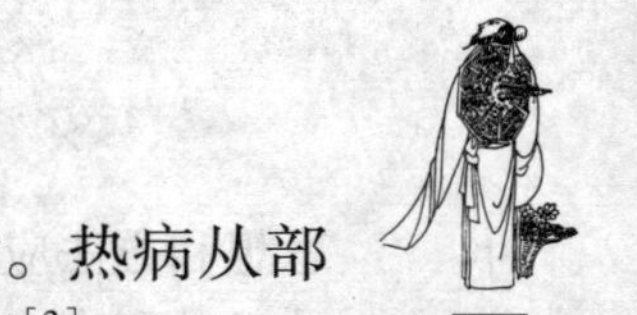

赤。病虽未发,见赤色者刺之,名曰治未病。热病从部所[1]起者,至期而已;其刺之反[2]者,三周[3]而已;重逆[4]则死。诸当汗者,至其所胜日汗大出也。

【注释】[1]部所:面部五脏所主的各个部位,即文中的颊、颜、鼻、颐等。[2]反:这里指治疗与病情需要相反的误治,如虚证用了泻法,实证用了补法。[3]三周:第三次出现本脏旺盛主气的日子。[4]重逆:这里是一误再误的意思。

【语译】肝发生热病的,左颊部首先出现红色;心发生热病的,额部首先出现红色;脾发生热病的,鼻部首先出现红色;肺发生热病的,右颊部首先出现红色;肾发生热病的,颐部首先出现红色。疾病虽然还没有发作,一旦出现了红色,就要给予针刺治疗,这就叫做治未病。因为热病的发作,一般都是从面部五脏所主部位的颜色变化开始的,能及时给予治疗,到了本脏旺盛主气的日子,就能痊愈。但如果刺法与疾病的需要相反,就要等到旺盛主气之日第三次出现,才能痊愈;而再三地误治,就会导致死亡。各脏的热病都应当出汗,只要治疗及时、正确,一旦到了本脏旺盛主气的日子,就会大汗出身热退。

【讨论】本节强调了"治未病"的重要性。所谓治未病,在《内经》主要有两方面的内容,一是未病先防,一是既病早治。早治的目的在于防止传变、恶化。正如上节所论,热病的发生发展,一般都有先侵经脉、后入五脏、终使脏气逆乱,三个浅深、轻重不同的阶段,因而早期治疗、防微杜渐,有着重要的意义。本节指出,通过面部色诊,早期诊测疾病的所在,当疾病还没有完全发作时,就及时给予正确的治疗,便能迅速地治愈疾病;反之,治疗不及时或者不恰当甚至误治,就会使病情加重,病程延长,甚至恶化、死亡。医生的职责是救死扶伤,因而"治未病"的思想和方法应为每一个医生所必须重视和掌握，才能履行这一神圣的职责。

【原文】诸治热病，以饮之寒水，乃刺之；必寒衣之，居止寒处，身寒而止也。

【语译】凡是治疗热病，首先让病人喝些冰凉的饮料，才进行针刺；同时必须让病人少穿些衣服，并居住在很凉快的地方，就能使热退身凉而病愈。

【讨论】本节论述了热病的治疗与护理。现代西医在治疗高热的时候，常常采取酒精擦浴、冰块冷敷、降低室温等物理降温法。以此而论，本节中的“饮之寒水”、“寒衣”、“居止寒处”，称为古代的物理降温法并不过誉，二者堪可媲美。

【原文】热病先胸胁痛，手足躁，刺足少阳，补足太阴，病甚者为五十九刺[1]。热病始手臂痛者，刺手阳明、太阴而汗出止。热病始于头首者，刺项太阳[2]而汗出止。热病始于足胫者，刺足阳明而汗出止。热病先身重，骨痛，耳聋，好瞑，刺足少阴，病甚为五十九刺。热病先眩冒[3]而热，胸胁满，刺足少阴、少阳。

【注释】[1]五十九刺：治疗热病的五十九处穴位，详见《素问·水热穴论》、《灵枢·热病》。[2]项太阳：即足太阳经脉，因循行于项部而名。[3]眩冒：这里指头目昏沉，视物旋转，眼前发黑。

【语译】热病首先出现胸胁疼痛、手足动扰不宁的，当针刺足少阳经脉，补足太阴经脉；病情严重的，用五十九刺之法。热病开始表现为手臂疼痛的，当针刺手阳明经脉与手太阴经脉，

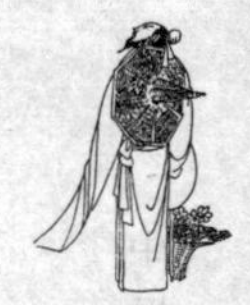

直到汗出才能停针。热病开始表现在头部的,当针刺足太阳经脉,直到汗出才能停针。热病开始表现在足胫的,当针刺足阳明经脉,直到汗出才能停针。热病首先表现为身体沉重、骨节疼痛、耳聋、只想闭眼睡卧的,当针刺足少阴经脉;病情严重的,用五十九刺之法。热病首先表现为头目昏沉、视物旋转、眼前发黑、身体发热、胸胁胀满的,当针刺足少阴经脉与足少阳经脉。

【讨论】热病刚开始发生时,由于邪气有在阴经、在阳经、在上部、在下部的不同,具体证候也就各不相同,就必须随其所在而治之。同时,病情有轻有重,治疗也各有方法,仍然贯穿了辨证论治的基本准则。

【原文】太阳之脉,色荣[1]颧骨,热病也,荣未交[2],曰今[3]且得汗,待时[4]而已;与厥阴脉争见[5]者,死期不过三日,其热病内连肾。少阳之脉色也[6]。少阳之脉,色荣颊前,热病也,荣未交,曰今且得汗,待时而已;与少阴脉争见者,死期不过三日。

【注释】[1]荣:这里指出现、发现的意思。[2]荣未交:荣,这里指颜色的明润、光泽;未,没有;交,据有关文献所载原文,以及本节文义,应作"夭"字,指颜色的晦暗无光泽。语译作"夭"。[3]今:现在,这里指新病不久、病情轻浅的意思。[4]时:即前文所说的本脏旺盛主气之日。[5]与厥阴脉争见:太阳经脉的颜色与厥阴经脉的颜色在颧骨处争相出现,也就是同时出现。[6]少阳之脉色也:据有关文献所载原文,无此六字,从上下文义看,当删,故不作语译。

【语译】太阳经脉之病,赤者出现在颧骨的,这是热病;如果赤色明润光泽而没有晦暗无光的,表示新病不久、病情轻浅,只要能够出汗，等到本脏旺盛主气的日子，就会痊愈；但如果在颧骨处，同时出现了厥阴经脉的颜色，死期就超不过三天，因为热病已经入内影响到肾了。少阳经脉之病，赤色出现在面颊的前方，这是热病；如果赤色明润光泽而没有晦暗无光的，表示新病不久、病情轻浅，只要能够出汗，等到本脏旺盛主气的日子，就会痊愈；但如果在面颊的前方，同时出现了少阴经脉的颜色，死期就超不过三天。

【讨论】本节所论，旨在阐明新病初起，单在一经，病情轻浅、单纯，就容易治愈；倘若病邪深入，影响到其他经脉、脏腑，病情就比较严重、复杂，预后就比较差。进一步论证了前文"治未病"的重要性。

【原文】热病气穴：三椎下间主胸中热，四椎下间主鬲中热，五椎下间主肝热，六椎下间主脾热，七椎下间主肾热。荣[1]在骶也。项上三椎陷者中也。

【注释】[1]荣：这里指营血有病。

【语译】治疗热病的穴位是：第三脊椎下面，专治胸中的热病；第四脊椎下面，专治膈中的热病；第五脊椎下面，专治肝的热病；第六脊椎下面，专治脾的热病；第七脊椎下面，专治肾的热病。营血有病当在尾骶骨处刺治。以上取穴，当以后项上面第三椎凹陷处的中央为标志，由此开始往下数。

【讨论】本节论述了针刺脊椎治疗热病的取穴方法。

【原文】颊下逆颧为大瘕[1]，下牙车[2]为腹满，颧后为胁痛，颊上者鬲上也。

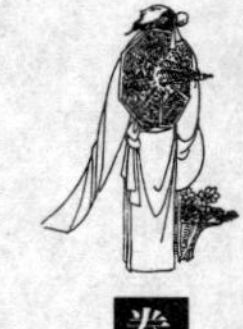

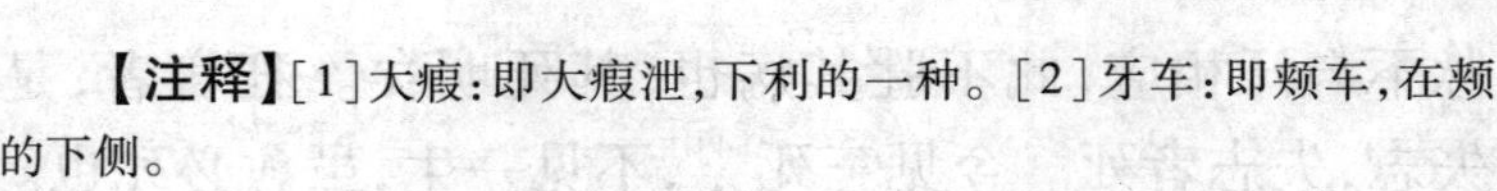

【注释】[1]大瘕:即大瘕泄,下利的一种。[2]牙车:即颊车,在颊的下侧。

【语译】赤色由颊部下面向上行到颧骨的,表示患了大瘕泄;下行到牙车的,表示有腹部胀满;上行到颧骨后方的,表示有胁部疼痛;上行到颊部上方的,表示病在膈上。

【讨论】本节以观察面部颜色的移行变化,来推知胸腹中的疾病,所论仅是举例而已。

评热病论篇第三十三

【提要】本篇详细地评议即论述了阴阳交、风厥、劳风、风水等病证的病因、病证、病理、治疗及预后,其中突出了正气与邪气相互消长盛衰,在疾病的发展变化与预后转归中的重要意义。由于这些疾病都属于"热病"的范畴,所以篇名《评热病论》。

【原文】黄帝问曰:有病温者,汗出辄[1]复热,而脉躁疾不为汗衰,狂言,不能食,病名为何?岐伯对曰:病名阴阳交[2],交者,死也。帝曰:愿闻其说。岐伯曰:人所以汗出者,皆生于谷,谷生于精。今邪气交争于骨肉而得汗者,是邪却而精胜也。精胜,则当能食而不复热;复热者,邪气也。汗者,精气也。今汗出而辄复热者,是邪胜也;不能食者,精无俾也。病而留者,其寿可立而倾也。且夫《热论》[3]曰:汗出而脉尚躁盛者死。今脉不与汗相应，此不胜其病也，其死明矣。狂言者，是失志，失志者死。今见三死[4]，不见一生，虽愈必死也。

【注释】[1]辄(zhé 哲)：立即。[2]阴阳交：阳热邪气入到阴分，即由表入里，与阴精正气交结不解。[3]《热论》：《内经》以前的上古医书。[4]三死：指汗出辄复热之后，所表现出的三种死证，即脉躁疾、狂言、不能食。

【语译】黄帝问道：有患温病的，往往汗出之后立即又发热，脉象也仍然躁乱、疾快，并没有随着汗出而平和，还出现了胡言乱语、不能吃饮食等症，这种病的名称叫什么？岐伯回答说：病名叫做阴阳交，阴阳交病是死证。黄帝说：希望听听它的道理。岐伯说：人之所以能有汗水出，是因为汗水由水谷的精气所化生。现在邪气与精气交结相争在骨肉之间，而能够出汗的，是邪气败退而精气战胜的表现。精气战胜，就应该能吃饮食而不再发热；再发热的，是邪气稽留的缘故。有汗出的，属于精气战胜邪气。现在，汗出之后立即又发热的，是邪气战胜了精气；不能吃饮食的，精气就会断绝来源。病邪如果继续稽留，患者的生命很快就会消失。何况《热论》上早就说过：汗出之后，脉象仍然躁乱粗大的，是死证。现在的脉象并不与汗出之后应该平和的脉象相符合，这是精气不能战胜病邪，死亡的征象也就很明显了。胡言乱语的，是神志失常，神志失常的是死证。如今出现了三种死证，看不到一线生机，虽然病可以暂时缓解，但终究是非死不可。

【讨论】"阴阳交"是热病中的一种变证，本节详细论述了它的具体表现和病理变化，突出了阴精与热邪相互消长盛衰在热病的发展与预后中的重要意义。一般说来，热病经过发汗治疗，应该是热退身凉，而脉象平和、神志清楚、能进饮食，这表示

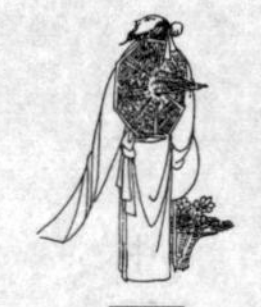

邪气已随着汗出而被逐出体外，且神志、胃气均未大伤，所以能逐渐康复。相反，发汗之后，不能立即又发热，脉象也仍然躁乱疾快，还出现了胡言乱语、饮食不进等反常现象，足以说明邪气仍然猖獗在体内，而且神志、胃气都已严重受伤，所以预后凶多吉少。造成这种危重局面的根本原因，就在于阳热邪气由表入里，耗伤了阴精，而阴精不足，又不能制伏亢盛的阳热邪气。因此，及时驱逐阳热邪气，以免耗伤阴精，注意保养阴精，以提高机体抗邪的能力，在热病的治疗中都极为重要。后世所谓"热病以救阴为先，救阴以泄热为要"的法则，实与本文的精神有关。

【原文】帝曰：有病身热，汗出烦满，烦满不为汗解，此为何病？岐伯曰：汗出而身热者，风也；汗出而烦满不解者，厥也，病名曰风厥。帝曰：愿卒闻之。岐伯曰：巨阳主气，故先受邪，少阴与其为表里也，得热则上从之，从之则厥也。帝曰：治之奈何？岐伯曰：表里刺之，饮之服汤。

【语译】黄帝说：有患病身体发热、汗出、烦闷，烦闷并不随着汗出而消除，这是什么病？岐伯说：汗出而身体发热的，是感受了风邪；汗出而烦闷不消除的，是因为下气上逆，因此病名叫做风厥。黄帝说：希望全部讲来听听。岐伯说：足太阳经统率一身的阳气，所以最先感受邪气，而足少阴经与足太阳经互为表里，足少阴之气受到足太阳经邪热的影响，就会向上而逆，上逆就会发生风厥病。黄帝说：怎样治疗？岐伯说：在足太阳与足少阴表里两经进行针刺，并内服汤药。

【讨论】本节论述了"风厥"的病因、病证、病理和治疗。风厥病名，在《内经》中共出现三次，其他两次见于《素问·阴阳别论》、《灵枢·五变》。三处所指均不相同,足见《内经》确非一人之作,所以出现了名同实异的现象。就本论而言,它属于热病的范畴,由于太阳经感受风邪、少阴经虚火上逆所致。

【原文】帝曰:劳风为病何如?岐伯曰:劳风[1]法在肺下。其为病也,使人强上冥视[2],唾出若涕,恶风而振寒,此为劳风之病。帝曰:治之奈何?岐伯曰:以救俛仰。巨阳引,精者三日,中年者五日,不精者七日。咳出青黄涕,其状如脓,大如弹丸,从口中若鼻中出,不出则伤肺,伤肺则死也。

【注释】[1]劳风:劳动中感受了风邪而发生的疾病。[2]强上冥视:强,强直僵硬;上,头向上仰,不能低下前俯;冥视,头目昏眩、视物不明。冥,就是"瞑"字。

【语译】黄帝说:劳风病的情况怎么样?岐伯说:劳风病的受邪部位常在肺下,它的症状是使人头项僵硬、头向上仰而不能前俯、头目昏眩、视物不明、咳吐的痰涎黏稠得如同鼻涕、害怕吹风、身体寒战,这就是劳风病。黄帝说:怎样治疗?岐伯说:当务之急是要解除头项的僵硬,使他能俯仰自如,然后疏通足太阳经脉的经气,精气充足的青年人,三天就能治好;精气稍衰的中年人,五天可以治好;精气虚衰严重的老年人,七天才能治好。如果病人咳出的痰涕,颜色青黄好像脓液,凝结成块,大小如同弹丸,就必须让它从口中或鼻中排出,不能排出就要损伤肺脏,肺脏损伤就会死亡。

【讨论】本节论述了"劳风"的病证、治疗和预后。从本论来看,风邪侵袭足太阳经,内犯到肺,化热灼津,痰热壅盛,是劳风的基本病理变化,属于实热证。此外,有两点值得注意:一是

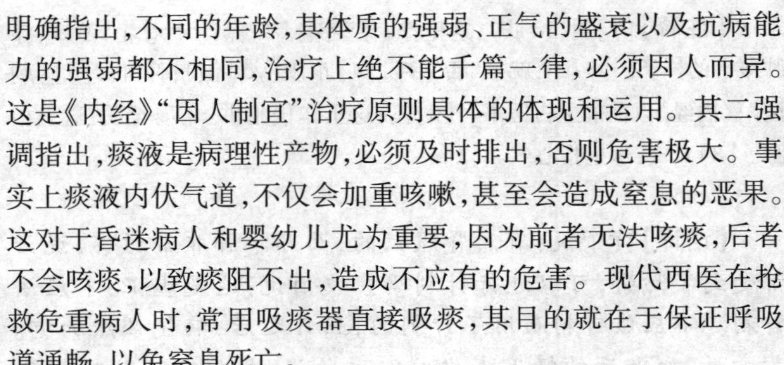

明确指出，不同的年龄，其体质的强弱、正气的盛衰以及抗病能力的强弱都不相同，治疗上绝不能千篇一律，必须因人而异。这是《内经》“因人制宜”治疗原则具体的体现和运用。其二强调指出，痰液是病理性产物，必须及时排出，否则危害极大。事实上痰液内伏气道，不仅会加重咳嗽，甚至会造成窒息的恶果。这对于昏迷病人和婴幼儿尤为重要，因为前者无法咳痰，后者不会咳痰，以致痰阻不出，造成不应有的危害。现代西医在抢救危重病人时，常用吸痰器直接吸痰，其目的就在于保证呼吸道通畅，以免窒息死亡。

【原文】帝曰：有病肾风者，面胕[1]痝然壅[2]，害于言，可刺不[3]？岐伯曰：虚不当刺。不当刺而刺，后五日，其气必至。帝曰：其至何如？岐伯曰：至必少气，时热，时热从胸背上至头，汗出，手热，口干苦渴，小便黄，目下肿，腹中鸣，身重难以行，月事不来，烦而不能食，不能正偃[4]，正偃则咳，病名曰风水，论在《刺法》[5]中。帝曰：愿闻其说。岐伯曰：邪之所凑[6]，其气必虚。阴虚者阳必凑之，故少气时热而汗出也。小便黄者，少腹中有热也。不能正偃者，胃中不和也。正偃则咳甚，上迫肺也。诸有水气者，微肿先见于目下也。帝曰：何以言？岐伯曰：水者阴也，目下亦阴也，腹者至阴[7]之所居，故水在腹者，必使目下肿也。真气[8]上逆，故口苦舌干，卧不得正偃，正偃则咳出清水也。诸水病者，故不得卧，卧则惊，惊则咳甚也。腹中鸣者，病本于胃也。薄脾则烦不能食。食不下者，胃脘隔也。身重难以行者，胃脉在足也。月事不来者，胞脉闭也。胞脉者，属心而络于胞中。今气上迫肺，心气不得下通，故月事不来也。帝曰：善。

【注释】[1]胕(fū 肤):这里作“浮”字。[2]痝(māng 牤)然壅:浮肿厉害的样子。[3]不:就是“否”字。[4]正偃(yǎn 演):仰卧。[5]《刺法》:《内经》以前的上古医书。[6]凑:这里作侵犯讲。[7]至阴:这里指脾。[8]真气:这里指心气。

【语译】黄帝说:有患肾风病的,面部浮肿非常厉害,说话都受到了妨碍,可以进行针刺吗?岐伯说:这是虚证,不应该针刺。不应该针刺而用了针刺的,五日之后,病气必然加重。黄帝说:加重后的情况怎么样?岐伯说:加重后必然呼吸气少,阵阵发热,热势从胸背直上到头部,汗水出,手心热,口干渴厉害,小便色黄,目下浮肿,腹中鸣响,身体沉重,行动困难,妇女月经不来,胸中烦闷,不能进食,不能仰卧,一旦仰卧就会咳嗽,病名就叫做风水,在《刺法》中有详细的论述。黄帝说:很想听听它的道理。岐伯说:邪气能够入侵的地方,该处的精气一定先出现了亏虚。肾阴亏虚,风阳之邪必然乘虚侵入,所以呼吸气少,阵阵发热汗出。小便发黄的,是少腹中有热。不能仰卧的,是因为胃中气不和调。仰卧就会剧烈咳嗽的,是因为水气上逆逼迫到肺。所有的水气为病的,一般都是目下首先出现轻微的水肿。黄帝说:为什么这样说?岐伯说:水属于阴,目下也是属于阴的部位,腹中是脾所居之处,所以腹中有水的,必然使目下浮肿。心气上逆,所以口苦、舌干燥、睡觉不能仰卧,一旦仰卧就会咳吐清水。所有水气为病的,都不能仰卧,仰卧就会惊悸不安、咳嗽加剧。腹中鸣响的,病根在于胃,影响到脾,就会烦闷而不能吃饮食。饮食下不到胃中的,是胃中有阻隔。身体沉重、行动困难的,是因为胃的经脉循行到足,而水气阻滞在经脉中。妇女月经不来的,是胞宫中的经脉被水气所闭塞。而胞宫中的经脉,属于心,连络到胞宫,如今水气上逆逼迫到肺,心气不能下达到胞宫的经脉,所以月经就不来了。黄帝说:好。

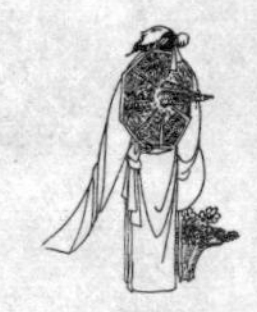

【讨论】有关“风水”一病,《内经》多次提到,但以本节对它的病因、病证、病理变化的论述较为详细。就本论而言,风水是由“肾风”病误刺后所产生的一种变证。所谓肾风,是指肾虚不足,风邪内侵,聚水为肿的病变。由于肾风误用了针刺治疗,以至于正气更虚,水邪更盛,并影响到多个脏腑发生病理改变,从而形成了更为严重的“风水”病。从风水病的产生来看,它揭示了正确治疗的重要性和错误治疗的危害性,告诫每一个医生,必须具备高超的医疗技术,才能避免本不应该发生的错误,只有这样,才能真正做到治病救人,当好健康的保护者。

尤须指出,本节中的“邪之所凑,其气必虚”,与《素问·刺法论》中的“正气存内,邪不可干”,都是《内经》的至理名言,共同形成了《内经》发病学的基本观点。即邪气的入侵只是发病的重要条件,而正气的虚衰与否,才是邪气能否入侵、发病与否的根本依据,强调了正气在发病中的重要作用,也为治疗、养生中的扶助正气、保养正气提供了理论依据。

逆调论篇第三十四

【提要】本篇论述了内热、里寒、肉烁、骨痹、肉苛、逆气等病变的病理和病证。由于这些病变的产生,都与阴阳、营气卫气、脏腑经气的失调有关,而本篇正是通过这些论述,揭示出人身的阴阳、气血、脏气、经气和调就是健康,逆乱就会生病的道理,所以篇名《逆调论》。

【原文】黄帝问曰:人身非常温也,非常热也,为之热而烦满者,何也?岐伯对曰:阴气少而阳气胜,故热而烦满也。帝曰：人身非衣寒也，中非有寒气也，寒从中生者何？岐伯曰：是人多痹[1]气也，阳气少，阴气多，故身寒如从水中出。

【注释】[1]痹：这里指闭阻不通。

【语译】黄帝问道：人的身体并没有感受一般的温邪，也没有感受一般的热邪，却出现发热、心中烦闷的，这是为什么？岐伯回答说：由于自身的阴气虚衰、阳气亢盛，所以身体发热、心中烦闷。黄帝说：人的身体并不是因衣服穿得太少，也不是外界的寒邪侵入到体内，而寒冷是从内部产生的，这是为什么？岐伯说：这种人多有气血闭阻不通，由于自身的阳气虚衰，阴气凝盛，所以身体寒冷，好像从水中出来的一样。

【讨论】本节论述了人体自身阴阳偏盛偏衰的两种病理变化。由于阴主寒、阳主热，所以阴虚阳亢，就会发生虚热内生的病变；而阳虚阴盛，就会发生虚寒内生的病变。揭示了自身的阴阳必须保持相对平衡协调的重要性，否则发生偏胜偏衰，即使没有外来的邪气，也会发生疾病。

【原文】帝曰：人有四支热，逢风寒如炙如火者，何也？岐伯曰：是人者，阴气虚，阳气盛。四支者，阳也。两阳相得，而阴气虚少，少水[1]不能灭盛火[2]，而阳独治。独治者，不能生长也，独胜而止耳。逢风而如炙如火者，是人当肉烁[3]也。帝曰：人有身寒，汤火不能热，厚衣不能温，然不冻慄，是为何病？岐伯曰：是人者，素肾气胜，以水为事，太阳气衰，肾脂枯不长，一水不能胜两火[4]。肾者，水也，而生于骨，肾不生，则髓不能满，

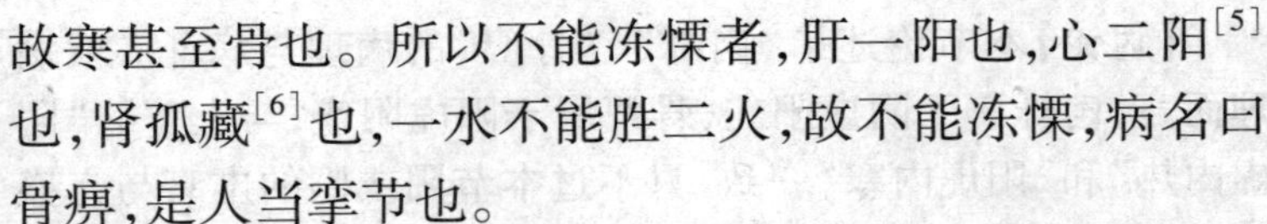
故寒甚至骨也。所以不能冻慄者，肝一阳也，心二阳[5]也，肾孤藏[6]也，一水不能胜二火，故不能冻慄，病名曰骨痹，是人当挛节也。

【注释】[1]少水：水代表阴，少水即指阴虚。[2]盛火：火代表阳，盛火即指阳亢。[3]肉烁：肌肉瘦削，如同火烤熏灼后般的干枯。[4]一水不能胜两火：与下文重复，前人多认为是下文误重在此，当删，故不作语译。[5]肝一阳，心二阳：肝为阴中之阳，称为一阳；心为阳中之阳，称为二阳。这里的意思是，肝与心都属于阳脏。[6]肾孤藏：肾为阴中之阴，这里与肝、心比较，所以称为孤脏。

【语译】黄帝说：有的人四肢发热，尽管遇到风寒，反而更加热得就像火烤火烧一样的，这是为什么？岐伯说：这种人素来阴气虚衰，阳气亢盛。人的四肢属于阳，当亢盛的阳气充实到四肢，使得四肢中的阴气更加虚少，以致阴虚不能制伏阳亢，造成阳气单独亢盛在四肢的局面，从而出现你所说的情况。同时，由于阳气单独亢盛，阴精也就不能生长；因为阳气单独亢盛，阴精的化生已经停止，所以像这种四肢发热，尽管遇到风寒，反而更加热得就像火烤火烧一样的，这样的病人将会出现肌肉的瘦削干枯。黄帝说：有的人身体寒冷，即使用热水洗浴、火来烘烤也不感觉热，衣服穿得再多也不感觉暖，却并不发生寒战发抖，这是什么病？岐伯说：这种人素来肾的阴气偏盛，又长期在水湿环境中工作，更使得太阳经的阳气虚衰，使得肾的脂膏也衰减不能生长。而肾脏贮藏阴精，化生骨髓滋养于骨，肾精虚衰脂膏就不化生，骨髓就不能充满，所以就会寒冷至骨。而之所以不发生寒战发抖，那是因为肝属于阳，心也属于阳，肾属于阴，一个肾脏的阴，显然胜不过心肝二个脏的阳，所以就不会寒战发抖。这种病的名称叫骨痹，这样的病人将会出现经筋收缩、骨节痉挛。

【讨论】本节论述了“肉烁”、“骨痹”的病理与病证。就病理而言，肉烁属于阴虚阳亢，骨痹属于阳虚阴盛，与上节的“阴虚内热”和“阳虚内寒”一致，只不过本节阴或阳的虚衰与亢盛的程度严重得多，并导致了阴精或骨髓的损伤，所以病情也更加严重，以至于出现肌肉枯瘦或筋骨挛缩。具体来说，两病的发生涉及心肾二脏。心主火、肾主水，水火既济、阴阳和调是正常的状态，一旦水火不济就会导致疾病发生。本节所论即是如此，然肉烁与骨痹具体病机有所不同，肉烁是肾水不足，阴虚内热，兼受风邪所致；骨痹是肾阳不足，心肝火存，兼感寒湿所致，因此二病的治疗应当有所不同。王冰提出的“益火之源，以消阴翳；壮水之主，以制阳光”，是治疗阴阳虚证的不二法则，肉烁、骨痹的治疗当遵之。

【原文】帝曰：人之肉苛[1]者，虽近衣絮，犹尚苛也，是谓何疾？岐伯曰：荣气虚，卫气实也。荣气虚则不仁，卫气虚则不用，荣卫俱虚，则不仁且不用，肉如故也，人身与志不相有，曰死。

【注释】[1]苛：这里指皮肉麻木、不知痛痒。

【语译】黄帝说：有一种人，他的皮肉麻木，不知痛痒，虽然穿上了棉衣，甚至披上棉絮，仍然麻木，没有任何感觉，这叫做什么病？岐伯说：这是营气虚弱，卫气充实的缘故。因为营气虚衰，就会有皮肉的麻木、不知痛痒；卫气虚衰，就会有肢体的不能随意运动；而营气卫气都虚衰，就会既有皮肉的麻木不知痛痒，又有肢体的不能随意运动。像这种情况，尽管肌肉不见瘦削，与原来一样，但因形体已经不受神志的支配，所以终究要死亡。

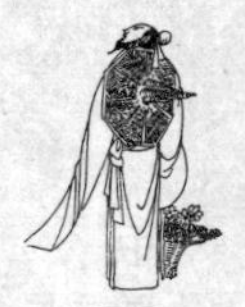

【讨论】本节论述了肌肉麻木不仁的肉苛证，因营气虚衰所致的病理变化，进而揭示了营气虚衰与卫气虚衰在形体的知觉与运动上的不同意义。因此，凡是皮肉以麻木不仁为主的病变，应当滋养营血为主；而以运动障碍为主的病变，就应以补益卫气为主；二种病变同时存在，自然营血与卫气同时补养，才能收到满意的效果，这就是《内经》的辨证论治。

【原文】帝曰：人有逆气，有不得卧而息有音者；有不得卧而息无音者；有起居如故而息有音者；有得卧，行而喘者；有不得卧，不能行而喘者；有不得卧，卧而喘者，皆何藏使然？愿闻其故。岐伯曰：不得卧而息有音者，是阳明之逆也。足三阳者下行，今逆而上行，故息有音也。阳明者，胃脉也；胃者，六府之海，其气亦下行；阳明逆，不得从其道，故不得卧也。《下经》[1]曰：胃不和则卧不安。此之谓也。夫起居如故而息有音者，此肺之络脉逆也，络脉不得随经上下，故留经而不行；络脉之病人也微，故起居如故而息有音也。夫不得卧，卧则喘息，是水气之客也。夫水者，循津液而流也；肾者，水藏，主津液，主卧与喘也。帝曰：善。

【注释】[1]《下经》：《内经》以前的上古医书。

【语译】黄帝说：人患了逆气病，有不能平卧，而且呼吸有声音的；有不能平卧，但呼吸没有声音的；有生活起居跟往常一样，但呼吸有声音的；有能够平卧，但一行动就要气喘的；有不能平卧，也不能行动，仍然要气喘的；有不能平卧，卧下就要气喘的，这些都是哪些脏腑的病变所造成的？很想听听它的原因。岐伯说：不能平卧，呼吸有声音的，是足阳明经的气向上逆行。足的三阳经脉都是向下行的，如今反而向上逆行，所以呼吸有声音。足阳明经，是胃的经脉，而胃是六腑的源泉，它的气也是向下行的。现在足阳明经气向上逆行，胃气也就不能再顺着它的道路而下行，所以不能平卧。《下经》说过：胃气不能和调，睡卧就不能安宁，就是这个意思。对于生活起居跟往常一样，只是呼吸有声音的，是肺的络脉之气向上逆行，因为络脉之气不能随着经脉之气上下，所以停留阻滞，而不畅行。由于络脉的病比较轻微，所以生活起居跟往常一样，只是呼吸有声音。至于不能平卧，卧下就要气喘的，是水气积聚的缘故。水气是沿着津液流行的道路而流走的，而肾是气化水液之脏，主司津液的流行，所以不能平卧与气喘的病变在于肾。黄帝说：好。

【讨论】本节论述了气喘不能平卧、呼吸有音等的病理变化，总与肺、胃、肾三脏及其经络的气逆有关。在上为肺络之逆，病情最轻；在中为胃气之逆，病情较重；在下为肾气之逆，病情最重。显而易见，同是逆气为病，因致病的脏腑不同，具体的表现和程度也各有差异，进一步强调了辨证论治的重要性。

卷第十

疟论篇第三十五

【提要】本篇专门论述疟疾的病因、病机、症状表现和治疗等内容，故篇名《疟论篇》。

【原文】黄帝问曰：夫痎疟[1]皆生于风，其蓄作[2]有时者何也？岐伯对曰：疟之始发也，先起于毫毛，伸欠[3]乃作，寒慄鼓颔[4]，腰脊俱痛，寒去则内外皆热，头痛如裂[5]，渴欲冷饮。

【注释】[1]痎疟：指二日一发的疟疾。此处可作一般疟疾理解。[2]蓄作：疟疾间歇之时谓"蓄"，发作之时谓"作"。今称为"休作"。[3]伸欠：伸，伸其四肢。欠，呵欠。伸欠，即伸懒腰打呵欠。[4]寒慄鼓颔：慄(lì 栗)，发抖；颔，下巴颏。寒慄鼓颔，寒战发抖，下巴颏也随之鼓动。[5]裂：应为"破"。

【语译】黄帝问道：疟疾多因风邪所致，它的发作和间歇都有一定的时间规律，这是为什么呢？岐伯回答说：疟疾开始发作的时候，全身毫毛竖起，继而神情疲乏，呵欠连连，喜伸懒腰，随之寒战发抖，下巴颏鼓动，背脊腰部疼痛。移时寒冷消失，全身内外发热，头痛剧烈，像要爆裂一样，口渴，喜喝冷饮。

【讨论】本段所描述的疟疾发作时的表现，与现今的大致相同。

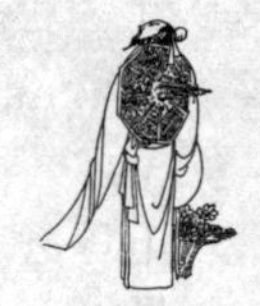

【原文】帝曰：何气使然？愿闻其道。岐伯曰：阴阳上下交争[1]，虚实更作[2]，阴阳相移[3]也。阳并于阴[4]，则阴实而阳虚，阳明虚，则寒慄鼓颔也；巨阳[5]虚，则腰背头项痛[6]。三阳俱虚，则阴气胜，阴气胜则骨寒而痛；寒生于内，故中外皆寒；阳盛则外热，阴虚则内热，外内皆热则喘而渴，故欲冷饮也。

【注释】[1]阴阳上下交争：阴阳偏盛偏衰，上下失去平衡协调。[2]虚实更作：虚和实交替出现。[3]阴阳相移：一会儿阳并于阴而阴实阳虚，一会儿阴并于阳而阳实阴虚，阴阳虚实互相更移。[4]阳并于阴：阳被阴邪吞并。[5]巨阳：太阳。为三阳之首。[6]则腰背头项痛：此句之后当少"少阳虚"一节，从后文"三阳俱虚"可知。

【语译】黄帝说：这些症状是什么邪气引起的呢？我想听听它们产生的机理。岐伯说：这是由于阴阳上下相争而失去平衡协调、虚和实交替出现、阴阳盛衰互相更移所造成的。阳气被阴邪吞并，则阴邪盛实而阳气亏虚。阳明经气亏虚则寒战发抖，下巴颏鼓动；太阳经脉行头项腰背，太阳经气亏虚则头项腰背疼痛；三阳经气都虚了，阴气必然偏胜，所以骨节寒冷疼痛；寒从内生，则内外都觉寒冷；阳邪亢盛，就生外热；阴精亏虚，就生内热，内外都热，便出现呼吸喘促、口渴、喜喝冷饮等症状。

【讨论】本条论述疟疾病证的机理。

【原文】此皆得之夏伤于暑。热气盛，藏于皮肤之内，肠胃之外，此荣气之所舍也[1]。此令人汗空疏[2]，腠理开，因得秋气，汗出遇风，及得之以浴，水气舍于皮肤之内，与卫气并居[3]。卫气者，昼日行于阳，夜行于阴，此气[4]得阳而外出，得阴而内薄，内外相薄，是以日作。

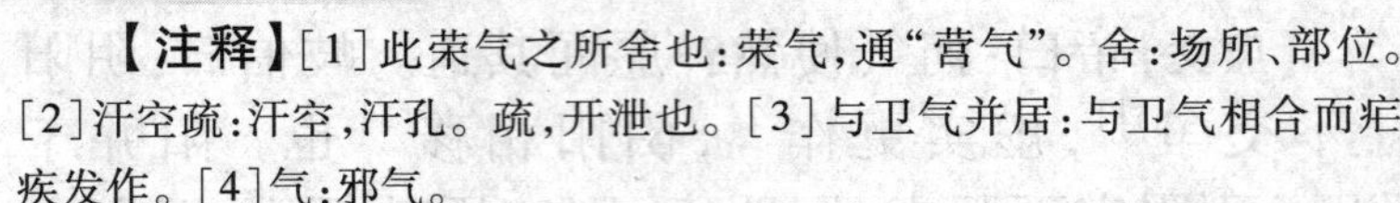

【注释】[1]此荣气之所舍也:荣气,通"营气"。舍:场所、部位。[2]汗空疏:汗空,汗孔。疏,开泄也。[3]与卫气并居:与卫气相合而疟疾发作。[4]气:邪气。

【语译】这种病的形成,是由于夏天被暑热所伤。暑热过盛,潜藏在营气运行的皮肤之内和肠胃之外,使汗孔疏松,腠理开泄,便容易出汗。到了秋天,汗出时感受风邪,加之洗澡时水气内侵,停留在皮肤之内,与卫气相合。而人体的卫气,白天运行于阳分,夜间运行于阴分。这种邪气,当卫气运行于阳分时,则外出与之相争,疟疾便发作;当卫气运行于阴分时,则内侵而潜伏不动,疟疾便歇止,所以每天发作。

【讨论】本条论述疟疾发作时的机理是疟邪与卫气相争。

【原文】帝曰:其间日而作者,何也?岐伯曰:其气之舍深,内薄于阴,阳气独发,阴邪内著,阴与阳争不得出,是以间日而作也。

【语译】黄帝说:为什么有的疟疾隔日发作一次呢?岐伯说:这是因为疟邪侵犯的部位较深,只有当卫气行于阴分时才能与之相争,当卫气行于阳分时,则疟邪无法外出与卫气相争,所以隔日发作一次。

【讨论】本条论述间日疟发生的机理。

【原文】帝曰:善。其作日晏与其日早者,何气使然?岐伯曰:邪气客于风府[1],循膂[2]而下,卫气一日一夜大会于风府,其明日日下一节,故其作也晏,此先客于脊背也。每至于风府则腠理开,腠理开则邪气入,邪气

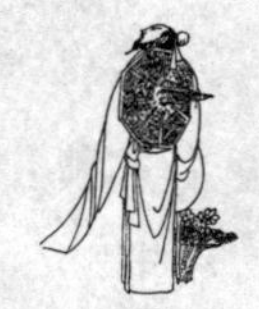

入则病作，以此日作稍益晏也。其出于风府，日下一节，二十五日下至骶骨；二十六日入于脊内，注于伏膂之脉[3]，其气上行，九日出于缺盆[4]之中。其气日高，故作日益早也。其间日发者，由邪气内薄于五藏，横连募原[5]也。其道远，其气深，其行迟，不能与卫气俱行，不得皆出，故间日乃作也。

【注释】[1]风府：穴位名，属督脉，位于后正中线发际上一寸，当枕骨粗隆下凹陷处。[2]膂：膂（lǚ 吕），脊骨。[3]伏膂之脉：即太冲之脉。[4]缺盆：此指任脉天突穴，位于胸骨切迹上方正中凹陷处。非指缺盆穴也。[5]募原：此指脐下。

【语译】黄帝说：讲得好！邪疟疾的发作，有的一天比一天推迟，也有的一天比一天提前，这是什么原因造成的呢？岐伯说：邪气从风府侵入后，沿着脊骨逐日逐节往下侵犯，而卫气每一昼夜才在风府大会一次，邪气却每日向下移行一节，这样，卫气便以逐日晚一节的时间与邪气交会，所以，疟疾的发作一天比一天推迟，这种情况只有邪气先侵犯脊骨才会出现。卫气每运行至风府，腠理就开泄，腠理开泄则易遭邪气侵犯，邪气侵犯则疟疾发作。因邪气日下一节，所以发作的时间就推迟了。邪气侵入风府，逐日下侵一节，经过二十五日侵及骶骨，二十六日又入脊内，注于太冲之脉，然后沿太冲之脉上行，九天后到达任脉的天突穴。因为邪气逐日上行，所以，发作的时间就一天比一天提前。至于隔日发作的疟疾，是由于邪气内迫于五脏，横连于募原，它的距离较远，邪气侵犯较深，移动较慢，不能与卫气一起外出阳分，所以隔日发作一次。

【讨论】本条论述疟疾提前发作和推迟发作的机理。

【原文】帝曰:夫子言卫气每至于风府,腠理乃发,发则邪气入,入则病作。今卫气日下一节,其气之发也,不当风府,其日作者奈何?岐伯曰:此邪气客于头项,循膂而下者也。故虚实不同,邪中异所[1],则不得当其风府也。故邪中于头项者,气[2]至头项而病;中于背者,气至背而病;中于腰脊者,气至腰脊而病;中于手足者,气至手足而病。卫气之所在,与邪气相合,则病作。故风无常府,卫气之所发[3],必开其腠理,邪气之所合,则其府也。

【注释】[1]邪中异所:邪气侵犯不同的部位。[2]气:指卫气。[3]发:当作"应"解。

【语译】黄帝说:您说每当卫气运行到风府,腠理就开泄,腠理开泄则邪气侵入,邪气侵入则疟疾发作。现在卫气每日下行一节与邪气相合,并没有相遇在风府,疟疾却仍然每天发作,这是为什么呢?岐伯说:以上是指邪气侵入头项,循着脊骨下行的情况。人体的各个组织器官,有虚实的差异,而邪气侵犯的部位也不是固定不变的,这样,就不一定非要邪气与卫气相合于风府才发作。因此,邪气中于头项的,卫气行至头项与之相合就会发作;邪气中于背部的,卫气行至背部与之相合就会发作;邪气中于腰部的,卫气行于腰部与之相合就会发作;邪气中于手足的,卫气行至手足与之相合就会发作。总之,卫气行至邪气入中之处,与邪气相合,疟疾就会发作。风邪从哪里侵入,并无一个固定的地方,只要哪个部位的腠理开泄,风邪便会从此侵入,卫气行至于此,与邪相合,就会发作。

【讨论】本条论述邪气和卫气不在风府相合的种种情况。

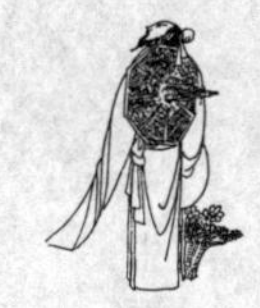

【原文】帝曰：善。夫风之与疟也，相似同类。而风独常在，疟得有时而休者，何也？岐伯曰：风气留其处，故常在，疟气随经络，沉以内薄[1]，故卫气应乃作。

【注释】[1]沉以内薄：新校正：按《甲乙经》作"次以内传"。

【语译】黄帝说：讲得好！风邪和疟邪，好像是同一类的，但风邪致病不是间歇性发作，而疟邪致病却休作有时，这是为什么呢？岐伯回答说：风邪致病是留滞在所中之处的，而疟邪则随着经络循行，逐渐内传，遇到卫气与它相合时，病才会发作。

【讨论】以上各条，主要讨论疟疾的成因及发生机理。《内经》认为疟疾属于外感病范畴，其发病与季节气候有密切的关系。《素问·生气通天论》云："夏伤于暑，秋为痎疟。"《素问·金匮真言论》云："秋善病风疟"，"夏暑汗不出者，秋成风疟。"本篇云："夫痎疟皆生于风"，"夏伤于暑，热气盛，藏于皮肤之内，肠胃之外，此荣气之所舍也"，"因得秋气，汗出遇风，及得之以浴，水气舍于皮肤之内，与卫气并居。"上述经文说明，疟疾的致病原因重点是感受风邪、暑邪，好发于夏、秋两季。

外邪由风府或其他部位侵入肌体与卫气相搏，"并于阳则阳胜，并于阴则阴胜，阴胜则寒，阳胜则热。"疟疾或寒或热，决定于邪正相争的阴阳盛衰，即如本篇所说："阴阳上下交争，虚实更作，阴阳相移也。"由于邪气内舍的部位有深浅不同，所以有日作、间日作、数日作的不同变化，即本篇所说："卫气者，昼日行于阳，夜行于阴，此气得阳而外出，得阴而内薄，内外相薄，是以日作"，"其气之舍深，内薄于阴，阳气独发，阴气内著，阴与阳争不得出，是以间日而作也"，"其间日发者，由邪气内薄于五藏，横连募原也，其道远，其气深，其行迟，不能与卫气俱行，不得皆出，故间日乃作也。"

【原文】帝曰：疟先寒而后热者，何也？岐伯曰：夏伤于大暑，其汗大出，腠理开发，因遇夏气凄沧之水寒[1]，藏于腠理皮肤之中，秋伤于风，则病成矣。夫寒者，阴气也；风者，阳气也。先伤于寒而后伤于风，故先寒而后热也。病以时作，名曰寒疟。

【注释】[1]凄沧之水寒：凄沧，大凉也。张景岳云："凄沧之水寒，谓浴水乘凉之类也。因暑受寒，则腠理闭，汗不出，寒邪先伏于皮肤之中，得清秋之气，而风袭于外，则病发矣。"

【语译】黄帝问：为什么有些人患疟疾，先寒战而后发热呢？岐伯回答说：这种人夏天感受的暑热太盛，大量出汗，腠理开发，此时不注意生活起居，洗澡或乘凉之时，水寒入侵，藏于腠理皮肤之中，到了秋天，又遭风邪侵袭，就会患疟疾。寒邪属阴，风邪属阳。由于先伤于寒而后伤于风，所以先寒战而后发热。这种病定时发作，名叫寒疟。

【原文】帝曰：先热而后寒者，何也？岐伯曰：此先伤于风，而后伤于寒，故先热而后寒也。亦以时作，名曰温疟。

【语译】黄帝说：有的人患疟疾，先发热而后寒战，这是为什么呢？岐伯说：这是由于先感受了风邪，然后又感受了寒邪，所以才先发热而后寒战。这种病也是定时发作，名叫温疟。

【原文】其但热而不寒者，阴气先绝，阳气独发，则少气烦冤[1]，手足热而欲呕，名曰瘅疟[2]。

【注释】[1]烦冤：烦闷。[2]瘅疟：瘅(dàn 旦)，热盛也。瘅疟，疟疾的一种，指阳热独盛所致的疟疾。

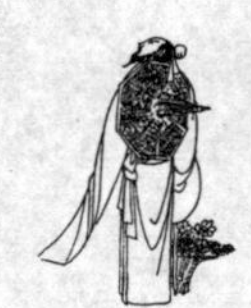

【语译】如果病人只发热而不寒战发冷，短气，心胸烦闷，手足发热，恶心欲呕，这是阴精衰竭、阳气独亢所致，这种病叫做瘅疟。

【讨论】以上几条论述了寒疟、温疟和瘅疟发生的机理和临床特点。其中，寒疟和温疟与现在所说的是有区别的。现今把素体阳气虚弱，疟邪引起的病理变化以阳虚阴盛为主，临床表现寒多热少者称为寒疟，可用柴胡桂枝干姜汤治疗，再加常山截疟；反之，现今把素体阳盛，疟邪引起的病理变化以阳热偏盛，临床表现以寒少热多者称为温疟，可用白虎加桂枝汤治疗，再加青蒿、柴胡截疟。瘅疟现已较少提及。

【原文】帝曰：夫经[1]言有余者泻之，不足者补之。今热为有余，寒为不足。夫疟者之寒，汤火不能温也，及其热，冰水不能寒也，此皆有余不足之类。当此之时，良工不能止，必须其自衰乃刺之，其故何也？愿闻其说。

【注释】[1]经：《黄帝内经》以前的医经。已失传。

【语译】医经上说：邪气盛实正气不虚的病证，当用祛邪的方法治疗；正气亏虚而无邪气的病证，当用补益的方法治疗。现在则认为发热是有余，寒冷是不足。就像疟疾，寒战发作的时候，虽喝热汤或向火取暖，寒战仍不能解除；等到发热的时候，虽然使用冰水，体温仍不能下降。这种表现，都应属于有余和不足之类，为什么此时再高明的医生都治不了，必须等到寒战高热缓解时，才可用针刺治疗呢？想听您谈谈其理由。

【原文】岐伯曰:经言无刺熇熇[1]之热,无刺浑浑[2]之脉,无刺漉漉[3]之汗,故为其病逆,未可治也。夫疟之始发也,阳气并于阴,当是之时,阳虚而阴盛,外无气[4],故先寒慄也;阴气逆极,则复出之阳,阳与阴复并于外,则阴虚而阳实,故先热而渴。夫疟气者,并于阳则阳胜,并于阴则阴胜,阴胜则寒,阳胜则热。疟者,风寒之气不常也,病极则复[5]。至病之发也,如火之热,如风雨不可当也。故经言曰:方其盛时必毁[6],因其衰也,事必大昌,此之谓也。夫疟之未发也,阴未并阳,阳未并阴,因而调之,真气得安,邪气乃亡。故工不能治其已发,为其气逆也。

【注释】[1]熇熇:熇熇(hè 贺),热势炽盛的样子。[2]浑浑:脉象混乱的样子。[3]漉漉:汗大出的样子。[4]外无气:在外的卫气内入并于阴,故体表的卫气衰少。[5]病极则复:疟疾的发作是阴阳之气逆乱到了极点,但到达极点则病衰,经过一定的休止期后,又再次发作。[6]方其盛时必毁:其,邪气;盛,邪气盛;毁,损伤。意为邪气亢盛时不可攻邪,攻邪则会损伤正气,因疟邪是与正气相并而居的。

【语译】岐伯答道:医经上指出:高热时不能用针刺,脉搏混乱时不能用针刺,出大汗时不能用针刺,因为这时疾病处于极盛阶段,所以不能治疗。疟疾刚发的时候,卫阳内并于阴,此时,外表阳气虚弱,内部阴邪偏盛,表阳虚不能温煦,故先出现寒战发冷。等到阴邪盛实到极点之后,便会阴分虚而阳分实,则出现发热口渴等症。疟邪并于阳分则阳气胜,并于阴分则阴气胜。阴气胜则发冷,阳气胜则发热。疟疾这种病,病因是不正常的风寒之气;病理是阴阳之气由盛到极,由极到衰,由衰到盛,如此反复;临床特征是高烧得像火一样,发冷得像寒风冷雨一样,难以阻挡。所以医经上说:当其邪气正盛的时候,不可去

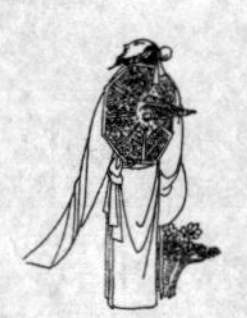

攻邪,攻邪必然损伤正气。应该等到邪气衰退的时候,治疗才会取得显著效果,就是指的这种情况。疟疾未发作的时候,阴气未并于阳分,阳气未并于阴分 ,此时给予正确治疗,就会把邪气消灭,而不损伤正气。所以,医生不要在疟疾发作时才去治疗,因为此时正是邪气和正气逆乱的时候。

【原文】帝曰:善,攻之奈何?早晏何如?岐伯曰:疟之且发[1]也,阴阳之且移也,必从四末始也。阳已伤,阴从之,故先其时坚束其处[2],令邪气不得入,阴气不得出,审候见之,在孙络[3]盛坚而血者皆取之[4],此真往[5]而未得并者也。

【注释】[1]且发:且,此处当"将"解。且发,将要发作。[2]故先其时坚束其处:在疟疾未发作前一顿饭的时间,用细绳将四肢手足指(趾)端紧紧地捆住。见《千金方》。[3]孙络:细小的络脉。[4]盛坚而血者:充实的郁血。[5]真往:真,真邪,此指疟邪。往,去掉。

【语译】黄帝说:讲得好!怎么治疗它呢?治疗的早迟该如何掌握呢?岐伯说:疟疾将要发作的时候,阴阳必定从四肢末端开始互相移位。阳气已被邪气伤害,阴分随之受到影响。所以在疟疾尚未发作之前约一顿饭的时间,用细绳紧紧地捆住手足指(趾)端,使邪气不得内入,阴气不得外出,两者不得相移。捆扎好后,仔细审视,见有细小络脉充盈郁血的地方,用针把它刺出血。这是祛除疟邪,使其不得内并的一种有效方法。

【讨论】以上经文指出了疟疾的治疗原则,强调攻邪应在未发病之前,或邪气已衰之后,若正当发作时不能针刺,否则热邪未去正先伤。故本篇特别告诫:"无刺熇熇之热,无刺浑浑之脉,无刺漉漉之汗","方其盛时必毁,因其衰也,事必大昌。"

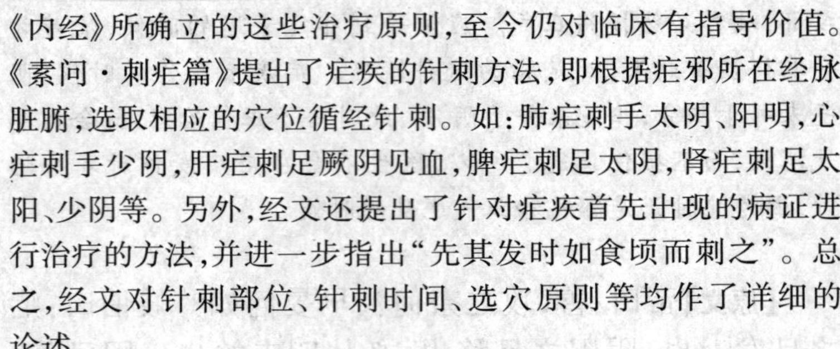

《内经》所确立的这些治疗原则,至今仍对临床有指导价值。《素问·刺疟篇》提出了疟疾的针刺方法,即根据疟邪所在经脉脏腑,选取相应的穴位循经针刺。如:肺疟刺手太阴、阳明,心疟刺手少阴,肝疟刺足厥阴见血,脾疟刺足太阴,肾疟刺足太阳、少阴等。另外,经文还提出了针对疟疾首先出现的病证进行治疗的方法,并进一步指出"先其发时如食顷而刺之"。总之,经文对针刺部位、针刺时间、选穴原则等均作了详细的论述。

【原文】帝曰:疟不发,其应何如?岐伯曰:疟气者,必更盛更虚,当[1]气之所在也。病在阳,则热而脉躁[2];在阴,则寒而脉静[3];极则阴阳俱衰,卫气相离[4],故病得休;卫气集,则复病也。

【注释】[1]当:《太寿》作"随"。[2]脉躁:脉搏快而乱。[3]脉静:与脉躁相对,指脉搏没发生变化。[4]卫气相离:由于疟邪有时深入脏腑,卫气行于体表,所以有时与卫气相离。

【语译】黄帝说:疟疾没有发作的时候,有些什么表现呢?岐伯说:疟邪是随着阴阳之气的虚实更替而活动的。如果疟邪在阳分,就表现为发热、脉搏快而乱;如果疟邪在阴分,就表现为发冷、脉搏沉静;发作的高峰过后,由于阴阳二气都已衰惫,卫气和邪气相互分离,所以病就休止;但当卫气与邪气再次集会时,疟疾又发作了。

【原文】帝曰:时有间二日或至数日发,或渴或不渴,其故何也?岐伯曰:其间日者,邪气与卫气客于六府[1],而有时相失,不能相得,故休数日乃作也。疟者,阴阳更胜也,或甚或不甚,故或渴或不渴。

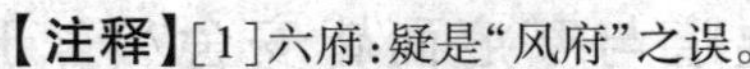

【注释】[1]六府:疑是"风府"之误。

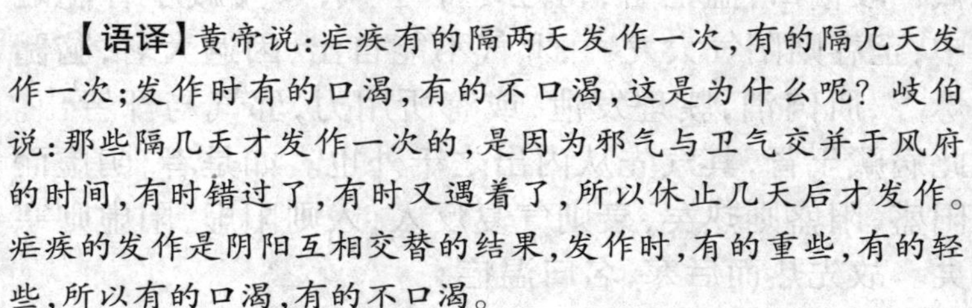

【语译】黄帝说:疟疾有的隔两天发作一次,有的隔几天发作一次;发作时有的口渴,有的不口渴,这是为什么呢?岐伯说:那些隔几天才发作一次的,是因为邪气与卫气交并于风府的时间,有时错过了,有时又遇着了,所以休止几天后才发作。疟疾的发作是阴阳互相交替的结果,发作时,有的重些,有的轻些,所以有的口渴,有的不口渴。

【原文】帝曰:论[1]言夏伤于暑,秋必病疟。今疟不必应者,何也?岐伯曰:此应四时者也。其病异形者,反四时也。其以秋病者寒甚,以冬病者寒不甚,以春病者恶风,以夏病者多汗。

【注释】[1]论:此指《黄帝内经》以前的医书。已失传。

【语译】黄帝说:以前的医书上认为,夏季感受了暑邪,秋天就一定要患疟疾。可是,现在的有些疟疾,并不是这样。这是为什么呢?岐伯说:夏季感受了暑邪,秋天就一定要得疟疾,这是指与四时发病规律相应而言的。那些症状不同的疟疾是因为与四时的发病规律相反所形成的。如秋季发病的,寒冷症状突出;冬季发病的,寒冷症状不突出;春季发病的,怕风;夏季发病的,汗多。

【讨论】本节经文指出疟疾的发生有两种情况:一种是与四时相应的疟疾,一般在夏秋季节发生,也最常见;另一种是与四时不相应的疟疾,四季皆可发生,但比较少见。这两种情况的提法是符合临床实际的。

【原文】帝曰:夫病温疟与寒疟而皆安舍?舍于何藏?岐伯曰:温疟者,得之冬中于风,寒气藏于骨髓之中,至春则阳气大发[1],邪气不能自出,因遇大暑,脑髓烁[2],肌肉消,腠理发泄,或有所用力,邪气与汗皆出。此病藏于肾,其气先从内出之于外也。如是者,阴虚而阳盛,阳盛则热矣,衰则气复反入,入则阳虚,阳虚则寒矣。故先热而后寒,名曰温疟。

【注释】[1]至春阳气大发:春天气候渐暖,万象更新,人体的机能也随之活跃,故谓"至春阳气大发"。[2]脑髓烁:暑邪使人精神困顿,头脑昏沉,似乎脑髓被灼烁的样子。

【语译】黄帝问道:温疟和寒疟是怎样形成的?病在哪一脏?岐伯回答道:温疟是由于冬季感受了风寒,寒邪伏藏在骨髓之中,到了春天,阳气升发的时候,如果寒邪不能自行外出,便要等到夏天,遇到炽热的暑气,就会使人精神困顿,头脑昏沉,肌肉消瘦,腠理发泄而多汗,或用力劳动而出汗,这样,邪气就会与汗液一起排出体外。这种病邪潜藏在肾,邪气是由内而向外透达的。这种病,阴虚而阳盛,阳盛则发热,阳盛到极点便会衰退,衰退时邪气复入于阴,这时阳气虚衰,阳虚便发冷。由于是阳盛发热在前,阳虚发冷在后,所以叫做温疟。

【讨论】本篇经文对温疟的论述有两处。前论先伤于风后伤于寒为温疟,是指天地阴阳邪气为病;本节论先出之阳后入于阴为温疟,是指人体阴阳出入为病。两者文虽殊,理实合,且皆有先热后寒的症状,可互参。

【原文】帝曰:瘅疟何如?岐伯曰:瘅疟者,肺素有热[1],气盛[2]于身,厥逆[3]上冲,中气实而不外泄,因有

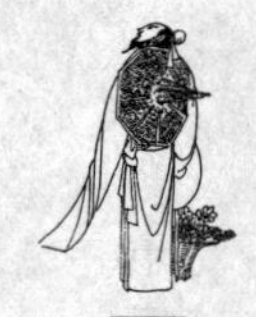

所用力，腠理开，风寒舍于皮肤之内分肉之间而发，发则阳气盛，阳气盛而不衰则病矣。其气不及于阴，故但热而不寒，气内藏于心[4]，而外舍于分肉之间，令人消烁脱肉[5]，故命曰瘅疟。帝曰：善。

【注释】[1]素：平素、平常。此当"先"讲。[2]气盛：肺热则肺气壅盛，故称气盛。[3]厥逆：此指肺气上逆。[4]心：《卫生宝鉴》认为是"里"字之误。[5]脱肉：肌肉瘦削。

【语译】黄帝说：瘅疟的情况怎样？岐伯说：瘅疟是肺先有热，肺气壅盛，气逆上冲，肺气盛实而不能向外宣泄，因用力劳动，腠理开泄，风寒邪气乘机内侵，停留在皮肤之内，肌肉之间，病便发作。发作时阳气亢盛，持续不衰，邪气便无法侵入阴分，所以，就只发热而不发冷。这种邪气内伏于里，外潜于肌肉之间，能使人肌肉消瘦，所以命名为瘅疟。黄帝说：讲得好！

【讨论】本篇对瘅疟的论述有两种说法。一由外因引起，一由内外因共同致病。两者虽都有但热不寒的主症，但两者的病机、兼症不同。前者病机乃"阴气先绝，阳气独发"，症见"少气烦冤，手足热而欲呕"；后者病机乃热邪藏于心肺，外舍皮肤分肉之间，"其气不及于阴"，症见"消铄脱肉"。读者可仔细阅读相关经文，以求全面把握瘅疟的病证、病机。

刺疟篇第三十六

【提要】本篇论述了六经疟、五脏疟和胃疟的临床表现、针刺部位和针刺要领，以及各种情况下的灵活刺法。由于重点论述针刺治疟，故篇名《刺疟篇》。但并不是说针刺是治疟的唯一方法，如"疟脉缓大虚，便宜用药，不宜用针"。

【原文】足太阳之疟，令人腰痛头重，寒从背起，先寒后热，熇熇暍暍然[1]，热止汗出。难已[2]。刺郄中[3]出血。

【注释】[1]暍暍然：高热貌。[2]已：痊愈。[3]郄中：郄，读音为 xì（隙）。郄中，即委中穴，在腘窝横纹的中点处。

【语译】足太阳经疟疾的症状有：腰痛，头部沉重，寒从背起，先发冷后发热，并且热势很盛，高热消退后就出汗。很难治愈。治疗方法是把委中穴刺出血。

【原文】足少阳之疟，令人身体解㑊[1]，寒不甚，热不甚[2]，恶[3]见人，见人心惕惕然[4]，热多，汗出甚。刺足少阳[5]。

【注释】[1]解㑊：疲倦乏力。[2]热不甚：从后文"热多汗出甚"来理解，当为"热甚"之误。[3]恶：怕。[4]惕惕然：恐惧貌。[5]刺足少阳：杨上善认为，当刺风池、丘墟两穴。

【语译】足少阳经疟疾的症状有：浑身疲倦无力，发冷不厉害，但发热厉害，怕见人，见到人就恐惧，发热的时间较长，汗出多。治疗方法是针刺足少阳胆经的风池、丘墟两穴。

【原文】足阳明之疟，令人先寒，洒淅洒淅[1]，寒甚久乃热，热去汗出，喜见日月光火气乃快然。刺足阳明跗上[2]。

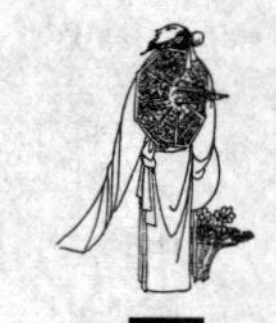

【注释】[1]洒淅洒淅：洒淅，寒冷貌。后一“洒淅”当为衍文。[2]跗上：跗，足背。跗上，指正当冲阳穴处。

【语译】足阳明经疟疾的症状有：首先寒战发冷，持续一段时间后才发热，热退后即出汗，喜欢见亮光火热，见着才舒服。治疗方法是针刺足阳明经的冲阳穴。

【原文】足太阴之疟，令人不乐，好太息[1]，不嗜食，多寒热[2]汗出，病至则善呕，呕已乃衰。即取之[3]。

【注释】[1]太息：深长的呼吸，俗称“叹长气”。[2]多寒热：《针灸甲乙经》作“多寒少热”。[3]即取之：《针灸甲乙经》认为“取之”之下有“足太阴”三字。

【语译】足太阴经疟疾的症状有：心情不愉快，喜欢叹息，不思饮食，发冷为主，发热不甚，汗出，病发作时容易呕吐，呕吐后病势就衰减了。治疗方法是针刺足太阴经的穴位。

【讨论】究竟刺足太阴经的哪个穴位呢？有人主张刺“公孙”穴。可供参考。

【原文】足少阴之疟，令人呕吐甚，多寒热，热多寒少，欲闭户牖[1]而处。其病难已。

【注释】[1]户牖：门窗。

【语译】足少阴经疟疾的症状有：呕吐剧烈、频繁，发冷发热，且发热多而发冷少，喜欢紧闭门窗独居。这种病很难治愈。

【讨论】足阳明为多气多血之经，它发病以阳热实证为主；而足少阴经为寒水用事，它发病以里虚寒证为主。而此篇中的足阳明经疟疾的症状却多是虚寒表现，足少阴经疟疾的症状却多是阳热表现。因此，有些注家认为是足阳明与足少阴两节误串错简。应为“足阳明之疟，令人呕吐甚，多寒热，热多寒少，欲闭户牖而处。刺足阳明跗上”。“足少阴之疟，令人先寒，洒淅寒甚，久乃热，热去汗出，喜见日光火气乃快然。其病难已”。此说与临床表现相符，可从。

【原文】足厥阴之疟，令人腰痛，少腹满，小便不利，如癃[1]状，非癃也，数便，意[2]，恐惧，气不足，腹中悒悒[3]。刺足厥阴[4]。

【注释】[1]癃：指小便不畅，点滴而出。但据前文“小便不利”，后文“数便”推断，“癃”当是“淋”字之误。淋，小便频急疼痛。[2]意：此作“噫”字解。[3]悒悒：不畅快的样子。[4]刺足厥阴：可刺足厥阴经的五输、中封等穴。

【语译】足厥阴经疟疾的症状有：腰痛、下腹胀满、小便次数多、点滴不畅、尿急尿痛，就像淋证一样，但又不是淋证，时常嗳气，心里恐惧，气短不畅，腹中不舒服。治疗方法是针刺足厥阴的五输、中封等穴。

【讨论】上述六节经文，主要论述足三阴三阳六经疟疾的不同症状和治疗方法。这些症状之所以不同，主要是与经络的循行部位以及所在脏腑的功能有关，只有掌握了它们的不同特点，才可以正确地辨证治疗。文中足阳明与足少阴之症，后世注家多随文注释，理论上实有费解之处，疑两节有相互错简，盖“令人呕吐甚，多寒热，热多寒少，欲闭户牖而处”似为阳明病

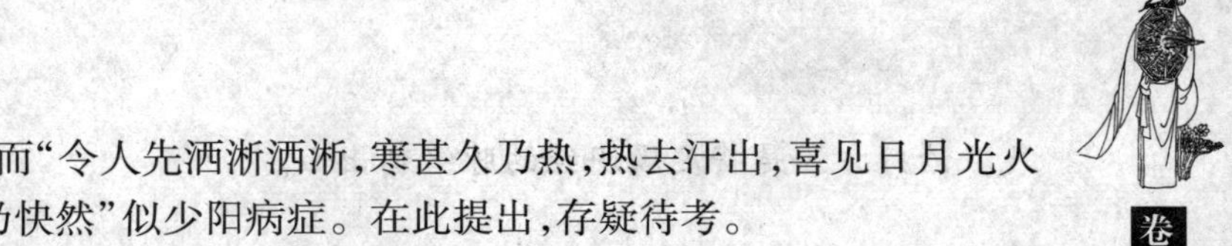

症，而“令人先洒淅洒淅，寒甚久乃热，热去汗出，喜见日月光火气乃快然”似少阳病症。在此提出，存疑待考。

【原文】肺疟者，令人心寒，寒甚热[1]，热间善惊，如有所见者。刺手太阴、阳明。

【注释】[1]寒甚热：《千金方》“寒甚”下有“则发”二字，文义乃通。

【语译】肺疟的症状有：心里发冷，冷极了就发热，发热时容易心惊害怕，就像看到什么恐惧的东西一样。治疗的方法是针刺手太阴经和手阳明经的穴位。

【讨论】有人主张针刺列缺、合谷两穴。

【原文】心疟者，令人烦心甚，欲得清水[1]，反寒多，不甚热。刺手少阴[2]。

【注释】[1]清水：冷水。[2]刺手少阴：可刺手少阴经的神门穴或少海穴。

【语译】心疟的症状有：心烦特甚，口渴想喝冷水，但热不甚，寒多。治疗的方法是针刺手少阴经的神门穴或少海穴。

【原文】肝疟者，令人色苍苍然[1]，太息，其状若死者。刺足厥阴见血。

【注释】[1]苍苍然：苍，青也。苍苍然：面色发青的样子。

【语译】肝疟的症状有：面色发青，状如死人，胸闷喜叹长气。治疗方法是将足厥阴经的脉络刺出血。

【原文】脾疟者，令人寒，腹中痛，热则肠中鸣，鸣已汗出。刺足太阴。

【语译】脾疟的症状有：怕冷畏寒，腹中痛，遇热则肠鸣，肠鸣过后则出汗。治疗方法是针刺足太阴经。

【讨论】有人主张针刺足太阴脾经的商丘穴。

【原文】肾疟者，令人洒洒然[1]，腰脊痛，宛转[2]，大便难，目眴眴然[3]，手足寒。刺足太阳、少阴。

【注释】[1]洒洒然：同洒淅然，寒冷貌。[2]宛转：义同"辗转"。又，《医垒元戎》认为宛转前有"不能"二字。[3]眴眴然：目摇也，即目眩。

【语译】肾疟的表现是：畏寒怕冷，腰脊疼痛，不能弯腰侧身，解大便困难，目眩眼花，手足发凉。治疗的方法是针刺足太阳经和足少阴经。

【原文】胃疟者，令人且病也，善饥[1]而不能食，食而支满腹大[2]。刺足阳明、大阴横脉[3]出血。

【注释】[1]善饥：易于饥饿。[2]支满腹大：支，支撑。满，胀满。支满腹大，腹部胀满而有支撑感。[3]横脉：张景岳认为："盖即商丘也。"

【语译】胃疟的表现是：病发作的时候，易于饥饿但不能食，吃后腹部胀满膨隆而有支撑感。治疗的方法是针刺足阳明经和足太阴经的商丘穴，要刺出血。

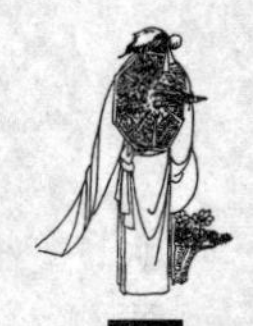

【讨论】以上几节主要论述了五脏疟和胃疟的症状及刺治方法。根据前面经文对疟疾的论述，一般而言，邪入五脏六腑募原之间而不直接侵犯脏腑的，则形成间日疟或数日疟；邪入于三阴三阳六经为主而间接波及脏腑的，则形成六经疟；邪气直接侵犯脏腑的，则形成五脏六腑疟。

【原文】疟发身方热，刺跗上动脉[1]，开其空[2]，出其血，立寒；疟方欲寒，刺手阳明太阴、足阳明太阴[3]。疟脉满大急，刺背俞[4]，用中针[5]，傍伍胠俞[6]各一，适肥瘦，出其血也。疟脉小实急，灸胫少阴，刺指井[7]。疟脉满大急[8]，刺背俞，用五胠俞、背俞各一，适行至于血也。

【注释】[1]跗上动脉：此指冲阳穴。[2]空：同孔。[3]刺手阳明太阴、足阳明太阴：手阳明太阴指合谷、列缺穴，足阳明太阴指陷谷、公孙穴。[4]背俞：背部的俞穴。此指下文的“俞”。[5]中针：不大不小的银针。[6]傍伍胠俞：胠（qū 区），腋之下胁之上谓胠。傍伍胠俞，指脊背两旁靠近胠部的五个俞穴：魄户、神堂、魂门、意舍、志室。[7]指井：指，手指和足趾。井，经脉所出的孔穴。指井，指四肢最末端的孔穴。[8]疟脉满大急：“疟脉”以下二十二字，与前文重复，当删除。

【语译】疟疾发作，身体正热的时候，如果把足背的冲阳穴针刺出血，发热马上就会消退。疟疾刚要发冷的时候，应针刺合谷、列缺和陷谷、公孙等穴。如果疟疾病的脉象又大又快又有力，就应用中等大小的针刺背部靠近两胠的魄户、神堂、魂门、意舍、志室五个俞穴。要根据病人的肥与瘦来决定刺出血的多与少。如果疟疾病人的脉象细而有力，并且跳得快，就应灸足胫部少阴经的穴位和刺手足指末端的井穴。

【原文】疟脉缓大虚，便宜用药[1]，不宜用针。凡治疟，先发如食顷[2]乃可以治，过之则失时也。诸疟而脉不见，刺十指间出血，血去必已。先视身之赤如小豆者尽取之[3]。十二疟[4]者，其发各不同时，察其病形，以知其何脉之病也。先其发时如食顷而刺之，一刺则衰，二刺则知[5]，三刺则已；不已，刺舌下两脉出血，不已，刺郄中盛经[6]出血，又刺项已下侠脊[7]者，必已。舌下两脉者，廉泉也。

【注释】[1]便宜用药：患疟疾而脉虚无力，说明正气已虚，故宜用药补之，而不能用针泻之。[2]如食顷：约吃一顿饭的时间。[3]先视身之赤如小豆者尽取之：身之赤如小豆者，指身上出现的红点如赤小豆一样。取，刺也。[4]十二疟：即前文所言之六经疟、五脏疟和胃疟。[5]知：此当"明显好转"解。[6]盛经：血盛的经络。[7]侠脊：王冰认为指大杼、风门。供参考。

【语译】疟疾病人的脉搏大而不快，按之无力，说明正气亏虚，此时，宜用药物补益，不宜用针刺治疗。凡是治疗疟疾，最好是在病发作前一顿饭的时间内给予治疗，过了这个时间，疗效就不好了。各种疟疾，若脉搏隐伏摸不着，就应赶快针刺十指之间，要刺出血，血出邪去，病就会愈。若见身上出现如赤小豆大小的红点，仍宜针刺出血。前面讲的十二种疟疾，它们发作时的症状各不相同，所以，观察病人的症状，就能知道病在哪条经脉、哪个脏腑。如果能在病发作前一顿饭的时间给予针刺，那么，刺一次，病势就会衰减；刺两次，就可收到明显疗效；刺三次，病就会愈。如果不愈，就将舌下脉络刺出血；如果还不愈，再将委中血盛的经脉刺出血，并刺颈项以下侠脊的经穴，这样，病必定会好。舌下两脉，指的是廉泉穴。

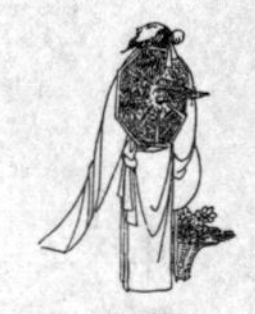

【讨论】对于“疟脉缓大虚，便宜用药，不宜用针”的解释，王冰谓：“缓者中风，大为气实，虚者血虚。血虚气实，风又攻之，故宜药治以遣其邪，不宜针泻而出血也。”张志聪谓：“此承上文而言五脏之经气虚者，便宜用药，而不宜用针也。脉缓大虚，血气两虚也。《灵枢》经云：少气者则阴阳俱不足，补阳则阴竭，泻阴则阳脱，如是者可将以甘药，不可饮以至剂，如此者弗灸，不已者因而泻之，则五藏坏矣……然有邪有正，有实有虚，而灸刺用药，各有所宜也。”张志聪不仅从经文前后互看指出了“疟脉缓大虚”的病机，并对根据邪正虚实分别采用针灸用药的得宜作了说明，其意胜过王冰。

本节还提出了两种治疗疟疾的方法。一是通常情况下的治疗方法，即“先其发时如食顷而刺之”。二是从权达变的治疗方法，盖疾病是复杂多变的，疟疾亦不例外，故需要根据病情，随证治之。如：疟疾发作之时，阳热盛极阻遏于中而不得外达，显见脉伏不出、皮肤紫斑的危重证候，应立即采取刺井穴放血等紧急措施，以使邪热外泄，转危为安。可见第二种方法临证十分常用，不可忽视。

【原文】刺疟者，必先问其病之所先发者，先刺之。先头痛及重者，先刺头上及两额两眉间出血。先项背痛者，先刺之。先腰脊痛者，先刺郄中出血。先手臂痛者，先刺手少阴、阳明十指间。先足胫痠痛者，先刺足阳明十指间出血。风疟，疟发则汗出恶风，刺三阳经背俞之血者。䯒[1]痠痛甚，按之不可，名曰胕髓病[2]，以镵针针绝骨[3]出血，立已。身体小痛，刺至阴。诸阴之井无出血，间日一刺。疟不渴，间日而作，刺足太阳；渴而间日作，刺足少阳；温疟汗不出，为五十九刺[4]。

【注释】[1]骱:骱(héng 衡),骱骨,小腿胫、腓骨之统称。[2]胕髓病:因其邪深伏,故名胕髓病。[3]镵针针绝骨:镵针,古时九针之一,头大而锐。绝骨:悬钟穴之别名,属足少阳胆经,位于小腿前外侧,外踝上3寸,腓骨前缘与腓骨长肌腱之间。[4]五十九刺:即治热病的五十九俞,参见《素问·水热穴论》。

【语译】凡刺疟疾,一定要先刺疟疾发作时最先感觉到的部位。例如,最先感觉到头部疼痛和沉重的,就要先将头上、两额和两眉间刺出血;最先感觉到项背疼痛的,就要先刺项背;最先感觉到腰脊疼痛的,就要先将委中刺出血;最先感觉到手臂疼痛的,就要先刺手少阴、手阳明十指间的孔穴;最先感觉到足胫痠痛的,就要先将足阳明十趾间刺出血。风疟,发作时汗出恶风,应将三阳经背部的俞穴刺出血;小腿痠痛厉害,惧怕触按的,是"胕髓病",用镵针把悬钟穴刺出血,马上就会好。身体轻微疼痛的,刺阴经的井穴,但不要刺出血,并隔日刺一次。疟疾口不渴,隔日发作一次的,刺足太阳经;口渴而隔日发作一次的,刺足少阳经,温疟不出汗的,用"五十九刺"的方法。

【讨论】本篇讨论两个内容:(1)六经疟、五脏疟、胃疟的临床表现,有的至今仍有指导意义;(2)各种疟疾的针刺部位、要领以及具体方法。论中指出"先其发时如食顷而刺之",或在方寒、方热之时刺之,或"病之所先发者,先刺之"等经验,都是十分可贵的。针刺在当时是治疟的重要方法,但并非唯一的手段,故"疟脉缓大虚,便宜用药,不宜用针"。现今治疗疟疾,以药物为主,尤其是西药氯喹、奎宁、青蒿素等对本病有特效。

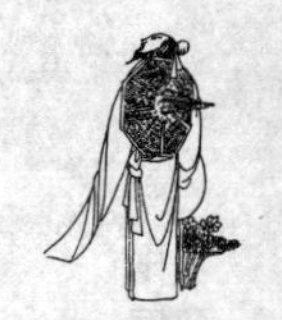

气厥论篇第三十七

【提要】本篇论述寒热之邪在五脏六腑之间互相传变,演生出种种病证。而寒热之所以能在脏腑中传变,是因为脏腑气机的逆乱,故篇名《气厥论》。

【原文】黄帝问曰:五藏六府,寒热相移[1]者何?岐伯曰:肾移寒于肝[2],痈肿、少气[3]。脾移寒于肝,痈肿、筋挛。肝移寒于心,狂、隔中[4]。心移寒于肺,肺消[5],肺消者饮一溲二,死不治。肺移寒于肾,为涌水[6],涌水者,按腹不坚,水气客于大肠,疾行则鸣濯濯[7],如囊裹浆,水之病也。

【注释】[1]移:转移、传变。[2]肝:当是脾字之误。[3]痈肿、少气:痈,此作壅解。痈肿,浮肿。少气,气短而弱。[4]隔中:胸中隔塞不畅。[5]肺消:肺之津气消耗所引起的病证。[6]涌水:古病名。涌同湧。涌水,指水气自下而上,如泉之涌的病证。[7]疾行则鸣濯濯:意为行走快速时,可听到腹中有濯濯的水响声。则,当为肠字之误。濯濯,水激荡之声。

【语译】黄帝问道:五脏六腑之间,寒或热互相转移的情况是怎样的呢?岐伯答道:肾寒转移到脾,会出现浮肿、少气。脾寒转移到肝,会出现浮肿、筋脉拘挛。肝寒转移到心,就会发狂、胸中堵塞不快。心寒转移到肺,肺的津气消耗枯竭,就会发生肺消病;肺消病的表现是饮一份水,解二份小便,这种病非常深重，无法治疗。肺寒转移到肾，会发生涌水病。涌水病是水气停留在大肠所致，它的表现是：病人的腹部，按之并不坚硬，行走快速时，可听到腹中有濯濯的水响声，好像皮囊里裹着的水浆一样，这是水液代谢紊乱所引起的疾病。

【原文】脾移热于肝，则为惊衄。肝移热于心，则死。心移热于肺，传为鬲消[1]。肺移热于肾，传为柔[2]痓。肾移热于脾，传为虚[3]，肠澼，死，不可治。胞移热于膀胱，则癃溺血。膀胱移热于小肠，鬲肠不便，上为口糜[4]。小肠移热于大肠，为虙瘕[5]，为沉[6]。大肠移热于胃，善食而瘦入[7]，谓之食亦[8]。胃移热于胆，亦曰食亦。胆移热于脑，则辛頞[9]鼻渊。鼻渊者，浊涕下不止也，传为衄衊[10]瞑目。故得之气厥也[11]。

【注释】[1]鬲消：古病名，指心膈有热，津液干少，短气乏力，日久成消渴的一种病证。[2]柔痓：痓，音至，同痉，指以项背强急、口噤、四肢抽搐、角弓反张为主症的一种病证，若兼见身热汗出者，叫做柔痓。[3]虚：衍文。[4]口糜：口腔糜烂。糜同縻。[5]虙瘕：虙与伏同。瘕，腹中时现时消的包块，实指肠痉挛所形成的包块。[6]沉：当是痔字之误。[7]入：衍文。[8]食亦：病名，指多食反而消瘦倦怠乏力的一种病证。亦，怠惰也。[9]辛頞：指鼻梁内有辛辣之感。辛，辛辣。頞(è 遏)，鼻梁。[10]衄衊：鼻中出血。[11]气厥：气逆。

【语译】脾热转移到肝，会惊恐不安、鼻中出血。肝热转移到心，可能会死亡。心热转移到肺，日久不愈，会转成鬲消病。肺热转移到肾，日久不愈，会转成柔痓病。肾热转移到脾，日久不愈，会转成痢疾病，痢疾病若发展到危重阶段，便无法医治，甚至死亡。胞宫热转移到膀胱，会小便带血，点滴不畅。膀胱热转移到小肠，会使肠道隔塞，大便不通，热气上炎，则口腔糜

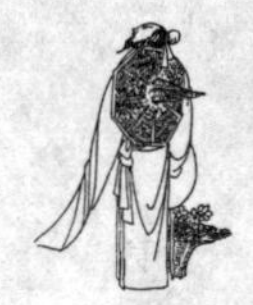

烂。小肠热转移到大肠,会出现腹中包块,时现时消,或生痔疮。大肠热转移到胃,会吃得多,反而消瘦,疲乏无力,这种病叫"食亦"。胃热转移到胆,也会出现"食亦"病。胆热转移到脑,会鼻中辛辣难受而患鼻渊病。鼻渊病的主要症状是经常流黏稠的鼻涕,时间长了,还会鼻中出血,目暗不明。以上这些病证,都是寒热之邪导致气机逆乱,在脏腑中相互转移传化的结果。

【讨论】从论中得知,五脏六腑之间是彼此相连的,一脏或一腑有病可渐次传变到他脏他腑,而使病情错综复杂。但必须指出:(1)病邪的传变,不仅仅局限于寒热之邪,其他各种致病邪气皆可发生。(2)其传变规律不只是论中所述的那些,还可往其他相关的脏腑传变,如肝寒还可转移到脾,还可转移到肾等;胃热既可转移到胆,也可转移到肝或肺或心。一般说来,转移至何脏何腑,取决于病邪的性质、脏腑之间的相互关系等。(3)转移到某脏某腑后,引起什么病证,当视临床表现而定,论中只是举例而已。(4)也并非是说某脏某腑患病,都必须发生传变,而要具体分析。是否传变,取决于①感邪轻重,②治疗当否,③体质强弱。若感邪较轻,正气强盛,治疗及时恰当,便不会传变,反之则易于传变。总之,传变与否,传至何脏何腑,引起什么病证,一定要根据临床表现而定,不可机械对待。

咳论篇第三十八

【提要】本篇专论咳的病因病机、辨证分类、传变规律和针刺原则,故篇名《咳论篇》。论中提出的"五藏六府皆令人咳,非独肺也",一直是中医辨治咳嗽时所必须遵循的。

【原文】黄帝问曰：肺之令人咳，何也？岐伯对曰：五藏六府皆令人咳[1]，非独肺也。帝曰：愿闻其状。岐伯曰：皮毛者，肺之合也。皮毛先受邪气，邪气以从其合也。其寒饮食入胃，从肺脉上至于肺[2]，则肺寒，肺寒则外内合邪，因而客之，则为肺咳。五藏各以其时受病[3]，非其时，各传以与之[4]。人与天地相参，故五藏各以治时[5]，感于寒则受病，微则为咳，甚则为泄、为痛[6]。乘[7]秋则肺先受邪，乘春则肝先受之，乘夏则心先受之，乘至阴[8]则脾先受之，乘冬则肾先受之。

【注释】[1]五藏六府皆令人咳：咳本肺病，但五脏六腑的病变，也可影响于肺，使肺失宣肃而发生咳。[2]其寒饮食入胃，从肺脉上至于肺：指恣食生冷，伤犯于胃，因手太阴肺脉起于中焦，还循胃口，上膈属肺，所以寒饮食所伤之邪沿肺脉上犯于肺，成为肺咳的重要原因之一。[3]五藏各以其时受病：其时，指五脏分别主旺的季节，如肺主秋、肝主春、心主夏、脾主长夏、肾主冬。受病，感受相应的时令之邪而发病。[4]非其时，各传以与之：非其时，指非肺所主的秋季。各传以与之，五脏在各自所主的时节感受相应的邪气发病后，影响到肺而引起咳嗽。[5]治时：治，主也。治时，指五脏分别所主的时令。[6]微则为咳，甚则为泄、为痛：感邪轻微的，病只在肺，故咳；感邪较甚的，病及五脏六腑，可出现腹泻、疼痛等症。泄与痛，只是举例而已。[7]乘：趁，顺应。[8]至阴：此指长夏。

【语译】黄帝问道：肺病为什么能使人发生咳嗽呢？岐伯回答说：五脏六腑的病变，都能使人发生咳嗽，不只是肺病。黄帝说：想听您讲讲五脏六腑使人咳嗽的症状。岐伯说：皮毛与肺相合，寒邪侵犯人体，首先伤犯皮毛，然后内传于肺。再则，手太阴肺经起于中焦，还循胃口，上膈属肺。如果过食生冷，寒邪侵入胃中，就会沿着肺之经脉上犯于肺。这样，肺本有寒，又遭外寒内侵，内外寒邪相合，使肺失宣肃，便发生肺咳。至于五脏

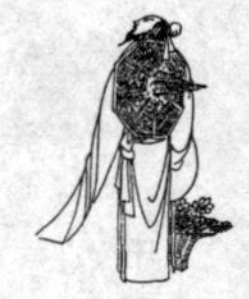

之咳，是由于五脏在它所主的季节，感受相应的时令之邪发病后，进而影响及肺所引起的，并不是肺在它所主的季节感邪而发病的。

人与自然界是相参合的，所以五脏各自在所主的时令感受了寒邪，便会发病。若病情轻微，就只出现咳嗽；若病情较重，还会出现腹泻、疼痛等症。一般情况下，秋季肺先受邪，春季肝先受邪，夏季心先受邪，长夏之季脾先受邪，冬季肾先受邪。

【讨论】本节论述了咳的病因、肺咳的机理以及咳与四时五脏的关系。咳是肺病的主要症状，不论是肺脏自病，还是他脏他腑病及于肺，都可出现，此即论中所说的“肺之令人咳”、“五藏六府皆令人咳”。咳的成因，除篇中提到的肺咳由外寒内侵和寒气上犯，五脏咳是各于主旺的时令感受相应的邪气而发外，外邪还有风热、风燥、暑湿等，内伤多见情志失调，饮食不节、久病劳倦等。其发病，既可肺脏自病，亦可他脏病及于肺。肺脏自病者，或风寒燥热暑湿、痰湿痰饮等邪，伤及于肺，或肺脏亏虚，气、阴不足，功能低下；他脏病及者，虽五脏皆可，但以肝火犯肺、痰湿蕴肺、肺脾气虚，肺肾阴虚为多见。但无论其病因如何、发病情况怎样，病机皆为邪气干犯，肺失宣肃或肺虚失养，无力宣肃，故有“咳不离于肺，然不止于肺”之说。咳嗽的治疗，重在除其病因，外邪所致者，疏散之；痰浊所致者，燥化之；火热所致者，清泄之；他脏病及者，调理之；津、气不足者，补养之。总以实证祛其邪，虚证扶其正为要，均宜宣肺止咳之法。

另外，咳与四时气候关系密切，虽然不同季节有不同的气候特点，但都可影响相关脏腑而波及于肺发生咳嗽。治疗时，就要针对不同的时令气候，灵活遣方用药，如春季患咳嗽，多木气上升，故治宜兼降，选用前胡、杏仁、海浮石、瓜蒌仁之类；夏季患咳嗽，多火气上炎，故治宜兼凉，选用沙参、麦冬、花粉、知母、玄参之类；秋季患咳嗽，多肺金燥气偏甚，故治宜兼润，选用玉竹、贝母、杏仁、阿胶、百合、枇杷膏之类;冬季患咳嗽,多风寒侵肺,故治宜温散,选用苏叶、川芎、桂枝、麻黄之类。可供参考。

【原文】帝曰:何以异之? 岐伯曰:肺咳之状,咳而喘息有音,甚则唾血。心咳之状,咳则心痛,喉中介介如梗状[1],甚则咽肿、喉痹。肝咳之状,咳则两胁下痛,甚则不可以转,转则两胠下满。脾咳之状,咳则右胁下痛,阴阴[2]引肩背,甚则不可以动,动则咳剧。肾咳之状,咳则腰背相引而痛,甚则咳涎。

【注释】[1]介介如梗状:形容咽部如有物堵塞。[2]阴阴:隐隐。

【语译】黄帝曰:怎样分辨五脏之咳呢? 岐伯说:肺咳的症状是咳嗽、呼吸喘促有声,咳嗽剧烈时可唾血。心咳的症状是咳嗽时感到心痛、咽喉部堵塞不畅,严重时咽喉肿痛、声音难出。肝咳的症状是咳嗽时两胁下疼痛,严重时不能转侧身体,转侧则两胁胀满难忍。脾咳的症状是咳嗽时右胁下隐隐作痛、痛引肩背,严重时不能行动,行动则咳嗽加剧。肾咳的症状是咳嗽时腰背相引而痛,严重时咳吐涎水。

【讨论】本段具体论述了五脏咳的临床表现。这些症状的出现,不是五脏功能失常的反映,而是邪气干犯各脏经脉,使经脉的气血逆乱所致。如手少阴心经,"其支者,从心系上挟咽",故心咳有"咳而心痛,喉中介介如梗状"。足厥阴肝经"布胁肋",故"咳则两胁下痛"。足太阴脾经之气上连于肺,脾气主右,故咳则右胁下隐隐然深慢而痛。足少阴肾经贯脊而主腰,故咳则腰背相引而痛。这些均是经脉之气失调所致。唯有肺咳是肺气宣肃失常所致,故"咳而喘息有音"。医生当细辨之。

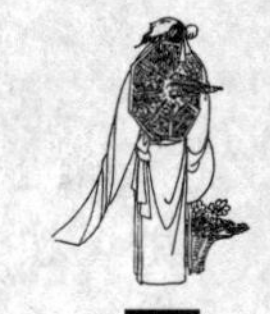

【原文】帝曰:六府之咳奈何?安所受病?岐伯曰:五藏之久咳,乃移于六府。脾咳不已,则胃受之,胃咳之状,咳而呕,呕甚则长虫[1]出。肝咳不已,则胆受之,胆咳之状,咳呕胆汁。肺咳不已,则大肠受之,大肠咳状,咳而遗矢[2]。心咳不已,则小肠受之,小肠咳状,咳而失气[3],气与咳俱失。肾咳不已,则膀胱受之,膀胱咳状,咳而遗溺[4]。久咳不已,则三焦受之,三焦咳状,咳而腹满,不欲食饮。此皆聚于胃,关于肺[5],使人多涕唾而面浮肿气逆也。

【注释】[1]长虫:蛔虫。[2]遗矢:大便失禁。矢,通屎。[3]失气:俗称放屁。[4]遗溺:小便失禁。[5]此皆聚于胃,关于肺:水饮聚于胃,可从肺脉上犯于肺而发生咳嗽。言五脏六腑虽皆令人咳,而与肺胃两脏关系最为密切。

【语译】黄帝问道:六腑之咳从哪里传来?它们的症状怎样呢?岐伯答道:五脏之咳,日久不愈,便可转移到六腑。因脾与胃相合,故脾咳日久不愈,则转移至胃,胃咳的症状是咳则恶心呕吐,呕吐严重时有可能吐出蛔虫。因肝与胆相合,故肝咳日久不愈,则传变到胆,胆咳的症状是咳嗽而呕吐胆汁。因肺与大肠相合,故肺咳日久不愈,则传变到大肠,大肠咳的症状是咳而大便失禁。因心与小肠相合,故心咳日久不愈,则传变到小肠,小肠咳的症状是咳而频频放屁,常常是放屁与咳嗽同时出现。因肾与膀胱相合,故肾咳日久不愈,则传变到膀胱,膀胱咳的症状是咳则小便失禁。以上各种咳嗽,经久不愈,则传变到三焦,三焦咳的症状是咳嗽,腹部胀满,不想吃饭、喝水。总的说来,五脏六腑之咳,均与肺胃关系密切。因寒饮水气停聚于胃,可从肺脉上犯于肺,使肺失宣肃而发生咳嗽。咳则肺胃之气上逆,水饮随之上溢,所以病人出现涕唾增多、面部浮肿。

【讨论】本节论述的六腑之咳，是因五脏之咳日久不愈，进一步加重而来，故有病程长，病情重，虚证多等特点。其传变规律是互为表里（相合）的一脏一腑互相传变，临床上这种情况固然多见，但亦不是绝对的。六腑咳的出现，是各腑功能障碍所致，如胃咳是胃气上逆，故“咳而呕”；胆咳是胆的贮藏胆汁的功能失常，故“咳呕胆汁”；大肠咳是大肠的传导功能失常，故“咳而遗矢”；膀胱咳是膀胱的贮藏尿液的功能失常，故“咳而遗溺”等等。虽然临床上六腑咳皆可见到，但以胃咳、膀胱咳、大肠咳为多见。

【原文】帝曰：治之奈何？岐伯曰：治藏者治其俞[1]，治府者治其合[2]，浮肿者治其经[3]。帝曰：善。

【注释】[1]俞：腧穴。五脏之腧穴如手少阴心经的神门穴、手太阴肺经的太渊穴等。[2]合：合穴，是经脉之所入。六腑的合穴如手阳明大肠经的曲池穴、足阳明胃经的足三里穴等。[3]经：经穴，是经脉之所行。十二经脉的经穴，如手太阴肺经的经渠穴、足太阴脾经的商丘穴、手太阳小肠经的阳谷穴等。

【语译】黄帝说：该怎样治疗呢？岐伯说：治五脏之咳，当取其俞穴；治六腑之咳，当取其合穴；治咳嗽所致的浮肿，当分别取其各脏腑的经穴。黄帝说：讲得好！

【讨论】论中认为，咳嗽的治疗原则是脏咳取其腧，腑咳取其合，兼浮肿的取其经，这是对针刺治咳而言。五脏的腧穴包括背部的和手足的；六腑的合穴是指：胃经的足三里、小肠经的小海、膀胱经的委中、三焦经的天井、胆经的阳陵泉、大肠经的曲池；五脏六腑各有一经穴，分别是：肺经的经渠、大肠经的阳谿、胃经的解溪、脾经的商丘、心经的灵道、小肠经的阳谷、膀胱经的昆仑、肾经的复溜、心包经的间使、三焦经的支沟、胆经的

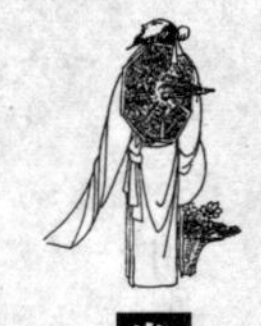

阳辅、肝经的中封。究竟该取何经何穴，当视病情而定。不过现今治疗咳嗽，已不只用针刺，药物治疗已相当普遍。如外感咳嗽：风寒所致，症见咳嗽咽痒，痰稀色白，伴见鼻塞流清涕，头身疼痛，无汗，恶寒发热，苔薄白，脉浮紧者，当用三拗汤合止嗽散治疗；风热所致，症见咳嗽频剧，气粗声哑，咽喉肿痛，吐痰黄稠，伴有鼻塞流黄涕，头痛口渴，恶风发热，苔薄黄，脉浮数者，当用桑菊饮治疗；秋季风燥所致，干咳无痰，或痰少而黏，或痰中夹血丝，伴有咽喉干痛、鼻唇干燥，口干鼻塞，微恶风寒、发热、舌红干，苔薄白或薄黄，脉浮数者，当用桑杏汤治疗。内伤咳嗽：痰湿所致，症见咳嗽反复发作，胸闷气憋，晨起咳甚，痰多黏腻，或稠厚成块，色白易咯，伴有食少、腹胀、体倦、苔白腻，脉滑者，当用二陈汤合三子养亲汤治疗；痰热所致，症见咳嗽胸闷，痰多黄稠，或喘促气粗，伴有口渴喜饮、面红、身热、舌红苔黄、脉滑数者，当用清金化痰汤治疗；肝火所致，症见呛咳气逆、咳则面红、痰少而黏、胸胁胀痛、急躁易怒、舌红苔薄黄、脉弦数者，当用黛蛤散合黄芩泻白散治疗；肺阴虚所致，症见干咳痰少，或痰中带血、经久不愈、午后或傍晚低热、两颧红赤、盗汗、口咽干燥、舌红少津、脉细数者，当用沙参麦冬汤治疗。

卷第十一

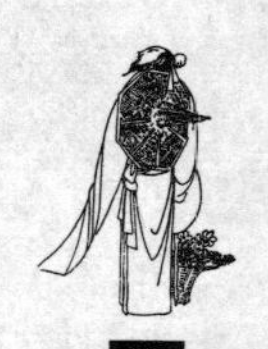

举痛论篇第三十九

【提要】本篇首先讨论寒邪侵犯脏腑经脉所引起的多种疼痛，以此为例说明治法在临床上的具体运用。继而讨论怒、喜、悲、思、惊、恐、寒、热、劳九种病因导致气机失调的机理。因本篇重点探讨多种疼痛的病因、病机及症候特征，故篇名《举痛论》。

【原文】黄帝问曰：余闻善言天者，必有验[1]于人；善言古者，必有合于今；善言人者，必有厌[2]于己。如此，则道不惑而要数极[3]，所谓明也。今余问于夫子，令言而可知[4]，视而可见[5]，扪而可得[6]，令验于己，而发蒙解惑，可得而闻乎？岐伯再拜稽首对曰：何道之问也？帝曰：愿闻人之五藏卒痛，何气使然？岐伯对曰：经脉流行不止，环周不休。寒气入经而稽迟[7]，泣[8]而不行，客于脉外则血少，客于脉中则气不通，故卒然[9]而痛。

【注释】[1]验：验证、检验。[2]厌：在此有对照比验之义。与前文之“合”、“验”之义相同。[3]要数极：要数，要理。要数极，意为重要道理的本源。[4]言而可知：询问病人的病情，可得知病之所在。“言”，即问诊。[5]视而可见：察看病人的面色和肤色，可得知病之所主。“视”，即望诊。[6]扪而可得：切按脉搏和触按病处，可得知病之所生。“扪”，即切诊。[7]稽迟：血液运行阻滞不畅。稽，留止。[8]泣：同涩。[9]卒然：卒(cù)，同猝，突然。

【语译】黄帝问道：我听说善于谈天论地的，必定会联系到人；通晓古代知识的，必定会联系到现代实际；善于讲解人体生理病理的，必定会联系到自己。只有这样，才能对事理明白透彻，探求到重要道理的本源，才称得上高明的人。现在我要向您请教的是：能不能把您在临床上运用问诊、望诊和切诊的经验告诉我，以便我也去实践运用，消除心中的疑惑。岐伯两次叩头答道：您要问哪方面的道理呢？黄帝说：我想听您讲讲人体的五脏突然发生疼痛，是什么病邪引起的。岐伯回答说：人体经脉中的气血，是运行全身、循环不止的。如果寒邪侵入经脉之中，就会使经脉中的气血运行迟缓，甚至阻滞不通。气和血是相伴而行的，寒邪留滞于经脉之外，使脉络收缩痉挛，气血运行不畅，脉外组织得不到气血的濡养，则“血少”；寒邪留滞于经脉之中，使血行迟滞，脉涩不畅，则“气不通”。不通则痛，所以突然发生疼痛。

【讨论】人赖气血以生，气血运行于经脉之中。经脉通畅，气血流行，环周不休，快慢适度。全身各脏腑组织器官得到气血的濡养，才能发挥其正常功能。若邪气侵犯经脉，一则直接阻碍气血运行，“不通则痛”；一则使经脉痉挛收缩，气血运行受阻，脏腑组织得不到足够的营养，“不营则痛”。“不通则痛”和“不营则痛”是中医对疼痛病机的高度概括。“不通则痛”属实，是由于邪阻经脉，气血不畅（通）所致；“不营则痛”属虚，是因为气血亏乏，脏腑失养所致。导致“不通则痛”的病因是多方面的，凡实邪之类皆可，如寒邪、热邪、湿邪、痰浊、气郁、瘀血等。其中尤以寒邪最为常见，因寒为阴邪，其性凝滞，易于侵犯经脉，使经脉收缩拘急，气血运行阻滞，从而发生疼痛。论中重点举出寒气致病，足见寒气在疼痛中的重要地位。

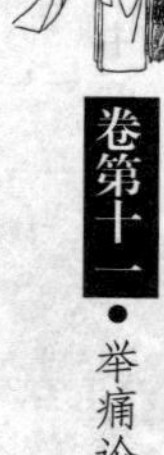

【原文】帝曰：其痛或卒然而止者，或痛甚不休者，或痛甚不可按者，或按之而痛止者，或按之无益者，或喘动应手[1]者，或心与背相引而痛者，或胁肋与少腹[2]相引而痛者，或腹痛引阴股[3]者，或痛宿昔[4]而成积者，或卒然痛死不知人，有少间复生者，或痛而呕者，或腹痛而后泄[5]者，或痛而闭不通[6]者。凡此诸痛，各不同形，别之奈何？

【注释】[1]喘动应手：指血脉搏动，按之急促应手。“喘”与“动”同义。[2]少腹：下腹的两侧谓少腹。[3]阴股：大腿内侧近前阴的部位。[4]宿昔：稽留日久。宿，止也。昔，久远也。[5]后泄：腹泻。[6]闭不通：大便闭结不通。

【语译】黄帝说：疼痛，有的突然就消失了，有的持续不减；有的剧烈不能触按，有的揉按疼痛便消失，有的按压毫无益处；有的腹部血脉搏动，按之急促应手；有的心与背牵引作痛；有的胁肋与少腹牵引作痛；有的腹痛牵引到大腿内侧近前阴之处；有的疼痛经久不愈而凝结成包块；有的突然剧痛而昏死过去，稍等片刻才苏醒；有的腹痛时呕吐、有的腹痛时腹泻、有的腹痛时大便闭塞不通。以上这些疼痛，症状各不相同，怎样去区别它们呢？

【原文】岐伯曰：寒气客于脉外则脉寒，脉寒则缩踡，缩踡则脉绌急[1]，绌急则外引小络，故卒然而痛，得炅[2]则痛立止；因重中于寒，则痛久矣。寒气客于经脉之中，与炅气相薄则脉满，满则痛而不可按也；寒气稽留，炅气从上[3]，则脉充大而血气乱，故痛甚不可按也。寒气客于肠胃之间，膜原之下，血不得散，小络急引故痛；按之则血气散，故按之痛止。寒气客于侠脊之脉[4]，则深按之不能及，故按之无益也。寒气客于冲脉，冲脉起于关元，随腹直上，寒气客则脉不通，脉不通则气因之，故喘动应手矣。寒气客于背俞之脉[5]，则脉泣，脉泣则血虚，血虚则痛，其俞注于心，故相引而痛，按之则热气至，热气至则痛止矣。寒气客于厥阴之脉，厥阴之脉者，络阴器[6]，系于肝，寒气客于脉中，则血泣脉急，故胁肋与少腹相引痛矣。厥气[7]客于阴股，寒气上及少腹，血泣在下相引，故腹痛引阴股。寒气客于小肠膜原之间，络血之中，血泣不得注于大经[8]，血气稽留不得行，故宿昔而成积矣。寒气客于五藏，厥逆上泄，阴气竭，阳气未入[9]，故卒然痛死不知人，气复反[10]则生矣。寒气客于肠胃，厥逆上出，故痛而呕也。寒气客于小肠，小肠不得成聚，故后泄腹痛矣。热气留于小肠，肠中痛，瘅热焦渴，则坚干不得出，故痛而闭不通矣。

【注释】[1]绌急：屈曲拘急。[2]炅（jiǒng）：，热也。[3]上：疑为“之”字之误。[4]侠脊之脉：脊柱两旁深部的经脉。经脉有深浅之分，此言邪客其深者。[5]背俞之脉：指足太阳膀胱经脉，行于背部的部分有五脏六腑的俞穴，故称之。[6]阴器：前阴。[7]厥气：指寒逆之气。据上下各句推义，此厥气当与下文的“寒气”误倒，应为“寒气客于阴股，厥气上及少腹”，理义乃通。[8]大经：脏腑之大络。[9]厥气上泄，阴气竭，阳气未入：泄，向上泄越。竭，阻隔不通。此句指寒气客于五脏，阴气被阻于内，阳气泄越于外，阴阳之气暂时离决，故卒然痛死不知人。[10]反：同返。

【语译】岐伯说：寒邪侵犯于经脉之外，则经脉受寒，寒主收引，其性凝滞，故使经脉收缩拘急，与在外的细小络脉相互

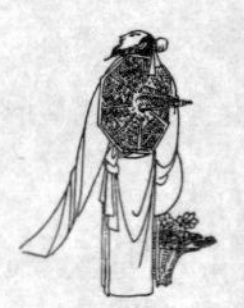

牵引，所以突然发生疼痛，此时，给予温热治疗，则寒邪消散而经脉舒缓，疼痛会立即停止；若再次感受寒邪，病情自然会加深一层，所以疼痛的时间便会延长。寒邪侵入经脉之中，与经脉中的热气（温和的阳气）相互交迫，则脉气充满盛实，所以疼痛而不可按压；寒气停留不去，与热气相争，则脉体扩大，气血逆乱于中，疼痛就会加剧而害怕触按。寒邪侵入肠胃之间，膜原之下，使经脉之血凝聚不散，细小的脉络因之而拘急收缩，所以产生疼痛。这种痛，适当揉按就会消失，因为揉按可使凝聚的血气行散，拘急的经脉舒畅。寒邪侵入深部的侠脊之脉，重按也难以到达病变部位，所以按之毫无益处。寒邪侵入冲脉，冲脉起于关元穴（在脐下三寸处），随腹上行，由于寒邪内阻，经脉不通，气血随之受阻，所以血脉搏动，按之急促应手。寒邪侵入背俞之脉，使血脉凝涩，气血被阻，不能运达组织器官，组织器官失养，则发生疼痛；因为背俞内注于心，所以背部与心相互牵引而痛，使用热敷疗法，热气到达病处，疼痛就会消失。足厥阴经脉环绕前阴，抵达少腹，连系于肝，肝居胁肋之内，寒邪侵入足厥阴经脉之中，则血行凝涩，脉络紧急，所以胁肋与少腹相互牵引而痛。寒邪侵及阴股，沿厥阴之脉上逆至少腹，而阴股之血凝滞，在下相引，所以腹部牵引阴股而痛。寒邪侵犯到小肠膜原之间、络血之中，使血行凝滞，不能流注到大的经脉中去，日久不愈，就会逐渐形成包块。寒邪侵犯到五脏，使阴气阻隔于内不得外达，阳气泄于外不得内入，阴阳之气暂时离决，所以突然剧烈疼痛，人事不省，等到阳气回返，阴阳相济之时，才会苏醒。寒邪侵犯肠胃，厥逆之气上行，胃气随之上逆，所以出现腹痛、呕吐。寒邪侵犯小肠，小肠失于分清别浊，合污杂下，所以腹泻腹痛。热邪蕴结在小肠，也可发生疼痛，由于热盛耗伤津液，所以出现发热、口干喜饮、腹痛而大便干结不通等症状。

【讨论】本节回答了寒邪侵犯不同部位所引起的十四种疼痛，有胸胁痛，有腹痛，而以腹痛为主。但仅凭这些，还不能较全面地认识疼痛。

疼痛是一种自觉症状，任何原因都可引起，全身各个部位皆可发生，所以是临床十分常见的一种病证。中医对疼痛的辨识，主要依据疼痛的部位和性质。就疼痛的部位而言，头痛，头后痛连项，病在太阳经；头两侧（太阳穴）疼痛，病在少阳经；前额连眉棱骨痛，病在阳明经；头顶疼痛，病在厥阴经。胸痛，病在心肺，其中胸前心尖搏动处疼痛，痛彻臂内，病位在心；胸膺部疼痛，病位在肺。胁痛，病在肝胆。脘痛（上腹中部），病在胃、脾，并与肝胆有关。腹痛，涉及的脏腑较多：脐以上为大腹，属脾胃所主；脐下至耻骨毛际以上为小腹，属肾、膀胱、大、小肠、子宫所主；小腹两侧为少腹，是足厥阴肝经所过之处。腹部发生疼痛，与该部所主的脏腑有关。背痛，脊痛不可俯仰，多是督脉损伤；背痛连及项部，常为太阳经被风寒所客。腰痛，多与肾病有关。四肢痛，常是经脉受邪或经脉失养。周身疼痛，新病，多是风寒湿邪阻滞经脉所致；久病，多是气血亏虚，经脉失于荣养引起。明确疼痛的病位后，还应询问疼痛的性质，以知疼痛之因。疼痛而有胀感，谓之胀痛，若发生在胸胁脘腹，多属气滞；若发生在头部，多为肝阳上亢或肝火上炎。疼痛如针刺状，无论发生于何处，皆是瘀血之征。若痛处游走不定，或攻冲走窜，谓之走窜痛，若发生在胸胁脘腹部，多是气滞；若发生在四肢关节，多为风邪所致的风痹。痛处固定不移者，谓之固定痛，若发生在头面胸胁脘腹者，多是血瘀；若发生在肢体关节者，多属寒湿痹证。疼痛而有冷感、喜暖者，谓之冷痛，多属阳虚有寒。疼痛有灼热感、喜冷者，谓之灼痛，多属实热或虚热。疼痛剧烈如刀绞，谓之绞痛，多因实邪（结石、蛔虫、瘀血）阻闭气机或寒邪凝滞气机，如心绞痛多属寒凝、瘀血，胆绞痛多因蛔虫、结石，肾绞痛多因结石等。疼痛不甚剧烈，但绵绵不休，经久不愈者，谓之隐痛，多是气血不足或阳虚寒盛。疼痛而有

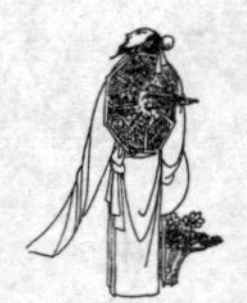

沉重感，谓之重痛，常见于头部、腰部、四肢，多是湿邪为患；见于头部者，亦可因肝阳上亢所致。疼痛而有抽掣牵拉感，或放射至他处者，谓之掣痛，多是经脉失养或阻滞不通，常与肝病有关。疼痛而有空虚之感者，谓之空痛，多见于头部或腹部，常是脾或肾之气虚所致。此外，不论痛在何处，何种疼痛、凡是新病疼痛、痛势较剧、持续不解、痛而拒按者，多属实证；久病疼痛、痛势较轻、时痛时止、痛而喜按者，多属虚证。疼痛的治疗，主要针对病位、病因采用相应的治法方药。一般说来，邪气阻络，不通则痛者，当祛邪通络止痛；气血亏虚，不荣则痛者，当补益气血。如寒邪所致的胃脘疼痛，宜理中汤温中散寒；脐周疼痛，宜真武汤温肾散寒；少腹疼痛，宜当归四逆汤加吴茱萸暖肝散寒。再如，脏腑火热，传导失职，腹痛而兼大便秘结者，可用大承气汤；肝失疏泄，郁久化热，火热上冲者，可用奔豚汤；若火热日久，腐肉成脓，形成肠痈（阑尾炎）腹痛者，可用大黄牡丹皮汤或薏苡仁汤。又如，瘀血所致的刺痛，在头部者，用通窍活血汤；在心胸部者，用血府逐瘀汤；在胁肋部者，用膈下逐瘀汤；在下腹部者，用少腹逐瘀汤；在腰部或四肢者，用身痛逐瘀汤。总之，疼痛既常见，又复杂，欲窥其全貌，当参阅其他书籍。

【原文】帝曰：所谓言而可知者也。视而可见，奈何？岐伯曰：五藏六府，固尽有部[1]，视其五色[2]，黄赤为热，白为寒，青黑为痛，此所谓视而可见者也。帝曰：扪而可得，奈何？岐伯曰：视其主病之脉，坚而血及陷下者[3]，皆可扪而得也。

【注释】[1]五藏六府，固尽有部：固，别本作“面”，脸也，译文从之。指五脏六腑的气色，都要上现于面部，并且各脏各腑有相应的部位。[2]五色：面色。[3]坚而血及陷下者：切按血脉，壅盛有力者为坚，属实；陷下濡软者属虚。

【语译】黄帝说：您以上所讲的都是通过询问可以得知的。那通过望诊来诊病又是怎么样的呢？岐伯说：五脏六腑，虽然居于体内，但它们的气色都要呈现在面部，而且脏腑在面部各有所属的部位。观察面部的颜色，就可以测知病情，如面部颜色黄赤，就属热，是因热邪亢盛，使血液充盛于肌表所致；面部颜色是白色，就属寒，是因寒凝气滞，血不上荣所致；面部颜色青黑，就说明身体某处疼痛，是因痛则气血凝滞，凝滞则面呈青黑。这些是通过望诊可以观察到的。黄帝说：触摸能诊察病情又是怎么样的呢？岐伯说：可切按主病的血脉，若盛实有力，说明邪气过强，正气不虚；若陷下细软，说明正气虚弱，血脉失充。这些是用手触摸来诊察病情的例子。

【原文】帝曰：善。余知百病生于气也。怒则气上，喜则气缓，悲则气消，恐则气下，寒则气收，炅则气泄，惊则气乱，劳则气耗，思则气结，九气不同，何病之生？

岐伯曰：怒则气逆，甚则呕血及飧泄[1]，故气上矣。喜则气和志达，荣卫通利，故气缓[2]矣。悲则心系急，肺布叶举，而上焦不通，荣卫不散，热气在中，故气消[3]矣。恐则精却[4]，却则上焦闭，闭则气还，还则下焦胀，故气不行[5]矣。寒则腠理闭，气不行，故气收矣。炅则腠理开，荣卫通，汗大泄，故气泄。惊则心无所倚，神无所归，虑无所定，故气乱矣。劳则喘息汗出，外内皆越[6]，故气耗矣。思则心有所存，神有所归，正气留而不行，故气结矣。

【注释】[1]飧泄：腹泻，大便中夹有不消化的食物，又叫完谷不化。但大怒气上逆，出现这种表现者极少，故《甲乙经》、《太素》均作“食而气逆”，理义乃通。[2]气缓：适度欢喜，气血和调，心志畅达，营卫通利，故

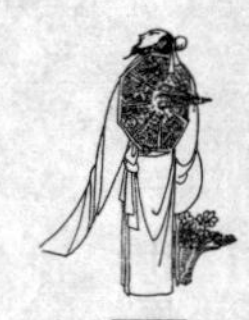

气徐缓；若过度高兴，则气缓太过，渐致涣散而为害。[3]气消：悲则心系急，肺布叶举，导致营卫之气壅遏于上焦，日久化热，耗伤胸中气血，故气消。[4]精却：精气衰退。[5]气不行：当为"气下行"，因恐则气下。[6]外内皆越：越，散失。因过劳则喘息汗出，喘则内气越，汗则外气越，故曰外内皆越。

【语译】黄帝说：讲得好！我知道很多疾病的发生，都是由于气机失调所致。如发怒则气上逆，欢喜则气和缓，悲哀则气消损，恐惧则气下陷，遇寒则气收敛，遇热则气外泄，惊骇则气混乱，过劳则气耗散，思虑太过则气郁结。这九种气的不同变化，能导致什么病证呢？

岐伯回答说：发怒时，肝气向上冲逆，血随气升，气逆迫血，可出现呕血；肝气横逆，克伐脾胃，胃气上逆，可出现嗳气、呕吐等症，所以说"怒则气上"。欢喜时，心气和顺，志意畅达，荣卫之气的运行畅通顺利，所以说"喜则气缓"。过度悲哀，则心系急，肺叶膨胀，上焦闭塞不通，营卫之气不得布散，郁而化热，消耗气血，所以说"悲则气消"。恐惧时，肾之精气衰退，则上焦闭塞，上焦闭塞则气之上行受阻，气还于下，则下焦胀满，所以说"恐则气下"。寒气能使腠理闭塞，卫气运行不畅，所以说"寒则气收"。热气能使人腠理开泄，营卫的运行过分宣通，汗液大量外流，所以说"炅则气泄"。突遭惊骇，心失去了依靠，神没有了归宿，思虑无所决定，使人六神无主，魂飞魄散，所以说"惊则气乱"。过度劳累，就会出现喘息、汗出等症，而喘促则耗散内气，汗出则泄越外气，内外之气皆耗失，所以说"劳则气耗"。思虑太过，由于神情高度集中，心思过分专注，使得正气运行迟缓，甚至郁结不行，所以说"思则气结"。

【讨论】本节说明情志过激，寒热偏盛、劳累太过，可导致人体气机失调，从而出现九种表现，以此阐发"百病生于气"的发病观点。

气是构成人体和维持人体生命活动的最基本物质。由于气具有活力很强、不断运动着的特性，对人体生命活动有推动和温煦等作用，因而中医学中以气的运动变化来阐释人体的生命活动。气要维持生命活动的正常进行，必须具备两个条件：一、充足；二、运动。而气的运动，称为“气机”。气是不断运动着的具有很强活力的精微物质，它以一定的速度、沿着一定的轨道流行于全身脏腑、经络等组织器官，无处不有，无处不到，时刻推动和激发着人体的各种生理活动。气的运动形式，虽然有多种多样，但在理论上归纳为升、降、出、入四种基本运动形式。有升就有降，有出就有入；升多少降多少，出多少入多少；哪些脏腑、经络出或入，哪些脏腑经络升或降，都是恒定协调的。一旦气的生成不足或消耗过多，气的运动过快或过慢，或升、降、出、入失常，就会导致种种疾病。换言之，一切疾病的发生，都是气的失常，所以说“百病生于气”。若气虚到极点，运动停止，或气的运动紊乱到极点，有升无降或有降无升，有出无入或有入无出，生命便宣告终结。

本节以九气为例，说明气机失常的具体表现。怒、喜、悲、恐、惊、思是机体的精神状态，是人体对客观事物的不同反映，如果不是过度的、持久的，没有超过机体的承受限度，是不会致病的。只有突然的、强烈的、长期的情志刺激，超过了人体的正常生理活动范围，使人体气机紊乱，脏腑阴阳气血失调，才会导致疾病。论中具体论述了各种情志过激导致气机失调的种种表现，对后世有深远影响，至今仍指导着临床。如过度愤怒，可使肝气向上冲逆，血随气升而见气逆、面红目赤，甚至呕血、昏厥猝倒，成语“怒发冲冠”就是对怒则气逆的最生动诠释。过度欢喜，可使心气涣散、神不守舍，出现精神不集中，甚至精神狂乱等症，“范进中举”就是其例。过度悲哀，可使肺气抑郁，意志消沉，终日沉闷，久则咳喘少气。恐惧过度，可使肾气不固，气泄于下，出现二便失禁；恐惧日久不解，则损伤肾精，出现骨软

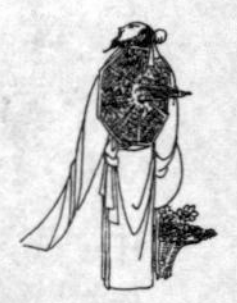

痿弱、遗精等症，俗言"吓得屁滚尿流"，即指此类。突遭惊吓，必定心神不定，六神无主，惊慌失措。思虑劳神过度，可伤神损脾，使气机郁结，而出现心悸、健忘、失眠、多梦、食少、脘腹胀满、大便稀溏等症。可见，胸襟宽阔，性情平和，处事不惊，临危不乱，定能气机调畅，运动如常，升降有序，出入有节，脏腑安宁，健康长寿；反之则气机逆乱，脏腑失常，百病由生。至于寒热所致的气机失调，临床也是屡见不鲜的。如寒气袭人，侵犯肌表，腠理闭塞，卫气收敛，则恶寒、无汗、头身疼痛；侵袭胃肠，胃气凝滞则胃脘冷痛、喜温，大肠气滞则便秘腹痛，脉气收敛则紧而有力。如热气袭人，既可直接耗伤元气，"壮火食气"，又可迫津外泄，使气随汗泄，而出现气虚表现。为什么患热病时会有全身软弱乏力、少气神疲等气虚表现呢？就是由于"炅则气泄"所致。"劳则气耗"亦极具临床指导意义。正常而适度的劳动有助于气血流通，体质强壮，但若长期过度劳动，就会消耗正气，久之则气少力衰，神疲瘦弱。常见一些人终日劳作，不注意休息，使疲劳得不到消除，体力得不到恢复，正气渐渐耗伤，最终患上劳疾。

腹中论篇第四十

【提要】本篇讨论鼓胀、血枯、伏梁、热中、消中、厥逆等病证的临床表现、病因、治法、治禁、方药等内容。由于这些病证都发生在腹部，所以篇名《腹中论》。

【原文】黄帝问曰：有病心腹满，旦食则不能暮食，此为何病？岐伯对曰：名为鼓胀[1]。帝曰：治之奈何？岐伯曰:治之以鸡矢醴[2],一剂知[3],二剂已[4]。帝曰:其时有复发者何也?岐伯曰:此饮食不节,故时有病也。虽然其病且已,时故当病,气聚于腹也。

【注释】[1]鼓胀:又写作臌胀,病名。指以腹胀大如鼓、皮色苍黄、脉络暴露为主要临床表现的一种病证。[2]鸡矢醴:古方名。鸡屎白30克,米酒三碗,共煮,空腹热服,一日二次。另外《本草纲目》云:"鸡屎能下气消积,通利大小便,故治鼓胀有功。"[3]知:减轻、见效。[4]已:痊愈。

【语译】黄帝问道:有一种心腹胀满的病,早上吃了东西,晚上便不能再吃了,这是什么病?岐伯回答说:这种病叫做鼓胀。黄帝又问:怎么治疗呢?岐伯说:用鸡矢醴治疗。吃一剂就见效,吃二剂就能痊愈。黄帝进一步问:为什么有时候还会复发呢?岐伯说:这是由于没有节制饮食,所以有时候会复发。这种病经过治疗,心腹胀满等症会很快消失,表面上看病已痊愈,但事实上病根未除,所以一旦饮食不节,病气又会凝聚于腹,鼓胀便会复发。

【讨论】本节论述了鼓胀的临床特征、治法、方药和预后。鼓胀是临床四大疑难重症之一,临床表现以腹部胀大如鼓为特征。此病相当于西医所说的腹腔积液(如肝硬化腹水、结核性腹膜炎引起的腹水)、肠胀气(如肠麻痹)、腹腔肿瘤等。其中,腹腔积液谓之水鼓,肠胀气谓之气鼓,腹腔肿瘤或瘀血征突出者谓之血鼓。无论哪种情况,病情都较重,治疗都较难。论中提及的鸡屎醴,是一个古老的处方。因其疗效不甚显著,药物肮脏,现已很少使用。论中指出的"虽然其病且已,时故当病"是很有临床意义的。鼓胀初期,邪气虽盛,但正气不虚,一经治疗,腹胀便逐渐消失。此时,看似病已好了,实际根未除,病家盲目乐观,放弃治疗,且不注意节制饮食、调畅情志和劳逸适

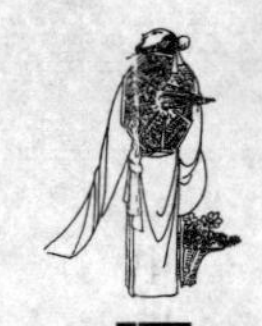

度，一俟正气不支，邪气凝聚，病情又会复发。因此，为了减少复发，缓解期的继续调治和持久的自我保养，是极其重要的。详细内容参见有关专论。

【原文】帝曰：有病胸胁支满者，妨于食，病至则先闻腥臊臭，出清液[1]，先唾血，四支清[2]，目眩，时时前后血，病名为何？何以得之？岐伯曰：病名血枯。此得之年少时有所大脱血，若醉入房中，气竭肝伤，故月事衰少不来也。帝曰：治之奈何？复以何术？岐伯曰：以四乌鲗骨一藘茹[3]二物并合之，丸以雀卵[4]，大如小豆，以五丸为后饭[5]，饮以鲍鱼汁，利肠中及伤肝也。

【注释】[1]出清液：口泛清水。[2]四支清：支，同肢。清，同冷。四支清，四肢不温。[3]四乌鲗骨一藘茹：四份乌鲗骨，一份藘茹。乌鲗骨，又名海螵蛸，主治女子血枯病、伤肝、唾血、下血。藘茹，即茜草，功能通经脉、活血行血。[4]雀卵：麻雀蛋。功能补精益血，治男子阴痿不起，女子带下血闭。[5]后饭：后吃饭，即饭前服用。

【语译】黄帝说：有一位患胸胁支撑胀满的病，因胀满厉害而妨碍饮食，发病前先闻到腥臊气味，口泛清水，吐血，四肢寒冷，两目昏眩，时常大小便下血。这是患的什么病？是怎样得来的？岐伯说：这种病叫做血枯。那是因患者年少的时候，曾经有过大出血，埋下了病根，加之不自爱惜，酒醉后行了房事，使精气耗竭，肝气损伤，所以月经量少，经期推迟，甚至闭经。黄帝问：该怎么治疗呢？用什么方法才能使精血恢复呢？岐伯回答：用四份海螵蛸、一份茜根，共为细末，再用麻雀蛋捣和，制成小豆大小的药丸子。每次服五丸，用鲍鱼汁送下，饭前服用，以起到通利肠道和补益受伤的肝脏的作用。

【讨论】本节论述了血枯的病证特征、病因、治疗方法。关于四乌鲗骨一藘茹方，乌鲗骨一名海螵蛸，《本草纲目》云："乌鲗骨厥阴血分药也，其味咸而走血也，故血枯血瘕经闭崩带下痢厥阴本病也，厥阴属肝，肝主血，故诸血病皆治之。"藘茹，《本草纲目》谓茜根，"其色赤而气温，味微酸而带咸，色赤入营，气温行滞，味酸入肝，咸而走血，手足厥阴血分药也，专于行血活血，俗方用治女子经水不通，以一两煎酒服之，一日即通，甚效。"

【原文】帝曰：病有少腹盛，上下左右皆有根[1]，此为何病？可治不？岐伯曰：病名曰伏梁。帝曰：伏梁何因而得之？岐伯曰：裹大脓血，居肠胃之外，不可治，治之每切按之致死。帝曰：何以然？岐伯曰：此下则因阴，必下脓血；上则迫胃脘，生鬲，侠胃脘内痈。此久病也，难治。居齐[2]上为逆，居齐下为从，勿动亟夺[3]，论在《刺法》[4]中。

【注释】[1]皆有根：谓病处坚硬牢固，推之难以移动。[2]齐：同脐。[3]勿动亟夺：意为不要急于使用按摩疗法以夺伤其真气。[4]《刺法》：古医经名，已失。

【语译】黄帝说：有一种下腹部胀满的病，用手按压，上下左右都较坚硬，固定不移，犹如树根扎地一样。这是一种什么病？可不可以治疗？岐伯说：这种病叫做伏梁。黄帝说：导致伏梁的原因是什么呢？岐伯回答说：是下腹部裹着大量的脓血，留滞在胃肠的外面，无法医治。并且在诊治时不能重按，重按则脓血四处浸溢，可以致死。黄帝又问：怎么会这样呢？岐伯回答道：重按可导致脓向下浸溢，从大便排出，向上浸溢则逼迫胃脘，严重时浸溢到横膈和胃脘之间，产生痈肿。患这种病的时

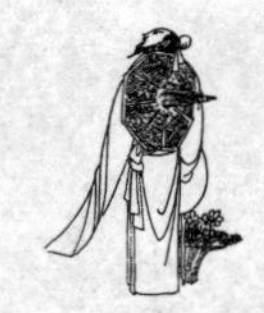

间较长，已根深蒂固了，非常难治。尤其是长在脐上的，更为凶险，长在脐下的，相对好些。切不可急于使用按摩疗法以夺伤真气。详细论述，请见《刺法》一章。

【原文】帝曰：人有身体髀股骱[1]皆肿，环齐而痛，是为何病？岐伯曰：病名伏梁[2]，此风根也[3]。其气溢于大肠，而著于肓[4]，肓之原[5]在齐下，故环齐而痛也。不可动之，动之为水溺[6]涩之病。

【注释】[1]髀股骱：髀（bì 毕），股部（大腿部）。股，大腿。骱（héng 衡），即骱骨，是小腿胫、腓骨的统称。[2]伏梁：此指风寒所致的下肢肿胀发硬的一种病证。与上节中下腹胀满、上下左右坚硬不移的伏梁不同。《内经》中不同章节的伏梁，含义悬殊。[3]此风根也：言此伏梁因风寒盘踞而成。[4]肓：此指肠外脂膜。[5]肓之原：脐下气海。[6]水溺：小便。

【语译】黄帝说：有的人大腿小腿都肿胀发硬，脐周疼痛，这是一种什么病？岐伯说：这种病也叫伏梁，这是风寒之邪盘踞日久所致。风寒之邪侵犯大肠，留着于肓膜。由于肓之原在脐下气海，所以脐周疼痛。不可使用攻下法治疗。误用攻下，耗伤肾气，就会出现小便涩滞不畅。

【讨论】伏梁病是指患病日久腹中坚硬一类的积聚病。本篇两次提到伏梁，但病情症状不同。一是久病不治，邪居胃肠之外所引起，症见下腹坚硬胀满，有包块，内裹脓血，在腹腔的肠胃外面，上下有根，推之不移，不可切按；二是宿受风寒，气溢大肠而著于脐下所引起，症见躯干及下肢皆肿，脐周疼痛。另外《灵枢·邪气藏府病形》所说的伏梁，位在心胸之下，能升能降，时有唾。《难经·五十六难》所说的伏梁为五积病之一，属心之积，症见脐上至心下有包块，大如手臂，久不愈，令人心烦。

总的来说，伏梁病是指心下至脐周及少腹部有包块或气块形成的病证，但具体而言，不同的伏梁，其病证殊异，诊治时当详加分析，区别对待。

【原文】帝曰：夫子数言热中消中[1]，不可服高粱、芳草、石药[2]，石药发瘨[3]，芳草发狂。夫热中消中者，皆富贵人也，今禁高粱，是不合其心，禁芳草、石药，是病不愈，愿闻其说。岐伯曰：夫芳草之气美，石药之气悍，二者其气急疾坚劲[4]，故非缓心和人，不可以服此二者。帝曰：不可以服此二者，何以然？岐伯曰：夫热气慓悍[5]，药气亦然，二者相遇，恐内伤脾，脾者土也而恶木[6]，服此药者，至甲乙日更论[7]。

【注释】[1]热中消中：此指消渴病的两个类型。消渴，是以多饮、多食、多尿、形体消瘦或尿有甜味为主要临床表现的一种病证。其中，多饮多尿谓之热中，多食多尿谓之消中。[2]芳草、石药：芳草，芳香类草本药物。石药，矿物质类药物。[3]瘨：同癫。[4]急疾坚劲：形容药性猛烈，走窜急速，能迅速发挥疗效。[5]慓悍：轻急峻烈。[6]恶木：恶，憎恨、厌恶，此有惧怕之意。木：代表肝。[7]更论：《针灸甲乙经》作"当愈甚"。

【语译】黄帝道：您多次提到患热中消中的病人，不能吃肥腻、精细的食物，也不能服芳香类草本药物和矿物质类药物。因为矿物质类药物容易使人发癫，芳香类草本药物容易使人发狂。而患热中消中的病人，多是非常富贵的，现要求他们忌食肥腻精粮，自然心里不快；不服用芳香类草本药物和矿物质类药物，病又难愈，该如何处理这种情况呢？想听听您的意见。岐伯说：芳草药的气味芳香，走窜迅速；金石药的性情猛悍。两类药物相合，药性更加猛烈，走窜急速，所以，不是心情平和的正常人，是不可以服用的。黄帝问：为什么不能服用呢？岐伯

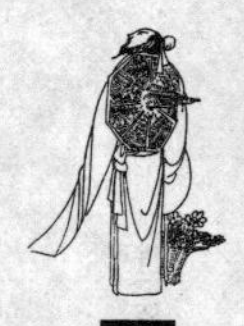

说：这两类药物的药性多温热，温热之气轻急峻猛，而药物的性能也是峻猛急速的，这两种特性相加，就有可能内伤脾气。脾在五行中属土，被肝木所克伐，如果服此类药物，逢甲乙的那天，病就会更加严重。

【讨论】本节指出热中、消中之病，是由久食肥甘厚味、热气滞留于脾所致。热中即"消瘅"，又名"热瘅"，可归属消渴病上消的范畴。消中即以消谷善饥为主的病证，归属消渴病中消范畴。其治疗一方面内服芳草辛散、金石重镇，上下分消；另一方面在服药的同时，应禁食肥甘厚味、和缓情志。两方面配合方可治愈该病，反之则非但不能治愈该病，还会引起癫狂。验之临证，确有其实际意义。

【原文】帝曰：善。有病膺肿、颈痛、胸满、腹胀，此为何病？何以得之？岐伯曰：名厥逆[1]。帝曰：治之奈何？岐伯曰：灸之则瘖[2]，石之则狂[3]，须其气并，乃可治也。帝曰：何以然？岐伯曰：阳气重上，有余于上，灸之则阳气入阴，入则瘖[4]；石之则阳气虚，虚则狂。须其气并而治之，可使全也。

【注释】[1]厥逆：厥气上逆。[2]灸之则瘖：瘖，失音。意为用灸法治疗，声音就会嘶哑。[3]石：砭石。此名词用如动词，意为"用砭石治疗"。[4]入则瘖：灸为火法之一，本阳气有余于上，复用灸疗，是以火助火，阳气亢极入阴，阴液被劫，咽喉失润，故声哑而瘖。

【语译】黄帝说：讲得有道理！有的人患膺肿、颈痛、胸满、腹胀，这是什么病？怎么得来的？岐伯说：这种病叫厥逆。黄帝问：该怎样治疗呢？岐伯说：如果使用灸法，就会声音嘶哑，如果用砭石治疗，就会神志狂乱，须等到阴阳之气上下交合时才能治疗。黄帝问:为什么要这样呢?岐伯说:阳气亢盛于上,上部有余就会产生厥逆,此时使用灸法,是以火助火,阳气亢极入阴,劫夺阴液,咽喉失去阴液的滋养,就会声音嘶哑;若用砭石刺之,阳气随刺外泄而亏虚,心神失于温养,就会神志狂乱。只有等到阴阳之气上下交合之时给予治疗,病才会痊愈。

【原文】帝曰:善!何以知怀子之且生也?岐伯曰:身有病而无邪脉[1]也。

【注释】[1]身有病而无邪脉:意为身孕腹大,看似有"病",但脉象却正常。

【语译】黄帝说:讲得好!怎样才能知道妇女怀孕将要分娩了呢?岐伯说:孕妇虽腹部膨隆,看似有病,但切按她的脉象,却一切正常。

【原文】帝曰:病热而有所痛者,何也?岐伯曰:病热者,阳脉也。以三阳之动[1]也,人迎[2]一盛少阳,二盛太阳,三盛阳明。入阴也[3],夫阳入于阴,故病在头与腹,乃䐜胀而头痛也。帝曰:善!

【注释】[1]动:盛也。[2]人迎:即人迎脉,在结喉旁两侧颈总动脉搏动处。[3]入阴也:《针灸甲乙经》无此三字。

【语译】黄帝说:为什么发热时,有时会有疼痛的感觉呢?岐伯说:凡是发热的时候,都会出现阳脉,尤以三阳经的脉象最为盛实。如果人迎脉比寸口脉大一倍,则病在少阳;大二倍,则病在太阳;大三倍,则病在阳明。如果病邪由阳入阴,病位就在头部和腹部,就会出现腹胀和头痛。黄帝说:讲得好!

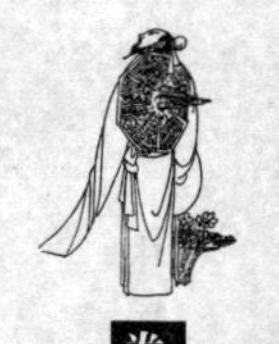

刺腰痛篇第四十一

【提要】本篇讨论足的三阳经、三阴经和奇经八脉病变所致腰痛的症状、针刺原则、具体经穴等，故篇名《刺腰痛篇》。

【原文】足太阳脉令人腰痛，引项脊尻[1]背如重状，刺其郄中，太阳正经出血，春无见血。少阳令人腰痛，如以针刺其皮中，循循然[2]不可以俯仰，不可以顾，刺少阳成骨[3]之端出血，成骨在膝外廉之骨独起者，夏无见血。阳明令人腰痛，不可以顾，顾如有见者，善悲，刺阳明于骱前[4]三痏[5]，上下和之出血，秋无见血。足少阴令人腰痛，痛引脊内廉，刺少阴于内踝上[6]二痏，春无见血，出血太多，不可复也。厥阴之脉令人腰痛，腰中如张弓弩弦，刺厥阴之脉，在腨踵鱼腹之外，循之累累然[7]，乃刺之。其病令人善言，默默然不慧[8]，刺之三痏[9]。

【注释】[1]尻：屁股。[2]循循然：强直不柔和。[3]成骨：膝外侧高骨凸起处，即骱首的上端，因能成立身体，故名。[4]骱前：足三里穴。[5]痏：针刺的次数。[6]内踝上：指复溜穴。[7]累累然：如珠子连串或堆垒一样。[8]不慧：语言不爽朗。[9]其病令人言……刺之三：文义不顺，恐是衍文。

【语译】足太阳膀胱经发生病变所引起的腰痛，常常是上连及项部脊背，下牵扯到屁股，且痛而沉重，治疗时应该将该经的委中穴刺出血，但疼痛发生在春季的，就不必刺出血。足少阳胆经发生病变所引起的腰痛，疼痛就像针刺入皮肤样，并且强直不柔和，既不能使腰部弯曲、伸直，也不能转侧身子，治疗时应该将成骨的起点刺出血，若疼痛发生在夏季的就不必刺出血。成骨位于膝外侧高骨突起处。足阳明胃经发生病变所引起的腰痛，痛起来无法转侧身子，转侧身子则两眼昏花如有所见，容易悲伤，治疗时，应该将该经的足三里穴刺三次，并且要刺出血，以使上下之气血调和，若疼痛发生在秋季的，就不必刺出血。足少阴肾经发生病变所引起的腰病，疼痛常牵扯到脊骨的内侧，治疗时，应该将该经内踝上的复溜穴刺出血，要刺两次，若疼痛发生在春季，就不必刺出血，因为出血过多，腰痛就不容易消除。足厥阴肝经发生病变所引起的腰痛，腰部急胀特甚，犹如张弓弩弦一样，治疗时，应该刺厥阴经，具体位置在足肚与足后跟中间、鱼肚突出的外侧（蠡沟穴），再用手摸一摸，有串珠感的地方，就是刺点。

【原文】解脉[1]令人腰痛，痛引肩，目𥆨𥆨然[2]，时遗溲，刺解脉，在膝筋肉分间，郄外廉[3]之横脉出血，血变而止。解脉令人腰痛如引带，常如折腰状，善恐，刺解脉，在郄中结络如黍米，刺之血射以黑，见赤血而已。

【注释】[1]解脉：是经脉的分支，因其一分为二，故名。属足太阳经。[2]𥆨𥆨然：𥆨（huāng 荒），目不明的样子。[3]郄外廉：腘中横纹外侧，当为委阳穴。

【语译】解脉发生病变所引起的腰痛，疼痛常常牵引两肩，并且伴有两目昏暗不清，时而遗尿，治疗时，应该刺解脉，具体部位在腘窝筋肉分界处的外侧横脉，要刺出血，直到血色由紫黑变红为止。解脉发生病变，常常使人腰痛得好像有绳带牵拉

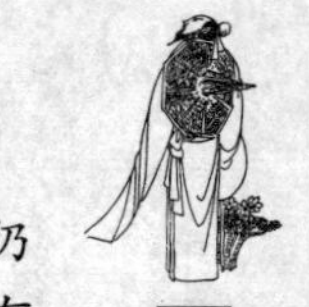

着一样，剧痛得像要折断似的，胆小，容易遭受恐吓，治疗时，仍然刺解脉，刺点在委中有脉节如黍米大的地方，刺的时候会有黑血射出，直到射血变红为止。

【原文】同阴之脉[1]令人腰痛，痛如小锤居其中，怫然[2]肿，刺同阴之脉，在外踝上绝骨之端[3]，为三痏。

阳维之脉令人腰痛，痛上怫然肿，刺阳维之脉，脉与太阳合腨下间，去地一尺所[4]。

衡络[5]之脉令人腰痛，不可以俯仰，仰则恐仆，得之举重伤腰，衡络绝，恶血归之，刺之在郄阳筋之间[6]，上郄数寸衡居，为二痏出血。

会阴之脉[7]令人腰痛，痛上漯漯然[8]汗出，汗干令人欲饮，饮已欲走，刺直阳之脉[9]上三痏，在跻上郄下[10]五寸横居，视其盛者出血。

飞阳之脉[11]令人腰痛，痛上怫怫然[12]，甚则悲以恐，刺飞阳之脉，在内踝上五寸，少阴之前，与阴维之会[13]。

【注释】[1]同阴之脉：指足少阳之别络。因并少阳经上行，去足外踝上同身寸之五寸，乃别走厥阴，并经下络足跗，故名。[2]怫然：怫（fú弗），怒也。怫然，怒胀的样子。[3]绝骨：悬钟穴之别名。[4]去地一尺所：离地大约一尺的地方，指承山穴。一说阳交穴。当以后者为是，因其在外踝上七寸，正是离地尺远处。[5]衡络之脉：衡者横也。带脉横络于腰间，故名。[6]郄阳筋之间：应作"郄阳之筋间"。指委阳穴和殷门穴。[7]会阴之脉：二阴之间叫做会阴。因任督二脉相会于会阴，故名。[8]漯漯然：出汗貌。[9]直阳之脉：指督脉。[10]跻上郄下：跻，阳跻，指申脉穴。郄下，指委中穴。上郄下，上承郄中之穴，下当申脉之位，总谓承筋穴。[11]飞阳之脉：此脉由阳经别出，故名。[12]怫怫然：此作心烦闷解。[13]少阴之前，与阴维之会：指足少阴的筑宾穴，是阴维之郄。

【语译】同阴之脉发生病变所出现的腰痛，痛得就像小锤在里面击打一样，痛处肿胀厉害。治疗时，应该刺同阴之脉，刺点在外踝上的悬钟穴，刺三次。

阳维之脉发生病变时所出现的腰痛，痛处也肿胀厉害。治疗时，应该刺阳维之脉，刺点在小腿肚阳维脉与足太阳经相合、离地大约一尺的地方。

衡络之脉发生病变时所引起的腰痛，痛得不能弯腰、直腰，直腰则害怕跌倒。这是由于用力承重过度，损伤了腰部，瘀血阻滞，使衡络之气隔绝不通的缘故。治疗时，应该刺委阳穴和殷门穴，这两个穴位横居在郄中上面几寸，要刺两次，刺出血。

会阴脉发生病变时所引起的腰痛，痛则汗出，汗止之后口渴，喜欢饮水，饮水之后似觉轻松，很想试着跑一跑。治疗时，应该刺直阳脉三次，刺点在跻上郄下五寸横居其中看上去血络充盈的地方，要刺出血。

飞阳脉发生病变时所引起的腰痛，疼痛时心胸烦闷不安，严重时有悲哀或恐惧感。治疗时，应该刺飞阳脉，刺点在内踝上五寸、少阴之前与阴维相合的地方。

【原文】昌阳之脉[1]令人腰痛，痛引膺，目䀮䀮然，甚则反折[2]，舌卷不能言，刺内筋[3]为二痏，在内踝上大筋前[4]，太阴后[5]上踝二寸所。

散脉[6]令人腰痛而热，热甚生烦，腰下如有横木居其中，甚则遗溲，刺散脉，在膝前骨肉分间[7]，络外廉束脉，为三痏。

肉里之脉[8]令人腰痛，不可以咳，咳则筋缩急，刺肉里之脉为二痏，在太阳之外，少阳绝骨之后[9]。

【注释】[1]昌阳之脉：系足少阴肾经之穴名，又名复溜，此代表足少阴经脉。[2]反折：腰向后弯而不能向前曲。[3]内筋：筋之内，

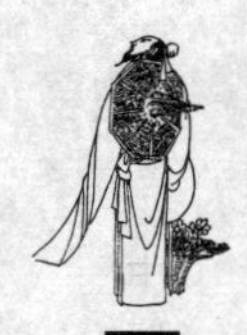

即复溜穴。[4]在内踝上大筋前：指复溜穴位于足内踝上二寸的凹陷中。[5]太阴后：交信穴之后。[6]散脉：指太阴之别络。[7]在膝前骨肉分间：指足三里、阳陵泉两穴上的骨上，与膝的分间。[8]肉里之脉：肉里的脉络是少阳所生，由阳维的脉气所发。[9]少阳绝骨之后：指阳辅穴。

【语译】昌阳脉发生病变时所引起的腰痛，疼痛牵扯到胸部，两眼昏花模糊，疼痛剧烈时，腰部后弯难以前曲，舌短卷缩，不能说话。治疗时，应该刺内筋两次，内筋即复溜穴，位于足内踝上二寸的凹陷中，亦即交信穴之后。

散脉发生病变时所引起的腰痛，疼痛时会发热，发热厉害时心烦不安，腰部强硬，如有木头横卧其中，病情严重时可以遗尿。治疗时，应该刺散脉，散脉在膝关节前骨与肉的分间，络于外廉小筋，刺三次。

肉里脉发生病变所引起的腰痛，疼痛得让人不敢咳嗽，因为咳嗽会使筋脉变急短缩。治疗时，应该刺肉里脉两次。这条脉位于太阳经的外侧，少阳经绝骨穴的后面。

【原文】腰痛侠脊而痛至头几几然[1]，目𥆞𥆞欲僵仆，刺足太阳郄中出血。腰痛上寒，刺足太阳、阳明；上热，刺足厥阴；不可以俯仰，刺足少阳；中热而喘，刺足少阴，刺郄中出血。

【注释】[1]几几然：项背强直不柔和之状。

【语译】腰痛连脊背而一直痛到头部，并有强直不柔和之感，两眼模糊昏花，行走时，总觉要跌倒。治疗时，应该将足太阳经的委中穴刺出血。腰痛而有寒冷感的，应该刺足太阳、阳明经脉；腰痛而有热感的，应该刺足厥阴经脉；腰痛得不能伸弯的，应该刺足少阳经脉；腰痛而有内热气喘的，应该刺足少阴经脉，并把郄中刺出血。

【原文】腰痛，上寒不可顾，刺足阳明；上热，刺足太阴；中热而喘，刺足少阴。

大便难，刺足少阴。少腹满，刺足厥阴。如折，不可以俯仰，不可举，刺足太阳，引脊内廉，刺足少阴。腰痛引少腹控胗[1]，不可以仰，刺腰尻交者[2]，两髁胂上[3]。以月生死为痏数[4]，发针立已。左取右，右取左。

【注释】[1]控胗：控，牵引。胗(miǎo 秒)，季肋下空软处。[2]腰尻交者：指足太阴之络，从髀合阳明上贯尻骨，与厥阴、少阳结于下髎。交者，即指下髎穴。[3]两髁胂：指腰髁骨下的坚肉。[4]以月生死为痏数：每月从初一开始，月亮逐渐向圆，谓之月生；从十六天开始，月亮逐渐向缺，谓之月死。生月之日刺多，死月之日当刺少。

【语译】发腰痛，时而寒冷，不能左右转侧，应该刺足阳明经脉；腰痛而发热，应该刺足太阴经脉；伴有内热喘促，应该刺足少阴经脉；伴有大便困难，也应该刺足少阴经脉；伴有少腹胀满，应该刺足厥阴经脉。腰痛得像要断裂一样，不能伸直，也不能前曲，还不能举动，应该刺足太阳经脉。腰痛牵引到脊骨内侧，应该刺足少阴经脉。腰痛牵引到少腹和季肋之下，不能后仰，应该刺腰和屁股之间的下髎穴，该穴位在两髁胂上。针刺的次数应以每月的上半月或下半月的日子来计算(具体次数可参见《缪刺论》——编者按)。只要施用针刺，疼痛就会立刻消失。取穴的原则是：左侧病痛取右侧穴位，右侧 病痛取左侧穴位。

【讨论】本篇主要论述腰痛病的辨证及刺治方法。腰为肾之府，且与经络的联系极为密切，故凡肾气内伤，或邪入经络，均可引起腰痛。但因受邪的经络不同，其兼症各不相同，临证时必须详辨病因，察清病位，才能收到良好的治疗效果。

本篇对腰痛病的针刺治疗法则作了较为系统的阐述：

(1)取穴法则：①循经取穴。首先根据腰痛病症辨别腰痛是哪一经的病变，然后在该条经上选取针刺的穴位。如：腰痛"引项脊尻背如重状"为"足太阳脉令人腰痛"，可"刺其郄中"。②根据腰痛兼有的明显症状而取穴。如"腰痛上寒不可顾，刺足阳明；上热，刺足太阴"等。③缪刺取穴。即痛在左，刺之右，痛在右，刺之左。以上三种取穴法则，至今仍有广泛的临床指导意义。

(2)针刺出血与否的法则。经气的旺衰具有一定的节律，与季节时令时辰相关，应根据腰痛病人发病经脉的经气旺衰来决定针刺是否出血。如：足太阳寒水之经，春日木旺水衰，故足太阳脉令人腰痛，春日不可刺出血。这一法则有待进一步深入研究。

(3)针刺次数多少的法则。根据月的盈亏来决定针刺次数的多少。即经文谓"以月生死为痏数"。王冰注云："月初向圆为月生，月半向空为月死，死月刺少，生月刺多。"月之盈亏与人气血之盛衰确有相关性，故这一法则值得重视，然人有个体差异，这一法则具体实施的尺度应据具体情况而定。

卷第十二

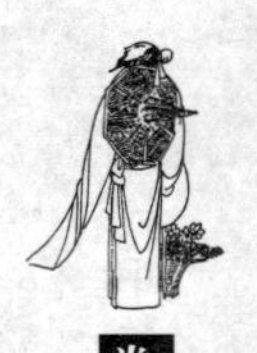

风论篇第四十二

【提要】本篇内容,重在讨论风邪入侵的途径、伤犯的部位、风邪的特性、病变机理以及各种风证的临床表现,故篇名《风论篇》。论中将风邪的特性和致病特点高度概括为"善行而数变"、"百病之长",至今仍是认识风邪为患的理论法宝。

【原文】黄帝问曰:风之伤人也,或为寒热,或为热中[1],或为寒中[2],或为疠风[3],或为偏枯[4],或为风[5]也,其病各异,其名不同,或内至五藏六府,不知其解,愿闻其说。

【注释】[1]热中:风邪入侵,稽留体内,不得外出,郁而化热,表现为阳热症状者,称为热中。[2]寒中:阳气素虚,风邪入侵,表现为阴寒症状者,称为寒中。[3]疠风:即麻风病。[4]偏枯:当指偏风。风邪偏中于人体某脏某部,称为偏风。[5]风:指下文所提及的多种风证。

【语译】黄帝问道:风邪侵犯人体后,有的表现为发冷、发热,有的成为热中病,有的成为寒中病,有的成为麻风病,有的成为偏风病,有的产生各种风证,还有的向内侵犯到五脏六腑。虽然同是风邪为害,但所引起的疾病却不一样,病名也各不相同,我不知道这是为什么,想听您谈谈其中的道理。

【原文】岐伯对曰:风气藏于皮肤之间,内不得通,外不得泄。风者善行而数变。腠理开则洒然寒,闭则热而闷,其寒也则衰食饮[1],其热也则消肌肉[2],故使人怢慄[3]而不能食,名曰寒热。风气与[4]阳明[5]入胃,循脉而上至目内眥[6],其人肥,则风气不得外泄,则为热中而目黄;人瘦,则外泄而寒,则为寒中而泣出[7]。风气与太阳[8]俱入,行诸脉俞,散于分肉之间,与卫气相干[9],其道不利,故使肌肉愤䐜[10]而有疡;卫气有所凝而不行,故其肉有不仁也。疠者,有荣气热胕[11],其气不清,故使其鼻柱坏而色败,皮肤疡溃。风寒客于脉而不去,名曰疠风,或名曰寒热[12]。

【注释】[1]衰食饮:饮食减少。[2]消肌肉:肌肉消瘦。[3]怢慄:本为寒战,但结合前文,似应当疲乏解。[4]与:随、从。[5]阳明:足阳明经脉。[6]目内眥:内眼角。眥,又写作眦,眼角。[7]泣出:流泪。[8]太阳:太阳经脉。[9]相干:相搏。[10]愤䐜:高起肿胀。[11]有荣气热胕:热郁荣卫,日久腐败。荣气,营卫。胕,当作腐解。[12]或名曰寒热:疑为衍文。

【语译】岐伯回答说:风邪侵入人体后,潜藏于皮肤之间,既不能向内进犯,又不能向外宣泄。风邪是善于运行,且行无定处的,所以它致病具有变幻无常和发病迅速的特点。风邪使腠理开泄,一遇寒风,则洒洒然而恶寒;腠理闭塞,风邪内郁化热,则发热而烦闷。寒邪伤害脾胃则饮食减少,热邪消耗阴精则肌肉瘦削,脾胃虚而阴精少,故使人疲乏无力,食欲不振。这种病名叫寒热。

风邪从阳明经脉入侵于胃,又循着经脉上行到达内眼角。如果病人偏胖,腠理致密,风邪不能向外泄越,留滞体内,日久化热,就成为热中病。热邪熏灼,胆汁外溢,可出现两目发黄。如果病人偏瘦,风邪能向外泄越,寒邪乘机内侵,就成为寒中

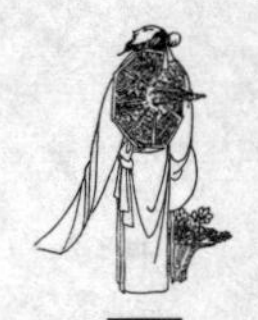

病。风寒上犯，目窍不利，可出现两眼流泪。

风邪从太阳经脉侵入，游行到各经俞穴，散布于肌肉之间，与卫气相搏，经脉不通，就会使肌肉肿胀高起，日久不愈，可形成疮疡；卫气凝滞，运行不畅，就会出现肌肤麻木不仁。

疠风这种病，是由于风寒化热，壅遏营卫，使血肉腐败而成。它的表现是鼻梁败坏，面色枯槁，皮肤溃烂。由于是风寒久留经脉不去，所以名叫疠风。

【原文】以春甲乙[1]伤于风者为肝风，以夏丙丁伤于风者为心风，以季夏[2]戊己伤于邪[3]者为脾风，以秋庚辛中于邪[3]者为肺风，以冬壬癸中于邪[3]者为肾风。

【注释】[1]春甲乙：春，春季。甲乙，指日期。意为春季的甲乙日。因春季属木，甲乙日亦属木，总之是木旺之日。以下各文同此。[2]季夏：长夏。[3]邪：风。

【语译】在春季的甲乙日感受风邪，风邪内入于肝，成为肝风；在夏季的丙丁日感受风邪，风邪内入于心，成为心风；在长夏的戊己日感受风邪，风邪内入于脾，成为脾风；在秋季的庚辛日感受风邪，风邪内入于肺，成为肺风；在冬季的壬癸日感受风邪，风邪内入于肾，成为肾风。

【原文】风中五藏六府之俞，亦为藏府之风，各入其门户[1]所中，则为偏风。风气循风府而上，则为脑风。风入系头，则为目风眼寒。饮酒中风[2]，则为漏风。入房汗出中风，则为内风。新沐[3]中风，则为首风；久风入中，则为肠风飧泄。外在腠理，则为泄风。故风者，百病之长[4]也，至其变化，乃为他病也，无常方，然致有风气也。

【注释】[1]门户：指各脏各腑的俞穴、经络。[2]中风：中，(zhòng 仲)，侵犯、感受之意。中风，即感受风邪。[3]沐：洗头，也可引申为洗澡。[4]长：先导、首领。

【语译】风邪侵入五脏六腑的俞穴，向里侵及脏腑，会产生脏腑风。如果只侵犯俞穴或经络，就产生偏风。风邪侵入后，循着风府向上进入脑，就产生脑风；目连通于头，风从目入，进入到脑，就产生目风，两眼畏惧风寒。饮酒之时腠理疏松，汗液外泄，风邪乘机侵入，形成漏风。行房事时，汗出受风，就形成内风。洗头时，毛孔开张，感受风邪，会形成头风。风邪外居肌腠，一旦内入肠中，就形成肠风，症见腹泻。风邪外在腠理，使汗孔开张，时时汗出，就形成泄风。所以，风邪是多种病证的主要因素，是各种外邪致病的先导，它的变化无常，可引起很多病证，没有固定的规律，但致病的因素，都是由于风邪的侵犯。

【原文】帝曰：五藏风之形状不同者何？愿闻其诊及其病能[1]。岐伯曰：肺风之状，多汗恶风，色皏然[2]白，时咳，短气，昼日则差[3]，暮则甚，诊在眉上，其色白。心风之状，多汗恶风，焦绝[4]，善怒吓[5]，赤色，病甚则言不可快，诊在口[6]，其色赤。肝风之状，多汗恶风，善悲[7]，色微苍，嗌[8]干善怒，时憎女子，诊在目下，其色青。脾风之状，多汗恶风，身体怠惰，四肢不欲动，色薄微黄，不嗜食，诊在鼻上，其色黄。肾风之状，多汗恶风，面痝然[9]浮肿，脊痛不能正立，其色炲[10]，隐曲不利，诊在肌[11]上，其色黑。胃风之状，颈多汗恶风，食饮不下，隔塞不通，腹善满，失衣则䐜胀，食寒则泄，诊形瘦而腹大。首风之状，头面多汗恶风，当先风一日则病甚，头痛不可以出内[12]，至其风日则病少愈。漏风之

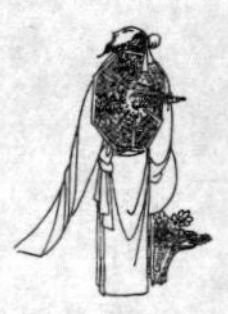

状,或多汗,常不可单衣,食则汗出,甚则身汗,喘息恶风,衣常濡,口干善渴,不能劳事。泄风之状,多汗,汗出泄衣上,口中干,上渍,其风[13]不能劳事,身体尽痛则寒。帝曰:善!

【注释】[1]病能:病态,指症状而言。[2]色皏然:皏(音捧),白色。色皏然,白色惨淡状。[3]差:同瘥,病愈,此当减轻解。[4]焦绝:此指口舌干焦,毫无润泽。[5]善怒吓:善怒当为善悲。[6]口:当为舌。[7]善悲:当为善怒。[8]嗌:咽部。[9]痝然:痝(māng),肿起貌。[10]炲(tái):煤烟灰,黑而无光。[11]肌:当为颐字之误。[12]内:当是外字之误。[13]上渍,其风:费解,恐是衍文。

【语译】黄帝说:五脏风证表现的症状,有哪些不同呢?想听您谈谈它们各自的面部色诊和病态表现。

岐伯说:肺风的症状有:多汗怕风,面色惨淡而白,时而咳嗽短气,白天症状减轻,夜晚则加重;面部色诊,应重点观察两眉之间,其色当白。

心风的症状有:多汗怕风,口舌干焦,毫不润泽,容易悲伤,也容易遭受惊吓,面色发红,病情严重时,说话不流利;面部色诊,应重点观察舌质,其色当红。

肝风的症状有:多汗怕风,容易发怒,面色轻微发青,咽干,有时性欲减退;面部色诊,应重点观察两目之下,其色当青。

脾风的症状有:多汗恶风,全身乏力,四肢懒动,面色微黄,食欲减退;面部色诊,应重点观察鼻部,其色当黄。

肾风的症状有:多汗怕风,面部浮肿,背脊疼痛,难以直立,面色黑如煤烟,毫无光泽,性欲减退,小便不利;面部色诊,应重点观察颐部,其色当黑。

胃风的症状有:颈部多汗,怕风,饮食梗阻难下,隔塞不通,经常腹部胀满,衣服单薄则胀满更甚,饮食生冷则大便溏泄,形体消瘦却腹部胀大。

首风的症状有:头面汗多,怕风,天时风气发动的前一天病症突出,头痛,无法外出;风气发动的当天,病症反而减轻。

漏风的症状有:有时多汗,怕冷,经常衣服穿得多,吃饭则出汗,严重时通身大汗,喘息怕风,衣服经常被汗水浸湿,口干喜饮,不耐劳累。

泄风的症状有:多汗,汗出沾湿衣裳,口中干燥,不耐劳累,全身疼痛而怕冷。

黄帝说:讲得好!

【讨论】本篇较详尽地讨论了风气为患时的入侵途径、侵犯部位、风邪的特性、发病机理及各种风证的临床表现等。

风邪是一种最为常见的外来致病因素,虽四季皆有,但以春季多见,故风为春季的主气。当气候异常,风气太过或不及时;或非其时而有其气时;或人体正气亏虚,抗病能力下降时;风邪就会侵犯人体,发生疾病。

风邪的性质和致病特点有三:一、"风者,善行而数变"。"善行",是指风邪致病具有病位游走、行无定处的特性。即病位不固定,时而在此处,时而在彼处。"数变",是指风邪致病具有变幻无常和发病迅速的特性而言,即发病快,传变快,好得也快。二、"风为百病之长"。是指风邪为很多疾病的始因,是外邪致病的先导,寒、湿、燥、热等邪多依附于风而侵犯人体,所以,古人有时把风邪当做外感致病因素的总称。三、风为阳性,其性开泄,易袭阳位。风性善行,游走不定,具有升发、向上、向外的特性,故属阳邪;风性开泄,易使腠理疏泄开张,故风邪为病,常汗出恶风;风邪易侵犯阳位,如头部、肌表、阳经等。

风证的临床分类,总的分为外风证和内风证。外风证是风邪侵袭肌表经脉所引起的病证。其中,风邪袭表则恶风(寒)、微发热、汗出、鼻塞或喷嚏、微咳、咽痒或痛、苔薄白、脉浮缓,可

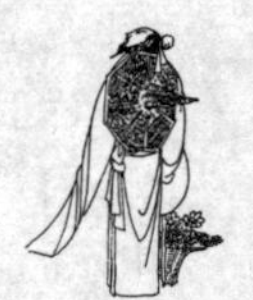

用桂枝汤治疗;风邪袭于肌肤则皮肤瘙痒、丘疹或风疹、时起时消,可用消风散治疗;风邪侵犯经络则颜面麻木不仁、口眼歪斜、颈项拘急、口噤不开、甚至抽搐等,可用玉真散、牵正散之类治疗;风邪侵犯肢体关节,则关节疼痛、游走不定,可用防风汤之类治疗;风邪侵犯肺卫,肺失通调则水肿突起,面部、眼睑肿甚,或上半身肿甚,恶风汗出,脉浮,可用越婢加术汤治疗。内风证并非由于外界风邪侵入所致,而是在热盛、阳亢、血虚、阴虚等病变的基础上继发的,临床特征有眩晕欲倒、肢体抽搐或震颤等“动摇”表现。其中,眩晕欲倒、头摇、头痛、肢体震颤、项强、语言謇涩、手足麻木、步履不正、舌红、苔白或腻、脉弦细有力,为肝阳化风证,可用镇肝熄风汤之类治疗;高烧时出现手足抽搐、颈项强直、两目上视、甚则角弓反张、舌红绛、苔黄燥、脉弦数,为热极生风证,可用羚羊钩藤汤治疗;手足蠕动、眩晕耳鸣、潮热盗汗、口干咽燥、形体消瘦、舌红少津、脉细数、为阴虚风动证,可用大定风珠之类治疗;手足震颤、肌肉跳动、肢体麻木、眩晕耳鸣、面色无华、爪甲淡白、舌质淡白、脉细弱,为血虚生风证,可用四物汤合一贯煎之类治疗。可见,现在对“风”的认识,是源于《内经》,而高于《内经》。

痹论篇第四十三

【提要】本篇对痹病的病因、病机、分类、治疗、预后作了较为系统的讨论,尤其对病因、分类的论述十分精当,至今仍是临床实践的指路明灯,故篇名《痹论篇》。此外,还对营气、卫气的生成、运行道路以及在痹病的发生过程中所起的作用进行了讨论。

【原文】黄帝问曰:痹[1]之安生?岐伯对曰:风寒湿三气杂至,合而为痹也。其风气胜[2]者为行痹[3],寒气胜者为痛痹[4],湿气胜者为著痹[5]也。

帝曰:其有五者何也?岐伯曰:以冬遇此者为骨痹,以春遇此者为筋痹,以夏遇此者为脉痹,以至阴遇此者为肌痹,以秋遇此者为皮痹。

帝曰:内舍[6]五藏六府,何气使然?岐伯曰:五藏皆有合,病久而不去者,内舍于其合也。故骨痹不已,复感于邪,内舍于肾;筋痹不已,复感于邪,内舍于肝;脉痹不已,复感于邪,内舍于心;肌痹不已,复感于邪,内舍于脾;皮痹不已,复感于邪,内舍于肺。所谓痹者,各以其时重感于风寒湿之气也。

【注释】[1]痹:同闭,闭塞不通之义。邪气阻滞,经脉闭塞,气血不通者,皆可称痹。本篇所言之痹,是因风寒湿邪,侵犯肢体关节,或内舍脏腑,使经脉闭塞、气血不通所致的一种病证。[2]胜:偏胜、为主。[3]行痹:痹病的一种,以肢体关节疼痛、游走不定为特征。因为风邪所致,故又称风痹。[4]痛痹:痹病的一种,以肢体关节疼痛剧烈、得热痛减为特征。因为寒邪所致,故又称寒痹。[5]著痹:亦写作着痹。痹病的一种,以肢体关节疼痛、痛处重着,或肿胀、麻木为特征,因为湿邪所致,故又称湿痹。[6]舍:内入而留舍。

【语译】黄帝问道:痹病是怎样形成的呢?岐伯回答说:风、寒、湿三种邪气纠合在一起,侵犯人体,留滞在四肢关节,闭塞经脉,阻滞气血,就产生了痹病。其中,风邪为主,肢体关节疼痛,游走不定的,叫做行痹;寒邪为主,关节疼痛剧烈,得热疼痛减轻的,叫做痛痹;湿邪为主,关节疼痛而沉重,或肿胀、麻木的,叫做著痹。

黄帝说:痹病又可分为五种,是怎么区分的呢?岐伯说:在

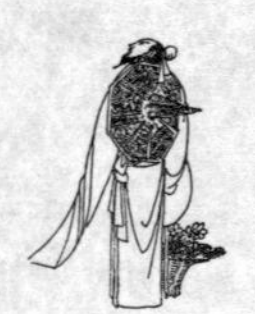

冬季遭遇风寒湿邪而患的痹病，多是骨痹；在春季遭遇风寒湿邪而患的痹病，多是筋痹；在夏季遭遇风寒湿邪而患的痹病，多是脉痹；在长夏遭遇风寒湿邪而患的痹病，多是肌痹；在秋季遭遇风寒湿邪而患的痹病，多是皮痹。

黄帝说：上述的五种痹病，有时会向内传变，留居到五脏六腑，是什么原因使其这样呢？岐伯说：五脏都有相互连通、相互配合的外在组织。外在组织的病变，日久不愈，就会向里传变到与之相配合的脏腑。所以，骨痹不愈，又感受了邪气，病邪内传，就会留舍于肾，导致肾痹；筋痹不愈，又感受了邪气，病邪内传，就会留舍于肝，导致肝痹；脉痹不愈，又感受了邪气，邪气内传，就会留舍于心，导致心痹；肌痹不愈，又感受了邪气，邪气内传，就会留舍于脾，导致脾痹；皮痹不愈，又感受了邪气，邪气内传，就会留舍于肺，导致肺痹。由此可见，各种痹证，是在各脏所主的季节里，重复感受了风寒湿三种邪气所形成的。

【讨论】以上讨论了痹病的成因、分类，以及发病与五时的关系。

痹病有广义和狭义之分。广义的痹病，指邪气干犯，使经络痹阻、气血不通所引起的相关系统疾病的总称；狭义的痹病，是指风寒湿热之邪，侵犯肢体关节，阻闭经络，凝滞气血，引起关节、肌肉、筋骨发生疼痛、酸楚、麻木、重着、灼热、屈伸不利，甚至关节肿大变形为主要临床表现的病证。相当于老百姓所说的“风湿性关节炎”，西医所称的风湿性关节炎、强直性脊柱炎、骨性关节炎等疾病。临床十分常见。本篇所论的痹，当以狭义的为主。

狭义的痹病，其成因除论中所说的风寒湿邪外，尚有风湿热邪。当机体的正气亏虚，卫外不固时，风、寒、湿、热之邪就会乘虚内侵，留滞在肢体的肌肉、关节、筋骨之中，阻闭经络，凝滞气血,使经络不通,气血不流,不通则痛,从而出现肢体关节、筋骨、肌肉疼痛,形成痹病。

痹病形成后,又当根据疼痛的性质以区别是哪种邪气偏胜,而采用相应的治法方药。首先看关节疼痛有无红肿、发热等热象,若有,则为风湿热痹,又称热痹,说明是风湿热邪为患,但以热邪为主,当用白虎加桂枝汤清热通络,佐以祛风除湿;若无,则为风寒湿痹。风寒湿痹,又要区别为行痹、痛痹、著痹三种。行痹,风邪为主,临床特点是关节疼痛,游走不定,一会儿在此关节,一会儿又移至彼关节,总以疼痛无固定部位为要点,当用防风汤祛风通络,散寒除湿;痛痹,寒邪为主,临床特点是关节疼痛剧烈,遇寒加重,得热减轻,当用乌头汤之类散寒通络,祛风祛湿;著痹,湿邪为主,临床特点是肢体关节疼痛,痛处重着,甚至肿胀,麻木不仁,当用薏苡仁汤之类除湿通络,祛风散寒。若行痹、痛痹、著痹的临床特征皆具备者,就用蠲痹汤治疗。

上述行痹、痛痛、著痹和热痹,一般都发生在肢体的关节、肌肉、筋骨,但要区别是在皮、在肌、在脉、在筋还是在骨,则比较困难。在外的五体之痹(皮、肌、脉、筋、骨),若治不及时,或治疗不当,则有可能内舍于相关的脏腑,导致脏腑痹。但就实际情况看,以心痹(风心病)较多见。

【原文】凡痹之客五藏者,肺痹者,烦满喘而呕;心痹者,脉不通,烦则心下鼓[1],暴上气而喘,嗌干,善噫[2],厥气上则恐;肝痹者,夜卧则惊,多饮,数小便,上为引如怀[3];肾痹者,善胀,尻以代踵,脊以代头[4];脾痹者,四肢解坠[5],发咳呕汁,上为大塞[6];肠痹者,数饮而出不得,中气喘争,时发飧泄;胞[7]痹者,少腹膀胱按之内痛,若沃以汤[8],涩于小便,上为清涕。

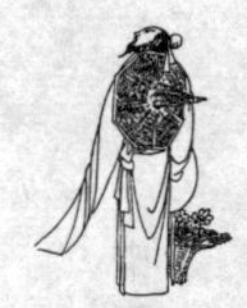

【注释】[1]心下鼓:心跳不安。[2]噫:嗳气。[3]上为引如怀:意为腹部胀大,状如怀孕。[4]尻以代踵,脊以代头:只能坐着,不能站立,也不能行走,屁股离地很近的被迫体姿,谓之尻以代踵。脊柱弯曲高耸,头部向前俯下不能上抬,背驼而脊高于头,谓之脊以代头。这两句是对类风湿性关节炎、强直性脊柱炎等病的后期关节变形僵直的描述。[5]解堕:软弱。[6]大塞:痞塞。[7]胞:膀胱。[8]若沃以汤:形容热盛,好像里面灌有热水一样。

【语译】凡痹邪向内侵入到五脏,其临床症状各不相同。肺痹的症状是,胸满喘促,心烦呕吐;心痹的症状是,血脉不通,心烦,心跳不宁,突然觉得气向上冲逆,喘促,咽干,经常嗳气,厥气上逆则恐惧不安;肝痹的症状是,晚上睡觉容易惊醒,口渴喜饮,小便次数多,腹部胀大,状如怀孕;肾痹的症状是,腹部经常胀满,屁股着地而行走,背脊弯曲,头部俯下不能抬起,脊背反比头部高;脾痹的症状是,四肢软弱,咳嗽则呕吐清水,胸中痞塞不畅;肠痹的症状是,频频饮水,但未见小便排出,腹中肠鸣厉害,时而腹泻清稀,夹有不消化食物;膀胱痹的症状是,按压下腹的膀胱区域,觉得疼痛,里面像灌有热汤一样,小便涩滞不畅,鼻流清涕。

【讨论】本节讨论了五脏痹、肠痹、胞痹的临床表现。五脏痹是由体痹日久不愈,复感风寒湿邪,向内传变而成的。痹邪阻肺,肺失宣肃,故有烦闷喘促等症。痹邪阻心,心脉不畅,心气郁闭,故见心悸不安,心烦喘促等症。痹邪阻肝,肝失疏泄,水湿内聚,故有腹胀、多饮、小便次数多等症。痹邪阻肾,肾精耗伤,骨髓失充,故见“尻以代踵,脊以代头”等症。痹邪阻脾,运化失健,气血不足则四肢乏力,升降失常则脘痞、呕逆。诸痹之中,以心痹常见,且危害最大。至于肠痹,则是痹邪内侵大肠、传导失常所致,故见肠鸣腹泻。胞痹,是痹邪内传,日久化热,膀胱气化失司所致,故有按之内痛,灼热不适,小便涩滞等症。总之,诸痹皆为痹邪内传,使脏腑功能失常所致。

【原文】阴气[1]者，静则神藏，躁则消亡[2]。饮食自倍，肠胃乃伤。淫气喘息，痹聚在肺[3]；淫气忧思，痹聚在心；淫气遗溺，痹聚在肾；淫气乏竭[4]，痹聚在肝；淫气肌绝[5]，痹聚在脾。诸痹不已，亦益内[6]也。其风气胜者，其人易已也。

帝曰：痹，其时有死者，或疼久者，或易已者，其故何也？岐伯曰：其入藏者死，其留连[7]筋骨间者疼久，其留皮肤间者易已。

帝曰：其客于六府者，何也？岐伯曰：此亦其食饮居处，为其病本也。六府亦各有俞，风寒湿气中其俞，而食饮应之，循俞而入，各舍其腑也。

帝曰：以针治之奈何？岐伯曰：五藏有俞，六府有合，循脉之分，各有所发[8]，各随其过则病瘳也[9]。

【注释】[1]阴气：五脏的精气。[2]静则神藏，躁则消亡：五脏精气充盛、宁静，神得滋养，自能内藏；五脏精气亏虚、妄动，则精神耗散，神志衰退，风寒湿邪乘机内侵，产生五脏痹。[3]淫气喘息，痹聚在肺：淫气，风寒湿等邪气。凡五体之痹日久不愈，复感风寒湿邪，淫气内传，伤犯相应的脏，而成为五脏之痹。若症见喘息，是痹邪侵犯于肺。下皆仿此。[4]乏竭：当为渴乏，指口渴津乏。[5]肌绝：当为饥绝，意为甚饥但不能食，是邪闭脾胃所致。[6]益内：益，通溢，蔓延之意。言痹邪向内传变。[7]留连：留恋。[8]各有所发：各经受邪，均在经脉所循行的部位发生病变而出现症状。[9]各随其过则病瘳也：各随其病变部位而治之则病愈。过，病变。

【语译】五脏精气充盛、平和，神得充养，就能内藏；五脏精气耗伤、妄动，神失所养，就会消亡。饮食过多，会损伤肠胃。皮痹日久不愈，重新感受风寒湿邪，邪气内传，伤害于肺，肺失宣降，就会出现喘促息粗等症，这是痹邪内聚在肺。脉痹日久

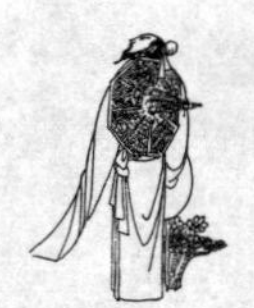

不愈，重新感受风寒湿邪，邪气内传，伤害于心，心神抑郁，就会出现忧愁思虑等症，这是痹邪内聚在心。骨痹日久不愈，重新感受风寒湿邪，邪气内传，伤害于肾，肾气不固，就会出现遗尿等症，这是痹邪内聚在肾。筋痹日久不愈，重新感受风寒湿邪，邪气内传，伤害于肝，肝失疏泄，水液不布，就会出现口渴多饮而小便次数多等症，这是痹邪内聚在肝。肌痹日久不愈，重新感受风寒湿邪，邪气内传，伤害于脾，脾胃失调，就会出现口渴，饥饿而食不下等症，这是痹邪内聚在脾。各种体痹日久不愈，病情加重，都可能会向里传变。凡风邪为主的痹症，容易被治愈。

黄帝说：同为痹病，有的会死亡，有的长期疼痛，有的容易治愈，这是什么缘故呢？岐伯说：痹邪如果深入到五脏，说明邪气深重，正气虚衰，正不胜邪，所以容易死亡；如果痹邪留恋于筋骨之间，说明病位较深，邪难外出，不易治疗，所以疼痛经久不愈；如果痹邪只是侵犯在皮肤之间，说明邪轻病浅，邪易外出，所以容易医治。

黄帝说：痹邪侵犯到六腑又是因为什么呢？岐伯说：其根本原因仍然是饮食不节，起居失宜。六腑各有俞穴，风寒湿邪从它们的俞穴侵入，加之此时饮食不节，内外相应，痹邪就会从俞穴侵入，留居在相应的腑。

黄帝说：该如何用针刺治疗呢？岐伯说：五脏各有俞穴，六腑各有合穴，各经受邪，均在经脉所循行的部位发生病变而出现症状。治疗时，随其病变部位而给予相应的治疗，病就会愈。

【原文】帝曰：荣卫之气，亦令人痹乎？岐伯曰：荣者，水谷之精气也，和调于五藏，洒陈于六府[1]，乃能入于脉也，故循脉上下，贯五藏络六府也。卫者，水谷之悍气也，其气慓疾滑利[2]，不能入于脉也，故循皮肤之中，分肉之间，熏于肓膜[3]，散于胸腹，逆其气则病，从其气则愈，不与风寒湿气合，故不为痹。

【注释】[1]和调于五藏,洒陈于六府:和调,四处运行。洒陈,布散八方。此言营气运行于包括五脏六腑在内的全身表里上下,无处不到。[2]慓疾滑利:形容卫气的运行急疾而流利。[3]肓膜:指体腔内脏之间的膜。

【语译】黄帝说:营气和卫气失常,也能使人发生痹病吗?岐伯说:营气由饮食水谷中的精微之气化生,它运行到包括五脏六腑在内的全身表里上下,无所不到,它能分布于血脉之中,成为血液的组成部分,沿着血脉营运全身,贯通五脏,联络六腑。卫气也是水谷中的精微之气所化生,它的活动能力特别强,运行急疾而滑利,它不能进入经脉之中,所以不受血脉的约束,而是运行于皮肤、肌肉之间,熏蒸于筋膜之中,敷布到胸腔腹腔。如果营卫之气的运行逆乱,就会发生病变;如果运行正常,疾病就会痊愈。营卫之气运行正常,不与风寒湿邪相合,就不会形成痹病。

【讨论】本节重点说明营卫之气的生成、运行以及与痹病发生的关系。从中可以得知,营、卫同属气的范畴,同由饮食水谷中的精微物质所化生,但它们的运行途径是不同的,营行脉中,卫行脉外。营气可营运到全身各个组织器官;而卫气则运行于皮肤、肌肉、肓膜、胸膜之中。另外,营属阴,卫属阳;营气有营养全身和化生血液的作用;而卫气有护卫肌表,防御外邪入侵,温养脏腑、肌肉、皮毛,调节控制腠理的开合、汗液的排泄,以维持体温的相对恒定等作用。如果营卫之气充盛,生理功能健旺,运行正常,既可以防御风寒湿邪的入侵,又能战胜已经入侵的痹邪,就不会发生痹病。

【原文】帝曰:善。痹或痛,或不痛,或不仁,或寒,或热,或燥,或湿,其故何也?岐伯曰:痛者,寒气多也,有

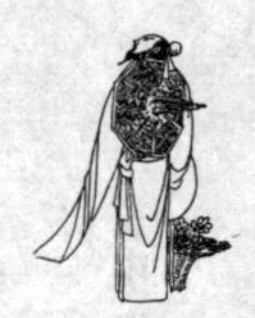

寒故痛也。其不痛不仁者,病久入深,荣卫之行涩,经络时疏[1],故不通[2];皮肤不营,故为不仁。其寒者,阳气少,阴气多,与病相益[3],故寒也。其热者,阳气多,阴气少,病气胜,阳遭阴[4],故为痹热。其多汗而濡者,此其逢湿甚也。阳气少,阴气盛,两气相感,故汗出而濡也。

帝曰:夫痹之为病,不痛何也?岐伯曰:痹在于骨则重,在于脉则血凝而不流,在于筋则屈不伸,在于肉则不仁,在于皮则寒。故具此五者,则不痛也。凡痹之类,逢寒则虫[5],逢热则纵。帝曰:善。

【注释】[1]疏:空虚。[2]通:应为痛,形误。[3]阳气少,阴气多,与病相益:意为素体阳虚阴盛之人,再感受风寒湿等阴邪,其寒更甚。阳气少,指阳虚之体。阴气多,指阴寒盛。病,指风寒湿邪。[4]阳气多,阴气少,病气胜,阳遭阴:意为阳盛阴虚之人,感受风寒湿邪之后,邪气被亢盛的阳热战胜而从阳化热,因而形成热痹。阳气多,阴气少,指体质阳盛阴虚。遭,乘也,战胜之意。[5]虫:当为疭字之误。疭,即疼字的古写。

【语译】黄帝说:讲得好!痹病的表现,有的疼痛,有的不痛,有的麻木有仁,有的发冷明显,有的发热较甚,有的皮肤干燥,有的皮肤湿润,这是为什么呢?岐伯说:表现为疼痛的,是感受寒邪太多,有寒所以就会疼痛。痹病不痛而肌肤麻木不仁的,是患病太久,病邪深入于里,营卫的运行涩滞不畅,经络空虚则不痛,皮肤失养则麻木不仁。发冷明显的,是由于素体阳气衰少,阴寒偏盛,又感受风寒湿等阴性邪气,体内的阴寒与感受的阴邪互相助长,形体失温,所以发冷明显。发热甚的,是由于素体阳气亢盛,阴精衰少,虽然感受的是风寒湿等阴邪,但却被体内亢盛的阳气所战胜,从而化热,充斥于外,所以痹病而见发热厉害。痹病汗多而皮肤湿润的,是由于感受湿邪太重,湿为阴邪，伤人阳气，阳气虚少，阴气有余，阴气与湿邪相合，所以汗出而皮肤湿润。

黄帝说：为什么有些痹病无疼痛呢？岐伯说：痹在骨则一身沉重，在血脉则血液凝滞而不流畅，在筋则关节屈伸不利，在肌肉则麻木不仁，在皮肤则发冷。痹病有这五种表现的，一般就无疼痛。大凡痹病这类的疾病，寒邪所致的就会疼痛，热邪所致的就会筋脉缓纵无力。黄帝说：讲得好！

痿论篇第四十四

【提要】本篇对痿躄、脉痿、筋痿、肉痿、骨痿的病因、病机、症状和治疗进行了全面的论述，尤其指出痿病的治疗原则是"治痿独取阳明"，对后世认识和治疗痿病指明了方向。由于本篇专论痿病，故篇名《痿论篇》。

【原文】黄帝问曰：五藏使人痿，何也？岐伯对曰：肺主身之皮毛，心主身之血脉，肝主身之筋膜，脾主身之肌肉，肾主身之骨髓。故肺热叶焦[1]，则皮毛虚弱急薄[2]，著则生痿躄[3]也。心气热，则下脉厥而上，上则下脉虚，虚则生脉痿，枢折挈[4]，胫纵而不任地也。肝气热，则胆泄口苦，筋膜干，筋膜干则筋急而挛，发为筋痿。脾气热，则胃干而渴，肌肉不仁，发为肉痿。肾气热，则腰脊不举，骨枯而髓减，发为骨痿。

【注释】[1]肺热叶焦：病机概念。指肺叶受到火热的熏灼，津液损伤的病理状态。[2]皮毛虚弱急薄：皮肤不润，毫毛干焦，肌肉消瘦。[3]

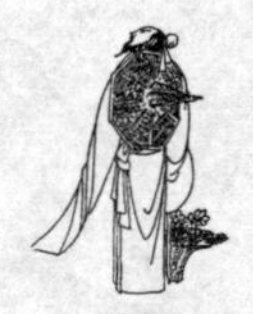

痿躄:四肢痿软无力,包括下文中的各种痿病。躄(bì 壁),两腿行动不便。[4]枢折挈:枢,本为户枢,此指关节。折,断也。挈,提举。枢折挈,形容关节松弛,不能转动提举,犹如户枢折断不能转动一样。

【语译】黄帝问道:为什么五脏发生病变,会导致肢体筋脉弛缓,痿废不用呢?岐伯回答说:肺主管全身的皮毛,心主管全身的血脉,肝主管全身的筋膜,脾主管全身的肌肉,肾主管全身的骨髓。所以,肺受到火热的熏灼,津液耗伤,肺叶就会枯萎,不能敷布津液,皮毛失于滋养,就会毫毛干焦,皮肤枯燥,肌肉消瘦;热邪久留不去,病情逐渐加重,则可发生痿躄之病。心脏有热,火热上炎,下行的血液逆而上行,以致上盛下虚,下肢关节、筋脉、肌肉失养,便产生脉痿,出现关节松弛,不能提举,更不能站立,犹如户枢折断不能转动一样。肝脏有热,一则使胆气上泛而出现口苦,一则耗伤津液,使筋膜失养,出现筋膜痉挛拘急,形成筋痿。脾脏有热,消耗胃中津液则口干口渴,不能输布水谷精微,肌肉失养则麻木不仁,萎缩无力,形成肉痿。肾脏有热,耗伤肾精,髓空骨枯则腰脊失养,出现腰脊软弱,不能举动,形成骨痿。

【原文】帝曰:何以得之?岐伯曰:肺者,藏之长也,为心之盖也,有所失亡[1],所求不得,则发肺鸣[2],鸣则肺热叶焦。故曰:五藏因肺热叶焦,发为痿躄,此之谓也。悲哀太甚,则胞络绝[3],胞络绝则阳气内动,发则心下崩[4],数溲血也。故《本病》[5]曰:大经空虚,发为肌痹[6],传为脉痿。思想无穷,所愿不得,意淫于外,入房太甚,宗筋[7]弛纵,发为筋痿,及为白淫[8]。故《下经》[9]曰:筋痿者,生于肝,使内[10]也。有渐[11]于湿,以水为事,若有所留,居处相湿[12],肌肉濡渍[13],痹而不仁,发为肉痿。故《下经》曰:肉痿者,得之湿地也。

有所远行劳倦，逢大热而渴，渴则阳气内伐[14]，内伐则热舍于肾。肾者水藏也，今水不胜火，则骨枯而髓虚，故足不任身，发为骨痿。故《下经》曰：骨痿者，生于大热也。

【注释】[1]失亡：心情不畅，若所爱之物亡失。[2]肺鸣：呼吸喘急有声。[3]胞络绝：心包络之脉阻隔不通。[4]心下崩：心火下移，迫血妄行，导致小便大量出血。[5]《本病》：古医书名。已佚。[6]肌痹：当作脉痹。[7]宗筋：此指男子前阴。[8]白淫：指男子滑精、女子白带之类疾病。[9]《下经》：古医书名。已佚。[10]使内：指房劳太过。[11]渐：伤也。[12]相湿：伤湿，感受湿邪。[13]肌肉濡渍：湿邪浸润肌肉。[14]阳气内伐：指远行而感受阳热邪气，伐伤体内的阴液。阳气，阳热邪气。内伐，伐消体内阴液。

【语译】黄帝问：前述的五种痿证是怎样引起的？岐伯说：肺的位置最高，是各脏腑之长，又是心脏的华盖。如果心情不畅，成天若有所失，或者个人的要求得不到满足，就会使肺气郁闭，日久化热，耗伤阴液，肺叶焦枯，失于宣肃，则出现呼吸喘促，哮鸣有声。所以说，五脏都是因为肺热叶焦，才发生痿躄的，就是这个道理。过度悲哀，可使心包络之脉阻隔不通，心阳郁遏，化热下移，迫血妄行，就会出现小便大量下血。所以《本病》上说：大的经脉空虚，可形成脉痹，最后变成脉痿。考虑得太多，而愿望又不能实现，意志浮游于外，加之房室不节，使前阴弛纵痿弱，出现男子溢精、女子白带等症，从而形成筋痿。所以《下经》上说：筋痿发生在肝脏，是由于房劳过度、精气内伤所致。长期从事水中工作，或久居潮湿之地，水湿逐渐侵入，停留体内，浸渍于肌肉之中，使肌肉麻痹不仁，萎弱无力，从而形成肉痿。所以《下经》上说：肉痿是久居湿地所致。如果长途跋涉，身心疲倦，恰逢天气酷热，热邪内侵，灼伤阴精，肾精虚则热邪留舍，肾属水脏，今肾水亏虚，不能战胜火热，火热盛则日渐

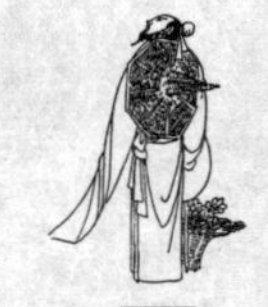

煎熬阴精，以致骨髓空虚，骨失所养而枯槁无力，故两足软弱，不能支持身体，从而形成骨痿。所以《下经》上说：骨痿是由于大热所致。

【原文】帝曰：何以别之？岐伯曰：肺热者，色白而毛败；心热者，色赤而络脉溢[1]；肝热者，色苍而爪枯；脾热者，色黄而肉蠕动[2]；肾热者，色黑而齿槁。

【注释】[1]络脉溢：表浅部位的血络充盈。[2]肉蠕动：肌肉软弱。

【语译】黄帝问：怎样区别它们呢？岐伯说：肺脏有热的，面色白而毫毛干焦脱落；心脏有热的，面色红而表浅部位的血络充盈；肝脏有热的，面色青而爪甲干枯不泽；脾脏有热的，面色黄而肌肉软弱无力；肾脏有热的，面色黑而牙齿枯槁。

【原文】帝曰：如夫子言可矣。论[1]言治痿者，独取阳明，何也？岐伯曰：阳明者，五藏六府之海，主闰[2]宗筋，宗筋[3]主束骨而利机关[4]也。冲脉者，经脉之海也，主渗灌谿谷，与阳明合于宗筋，阴阳揔宗筋之会[5]，会于气街，而阳明为之长[6]，皆属于带脉，而络于督脉。故阳明虚，则宗筋纵，带脉不引，故足痿不用也[7]。帝曰：治之奈何？岐伯曰：各补其荥而通其俞[8]，调其虚实，和其逆顺，筋脉骨肉，各以其时受月[9]，则病已矣。帝曰：善。

【注释】[1]论：指《根结》篇。该篇云："痿疾者，取之阳明。"[2]闰：通润，润养也。[3]宗筋：诸筋汇聚之处，泛指全身的筋膜。[4]机关：关节。[5]阴阳揔宗筋之会：阴阳，指阴经、阳经。揔，音义同"总"，会聚也。宗筋,此指前阴。意为阴经、阳经多会聚于前阴。前阴是足之三阴、阳明、少阳以及冲、任、督、跻九脉会聚之处。[6]阳明为之长:指诸经在润养众筋方面,阳明经有主导作用。[7]故阳明虚,则宗筋纵,带脉不引,故足痿不用也:阳明属胃,为多气多血之经,五脏六腑之海,气血生化之源,阳明虚则气血不足,宗筋失养,缓纵无力,带脉不能约束收引,所以足痿而不用。[8]各补其荥而通其俞:十二经脉各有荥穴和俞穴,针刺治疗时,各刺其荥穴以补其气,刺其俞穴以行其气。[9]各以其时受月:分别在各脏所主的季节进行治疗。正月二月,人气在肝;三月四月,人气在脾;五月六月,人气在头;七月八月,人气在肺;九月十月,人气在心;十一月十二月,人气在肾。可供参考。

【语译】黄帝说:您以上说的都是正确的。医论上认为治疗痿病,应该独取阳明,这是为什么呢?岐伯说:阳明就像五脏六腑的大海一样,它摄入饮食,化生气血,以供养五脏六腑,并滋润营养全身的筋膜。筋膜的主要功能是约束骨节而使关节滑利。冲脉犹如经脉的大海一样,它是十二经气血汇聚之处,能渗灌肌肉关节,与足阳明经会聚于前阴。阴经、阳经会聚于前阴,再会合于气街。诸经虽都能滋润众筋,但阳明经在其中起主导作用。诸经都连属于带脉,而系络于督脉。所以阳明亏虚,气血衰少,宗筋失养则缓纵松弛,带脉无力约束收引,便会出现两足痿弱,不能随意运动。黄帝说:该怎样治疗呢?岐伯说:十二经脉各有荥穴和俞穴,应该针刺其荥穴以补气,针刺其俞穴以行气,达到调整虚实、和其顺逆的目的。无论痿病发生在筋、脉、骨、肉,只要分别以各脏所主的季节进行针刺治疗,病就会好。黄帝说:讲得好。

【讨论】本篇对痿病的分类、病因、病机、症状及治疗作了全面的讨论。

痿病是肢体筋脉弛缓,软而无力,不能随意运动,日久引起肌肉萎缩或瘫痪的一种病证。相当于西医所指的感染性多

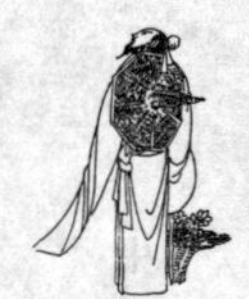

发性神经根炎、运动神经元病、重症肌无力、肌营养不良等疾病。

人体的四肢之所以感觉正常，皮毛润泽，肌肉丰满，筋脉柔和，骨骼强健，关节滑利，屈伸自如，全赖气血、津液、精血的滋润营养。而气血、津液、精血，一靠脏腑功能活动的化生，才能充盛；二靠经脉通畅，才能运达四肢。如果脏腑功能低下，生化不足，或者邪气阻滞，经脉不通，四肢得不到充足的营养，就会引起痿病。痿病的病因病机大致有以下几方面：

一、肺热叶焦，津液不布。感受温热病邪，高热不退，或热病后期，余热未尽，津气耗伤，皆可使“肺热叶焦”，不能布送津液以润养五脏，导致四肢皮毛筋脉失养，痿而不用。此即论中所说的“五脏因肺热叶焦，发为痿躄”。

二、湿热浸淫，气血不运。久居湿地，或冒雨涉水，或长期从事水上作业，使湿热外侵，或饮食不节，过食肥甘厚腻，嗜酒成性，使湿热内生。湿热伤人后，流注四肢，浸淫经脉，阻滞气血，肌肉筋脉失去濡养而弛纵不收，发为痿病。此即论中所说的“有渐于湿，以水为事，若有所留，居处相湿，肌肉濡渍，痹而不仁，发为肉痿”。

三、脾胃虚弱，精微不输。脾胃运化的水谷精微，既可化生气血，也可直接输送到四肢，以濡养肌肉。若脾胃虚弱，饮食衰少，运化失健，则气血津液的生化不足，五脏失养；或者输布精微的能力减退，四肢失养，从而出现肌肉萎缩，筋骨无力，关节不利，肢体痿弱不用。

四、肝肾亏虚，髓枯筋痿。肾藏精，精生髓，髓养骨；肝藏血，血养筋。若素体肾虚，或房室不节，好色过度，或酒醉入房，皆可使肾精亏乏，髓减骨空，痿弱不用。论中所说的“入房太甚……使内也”，即指此种情况。此外，情志不畅，或有所失亡，所求不得；或悲哀太甚，或思想无穷，所愿不得，皆可使肝气郁结，肝血暗耗，筋脉失养，缓纵无力，发为本病。

可见，本病的表现虽在四肢，病变的根本却在五脏。它在外因不外火热和湿热两方面，内因不外饮食、房劳、情郁三方面。病机主要是邪气阻滞、经脉不通和脏腑亏虚、肢体失养。病变特点是虚多实少，热多寒少。

在治疗上，论中提出了“治痿独取阳明”的治疗原则。这是因为阳明为“五脏六腑之海”，气血生化之源；阳明“主闰宗筋，宗筋主束骨而利机关”；阴经阳经总会于宗筋（前阴），合于阳明；再则，肺之津液来源于阳明，肝肾的精血靠阳明所化生，心主的阴血依赖阳明的育养。所以阳明健旺，气血充盛，津液满溢，五脏得养，宗筋得润，关节滑利，肌肉丰满，痿从何生？

但也不能机械地理解为独取阳明是治疗痿病的唯一方法。实际上，痿病的治疗，仍应针对不同的病因、不同的脏腑、不同的表现，采用相应的治疗方药，如肺热叶焦所致的痿证，临床特征是发热时或热退后出现肢体痿弱无力、皮肤枯燥，治疗当用清燥救肺汤以清热润肺，濡养筋脉；湿热浸淫所致的痿证，临床特征是下肢痿软，足胫热蒸，身体困重、舌苔黄腻而厚，治疗当用加味二妙散清热燥湿，通利筋脉；脾胃虚弱所致的痿证，临床表现是肢体痿软无力、肌肉萎缩松软、食少、腹胀、大便稀溏、面色淡白或萎黄、神疲气短、舌淡白、脉沉弱，治疗当用参苓白术散以健脾益气；肝肾亏损所致的痿证，临床表现有下肢痿弱、腰脊酸软、逐渐加重、伴眩晕耳鸣、遗精早泄，或月经不调，甚至步履全废、腿胫肌肉明显萎缩，舌红少苔，脉沉细数，治疗当用虎潜丸以补益肝肾，滋阴清热。

除了药物治疗外，针灸、按摩、理疗等都有较好疗效，可配合使用。论中提及的“各补其荥而通其俞”是针刺治疗本病的原则。至于“各以其时受月”的治疗观点仍是值得探讨的。

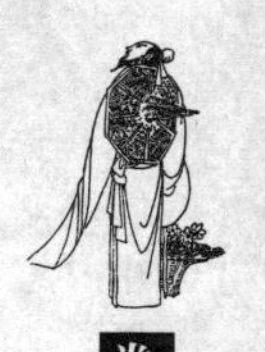

厥论篇第四十五

【提要】本篇是讨论厥证的专篇，专论寒厥、热厥、十二经厥逆等诸种厥逆的病因病机、临床表现、治疗原则以及预后等，故篇名“厥论篇”。

【原文】黄帝问曰：厥之寒热者何也？岐伯对曰：阳气衰于下，则为寒厥[1]；阴气衰于下，则为热厥[2]。

帝曰：热厥之为热也，必起于足下者何也？岐伯曰：阳气起于足五指之表[3]，阴脉者集于足下而聚于足心，故阳气胜则足下热也。帝曰：寒厥之为寒也，必从五指而上于膝者何也？岐伯曰：阴气起于五指之里，集于膝下而聚于膝上，故阴气胜则从五指至膝上寒；其寒也，不从外，皆从内也[4]。

帝曰：寒厥何失[5]而然也？岐伯曰：前阴者，宗筋之所聚，太阴阳明之所合也。春夏则阳气多而阴气少，秋冬则阴气盛而阳气衰。此人者质壮[6]，以秋冬夺于所用[7]，下气上争不能复，精气溢下[8]，邪气因从之而上也[9]；气因于中[10]，阳气衰，不能渗营其经络[11]，阳气日损，阴气独在，故手足为之寒也。

帝曰：热厥何如而然也？岐伯曰：酒入于胃，则络脉满而经脉虚；脾主为胃行其津液者也。阴气虚则阳气入[12]，阳气入则胃不和，胃不和则精气竭[13]，精气竭则不营其四支也。此人必数醉若饱以入房，气聚于脾中不得散[14]，酒气与谷气相薄，热盛于中，故热偏[15]于身，内热而溺赤也。夫酒气盛而慓悍，肾气有衰[16]，阳气独胜，故手足为之热也。

帝曰：厥，或令人腹满，或令人暴不知人[17]，或至半日，远至一日乃知人者，何也？岐伯曰：阴气盛于上则下虚，下虚则腹胀满。阳气盛于上，则下气重上而邪气逆[18]，逆则阳气乱，阳气乱则不知人也。

【注释】[1]寒厥：指阳气衰于下，阴寒内盛而表现出双下肢寒冷不温为主症的一种病证。[2]热厥：指阴气衰于下，虚阳亢盛而表现出足下发热为主症的一种病证。[3]阳气起于足五指之表：阳气是从足三阳经的末端开始的。由于足三阳经下行，是沿下肢外侧行止于足趾外端的，相对足三阴经均起于足趾的内侧端，而沿下肢内侧上行来说，称为"五指之表"，而阴气则起于"五指之里"。[4]其寒也，不从外，皆从内：指这种寒气，不是从外侵入的，而是阳虚阴盛，寒从内生的。[5]何失：何如。[6]此人者质壮：指患寒厥的病人，自认为身体强壮，而忽略了爱惜身体。[7]以秋冬夺于所用：自恃身体强壮，故在秋冬阳消阴长的季节里，不知节欲保养，房劳过度，使精气耗伤，损及肾阳。[8]精气溢下：肾阳虚衰，肾气不固，致使滑精。[9]邪气因从之而上也：阴寒之邪因而上逆。[10]气因于中：阴寒之气上逆于中焦。气，阴寒邪气。因，上逆而停留。中：中焦脾胃。[11]不能渗营其经络：不能温煦其经络。[12]阳气入：阳气实。与前阴气虚相对。[13]精气竭：指胃虚无以化生水谷精气，致水谷精气虚少。[14]气聚于脾中不得散：酒食之气凝聚于脾，不能及时运化消散。[15]偏：同遍。[16]肾气有衰：肾中精气日渐衰弱。[17]暴不知人：突然昏倒，不省人事。[18]下气重上而邪气逆：意为在下的肾阴亏虚，阴不制阳，肾中虚阳上扰，导致气机逆乱。

【语译】黄帝问道：厥有寒热之分，是怎么回事呢？岐伯回答说：阳气衰于下，阴寒内盛，以双下肢寒冷为主症的，叫做寒厥；阴气衰于下，虚阳亢盛，以足下发热为主症的，叫做热厥。

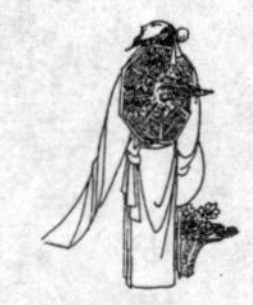

黄帝又问道：热厥证的发热，为什么必定要从足底开始呢？岐伯回答说：阳气是从足三阳经的末端——足趾外端开始的，阴气集中在足底而会聚到足心，由于阴脉经气不足，阳气偏胜，所以足底发热。黄帝问：寒厥证的寒冷，为什么必定从足五趾开始，然后向上发展到膝部呢？岐伯说：阴气是从足三阴经的起点——足趾的内侧端开始的，然后沿下肢内侧上行，集于膝下而聚于膝上，由于阳气虚衰，阴气偏胜，阴寒从足五趾向上侵至膝部，所以足冷至膝。这种阴寒之气，不是从外界侵入的，而是体内的阳气不足所形成的。

黄帝问：寒厥是怎样形成的呢？岐伯说：前阴是许多经脉会聚的地方，尤其足太阴脾经和足阳明胃经相会于此。一般说来，春夏两季阳气偏旺而阴气偏衰，秋冬两季阴气偏盛而阳气偏衰。患寒厥的病人，自认为身体强壮，忽略了将息保养，在秋冬阳消阴长的时节里，恣情纵欲，房事不节，损伤了肾中精气，肾气虚弱，失于固摄，就会常常滑精；肾精亏虚，阴损及阳，肾阳虚衰，阴寒内生，寒气从足上逆于中焦，脾胃阳气亦虚，便不能渗营到各条经脉中起温煦作用。脾肾阳气日渐耗损，阴寒之气独自存在，手足得不到阳气的温煦，所以发冷发凉。

黄帝问：热厥是怎样形成的呢？岐伯说：饮酒后，酒气先随卫气行于皮肤而充盈于络脉。由于经脉和络脉不能同时充盈，所以络脉充盈时，经脉却是空虚的。脾能为胃输送津液到全身。饮酒过度，产生湿热，耗伤脾阴；湿热蕴胃，胃气不和。脾胃俱病，既不能受纳腐熟水谷，又不能运化、化生精气，水谷精气虚少，四肢便得不到充足的营养。这种人必定是经常醉酒或饱食后行了房事。由于酒食伤脾，房劳伤肾，脾肾伤败，运化失健，酒食之气停聚脾中，不得消散，日久化热，蕴结中焦，蒸达于外，所以全身发热，小便黄赤量少。又由于酒气性热而运行急速，加之醉饱入房，损伤肾精，阴精亏虚而阳气独盛，所以手足发热。

黄帝说：厥证，有的使人腹部胀满，有的使人突然昏倒，不省人事，要等半天，甚至一天才能苏醒，这是为什么呢？岐伯说：阴寒之气盛于上，阳气虚衰于下，气机凝滞不行，所以腹部胀满。肾阴虚于下，虚阳扰于上，气机逆乱，神明失用，所以昏不知人。

【讨论】本节论述了寒厥证、热厥证形成的病因病机、辨证要点及其兼症等。

厥的含义和表现有五，寒厥、热厥只是其中之一。本篇所论的寒厥是秋冬之时，恣情纵欲，房事过度，损伤肾阳，阳气衰于下，阴寒内盛而成；热厥是酒醉饭饱之后，又犯房室，脾肾两伤，阴精日损，阴气衰于下，虚阳亢逆于上而成。总以阴阳之气的偏盛偏衰为发病的关键。其临床表现，寒厥是膝下至足寒冷不温，常伴有形寒怕冷、面色㿠白、神疲乏力、饮食减少、腹部胀满、大便稀溏、小便清长、男子滑精、女子白带清稀、舌质胖嫩、脉象沉弱等症；热厥是手足发热，常伴有潮热、五心烦热、两颧红赤、夜间盗汗、腰膝酸软、耳鸣眩晕、小便黄少，甚至突然昏倒、不省人事、舌红少苔、脉象细数等症。其治疗原则，下文指出，“盛则泻之，虚则补之，不虚不盛，以经取之”。总以调和阴阳、顺畅气机为要，寒厥可选用《金匮要略》中的肾气丸之类以温肾散寒，热厥可选用知柏地黄丸或交泰丸之类以滋阴降火。

应当指出的是，本篇所论的热厥，与《伤寒论》中所述的热厥名同而实异。本篇的热厥证，本质属虚热；《伤寒论》中所言的热厥证，是由于阳热极盛，格阴于外而成，其本质纯属实热，故其临床特点是手足冰冷，反见一派实热表现：高热，胸腹灼热，烦渴喜冷饮，大便秘结，小便黄少，口气秽浊，舌质红，苔黄厚而燥，脉象沉实而数，治当清下里热，方用白虎汤、承气汤之类。

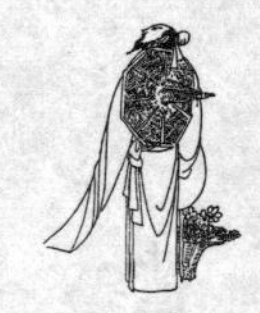

【原文】帝曰:善。愿闻六经脉[1]之厥状病能也。岐伯曰:巨阳之厥,则肿首头重,足不能行,发为眴仆[2]。阳明之厥,则癫疾[3],欲走呼,腹满不得卧,面赤而热,妄见而妄言。少阳之厥,则暴聋颊肿而热,胁痛,䯒不可以运。太阴之厥,则腹满䐜胀,后不利,不欲食,食则呕,不得卧。少阴之厥,则口干溺赤,腹满心痛。厥阴之厥,则少腹肿痛,腹胀,泾溲不利,好卧屈膝,阴缩肿,䯒内热。盛则泻之,虚则补之,不盛不虚,以经取之[4]。

【注释】[1]六经脉:指足之三阳三阴经脉。[2]眴仆:晕倒。眴,通眩。[3]癫疾:癫狂病。[4]不盛不虚,以经取之:本经自病,不是他邪入中的,当取本经而针刺之。

【语译】黄帝说:讲得好! 想听您谈谈足之六经厥证的临床表现。岐伯说:足太阳厥证,头肿头重,足不能行走,眩晕欲倒。足阳明厥证,病人癫狂,奔跑呼叫,腹部胀满,不能安静入睡,面红发热,时有幻觉,胡言乱语。足少阳厥证,突然耳聋,颊部红肿痛热,胁痛,小腿活动不便。足太阴厥证,腹部胀满,大便不通利,不思饮食,食则呕吐,睡眠不好。足少阴厥证,口干尿赤,腹满心痛。足厥阴厥证,少腹部肿痛,腹胀,小便不利,喜欢屈膝而睡,前阴收缩肿痛,小腿内发热。治疗这些厥证的原则是,实证用泻法,虚证用补法,不虚不实的,针刺本经穴位。

【讨论】本节经文主要介绍了六经厥证的症状。六经厥证的症状之所以不同,主要是因为六经循行的路线和所属脏腑的功能不同。如足太阳经脉上额交巅入络脑,其下行者合腘中,贯腨内,故其脉厥逆,则头重且肿,足不能行;足少阳经脉从耳后入耳中,下颊车,下行身之两侧,过季胁,出膝外廉,循足跗,故其脉厥逆,则暴聋颊肿而热,胁痛,䯒不可以运;足太阴经脉属脾络胃，脾主运化，胃主受纳，故其脉厥逆，则脾胃失司，出现腹满䐜胀，后不利，不欲食，食则呕等症状。余经可以此类推。

【原文】太阴厥逆，骱急挛，心痛引腹，治主病者[1]；少阴厥逆，虚满呕变，下泄清[2]，治主病者；厥阴厥逆，挛腰痛，虚满前闭[3]，谵言[4]，治主病者；三阴俱逆，不得前后[5]，使人手足寒，三日死。太阳厥逆，僵仆，呕血，善衄，治主病者；少阳厥逆，机关不利，机关不利者，腰不可以行[6]，项不可以顾，发肠痈不可治[7]，惊者死；阳明厥逆，喘咳身热，善惊，衄，呕血。手太阴厥逆，虚满而咳，善呕沫，治主病者；手心主少阴厥逆，心痛引喉，身热，死，不可治；手太阳厥逆，耳聋泣出，项不可以顾，腰不可以俛仰，治主病者；手阳明少阳厥逆，发喉痹，嗌肿，痓[8]，治主病者。

【注释】[1]治主病者：取受病之经的俞穴而治。下文仿此。[2]下泄清：泻下清稀大便。[3]前闭：小便闭塞不通。[4]谵言：又称谵语。指神志不清，胡言乱语，语无伦次，声高有力。[5]不得前后：二便闭塞。[6]行：转动。[7]肠痈不可治：衍文。[8]痓：同痉，手臂肩项强直。

【语译】足太阴厥逆，小腿拘挛转筋，心口痛连及腹部，治疗当针刺受病之经的俞穴。足少阴厥逆，腹部胀满，按之柔软，呕吐，腹泻清冷，治疗当针刺受病之经的俞穴。足厥阴厥逆，腰部拘挛而痛，腹部胀满，按之柔软，小便不通，谵语，治疗当针刺受病之经的俞穴。足三阴经都发生厥逆，则二便闭塞，手足冰凉，有可能在近日死亡。足太阳厥逆，倒仆于地，身体僵直，呕血，经常流鼻血，治疗当针刺受病之经的俞穴。足少阳厥逆，肢体关节屈伸不利，腰痛不能前后左右转动，颈项无法回顾，如果出

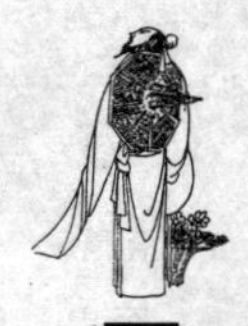

现惊厥，就会死亡。足阳明厥逆，喘促咳嗽，全身发热，容易受惊吓、流鼻血和呕血。

手太阴厥逆，腹部胀满，按之柔软，咳嗽、经常呕吐涎沫，治疗当针刺受病之经的俞穴。手厥阴和手少阴厥逆，心痛牵扯喉部、身热，是不治之症。手太阳厥逆，耳聋、流泪、项强不能回顾、腰痛不能俯仰，治疗当针刺受病之经的俞穴。手阳明和手少阳厥逆，咽喉肿痛、声音嘶哑、手臂肩项强直不舒，治疗当针刺受病之经的俞穴。

【讨论】本节所论足三阴、足三阳、手三阴、手三阳经脉厥逆所引起的疾病。经文不加“足”字，考《太素·卷二十六·经脉厥》均有“足”字，且下文手三阴、手三阳均带“手”字，疑古经省文，故语译中皆加“足”字以明经义。

卷第十三

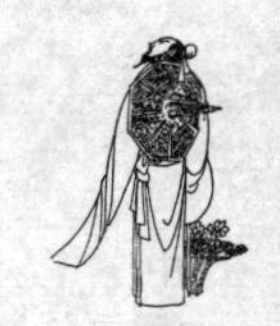

病能论篇第四十六

【提要】本篇讨论胃脘痈、卧不安、不得卧、腰痛、颈痛、怒狂、酒风等病证的病因病机、症状、诊断和治疗，其中重点讨论了各种病证的病能（病机），故篇名《病能论》。

【原文】黄帝问曰：人病胃脘痈者，诊当何如？岐伯对曰：诊此者当候胃脉[1]，其脉当沉细，沉细者气逆，逆者人迎甚盛[2]，甚盛则热。人迎者胃脉也，逆而盛，则热聚于胃口而不行，故胃脘为痈也。

【注释】[1]胃脉：指趺阳脉，位于足背胫前动脉搏动处。[2]人迎甚盛：结喉旁两侧颈总动脉搏动厉害。

【语译】黄帝问道：人患了胃脘痈，该怎样诊断呢？岐伯回答说：诊断这种病，应当切按他的胃脉（即足背的趺阳脉）。趺阳脉应该沉细，沉细就说明胃气当降不降，反而上逆，胃气上逆则人迎脉跳动厉害，跳动厉害就说明热毒壅盛。人迎是胃的动脉，由于胃气上逆而跳动厉害，说明热毒凝聚在胃口而不得消散，使血肉腐败，所以形成胃脘痈。

【讨论】胃脘痈现已罕见。一旦成痈化脓，多以手术治疗。

【原文】帝曰：善。人有卧而有所不安者，何也？岐伯曰：藏有所伤，及精有所之寄则安，故人不能悬其病也[1]。

【注释】[1]故人不能悬其病也：人，一般的医生。悬，诊断。意为睡不安宁，无任何其他不适，一般的医生难以对其病机作出诊断。

【语译】黄帝说：讲得对！有的人睡觉睡不安稳，是什么缘故呢？岐伯说：是由于脏腑受到了伤害，精血不足，神失所养。等到脏腑功能正常，精血充盛，心神得养时，睡觉就会安稳。由于这种病证不痛，亦无异常体征，所以一般的医生是不能认识其病机的。

【讨论】本节说明睡眠是否安稳，与脏腑功能活动是否正常、精血是否充盛有密切关系。

睡眠，是心神功能活动的表现之一。正常情况下，脏腑功能活动正常，化生充足的阴血，心神得到滋养，便能按时入睡，睡得安稳香甜，睡足则醒。睡眠是否正常，不在于入睡时间的长短，而在于睡眠的深度够不够，睡得是否香甜安稳，睡后能否消除疲劳、恢复体力和精力。如果情志不畅，忧思恼怒过度，或者饮食不节，过饱过饥，过食肥甘辛热之品，或者病后体虚、年老血少等都可使脏腑功能失常，阴血生化不足，心神失养，而出现睡眠不足，睡不安稳，似睡非睡，睡易惊醒，睡后反觉头昏身软等。此时，当务之急是补益阴血，养心安神，可用天王补心丹、归脾汤之类，然后针对病因进行治疗。

【原文】帝曰：人之不得偃卧[1]者何也？岐伯曰：肺者，藏之盖也，肺气盛则脉大，脉大则不得偃卧，论在《奇恒阴阳》[2]中。

【注释】[1]偃卧：仰卧，指平卧位。[2]《奇恒阴阳》：上古医经篇名。已佚。

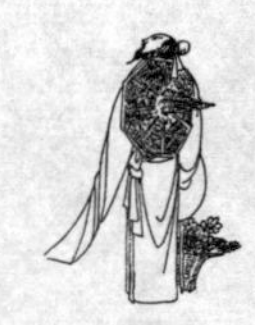

【语译】黄帝说：为什么有些病人不能平卧呢？岐伯说：肺在五脏六腑中位置最高，覆盖着各个脏器。邪气侵犯肺脏，肺气不能宣肃通畅，肺气壅滞充满，肺的脉络胀大，所以不能平卧。在上古医经《奇恒阴阳》篇中已有这样的论述。

【讨论】凡外邪犯肺，或痰湿水饮阻肺，均可使肺气壅盛，难以平卧。病人常维持坐位或半卧位（高枕卧位），或坐于床沿上，用两手置于膝盖上或扶持床边。这种体位可使胸廓辅助肌易于运动，同时可使膈肌下降，肺换气量增加，下肢回心血量减少，心脏负担减轻，从而使症状减轻。病人同时伴有呼吸困难、胸闷气紧、咳嗽痰多、甚至心累心跳、唇面紫绀、肢体浮肿等症，病情多危重。多见于西医的心肺功能不全的病人，如哮喘发作、肺心病、呼吸衰竭、心力衰竭、心包积液等。需休息、住院治疗。个别人因睡姿习惯不同，不愿仰卧，而无其他不适者，又当别论。

【原文】帝曰：有病厥者，诊右脉沉而紧，左脉浮而迟，不然[1]病主安在？岐伯曰：冬诊之，右脉固当沉紧，此应四时；左脉浮而迟，此逆四时。在左当主病在肾，颇关在肺，当腰痛也。帝曰：何以言之？岐伯曰：少阴脉贯肾络肺，今得肺脉[2]，肾为之病，故肾为腰痛之病也。

【注释】[1]不然：不知。[2]肺脉：指浮迟之脉。

【语译】黄帝问：有因气逆而病的，切按他的脉搏，右手沉而紧，左手浮而迟，我不知道是哪个部位发生了病变？岐伯说：人与自然界是息息相通的。冬季天气寒冷，人体的阳气内藏，脉搏相对应该沉一些，所以冬季诊得右脉沉紧，是脉应四时的正常表现，说明肾气充盛，能固守于内；左脉却浮而迟，当沉反而浮，这是脉与四时不相应的异常表现，说明肾气不足，不能内守。左脉出现浮迟，与肺脉颇相近似，但其病变主要在肾脏，应当有腰痛等症。黄帝又问：为什么这样说呢？岐伯说：足少阴肾脉贯穿肾脏，上络于肺。现冬季切得脉象浮迟，说明肾脏有病，肾气虚弱，腰失所养，所以有腰痛等症。

【讨论】切脉知病，从古至今皆如此。虽不是绝对的，但却有重要的诊断价值。又，人与天地相参，与四时相应，脉象亦不例外。本节就是这两方面在临床上的具体应用。欲深入全面掌握这些内容，应参考有关篇章，如前的《生气通天论篇第三》、《脉要精微论篇第十七》、《平人气象论篇第十八》等。

【原文】帝曰：善。有病颈痈者，或石[1]治之，或针灸治之，而皆已，其真安在？岐伯曰：此同名异等[2]者也。夫痈气之息[3]者，宜以针开除去之；夫气盛血聚者，宜石而泻之，此所谓同病异治也。

【注释】[1]石：砭石，坚硬而有刃。[2]同名异等：病名同为颈痈，却有在气在血的不同。[3]痈气之息：颈痈使气结留止不散。息，止也。[4]气盛血聚：气血腐败而化脓。

【语译】黄帝说：对。患颈痈的病人，有的医生用砭石治疗，有的医生用针灸治疗，都治好了，奥妙在哪里呢？岐伯说：虽然同是患的一种病，但却有在气在血的不同。如果颈痈尚处在气机凝结、留止不散的阶段，就应该用针刺治疗，以使凝结的气机开通流畅，颈痈便会逐渐消散；如果已达气血腐败、痈成化脓的阶段，就应该用砭石破其脓血，脓尽毒散，颈痈自愈。这就是所谓的“同病异治”（指同一疾病，由于所处的阶段不同，证情不一，而采用不同的治法）。

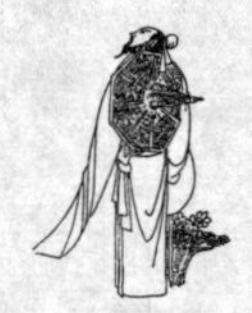

【原文】帝曰：有病怒狂[1]者，此病安生？岐伯曰：生于阳也。帝曰：阳何以使人狂？岐伯曰：阳气者，因暴折而难决[2]，故善怒也，病名曰阳厥[3]。帝曰：何以知之？岐伯曰：阳明者常动[4]，巨阳、少阳不动[5]，不动而动大疾[6]，此其候也。帝曰：治之奈何？岐伯曰：夺其食[7]即已，夫食入于阴，长气于阳[8]，故夺其食即已。使之服以生铁洛[9]为饮，夫生铁洛者，下气疾[10]也。

【注释】[1]怒狂：容易发怒的狂证。[2]暴折而难决：暴折，突然遭受精神挫折。难决，难以决断，此应作精神挫折所带来的伤害难以清除解释。[3]阳厥：气机抑郁、阳气逆乱所致的厥。[4]阳明者常动：阳明胃脉的大迎、人迎、趺阳等处的脉搏搏动明显。[5]巨阳、少阳不动：足太阳膀胱经和足少阳胆经所经过的地方，一般无脉动表现或动而不显。[6]不动而动大疾：足太阳膀胱经和足少阳胆经所经过的地方，本无脉动表现或动而不显，今按之不但有脉动，而且还又大又快又有力。[7]夺其食：强行限制病人的饮食。[8]食入于阴，长气于阳：饮食由脾运化，生成水谷之精气，脾为阴，故说“食入于阴”。水谷精气能助长阳气，使阳气充盛，故说“长气于阳”。长气于阳，使阳气生长。[9]生铁洛：即生铁落，是冶铁时锤落的铁屑。[10]下气疾：降气作用迅速。下气，降气。疾，快速。

【语译】黄帝问：容易发怒的狂病，是怎样产生的？岐伯说：产生于阳气亢盛。黄帝再次问道：阳气亢盛，为何能使人发狂呢？岐伯说：阳气在人突然遭受剧烈的精神挫折，而这种挫折带来的伤害难以消除时，就会亢盛逆乱，所以病人容易发怒，这种病证叫阳厥。黄帝又问：凭什么可以知道是这种疾病呢？岐伯说：正常情况下，阳明胃的大迎、人迎、趺阳等处的脉动是明显的，而足太阳经、足少阳经所经过的地方是无脉搏跳动或跳动不显的。如果不搏动或搏动不明显的地方有搏动，而且还搏动得又大又快又有力，便是阳厥发狂的症候。黄帝最后问道：该如何治疗呢？岐伯说：严格控制病人的饮食，让他不食或少食，病就会愈。因为饮食物进入到脾，依靠脾的运化作用而得到消化，脾属阴，脾的运化作用还能化生水谷精气，水谷精气能助长阳气，所以控制病人的饮食，阳气得不到水谷精气的充养，就会衰减，病就会愈。再给病人服用生铁落饮，因铁落能使狂证亢逆的阳气迅速下降。

【讨论】狂病系因遭受剧烈的精神刺激，如突遭惊恐、勃然大怒、或先天遗传，致使阳气暴张、痰火壅盛、闭塞心窍、神机错乱所引起的以精神亢奋、动而多怒、狂躁不安、骂人毁物、奔呼跑叫、甚至操刀杀人、裸身示众为特征的常见精神病。青壮年多见。相当于西医所说的精神分裂症、躁狂型精神病等。中医治疗本病，重在降火豁痰以治其标，调整阴阳、恢复神机以治其本，具体辨证请参考第五版《中医内科学·狂病》。论中所提到的夺其食和服生铁落饮，至今临床仍常应用。

生铁落，其气重而寒，能坠热开结，平降肝火，又能重镇心神，所以能治怒狂。单用本品熬水服用即可，亦可配入复方中，如《医学心悟》的生铁落饮，即是以本品 10 克，再配以天门冬、浙贝母各 10 克，胆南星、橘红、远志、石菖蒲、连翘、茯苓、茯神各 3 克，玄参、钩藤、丹参各 5 克，朱砂 1 克而成，水煎服，以治痰火上扰的癫狂证。

【原文】帝曰：善。有病身热解憧，汗出如浴，恶风少气，此为何病？岐伯曰：病名曰酒风。帝曰：治之奈何？岐伯曰：以泽泻[1]、术[2]各十分，麋衔[3]五分合，以三指撮[4]为后饭[5]。

【注释】[1]泽泻：中药名，功能淡渗利水、渗湿泄热。[2]术：白术，中药名，功能燥湿健脾止汗。[3]麋衔：又名鹿衔，中药名，为治风湿病药。[4]三指撮：三指宽的一撮药。[5]后饭：药先饭后，即饭前服。

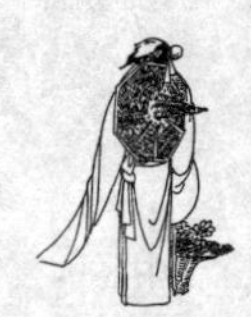

【语译】黄帝说:讲得很好!有的人全身发热,肢软乏力,汗多如洗浴一样,怕风,感觉气不够用,这是一种什么病?岐伯说:这种病名叫酒风。黄帝又问:如何治疗?岐伯说:用泽泻、白术各十分,鹿衔五分,共同研成细末,每次服三指撮,饭前服下。

【原文】所谓深之细[1]者,其中手[2]如针也,摩之切之[3],聚[4]者坚也,博[5]者大也。《上经》[6]者,言气之通天也;《下经》[6]者,言病之变化也;《金匮》[6]者,决死生也;《揆度》[6]者,切度之也;《奇恒》[6]者,言奇病也。所谓奇者,使奇病不得以四时死也;恒者,得以四时死也。所谓揆者,方切求之也,言切求其脉理也;度者,得其病处,以四时度之也。

【注释】[1]深而细:脉象沉而细。[2]其中手:脉搏应手。[3]摩之切之:推而按之。[4]聚:脉气凝聚而有力。[5]博:脉体阔大。[6]《上经》、《下经》、《金匮》、《揆度》、《奇恒》:都是古代的医书名。

【语译】脉搏沉而细的,应手就像针那么细一样;用力推按,脉气凝聚有力,是坚脉;脉体宽阔的,是大脉。古代医书《上经》,是讲人的生命活动与自然界相通应的;《下经》,是讲疾病的变化的;《金匮》,是讲如何判断疾疾生死的;《揆度》,是讲如何切按脉搏的;《奇恒》是讲如何分析诊断少见疾病的。"奇",就是不因四时季节变化而出现的死亡。"恒"就是因四时气候异常而出现的死亡。"揆"就是切按其脉以探求其致病之因;"度"就是根据脉诊所得,再结合四时气候,来分析病情,判断治法与生死。

【讨论】本篇通过对胃脘痛、卧不安、不得卧、颈痈等病证的论述,举例说明诊治疾病及脉诊的方法。

1. 诊治疾病的方法:①根据病态分析病情,分析病态时注重脉象。如:胃脘痛的诊断主要依据胃脉沉细而人迎脉甚;肺气盛而脉大是不得偃卧的重要诊断依据;以脉与四时的顺逆关系及左右手脉象的不同来诊断病厥;通过诊察太阳、少阳等搏动不显的经脉反而出现大而疾的搏动来诊断怒狂病等。②依据病态确立同病异治的法则。如:同为颈痈,病态不同则当以不同的方法治疗,病态表现为气机凝结、留滞不去者则"宜以针开除去之",病态表现为气血腐败、痈成化脓者则"宜石而泻之"。

2. 本篇提到的脉诊的方法:①人迎寸口脉比较法。通过比较人迎脉与寸口脉来诊察经脉气机的盛衰逆从,从而把握病机。如:胃脘痛,若胃脉沉细而人迎脉甚则为气逆,其病乃气逆而热聚胃口,热久而气血败坏成痈。此法归属于《内经》的三部九候脉法,《难经》的《三部九候论》较集中地讨论了《内经》的三部九候脉法,读者可参阅之。②寸口脉左右比较法。通过比较两手寸口脉来诊察脏腑气机的盛衰逆从,从而把握病机。如:冬季病厥,若右脉沉而紧、左脉浮而迟,则为肺肾二脏气机失常,其病乃肾不应时而藏,肾失藏而肺不敛,气机乱而病厥。此法归属于《内经》的藏象脉法,后世的脏腑脉法和四时脉法皆源于《内经》的藏象脉法,《素问》的《脉要精微论》、《玉机真藏论》等篇较集中地讨论了《内经》的藏象脉法,读者可参阅之。③太阳、少阳脉测动法。通过太阳经和少阳经循行处的动脉的搏动变化来诊察经脉气机的盛衰,从而把握病机。如:阳厥病,太阳经和少阳经的动脉,一反搏动不明显的正常情况,变得搏动明显而有力,说明其病乃阳气因剧烈的情绪刺激而上逆所致。此法归属于经络脉法,经络脉法主要通过触摸十二经动脉的搏动、观察络脉的盈虚来了解经络气血的盛衰和气机的逆顺,从而把握病机。此法针灸医师用得较多,《灵枢》有较多的散在论述,读者可查阅相关篇章。

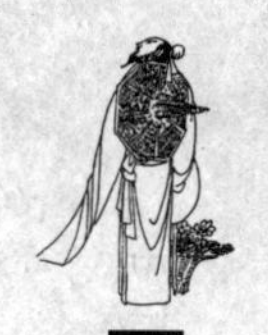

奇病论篇第四十七

【提要】本篇论述了喑、息积、伏梁、疹筋、厥逆、脾瘅、胆瘅、厥、胎病、肾风等奇特病证的病因病机、临床表现、治疗大法及预后，故篇名《奇病论篇》。

【原文】黄帝问曰：人有重身[1]，九月而喑[2]，此为何也？岐伯对曰：胞[3]之络脉绝[4]也。帝曰：何以言之？岐伯曰：胞络者，系于肾，少阴之脉，贯肾系舌本[5]，故不能言。帝曰：治之奈何？岐伯曰：无治也，当十月复。《刺法》曰：无损[6]不足，益[7]有余，以成其疹[8]，然后调之[9]。所谓无损不足者，身羸瘦，无用镵石也；无益其有余者，腹中有形而泄之，泄之则精出，而病独擅中，故曰疹成也[10]。

【注释】[1]重(chóng)身：孕妇身中有身，故称重身。[2]喑：声哑不出。[3]胞：女子胞，即子宫。[4]绝：阻绝不通。[5]舌本：舌根。[6]损：指用泻法。[7]益：指用补法。[8]疹：痼疾，即顽固难愈的疾病。[9]然后调之：疑为衍文。[10]所谓无损不足者……故曰疹成也：此节与前文文义不符，疑为他经脱文，故不译。

【语译】黄帝问道：有的妇女怀孕九月，声哑说不出话，这是为什么呢？岐伯回答说：这是因为胎儿长大，胞宫的络脉受到挤压，暂时阻绝不通的缘故。黄帝说：为什么这样说呢？岐伯说：胞宫的络脉连系着肾，而足少阴肾经贯穿肾脏，向上连系着舌根,现胞宫络脉受阻,致使肾脉不畅,肾之精气不能上养于舌,所以声哑说不出话。黄帝又问:该如何治疗呢?岐伯说:无需治疗,等到足月分娩后,经脉通畅,声音自然就会恢复。《刺法》上说:不要用攻邪的方法去治疗正气不足的虚证,不要用补益的方法去治疗邪气有余的实证,不然,会使虚的更虚,实的更实,病情加重,顽固难愈。

【讨论】妊娠后期,声哑不出,有由于胎儿压迫,胞宫络脉阻绝不通的;也有由于感受外邪,或痰湿阻滞,使肺失宣肃,咽喉不利的;还有由于肺肾亏虚,精气不足,声窍失养的。因此,不能一见"人有重身,九月而喑",就误认为"无治也,当十月复",应该据症而辨。一般说来,妊娠失音,除声音嘶哑之外,无咽喉疼痛红肿、发痒、干燥,无咳嗽咯痰、鼻塞流涕等症,也无全身痛苦表现,且于分娩之后,声音不治自出。否则,便是其他原因所致,应该及时医治,以免贻误病情。

另外,论中指出的"无损不足,益有余"的治疗原则,不只适用于针刺疗法,也适用于其他各种疗法,如药物治疗等。很明显,正气不足的虚弱病证,当用补益的方法治疗,如果误用了攻邪祛实的方法,必定伤残正气,使虚者更虚;同样,邪气壅盛的实证,当用攻邪祛实的方法治疗,如果误用补益的方法,必定助长邪气,使实者更实,病情岂有不加重、恶化之理?

【原文】帝曰:病胁下满,气逆,二、三岁不已,是为何病?岐伯曰:病名曰息积[1],此不妨于食,不可灸刺,积为导引[2]服药,药不能独治也。

【注释】[1]息积:又名息奔。肺病,而呼吸异常所致的积,称为息积。息,一呼一吸谓之息。[2]积为导引:息积当用导引疗法。

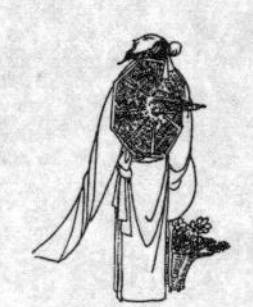

【语译】黄帝说：胁下胀满，气逆喘促，二、三年不愈，这是一种什么病？岐伯说：这种病名叫息积。它是肺病而呼吸异常，肺气阻滞，日积月累而形成的。由于息积在肺而不在胃，所以不妨碍饮食。治疗这种病，切不可使用艾灸、针刺疗法，应该使用调整呼吸、吐浊纳清，运动肢体的导引疗法，逐渐使气血疏通，肺气宣畅，并配合药物治疗，就会治愈。如果不用导引疗法而单纯依靠药物治疗，是难以治好的。

【原文】帝曰：人有身体髀股骱皆肿，环脐而痛，是为何病？岐伯曰：病名曰伏梁，此风根也。其气溢于大肠而著于肓，肓之原在脐下，故环脐而痛也。不可动之，动之为水溺涩之病也。

【语译】（参见前面“腹中论篇第四十”）

【原文】帝曰：人有尺脉数甚，筋急而见，此为何病？岐伯曰：此所谓疹筋[2]，是人腹必急[3]，白色黑色见[4]，则病甚。

【注释】[1]尺脉数甚：尺脉候肾，数甚主热盛，故为肾热的脉象。[2]疹筋：筋脉拘急而显露的病证，叫做疹筋。[3]腹必急：腹部胀急。[4]白色黑色见：面部显现白色或黑色。

【语译】黄帝说：有的病人尺脉搏动疾速，筋脉拘急而显露，这是一种什么病？岐伯说：这种病名叫疹筋。是因为肾的阴精亏虚，肝脉失养，虚阳内扰所致。如果再出现腹部胀急，面色或白或黑，就说明是阴损及阳，阳气亏虚，水失温化，水阻气滞，病情进一步加重了。

【讨论】本节主要介绍了疹筋病的病状、诊断依据和预后，没有涉及疹筋病的病机。后世注家根据脉象、面色、症状等对疹筋病的病机作了一些探讨，各家认识颇不一致，有以为热者，有以为寒者，有以为阴虚、阳虚者。其中张志聪对“是人腹必急”的病机解释别有新意，其认为“诸筋之会聚于宗筋，冲脉者主渗灌溪谷，与阳明合于宗筋，是以筋病而腹必急”。我们认为，疹筋病初期为肾虚水亏、水不涵木、筋脉失养所致，后期面部出现白色黑色为阴虚及阳、阴阳俱虚。

【原文】帝曰：人有病头痛以[1]数岁不已，此安得之？名为何病？岐伯曰：当有所犯大寒，内至骨髓，髓者以脑为主，脑逆[2]，故令头痛，齿亦痛，病名曰厥逆[3]。帝曰：善。

【注释】[1]以：而。[2]脑逆：寒邪上逆于脑。[3]厥逆：邪气上逆的病证。

【语译】黄帝说：有的人患头痛，多年不愈，是怎么得来的呢？叫什么病呢？岐伯说：这种病人曾经感受过严重的寒邪，寒邪太盛，直接侵犯到骨髓，骨髓通于脑，寒邪由骨髓上逆于脑，所以出现头痛；齿为骨之余，寒邪随骨髓犯齿，所以牙齿亦痛；又由于寒重病深，病难速愈，所以多年不好。这种病名叫厥逆。黄帝说：讲得对。

【讨论】头痛是临床上最为常见的一种病证。无论是外感六淫邪气，还是内伤饮食、情志不畅、劳倦久病等，皆可引起。寒邪是头痛的常见病因之一，其临床特点是头痛而冷、遇冷发作或加重、得热减轻或消失、常喜戴帽裹头、面色苍白、畏寒肢冷、舌淡苔白。若头顶冷痛、干呕、吐涎沫、脉弦者，属寒邪侵犯

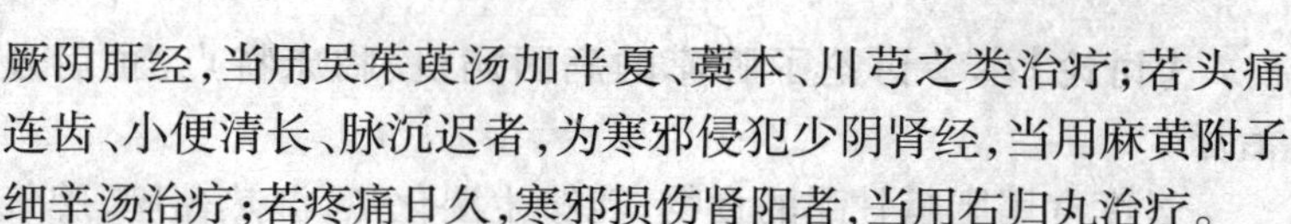

厥阴肝经，当用吴茱萸汤加半夏、藁本、川芎之类治疗；若头痛连齿、小便清长、脉沉迟者，为寒邪侵犯少阴肾经，当用麻黄附子细辛汤治疗；若疼痛日久，寒邪损伤肾阳者，当用右归丸治疗。

【原文】帝曰：有病口甘者，病名为何？何以得之？岐伯曰：此五气[1]之溢也，名曰脾瘅[2]。夫五味入口，藏于胃，脾为之行其精气，津液在脾，故令人口甘也。此肥美[3]之所发也。此人必数食甘美而多肥也，肥者令人内热，甘者令人中满，故其气上溢，转为消渴[4]。治之以兰[5]，除陈气也[6]。

【注释】[1]五气：当为脾气。[2]脾瘅：脾热。瘅，热也。[3]肥美：肥甘厚腻的食物。[4]消渴：病证名，指多饮、多食、多尿，形体消瘦，尿有甜味为特征的一种病证。相当于西医的糖尿病。[5]兰：兰草，即佩兰之类的药物，具有芳香化湿、醒脾辟浊的作用。[6]除陈气：祛除陈腐的邪浊。

【语译】黄帝问：有的病人口中发甜，是一种什么病？怎样得来的？岐伯说：这种病名叫脾瘅，是脾气泛溢于口所致。一般说来，饮食五味从口吃进后，贮藏于胃，胃通过其腐熟、游溢精气的作用，化生水谷精气和生成津液；脾通过其运化作用，将这些精气、津液转送到全身各个脏腑组织，以起滋润、营养作用。现湿热蕴结于脾，脾失运化，津液不能输布于脏腑组织，而独留在脾，脾气上溢，所以使人口中发甜。这是由于过度食用肥腻甘甜的食物所造成的。这种病人，必定经常吃甘甜的美味佳肴和肥腻的食物。肥腻的食物能产生里热，甘甜的食物能导致脾胃气滞而出现胃脘胀满。脾气上溢，除引起口甜外，如果日久不愈，还可转成消渴病。可用佩兰之类的药物治疗，因这类药物具有芳香化湿、醒脾辟浊的作用，能够祛除脾胃的陈腐邪浊。

【讨论】本节讨论了脾瘅的病因病机、临床特点、预后及治疗。

过度食用肥腻甘甜的食物，能够生湿化热，湿热蕴脾，脾气壅滞，不能输布津液，上溢于口，就会出现口中发甜，常伴有口中黏腻、舌苔厚腻、饮食呆滞等症。可用佩兰 30 ~ 50 克，用水三盅，煎取一盅半，频频温服（代茶饮），每获良效，并忌食肥甘辛辣食物。若湿热日久不去，化燥伤津，转为消渴者，当按消渴病论治，请参阅第五版《中医内科学·消渴》。但并非是说，口中发甜的脾瘅一定要转为消渴，只能说有这种可能性。

【原文】帝曰：有病口苦，取阳陵泉[1]。口苦者，病名为何？何以得之？岐伯曰：病名曰胆瘅。夫肝者，中之将也，取决于胆，咽为之使[2]。此人者，数谋虑不决，故胆虚，气上溢，而口为之苦。治之以胆募、俞[3]，治在《阴阳十二官相使》[4]中。

【注释】[1]口苦，取阳陵泉：文义不通，疑为衍文。[2]咽为之使：因厥阴肝经循喉咙之后，向上入于咽部，故说咽为之使。[3]胆募、俞：胆募，即日月穴。胆俞穴，在第十脊椎旁一寸五分处。[4]《阴阳十二官相使》：古医经，已佚。

【语译】黄帝说：有的病人口中发苦，这是一种什么病？怎么得来的？岐伯说：这种病名叫胆瘅。肝与胆是互为表里的两个脏腑，肝为将军之官而主谋虑，胆为中正之官而主决断，肝的经脉上循咽喉，所以咽喉是肝胆的外使。口苦之人，经常遇事、想问题优柔寡断，以致胆气不足，向上泛溢，从而出现口苦。治疗应该针刺日月穴和胆俞穴，这种治法记载在《阴阳十二官相使》中。

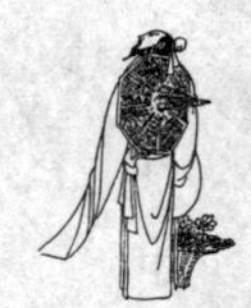

【讨论】口苦一症，临床较常见，主病有三：若突发口苦、伴恶心欲吐、咽部干燥、寒热往来、苔薄白、脉弦，是邪犯少阳所致，当用小柴胡汤治疗；若口苦日久、口干喜饮、或有恶心吐痰、舌苔黄腻、脉象滑数，是胆经湿热、胆气上泛所致，当用黄连温胆汤治疗；若口苦、心烦失眠、口干尿黄、舌尖红赤，是心经火热所致，当用黄连导赤散治疗。

【原文】帝曰：有癃[1]者，一日数十溲，此不足也[2]；身热如炭，颈膺如格[3]，人迎躁盛[4]，喘息，气逆，此有余也；太阴脉微细如发者，此不足也。其病安在？名为何病？岐伯曰：病在太阴，其盛在胃，颇在肺，病名曰厥，死不治。此所谓得五有余[5]，二不足[6]也。帝曰：何谓五有余，二不足？岐伯曰：所谓五有余者，五病之气有余也；二不足者，亦病气之不足也。今外得五有余，内得二不足，此其身不表不里[7]，亦正死[8]明矣。

【注释】[1]癃：小便不畅，点滴而出。[2]一日数十溲，此不足也：肾气不固导致小便频数。[3]颈膺如格：喉胸之间堵塞不通。[4]人迎躁盛：人迎脉急速有力，是胃热亢盛所致。[5]五有余：指前文身热、颈膺如格、人迎躁盛、喘息、气逆五个症状由邪气盛所致。[6]二不足：指前小便点滴、一日数十溲和太阴脉微细如发两个症状由正气不足所致。[7]不表不里：既有表又有里。此表里是相对概念。[8]正死：即死证。

【语译】黄帝问道：有的病人小便点滴不畅，一天解几十次，这是正气虚弱的表现；身发高热，热得就像烧红的炭火一样，咽喉和胸膺之间堵塞不通，人迎搏动急速有力，呼吸粗大，急促困难，这是邪气有余的表现；寸口脉极其微细，犹如发丝一样，这是正气不足的表现。这种病病在哪里？病名叫什么？岐伯说：这种病主要是由于太阴脾脏虚衰，加之里热亢盛，涉及肺而成，病名叫做厥。正气衰极而邪热亢盛,病情非常危重,很难治愈。这些就是所谓的"五有余、二不足"的证候。黄帝说:什么叫五有余、二不足呢?岐伯说:所谓五有余,就是指前面所说的五个症状由邪气有余所致;二不足,就是指前面所说的两个症状由正气不足所致。现在外面出现五个有余的症状,里面出现两个不足的症状,一个病人身上既有在表的邪实症状,又有在里的正虚症状,攻其邪必伤正,补其虚必助邪,攻补两难,所以多为死证。

【讨论】本节讨论了癃病虚实夹杂的危重证候,提示人们在临证时必须慎重。对于"五有余,二不足",我们认为临证时不必拘泥此说,但见邪气亢盛而正气虚衰者,不应拘泥于有余不足之数,而应周密思考分析邪正之盛衰,标本之缓急,把握攻补之分寸,采取相应紧急措施以挽救危重症状。

【原文】帝曰:人生而有病巅疾[1]者,病名曰何?安所得之?岐伯曰:病名为胎病[2]。此得之在母腹中时,其母有所大惊,气上而不下,精气并居,故令子发为巅疾也。

【注释】[1]巅疾:癫痫病。巅,通癫。[2]胎病:先天性疾病,俗称"胎里疾"。

【语译】黄帝说:有的婴儿生下来就患有癫痫病,病名叫什么呢?怎样得来的呢?岐伯说:病名叫胎病。这是因为胎儿在母腹中时,他的母亲遭受了大的惊吓,使气机上逆而不下,精气随着上逆,影响了胎儿的正常发育,所以婴儿生后易患癫痫。

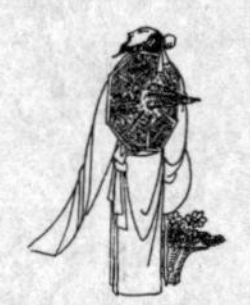

【讨论】本节指出癫痫病与先天有关，这与现代医学的认识是一致的。其成因，多是由于妊娠期间遭受了惊吓等重大精神刺激所致，而不是民间传说的孕妇吃了母猪肉、羊肉等所致。由此看出，要想生一个健康聪明的小宝宝，保持心情愉快、避免精神刺激是相当重要的。当然，癫痫的成因，不只是先天因素，还有后天因素，如情志失调，突受惊恐；饮食不节，过食肥甘，生湿酿痰；脑部外伤，瘀血阻窍等。

【原文】帝曰：有病痝然[1]如有水状[2]，切其脉大紧，身无痛者，形不瘦，不能食，食少，名为何病？岐伯曰：病生在肾，名为肾风。肾风而不能食，善惊，惊已，心气痿者死。帝曰：善。

【注释】[1]痝然：指面色困倦不荣而面目浮起。[2]如有水状：看似水肿，实非水肿。

【语译】黄帝说：有的病人面色困倦不荣，面目浮起，看似水肿，但按之却不凹陷，切其脉，大而紧，身无疼痛，形体不消瘦，不想吃饭或吃得很少，这种病叫什么病？岐伯说：这种病发生在肾，病名叫肾风。肾风发展到汤水不下，时时惊吓，心气衰竭的时候，就会死亡。黄帝说：讲得对！

【讨论】本节指出了肾风病的脉象、主症和预后。关于肾风，《素问·风论》云："以冬壬癸中于邪者，为肾风……肾风之状，多汗恶风，面痝然浮肿，脊痛不能正立，其色炲，隐曲不利，诊在颐上，其色黑。"《素问·评热病论》云："有病肾风者，面浮痝然壅，害于言。"合而观之，肾风病为风邪袭肾所致，面部浮肿为其主要症状。肾风治疗不善则会传变为风水，《素问·评热病论》云："有病肾风者……虚不当刺，不当刺而刺，后五日其气

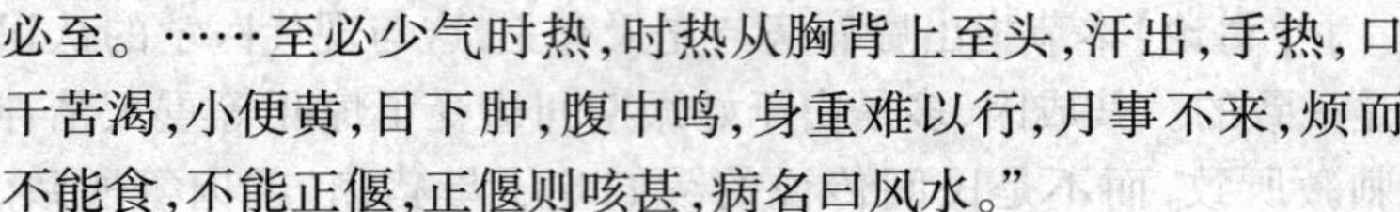

必至。……至必少气时热，时热从胸背上至头，汗出，手热，口干苦渴，小便黄，目下肿，腹中鸣，身重难以行，月事不来，烦而不能食，不能正偃，正偃则咳甚，病名曰风水。”

大奇论篇第四十八

【提要】本篇首先讨论多种少见的脉象和病证，对其病机、预后进行分析；最后讨论各种死脉的脉象、病机，并推测其死亡的时期。论中所述的死脉，实为真脏脉。由于这些脉证比起一般的病证来，显得十分奇特，故篇名《大奇论》。

【原文】肝满、肾满、肺满[1]皆实[2]，即为肿[3]。肺之雍[4]，喘而两胠满。肝雍，两胠满，卧则惊，不得小便。肾雍，脚下[5]至少腹满，胫有大小，髀骺大跛，易偏枯。心脉满大，痫瘛筋挛。肝脉小急，痫瘛筋挛。肝脉骛暴[6]，有所惊骇，脉不至若瘖，不治自已。肾脉小急，肝脉小急，心脉小急，不鼓皆为瘕。

【注释】[1]肝满、肾满、肺满：据后文推义，满，当为脉。[2]实：按之有力。[3]肿：胀也。形误。[4]雍：通壅，此指气机壅塞。[5]脚下：当为胠下。[6]骛暴：迅速奔驰，此形容肝脉急速紊乱有力，如野马乱奔。骛（wù务），乱跑。

【语译】肝脉、肾脉、肺脉按之有力，是患有胀满的病证。肺脉壅塞，则气喘而两胁胀满；肝脉壅塞，则两胁胀满，睡觉容易惊醒，小便不通；肾脉壅塞，则胁下至小腹胀满，两侧小腿大小

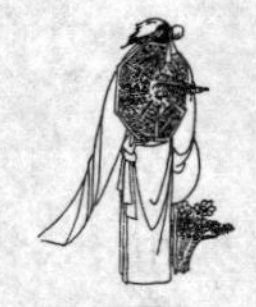

不一，大腿小腿畸形，走路跛得厉害，经久不愈，可发展成半身不遂。心脉满大，说明火热内盛，煎熬阴血，血虚失养，可出现痫病、手足抽搐、筋脉挛急等症；肝脉细小急数，说明肝血不足，寒邪内侵，凝滞肝脉，同样可以出现痫病、手足抽搐，筋脉挛急等症；肝脉急速有力，脉律紊乱，甚至一时性切按不到，说不出话来，这是由于受到了惊骇，肝气逆乱所致，不必治疗，等到肝气平静后，会自然复常。肾脉、肝脉、心肝都细小而急，轻取指下无脉鼓动，这是气机凝滞在腹，可形成腹内包块、时聚时散的瘕病。

【原文】肾肝并[1]沉为石水[2]，并浮为风水[3]，并虚为死，并小弦欲惊。肾脉大急沉，肝脉大急沉，皆为疝。心脉搏滑急为心疝[4]。肺脉沉搏为肺疝[5]。三阳急为瘕，三阴急为疝，二阴急为痫厥[6]，二阳急为惊。脾脉外鼓[7]沉为肠澼，久自已。肝脉小缓为肠澼，易治。肾脉小搏沉为肠澼下血，血温[8]身热者死。心肝澼亦下血，二藏同病者，可治；其脉小沉涩为肠澼，其身热者死，热见七日死。

【注释】[1]并：都、皆。[2]石水：水肿的一个类型，以腹满，引胁下胀痛，水肿偏于腹部为主要表现。[3]风水：水肿的一个类型，以头面上身肿甚，兼见发热恶风、骨节疼痛为主要表现。[4]心疝：热邪侵犯心经而成的疝病，主要表现是下腹鼓包，气上冲胸，心暴痛。[5]肺疝：寒邪侵犯肺经而成的疝病，主要表现是少腹与睾丸胀痛，小便不通。[6]痫厥：突然昏倒，不知人事。[7]外鼓：脉由沉渐浮。[8]血温：作血溢解。

【语译】肝脉、肾脉都现沉象的，是患有石水病；都现浮象的，是患有风水病；都现虚象的，多为死证；都细小而弦的，是将要患惊厥病。肾脉沉大而急速的，或肝脉沉大而急速的，都是患有疝气病；心脉滑数有力的，是患有心疝；肺脉沉而搏指的，是患有肺疝。膀胱和小肠脉急速的，是患有瘕病；脾和肺脉急速的，是患有疝病；心、肾脉急速的，是患有痫厥；胃和大肠脉急速的，是患有惊厥病；脾脉沉的，是患有痢疾，若脉由沉转浮，说明邪气由里出表，病会逐渐好转；肝脉细缓的，虽患痢疾，但胃气不虚，所以容易医治；肾脉沉细而搏指有力的，是患有痢疾、大便下血，若出血不止而又全身发热的，是阴血枯竭、虚阳亢极的死证；心肝两脏病变所致的痢疾，也会大便下血，如果两脏同病的，可以医治，若其脉沉细而涩，是患有痢疾，说明正气不足，阴血衰弱，若再出现发热，说明不独正虚，而且邪盛，所以多为死证，大概高热到第七天，就会死亡。

【原文】胃脉沉鼓[1]涩，胃外鼓大，心脉小坚急，皆鬲[2]偏枯。男子发左，女子发右，不瘖舌转，可治，三十曰起；其从[3]者瘖，三岁起；年不满二十者，三岁死。脉至而搏，血衄身热者死。脉来悬钩浮[4]为常脉。脉至如喘，名曰暴厥，暴厥者不知与人言，脉至如数，使人暴惊，三四日自已。

【注释】[1]鼓：当为衍字。[2]鬲：气血阻塞。[3]从：男子发右，女子发左为从。[4]悬钩浮：悬，指脉象不浮不沉。意为脉虽浮钩，但不浮不沉，未失中和之气。钩，洪脉也。

【语译】胃脉沉涩或者浮大、心脉细数有力，都是气血阻塞不通的征象，可能会患半身不遂的偏枯病。偏瘫，如果男子发生在左侧，女子发生在右侧，舌头转动灵活，说话正常，就能医治，大约三十日后痊愈；如果男子发生在右侧，女子发生在左侧，而且说不出话来，则大约需要三年才能痊愈；如果年龄不到二十岁的，大约三年后会死亡。脉来搏指有力，鼻血不止，身体

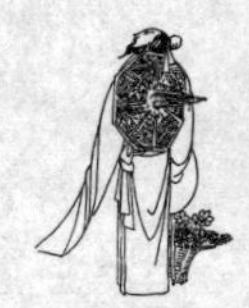

发热的，可能会死亡。脉来虽然浮洪，但却不浮不沉，仍有中和之气，是为正常脉象。脉来疾数，犹如呼吸喘急一样，是患有暴厥病。暴厥的特征是人事不省，不能说话。脉来快数，多是突然受到惊吓，大约三四天后会自行恢复。

【原文】脉至浮合[1]，浮合如数，一息十至以上，是经气[2]予[3]不足也，微见[4]九十日死；脉至如火新然，是心精之予[5]夺也，草干而死；脉至如散叶，是肝气予虚也，木叶落而死；脉至如省客[6]，省客者，脉塞而鼓[7]，是肾气予不足也，悬去枣华[8]而死；脉至如丸泥[9]，是胃精予不足也，榆荚落[10]而死；脉至如横格[11]，是胆气予不足也，禾熟[12]而死；脉至如弦缕[13]，是胞精予不足也，病善言，下霜而死，不言可治；脉至如交漆[14]，交漆者，左右傍至也，微见三十日死；脉至如涌泉，浮鼓肌中，太阳气予不足也，少气，味韭英[15]而死；脉至如颓土[16]之状，按之不得，是肌气[17]予不足也，五色先见，黑白垒发[18]死；脉至如悬雍[19]，悬雍者，浮揣切之益大，是十二俞之[20]予不足也，水凝而死；脉至如偃刀[21]，偃刀者，浮之小急，按之坚大急，五藏菀熟[22]，寒热独并于肾也，如此其人不得坐，立春而死；脉至如丸滑不直手，不直手者，按之不可得也，是大肠气予不足也，枣叶生而死；脉至如华[23]者，令人善恐，不欲坐卧，行立常听，是小肠气予不足也，季秋而死。

【注释】[1]浮合：形容脉象如水波，忽分忽合，很难辨清。[2]经气：十二经脉中的精气。[3]予：当做“之”解。[4]微见：始现。[5]之予：当做“之”解。[6]省客：形容脉象如省问之客，或来或去。[7]脉塞而鼓：脉象忽而闭塞似无，忽而应指有力。[8]悬去枣华：指枣树开花或花落的时节。[9]丸泥:形容脉象如泥丸,坚强短滑。[10]榆荚落:指榆荚掉落的农历三月左右。[11]横格:指脉象弦硬,如木横格之状。[12]禾熟:稻熟的季节。禾:稻也。[13]弦缕:形容脉象如弓弦之线,弦细而坚急。[14]交漆:形容脉象如绞滤的漆汁,四面流散。交,通绞。[15]味韭英:闻到韭菜叶的味儿,引申为吃新韭菜的时节。味,嗅、尝。英,叶子。[16]颓土:倾颓的朽土。形容脉象虚大无力,按之即无。[17]肌气:肌肉的精气,由脾所充养。[18]黑白垒发:黑白之色经常出现。垒,同累。[19]悬雍:形容脉象如悬雍之状,浮取形大,稍按即小。[20]之:之的后面当脱一"气"字,应为"十二俞之气"。[21]偃刀:仰立之刀,上刃下宽。形容脉象如偃刀之状,浮取小急,按之坚大。[22]菀熟:菀,(yù 郁),郁积也;熟,热也。[23]脉至如华:形容脉来如花之轻浮软弱。华,通花。

【语译】脉来如水波,忽分忽合,极难辨清,疾数而快,一呼一吸跳动十多次,这是十二经脉中的精气虚衰的表现,这种脉象出现后大约九十天,就会死亡。脉来如燃烧的薪火一样旺盛,洪大之极,这是心脏精气已经虚衰的表现,大约等到秋末冬初,野草干枯之时,就会死亡。脉来如枯叶飘散,这是肝脏精气虚衰的表现,大约等到树木落叶的时节,就会死亡。脉来如省问之客,忽来忽去,来时应指有力,忽而又闭塞似无,这是肾脏精气虚衰的表现,大约在枣树开花或花落的时节,就会死亡。脉来如泥丸,短滑坚强,这是胃之精气虚衰的表现,大约等到春末夏初,榆荚掉落之时,就会死亡。脉来弦硬,如横格之木挺然指下,这是胆腑精气虚衰的表现,等到秋季稻谷成熟时,就会死亡。脉来如弓弦之线,弦细而坚急,这是胞络精气虚衰的表现,如果病人话多,语无伦次,等到打霜的时节,就会死亡;如果病人安静不语,尚可医治。脉来如绞滤的漆汁,四处流散,脉气难以凝敛,这种脉象出现后大约三十天,就会死亡。脉来如涌泉,有升无降,浮而无力,鼓动在肌肉之中,并觉气短不够用,这是太阳经脉的精气衰弱的表现,等到吃新鲜韭菜的时节,就会死亡。脉来如颓土,虚大无力,按之即无,这是肌肉的精气虚衰的

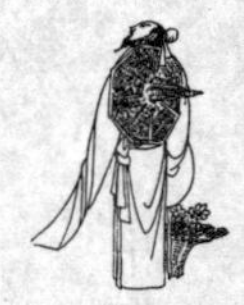

表现,如果脸上五色迭现,经常出现黑白两色时,就会死亡。脉来如悬雍之状,浮取形大,稍按即小,这是十二俞穴的精气虚衰的表现,等到结冰的时节,就会死亡。脉来如刀之仰立,浮取小急,按之坚大,这是五脏火热郁积,寒热直迫于肾的表现,如果病人难以坐立,等到立春之时,就会死亡。脉来如弹丸,圆滑无根,按之即无,这是大肠的精气虚衰的表现,等到枣树长叶子的时节,就会死亡。脉来如花瓣飘飞,轻浮软弱,病人胆小,容易惊吓,坐卧不安,行走站立时常有幻听,这是小肠的精气虚衰的表现,等到秋末之时,就会死亡。

【讨论】本篇提到了十四种死脉的"奇脉",其总的特点是模糊不清、散乱无根,大致分为以下几类:①脉至浮合:由于脉搏太快(一息十至以上),故手下脉来模糊不清。②脉来如散叶、如省客、如交漆、如颓土、如华:这类死脉均虚软散乱,按之不能应指。③脉来如火新然、如涌泉:此类脉均来势浮盛,按之则散。④脉来如横格、如弦缕、如偃刀:这类脉均但弦无胃,毫无柔和从容之象。⑤脉来如丸泥、如丸滑不直手:这类脉均但石无胃,按之如弹石。这些脉都是无神、无根、无胃之脉,故皆是死证。然根据死脉推测死期之法,则不可拘泥。

本篇认为偏枯,如男子在左侧、女子在右侧,较容易治疗,反之则难治。盖传统中医学认为:男阳女阴,左阳右阴,男子气血旺于左,女子气血旺于右,所以男子左侧偏枯、女子右侧偏枯较容易治疗康复。目前尚无大样本的临床统计数据证明此说的正确性,学者趋于持否定态度。经文还提出人年青之时本应气血旺盛,若青年人病偏枯,则说明患者素体亏虚、气血衰弱,不能充分发挥抗邪之力,其预后不佳。任应秋先生认为此说"验之临床,确有此事"。

脉解篇第四十九

【提要】本篇较详细地论述了人体三阳三阴经脉，在偏盛偏衰时所发生的各种病证，并用天人相应和四时阴阳消长的理论，解释其病变机理，故篇名《脉解篇》。

【原文】太阳所谓肿腰脽痛[1]者，正月太阳寅[2]，寅，太阳也，正月阳气出在上而阴气盛，阳未得自次[3]也，故肿腰脽痛也。病偏虚为跛者，正月阳气冻[4]解地气而出也，所谓偏虚者，冬寒颇有不足者，故偏虚为跛也。所谓强上[5]引背者，阳气大上而争，故强上也。所谓耳鸣者，阳气万物[6]盛上而跃，故耳鸣也。所谓甚则狂癫疾者，阳尽在上而阴气从下，下虚上实，故狂癫疾也。所谓浮为聋者，皆在气也。所谓入中[7]为喑者，阳盛已衰，故为喑也。内夺[8]而厥，则为喑俳[9]，此肾虚也，少阴不至者，厥也。

【注释】[1]肿腰脽痛：腰肿臀痛。脽（shuí 谁），臀部。[2]正月太阳寅：正月为一年之首，太阳为三阳主气，故三阳以太阳为首，所以正月属太阳；正月月建在寅，所以说正月太阳寅。按：古人以十二时辰分配地平方位，观斗纲所指的方位以定时令，正月斗纲指寅，二月指卯、三月指辰、四月指巳、五月指午、六月指未、七月指申、八月指酉、九月指戌、十月指亥、十一月指子、十二月指丑，这称为月建。北斗星由七星组成，第一名魁、第五名衡、第七名杓，魁、衡、杓三星就是所谓斗纲。因为正月黄昏时候，杓星指向寅位，夜半衡星指向寅位，平旦魁星指向寅位。其余月份仿

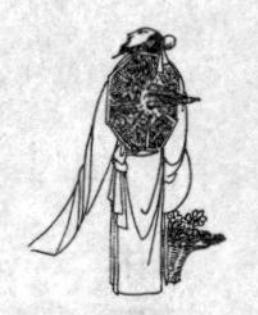

此。[3]阳未得自次：阳气不能旺盛。[4]冻：当作东解。意为阳气从东方升发。[5]强上：头项强直不舒。强上，即上强。[6]万物：疑为衍文。[7]入中：此指阳气入内。[8]内夺：色欲过度，耗伤精气。内，房劳过度。夺，阴精耗伤。[9]喑俳：声哑不出。俳，通痱，四肢软弱，不能运动。

【语译】太阳经发生病变，出现所谓的腰部、臀部肿胀疼痛的，是由于正月是一年中阳气生发的时期，月建在寅，所以正月属太阳，正月虽是阳气生发的月份，但此时阴寒之气尚盛，阳气还不能达到旺盛的程度，所以腰臀失于温养，从而发生肿胀疼痛。阳气偏虚，出现所谓的走路跛脚的，是由于阳气刚刚从东方生发，冻结的大地开始化解，与此相应，体内的阴寒偏盛，阳气颇感不足，偏虚一侧，所以出现跛足。出现所谓的头项强痛、牵引背脊的，是由于正月阳气生发向上，与阴寒相争，太阳经气不利，所以头项强痛。出现所谓的耳鸣的，是由于阳气生发，偏盛于头，耳窍被扰，所以鸣叫不宁。出现所谓的癫证、狂证的，是由于阳气升发太过，直逆脑窍，阴气被迫下降，上实而下虚，扰乱神明，所以狂乱不宁，或癫痴不明。出现所谓的耳聋的，是由于阳气浮逆，蒙蔽耳窍的缘故。出现所谓的声哑不出的，是由于浮盛的阳气已经衰减，逐渐下潜进入内脏，声窍失养，所以声哑不出。房劳过度，耗伤阴精，虚阳上逆则不能说话，肢体失养则软弱无力，不能运动。这些都是由于肾脏亏虚，少阴精气不达所致。少阴精气不达，还可形成厥逆之病。

【原文】少阳所谓心胁痛者，言少阳戌也，盛者心之所表[1]也，九月阳气尽而阴气盛，故心胁痛也。所谓不可反侧[2]者，阴气藏物也，物藏则不动，故不可反侧也。所谓甚则跃者，九月万物尽衰，草木毕落而堕，则气去阳而之阴，气盛而阳之下长，故谓跃。

【注释】[1]盛者心之所表:少阳邪盛,表现在心。[2]不可反侧:睡卧时不能翻身。

【语译】少阳经发生病变时,出现所谓的心口、两胁疼痛的,是由于少阳经邪气盛实所致;少阳属胆,而心之脉出于腋,胆邪亢盛,影响及心,则表现出心经的症状;九月属少阳,是阳气将尽,阴气方盛的月份,阳尽阴盛,经气不利,所以出现心口、两胁疼痛。出现所谓的睡卧难以翻动身子的,是由于九月阴气偏盛,万物开始闭藏,不能活动生长,人与之相应,所以少阳发病时,睡眠难以翻动身子。出现所谓的甚则跃的,是由于九月万物衰落,草木凋零,人身的阳气也由表向里潜藏,阳气偏盛的还会下长,所以出现跃。

【原文】阳明所谓洒洒振寒[1]者,阳明者午也[2],五月盛阳之阴也,阳盛而阴气加之,故洒洒振寒也。所谓胫肿而股不收[3]者,是五月盛阳之阴也,阳者衰于五月,而一阴气上,与阳始争,故胫肿而股不收也。所谓上喘而为水者,阴气下而复上,上则邪客于藏府间,故为水也。所谓胸痛少气者,水气在藏府也,水者阴气也,阴气在中,故胸痛少气也。所谓甚则厥,恶人与火,闻木音则惕然而惊者,阳气与阴气相薄,水火相恶,故惕然而惊也。所谓欲独闭户牖而处者,阴阳相薄也,阳尽而阴盛,故欲独闭户牖而居。所谓病至则欲乘高而歌,弃衣而走者,阴阳复争,而外并于阳,故使之弃衣而走也。所谓客孙脉则头痛鼻鼽腹肿者,阳明并于上,上者则其孙络太阴也,故头痛鼻鼽腹肿也。

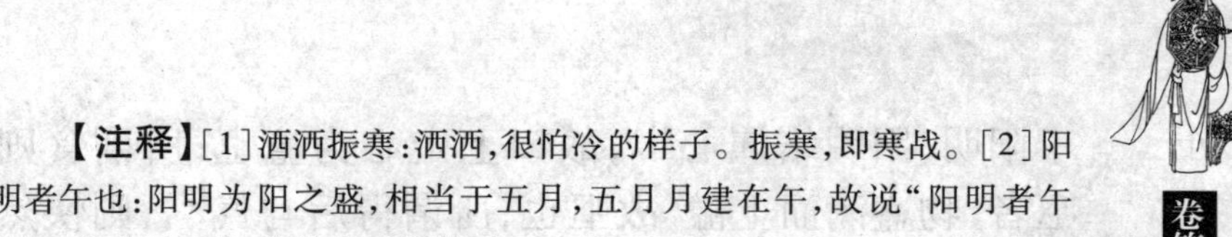

【注释】[1]洒洒振寒:洒洒,很怕冷的样子。振寒,即寒战。[2]阳明者午也:阳明为阳之盛,相当于五月,五月月建在午,故说“阳明者午也”。[3]股不收:髋关节不能伸屈。

【语译】阳明经发生病变时,出现所谓的寒战发冷症状,是由于阳明经气旺于五月,月建在午,五月是阳气极盛、阴气不足的月份,阳气盛而复感阴寒,犹如熊火而洒冷水,所以有时出现寒战发冷的症状。出现所谓的足胫肿胀致使髋部不能屈伸的,是由于五月阳气极盛,阳气极盛则一阳始降,一阴初生,阴阳相争,阳明经气不和,所以出现足胫肿胀、髋关节屈伸不利。出现所谓的气逆喘促、身发水肿的,是由于阴气降而复升,邪气随之侵犯脏腑,影响水液代谢,水液停聚,水邪客肺则喘逆,泛溢于外则水肿。出现所谓的胸痛少气的,是由于水气潴留在脏腑,水是阴冷之气,停留于脏腑之中,影响肺气的宣发肃降,气机不畅,所以出现胸痛少气。出现所谓的病甚则厥逆,讨厌与人相见和怕见火光,听见木头碰击的声音就显出恐惧的样子的,是由于阳气与阴气相争,水和火不相协调的缘故,所以出现惊怕等症。出现所谓的病 人关闭门窗,独自一人居在屋内的,是由于阳气和阴气相互斗争,阳气战败了,阴气争胜了,阴盛则喜静,所以病人喜欢关闭户窗,独居屋内。出现所谓的病发作时就跑到高处去唱歌,赤身裸体四处乱跑的,是由于阴阳剧烈相争,阳胜而阴衰,邪并于阳,扰乱神明,所以出现登高而歌、弃衣而走的狂证。出现所谓的邪气侵犯孙络就发生头痛、鼻塞流涕、腹部胀满的,是由于阳明经的邪气随着经脉上犯,而太阴经的孙络络于鼻,与阳明经脉相合,所以邪气由阳明经并于太阴孙络,从而出现头痛、鼻塞流涕、腹胀等症。

【原文】太阴所谓病胀者,太阴子也,十一月万物气皆藏于中,故曰病胀。所谓上走心为噫者,阴盛而上走于阳明，阳明络属心[1]，故曰上走心为噫也；所谓食则呕者，物盛满而上溢，故呕也；所谓得后与气[2]，则快然如衰者，十二月[3]阴气下衰，而阳气且出，故曰得后与气则快然如衰也。

【注释】[1]阳明络属心：足阳明胃经之络，上通于心。[2]后与气：解大便与放屁。后，大便。气，矢气，俗称放屁。[3]十二月：据前文测知，当为十一月。

【语译】太阴经发生病变，出现所谓的胀病，是由于太阴经气旺于十一月，月建在子，十一月是万物之气向内收藏的季节，人与之相应，阳气内潜。如果太阴阳气不足，阴气偏盛，气机凝滞，便会出现胀病。出现所谓的上走于心而嗳气的，是由于阴气太盛，上逆犯胃，而足阳明胃经的络脉上通于心，阴气循经犯心，所以就会出现嗳气的表现。出现所谓的吃饭就呕吐的，是由于吃得过多，不能消化，停积胃腑，胃中盛满则向上溢出，所以食则呕吐。出现所谓的解大便或放屁后，顿觉畅快舒服的，是由于十一月阴气盛极，盛到极点则逐渐衰减，阳气随之生长，此时，体内的浊气、糟粕在阳气的推荡下从下排出，所以顿觉腹内舒服。

【原文】少阴所谓腰痛者，少阴者肾也，十月万物阳气皆伤，故腰痛也。所谓呕、咳、上气、喘者，阴气在下，阳气在上，诸阳气浮，无所依从，故呕、咳、上气、喘也。所谓色色[1]不能久立久坐，起则目䀮䀮无所见者，万物阴阳不定未有主[2]也，秋气始至，微霜始下，而方杀万物，阴阳内夺，故目䀮䀮无所见也。所谓少气善怒者，阳气不治，阳气不治，则阳气不得出，肝气当治而未得，

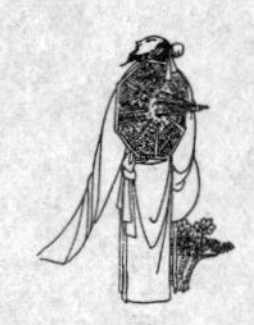

故善怒。善怒者，名曰煎厥。所谓恐如人将捕之者，秋气万物未有毕去，阴气少，阳气入，阴阳相薄，故恐也。所谓恶闻食臭[3]者，胃无气[4]，故恶闻食臭也。所谓面黑如地色者，秋气[5]内夺，故变于色也。所谓咳则有血者，阳脉伤也，阳气未[6]盛于上而脉满，满则咳，故血见于鼻也。

【注释】[1]色色：当为邑邑。邑，通悒，悒悒，心神不安。[2]未有主：阴阳交替，尚无定主。[3]食臭：食物的气味。[4]胃无气：胃气衰败，失去消化功能。[5]秋气：当为肾气。[6]未：疑为衍字。

【语译】少阴经发生病变，出现所谓的腰痛的，是由于十月属少阴，足少阴经属肾，十月，天地间万物的阳气都受到了损伤，人体的少阴阳气亦显不足，腰部失于温养，所以发生疼痛。出现所谓的呕吐、咳嗽、气逆、气喘等症的，是由于少阴的阴气盛于下，阳气浮于上，阳气无所依附，肺胃之气随即上逆，所以出现呕吐、咳嗽、气逆、喘促之症。出现所谓的心神不定、不能久坐久立、起立则两目昏花、视物模糊的，是由于自然界阴阳交替，尚无定主，秋天肃杀之气已到，微霜开始下降，万物开始凋零，人与之相应，体内的阴阳之气衰减，心肝不足，所以出现视物模糊等症。出现所谓的少气易怒的，是由于阳气失去了正常的治理，少阳之气不能很好地升发，肝气舒泄失常，气机郁滞，木失条达，所以容易发怒。这种容易发怒的病，叫做煎厥。出现所谓的心虚胆怯、经常恐惧、总觉得有人要来逮捕他一样的，是由于秋季阳气尚未尽去，阴气初生，而阳气入内，阴阳相争，所以恐惧害怕。出现所谓的厌恶闻到食物气味的，是由于胃气衰败，消化功能减弱，所以讨厌食物气味。出现所谓的面色发黑，犹如黑土色的，是由于肾脏精气内虚，不能上荣于面，所以面色黑而无光泽。出现所谓的咳则鼻中流血的，是由于阳气亢盛于上，壅滞脉络，脉络盛满，肺脉盛则宣肃失常，所以出现咳嗽、鼻中出血。

【原文】厥阴所谓㿗疝[1]、妇人少腹肿者，厥阴者辰也，三月阳中之阴，邪在中，故曰㿗疝少腹肿也。所谓腰脊痛不可以俯仰者，三月一振荣华[2]，万物一俯而不仰[3]也。所谓㿗癃疝肤胀[4]者，曰阴亦盛而脉胀不通，故曰㿗癃疝也。所谓甚则嗌干热中者，阴阳相薄而热，故嗌干也。

【注释】[1]㿗疝：疝气的一种，以小腹牵引睾丸而痛为其临床特征。[2]三月一振荣华：三月阳气振动升发，万物荣华。[3]万物一俯而不仰：三月，阳气升发，万物荣华，树木低枝垂叶，俯而不仰。[4]㿗癃疝肤胀：阴囊肿痛，小便不通，肌肤肿胀。

【语译】厥阴经发生病变，出现所谓的㿗疝、妇女少腹肿胀，是由于厥阴月建在辰，三月属厥阴，三月阳气升发，阴气渐衰，是阳中之阴的月份，厥阴经脉抵少腹，络阴器，如果阴邪聚集其中，经气不利，就会出现㿗疝、妇女少腹肿胀。出现所谓的腰部、背脊疼痛，不能俯仰的，是由于三月阳气振动，升发旺盛，自然界万物荣华，树木都低枝垂叶，俯而不仰，人亦应之，所以厥阴经发生病变时，就会出现腰脊疼痛，难以直立。出现所谓的睾丸肿痛、小便不通、肌肤肿胀的，是由于阴邪太盛，凝滞厥阴，经脉不通，所以发生㿗疝、癃证、肤胀等证。出现所谓的咽干热中的，是由于阴阳相争，产生内热，热灼咽窍，所以咽喉发干。

【讨论】本篇将六经分应六月：太阳为三阳之首，应于正月（寅）；阳明为阳之极，应于五月（午）；少阳为阳之终，应于九月（戌）；太阴为阴中至阴，应于十一月（子）；少阴为阴之初，应于

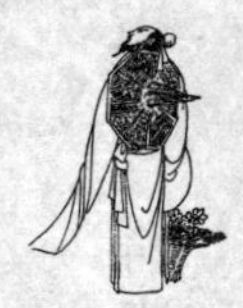

七月（申）；厥阴为阴之尽，应于三月（辰）。经文主要从四时阴阳的变化来解释六经病证病机，其病证的表现以经脉循行部位为依据。如：太阳应正月，正月为春之首，太阳为阳之首。天地阳气发始于正月；太阳应之，故六经为病始于太阳；正月阳气始至而阴气未尽，太阳应之，故太阳病初起，正邪斗争而恶寒发热；太阳经脉循于背部，故症见腰椎肿痛、项强引背。本篇所解之病证，仅限于足经，其因尚待考。

卷第十四

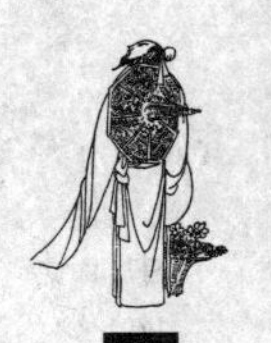

刺要论篇第五十

【提要】本篇阐述了针刺的深浅应根据病位的深浅来决定的原则，论述了违反刺法所引起的病证。因强调针刺深浅的重要性，故篇名《刺要论》。

【原文】黄帝问曰：愿闻刺要。

岐伯对曰：病有浮沉[1]，刺有浅深，各至其理[2]，无过其道。过之则内伤，不及则生外壅，壅则邪从之。浅深不得，反为大贼[3]，内动五藏[4]，后生大病。故曰：病有在毫毛腠理者，有在皮肤者，有在肌肉者，有在脉者，有在筋者，有在骨者，有在髓者。是故刺毫毛腠理无伤皮，皮伤则内动肺[5]，肺动则秋病温疟，泝泝然寒栗。刺皮无伤肉，肉伤则内动脾，脾动则七十二日四季之月[6]，病腹胀烦，不嗜食。刺肉无伤脉，脉伤则内动心，心动则夏病心痛。刺脉无伤筋，筋伤则内动肝，肝动则春病热而筋弛。刺筋无伤骨，骨伤则内动肾，肾动则冬病胀腰痛。刺骨无伤髓，髓伤则销铄胻酸[7]，体解㑊[8]然不去矣。

【注释】[1]浮沉：浅深、轻重。[2]理：道、地方。[3]贼：伤害。[4]内动五藏：内伤五脏之气。[5]动肺：内伤肺气。[6]七十二日四季之月：指每季后十八天，为脾旺之时。[7]胻酸：足胫酸软无力。[8]解㑊：身体懈怠困倦。

【语译】黄帝说:我想听你讲讲针刺治病的要点。

岐伯答道:疾病的部位有在表在内的分别,因而针刺也有刺深刺浅的不同。针刺的深浅应该适度,以各自达到相应的深度为好,既不能太深,也不能太浅。针刺太深,会伤及在内的脏气;针刺太浅,则不能达到病所。这样不仅不能治病,还会导致气机壅滞,让病邪有可乘之机。因此针刺的深浅若掌握不当,就会损伤脏气,发生重病,反而会加重对身体的伤害。由于病位从表到里,有在毫毛腠理、在皮肤、在肌肉、在脉、在筋、在骨、在髓的分别,针刺就应深浅不同,所以在针刺毫毛腠理时不要刺伤了皮,这是因为肺合皮,皮伤则肺气伤。肺与四时中秋时相应,故肺气受伤,到了秋季就容易出现先发热、后恶寒、战栗的温疟病。刺皮时不要刺伤了肉,因脾主肌肉,肉伤则脾气伤。脾与四时中各季末十八天相应,故脾气受伤,到了相应的七十二天里就容易发生腹胀烦懑、不思饮食。刺肉时不要刺伤了脉,因心主血脉,脉伤则心气伤。心与夏时相应,故心气受伤,到了夏季就容易发生心痛病。刺脉时不要刺伤了筋,因肝主筋,筋伤则肝气伤。肝与春时相应,故肝气受伤,到了春季就容易出现发热、筋弛缓。刺筋时不要刺伤了骨,因肾主骨,骨伤则肾气伤。肾与冬时相应,故肾气受伤,到了冬季就容易出现肿胀、腰痛。刺骨时不要刺伤了髓,髓伤则肾藏之精伤,精气销铄,故出现足胫酸软无力、身体懈怠困倦而不想行走。

【讨论】本篇指出,由于疾病病位有深浅的不同,针刺治疗也应有深浅的区别。病位深则刺宜深,病位浅则刺宜浅,这是针刺深浅的基本原则。若违反这个原则,不分病之表里,不辨人之胖瘦,不管俞穴是否临近重要的脏腑器官,只知盲目地深刺,或者一味地浅刺,这样做都是不正确的。强调了针刺的部位一定要准确:既不能不及,不及则不能却邪;又不能太过,太

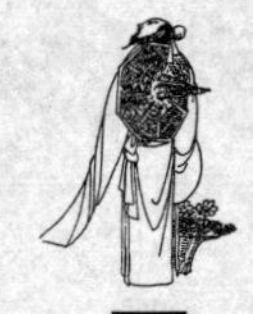

过则造成内伤而加重病情。故作为针灸医生,不仅要掌握医学理论,还须具有精巧的针灸技能。

刺齐论篇第五十一

【提要】本篇论述了人体皮、脉、肉、筋、骨等不同部位的针刺方法,指出了针刺深浅应当注意的问题。“齐”即是“一”,指一定的部位。本篇强调针刺不能刺深也不能刺浅,只能刺到一定的部位,故篇名《刺齐论》。

【原文】黄帝问曰:愿闻刺浅深之分。

岐伯对曰:刺骨者无伤筋,刺筋者无伤肉,刺肉者无伤脉,刺脉者无伤皮,刺皮者无伤肉,刺肉者无伤筋,刺筋者无伤骨。

帝曰:余未知其所谓,愿闻其解。

岐伯曰:刺骨无伤筋者,针至筋而去,不及骨也。刺筋无伤肉者,至肉而去,不及筋也。刺肉无伤脉者,至脉而去,不及肉也。刺脉无伤皮者,至皮而去,不及脉也。所谓刺皮无伤肉者,病在皮中,针入皮中,无伤肉也。刺肉无伤筋者,过肉中[1]筋也。刺筋无伤骨者,过筋中骨也。此之谓反[2]也。

【注释】[1]中:伤。[2]反:指违反了针刺深浅的基本原则。

【语译】黄帝说:我想听你讲讲关于针刺深浅的区别。

岐伯回答说：从深到浅来说，比如刺骨时不要伤着筋，刺筋时不要伤着肉，刺肉时不要伤着脉，刺脉时不要伤着皮。从浅到深来说，刺皮时不要伤着肉，刺肉时不要伤着筋，刺筋时不要伤着骨。

黄帝说：我还是不太明白，想听你详细地讲解。

岐伯说：这里所说的刺骨时不要伤着筋，是指病位在骨时应深刺到骨，不要只刺到筋未到骨时就停针收针，这样反而会伤筋。同样，刺筋时不要伤着肉，是指病位在筋时，应深刺到筋，不要只刺到肉未到筋时就停针收针，这样反而会伤肉。刺肉时不要伤着脉，是指病位在肉时，应针刺到肉，不要只刺到脉而未到肉就停针收针，这样会伤脉。刺脉时不要伤着皮，是指病位在脉时，应针刺到脉，不要只刺到皮而未到脉时就停针收针，这样会伤皮。这里所说的刺皮时不要伤着肉，是指病位在皮肤中，则针刺的深度只能到达皮肤中，不能深刺伤了肌肉。同样，刺肉时不要伤着筋，是指病位在肌肉时，针刺的深度只能到达肌肉，不能过深伤了筋。刺筋时不要伤着骨，是指病位在筋时，针刺的深度只能到达筋，不能过深伤及骨。故针刺刺宜深时，不及则伤；而针刺刺宜浅时，过分亦伤。这就是所谓的违反了针刺深浅的基本原则。

【讨论】本篇是对上篇所论作进一步阐述，通过具体论述临证应根据人体皮、脉、肉、筋、骨的不同部位来选择针刺的深浅部位，进一步强调了针刺深浅原则的重要性。这些理论至今都具有非常重要的现实意义。

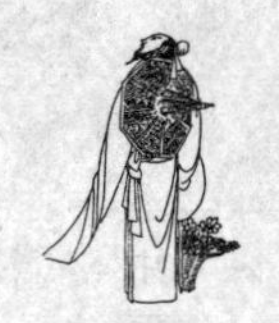

刺禁论篇第五十二

【提要】本篇论述了针刺治疗中禁刺的部位以及误刺后引起的病变和危害，指出了针刺的注意事项。因本篇主要内容为针刺的禁忌，故篇名《刺禁论》。

【原文】黄帝问曰：愿闻禁数[1]。

岐伯对曰：藏有要害，不可不察。肝生于左，肺藏于右[2]，心部于表，肾治于里[3]，脾为之使[4]，胃为之市[5]。鬲肓之上[6]，中有父母；七节之傍[7]，中有小心[8]。从之有福，逆之有咎[9]。

【注释】[1]禁数：禁刺的数量，即禁刺的部位。[2]肝生于左，肺藏于右：肝主春，位居东方，其气生，故称肝生于左；肺主秋，位居西方，其气降，故称肺藏于右。[3]心部于表，肾治于里：指心为阳脏主火，火性炎散，故心气分布于表；肾为阴脏主水，水性寒凝，故肾气主治于里。[4]脾为之使：指脾旺于四季，主运化水谷来滋养四脏，故称脾为之使。[5]胃之为市：指胃主受纳水谷。[6]膈肓之上：胸腔。[7]傍：旁。[8]小心：心包络。[9]咎：灾难。

【语译】黄帝说：我想听你讲讲针刺禁刺的部位有哪些。

岐伯答道：人体五脏都有各自的要害部位，必须明察细辨。肝主春，位居东方，肝气主生发，故称肝气生于左；肺主秋，位居西方，肺气主肃降，故称肺气降于右；心为阳脏而主火，火性炎散，故称心气分布于表；肾为阴脏而主水，水性寒凝，故称肾气治于里；脾为胃行其津液，主运化水谷来滋养四脏，故称脾为之使；胃主受纳，为水谷之海，是饮食水谷聚集的地方，故称胃为之市。在胸膈上部有心肺二脏，肺主气而心主血，气血阴阳共营运全身，犹如父母一样。在人体第七节椎骨旁有心包络，因心为君主，为大心；心包络为臣，故称小心。这些部位都是人体至关紧要的部位，千万不能深刺。针刺治病，若遵守了禁刺的原则，就能够取得疗效；若违背了禁刺原则，就会招致灾害。

【原文】刺中心，一日死，其动为噫。刺中肝，五日死，其动为语。刺中肾，六日死，其动为嚏。刺中肺，三日死，其动为咳。刺中脾，十日死，其动为吞。刺中胆，一日半死，其动为呕。

刺跗上[1]中大脉，血出不止死。刺面中溜脉[2]，不幸为盲。刺头中脑户，入脑立死。刺舌下[3]中脉太过，血出不止为瘖。刺足下布络中脉，血不出为肿。刺郄中[4]大脉，令人仆脱色[5]。刺气街中脉，血不出，为肿鼠仆。刺脊间中髓，为伛[6]。刺乳上中乳房，为肿根蚀[7]。刺缺盆中内陷[8]气泄，令人喘咳逆。刺手鱼腹[9]内陷为肿。

无刺大醉，令人气乱。无刺大怒，令人气逆。无刺大劳人，无刺新饱人，无刺大饥人，无刺大渴人，无刺大惊人。

刺阴股中大脉，血出不止死。刺客主人[10]内陷中脉，为内漏[11]，为聋。刺膝髌出液，为跛。刺臂太阴脉，出血多立死。刺足少阴脉，重虚出血，为舌难以言。刺膺中陷中肺，为喘逆仰息。刺肘中内陷，气归之，为不屈伸。刺阴股下三寸内陷，令人遗溺。刺掖下胁间内

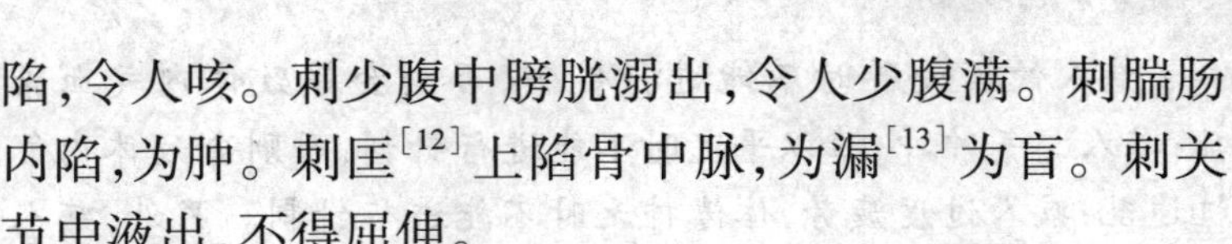

陷，令人咳。刺少腹中膀胱溺出，令人少腹满。刺腨肠内陷，为肿。刺匡[12]上陷骨中脉，为漏[13]为盲。刺关节中液出，不得屈伸。

【注释】[1]跗上：足背部冲阳穴处。[2]溜脉：与眼目相通的血脉。[3]舌下：任脉的廉泉穴。[4]郄中：腘窝委中穴。[5]仆脱色：突然晕倒，面色苍白。[6]伛：背屈身弯。[7]蚀：指乳房流脓溃烂。[8]陷：损伤。[9]手鱼腹：手掌侧。[10]客主人：上关穴。[11]内漏：耳底生脓。[12]匡：眼眶。[13]漏：流泪不止。

【语译】针刺时，若误刺伤了心脏，伤心则出现嗳气，病人活不过一天；误刺伤了肝脏，伤肝则出现多言多语，病人活不过五天；误刺伤了肾脏，肾伤则出现喷嚏，活不过六天；误刺伤了肺脏，肺伤则出现咳嗽，活不过三天；误刺伤了脾脏，脾伤则出现频频吞咽，活不过十天；误刺伤了胆，胆伤则出现呕吐，活不过一天半。

针刺足部时，若误刺伤了足背上的大脉，可出现流血不止，导致死亡；针刺颜面部时，若误刺伤了通到眼目的血脉，血液不能流于目，可出现眼目失明；针刺头部的脑户穴时，若针刺太深伤了脑，病人立刻就会死亡；针刺舌下廉泉穴时，若针刺太深伤了血脉，会出现血流不止，失音不能语言；针刺足内踝前面的络脉时，若误刺伤了血脉，则出现血瘀肿胀；针刺腘窝委中穴时，若误刺伤了大脉，病人会面色苍白，突然晕倒；针刺脐下气冲穴时，若误刺伤了血脉，血流不出体外，会出现腹部肿胀，像伏着的老鼠一样；针刺脊柱椎间时，若误刺伤了脊髓，病人会背屈身弯，难以伸展；针刺乳部穴位时，若误刺伤了乳房，会出现乳房肿胀，日久不愈则乳房流脓溃烂。针刺锁骨上窝缺盆穴时，若针刺太深，内伤到肺，肺气外泄，则病人喘咳气逆；针刺手掌鱼际穴时，针刺过深则出现手部肿胀。

病人饮酒大醉时不能进行针刺，否则会导致体内气血紊乱；病人怒气冲冲，难以平定时不能进行针刺，否则会致体内气机逆乱；病人过度疲劳，体倦神乏时不能进行针刺。另外，病人刚刚吃饱了饭，或者非常饥饿，或者太口渴了，或者刚刚受到了惊恐时，都不能进行针刺。

针刺大腿内侧时，若误刺伤了大脉，会流血不止而出现死亡；针刺耳前上关穴时，若刺得太深伤了经脉，会出现耳底生脓，甚至耳聋；针刺膝关节髌骨下穴位时，若误刺致液体流出，筋骨失去濡养，屈伸不利，则病人脚蹒腿跛；针刺手臂穴位时，若误刺伤了手太阴脉，也会因流血过多而致死亡；当病人已经肾气虚弱，又再刺足少阴经脉出现出血时，容易出现舌体转动不灵而致语言不清。这是虚者再虚，所以叫做重虚；针刺胸部穴位时，若误刺太深，内伤到肺，会出现喘咳气逆甚至仰面呼吸；针刺肘部尺泽、曲泽穴时，若刺得太深，会导致气结聚在肘部，使肘关节难以屈伸；针刺大腿内侧五里穴时，若刺得太深伤了经脉，会出现小便失禁；针刺腋下肋间穴位时，若刺得太深也会伤到肺而出现喘咳；针刺下腹部穴位时，误刺伤了膀胱，小便流入腹腔，则出现少腹胀满；针刺小腿腓肠肌穴位而太深时，可因内伤经脉而导致气血郁结，出现小腿肿胀；针刺眼眶及眼部丝竹空穴位时，若误刺伤了经脉，会出现流泪不止，甚至失明；针刺身体各部分的关节时，若误刺出现体液流出，都可以导致关节屈伸不利，肢体活动受限。

【讨论】本篇着重论述了针刺的禁忌，强调了身体各部都有禁刺的部位，还提出了在病人特殊情况时也要禁刺的注意事项，并指出违反了针刺禁忌就会导致不良后果，甚至是严重的后果——丧失生命。这些都是从长期的临床实践中总结出来的经验，是非常宝贵的经验。直至现今，在临床中仍常常见到误刺后导致气胸产生，以及误伤内脏导致死亡的病案发生，所

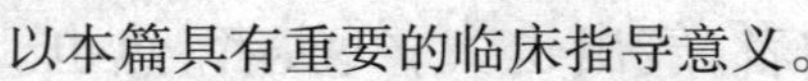

以本篇具有重要的临床指导意义。

文中“肝生于左，肺藏于右”一语，主要是以肝、肺的功能而言，并不是指肝、肺二脏的解剖部位，对预后死期的具体数字也不必过分拘泥。

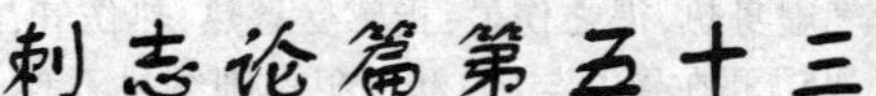

刺志论篇第五十三

【提要】本篇从气与形、谷与气、脉与血三方面着手，论述了人体正常和异常的情况，阐述了疾病虚证、实证形成的原因和机理，指出了针刺出针时应根据疾病的虚实而采用不同的补泻手法。因这些都属于应该熟记而不能忘记的内容，故篇名《刺志论》。志，记之义。

【原文】黄帝问曰：愿闻虚实之要。

岐伯对曰：气实形实，气虚形虚，此其常也，反此者病。谷盛气盛，谷虚气虚，此其常也，反此者病。脉实血实，脉虚血虚，此其常也，反此者病。

帝曰：如何而反？

岐伯曰：气虚身热[1]，此谓反也。谷入多而气少，此谓反也。谷不入而气多，此谓反也。脉盛血少，此谓反也。脉小血多，此谓反也。气盛身寒，得之伤寒[2]。气虚身热，得之伤暑[3]。谷入多而气少者，得之有所脱血[4]，湿居下也。谷入少而气多者，邪在胃及与肺[5]也。脉小血多者，饮中热[6]也。脉大血少者，脉有风气，水浆不入。此之谓也。

夫实者，气入也[7]；虚者，气出也[8]；气实者，热也。气虚者，寒也；入实者，左手开针空[9]也；入虚者，左手闭针空也。

【注释】[1]气虚身热：经后世学者研究认为“气虚身热”前面当补入“气盛身寒”四字。[2]气盛身寒，得之伤寒：指感受寒邪，寒伤形，故称气盛身寒。[3]气虚身热，得之伤暑：指感受暑热，热伤气，故称气虚身热。[4]脱血：失血。[5]邪在胃及与肺：邪气犯胃则纳呆不食，邪气犯肺则肺气壅滞。[6]脉小血多，饮中热：饮酒致中焦有热，使血行于外而虚于内，故脉小血多。[7]实者，气入也：邪气侵入为实。[8]虚者，气出也：正气泄出为虚。[9]空：孔。

【语译】黄帝说：我想听你讲讲有关虚实的内容和要点。

岐伯答道：在人体，气充足形体也就充实健壮；气亏虚形体也就虚弱多病，这是人体的正常现象，反之则为反常现象，为病态。由于人身的气血要靠每天的饮食水谷来不断地资助，故称谷盛则气盛，谷虚则气虚。即能食、纳谷多的气就充盛；不能食、纳谷少的气就虚弱。这也是正常现象，反之为病态。脉搏充实，表明血液充足；脉搏细小，表明血液亏虚不足。这些同样是正常现象，反之为病态。

黄帝问：怎样才是你所说的病态现象呢？

岐伯说：气盛的人反而感到身体寒冷，气虚的人反而感到身体发热，这就是反常现象。能食、饮食多的人反而感到气不足，不能食、饮食少的人反而感到气亢盛，这也是反常现象。脉搏虽实大，血液却不足；脉搏虽细小，血液却充盛，这些都是反常的病态现象。气盛的人出现怕冷，这是感受了寒邪的伤害；气不足的人出现发热，这是受了暑热的伤害。食得多而气反不足，这是因为胃中有热，消谷善饥则能食；而失血伤阴，阴虚则无气，或者湿邪聚于下部使气不能畅行，故多食而气不足。食得少而气反亢实，这是由于邪气在肺胃所致。邪气在胃则不能

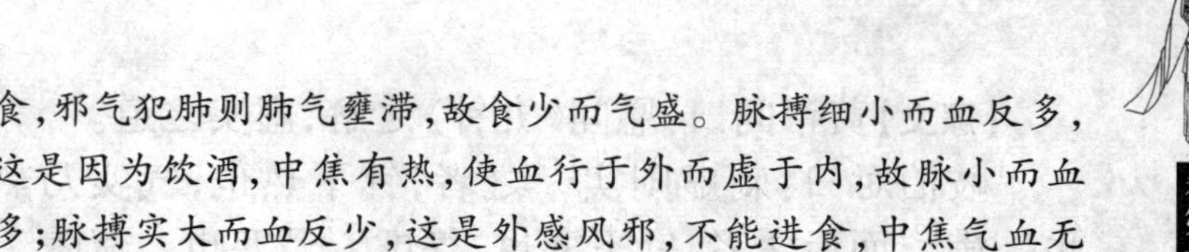

食，邪气犯肺则肺气壅滞，故食少而气盛。脉搏细小而血反多，这是因为饮酒，中焦有热，使血行于外而虚于内，故脉小而血多；脉搏实大而血反少，这是外感风邪，不能进食，中焦气血无以生化，故脉大而血少。这些都是违反正常的病态现象啊。

一般来说，实，是指邪气侵入人体；虚，是指正气外泄耗散。邪气盛实常表现为身热，正气虚弱常表现为形寒。针刺治病时，针对实证——邪气实，医者应在出针时移开左手，放开针孔，以便邪气随针孔而泄出；针对虚证——正气虚，则应该在出针时即用左手按住针孔，封闭针孔，以防正气外泄。

【讨论】中医治病，主要是根据病人正气的强弱、邪气的盛衰来辨别虚实，从而有针对性地加以治疗；否则就会犯虚虚实实之戒。所谓虚实，是表示正气和邪气的两个方面。从人体来说，是指正气的强弱；从病情来说，是指邪气的盛衰。本篇阐述了虚实的主要内容，指出虚即是正气虚弱，实即是邪气盛实，也就是说，正气无所谓实，邪气无所谓虚。虚则补之，实则泻之。因此在针刺治疗的时候，必须根据不同的虚实病证来采用不同的补泻手法。

针解篇第五十四

【提要】本篇论述了虚则补之、实则泻之的针刺原则，介绍了针刺补泻手法的具体操作以及医生诊治疾病时应具有的医疗态度，还阐明了天地阴阳和人身阴阳相应的特点，说明了九针各有其作用和范围。因本篇所论内容主要是解释用针的道理，故篇名《针解篇》。

【原文】黄帝问曰:愿闻《九针》之解,虚实之道。

岐伯对曰:刺虚则实[1]之者,针下热也,气实乃热也。满[2]而泄之者,针下寒也,气虚[3]乃寒也。菀陈[4]则除之者,出恶血也。邪盛则虚之者,出针勿按。徐而疾则实者,徐出针而疾按之。疾而徐则虚者,疾出针而徐按之。言实与虚者,寒温气多少也[5]。若无若有者,疾不可知也[6]。

察后与先者,知病先后也。为虚为实者,工勿失其法。若得若失者,离其法也。虚实之要,九针最妙者,为其各有所宜也。补泻之时者,与气开阖相合也[7]。九针之名,各不同形者,针穷[8]其所当补泻也。

【注释】[1]实:充实,即用补法使正气充实。[2]满:实证。[3]气虚:指邪气泄散。[4]菀陈:郁积日久。[5]言实与虚者,寒温气多少也:指针下感寒为气少、为虚,说明邪气已去;针下感热为气多、为实,说明正气已复。[6]若无若有者,疾不可知也:指针下的气感来去疾速,若不仔细是不容易明辨清楚的。[7]与气开阖相合也:入针之后,针下,气来,称为开;针下,气过,称为阖。气来时可用泻法,气过后可用补法。即为与气开阖相合也。[8]穷:尽。

【语译】黄帝说:我想听你讲讲对《九针》的解释,以及针刺治疗虚实病证的不同方法。

岐伯答道:针刺治疗虚证应该使用补的手法,补其正虚。若针下有热的感觉,表明正气聚,正气充实,故针下产生热感;针刺治疗实证应该使用泻的手法,泄其实邪。若针下有凉的感觉,表明邪气散,邪散而虚,故针下产生凉感。针刺治疗血瘀积久时,应该使用清除的方法,放出瘀血;针刺治疗邪气盛时用泻法,即出针时不要按闭针孔,以使邪气外泄。徐而疾则实,是指医者在出针时慢慢地出针,出针后迅速用左手按住针孔,这样

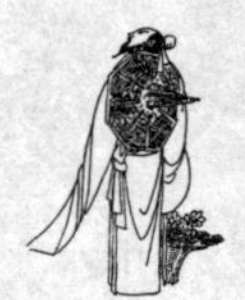

正气就不会外泄;疾而徐则虚,是指医者迅速地出针,出针后不按闭针孔,或者缓缓地揉按针孔,这样邪气就会外泄。这里所说的虚实,是指气至时针下凉感和热感的多少,即针下感凉为气少、为虚,表明邪气已去;针下感热为气多、为实,表明正气已复。如果气至时,气感来去疾速,凉感和热感似有似无,则难以判定是虚还是实了。

诊治疾病时,既要察明病变的标本先后,还要辨明疾病的虚实。采用虚则补之、实则泻之的方法,是医者不能违背的基本原则。如果医者没有正确地采用上面的方法,那就违背了针刺补虚泻实的原则了。另外,针刺治疗虚实的关键还在于灵活地、巧妙地运用九针。这是因为九针不仅各有自己不同的适应病证,而且在针刺补泻时还应与气的来去开合相结合。九针,是指九种针具,它们的名称不同,形状也不相同。九针是指镵针、员针、鍉针、锋针、铍针、员利针、毫针、长针、大针,是根据虚实补泻的不同要求制造出来的。它们各不相同,各尽所用。

【原文】刺实须其虚者,留针阴气隆[1]至,乃去针也。刺虚须其实者,阳气隆至,针下热乃去针也。经气已至,慎守无失者,勿变更也。深浅在志者,知病之内外也[2]。近远如一[3]者,深浅其候等也。如临深渊者,不敢墯[4]也。手如握虎者,欲其壮[5]也。神无营于众物者,静志观病人,左右无视也。义无邪下[6]者,欲端以正也。必正其神者,欲瞻病人目制其神[7],令气易行也。所谓三里者,下膝三寸也。所谓跗之者,举膝分易见也。巨虚者,跻[8]足骭[9]独陷者。下廉者,陷下者也。

【注释】[1]隆:盛。[2]深浅在志者,知病之内外也:指针刺的深浅要根据病位的内外深浅决定。[3]近远如一:指候气的方法,气深为远,气浅为近。[4]惰:疏忽、怠慢。[5]壮:指持针坚定有力。[6]无邪下:针不要斜刺。[7]制其神:调控病人的神志。[8]跻:抬、举。[9]骱:小腿胫、腓骨。

【语译】针刺治疗实证,为使邪气虚衰采用泻法时,进针后不要立即出针,应该留针候气直到阴气来盛,针下有凉感时才可出针。针刺治疗虚证,为使正气充实采用补法时,也应该等待阳气来盛,针下有热感后才能出针。当针下经气已经产生时,应该谨慎地守候着而不能随意更改手法,否则不仅无益反而有害。针刺的深浅应该根据疾病的部位来决定,病位在内宜深刺,病位在外宜浅刺,这是必须注意,不可忽略的。针刺的深浅远近虽有不同,但候气的方法却都一样相同。医者在行针时,态度要认真、谨慎,切不可松懈,就犹如人在面临深渊时,丝毫不敢疏忽大意一样。医者持握针具的手应该坚定有力,犹如用手握虎一样。在针刺治疗时,医者要集中精神注意观察病人,不能东张西望,不要被外界事物所吸引而分心走神。下针时,针要保持端正直下,不能左右倾斜。医者还应注视病人的眼神,并用自己的神志来调动和控制病人的神志,这样才有利于经气的正常运行。我们所说的三里穴,在膝下外侧三寸的地方;冲阳穴,在足背趺阳脉旁,抬举小腿时容易看见的肌肉微陷处;上巨虚穴,在胫骨外侧,跷足时肌肉凹陷的地方;下巨虚穴,就在凹陷下部之处。

【原文】帝曰:余闻九针,上应天地四时阴阳,愿闻其方,令可传于后世以为常也。

岐伯曰:夫一天、二地、三人、四时、五音[1]、六律[2]、七星[3]、八风[4]、九野[5],身形亦应之,针各有所宜,故曰九针。人皮应天,人肉应地,人脉应人,人筋应时,人声应音,人阴阳合气应律[6],人齿面目应星,人出入气[7]应风,人九窍三百六十五络应野。故一针皮,二针肉,三针脉,四针筋,五针骨,六针调阴阳,七针益精,八针除风,九针通九窍,除三百六十五节气。此之谓各有所主也。人心意应八风,人气应天,人发齿耳目五声应五音六律,人阴阳脉血气应地,人肝目应之九。

【注释】[1]五音:即宫、商、角、徵、羽。[2]六律:指十二律中阳声之律,即黄钟、太蔟、姑洗、蕤宾、夷则、无射。[3]七星:北斗七星。[4]八风:八方之风。[5]九野:指地划分为九州。[6]人阴阳合气应律:人体六脏六腑,阴阳相合为六,与六律相应。[7]出入气:指人呼吸出入。

【语译】黄帝说:听说九针与天地四时阴阳相应合,我想听你讲讲其中的道理,以便这些理论和方法能够作为基本常法而流传到后世。

岐伯答道:九针,一是应天,二是应地,三是应人,四是应四时,五是应五音,六是应六律,七是应七星,八是应八风,九是应九野。人体的各部分是与此相对应的。不同的针具各有自己相应的适应病证,故针有九种名称,叫做九针。人的皮肤包裹着全身,犹如覆盖万物的天一样;人的肌肉有如敦厚广阔的地一样;人的血脉有盛有衰,犹如人有壮有老一样;人的足筋起于足趾,手筋起于手指,二手二足共四肢,犹如一年分四时一样;人的声音有清浊高低的不同,与自然界中五音一样;人有六脏六腑,脏腑阴阳六气与六律各有调节的情况一样;人的牙齿排列有如星辰,人的头面部有七个孔窍,有如天上北斗七星;人的呼吸一入一出,行遍全身,有如自然界的八面来风;人有九窍,犹如地有九州,人有三百六十五络分布于全身,犹如地有百川流九州。所以,第一种针用来刺皮,第二种针用于刺肉,第三种针用来刺脉,第四种针用来刺筋,第五种针用来刺骨,第六种针用来调和阴阳脏腑,第七种针用来补益精气,第八种针用来驱除风邪,第九种针用来通利九窍、祛除三百六十五节的壅滞之气。即九针各有自己的功能和用途。另外,人的心意与变动无常的八风相应;人身之气与运行不息的天相应;人的发、齿、耳、目和声音,与有条不紊的五音、六律相应;人的阴阳经脉,是气血运行的通路,与地相应;人的肝开窍于目,与九这个数相应。

【讨论】本篇提出了针刺虚实的原则,介绍了针刺补泻的具体手法,这是临床中必须遵循的原则,也是临床上常用的手法。尤其文中提到要产生针下寒、针下热的感觉,这不仅反映了气虚、气实的不同机理,还说明了针刺进行补虚泻实的不同效果。另外,文中强调了医者必须具有良好的态度,这些都是广大临床医生必须重视的。

长刺节论篇第五十五

【提要】本篇主要论述了临床常见的头痛、寒热、痹证、积、疝、癫、狂等十种病证的针刺方法,并对进针部位、针后反应等问题分别作了说明。因本篇广泛补充论述了刺节的内容,故篇名《长刺节论》。长,广、补充之义。

【原文】刺家不诊,听病者言。在头头疾痛,为藏[1]针之,刺至骨,病已止,无伤骨肉及皮,皮者道也。阴刺[2],入一傍四处[3],治寒热深专[4]者,刺大藏[5],迫藏刺背背俞[6]也,刺之迫藏,藏会[7],腹中寒热去而止,与

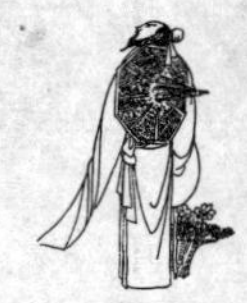

刺之要，发针而浅出血。治痈肿者刺痈上，视痈小大深浅刺，刺大者多血，小者深之，必端内针[8]为故[9]止。病在少腹有积，刺皮髂[10]以下至少腹而止，刺侠脊两傍四椎间[11]，刺两髂髎[12]季胁肋间[13]，导腹中气热下已。病在少腹，腹痛不得大小便，病名曰疝，得之寒，刺少腹两股间[14]，刺腰髁骨间[15]，刺而多之，尽炅[16]病已。

【注释】[1]藏：深。[2]阴刺：经后世学者研究认为当是"阳刺"。[3]入一傍四处：中间直刺一针，其四周各刺一针。[4]深专：指邪气深入、逼迫内脏。[5]大藏：五脏。[6]背俞：指五脏出于背部的俞穴。[7]藏会：脏气会集。[8]端内针：持针直刺。[9]故：法。[10]皮髂：少腹部的肥厚处。[11]侠脊两傍四椎间：厥阴俞穴。[12]两髂髎：居髎穴。[13]季胁肋间：京门穴。[14]少腹两股间：冲门穴。[15]腰髁骨间：肓门穴。[16]炅：热。

【语译】精通针术的医生治病可以不用诊脉，而是凭症而刺。听病人叙述病在头部，痛得很厉害时，可取头部穴位进行针刺治疗。这时针应直刺到骨部，到疼痛停止才停止针刺。注意：不能在针行至半途时停针，这样会损伤骨肉和皮。皮肤是针刺出入的通道，故尤其不能损伤。

阳刺法，是中间刺一针，上下左右四周各刺一针；用于治疗阳分即体表寒热的病变。若邪气深入，逼迫到五脏，应针刺五脏的穴位，针刺背部俞穴。之所以要刺背部俞穴，是因为背俞（心俞、肝俞、脾俞、肺俞、肾俞）是五脏出于背部的俞穴，是脏气会集的地方。刺背俞穴应刺至腹中寒热消去，即可停针。这种刺法的要点就是在出针时使浅部略略出血。

针刺治疗痈肿，应刺其痈肿部位，要根据痈肿的大小来决定针刺的深浅。刺大痈，因大痈多脓血，故宜浅刺放出脓血；刺小痛，因痛小未溃，毒气在内，故应深刺。不论刺大痈还是刺小痈，都必须以持针直刺为法，刺到一定的深度即止。

病在少腹部，表现为少腹部积聚痞块，可针刺脐腹以下的少腹部穴位，以及第四椎间两旁的厥阴俞穴、髂骨两旁的居髎穴和季胁肋间的京门穴，以疏导腹中热邪下行，则疾病可愈。

病在少腹部，表现为腹痛、二便不通，这叫疝气病，是感受寒邪所引起，可针刺两腹股沟处的冲门穴，以及背部十三椎旁的肓门穴。针灸到少腹发热则疾病可愈。

【原文】病在筋，筋挛节痛，不可以行，名曰筋痹，刺筋上为故，刺分肉[1]间，不可中骨也，病起筋炅，病已止。病在肌肤，肌肤尽痛，名曰肌痹，伤于寒湿，刺大分小分[2]，多发针而深之，以热为故，无伤筋骨，伤筋骨，痈发若变，诸分尽热，病已止。病在骨，骨重不可举，骨髓酸痛，寒气至，名曰骨痹，深者刺，无伤脉肉为故，其道大分小分，骨热病已止。

病在诸阳脉，且寒且热，诸分且寒且热，名曰狂，刺之虚脉，视分尽热，病已止。

病初发，岁一发，不治月一发，不治月四五发，名曰癫病，刺诸分诸脉，其无寒者以针调之，病已止。

病风且寒且热，炅汗出，一日数过，先刺诸分理络脉；汗出且寒且热，三日一刺，百日而已。

病大风，骨节重，须眉堕，名曰大风[3]，刺肌肉为故，汗出百日，刺骨髓，汗出百日，凡二百日，须眉生而止针。

【注释】[1]分肉：肌肉。[2]大分、小分：分，指肌肉会合处，较大肌肉会合处为大分；较小肌肉会合处为小分。[3]大风：麻风病。

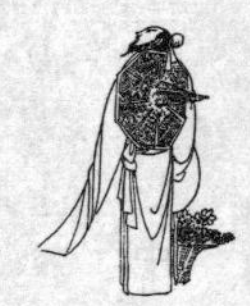

【语译】病变部位在筋，表现为筋肉拘挛，关节疼痛，不能行动，这叫筋痹。治疗时应针刺到筋上，要从肌肉会合间刺入，不能刺太深伤到骨。待筋部感到发热则疾病可愈，即可停针。病变部位在肌肤，表现为肌肉、皮肤疼痛，这叫肌痹，是感受寒湿之邪所引起。应针刺全身大大小小的肌肉会合之处，既要多针几处，又要深刺到位，以肌肉感到发热为准。注意针刺不能太深，以免刺伤筋骨。若筋骨被刺伤，就容易发生病变而形成痈。针刺到各部肌肉都感到发热，则疾病可愈，即可停针。病变部位在骨，表现为骨节沉重，举动困难，骨髓酸痛，身体寒冷，有如寒气入侵，这叫骨痹。治疗应深刺，以不伤脉肉为准。应从肌肉会合间刺入，待骨部感到发热，则疾病可愈，即可停针。

病变部位在手足阳经，表现为身体时寒时热，而且感到各肌肉间亦时寒时热，这叫狂病。针刺应采用泻法，以泄去诸阳经脉的实邪。刺到各肌肉间均有热感，则疾病可愈，即可停针。

最初时一年发病一次，未及时治疗，发展为一月发病一次，再不治疗，进一步则每月发病四、五次，这叫癫病。治疗当刺各肌肉间，当刺各经脉。若没有时寒时热的狂病表现，可用针调治，或补或泻，直到病愈为止。

病由感受风邪所致，表现为时寒时热，若发热时汗出，一日发作数次，当刺各腠理，当刺各络脉。若汗出而寒热未解，仍发寒热的，当三天针治一次，直至一百天，病愈才止。

感受疠风，表现为全身骨节沉重，胡须眉毛脱落，这叫麻风病。应以针刺肌肉为法，刺后使身体汗出，连续治疗一百天。之后再针刺骨髓，仍令身体汗出，又连续治疗一百天，直到胡须眉毛重新长出后，才能停止针刺。

【讨论】文中“刺家不诊，听病者言”一语，应该灵活看待，不可过分拘泥于文字。长期大量的临床实践证明，只有通过望、闻、问、切四诊合参，通过广泛地收集资料，才能明辨表里寒热、虚实阴阳，才能拟定出虚者补之、实者泻之、热者寒之、寒者热之的治疗原则，也才能治病救人。反之，若只用听诊，只听病人主诉就贸然针刺，则很容易造成误治，造成伤害，造成危险。所以至今临床上仍强调四诊合参。

卷第十五

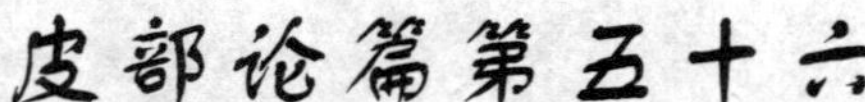

皮部论篇第五十六

【提要】本篇论述了十二经脉在皮肤的分属部位、名称以及怎样从皮肤络脉的颜色来测知疾病的性质，阐明了外邪侵入人体由表入里的传变途径，指出了早期防治疾病、切断病邪传变及发展的重要意义。因本篇专门论述经脉在人体皮肤上的分属部位，故篇名《皮部论》。

【原文】黄帝问曰：余闻皮有分部[1]，脉有经纪，筋有结络，骨有度量，其所生病各异，别其分部，左右上下，阴阳所在，病之始终，愿闻其道。

岐伯对曰：欲知皮部以经脉为纪者，诸经皆然。阳明之阳，名曰害蜚[2]，上下[3]同法。视其部中有浮络者，皆阳明之络也。其色多青则痛，多黑则痹，黄赤则热，多白则寒，五色皆见，则寒热也。络盛则入客于经，阳主外[4]，阴主内[5]。

少阳之阳，名曰枢持[6]，上下同法。视其部中有浮络者，皆少阳之络也。络盛则入客于经，故在阳者主内，在阴者主出，以渗于内[7]，诸经皆然。

太阳之阳，名曰关枢[8]，上下同法。视其部中有浮络者，皆太阳之络也。络盛则入客于经。

少阴之阴，名曰枢儒[9]，上下同法。视其部中有浮络者，皆少阴之络也。络盛则入客于经，其入经也，从阳部[10]注于经；其出者，从阴[11]内注于骨。

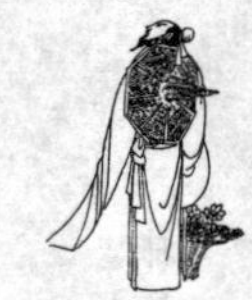

心主之阴[12]，名曰害肩[13]，上下同法。视其部中有浮络者，皆心主之络也。络盛则入客于经。

太阴之阴，名曰关蛰[14]，上下同法。视其部中有浮络者，皆太阴之络也。络盛则入客于经。凡十二经络脉者，皮之部也。

【注释】[1]皮有分部：指人体皮肤上有十二经脉的分属部位。[2]害蜚：门扇，即关合之义，与《素问·阴阳离合论》中的"阳明为阖"意义相同。[3]上下：上，指手经，下，指足经。[4]阳主外：络脉在外，属阳。[5]阴主内：经脉在内，属阴。[6]枢持：枢，门户的转轴；持，把持。指少阳居于表里之间，其枢转阳气的作用有如门户的转轴一样；其义与"少阳为枢"相同。[7]渗于内：指出而复入。[8]关枢：关，关闭、约束；指太阳主一身之表，有卫外和约束少阳枢转阳气的功能。[9]枢儒：儒，柔顺；指少阴位于太阳、厥阴之间，阴气柔顺，具有枢转阴气的作用。[10]阳部：指络脉。[11]阴：指经脉。[12]心主之阴：指手厥阴经的阴络。[13]害肩：害，阖，关闭之义。指手厥阴经阖聚阴气在肩腋之部。[14]关蛰：闭藏，指太阴有闭藏的功能，不使阴气外泄。

【语译】黄帝说：我听说人的皮肤上有十二经脉分属的部位，全身脉络的分布纵横有序，各筋之间有联结，有网络，骨节有长有短。虽然皮、脉、筋、骨发生的疾病各不相同，但是通过辨识十二经在皮肤上面所属的分部，辨识其在上在下、在左在右的不同部位和阴阳的所在部分，就可以得知疾病的发生、发展和预后，我想听听其中的道理。

岐伯答道：皮肤的分属部位是以经脉循行的部位为纲纪的，是以十二经脉在体表的分布范围为依据的。阳明经的阳络叫做害蜚，手、足阳明经的诊视方法是一样的。诊视阳明部位，皮内有浮络出现，它们都属于手、足阳明经的络脉。如果阳明络脉的颜色大部分变为青色，则为痛证；大部分变为黑色，则为痹证；变为黄赤色，为热证；变为白色，为寒证；而五色都出现，则为寒热错杂的复杂病证。如果络脉的邪气亢盛，就会向里侵入到阳明本经。这是因为络脉在外属阳，经脉在内属阴，故病邪从表传里即是由络传经。

少阳经的阳络称为枢持，手、足少阳经的诊视方法相同。诊视少阳部位，皮内有浮络出现，它们都属于手、足少阳经的络脉。若络脉邪气亢盛，则内传入里到少阳本经。邪在外、在阳分则内传到经；邪在内、在阴分则外出到络，或者出而又入。同理，其他各经的内外出入都是这样的。

太阳经的阳络称为关枢，手、足太阳经的诊法一样。诊视太阳部位，皮内有浮络出现，它们都属于手、足太阳经的络脉。络脉的邪气亢盛，则内传入里到太阳本经。

少阴经的阴络称为枢儒，手、足少阴经的诊视方法也相同。诊视少阴部位，皮内有浮络出现，它们都属于少阴经的络脉。络脉的邪气亢盛，就会内传到少阴本经。邪气的传入，可先从在外属阳的络脉内传入经，还能从在内属阴的经脉进一步向内传注于骨。

厥阴经的阴络称为害肩，手、足厥阴经的诊法相同。诊视厥阴部位，皮内有浮洛出现，它们都属于厥阴经的络脉。络脉的邪气亢盛，就会内传到厥阴本经。

太阴经的阴络称为关蛰，手、足太阴经的诊法相同。诊视太阴部位，皮内有浮络出现，它们都属于太阴经的络脉。络脉的邪气亢盛，就会内传到太阴本经。总之，人体十二经的络脉分布在人体周身，它们分属于皮肤的各个部分。

【原文】是故百病之始生也，必先于皮毛，邪中之则腠理开，开则入客于络脉，留而不去，传入于经，留而不去，传入于府，廪[1]于肠胃。邪之始入于皮也，泝然[2]起毫毛，开腠理；其入于络也，则络脉盛，色变；其入客于经也，则感虚乃陷下[3]。其留于筋骨之间，寒

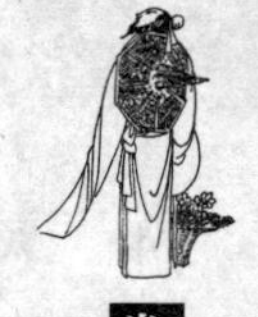

多则筋挛骨痛,热多则筋弛[4]骨消,肉烁䐃[5]破,毛直而败。

帝曰:夫子言皮之十二部,其生病皆何如?

岐伯曰:皮者脉之部也[6],邪客于皮则腠理开,开则邪入客于络脉,络脉满则注于经脉,经脉满则入舍于府藏也,故皮者有分部,不与[7]而生大病也。

帝曰:善。

【注释】[1]廪:积。[2]泝然:恶寒。[3]感虚乃陷下:经虚邪入为感虚,脉虚气少为陷下。[4]弛:弛。[5]䐃:指肩部、肘部等处的皮肉。[6]皮者,脉之部也:皮的分部即是脉气循行处的分部。[7]与:治疗。

【语译】各种疾病的发生,都是先从在外的皮毛开始:邪气中伤皮毛,腠理开泄,则邪气侵入络脉;邪留不去,则内传入经;病邪再留不去,则传入到腑,积聚在肠胃中。疾病之初邪气侵犯皮毛时,表现为恶寒,体表毫毛竖立,腠理开泄;邪气入络脉,络脉盛满,则皮内浮络颜色发生改变;邪气侵入经脉,经虚邪入,脉虚气少,则病进一步发展;邪气留滞在筋骨间,若寒邪盛表现为筋脉挛急,骨节疼痛;热邪盛则表现为筋脉弛缓,骨软无力,皮肉破坏,毛发枯槁。

黄帝说:你上面所说的十二皮部,它们发生的病变都是怎样传变、发展的呢?

岐伯答道:皮的分部就是脉气循行处的分部,邪气侵入皮肤则腠理开泄,腠理开泄则邪气入络脉,络脉邪气盛则内传到经脉,经脉邪气盛再传入腑脏。所以说了解皮肤上十二皮部的情况,就可以测知疾病发展的情况,若病初邪在外时没能及时治疗,就会导致邪气内传,发展为大病、重病。

黄帝说:讲得好!

【讨论】本篇论述了人体在经络系统的连系下，身体内外上下都形成了一个整体，外邪也因此可以从体表侵入到内脏，进行由表入里的传变，所以通过对皮部的观察，通过诊视皮部颜色的变化，可以测知疾病的发生和发展，并可以在邪气还在体表，尚未传入到里时及时进行治疗，以防止疾病的深入发展。这些内容不仅体现了祖国医学的整体观思想，也体现了重视早期发现、早期治疗的医学思想，具有很重要的现实意义。

经络论篇第五十七

【提要】本篇论述了五脏之色、经脉之色、阴络之色是相对固定不变的，而阳络之色却随时发生变化，并且阳络之色的变化既有属于正常的变化，又有属于异常的改变，因此可以从浮现在外的阳络颜色的异常变化来了解疾病，测知病情。因本篇主要论述经络的色泽变化，故篇名《经络论》。

【原文】黄帝问曰：夫络脉之见也，其五色各异，青黄赤白黑不同，其故何也？

岐伯对曰：经有常色而络无常变也。

帝曰：经之常色何如？

岐伯曰：心赤，肺白，肝青，脾黄，肾黑，皆亦应其经脉之色也。

帝曰：络之阴阳[1]，亦应其经乎？

岐伯曰：阴络之色应其经，阳络之色变无常，随四时而行也。寒多则凝泣，凝泣则青黑，热多则淖泽[2]，

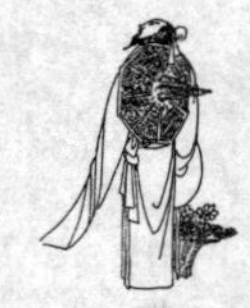

淖泽则黄赤，此皆常色，谓之无病。五色具见者，谓之寒热。

帝曰：善。

【注释】[1]络之阴阳：络脉分为阴络和阳络。阴络指在内、较深的络脉，阳络指在外、较浅的络脉。[2]淖泽：润泽。

【语译】黄帝说：络脉浮现，显露在皮肤上有青、黄、赤、白、黑五种颜色，五色各不相同，这是什么原因呢？

岐伯答道：经脉的颜色不会变化，但络脉的颜色却常常会改变。

黄帝说：经脉的颜色是怎样的呢？

岐伯答道：五脏应五色，心色为赤，肺色为白，肝色为青，脾色为黄，肾色为黑，因而与五脏各自所属的经脉也就各有自己的主色了。

黄帝说：阴络和阳络也与经脉的主色相应吗？

岐伯答道：阴络，指在内、部位较深的络脉，它们的颜色是与其经脉的主色相应的；阳络，指在外、部位较浅的络脉，它们的颜色变化无常，随着四时的改变而发生变化。秋冬寒凉，阳络之血容易凝涩，血运行容易迟滞，故多出现青黑色；春夏炎热，阳络之血润泽，气血运行滑利，故多出现黄赤色。这些都是正常的颜色，是无病的表现。但是，若五色同现，即五种颜色都显露出来，那就是寒热病邪所引起的异常病变了。

黄帝说：讲得好！

【讨论】本篇是祖国医学有关色诊的重要文献，它指出了皮肤上浮络颜色的改变是有常有变的，论述了浮络的颜色随四季变化而改变的机理。文中提出“随四时而行也，寒多则凝泣，凝泣则青黑”，认为在寒冷时节络脉容易凝涩，这个见解与现代观察发现心、脑血管疾病多在冬季发病的观点十分符合，故为临床在冬季广泛采用活血化瘀、温通血脉法来防治心、脑血管疾病提供了理论依据。

气穴论篇第五十八

【提要】本篇主要介绍了人体三百六十五个腧穴所在的部位以及胸背部扯痛病症的病机和治疗，论述了孙络、溪谷的生理功能和病理变化，说明了腧穴与孙络、溪谷的关系和临床治疗的意义。因脏腑经络之气与穴位相通，所以将这三百六十五个穴位称为“气穴”，而本篇内容主要是论述这三百六十五个腧穴，故篇名《气穴论》。

【原文】黄帝问曰：余闻气穴[1]三百六十五，以应一岁，未知其所，愿卒闻之。

岐伯稽首[2]再拜对曰：窘乎哉问也！其非圣帝，孰能穷其道焉，因请溢意[3]尽言其处。

帝捧手逡巡而却[4]曰：夫子之开[5]余道也，目未见其处，耳未闻其数，而目以明，耳以聪矣。

岐伯曰：此所谓圣人易语[6]，良马易御[7]也。

帝曰：余非圣人之易语也，世言真数[8]开人意，今余所访问者真数，发蒙解惑，未足以论也。然余愿闻夫子溢志尽言其处，令解其意，请藏之金匮，不敢复出。

岐伯再拜而起曰：臣请言之。背与心相控[9]而痛，所治天突与十椎[10]及上纪下纪，上纪者胃脘[11]也，下

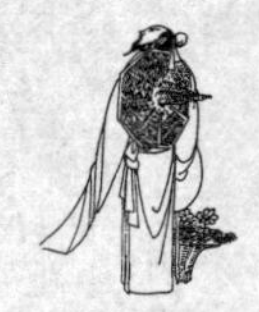

纪者关元也。背胸邪系[12]阴阳左右，如此其病前后痛涩，胸胁痛而不得息，不得卧，上气短气偏痛，脉满起斜出尻脉，络胸胁支心贯膈，上肩加天突，斜下肩交十椎下。

【注释】[1]气穴：腧穴，是经气输注的地方。[2]稽首：叩头。[3]溢意：尽情之义。[4]逡巡而却：谦逊退让之义。[5]开：启发。[6]语：相告。[7]御：控制。[8]真数：脉络的穴数。[9]相控：相互牵引。[10]十椎：指第十胸椎棘突下的中枢穴。[11]胃脘：中脘穴。[12]系：连系。

【语译】黄帝说：我听说人体周身有三百六十五个腧穴，与一年的天数相应，但却不知道这些腧穴的具体部位，想听你详细地讲解讲解。

岐伯叩头拜道：这是一个令人为难的问题，如果不是圣帝，谁肯推究这些深奥的道理啊！现在请允许我详尽地叙述这些腧穴的部位。

黄帝拱手还礼，谦逊地说：先生讲的道理对我很有启发，我虽然还没有看到这些腧穴的具体部位，还没有听到这些腧穴的具体数字，但已经眼明耳聪能领会了。

岐伯说：您真圣明。这就是人们所说的"圣人容易领悟，良马容易驾驭"啊。

黄帝说：我不是易语的圣人，但世人说懂得脉络穴数就可以开拓人的思想，所以我向你询问了解这些内容，以启发蒙昧，解除疑惑，这仅仅是脉络穴数这些内容，还未涉及其他理论呢。我愿意听先生详尽地讲解腧穴的具体部位，让我懂得它们的意义。我要把这些理论深藏在宝贵的金匮之中，不会丢失。

岐伯再次叩拜后答道：现在我就说说。若人体背部与心胸部相互牵引作痛，治疗方法是取位于胸骨上窝正中的天突穴、位于第十胸椎棘突下的中枢穴，以及胃脘部的中脘穴和脐下三寸的关元穴。这是因为背在后为阳，胸在前为阴，由于经脉的连系，病邪触及了前后左右，所以出现前胸后背相互牵引涩痛，出现胸胁疼痛以致不敢呼吸，出现不能平卧、上气喘息、呼吸短促、胸胁满痛。又因为经脉的邪气盛满则溢于络，此络从尻脉开始斜出，络胸胁部，支心贯穿横膈，斜行上肩到天突穴，再斜行下肩到中枢穴，所以选取这些腧穴进行治疗。

【原文】藏俞[1]五十穴，府俞[2]七十二穴，热俞五十九穴[3]，水俞五十七穴[4]。头上五行行五，五五二十五穴，中胆[5]两傍各五，凡十穴，大椎上两傍各一，凡二穴，目瞳子[6]浮白二穴，两髀厌分中[7]二穴，犊鼻二穴，耳中多所闻[8]二穴，眉本[9]二穴，完骨二穴，项中央[10]一穴，枕骨二穴，上关二穴，大迎二穴，下关二穴，天柱二穴，巨虚上下廉[11]四穴，曲牙[12]二穴，天突一穴，天府二穴，天牖二穴，扶突二穴，天窗二穴，肩解[13]二穴，关元一穴、委阳二穴，肩贞二穴，瘖门[14]一穴，脐[15]一穴，胸俞十二穴[16]，背俞[17]二穴，膺俞十二穴[18]，分肉[19]二穴，踝上横[20]二穴，阴阳跻[21]四穴，水俞在诸分，热俞在气穴，寒热俞在两骸厌中[22]二穴，大禁二十五，在天府下五寸，凡三百六十五穴，针之所由行也。

【注释】[1]藏俞：指五脏的井俞、荥俞、俞俞、经俞、合俞。[2]府俞：指六腑的井、荥、俞、原、经、合俞。[3]热俞五十九穴：指用于治疗热病有五十九个腧穴。详见《素问·水热穴论》。[4]水俞五十七穴：指用于治疗水病有五十七个腧穴。详见《素问·水热穴论》。[5]中胆：脊柱。[6]目瞳子：瞳子髎。[7]两髀厌分中：环跳穴。[8]多所闻：听宫穴。[9]眉本：攒竹穴。[10]项中央：风府穴。[11]巨虚上下廉：上巨虚穴、下巨虚穴。[12]曲牙：颊车。[13]肩解：肩井穴。[14]瘖门：哑门。[15]脐：神阙穴。[16]胸俞十二穴：指俞府、彧中、神藏、灵墟、神封、步廊，左右共

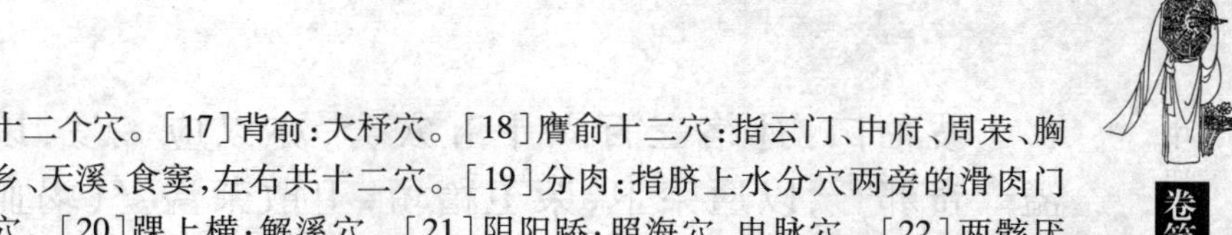

十二个穴。[17]背俞:大杼穴。[18]膺俞十二穴:指云门、中府、周荣、胸乡、天溪、食窦,左右共十二穴。[19]分肉:指脐上水分穴两旁的滑肉门穴。[20]踝上横:解溪穴。[21]阴阳跻:照海穴、申脉穴。[22]两骸厌中:阳关穴。

【语译】肝、心、脾、肺、肾五脏在人体一侧的上肢、下肢部位,分别有各自的井、荥、俞、经、合五个俞穴,五五二十五,左右两侧共五十穴;胆、胃、大肠、小肠、膀胱、三焦六腑在人体一侧的上肢、下肢部位各有自己的井、荥、俞、原、经、合六个俞穴,六六三十六,左右两侧共七十二穴;治疗热病的腧穴有五十九个;治疗水病的腧穴有五十七个。头部正中线为一行,头左右两侧各有两行,每行有五个穴位,五五共二十五个穴。五脏在背部脊椎两旁各有一俞穴,二五共十穴;肩背部大椎上两旁有肩中俞穴,左右共二;头面部有瞳子髎穴、浮白穴,左右共四;腰腿部有环跳二穴,膝部有犊鼻二穴,耳部有听宫二穴,头及面部有攒竹二穴、完骨二穴、风府一穴、枕骨二穴、上关二穴、大迎二穴、下关二穴、天柱二穴;腿部有上巨虚穴、下巨虚穴,左右共四;头面颈部有颊车二穴、天突一穴、天府二穴、天牖二穴、扶突二穴、天窗二穴;肩部有肩井二穴,腹部有关元一穴;腘窝部有委阳二穴;肩臂部有肩贞二穴;头部有哑门一穴,脐部有神阙一穴,胸部有俞府等六穴,左右共十二穴;背部有大杼二穴,胸膺部有云门等六穴,左右共十二穴;脐门有滑肉门二穴,踝部有解溪二穴,照海、申脉左右共四穴。治疗水病的五十七个腧穴,都位于全身肌肉的会合之处;治疗热病的五十九个腧穴,都位于经气聚会之处;治疗寒热病变的腧穴是位于膝部外侧,为足少阳胆经的阳关穴,左右共二穴。禁刺的穴位是天府穴下五寸的五里穴。以上共三百六十五穴,都是针刺的重要部位。

【原文】帝曰:余已知气穴之处,游针之居[1],愿闻孙络[2]溪谷[3],亦有所应乎?

岐伯曰：孙络三百六十五穴会，亦以应一岁，以溢[4]奇邪[5]，以通荣卫，荣卫稽留，卫散荣溢，气竭血著[6]，外为发热，内为少气，疾泻无怠，以通荣卫，见而泻之，无问所会。

帝曰：善。愿闻溪谷之会也。

岐伯曰：肉之大会为谷，肉之小会为溪，肉分之间，溪谷之会，以行荣卫，以会大气[7]。邪溢气壅，脉热肉败，荣卫不行，必将为脓，内销骨髓，外破大腘，留于节凑[8]，必将为败。积寒留舍，荣卫不居，卷肉缩筋，肋肘不得伸，内为骨痹，外为不仁，命曰不足[9]，大寒[10]留于溪谷也。溪谷三百六十五穴会，亦应一岁。其小痹[11]淫溢，循脉往来，微针所及，与法相同。

帝乃辟左右而起，再拜曰：今日发蒙解惑，藏之金匮，不敢复出。乃藏之金兰之室[12]，署曰气穴所在。

岐伯曰：孙络之脉别经者，其血盛而当泻者，亦三百六十五脉，并注于络，传注十二络脉，非独十四络脉也[13]，内解泻于中者十脉[14]。

【注释】[1]游针之居：指针刺施术的地方。[2]孙络：指比络脉更小并有很多分支的小络。[3]溪谷：指肢体肌肉之间相互接触的缝隙或凹陷部位。大的缝隙处称谷，小的凹陷处称溪。[4]溢：泛溢。[5]奇邪：奇病。[6]著：凝涩。[7]大气：宗气。[8]凑：腠理。[9]不足：指邪虽盛但正已虚。[10]大寒：寒邪亢盛。[11]小痹：指感受小寒，感寒较轻。[12]金兰之室：藏书的地方。[13]传注十二络脉，非独十四络脉也：经后世学者研究认为当是“传注十四络脉，非独十二络脉也”。十四络脉：即十二正经的络脉加上任、督二脉的络脉。[14]内解泻于中者十脉：解，散；泻，行；中，五脏；指十四络脉外合孙络，则有三百六十五会，内合五脏，则有左右五俞之十脉。

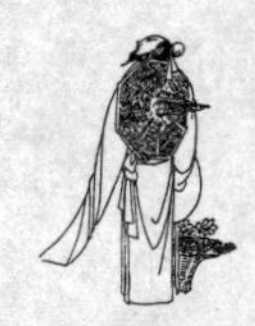

【语译】黄帝说:我已经知道腧穴的部位了,腧穴就是针刺施术的地方。我还想听听有关孙络和溪谷的情况,它们也与一年的天数相应吗?

岐伯答道:孙络与全身三百六十五个腧穴内外相合,所以也与一年的天数相应。当邪气自皮肤侵入孙络时,会泛溢传注到络脉产生奇病,这是因为孙络是络脉的分支,孙络外通皮肤,内连络脉,以通行营卫气血。若邪气侵入孙络,则孙络不通营卫,营卫运行滞留,致卫气外散,营血满溢,若卫气耗散,营血壅滞则出现外发热、内少气的病变。此时应赶紧用针刺、采用泻法来治疗,以泻散邪气,通畅营卫。凡是见到有营卫滞留的情况,都要尽快针刺用泻法,而不必察清是否是孙络和腧穴的相会之处。

黄帝说:讲得好,我还想听听有关溪谷会合的内容。

岐伯答道:溪谷指体内肌肉之间相互接触的缝隙或凹陷部位,其中大的缝隙处称为谷,小的凹陷处称为溪。这些地方既是肌肉的相合处,又是肌肉的相分处,也是溪谷的会合之处。溪谷既能内通经脉以通行营卫,又能外通皮毛,与居于胸中、合于皮毛的宗气相会。如果溪谷受邪,内外不通则邪气满盛、气机壅滞,导致血脉热而肌肉坏。营卫运行不畅,则郁遏生热化腐为脓;邪气壅滞,则内可销铄骨髓,外可溃烂肌肉;若邪气留滞于关节腠理,则筋骨败坏;若寒邪积留不去,营卫气血不能正常运行,则导致筋脉肌肉挛缩,关节屈伸不利而难以伸展,向内传变,从筋到骨,可发展为骨痹;向外影响,从肉到皮,可发展为肌肤麻木不仁。这些病证是寒邪亢盛,邪气积留在溪谷所致,虽然邪气亢盛,但正气已虚,故仍称为不足。溪谷也与全身三百六十五个腧穴相合以应一年的天数。如果感寒较轻,但邪气逐渐积留,也可循孙络之脉影响到全身而为病,这时候的治疗使用微针即可,其针刺方法与前面相同。

黄帝遣开左右闲人,起身再拜说:今天承蒙你的讲解启发,解除了我的疑惑,使我受益匪浅。我要把它们奉为珍宝藏在金匮中,决不丢失。于是将这些理论珍藏在藏书府——金兰之室中,题名为“气穴所在”。

岐伯说:除开上面的论述外,还有一点要说明:孙络与经脉虽然各不相同,但当孙络受邪血盛时,也会注泻于三百六十五脉,注泻于络脉,并且不仅会传注到十二正经的络脉,还会传注到任脉、督脉的络脉;若邪气再向内传注行散,就传注到五脏的十脉之中了。

【讨论】本篇着重介绍了人体腧穴的名称和具体部位。从文中介绍可知,这些腧穴都是临床常用的腧穴,重要的腧穴。文中所述穴名与数字相加,共有三百六十五穴,但其中有不少是重复计数,如“头上五行,行五”,是属于热俞五十九穴之中的穴位。据统计,篇中实际穴数为一百七十三个。古人出于天人相应的观点,所以强调人有三百六十五穴以应一年三百六十五天。后人在学习理解之时,不必过于死板,即对具体数字不应过分计较。

文中有关胸背扯痛病症的论治,对现在临床上冠心病心绞痛的治疗很有启发意义。有研究认为,温灸关元穴对治疗心绞痛和调整血压有较好的效果,这些都有待作进一步深入研究。

气府论篇第五十九

【提要】本篇主要论述手、足三阳经,冲脉、任脉、督脉的走向、穴位的数量和位置。由于每个穴位都在脉气交会之处,由脉气所发,故篇名《气府论》。

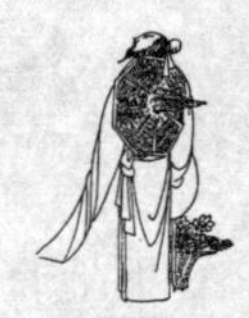

【原文】足太阳脉气所发[1]者七十八穴：两眉头[2]各一，入发至项[3]三寸半傍五[4]，相去三寸，其浮气[5]在皮中者凡五行、行五，五五二十五，项中大筋两傍各一[6]，风府两傍各一[7]，侠脊以下至尻尾二十一节[8]十五间各一[9]，五藏之俞各五，六府之俞各六，委中以下至足小指傍各六俞[10]。

【注释】[1]所发：所发之穴，以与本经有关的为主，而不一定全属本经的穴位。[2]两眉头：指攒竹穴。[3]项：当为顶字。[4]傍五：指中间一行，两边各两行，共五行(háng)。[5]浮气：脉气浮于头顶。[6]项中大筋两傍各一：指天柱二穴。[7]风府两傍各一：指左右风池穴。[8]侠脊以下至尻尾二十一节：由大椎至尾骶共有二十一节。[9]十五间各一：二十一节中，有十五个椎间，每个椎间左右各有一穴，分别是：附分、魄户、膏肓、神堂、譩譆、膈关、魂门、阳纲、意舍、胃仓、肓门、志室、胞肓、秩边、承扶。[10]六俞：指委中、昆仑、京骨、束骨、通谷、至阴六穴。

【语译】足太阳经脉气所发的穴位有七十八个，它们是：两眉陷中各一穴；自眉头上行，入发至前顶穴，其间有神庭、上星、囟会三穴，共长三寸半；前顶在中间一行，两边各有两行，一共五行，中间一行与最外一行相距三寸；上浮至头顶的经脉之气共有五行，每行有五个穴位，五五计二十五个；由头顶向后下行，至项中大筋两旁各有一穴；风府穴的两侧各有一穴；由大椎往下行至尾骶部，共有二十一个椎节，在二十一个椎节中，有十五个椎间，每个椎间左右各有一穴，共三十穴；五脏的俞穴(心俞、肺俞、肝俞、脾俞、肾俞)左右各有五个，六腑的俞穴(胃俞、胆俞，大肠俞、小肠俞、膀胱俞、三焦俞)左右各有六个；从委中穴以下至足小趾，左右各有六个俞穴。

【讨论】原文指出足太阳经有七十八个穴位，而论中实有九十三个穴位，其中有十五个穴位与后面记述的督脉、少阳两经相重复。

【原文】足少阳脉气所发者六十二穴：两角上各二[1]，直目上发际内各五[2]，耳前角上各一[3]，耳前角下各一[4]，锐发下各一[5]，客主人各一，耳后陷中各一[6]，下关各一，耳下牙车之后各一[7]，缺盆各一，掖下三寸[8]、胁下至胠八间各一[9]，髀枢中傍各一[10]，膝以下至足小指次指各六俞[11]。

【注释】[1]两角上各二：两头角处各有天冲、曲鬓穴。[2]直目上发际内各五：自瞳孔直上，到发际内，有临泣、目窗、正营、承灵、脑空左右各五穴。[3]耳前角上各一：指左右的颔厌穴。[4]耳前角下各一：指左右的悬厘穴。[5]锐发下各一：指耳前鬓末处的和髎穴。[6]耳后陷中各一：指左右翳风穴。[7]耳下牙车之后各一：指左右颊车穴。[8]掖下三寸：指渊腋、辄筋、天池三穴。[9]胁下至胠八间各一：胁下到胠有日月、章门、带脉、五枢、维道、居髎六穴。间，指肋骨与肋骨之间。[10]髀枢中傍各一：环跳穴两旁各有一穴。髀枢，环跳穴。(11)六俞：指阳陵泉、阳辅、邱墟、临泣、侠溪、窍阴六穴。

【语译】足少阳经脉气所发的穴位有六十二个，它们是：两头角上各有二穴；与瞳孔垂直，上行至发际内各有五穴；耳前角上各有一穴；耳前角下各有一穴；耳前鬓末下各有一穴；客主人穴(一名上关)左右各有一穴；耳后陷中各有一穴；下关穴左右各一穴；耳下牙车之后各有一穴；缺盆穴左右各一穴；腋下三寸有渊腋、辄筋、天池三穴；从胁下到季肋，八肋之间各有一穴；环跳穴左右各有一穴；膝以下至足小趾侧的次趾，左右足各有六个穴。

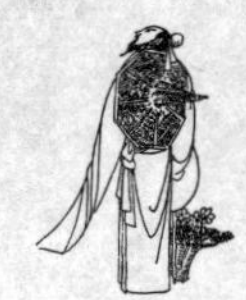

【原文】足阳明脉气所发者六十八穴：额颅发际傍各三[1]，面鼽骨空各一[2]，大迎之骨空各一，人迎各一，缺盆外骨空各一[3]，膺中骨间各一[4]，侠鸠尾[5]之外、当乳下三寸、侠胃脘各五[6]，侠脐广三寸各三[7]，下脐二寸侠之各三[8]，气街动脉各一，伏菟上各一[9]，三里以下至足中指各八俞[10]，分之所在穴空[11]。

【注释】[1]额颅发际傍各三：指左右两侧的悬颅、阳白、头维穴。[2]面鼽骨空各一：即四白穴。面鼽，颧骨。[3]缺盆外骨空各一：即左右天髎穴。[4]膺中骨间各一：指胸膺部骨间的气户、库房、屋翳、膺窗、乳中、乳根六穴，左右共十二穴。[5]鸠尾：在剑突下0.5寸处。[6]侠胃脘各五：指胃脘两旁的不容、承满、梁门、关门、太乙五穴。[7]侠齐广三寸各三：脐横开三寸，左右各有滑肉门、天枢、外陵三穴。齐，同脐。广，横行。[8]下齐二寸侠之各三：脐下二寸，左右各有大巨、水道、归来三穴。[9]伏菟上各一；指髀关穴，左右各一。[10]八俞：指三里、上廉、下廉、解溪、冲阳、陷谷、内庭、厉兑八穴，左右各一，共十六穴。[11]分之所在穴空：分别位于各自的孔窍中。

【语译】足阳明经脉气所发的穴位有六十八个，它们是：额颅发际旁各有三穴；颧骨骨孔中各有一穴；大迎穴的骨孔陷中左右各有一穴；人迎穴左右各一个；缺盆外骨孔陷中各有一穴；胸膺部骨间各有一穴；侠鸠尾穴之外，正当孔下三寸，侠胃脘左右各有五穴，脐横行三寸左右各有三穴，脐下二寸左右各有三穴，伏菟穴上各有一穴；足三里以下至足中趾，左右各有八个俞穴。它们分别位于各自的孔穴中。

【原文】手太阳脉气所发者三十六穴：目内眦各一[1]，目外各一[2]，鼽骨下各一[3]，耳郭上各一[4]，耳中各一[5]，巨骨穴各一，曲掖上骨穴各一[6]，柱骨上陷者各一[7]，上天窗四寸各一[8]，肩解各一[9]，肩解下三寸各一[10]，肘以下至手小指本各六俞[11]。

【注释】[1]目内眥各一：指左右睛明穴。[2]目外各一：指左右瞳子髎穴。[3]鼽骨下各一：指左右颧髎穴。[4]耳郭上各一：指左右耳郭上的角孙穴。[5]耳中各一：指左右听宫穴。[6]曲掖上骨穴各一：指左右臑俞穴。臑（nào 闹），前肢、上肢。[7]柱骨上陷者各一：指左右肩井穴。[8]上天窗四寸各一：指天窗、窍阴二穴。[9]肩解各一：指左右秉风穴。[10]肩解下三寸各一：指左右天宗穴。[11]肘以下至手小指本各六俞：肘以下到小指端有小海、阳谷、腕骨、后溪、前谷、少泽六穴，左右共十二穴。

【语译】手太阳经脉气所发的穴位有三十六个，它们是：两眼内侧角各有一穴；两眼外侧各有一穴；颧骨下各有一穴；耳郭上各有一穴；耳中各有一穴；巨骨穴左右各一个；曲掖上各有一穴；柱骨上陷中各有一穴；天窗上四寸各有一穴；肩解部各有一穴；肩解下三寸各有一穴；肘部至小指端左右各有六穴。

【原文】手阳明脉气所发者二十二穴：鼻空外廉、项上各二[1]，大迎骨空各一[2]，柱骨之会各一[3]，髃骨之会各一[4]，肘以下至手大指、次指本各六俞[5]。

【注释】[1]鼻空外廉、项上各二：指两鼻孔外侧的迎香穴和项左右外侧的扶突穴。空，孔。廉，侧。[2]大迎骨空各一：大迎穴应为足阳明经之穴。[3]柱骨之会各一：项肩相会之处有天鼎穴左右各一。柱骨，项骨。[4]髃骨之会各一：肩臂相会之处有肩髃穴左右各一。髃骨，两肩髃穴之骨。[5]六俞：指曲池、阳溪、合谷、三间、二间、商阳六穴，左右共十二穴。

【语译】手阳明经脉气所发的穴位有二十二个，它们是：两鼻孔外侧和颈项两侧各一个；大迎穴在下颌骨空中左右各一；

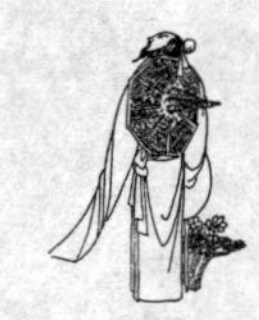

项肩相会之处左右各一个；肩臂相会之处左右各一个；肘以下至大指、次指端左右各有六个。

【原文】手少阳脉气所发者三十二穴：鼽骨下各一[1]，眉后各一[2]，角上各一[3]，下完骨后各一[4]，项中足太阳之前各一[5]，侠扶突各一[6]，肩贞各一，肩贞下三寸分间各一[7]，肘以下至手小指、次指本各六俞[8]。

【注释】[1]鼽骨下各一：当为手太阳颧髎穴，与前重复。[2]眉后各一：指两丝竹空穴。[3]角上各一：指两颔厌穴。[4]下完骨后各一：指两天牖穴。[5]项中足太阳之前各一：指两风池穴。[6]侠扶突各一：指两天窗穴。[7]肩贞下三寸分间各一：指两侧的肩髎、臑会、消泺六穴。[8]肘以下至手小指、次指本各六俞：指肘以下至小指、次指端的天井、支沟、阳池、中渚、液门、关冲六穴，左右共十二穴。

【语译】手少阳经脉气所发的穴位有三十二个，它们是：鼽骨下面各有一穴；眉后各有一穴；角上各有一穴；下完骨后各有一穴；项中足太阳经之前各有一穴；扶突穴两侧各有一穴；肩贞左右各有一穴；肩贞穴下三寸，其间左右各有一穴；肘以下至手小指、次指端左右各有六穴。

【原文】督脉气所发者二十八穴：项中央二[1]，发际后中八[2]，面中三[3]，大椎以下至尻尾及傍十五穴[4]，至骶下凡二十一节，脊椎法也。

【注释】[1]项中央二：指风府、哑门二穴。[2]发际后中八：前发际至后发际，中行共八个穴位，它们是：神庭、上星、囟会、前顶、百会、后顶、强间、脑户。其中，囟会、前顶、百会、后顶、强间五穴，与前足太阳经重复。[3]面中三：面部中央，从鼻到唇，有素髎、水沟、兑端三个穴位。[4]大椎以下至尻尾及傍十五穴：指大椎、陶道、身柱、神道、灵台、至阳、筋缩、中枢、脊中、悬枢、命门、阳关、腰俞、长阳、会阳十五穴。

【语译】督脉经气所发的穴位共有二十八个，它们是：项中央有二穴；前发际中行至后发际有八穴；面部中央有三穴；大椎以下至尻尾及旁有十五穴。从大椎到尾骶部共有二十一个椎节，可根据脊椎的标志去寻找各个穴位。

【原文】任脉之气所发者二十八穴：喉中央二[1]，膺中骨陷中各一[2]，鸠尾下三寸，胃脘五寸，胃脘以下至横骨六寸半一[3]，腹脉法也。下阴别一[4]，目下各一[5]，下唇一[6]，龂交一[7]。

【注释】[1]喉中央二：指廉泉、天突二穴。[2]膺中骨陷中各一：胸部中行，其骨陷中有璇玑、华盖、紫宫、玉堂、膻中、中庭六穴。[3]鸠尾下三寸，胃脘五寸，胃脘以下至横骨六寸半一：从鸠尾至横骨毛际共长十四寸半，有十三个穴位。它们分别是：鸠尾骨至胃之上脘，长三寸，有鸠尾、巨阙二穴；胃之上脘至脐中神阙穴，长五寸，有上脘、中脘、建里、下脘、水分五穴；神阙穴至横骨毛际，长六寸半，有阴交、气海、石门、关元、中极、曲骨六穴。胃脘分上、中、下三脘。脘，腔也。一，疑为衍字。[4]下阴别一：前后二阴之间，有一会阴穴。[5]目下各一：指足阳明经的承泣穴，是任脉之会。[6]下唇一：指承浆穴。[7]龂交：龈交穴。龂，音义同龈。

【语译】任脉经气所发的穴位有二十八个，它们是：喉中央有二穴；胸部中行，其骨陷中各有一穴；鸠尾之下三寸，是上脘穴；上脘穴到脐中有五寸，脐中至横骨毛际有六寸半，每隔一寸有一个穴位，共有十三个穴位，这是腹部经脉取穴的标准；前后二阴之间有会阴穴；眼下各有一穴；下唇有一穴；龈交穴一个。

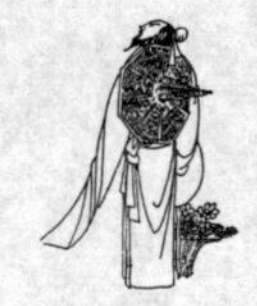

【原文】冲脉气所发者二十二穴：侠鸠尾外各半寸至脐寸一[1]，侠脐下傍各五分至横骨寸一[2]，腹脉法也。

【注释】[1]侠鸠尾外各半寸至脐寸一：寸一，每寸一穴。鸠尾两旁各横开半寸，至脐有幽门、通谷、阴都、石关、商曲、肓俞六穴，每穴相距一寸。[2]侠脐下傍各五分至横骨寸一：脐下两傍，各横开五分，直下至横骨，有中注、四满、气穴、大赫、横骨五穴，每穴相距也是一寸。

【语译】冲脉经气所发的穴位共二十二个：鸠尾两旁各横开半寸，至脐各有六穴，每穴相距一寸；脐下旁开五分，至横骨各有五穴，每穴之间也是相距一寸。这是腹部经脉取穴的标准。

【原文】足少阴舌下[1]，厥阴毛中急脉各一[2]，手少阴各一[3]，阴阳跻各一[4]，手足诸鱼际脉气所发者，凡三百六十五穴也。

【注释】[1]舌下：指舌下的廉泉穴。[2]急脉各一：指阴毛中左右侧的急脉穴。[3]手少阴各一：指两阴郄穴。[4]阴阳跻各一：阳跻指两跗阳穴，阴跻指两交信穴。

【语译】足少阴经脉气所发，舌下有二穴，厥阴经在阴毛中两侧各有一急脉穴，手少阴各有一穴，阴跻、阳跻各有一穴。手足都有鱼际，都是脉气发生的地方。以上共计三百六十五穴。

【讨论】本篇在“气穴论”的基础上，重点说明手足三阳经脉“脉气所发”的穴位，从另一角度阐述了人体三百六十五穴是各经脉之气交会的地方，故而称它为“气府”。马莳说：“气府者，各经脉起交会之府也。”毫无疑问，这里所说的“气府”就是指“俞穴”。之所以称为“气府”是就俞穴本身所代表的生理功能而言。经络是沟通人体脏腑、组织、器官的通道，营卫之气的运行受其约束；俞穴则是经脉之气汇聚的场所，本文称作“气府”。所以，当人体内脏一旦发生病变，在相应的俞穴上也必然有所反应。这种由内达外的反应，不仅有助于临床诊断，而且也是针刺治疗的理论依据。

本篇所言脉气所发三百六十五穴，与各经脉气所发之数相加三百八十六穴之数不符，而各家注释之数更是不一。《太素》卷十一“气府”注：“总二十六脉，有三百八十四穴，此言三百六十五穴者，举大数为言，这与不及不为非也，三百八十四穴是诸脉发穴之义，若准明堂取穴不尽，仍有重取于此。”杨氏此说，其义可从。

卷第十六

骨空论篇第六十

【提要】本篇主要叙述风邪所致种种病证和上气、膝痛、水病的针刺方法及所取穴位,任脉、冲脉、督脉的循行路线和所产生的病证,以及骨孔的具体位置等。由于本篇论述了骨孔的部位,且穴位多位于骨孔中,故篇名《骨空论》。

【原文】黄帝问曰:余闻风者百病之始也,以针治之奈何?岐伯对曰:风从外入,令人振寒、汗出、头痛、身重、恶寒,治在风府,调其阴阳。不足则补,有余则泻。

大风颈项痛,刺风府,风府在上椎[1]。大风汗出,灸譩譆[2],譩譆在背下侠脊傍三寸所,厌[3]之令病者呼譩譆,譩譆应手。

【注释】[1]上椎:第一颈椎之上。[2]譩譆:穴名,属足太阳经,在第六椎下两旁距脊各三寸处。[3]厌:同压,谓以手按其穴。

【语译】黄帝问道:我听说风邪是很多疾病的起始原因,若用针灸来治疗,该采取什么样的方法呢?岐伯回答说:风邪从外界侵入人体,使人寒战、出汗、头痛、身重、怕冷,治疗应该取风府穴,以调和风邪所致的阴阳失调。治病的原则是:正气不足的,当用补法;邪气有余的,当用泻法。

感受严重的风邪,会使人颈项疼痛、强直不柔和。仍然针刺风府穴,风府穴在第一颈椎的上面。若感受严重风邪而导致出汗的,就应该灸譩譆穴。取穴的要领是,用手按住该穴,叫病

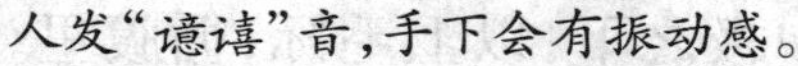
人发“谚语”音，手下会有振动感。

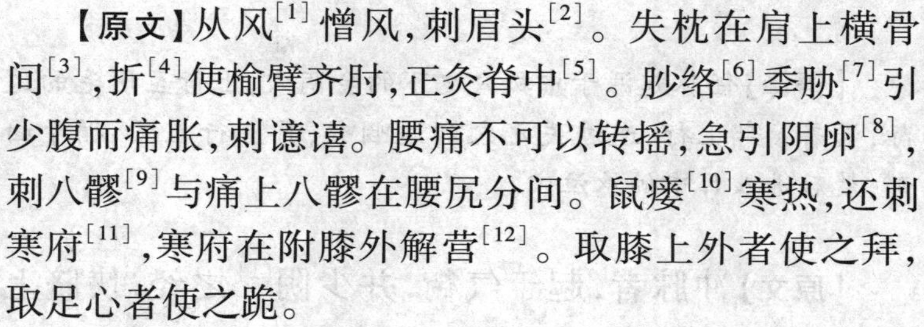
【原文】从风[1]憎风，刺眉头[2]。失枕在肩上横骨间[3]，折[4]使榆臂齐肘，正灸脊中[5]。䏚络[6]季胁[7]引少腹而痛胀，刺谚语。腰痛不可以转摇，急引阴卵[8]，刺八髎[9]与痛上八髎在腰尻分间。鼠瘘[10]寒热，还刺寒府[11]，寒府在附膝外解营[12]。取膝上外者使之拜，取足心者使之跪。

【注释】[1]从风：迎风。[2]眉头：指攒竹穴，在眉头陷中。[3]肩上横骨间：指巨骨穴或肩井穴。[4]折：疼痛剧烈，像要折断一样。[5]使榆臂，齐肘正，灸脊中：指灸时的取穴姿势，即嘱病人弯曲两臂，牵引两肘尖相合在一起，在肩胛骨的上端引一直线，正当脊椎中央的部位，给予灸法。[6]䏚络：肋梢之络。[7]季胁：胁的最下端。[8]阴卵：睾丸。[9]八髎：指左右两侧的上髎、次髎、中髎、下髎八穴。[10]鼠瘘：相当于颈部、腋下淋巴结肿大、溃烂一类的疾病，后世称为瘰疬或马刀。[11]还刺寒府：还，疑衍。寒府，在膝外骨间处，正当阳关穴的部位。[12]解营：骨缝中间之穴。

【语译】迎风便怕风的，应当刺眉头陷中的攒竹穴。颈项强痛、难以着枕的，应当取肩部的巨骨穴或肩井穴。若颈项疼痛剧烈，痛得像要折断一样的，则嘱病人弯曲两臂，两肘尖合拢，在其肩胛骨上端引一直线，在正当脊椎中央处，给予灸治。肋梢之络或两胁尽处牵引少腹胀满疼痛的，应当针刺谚语穴。腰痛不能转侧伸屈、甚至拘急绞痛、牵引睾丸的，应当刺八髎穴和疼痛之处。八髎穴在腰骶部的骨间孔隙中。淋巴结肿大或溃烂、发冷发热的，应当刺寒府穴。寒府穴在膝上外侧的骨缝中。取膝上外侧的孔穴时，应嘱病人做“拜”姿；取足心涌泉穴时，应嘱病人做“跪”姿，这样取穴才准确、方便。

【原文】任脉者，起于中极之下，以上毛际，循腹里，上关元，至咽喉，上颐循面，入目。

【语译】任脉起源于中极穴之下的会阴穴，上行至阴毛的边际，沿着腹部上行，通过关元穴到达咽喉，再上行至颐，循于面部，最后进入目中的承泣穴。

【原文】冲脉者，起于气街，并少阴[1]之经，侠脐上行，至胸中而散。

【注释】[1]少阴：当为阳明。

【语译】冲脉起源于气街穴，与阳明经相并，挟脐两旁上行，到达胸中后便分散了。

【原文】任脉为病，男子内结七疝[1]，女子带下瘕聚。

【注释】[1]七疝：指心疝、肺疝、肝疝、脾疝、肾疝、狐疝、癞疝。

【语译】任脉发生病变，在男子腹部可产生七种疝气，在女子腹部可出现时聚时散的包块。

【原文】冲脉为病，逆气里急。

【语译】冲脉发生病变，则气逆上冲，腹内拘急疼痛。

【原文】督脉为病，脊强反折。督脉者，起于少腹以下骨中央[1]，女子入系庭孔[2]，其孔溺孔[3]之端也。其络循阴器[4]合篡间[5]，绕篡后，别[6]绕臀，至少阴与巨阳[7]中络者，合少阴上股内后廉，贯脊属肾，与太阳起于目内眦，上额交巅上，入络脑，还出别下项，循肩髆内，侠脊抵腰中，入循膂，络肾；其男子循茎下至篡，与女子等；其少腹直上者，贯脐中央，上贯心，入喉，上颐环唇，上系两目之下中央。此生病，从少腹上冲心而痛，不得前后[8]，为冲疝[9]；其女子不孕，癃、痔、遗溺、嗌干。督脉生病治督脉，治在骨上[10]，甚者在脐下营[11]。

【注释】[1]骨中央：指尻下大骨孔中。[2]庭孔：尿道口。[3]溺孔：尿道。[4]阴器：前阴。[5]篡间：前后阴之间的会阴部。[6]别：经络分支而行。[7]巨阳：太阳经。[8]不得前后：二便闭塞。[9]冲疝：因督脉受病而形成的疝气叫冲疝。[10]骨上：指脊骨或腹下横骨。[11]脐下营：脐下一寸的阴交穴。

【语译】督脉发生病变，可出现脊柱强直，身体仰曲如弓状。督脉的循行，起于小腹下骨盆的中央孔中，在女子则与尿道口相连，尿道口就是尿道的外端。从这里分出一支别络，循于前阴，再会合于会阴部，绕行会阴部一周后，再分支，绕行臀部到达足少阴，与足太阳经的分支相合。少阴经从股内后侧上行，贯穿脊柱，连属于肾脏。督脉又与足太阳经起于眼内侧角，上行至额，交会于头顶，向内与脑相连，复出，下行经项而到达肩髆内，挟脊柱下行，抵达腰中，循经腰肌，入内，络于肾。在男子，督脉循阴茎，到达会阴，这与女子是相同的。督脉从少腹直线上行的，穿过脐中央，上行，贯穿心脏，循入于喉，再行至颐后，环绕口唇，连系于两目中央之下。督脉发生病变时，病人自觉有一股气向上冲到心胸，并觉疼痛，不能解大小便，还可出现疝气。若是女病人，可导致不孕，或出现小便不利、痔疮、遗尿、咽喉干燥等症。督脉生病,应该治督脉。病情轻的,取脊骨或腹下横骨的穴位;病情重的,则取脐下的阴交穴。

【原文】其上气有音者,治其喉中央[1],在缺盆中者。其病上冲喉者,治其渐[2],渐者上侠颐也。蹇膝[3]伸不屈,治其楗[4]。坐而膝痛,治其机[5]。立而暑解[6],治其骸关[7]。膝痛,痛及拇指,治其腘。坐而膝痛如物隐者,治其关[8]。膝痛不可屈伸,治其背内[9]。连骱若折,治阳明中俞髎[10];若别,治巨阳、少阴荥。淫泺胫痠[11],不能久立,治少阳之维[12],在外踝上五寸[13]。

辅骨上,横骨下为楗,侠髋为机,膝解为骸关,侠膝之骨为连骸,骸下为辅,辅上为腘,腘上为关,头横骨为枕。

【注释】[1]喉中央:指天突穴或廉泉穴。[2]渐:指大迎穴。[3]蹇膝:膝关节伸而不能屈。[4]楗:股骨曰楗,此指股部的经穴。[5]机:指环跳穴。[6]暑解:暑,疑为骨字之误。骨解,骨散堕如解。[7]骸关:指膝关节处的阳关穴。[8]关:疑指承扶穴。[9]背内:指足太阳经的气穴,如背俞之类。[10]俞髎:指三里穴。[11]淫泺胫痠:淫泺,膝骱疼痛无力。胫痠,腿胫痠软。[12]维:络。[13]外踝上五寸:指光明穴,因其离踝五寸。

【语译】病人喘促气逆有声的,当针刺其喉部的天突穴或廉泉穴。感觉气逆上冲至喉部的,当针刺侠颐之处的大迎穴。膝关节僵直不能弯曲的,当针刺股部的经穴。坐而膝关节疼痛的,当针刺环跳穴。站立时腿骨散堕好像要分裂一样的,当针刺膝关节处的阳关穴。膝部疼痛牵扯足大拇趾的,当针刺腘窝部的委中穴。坐位时,膝关节疼痛得好像有东西藏在里面一样的,当针刺承扶穴。膝关节疼痛得无法伸屈的,当针刺背部足

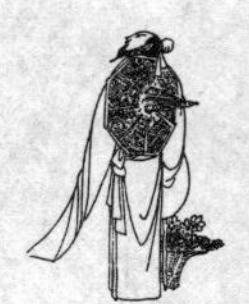

太阳经的俞穴。膝关节连及骭骨疼痛得像要折断一样的，当针刺足阳明经的足三里穴。膝关节疼痛得像要脱落一样的，当针刺太阳经和少阴经的荥穴，如通谷、然谷等。膝关节连及小腿骨痠软疼痛、不能久立的，当针刺少阳经的光明穴，该穴在外踝上五寸。

膝辅骨之上，腰横骨之下叫“楗”。髋骨和股骨相连之处叫“机”。膝关节部叫“骸关”。挟膝的高骨叫“连骸”。连骸下面叫“辅骨”。辅骨后面的膝弯叫“腘”。腘的前部叫“关”。头后部的横骨叫“枕骨”。

【原文】水俞五十七穴者，尻上五行、行五；伏菟上两行、行五，左右各一行、行五；踝上各一行、行六穴。髓空[1]在脑后三分，在颅际锐骨之下，一在断基下[2]，一在项后中复骨[3]下，一在脊骨上空，在风府上。脊骨下空，在尻骨下空[4]。数髓空在面侠鼻[5]，或骨空在口下当两肩。两髆骨空，在髆中之阳[6]。臂骨空在臂阳，去踝[7]四寸两骨空之间。股骨上空在股阳[8]，出上膝四寸。骭骨空在辅骨之上端。股际[9]骨空在毛中动脉[10]下。尻骨空[11]在髀骨之后相去四寸。扁骨有渗理凑，无髓孔，易髓空。

【注释】[1]髓空：骨孔。骨有孔，则骨内的精气与骨外的气血，可以由孔渗通。[2]断基下：指颐下正中骨罅。[3]复骨：六椎以上的椎骨因不甚显著，故称复骨。复，伏也。[4]尻骨下孔：指长强穴。[5]数髓空在面侠鼻：多个骨孔都分布在面部的鼻两侧。如承泣、巨髎、睛明、颧髎、丝竹空、瞳子髎、听会、迎香穴等，皆在面部鼻两侧的骨孔上。[6]阳：外侧。[7]踝：此指手腕。[8]股阳：股面。[9]股际：阴股交会之际。[10]毛中动脉下：即跨缝间。[11]尻骨空：指尻骨八髎穴。

【语译】治疗水病的俞穴有五十七个：尻骨上有五行，每行五个；伏菟上有两行，每行五个；左右各有一行，每行五个；左右足内踝上各有一行，每行六个。髓孔在脑后三分，在颅骨边际锐骨的下面，有一孔在颐下正中的骨罅处，有一孔在项后伏骨的下面，有一孔在脊骨上孔的风府上面。脊骨的下孔，在尻骨下端的长强穴处。有多个骨孔分布在面部的鼻柱两旁，还有的在口下两肩之中。两肩髆骨孔在肩髆中的外侧。臂骨的骨孔在臂的外侧，离手腕四寸的两骨中间。股骨上的骨孔，在股骨外侧膝上四寸的地方。骱骨的骨孔在辅骨的上端。股际的骨孔在跨缝处。尻骨的骨孔在髀骨的后面相去四寸的地方。扁骨只有血脉渗灌的纹理而内无髓，故凡诸扁骨以渗灌易髓者，则无髓亦无空矣，此胁肋诸骨之类是也。

【原文】灸寒热之法，先灸项大椎，以年为壮数；次灸橛骨[1]，以年为壮数。视背俞陷者灸之，举臂肩上陷者灸之，两季胁之间灸之，外踝上绝骨之端灸之，足小指次指间灸之，腨下陷脉灸之，外踝后灸之，缺盆骨上切之坚痛如筋者灸之，膺中陷骨间灸之，掌束骨[2]下灸之，脐下关元三寸灸之，毛际动脉灸之，膝下三寸分间灸之，足阳明跗上动脉灸之，巅上一灸之。犬所啮之处灸之三壮，即以犬伤病法灸之。凡当灸二十九处。伤食灸之，不已者，必视其经之过于阳者，数刺其俞而药之。

【注释】[1]橛骨：尾骶骨，此处有尾间穴。[2]掌束骨：指掌部横骨缝中的大陵穴。

【语译】治疗寒热病的灸法是，先灸项后的大椎穴，灸多少壮当根据病人的岁数而定；然后灸尾骶骨的尾闾穴，灸多少壮仍根据病人的岁数来决定。艾灸的具体部位有：背部俞穴的凹

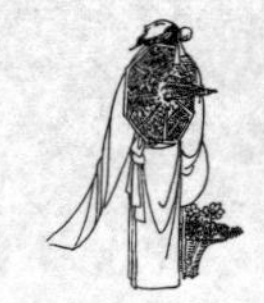

陷处，举肩臂时肩部的凹陷处（肩髃穴），两季肋之间的京门穴处，足外踝绝骨上的阳辅穴处，足小趾与次趾之间的侠溪穴处，腨下凹陷的承山穴处，外踝后的昆仑穴处，缺盆骨上按之坚硬如筋且有疼痛的地方，胸膺部陷骨间的天突穴处，掌部横骨缝中的大陵穴处，脐下三寸的关元穴处，阴毛边际两旁有动脉跳动的气冲穴处，膝下三寸的三里穴处，足阳明经足背上的动脉搏动处，头顶上的百会穴处等。被狗咬伤的，就在伤处灸三壮，也就是按照治疗犬伤病的方法来灸。以上治疗寒热的艾灸部位共有二十九处。因伤食而发的寒热，若用艾灸无效时，当仔细察看是否是经气过盛，若是，则应多刺它的俞穴，并配合药物治疗。

【讨论】本篇与“气穴论”、“气府论”、“水热穴论”等篇，均是《素问》讨论穴位的专篇。“气穴论”介绍人体三百六十五穴的分布概况，说明气穴与经络脏腑的关系，可以说是概论；“气府论”从经脉交会的角度讨论穴位；“水热穴论”从常见的水病、热病入手讨论穴位，对穴位的阴阳属性进行了分类；本篇从穴位与骨的关系，对特别存在于骨孔的穴位进行了讨论，可视为各论。四篇合参，可以了解《素问》腧穴学的梗概，也可从中领悟到学习、掌握和应用穴位的方法。

根据本篇，督脉的循行路线有三条：一条起于少腹部胞中，下抵阴器至会阴绕臀，与足少阴、足太阳的中络会合，贯脊属肾；一条与足太阳经同起于目内眦，上额交巅，入络脑，在别出下颈项，循脊抵腰中属络肾；一条从少腹胞中直上，贯脐中央，上贯心入喉，上颐环唇入系目下之中央。《难经》记载的：“督脉者，起于下极之俞，并于脊里，上至风府，入属于脑”，与本篇所述督脉的循行路线有出入。本篇所述三条路线实包括任脉在内，且与冲脉有关连。《灵枢・五音五味篇》有：“冲脉任脉，皆起于胞中，上循脊里，为经络之海。”所以王冰认为督、冲、任三脉皆起于胞中，为"一源而三歧"。本篇还谈到督脉与足少阴、足太阳两经的相互关系，其主要精神是说明督脉与其他经脉在循行路线、生理功能、病理变化上存在联系。

水热穴论篇第六十一

【提要】本篇首论水病的病因、病机、症状及治疗穴位的部位和与脏腑的关系，次论针刺须随四时阴阳的消长而有刺浅刺深的区别，终论治疗热病五十九穴的部位和主治范围。由于本篇主要讨论治疗水病和热病的穴位，所以篇名《水热穴论》。

【原文】黄帝问曰：少阴何以主肾？肾何以主水？岐伯对曰：肾者至阴[1]也，至阴者盛水[2]也；肺者太阴也；少阴者冬脉也，故其本在肾，其末在肺，皆积水[3]也。帝曰：肾何以能聚水而生病？岐伯曰：肾者，胃之关也，关门不利，故聚水而从其类也。上下溢于皮肤，故为胕肿[4]。胕肿者，聚水而生病也。帝曰：诸水皆生于肾乎？岐伯曰：肾者，牝藏[5]也，地气上者属于肾，而生水液也，故曰至阴。勇而劳甚则肾汗出，肾汗出逢于风，内不得入于藏府，外不得越于皮肤，客于玄府，行于皮里，传为胕肿，本之于肾，名曰风水[6]。所谓玄府者，汗空也。

【注释】[1]至阴：阴极。[2]盛水：主管水液。[3]积水：水液停积。[4]胕肿：皮肤水肿。[5]牝藏：阴脏。牝（pìn 聘），雌性畜牲，属阴。[6]风水：风邪所致的水肿。此处因风水病本在肾，故亦名肾风。

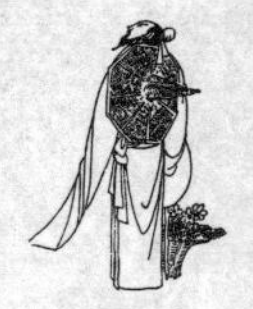

【语译】黄帝问道：少阴为什么主肾？肾又为什么会主管水液的代谢？岐伯回答说：肾是阴极之脏，而水属阴，所以肾能主管水液代谢。肺属太阴，它能宣发津液，通调水道，也参与水液的代谢。肾属少阴，少阴旺于冬季，冬季水寒最盛，所以肾是水液代谢的主宰。可见，水肿病的根本在肾，标末在肺。如果肺肾两脏功能失常，皆可使水液停积为患。黄帝再次问道：肾为什么会使水液积聚而为患呢？岐伯回答说：胃是化生津液的，肾是主管水液代谢的。肾好比胃的开关，开关失灵了，水液便会积聚，泛溢于全身皮肤，形成水肿。水肿，就是水液积聚而形成的病变。黄帝又问道：所有的水肿病都是由于肾脏发生病变而产生的吗？岐伯说：肾属阴脏，人体的水液，由肾阳蒸化，清的，如雾露弥漫，散布到全身，就像地气蒸腾上升为云、云气凝聚下降为雨一样。所以，肾是阴极之脏。假如有人自恃身体强壮，行事勇猛，劳倦过度，损伤肾气，肾气不固，便会出虚汗，此时若恰逢风邪侵袭，汗孔骤闭，汗液内不能回到脏腑，外无法从皮肤流走，停滞于玄府，渗于皮肤，便出现皮肤水肿。这种病的根本原因在于肾虚感受风邪，所以叫做风水。前文提到的“玄府”，就是人们常说的汗孔。

【讨论】水肿病的形成，是津液的代谢紊乱造成的。

津液的生成、输布和排泄，是一个复杂的生理过程，涉及多个脏腑的一系列生理功能。

津液来源于饮食水谷，依靠脾胃对饮食物的运化功能而生成。津液的输布，首先靠脾的“散精”作用，一则敷布到四周和全身，一则向上输送到肺。肺又依靠其“通调水道”的功能，一方面通过宣发作用，把津液输布到全身体表，发挥滋润和营养作用，代谢后的废液成为汗而排出体外；另一方面通过肃降作用，将津液向下输送到肾和膀胱，最后化为尿液排出体外。到达肾和膀胱的津液，在肾的“蒸腾气化”作用下，使“清者”蒸腾上升，布散全身，“浊者”下降，化为尿液，排出体外。不仅如此，肾对津液的整个输布和排泄过程，都起着极其重要的主宰作用，诸如前述的脾的“散精”、肺的“通调水道”以及胃的“游溢精气”和小肠的“分清别浊”等作用，都是在肾的主宰下完成的。此外，津液的代谢，还需要肝的疏泄作用。而津液的运行是以三焦为通路的。

上述的任何一个脏腑发生病变，均可使津液的输布和排泄发生障碍，凝聚成水，或外渗于皮肤形成水肿，或内注于胸腹成为胸水腹水。其中尤以肾脏虚衰，不能气化水液而导致水肿病，最为关键，最为重要。因肾虚不仅直接破坏水液的正常代谢，而且还会影响肺脾的行水、制水功能，使病情加重，所以论中指出水病“其本在肾”。此外，肺病不能宣发津液和通调水道，也是产生水肿的主要因素，所以说“其末在肺”。

肾病的水肿，以腰以下肿甚为特征，若伴有畏寒肢冷，腰部冷痛痠重，神疲无力，面色㿠白，尿少或尿多清长，舌淡胖，苔白滑，脉沉弱，是为肾阳衰微，可用济生肾气丸合真武汤治疗；若伴精神疲惫，腰酸遗精，口干燥，五心烦热，舌红，脉细数，则属肾阴亏虚，可用左归丸加泽泻、茯苓、冬葵子等治之。肺病的水肿，以头面部肿甚、喘咳气逆、胸闷不舒或伴寒热身痛为特征，可用麻黄、杏仁、葶苈子合五苓散治疗，并随证灵活加减，常获满意疗效。

【原文】帝曰：水俞五十七处[1]者，是何主也？岐伯曰：肾俞[2]五十七穴，积阴之所聚也，水所从出入也。尻上五行行五者，此肾俞，故水病下为胕肿大腹，上为喘呼[3]，不得卧者，标本俱病，故肺为喘呼，肾为水肿，肺为逆不得卧，分为相输俱受者，水气之所留也。伏菟上各二行行五者，此肾之街也，三阴之所交结于脚也。

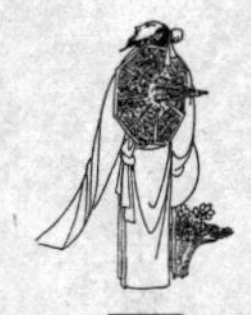

踝上各一行行六者，此肾脉之下行也，名曰太冲。凡五十七穴者，皆藏之阴络，水之所客也。

【注释】[1]处：穴。[2]肾俞：即水俞。[3]喘呼：喘急有声。

【语译】黄帝问：治疗水肿病的俞穴有五十七个，是哪个脏腑在主管它们呢？岐伯说：五十七个水俞穴，是阴气积聚之处，也是水液流行的出入之口。从尻骨向上，有五排穴位，每排五个，五五二十五个，这些都是肾脏所主的俞穴。所以水肿病出现下半身肿甚，腹部胀大，喘急有声，不能平卧时，说明肺肾都发生了病变。因为喘急有声，难以平卧是肺病的表现；腰下肿甚，腹部胀大是肾病的表现。肺肾同病，互相影响，终成水液停留之病。伏菟上各有两行，每行五个穴位，这是肾气通行的道路，并和肝脾二经交结在脚上。左右足内踝上各有一行，每行六个穴位，这是肾脉下行的部分，名叫太冲。以上五十七穴，都是脏的阴络，也是水液停留之处。

【原文】帝曰：春取络脉分肉[1]，何也？岐伯曰：春者木始治，肝气始生，肝气急，其风疾，经脉常深，其气少，不能深入，故取络脉分肉间。

【注释】[1]春取络脉分肉：春季针刺宜浅，刺及络脉肌肉即可。

【语译】黄帝问道：为什么春季刺法，只刺及络脉肌肉就可以了呢？岐伯回答说：春季木气开始生发萌动，人体内与之相应的肝气也开始生长条达。肝气之性很急，它的变动如风一样迅速。由于经脉多循行在深处，而春季肝气生发尚少，还不能深入到经脉，所以只能浅刺，取络脉肌肉之间为度。

【原文】帝曰：夏取盛经分腠，何也？岐伯曰：夏者火始治，心气始长，脉瘦气弱，阳气留溢，热熏分腠，内至于经，故取盛经分腠，绝肤[1]而病去者，邪居浅也。所谓盛经者，阳脉也。

【注释】[1]绝肤：针刺刚好刺过皮肤。

【语译】黄帝问道：为什么夏季的刺法，要刺盛经和分腠呢？岐伯说：夏季是火气当令，人体内与之相应的心气也开始旺盛起来。但由于心气尚未完全充盛，所以经脉显得细小乏力。随着阳气的逐渐隆盛，热气便会熏蒸分肉，向内进入经脉，所以应该取盛经分腠。针刺时，不要刺得太深，只要刺过皮肤，病邪就会向外散解，这是因为病邪处于表浅的缘故。所说的"盛经"，就是阳脉。

【原文】帝曰：秋取经俞[1]，何也？岐伯曰：秋者金始治，肺将收杀，金将胜火，阳气在合，阴气初胜，湿气及[2]体，阴气未盛，未能深入，故取俞以泻阴邪，取合以虚[3]阳邪。阳气始衰，故取于合。

【注释】[1]经俞：指阳分的穴位。[2]及：伤害。[3]虚：使……虚。使动用法。

【语译】黄帝问道：为什么秋季的刺法要取阳分的穴位呢？岐伯说：秋季是金气当令，人体内与之相应的肺气开始敛肃收杀。秋天的金气旺盛时，夏天的火气便会衰退。阳气初步内潜于经脉的合穴，阴气刚刚偏胜，加之湿邪侵犯人体，阴气尚未充盛，还不能深入，所以应取俞穴以泻阴邪，取合穴以泻阳邪。因阳气刚刚衰减，所以要取合穴。

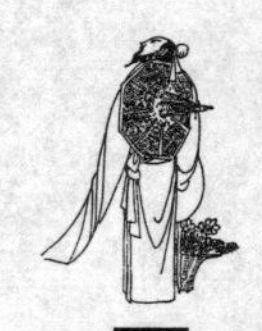

【原文】帝曰：冬取井荥，何也？岐伯曰：冬者水始治，肾方闭，阳气衰少，阴气坚盛，巨阳伏沉，阳脉乃去，故取井以下阴逆，取荥以实阳气。故曰：冬取井荥，春不鼽衄，此之谓也。

【语译】黄帝问道：为什么冬季的刺法要取井穴、荥穴呢？岐伯说：冬季是水气当令，人体内与之相应的肾气开始闭藏。此时阳气虚衰，阴气充盛，太阳经气随之沉伏于内，所以取井穴以降泄上逆太过的阴气，取荥穴以充实不足的阳气。所以说"冬取井荥，春不鼽衄"，就是这个道理。

【讨论】本节主要论述四季取穴不同的意义。盖人与天地相参，故天时的演变、气候的寒温更替对人体有极大的影响，《内经》对此极为重视。《灵枢》的本输、终始、四时气、寒热病、顺气一日分为四时等篇和《素问》的诊要经终论、四时刺逆从论等也有相关论述，读者可参之。总之，临床上既要根据病情辨证求因、审因论治，也要结合时令来定穴施术，即"四时刺逆从论"所云："凡此四时刺者，大逆之病，不可不从也。反之，则生乱气相淫病焉。"医者必须加以重视。

【原文】帝曰：夫子言治热病五十九俞，余论其意，未能领别其处，愿闻其处，因闻其意。岐伯曰：头上五行行五者，以越诸阳之热逆也。大杼、膺俞、缺盆、背俞，此八者，以泻胸中之热也。气街、三里、巨虚上下廉，此八者，以泻胃中之热也。云门、髃骨、委中、髓空，此八者，以泻四支之热也。五藏俞傍五，此十者[1]，以泻五藏之热也。凡此五十九穴者，皆热之左右[2]也。

【注释】[1]此十者:每一脏俞之旁,各有一个穴位,左右两侧,共十个穴位。[2]左右:左右穴位。

【语译】黄帝说:您说治疗热病的穴位有五十九个,我已知道其大概,但还不明白这些穴位所处的具体部位和它们的治疗作用,现在就想听您谈谈这方面的内容。岐伯说:头上五行,每行五穴,能发越各条阳经上逆的热邪;左右侧的大杼、膺俞、缺盆、背俞,这八个穴位,能泻除胸中的热邪;左右两侧的气街、三里、上巨虚、下巨虚,这八个穴位,能泻除胃中的热邪;左右两侧的云门、髃骨、委中、髓空,这八个穴位,能泻除四肢的热邪;五脏之俞加上它们旁边的五个穴位,这十个穴位,能清泄五脏的热邪。以上的五十九个穴位,不论它在左还是在右,都是治疗热病的俞穴。

【原文】帝曰:人伤于寒而传为热,何也?岐伯曰:夫寒盛则生热也。

【语译】黄帝问道:人感受的是寒邪,却转变为热证,这是为什么呢?岐伯回答说:虽感受的是寒邪,但因其人阳气素旺,寒邪从阳化热,所以转为热证。

【讨论】本节主要介绍了治疗热病的五十九个俞穴,即所谓“五十九刺”。“五十九刺”,在《素问》的刺热篇、刺疟篇、气穴论均有提及,《灵枢》的热病篇更有详论。各篇所载俞穴少同而多异,除相同之穴,共记百穴。其穴不同,用当有别,张介宾认为“在四肢,盖以泻热之本,水热穴论所言者,多随邪之所在,盖以泻热之标也,义自不同,各有取用。”因此临床运用“五十九刺”,应随证灵活选用,不可拘泥。

卷第十七

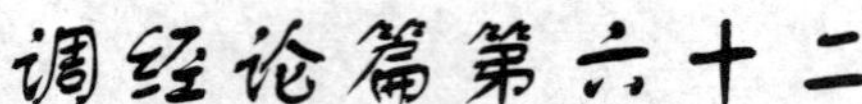

调经论篇第六十二

【提要】本篇详细地论述了虚证和实证的病因、病机、症候特点以及取穴刺治的原则和补泻手法，还论述了阴阳虚实、内外寒热发生的机理。但由于本篇旨在说明外邪伤人，可通过经脉影响到脏腑肢节，而脏腑肢节的病变，也可波及经脉，所以调治经脉能医治百病，故篇名《调经论》。

【原文】黄帝问曰：余闻《刺法》[1]言，有余泻之，不足补之，何谓有余？何谓不足？岐伯对曰：有余有五，不足亦有五，帝欲何问？帝曰：愿尽闻之。岐伯曰：神有余有不足，气有余有不足，血有余有不足，形有余有不足，志有余有不足，凡此十者，其气不等[2]也。

【注释】[1]《刺法》：古代论述针刺方法的文献。[2]其气不等：指神、气、血、形、志均可发生不足和有余的病理状态。

【语译】黄帝问道：我听《刺法》上说，病属有余的用泻法，属不足的用补法。那什么叫有余，什么叫不足呢？岐伯回答道：有余的有五种，不足的也有五种，您要问哪一种呢？黄帝说：我都想听一听。岐伯说：神有有余的，有不足的；气有有余的，有不足的；血有有余的，有不足的；形有有余的，有不足的；志有有余的，有不足的。这十种表现，都是由于神、气、血、形、志发生虚弱或亢盛的结果。

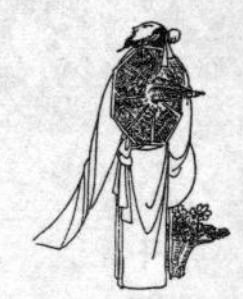

【原文】帝曰：人有精气津液，四支九窍，五藏十六部[1]，三百六十五节[2]，乃生百病，百病之生，皆有虚实。今夫子乃言有余有五，不足亦有五，何以生之乎？岐伯曰：皆生于五藏也。夫心藏神，肺藏气，肝藏血，脾藏肉，肾藏志，而此成形。志意通，内连骨髓，而成身形五藏。五藏之道，皆出于经隧[3]，以行血气，血气不和，百病乃变化而生，是故守经隧焉。

【注释】[1]十六部：指手足三阴、三阳经，二条跻脉，一条督脉，一条任脉等十六条经脉。[2]节：穴。[3]经隧：经脉。

【语译】黄帝问：人身有精、气、津液、四肢、九窍、五脏、十六条经脉、三百六十五个穴位，共同构成一个有机的整体。当任何一个部位遭受病邪的侵袭，或自身功能紊乱时，就会发生种种疾病。而发生的种种疾病，都有虚实之分。现在，您只说有余的有五种，不足的也有五种，那么，它们是怎样产生的呢？岐伯说：都是由于五脏病变所产生的。心藏神，肺藏气，肝藏血，脾藏肉，肾藏志，五脏是形成身形的根本。人若志意通达，则全身内外上下统一协调，身形与五脏融为一体。五脏是人身整体的中心，它们通过经脉与各组织器官互相联通。经脉还有运行气血的作用。假如经脉不能通畅，气血不能调和，就会发生各种疾病。因此，诊断治疗疾病时，都应注意经脉所起的作用。

【讨论】本条说明人体是以五脏为中心、以神为主导，通过经脉的联系所构成的有机整体。五脏内藏精气神，外连六腑、奇恒之腑、皮肉筋骨、五官九窍，并与四时阴阳相应，而经脉是这一整体联系的纽带，还是运行气血的通路。无论哪种致病因素，均可使经脉失调而发生病变。因此，调理经脉，使之通畅，就能使气血流行，五脏安定，身体康健。

【原文】帝曰:神有余不足何如?岐伯曰:神有余则笑不休,神不足则悲。血气未并[1],五藏安定,邪客于形,洒淅[2]起于毫毛,未入于经络也,故命曰神之微[3]。帝曰:补泻奈何?岐伯曰:神有余,则泻其小络之脉出血,勿之深斥[4],无中其大经,神气乃平。神不足者,视其虚络,按而致之[5],刺而利之,无出其血,无泄其气,以通其经,神气乃平。帝曰:刺微奈何?岐伯曰:按摩勿释,著针勿斥,移气于不足,神气乃得复。

【注释】[1]血气未并:气血和调,尚未发生偏盛偏衰的现象。并,偏盛偏衰。[2]洒淅:恶寒貌。[3]神之微:此指邪犯浅表,病情轻微。[4]勿之深斥:不要深刺和摇动针体。斥,开拓、扩大。[5]按而致之:用按摩方法,使气血运行到虚络,使其充实。按,按摩。致,到达。

【语译】黄帝问道:神有余与不足的表现怎么样呢?岐伯说:神有余则狂笑不止,神不足则容易悲忧。人体的气血和调、五脏安定时,病邪就只能侵犯肤表,出现洒淅恶寒等表证,难以向内侵及心的经脉。这种邪犯浅表、病情轻微的病证,叫"神之微"病。黄帝再次问道:该如何运用补和泻的方法呢?岐伯说:神有余的,就刺它的小络,并要刺出血,但不要深刺和摇动针体,也不要刺伤大的经脉,这样,神气就会恢复正常。神不足的,就用补法。找准虚络,先适当按摩,使气血运行到针刺之处,虚络充实后,再行针刺,以和其血气。但不要刺出血,也不要让气外泄,只需疏通经气,神气就会恢复正常。黄帝又问:该如何针刺微邪呢?岐伯说:持续按摩针刺部位,针刺时不要刺深了,只需导引气血运行到不足之处,神气就会恢复。

【讨论】论中喜笑不休和悲忧过度等异常的神情表现,仅是对心病虚实的举例。心在志为喜,心气正常,则心情愉悦,喜笑

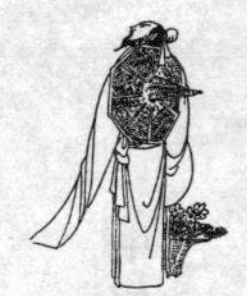

颜开；心气异常，不论是有余还是不足，皆可伤及心神而出现喜笑无常或悲忧过度。反之，过度欢喜、过度悲忧，又会伤心损神。临床上，喜笑不休属心之实者的确不少，若伴心烦失眠、口渴尿赤、舌尖红绛、脉数者，多属心经火盛，当用黄连解毒汤、黄连导赤散、朱砂安神丸之类清泻心火；若伴心烦、失眠、胸闷痰多、舌红苔黄腻、脉滑数，则属痰火扰心，轻者可用黄连温胆汤，重者可用礞石滚痰丸之类以清心涤痰安神。但笑不休之属于虚者也不少见，如营阴不足、心神失养者，就会经常暗自痴笑，自言自语，脉象细数，舌红少苔，可用甘麦大枣汤、百合地黄汤之类养阴和营安神。而经常悲伤啼哭者，固然多属心气不足，但必是面白无华，形弱神惫，舌淡脉虚，可用甘麦大枣汤合养心汤之类，补养心之气血以安心神。但也有因肝胆气郁，化热生痰，阳气不伸，神气失养，导致久悲不能自胜者，可用导痰汤、温胆汤加杏仁、贝母等，以清化痰热、疏利肝胆、宣肃肺气；还有肝肾阴虚，兼夹痰瘀而见表情呆滞、似笑非笑、似哭非哭、肢体震颤甚至抽搐者，可用镇肝熄风汤加石菖蒲、南星等，以滋养肝肾、化痰祛瘀。可见，对喜笑不止、悲伤欲哭的病人，既不可拘泥于笑属实，悲为虚，也不可拘泥于治心一端，而应根据病情，仔细辨识，合理施治，方可药到病除。

【原文】帝曰：善。气有余不足奈何？岐伯曰：气有余则喘咳上气，不足则息利少气[1]。血气未并，五藏安定，皮肤微病，命曰白气微泄[2]。帝曰：补泻奈何？岐伯曰：气有余，则泻其经隧[3]，无伤其经，无出其血，无泄其气。不足，则补其经隧，无出其气。帝曰：刺微奈何？岐伯曰：按摩勿释，出针视之，曰我将深之，适人必革[4]，精气自伏，邪气散乱，无所休息，气泄腠理，真气乃相得。

【注释】[1]息利少气:呼吸通畅,却气短无力。[2]白气微泄:肺气微虚。[3]经隧:此指五脏经脉的大络。[4]适人必革:适,至。革,变。谓针之至人,必变革前说而刺仍浅。

【语译】黄帝说:讲得好!气有余与不足的表现又怎么样呢?岐伯说:气有余则喘咳不止,气促上涌;气不足则虽呼吸通畅,却气短无力。仅仅是皮肤轻微受病,病势轻浅,而气血和调、五脏安定的,就称为肺气微虚。黄帝问道:该如何运用补和泻的方法呢?岐伯答道:气有余的,当用泻法,针刺五脏经脉的大络,不要伤及经脉,也不要刺出血,还不要使经气外泄;气不足的,当用补法,用针刺的方法补益它的经隧,不要耗伤经气。黄帝又问道:该如何针刺微病呢?岐伯回答说:持续地按摩针刺的部位,同时把针拿出来仔细检查一遍,并告诉病者,会被深刺。但真正进针时,要改变前面的说法,仍然给予浅刺,以使精气伏于内,邪气散乱而泄于外。这样,真气自然就会恢复正常。

【讨论】本节所说的"气",主要是指肺气。邪气犯肺,肺气壅盛,气机上逆,会出现肺气有余的咳喘、胸部胀满等实证,治疗当据病因而定,但都应加宣肃肺气的药物。如风寒束肺,肺气郁闭,证见咳喘痰稀,胸闷气粗,恶寒发热,头身疼痛,无汗,苔薄白,脉浮紧者,用麻黄汤发散风寒,宣肺平喘;痰湿阻肺,肺气失宣肃,证见咳喘胸闷、痰多黏稠色白、苔白腻、脉滑者,用二陈汤合三子养亲汤祛痰利肺;痰热蕴肺,肺气阻滞,证见咳喘胸闷、痰多黄稠、口渴心烦、舌红苔黄腻、脉滑数者,当用清金化痰汤或定喘汤清热化痰肃肺。肺气不足,宣肃无力,证见气短息弱、咳喘无力、神疲声低、自汗、脉虚,可用补肺汤补益肺气。总之,气有余则泻之,气不足则补之。

【原文】黄帝曰:善。血有余不足奈何?岐伯曰:血

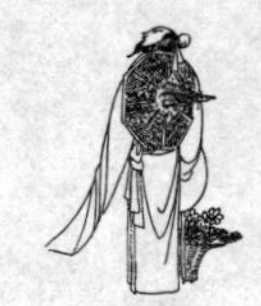

有余则怒，不足则恐。血气未并，五藏安定，孙络水溢[1]，则经[2]有留血。帝曰：补泻奈何？岐伯曰：血有余，则泻其盛经，出其血。不足，则视其虚经，内[3]针其脉中，久留而视，脉大，疾出其针，无令血泄。帝曰：刺留血奈何？岐伯曰：视其血络，刺出其血，无令恶血[4]得入于经，以成其疾。

【注释】[1]水溢：外溢。[2]经：当为络字。[3]内：同纳，此作留解。[4]恶血：瘀血。

【语译】黄帝说：讲得好。血有余与不足的表现怎么样呢？岐伯说：血有余的，容易发怒；血不足的，易于恐惧。当气血和调，五脏安定，只是孙络邪盛外溢，络脉不畅时，就会有瘀血留滞的现象。黄帝问道：该如何运用补和泻的方法来治疗呢？岐伯说：血有余的，应针刺经气充盛的肝经，要刺出血；血不足的，当用补法，用针刺的方法补其虚弱的肝经，刺后留针观察，等到经气至而脉管充盈时，就立即拔针，不要刺出血。黄帝又问：该怎样针刺瘀血症呢？岐伯答道：找到有瘀血的脉络，将它刺出血，不要让瘀血流入经脉而引起其他的疾病。

【讨论】肝藏血，血病多与肝有关。怒为肝志，恐为肾志。血实有余，肝气亢旺，升发太过，容易使人烦躁发怒；血虚不足，肝气虚弱，累及于肾，容易使人胆怯恐惧。临床上，动辄发怒之人，不是肝火上炎，便是肝阳上亢。若烦躁易怒、头晕胀痛、失眠或噩梦纷纷、面红目赤、耳鸣如潮、口苦口干、大便秘结、小便黄少、舌红苔黄、脉弦数有力，则属肝火上炎，可用龙胆泻肝汤，甚者用当归龙荟丸以清泻肝火；若烦躁易怒、头重胀痛、眩晕耳鸣、失眠多梦、心悸健忘、腰膝酸软、行走飘浮、脉弦细数，则属肝阳上亢，可用天麻钩藤饮平肝潜阳。至于胆怯恐惧，多属血虚精少、肝肾不足、或心脾两虚、心神失养，前者可用五子衍宗丸，后者当用归脾丸；亦有胆郁痰扰而用温胆汤者，还有心胆气虚而用安神定志丸者。肝肾不足、血虚精少者，必伴耳鸣眼花、面白形瘦、腰膝酸软；心脾两虚，心神失养者，必伴心悸失眠、食少腹胀、神疲气短、面色少华、舌淡脉弱；胆郁痰扰者，必伴惊悸失眠、胸闷泛恶、苔腻脉滑；心胆气虚者，必伴善惊易恐、胆怯心悸、神疲面白等症。

【原文】帝曰：善。形有余不足奈何？岐伯曰：形有余则腹胀，泾溲不利[1]；不足则四支不用[2]。血气未并，五藏安定，肌肉蠕动，命曰微风[3]。帝曰：补泻奈何？岐伯曰：形有余则泻其阳经[4]，不足则补其阳络[4]。帝曰：刺微奈何？岐伯曰：取分肉间，无中其经，无伤其络，卫气得复，邪气乃索[5]。

【注释】[1]泾溲不利：二便不利。[2]四支不用：四肢软弱无力，甚则瘫痪废用。[3]微风：风邪伤于肌肉而致的轻浅病证。[4]阳经、阳络：指足阳明胃经及其络脉。[5]索：散也。

【语译】黄帝说：讲得好。形有余与不足的表现怎么样呢？岐伯说：形有余的，会腹部胀满，大小便不畅利；形不足的，会手足软弱无力，严重时，可瘫痪不用。气血没有发生偏盛偏衰，五脏功能正常，仅仅是风邪入侵，出现肌肉轻微蠕动的，叫做“微风”。黄帝问道：该如何运用补和泻的方法来治疗呢？岐伯说：形有余的，针刺以泻足阳明胃经之气；形不足的，针刺以补足阳明胃经络脉之气。黄帝又问：如何针刺微风呢？岐伯答道：针刺肌肉之间，以散风邪，不要刺中经脉，也不要损伤络脉，只要卫气复常，邪气就会消散。

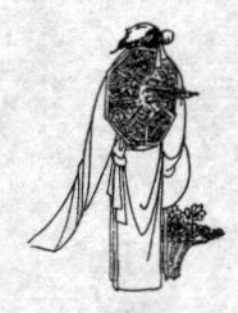

【原文】帝曰：善。志有余不足奈何？岐伯曰：志有余则腹胀飧泄，不足则厥。血气未并，五藏安定，骨节有动[1]。帝曰：补泻奈何？岐伯曰：志有余则泻然筋[2]血者，不足则补其复溜。帝曰：刺未并奈何？岐伯曰：即取之，无中其经，邪所乃能立虚[3]。

【注释】[1]骨节有动：骨节之间，有轻微的鼓动感。这是微邪入中所致。[2]然筋：然谷，足少阴经的荥穴。[3]立虚：马上消失。虚，消失、离去。

【语译】黄帝说：讲得对。志有余与不足的表现怎么样呢？岐伯说：志有余的，常常腹部胀满，泻下热臭而夹不消化食物（火热不杀谷）；志不足的，常常四肢冰冷。气血调和，五脏正常，仅仅是邪气入中于骨节间的，会觉得骨节间有鼓动感。黄帝问道：该如何运用补法和泻法来治疗呢？岐伯答道：志有余的，将然谷穴刺出血；志不足的，用针法补复溜穴。黄帝又问：血气尚未发生偏盛或偏衰时，该怎样针刺呢？岐伯说：在邪气留滞的部位刺治，不要刺中经脉，邪气就会立刻消散。

【原文】帝曰：善。余已闻虚实之形，不知其何以生？岐伯曰：气血以并，阴阳相倾[1]，气乱于卫，血逆于经，血气离居，一实一虚。血并于阴，气并于阳，故为惊狂；血并于阳，气并于阴，乃为炅中；血并于上，气并于下，心烦惋善怒；血并于下，气并于上，乱而喜忘。

【注释】[1]阴阳相倾：阴阳失调。

【语译】黄帝说：讲得好。我已经听您讲了神、气、血、形、志发生虚或实的各种表现，但还不知道它们是怎样产生的？岐伯说：虚实的发生，是由于邪气侵犯人体，导致气血偏盛或偏衰，阴阳之间失去平衡协调所致的。气紊乱于卫分，血逆行于经脉，气和血离开了各自的居处，血离开它居处的经脉归并于气分，则气实而血虚；气离开它居处的部位归并于血分，则血实而气虚，这样，就形成一虚一实的病机。这种气血相并，又有以下几种情况：血并于阴则阴盛，阴盛则可发"癫"；气并于阳则阳盛，阳盛则可发"狂"。血向外并于表（阳）则表寒；气向内而并于里（阴）则里热，里热亦称为"炅中"。血为阴，血并于上部（心），则心火为阴所遮蔽，所以出现心胸烦惋；气为阳，气并于下部（肝），则肝木为阳所燔灼，所以容易发怒。血并于下则阴气不升，气并于上则阳气不降，阴阳格拒，神明逆乱，记忆力便会减退。

【讨论】本节主要论述虚实形成的病机和由此所产生的病症。虚实的产生，总的说来是"气血以并，阴阳相倾"。而气血相并又有"气乱于卫，血逆于经，血气离居"三种情况。这三种情况都可产生或实或虚的病机，故曰"一虚一实"。又由于血并、气并的部位不同，从而产生各种不同的表现。

【原文】帝曰：血并于阴，气并于阳，如是血气离居，何者为实？何者为虚？岐伯曰：血气者，喜温而恶寒，寒则泣[1]不能流，温则消而去之。是故气之所并为血虚，血之所并为气虚。

【注释】[1]泣：同涩，凝滞之意。

【语译】黄帝说：血归并于阴，气归并于阳，像这种血和气离开自己的居处所出现的病证，哪些属实？哪些属虚呢？岐伯说：血和气的特性是喜欢温和而憎恶寒冷。寒冷可使气血凝滞

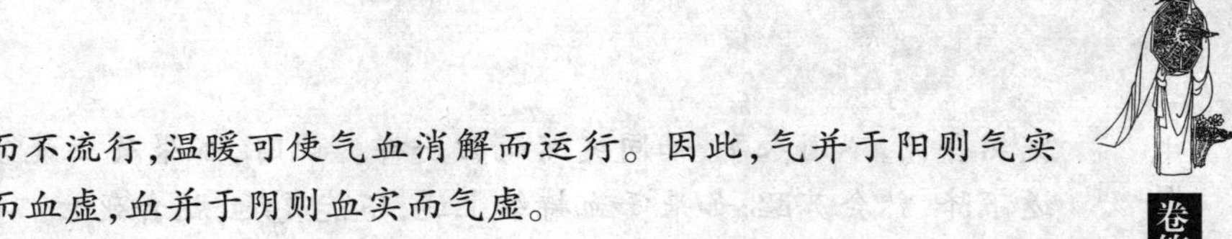

而不流行，温暖可使气血消解而运行。因此，气并于阳则气实而血虚，血并于阴则血实而气虚。

【讨论】本节指出的“血气者，喜温而恶寒，寒则泣不能流，温则消而去之”，是对气血特性的概括。

气和血，都喜欢温和的环境。在机体阳气的温煦下，气血的生成旺盛，运行不息，畅通无阻。所以，气血亏虚时，在补益气血的同时，常佐温阳之品，以助气血的生化，如十全大补汤中用肉桂即是；气滞血瘀时，在行气活血的同时，常少佐以温通经脉的桂枝，可提高疗效。但过分温热，反会耗气伤血。气和血，均厌恶寒冷的环境，当阴寒之邪侵袭人体，或体内阳气不足，阴寒内生时，气和血会被寒邪凝滞，运行不畅，从而出现寒冷青紫、胀满疼痛的“寒凝气滞”证或“寒凝血瘀”证。治疗时，应当祛寒温阳，寒去阳伸，气血得温，运行流畅，病痛乃除。

【原文】帝曰：人之所有者，血与气耳。今夫子乃言血并为虚，气并为虚，是无实乎？岐伯曰：有者为实，无者为虚，故气并则无血，血并则无气，今血与气相失，故为虚焉。络之与孙脉俱输于经，血与气并，则为实焉。血之与气，并走于上，则为大厥，厥则暴死，气复反则生，不反则死。

【语译】黄帝说：人身最重要的，是血和气。现在您只说血并于阴则气虚，气并于阳则血虚，那就没有属实的了吗？岐伯说：无论血和气，只要发生相并就属实，无相并就属虚。因此，气与阳相并则气实而血虚，血与阴相并则血实而气虚。现在血与气各自离开它们的居处，居处便空虚了。络脉与孙脉中的气血，都输送到经脉中去，气和血并聚在一起，都成为实了。血和气相并，冲逆于上，就会发生“大厥”病。大厥病的临床特征是

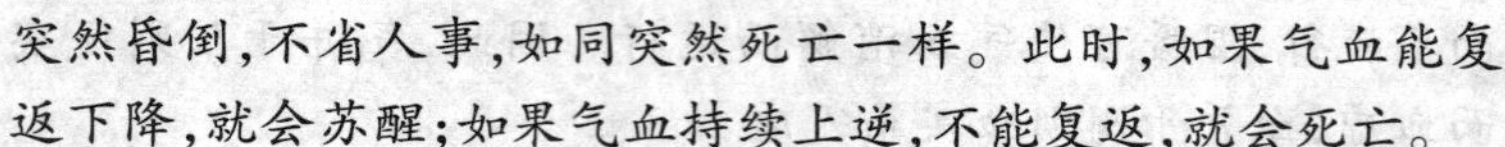

突然昏倒,不省人事,如同突然死亡一样。此时,如果气血能复返下降,就会苏醒;如果气血持续上逆,不能复返,就会死亡。

【讨论】本节所论的大厥病,是因血与气并,向上冲逆,直犯脑窍,阻蔽神明而出现的突然昏倒、不省人事之症,与西医的脑中风相似。中医认为,血液是不会自行上升的,必须随气的运行才能上达头部。正常情况下,气血上升以足够营养脑组织为度。若血上升太快,必然导致脑中充血,甚则血管破裂,血溢脑中,神明被扰或阻蔽,失去主宰,就会出现大厥病。此时,若气能复返下行,血即随之下行,神明渐清,其人可救;若气上行不返,血必随之持续上充,脑部充血至极,终至血涌脑窍,其人难救。但现今医学十分发达,此病已多能救治。一旦发生,当马上与医生联系,抢救及时,多能起死回生。

【原文】帝曰:实者何道从来?虚者何道从去?虚实之要,愿闻其故。岐伯曰:夫阴与阳[1]皆有俞会[2],阳注于阴,阴满之外,阴阳匀平,以充其形,九候若一[3],命曰平人[4]。夫邪之生也,或生于阴[5],或生于阳[6]。其生于阳者,得之风雨寒暑;其生于阴者,得之饮食居处,阴阳喜怒[7]。

【注释】[1]阴与阳:指阴经和阳经。[2]俞会:指经气输注会合之处,即腧穴。[3]九候若一:九候,脉象的三部九候。若一,协调。[4]平人:正常人。[5]阴:内伤。[6]阳:外感。[7]阴阳喜怒:阴阳,指房事不节;喜怒,泛指七情失调。

【语译】黄帝问:实证是从什么途径得来的?虚证是通过什么途径消失的?这虚与实来去的关键是什么?我想听您谈一谈。岐伯说:阴经和阳经,都有会合的俞穴,而人体气血的运

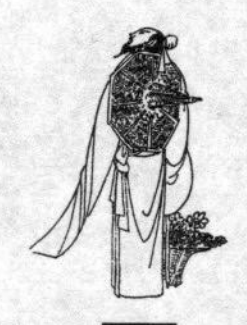

行，阳经满溢后可输于阴经，阴经充满后又可输注于阳经，阴经和阳经的气血得以均匀一致，从而维持阴阳的平衡，使人体健康壮实，脉象的三部九候相互协调，就称为正常人。邪气的产生，有的是从外部侵入的，有的是体内产生的。其从外部侵入的，主要是感受风雨寒湿等“六淫”之邪；其从内生的，主要是由于饮食不节、起居失宜、房劳过度和七情失调等。

【讨论】导致疾病的原因，确实就是文中指出的那些，一是外感风寒暑湿燥火六淫之邪，二是内伤喜怒忧思悲恐惊七情之害，三是饮食过饥过饱或偏嗜某物某味，或起居无常、居住环境不良，或房事不节等。

【原文】帝曰：风雨之伤人奈何？岐伯曰：风雨之伤人也，先客于皮肤，传入于孙脉，孙脉满则传入于络脉，络脉满则输于大经脉，血气与邪并客于分腠之间，其脉坚大，故曰实。实者外坚[1]充满，不可按之，按之则痛。帝曰：寒湿之伤人奈何？岐伯曰：寒湿之中人也，皮肤不收[2]，肌肉坚紧，荣血泣，卫气去，故曰虚。虚者聂辟[3]气不足，按之则气足以温之，故快然而不痛。帝曰：善。阴之生实[4]奈何？岐伯曰：喜怒不节则阴气[5]上逆，上逆则下虚，下虚则阳气走之[6]，故曰实矣。帝曰：阴之生虚奈何？岐伯曰：喜则气下，悲则气消，消则脉虚空，因寒饮食，寒气熏满[7]，则血泣气去，故曰虚矣。

【注释】[1]外坚：坚，疑为“邪”字之误。即外邪。[2]皮肤不收：“不”字疑衍。皮肤收，指皮肤收缩而急。[3]聂辟：皮肤松弛皱起，似有折叠，是正气虚弱的表现。[4]阴之生实：内伤产生实证。[5]阴气：肝经之气。[6]阳气走之：阳气乘之。[7]熏满：当为“动脏”，意即伤动脏气。

【语译】黄帝问：风雨是怎样伤人的？岐伯说：风雨伤人，首先侵犯皮肤，然后侵入孙脉，孙脉满后再传络脉，络脉满后就传递到大的经脉。血气与邪气相并，留滞在肌肉腠理之间时，可以摸到经脉大而有力，所以说属实证。属实的证候，由于外邪壅滞患处，所以拒绝触按，按则疼痛难忍。黄帝问：寒湿是怎样伤人的呢？岐伯说：寒湿从体表侵入，使皮肤收缩而急，肌肉肿胀而硬，营血凝涩不行，卫气耗伤，失去应有的功能，所以说属虚证。属虚的证候，由于正气虚弱，病处失养，所以患处的皮肤松弛皱起，似有折叠，气短不够用。若适当揉按患处，气血流通，患处得到阳气的温养，就会觉得舒服而不疼痛。黄帝说：讲得好。那么，内伤的实证是怎样产生的？岐伯说：勃然大怒则肝气上逆，肝气上逆则下部空虚，下部空虚则阳邪乘虚而入，因而形成实证。黄帝说：内伤的虚证又是如何产生的？岐伯说：过分欢喜则心气涣散，陷而向下，过分悲哀则肺气消耗。心肺之气俱虚，脉气失于鼓动充养而空虚无力，加之过食寒凉之物，寒邪入侵，伤动脏气，凝滞气血，使血行瘀涩，气血运行不畅，患处得不到营养，所以就形成虚证。

【原文】帝曰：《经》言[1]阳虚则外寒，阴虚则内热，阳盛则外热，阴盛则内寒，余已闻之矣，不知其所由然也。岐伯曰：阳受气于上焦，以温皮肤分肉之间，令寒气在外，则上焦不通，上焦不通，则寒气独留于外，故寒慄。帝曰：阴虚生内热奈何？岐伯曰：有所劳倦，形气衰少，谷气不盛[2]，上焦不行，下脘不通，胃气热，热气熏胸中，故内热。帝曰：阳盛生外热奈何？岐伯曰：上焦不通利，则皮肤致密，腠理闭塞，玄府不通，卫气不得泄越，故外热。帝曰：阴盛生内寒奈何？岐伯曰：厥气上逆[3]，寒气积于胸中而不泻，不泻则温气去[4]，

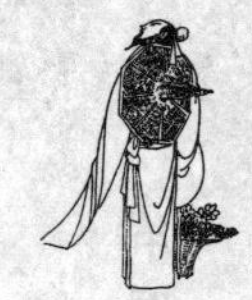

寒独留，则血凝泣，凝则脉不通，其脉盛大以涩，故中寒[5]。

【注释】[1]《经》言：古代经典医籍所论。[2]谷气不盛：谷气，水谷精气。不盛，虚衰。[3]厥气上逆：指下焦或中焦的阴寒之气逆而上行。[4]温气去：温气，阳气。去，消散。[5]中寒：胸中寒盛。

【语译】黄帝说：古代经典医籍上所说的阳虚则生外寒，阴虚则生内热，阳盛则生外热，阴盛则生内寒，我已经听说过了，但还不知道它们产生的机理。岐伯说：卫气是由上焦的肺气输布的，它运行于皮肤肌肉之间，起温煦、充养的作用。现寒邪侵犯体表，郁遏卫阳，卫阳运行受阻，体表失于温煦，加之寒邪留滞，所以出现恶寒颤抖之症。黄帝问道：阴虚生内热的机理怎样呢？岐伯说：劳倦过度，既可耗伤元气而出现形体衰弱，少气无力，又可损伤脾胃，使脾失健运，水谷精微乏源，清气不能升至上焦，浊阴不能降至下焦，谷气郁遏胃中，日久化热，热气上熏胸中，就会发生内热。黄帝又问道：阳盛生外热的机理怎样呢？岐伯说：外邪袭击，使上焦气机阻滞，上焦不通则皮肤致密，腠理闭塞，汗孔不通，卫阳郁遏而不得宣泄，致使体表之阳偏盛，所以出现体表发热。黄帝最后问道：阴盛生内寒的机理怎样呢？岐伯说：下焦或中焦的阴寒之气逆而上行，积聚于胸中，不能解除，就会损伤阳气，阳气消散，阴寒独留，凝滞血脉，血瘀不行，经脉不通，触之脉搏实大而涩，就会形成胸中寒盛的"中寒"病。

【讨论】本节主要论述了阴阳虚实、内外寒热的病机，但与后世所说的"阳虚则寒"、"阴虚则热"，以及《素问·阴阳应象大论》之"阳盛则热"、"阴盛则寒"是有较大区别的。

"阳虚则外寒"是指外感表证中恶寒一症产生的机理。所谓“阳虚”，仅指肌表卫阳被寒邪郁遏，失于温煦而言；“外寒”是指体表恶寒。治宜辛温发汗，解表散邪。寒去表解，卫阳得伸，恶寒自除。而后世所说的“阳虚则寒”，是指机体阳气虚衰、失于温煦的虚寒证，治当温补阳气，当视阳虚的病位、程度而遣方用药。

“阴虚则内热”，是指劳倦伤脾，脾虚不运，水谷精气留滞胃中，郁而化热，其实质是脾虚发热，因脾属阴，故称阴虚生内热，可用甘温除热的补中益气汤治疗。而后世所说的“阴虚生内热”，是指五脏之阴不足，阴不制阳，虚阳偏亢而出现潮热、盗汗、颧红、五心烦热、消瘦、口燥咽干、舌红少苔、脉细数的虚热证，治宜滋阴清热。

“阳盛则外热”，是指寒邪束表，上焦不通，腠理闭塞，卫气郁遏肌表的表证发热，治宜发散表寒。而《素问·阴阳应象大论》及后世所说的“阳盛则热”，是指阳热亢盛所致的实热证，治宜清泄实热。可见“阳盛则外热”的“外热”是指发热的症状，“阳盛则热”的“热”是指疾病的本质属热的证候，两者有本质的区别。

“阴盛则内寒”，是指阴寒上逆，积于胸中，损伤胸阳的内寒证。治当温阳散寒，宣痹通阳，可用瓜蒌、薤白、白酒、桂枝、半夏之类治疗。而《素问·阴阳应象大论》及后世所说“阴盛则寒”是指阴寒内盛所致的实寒证，所指的范围要广得多，治宜温散寒邪，寒在表者辛温发汗，寒在里者温里祛寒。

【原文】帝曰：阴与阳并，血气以并，病形已成，刺之奈何？岐伯曰：刺此者取之经隧，取血于营，取气于卫[1]，用形哉，因四时多少高下[2]。

帝曰：血气以并，病形以成，阴阳相倾，补泻奈何？岐伯曰：泻实者气盛乃内针，针与气俱内，以开其门，如利其户，针与气俱出，精气不伤，邪气乃下，外门[3]不

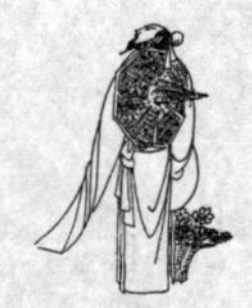

闭，以出其疾，摇大其道，如利其路，是谓大泻，必切而出[4]，大气乃屈[5]。帝曰：补虚奈何？岐伯曰：持针勿置，以定其意，候呼内针，气出针入，针空四塞，精无从去，方实而疾出针[6]，气入针出[7]，热不得还[8]，闭塞其门，邪气布散，精气乃得存，动气候时[9]，近气[10]不失，远气[11]乃来，是谓追之[12]。

【注释】[1]取血于营，取气于卫：此指针刺浅深而言。即血病当刺营分，刺深；气病当刺卫分，刺浅。[2]用形哉，因四时多少高下：针刺时，应根据病人体形的高矮肥瘦，和四时气候的寒热温凉来决定针刺次数的多少和取穴的具体部位。[3]外门：针孔。[4]必切而出：谓右手持针，左手必须按在穴位上，然后出针。切，按。[5]大气乃屈：亢盛之邪被制服。大气，大邪之气。屈，退也。[6]方实而疾出针：针下得气为实。谓针下得气后立即出针。[7]气入针出：待患者吸气时出针。[8]还：环也、转也。[9]动气候时：动气，针刺时引动的经气。候时，留针以候气至之时。[10]近气：已至之气。[11]远气：未至之气。[12]追之：属于针术中的补法。

【语译】黄帝说：阴与阳相并，血与气相并，疾病已经形成，针刺的方法应如何施行呢？岐伯说：针刺这样的病证，取其经隧刺之，病在血分的当刺其血脉，病在气分的当刺卫分。还要根据病人体形的高矮肥瘦和四时气候的寒热温凉来决定针刺次数的多少和取穴的具体部位。

黄帝说：邪气入侵后，与气血相互并聚，导致阴阳平衡失调，疾病已经形成了，该如何运用针刺来补或泻呢？岐伯说：泻实的方法，是等病人吸气时才进针，使针随着吸气刺入体内，呼气时针孔松弛，成为邪气外出的门户；在病人呼气时拔针，使针随呼气被拔出。这样，既不损伤人的精气，又可使邪气随针外出。针孔是邪气外出的门户，不要使其闭塞，以利邪气外出。必要时还可把针孔摇大，使邪出之路宽敞通畅，这就叫做“大泻”。出针时右手持针，左手按住穴位，然后迅速拔针，这样才能制服亢盛的邪气。黄帝说：补虚的针法又该怎样操作呢？岐伯说：持针后不要立即刺入，要先让病人安定神志，神志安定才能使真气安定而不摇夺。等病人呼气时进针，使针随呼气刺入体内。吸气时针与周围紧密接触，精气就不会散失。一旦针下得气，就立拔针。但拔针要在吸气时，气入而针出，病邪就无法返内，按闭其针孔，这样，就能使邪气得以外出，精气得以保存。针刺时要引动经气，而留针候气需要一定的时间，但不论是入针还是出针，都要不失时机，使已得之气不致从针孔外泄，未至之气能够引导而来，这就叫做补法。

【讨论】本节介绍了虚实证候的取穴刺治原则和补泻手法。

针刺治疗原则主要是两点：一是因人（体形的高矮肥瘦）、因时（四时的寒热温凉，即阴阳的消长盛衰）施治；二是辨证施治，补虚泻实，扶正祛邪。虚实补泻的具体手法要点是：一是呼吸补泻，即吸气时进针为泻，呼气时出针为泻；呼气时进针为补，吸气时出针为补。二是开合补泻，即出针后不闭按针孔，使邪有去路为泻；出针后闭按针孔，使精气内存为补。这些都为针灸临床学奠定了基础，具有较大的临床指导意义。

【原文】帝曰：夫子言虚实者有十，生于五藏，五藏五脉耳。夫十二经脉皆生其病，今夫子独言五藏。夫十二经脉者，皆络三百六十五节，节有病必被[1]经脉，经脉之病皆有虚实，何以合之？岐伯曰：五藏者，故得六府与为表里，经络肢节，各生虚实，其病所居，随而调之。病在脉，调之血；病在血，调之络；病在气，调之卫；病在肉，调之分肉；病在筋，调之筋；病在骨，调之骨。燔针[2]劫刺其下及与急者[3]；病在骨，焠针[4]药熨；病不知所痛，两跻为上；身形有痛，九候莫病，则缪刺[5]

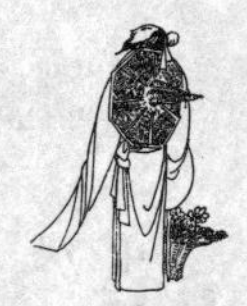

之;痛在于左而右脉病者,巨刺[6]之。必谨察其九候,针道备矣。

【注释】[1]被:波及。[2]燔针:即现今的温针。[3]其下及与急者:其下,指筋会之阳陵泉穴。急者,指筋脉拘急之证。[4]焠针:指用火先将针烧红,而后刺入。[5]缪刺:以左取右,以右取左,谓之缪刺之法。[6]巨刺:用长大之针刺之,谓之巨刺。一说刺大经谓巨刺。

【语译】黄帝说:您谈到虚实有十种情况,都是产生于五脏。五脏只有五条经脉,而人身有十二条经脉,每经都能产生病变,现在您何以单独只谈五脏呢?况且十二经脉,联系着人身的三百六十五个骨节,骨节有病变,必定会波及经脉,经脉的病变,又都有虚实,这与五脏的虚实有什么联系呢?岐伯说:五脏和六腑之间有表里关系。经络和四肢关节发生病变,各有虚实之分,治疗时,应根据它们的病变所在,给予适当的调治。如病在经脉的,可以调治其血;病在血的,可以调治其络脉;病在气分的,可以调治卫分;病在肌肉的,可调治其分肉间;病在筋的,可以调治其筋;病在骨的,可以调治其骨;用燔针刺其筋会之阳陵泉穴,可以调治筋脉拘急之症;病在骨的,可以用焠针或药物热熨病处;病人说不出疼痛的具体部位的,最好针刺阳跻、阴跻二脉(阳跻脉出在足太阳经的申脉,阴跻脉出在足少阴经的照海);身体有疼痛,而脉象三部九候无异常变化的,就应运用以左取右、以右取左、刺其络脉的缪刺法;若疼痛在左侧,而右脉已现病象的,就应运用长而大的针左痛刺右、右痛刺左,刺其经脉的巨刺法。所以必须谨慎审察病人的九候脉象,然后进行针刺。这样,针刺的要领就算掌握了。

【讨论】针刺是古人最常使用、最为有效的一种治病方法。正如前节所言,针刺时,要根据病人体形的高矮肥瘦和四时气

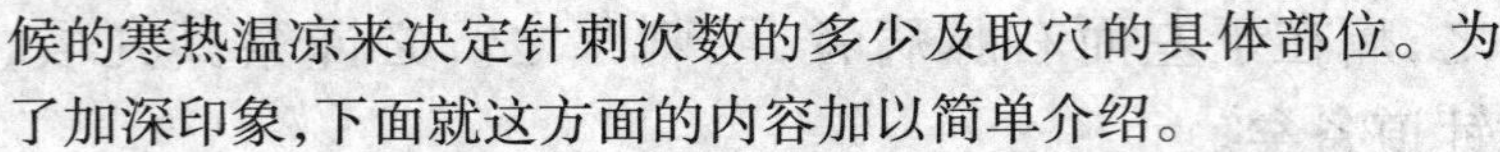

候的寒热温凉来决定针刺次数的多少及取穴的具体部位。为了加深印象,下面就这方面的内容加以简单介绍。

(1)因人而刺:以患者的体质、年龄、性别、形体肥瘦及生理特点为刺治的依据。一般说来,身强力壮、骨节坚实、肉坚皮厚、血浊气涩之人,都宜深刺、留针要久;对一般体质,可按常规用针;若是老弱病人、妇女、骨节松弛、皮薄肉脆、气滑血清之人,则应浅刺、并不留针;对小儿,因血少气弱、发育未全,只宜用毫针浅刺、疾出而少针,若病情需要,一日之中可再刺,但不宜一次多穴。即使在同一病人身上,十二经脉也存在着大小、深浅、远近、气血多少的差异。因此,施针时,必须通过切、循、按、扪的方法,全面详察,才能收到预期疗效。

(2)因时而刺:也称之为“法天则地”的针刺原则,这是“天人相应”整体观在针刺治疗中的实际应用。如根据月相的盈亏和四时气候变化施用针刺,月生之时人体气血始行,不宜泻,误泻则犯虚虚之戒;月满之时血气充实,不宜补,误补则犯实实之戒;月郭空则经络虚,卫气潜伏,若妄刺则扰乱气血,发生乱经之病。四时之刺是:冬刺井穴,春刺荥穴,夏刺输穴,长夏刺经穴,秋刺合穴等等。

(3)因病而刺:这是本节和上节讨论的一条重要法则,尤其是针刺的深浅,应根据病位、病性、病程等而定。如病轻的,应浅刺,且取穴量要少;病重的,应深刺,取穴量宜多。病性属阳,病位在上的,宜浅刺;而病性为阴,病位在下的,宜深刺;病程长的,宜深刺;病程短的,宜浅刺。这是针刺的一般原则,具体运用又当因病而定。

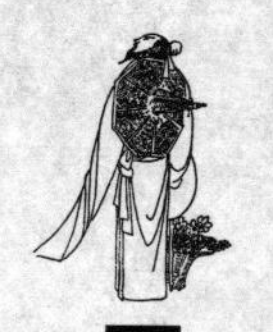

卷第十八

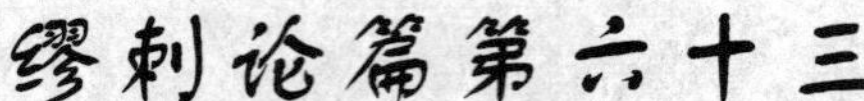

缪刺论篇第六十三

【提要】本篇首论缪刺法与巨刺法的区别，次论各经的络脉发生病变时，采用缪刺的具体方法，故以《缪刺论》名篇。

【原文】黄帝问曰：余闻缪刺，未得其意，何谓缪刺？岐伯对曰：夫邪之客于形也，必先舍于皮毛，留而不去，入舍于孙脉，留而不去，入舍于络脉，留而不去，入舍于经脉，内连五藏，散于肠胃，阴阳俱感，五藏乃伤，此邪之从皮毛而入，极于五藏之次也，如此则治其经焉。今邪客于皮毛，入舍于孙络，留而不去，闭塞不通，不得入于经，流溢[1]于大络，而生奇病[2]也。夫邪客大络者，左注右，右注左，上下左右与经相干，而布于四末，其气无常处，不入于经俞，命曰缪刺。

【注释】[1]流溢：浸淫。[2]奇病：病在络，在右在左，只病一侧，名曰奇病。

【语译】黄帝问道：我听说有一种针刺的方法叫缪刺，但不知道它的真正意义，究竟什么叫做缪刺呢？岐伯回答说：大凡外邪伤害人体，多是首先侵犯皮毛，如果停滞不解，就会深入孙络；如果还是停滞不解，就会深入络脉；如果仍然停滞不解，就会深入经脉。经脉内与五脏相连，与肠胃相系。如果阴经和阳气都感受了邪气，邪气就会向内深入，伤害五脏。这是外邪从皮毛侵入，渐次内传，最后深入五脏的顺序。像这种情况，就不

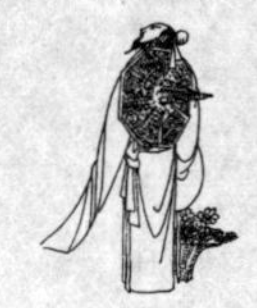

能用缪刺法，应当用治其经穴的正刺法。现外邪侵及皮毛，入舍孙络，留滞不解，闭塞络脉，不向经脉深入，而是浸淫于大的络脉，使病变表现于一侧。邪气侵犯大络后，常从左侧流注到右侧，或从右侧流注到左侧，布散到四肢，而不干犯经脉。邪气流注，没有一个固定的部位，也不流入经俞。所以病变在右侧，表现却在左侧；病变在左侧，表现却在右侧，针刺这种病证时，必须左痛刺右，右痛刺左，才能刺中邪气，这种方法就叫缪刺。

【原文】帝曰：愿闻缪刺，以左取右，以右取左，奈何？其与巨刺何以别之？岐伯曰：邪客于经，左盛则右病，右盛则左病，亦有移易者，左痛未已而右脉先病，如此者，必巨刺[1]之，必中其经，非络脉也。故络病者，其痛与经脉缪处[2]，故命曰缪刺。

【注释】[1]巨刺：针刺大经谓之巨刺。它与缪刺同是左取右，右取左，其不同点在于：巨刺专刺大经，缪刺专刺大络。[2]痛与经脉缪处：谓疼痛的部位与经脉所在的部位不相同。缪处，异处。

【语译】黄帝说：我希望听您讲解一下缪刺，为什么要左病取右，右病取左？它和巨刺依据什么来区分？岐伯说：邪气侵犯经脉，左侧邪气盛会影响到右侧而发病，右侧邪气盛会影响到左侧而发病。但是也非绝对如此，有时左侧疼痛还未消失，右侧脉象已现病态了，这种情况就只能运用巨刺法。但必须是邪气伤中经脉才能用巨刺法，而决不是用于邪中络脉。因此，络脉发生病变，疼痛的部位与所刺的经脉不在同一侧时所使用的刺法，才叫做缪刺法。

【原文】帝曰：愿闻缪刺奈何？取之何如？岐伯曰：邪客于足少阴之络，令人卒心痛[1]暴胀，胸胁支满，无

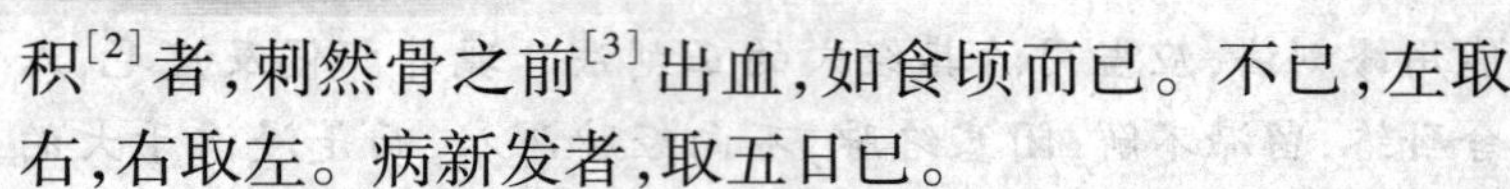

积[2]者，刺然骨之前[3]出血，如食顷而已。不已，左取右，右取左。病新发者，取五日已。

【注释】[1]卒心痛：突然心痛。[2]积：腹内包块。[3]然骨之前：指然谷穴。

【语译】黄帝说：我想听您谈谈缪刺法好不好呢？怎样运用缪刺法呢？岐伯说：邪气侵入足少阴肾经的络脉后，会使人突然发生心痛，腹部胀甚，胸胁支撑胀满。如果病人腹内无包块，就针刺然谷穴，要刺出血，大约隔吃一顿饭的时间，病就会好；如果不好，就采用左病刺右、右病刺左的方法。病痛是初次发作的，连刺五天，就会痊愈。

【原文】邪客于手少阳之络，令人喉痹舌卷，口干心烦，臂外廉痛，手不及头，刺手中指次指[1]爪甲上去端如韭叶[2]各一痏，壮者立已，老者有顷[3]已，左取右，右取左，此新病，数日已。

【注释】[1]次指：当为小指。[2]去端如韭叶：离开手指甲如韭叶宽（大约一分）的地方。[3]有顷：不久。

【语译】邪气侵犯到手少阳三焦经的络脉，使人咽喉肿痛，声音嘶哑，舌体卷缩，口干心烦，手臂外侧疼痛，不能高举到头。应当针刺手中指、小指距爪甲约韭菜叶宽处的关冲穴，各刺一次。身体强壮的人，立刻就会好；老年人，要等一会儿才会好。病在左刺右侧，病在右刺左侧。若属新病，几天时间就会好。

【原文】邪客于足厥阴之络，令人卒疝暴痛[1]。刺足大指爪甲上，与肉交[2]者各一痏，男子立已，女子有顷

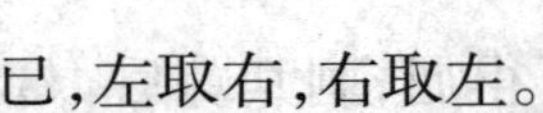

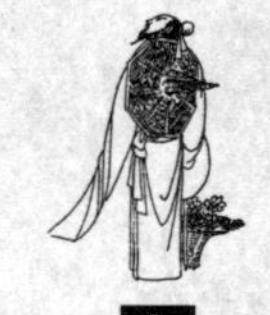

已，左取右，右取左。

【注释】[1]卒疝暴痛：突然剧烈疼痛的疝气。[2]肉交：指甲与皮肉相交之处。

【语译】邪气侵犯到足厥阴肝经的络脉，使人突然发生剧烈的疝气疼痛。应当针刺足大趾爪甲与皮肉相交的大敦穴，左右各刺一次。男病人立刻就见效，女病人一会儿才见效。左病刺右，右病刺左。

【原文】邪客于足太阳之络，令人头项肩痛，刺足小指爪甲上与肉交者各一痏，立已；不已，刺外踝下三痏，左取右，右取左，如食顷已。

【语译】邪气侵犯到足太阳膀胱经的络脉，使人头痛、颈项强痛、肩痛。应当针刺足小趾爪甲上与肉相交之处的至阴穴，左右各刺一次，疼痛会立刻消失。如若无效，再刺足外踝下的金门穴，左右各刺三次。左病刺右，右病刺左，约等吃一顿饭的时间，病痛就会愈。

【原文】邪客于手阳明之络，令人气满胸中，喘息而支胠，胸中热，刺手大指次指爪甲上去端如韭叶各一痏，左取右，右取左，如食顷已。

【语译】邪气侵犯到手阳明大肠经的络脉，使人胸中胀满、烦热，气息喘促，胁肋支撑胀满。当刺手大指旁次指的爪甲上，离爪甲如韭菜叶宽之处的商阳穴，左右各刺一次。左病取右，右病取左，约吃一顿饭的时间，病就会消除。

【原文】邪客于臂掌之间[1]，不可得屈，刺其踝后[2]，先以指按之，痛乃刺之，以月死生为数[3]，月生一日一痏，二日二痏，十五日十五痏，十六日十四痏。

【注释】[1]臂掌之间：指手厥阴心包经之络。[2]踝后：当指内关穴。[3]以月死生为数：望日以后，月亮向缺为月死；朔日以后，月亮向圆为月生。即初一至十五，月日为盈，为生数，当日增一痏，一日一痏，二日二痏……至十五日，递增至十五痏；十六日至三十日，月日以缩，为死数，当日减一痏，故十六日只刺十四痏，减至三十日，只刺一痏。

【语译】邪气侵犯到手厥阴心包经的络脉，使人臂掌之间疼痛，腕关节不能屈曲，当刺腕关节后的内关穴。先用手指按压该处，有痛感时，才能进行针刺。针刺次数的多少，当以月亮的圆缺为准。月亮由缺向圆的上半月中，初一刺一次，初二刺二次，每天递增一次，直到第十五日刺十五次；月亮由圆向缺的下半月中，每日递减一次，所以十六日只刺十四次。

【原文】邪客于足阳跻之脉，令人目痛从内眦始，刺外踝之下半寸所[1]各二痏，左刺右，右刺左，如行十里顷而已。

【注释】[1]外踝之下半寸所：指申脉穴。

【语译】邪气侵犯到足部的阳跻络脉，使人发生眼痛，痛从眼睛的内侧角开始。当刺外踝下约半寸之处的申脉穴，刺二次。左侧痛刺右侧，右侧痛刺左侧，大约经过行走十里路的时间，疼痛就会消失。

【原文】人有所堕坠，恶血留内，腹中满胀，不得前

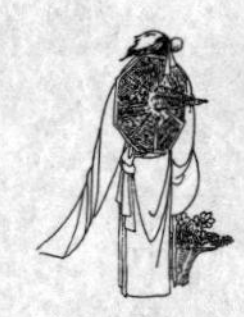

后，先饮利药[1]。此上伤厥阴之脉，下伤少阴之络，刺足内踝之下、然骨之前血脉出血，刺足跗上动脉[2]，不已，刺三毛上各一痏，见血立已，左刺右，右刺左。善悲惊不乐，刺如右方[3]。

【注释】[1]利药：祛瘀泻下的方药。[2]足跗上动脉：指足背上的冲阳穴。[3]右方：上述、前述。

【语译】人若堕坠跌伤，瘀血停留体内，就会出现腹部胀满，大小便不通，此时应先服泻下祛瘀的药物。跌仆后，若损及筋脉，则厥阴之脉受伤；若折断骨骼，则少阴之脉受伤。应刺足内踝下面、然骨之前的血脉，并要刺出血，还要刺足背上动脉搏动处的冲阳穴。如果无效，就刺足大趾三毛上面的大敦穴各一次，刺出血后，病痛立刻就会好。左病刺右，右病刺左。病人容易悲伤、惊吓，或者闷闷不乐的，其刺法与上述相同。

【原文】邪客于手阳明之络，令人耳聋，时不闻音，刺手大指次指爪甲上去端如韭叶各一痏，立闻；不已，刺中指爪甲上[1]与肉交者，立闻。其不时闻者，不可刺也。耳中生风[2]者，亦刺之如此数。左刺右，右刺左。

【注释】[1]中指爪甲上：指中冲穴。[2]耳中生风：指耳中鸣响，如狂风之飕飕有声。

【语译】邪气侵犯到手阳明大肠经的络脉，使人耳聋，有时能听到声音，有时听不到声音。应针刺手大指侧次指端离爪甲如韭菜叶宽之处的商阳穴，左右各刺一次，耳聋立即会消失；如若无效，则刺中指爪甲上与肌肉交界之处的中冲穴，听觉会马上恢复。若听觉完全丧失，则属络气已绝，刺之无效，所以不可用针刺治疗。如若耳中鸣响，飕飕如风吹之声，也可采用针刺，针刺的次数与上述相同。左病刺右，右病刺左。

【原文】凡痹往来行无常处者，在分肉间痛而刺之，以月死生为数；用针者，随气盛衰[1]，以为痏数，针过其日数则脱气[2]，不及日数则气不泻。左刺右，右刺左，病已止；不已，复刺之如法。月生一日一痏，二日二痏，渐多之；十五日十五痏，十六日十四痏，渐少之。

【注释】[1]随气盛衰：随着痹证的轻重而针刺。[2]脱气：耗散正气。

【语译】凡是肢体关节疼痛，痛处游走不定的，就在疼痛的分肉间进行针刺，以月亏月盈的日期来计算针刺的次数。针刺的医生还要随着邪气的盛衰、痹证的轻重，来调整针刺的次数。假若超过应刺的日数，就会耗伤正气；假若不够应刺的日数，就不能祛除邪气。左病刺右，右病刺左，病愈则停止；病不愈，再重复前述的刺法。月亮向圆的初一至十五日，每天递增一痏，初一刺一痏，初二刺两痏……十五日刺十五痏；月亮向缺的十六至三十日，每天递减一痏，十六日刺十四痏。（此痏，该理解为“次”吗？还是理解为“针”？请针灸家判定。）

【原文】邪客于足阳明之络，令人鼽衄，上齿寒。刺足中指次指爪甲上，与肉交者各一痏。左刺右，右刺左。

【语译】邪气侵犯到足阳明胃经的络脉，使人经常鼻塞、流涕、流鼻血，上齿寒冷。应针刺足中趾次趾爪甲与肌肉交界处的厉兑穴，各刺一次。左病刺右，右病刺左。

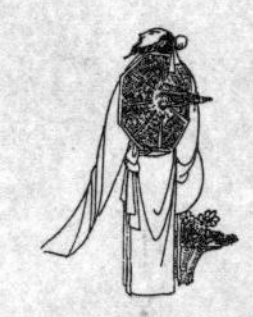

【原文】邪客于足少阳之络，令人胁痛不得息，咳而汗出。刺足小指次指爪甲上，与肉交者各一痏，不得息立已，汗出立止；咳者温衣饮食，一日已。左刺右，右刺左，病立已。不已，复刺如法。

【语译】邪气侵犯到足少阳胆经的络脉，使人胁痛，呼吸不畅快，咳嗽则汗出。应针刺足小趾次趾爪甲上，趾甲与肌肉交界处的窍阴穴各一次，呼吸立刻就会畅利，出汗马上就会停止；咳嗽的病人应注意保暖，不要吃生冷食物，大约经过一天就会好。左病刺右，右病刺左，病立刻就会好。若无好转，再按上述的针刺方法重复一次。

【原文】邪客于足少阴之络，令人嗌痛，不可内[1]食，无故善怒，气上走贲上[2]。刺足下中央之脉[3]，各三痏，凡六刺，立已。左刺右，右刺左。嗌中肿，不能内唾[4]，时不能出唾者，缪刺然骨之前，出血立已。左刺右，右刺左。

【注释】[1]内：同纳，进也。[2]贲上：贲门之上，包括横膈和胸部。[3]足下中央之脉：指涌泉穴。[4]内唾：吞咽唾液。内，咽也。

【语译】邪气侵犯到足少阴肾经的络脉，使人咽喉疼痛，无法进食，时常无缘无故地发怒，气逆上冲贲门之上。应针刺足心的涌泉穴，左右各刺三次，一共六次，病痛马上就会消除。左病刺右，右病刺左。对于咽部肿痛得连口水都无法咽下、也无法吐出的病人，应针刺然骨之前的然谷穴，只要刺出血，病立刻就好。左病刺右，右病刺左。

【原文】邪客于足太阴之络，令人腰痛，引少腹控[1]

眇，不可以仰息。刺腰尻之解，两胂[2]之上是腰俞，以月死生为痏数，发针立已。左刺右，右刺左。

【注释】[1]控：引也。[2]胂：丰满高起的肌肉群。

【语译】邪气侵犯到足太阴脾经的络脉，使人腰痛牵引至少腹和季胁下，无法挺胸直脊呼吸。应刺腰尻部骨缝当中脊两旁肌肉上的下髎穴，这是腰部的俞穴。以月亮的盈亏日数来决定针刺的多少，拔针病痛就会好。左病刺右，右病刺左。

【原文】邪客于足太阳之络，令人拘挛背急，引胁而痛。刺之从项始，数脊椎侠脊，疾按之应手如痛[1]，刺之傍三痏，立已。

【注释】[1]应手如痛：即在疼痛的地方取穴下针。

【语译】邪气侵犯到足太阳膀胱经的络脉，使人背部拘急，牵引胁肋而痛。针刺时，应当从项后往下依次触按脊柱的两旁，在按到病人突然感到疼痛的地方刺治三针，病立刻就会好。

【原文】邪客于足少阳之络，令人留于枢中[1]痛，髀不可举。刺枢中以毫针，寒则久留针，以月死生为数，立已。

【注释】[1]枢中：环跳部。

【语译】邪气侵犯到足少阳胆经的络脉，使人环跳部疼痛，大腿不能举动。应当用极细的毫针刺环跳穴；若寒邪太盛，留针的时间就应长些。针刺的次数，以月亮的盈亏日数来决定，

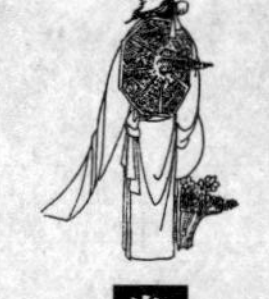

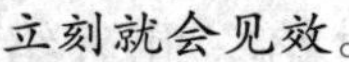
立刻就会见效。

【原文】治诸经刺之，所过者不病，则缪刺之。耳聋，刺手阳明，不已，刺通脉出耳前者[2]。齿龋，刺手阳明，不已，刺其脉入齿中，立已。

【注释】[1]手阳明：此指商阳穴。[2]通脉出耳前者：指听宫穴。

【语译】用针刺的方法治疗各经的疾病，若病痛不是发生在经脉循行的部位，而是发生在络脉分布的地方，这时，就要用缪刺法。耳聋，刺手阳明经的商阳穴，若无效，改刺耳前的听宫穴。蛀牙病，刺手阳明经的商阳穴，若无效，改刺其通向牙龈中的经脉，立刻就会见效。

【原文】邪客于五藏之间，其病也，脉引而痛，时来时止。视其病，缪刺之于手足爪甲上，视其脉，出其血，间日一刺，一刺不已，五刺已。缪传[1]引上齿，齿唇寒痛，视其手背脉血者去之，足阳明中指爪甲上一痏，手大指次指爪甲上各一痏，立已。左取右，右取左。

【注释】[1]缪传：传之不当。

【语译】邪气侵犯到五脏之间，使其发生病变，经脉与络脉互相牵引而出现疼痛，时作时止。当根据病变所在的具体经脉或络脉实施针刺，并要刺出血，隔日刺一次。若刺一次不见好转，就要连刺五次才会好。手阳明经的病邪误传至上齿，发生齿唇冷痛时，应观察病人的手背，发现络脉有郁血的地方，将它刺出血，然后刺足阳明经中指爪甲上的内庭穴和手大指侧次指爪甲上的商阳穴，各刺一次，立刻就见效。左痛刺右，右痛刺左。

【原文】邪客于手足少阴太阴、足阳明之络。此五络皆会于耳中，上络左角，五络俱竭，令人身脉皆动，而形无知也，其状若尸，或曰尸厥。刺其足大指内侧爪甲上，去端如韭叶，后刺足心，后刺足中指爪甲上各一痏，后刺手大指内侧，去端如韭叶，后刺手心主[1]，少阴锐骨之端，各一痏，立已；不已，以竹管吹其两耳，鬄其左角之发方一寸，燔治[3]，饮以美酒[4]一杯。不能饮者，灌之，立已。

【注释】[1]手心主：指手厥阴的井穴，即冲阳穴。[2]鬄：同剔，剃也。[3]燔治：烧制成末。[4]美酒：好酒。

【语译】邪气侵犯到手少阴、足少阴、手太阴、足太阴和足阳明等经的络脉。这五条经脉的络脉都会合于耳中，并上绕左耳上的额角。若这五条络脉的脉气全都衰竭了，就会出现全身的经脉异常跳动，而形体却失去知觉，昏倒不动，状如死尸，有的人称这种表现为“尸厥”。这时应当刺病人足大趾内侧爪甲上距离顶端有一韭菜叶宽之处的隐白穴，然后刺足心的涌泉穴，然后刺足中趾爪甲上的厉兑穴各一次，然后刺手大指内侧距离顶端一韭菜叶宽之处的少商穴，然后刺手厥阴的中冲穴和掌后锐骨端少阴经的神门穴各一次，会立刻见效。若不见效，就用竹筒吹病人的两耳，再剃下病人左侧头角上一寸见方的头发，烧成灰末，用好酒一杯冲服。若病人完全丧失知觉而不能自饮的，则给予灌服，马上就会好。

【原文】凡刺之数[1]，先视其经脉，切[2]而从之，审其虚实而调之。不调者，经刺[3]之；有痛而经不病者，缪刺之。因视其皮部有血络[4]者尽取之，此缪刺之数也。

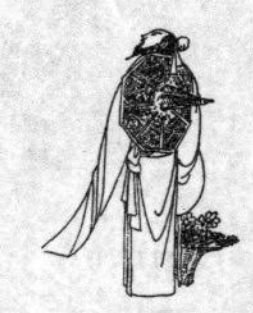

【注释】[1]数:法也。[2]切:循也。[3]经刺:巨刺。[4]血络:此指络脉结有郁血者。

【语译】大凡针刺之法,首先应仔细观察病人的经脉,循着它的走向详细触摸,以审其属虚属实,给予适当的调治。经脉气血不调的,就用巨刺法。如果疼痛而经脉没有病变的,就用缪刺法。并应看看皮部,发现血络郁滞的,要把郁血全部刺出。这些就是缪刺的原则。

【讨论】缪刺是古人针对络脉病变,采用病在左而刺其右、病在右而刺其左的针刺方法,又称"交注缪刺"。临床多是浅刺井穴和呈现郁血的络脉,亦有"视其病,而刺于手足爪甲之上"。邪客络脉,舍而不去,使经脉气血失常,郁而不通,不通则痛,人身经络皆对称分布,采用缪刺之法,可以直接或间接地刺激患侧经络,从而疏通经络气血,调节平衡,达到治疗目的。"今邪客于皮毛,入舍于孙络,留而不去,闭塞不通,不得入于经,流溢于大络,而生奇病也。""夫邪客于大络者,左注右,右注左,上下左右与经相干,而布于四末,其气无常处,不入经俞,命曰缪刺。"指出邪在大络而未入于经,不具备经络变化的系统证候,或左盛右衰,或右盛左衰,邪气上下左右流溢而无定处,适宜用缪刺治疗。《素问・调经论》"身形有痛,九候莫病,则缪刺之"提到了缪刺的另一适用症,可资参考。

本篇还论及了缪刺与巨刺的区别。两种刺法虽都是左病取右,右病取左,但有刺经刺络的不同。凡邪气自浅入深而"极于五脏之次"的,应当刺经,采用巨刺;凡邪客于络而未入于经,且其痛与经脉缪处的,应当刺络,采用缪刺。

缪刺法验之临床,确有实效。现代临床上运用缪刺的较少,其实应该认真继承发扬这一有效的治疗方法。

四时刺逆从论篇第六十四

【提要】本篇首论脏腑经脉之气与四时气候变化是相应的；次论人身经脉之气在四时中各有不同的所主部位，强调针刺时必须顺应四时，如果违反四时变化而使用针刺，就会发生各种病变；终论误刺五脏，会危及生命。由于本篇重点讨论针刺顺从或违背四时的道理，故以《四时刺逆从论》名篇。

【原文】厥阴有余病阴痹[1]，不足病生热痹，滑则病狐疝风[2]，涩则病少腹积气。少阴有余病皮痹隐轸[3]，不足病肺痹，滑则病肺风疝，涩则病积溲血。太阴有余病肉痹寒中，不足病脾痹，滑则病脾风疝，涩则病积心腹时满。阳明有余病脉痹身时热，不足病心痹，滑则病心风疝，涩则病积时善惊。太阳有余病骨痹身重，不足病肾痹，滑则病肾风疝，涩则病积善时巅疾。少阳有余病筋痹胁满，不足病肝痹，滑则病肝风疝，涩则病积，时筋急目痛。是故春气在经脉，夏气在孙络，长夏气在肌肉，秋气在皮肤，冬气在骨髓中。

【注释】[1]阴痹：阴性的痹证，如寒湿痹等。[2]狐疝风：据后文，当作"狐风疝"。[3]隐轸：即隐疹。

【语译】厥阴之气有余，会发生属阴性的痹证，不足，则发生关节红肿疼痛的热痹；脉象滑易患狐疝，脉象涩则少腹中有积

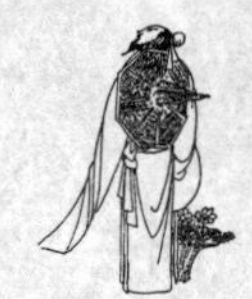

气。少阴之气有余，会患皮痹和隐疹，不足则发生肺痹；脉象滑易患肺风疝，脉象涩易患尿血和腹中包块。太阴之气有余，会发生肉痹和寒中病，不足则发生脾痹；脉象滑易患脾风疝，脉象涩易患腹内包块和心腹胀满等症。阳明之气有余，会发生脉痹，时而发热，不足则发生心痹；脉象滑易患心风疝，脉象涩易患腹中包块，时时容易被惊吓。太阳之气有余，会发生骨痹，身体沉重，不足则发生肾痹；脉象滑易患肾风疝，脉象涩易患腹中包块、头顶疼痛等症。少阳之气有余，会发生筋痹，两胁胀满，不足则发生肝痹；脉象滑易患肝风疝，脉象涩则腹内有包块，时而筋脉拘急，两目疼痛。这些病都是因为春天风木之气在经脉，夏天君火之气在孙络，长夏湿土之气在肌肉，秋天燥金之气在皮肤，冬天寒水之气在骨髓中的缘故。

【原文】帝曰:余愿闻其故。岐伯曰:春者天气始开，地气始泄，冻解冰释，水行经通，故人气在脉。夏者经满气溢，入[1]孙络受血，皮肤充实。长夏者经络皆盛，内溢肌中。秋者天气始收，腠理闭塞，皮肤引急[2]。冬者盖藏，血气在中，内著骨髓，通于五藏。是故邪气者，常随四时之气血而入客也，至其变化不可为度，然必从其经气辟除[2]其邪，除其邪则乱气不生。

【注释】[1]入:疑为衍字。[2]皮肤引急:皮肤毛孔收缩。[3]辟除:祛除。

【语译】黄帝说:我想听听其中的原因。岐伯说:春天，天之阳气开始生长，地之阴气开始发泄，大地开始复苏，冰雪开始融化，水流动而江河通畅。与之相应，人身之气也主要运行于经脉中。夏天，经脉中的气血充盛满溢，流入孙络，皮肤得到润养而结实光泽。长夏，经脉与络脉中的气血都很旺盛，并灌溉于肌肉中。秋天，天气开始收杀，与之相应，人身的腠理也日渐闭塞，皮肤收缩致密。冬天，是闭藏的时节，与之相应，人身的气血收藏于内，附着于骨髓中，流注到五脏内。所以邪气常随四时气血的不同情况而侵入人体，发生疾病。至于它的变化，是难以预测的。治疗时，必须根据四时经气的变化，进行适当的调治，才能祛除病邪。只有祛除邪气，逆乱之气才不会产生。

【原文】帝曰：逆四时而生乱气，奈何？岐伯曰：春刺络脉，血气外溢，令人少气；春刺肌肉，血气环逆[1]，令人上气；春刺筋骨，血气内著，令人腹胀。夏刺经脉，血气乃竭，令人解㑊；夏刺肌肉，血气内却[2]，令人善恐；夏刺筋骨，血气上逆，令人善怒。秋刺经脉，血气上逆，令人善忘；秋刺络脉，气不外行，令人卧不欲动；秋刺筋骨，血气内散，令人寒慄。冬刺经脉，血气皆脱，令人目不明；冬刺络脉，内气外泄，留为大痹[3]；冬刺肌肉，阳气竭绝，令人善忘。凡此四时刺者，大逆之病[4]，不可不从也；反之，则生乱气，相淫病焉。故刺不知四时之经，病之所生，以从为逆，正气内乱，与精相薄，必审九候，正气不乱，精气不转。

【注释】[1]环逆：不能按正常规律运行。[2]内却：内虚。[3]大痹：五脏气血虚弱所致的痹证。[4]大逆之病：当作“六经之病”。

【语译】黄帝问：违反四时气候的更替规律，而产生气血逆乱的病变时，该如何刺治呢？岐伯说：春天，经脉之气在经脉，如果刺了络脉，血气就会向外散溢，使人感到气短不够用；如果刺了肌肉，血气就不能正常运行，使人喘促气逆；如果刺了筋骨，血气就会郁滞于内，使人腹部胀满。夏天，经脉之气充盛于

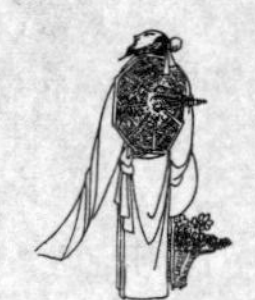

孙络，如果刺了经脉，血气就会衰竭，使人发生倦惰；如果刺了肌肉，气血就会内虚，使人易于恐惧；如果刺了筋骨，气血就会上逆，使人容易发怒。秋天，经脉之气充盛于皮肤，如果刺了经脉，气血就会上逆，使人记忆力减退；如果刺了络脉，气就会损伤而不能循行于外，使人时时欲睡，疲倦懒动；如果刺了筋骨，气血就会耗散于内，使人寒冷发抖。冬天，经脉之气深伏于内，如果刺了经脉，气血就会虚脱亡失，使人视力下降，视物不清；如果刺了络脉，体内之气就会向外泄越，从而发生大痹；如果刺了肌肉，阳气就会衰竭，使人记忆力下降。以上是结合四时变化的各种刺法。凡是六经的病证，都必须遵照执行；不照此刺治，必定会产生逆乱之气，使病情加重。因此，针刺时不懂得四时经气的所在和疾病发生的情况，错误地以从为逆，就会使正气内乱，邪气与精气相互斗争，从而产生严重后果。可见，诊断疾病时，必须详细地审察病人的各种表现，如脉象的三部九候等，进而辨清病在何经何络，再根据四时气候的变化，给予适当的治疗，以使正气恢复正常，精气不受邪扰。

【讨论】对于经气运行及其所在部位与四时变化的关系，本篇指出："春气在经脉，夏气在孙络，长夏气在肌肉，秋气在皮肤，冬气在骨髓中。"为了解释人身经脉之气与四时相通应的道理，本篇以"春者天气始开，地气始泄，冻解冰释，水行经通，故人气在脉……"形象地进行了说明。《内经》对针刺与四时气候变化的关系十分重视，除本篇之外，《素问・诊要经终论》、《灵枢・四时气》对之论述较多。《素问・诊要经终论》明确指出"春夏秋冬，各有所刺，法其所在"的原则，《灵枢・四时气》提出了"春取经血脉分肉之间，甚者深刺之，间者浅刺之。夏取盛经孙络，取分间绝皮肤。秋取经俞，邪在府，取之合。冬取井荥，必深以留之"的具体方法。读者可参阅相应篇章以加深理解。

【原文】帝曰:善。刺五藏,中心一日死,其动为噫。中肝五日死,其动为语。中肺三日死,其动为咳。中肾六日死,其动为嚏欠。中脾十日死,其动为吞。刺伤人五藏,必死,其动则依其藏之所变候知其死也。

【语译】黄帝说:讲得好。针刺五脏时,如果刺中心脏,一天左右就会死亡,其刺中的表现是嗳气。如果刺中肝脏,大约五天就会死亡,其刺中的表现是多言多语。如果刺中肺脏,大约三天就会死亡,其刺中的表现是咳嗽不止。如果刺中肾脏,大约六天就会死亡,其刺中的表现是哈欠不断或打喷嚏。如果刺中脾脏,大约十天就会死亡,其刺中的表现是病人做吞咽之态。总之,刺伤人的五脏,必定会死亡。刺中后所出现的各种表现就是某脏所伤的依据,并可以此测知病人死亡的日期。

【讨论】针刺后脑、心胸、肝、肾等部位时,确实要十分小心、谨慎,千万不要刺伤了内脏器官。位于这些"要害"部位的穴位,该如何刺,刺多深,针刺学上都有明确规定和严格限制,一定要遵照执行。如果刺伤小脑、心脏、肺脏、肝脏、肾脏等,确可危及生命,甚至亡于顷刻。至于论中提及刺伤某脏,需多少天死亡,并不确切,应当视刺伤的部位、程度和救治情况而定。如果刺伤脑、心等,且刺得深重 ,救治又不及时或不恰当,可迅速危及生命;如果刺伤较轻,抢救及时得当,可转危为安。另外,某一脏器被刺伤后的具体表现,并不一定是论中所说的那些,应运用西医学知识,结合当时情况而定。不过,观测病人的反应、神情、面色、呼吸、血压、脉搏等,倒不失为客观有效的指标。

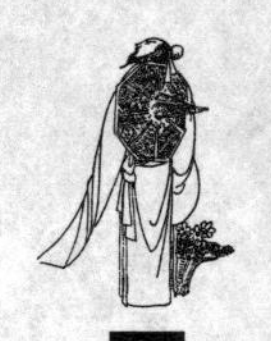

标本病传论篇第六十五

【提要】本篇前半部分论述疾病的标本和治法的逆从，后半部分论述疾病的传变规律和预后，故篇名《标本病传论》。

【原文】黄帝问曰：病有标本[1]，刺有逆从，奈何？岐伯对曰：凡刺之方，必别阴阳，前后相应，逆从得施，标本相移。故曰：有其在标而求之于标，有其在本而求之于本，有其在本而求之于标，有其在标而求之于本。故治有取标而得者，有取本而得者，有逆取而得者，有从取而得者。故知逆与从，正行无问；知标本者，万举万当；不知标本，是谓妄行。

【注释】[1]标本：标本是一个相对的概念，详见后之"讨论"。在此主要指病发先后及主次，先病为本，后病为标。[2]刺有逆从：指针刺等治法有逆治和从治的不同。[3]正行无问：自己正确施行，而不必询问他人。

【语译】黄帝问道：病有标本之分，针刺有逆治和从治之别，该如何理解、运用呢？岐伯答道：大凡针刺治疗的原则，必须首先辨清疾病的阴阳属性，针刺时，对先发病证和后发病证应前后互相照应，并正确地施行逆治或从治之法。究竟该先治本病，还是先治标病，当视具体情况而定，不能固定不变。所以说，有的病发生在标就应治其标，有的病发生在本就应治其本，当然，也有病发生在本而治其标、病发生在标而治其本的。因此治病，有治标而愈的，有治本而愈的，有逆治而愈的，有从治而愈的。只要懂得了逆治与从治的道理，自己就能正确施用，而不必去询问他人。懂得标本道理的，认识和治疗疾病时，就能屡治屡效，万无一失；不懂得标本道理而去诊治疾病的，就会胡乱行事。

【讨论】本节论述了辨别标病和本病的标准及其施治原则。

标本的本义是：本，指草木的根；标，为草木的枝叶末梢。中医学中的"本"和"标"，是一个相对的概念，有多种含义，可用以说明病变过程中各种矛盾的主次关系。如从邪气和正气来说，则正气为本，邪气为标；从病因与症状来说，则病因是本，症状是标；从疾病的先后来说，则旧病、原发病属本，新病、继发病属标。《内经》中，标本所指代的事物是比较广泛的，如说六气的标本，则风、寒、暑、湿、燥、火为本，三阴三阳为标；如从医患之间来说，则病人为本，医生为标；如从脏腑结构来说，则内脏为本，肢体为标；如从表里来说，则里病为本，表病为标……

在治病时，就应根据疾病的先后缓急、在脏在腑、里病表病等具体情况，从以下三方面考虑：

（1）急则治其标：这是当标病急重，而本病相对轻缓时采用的治疗原则。如肝硬化病人，当腹水大量增加，腹部胀满，呼吸急促，二便不利的时候，就应当先治疗标病的腹水。大小便不利的，可用利水、逐水法。待腹水减轻，病情稳定后，再调理肝脾，以治其本病。再如大出血病人，无论属于何种出血，均应采取紧急措施，先止血以治其标，待出血停止，病情缓解后，再治出血之因的本病。又如某些慢性病患者，原有旧病，又感受外邪，当新病较急或重时，应当先治标病的外感，待其愈后，再治本病的旧患。

（2）缓则治其本：这是针对慢性病或急性病的恢复期而言的。如肺结核的咳嗽，其本多为肺肾阴虚，故治疗不应用一般

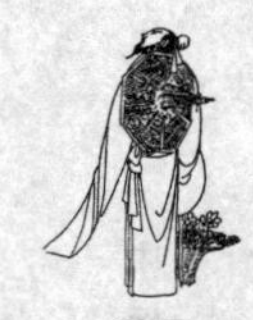

的止咳法治其标，而应用滋养肺肾阴液的方法去治其本。又如，在急性热病的中、后期，阴液耗伤时，应用养胃滋肾之法固其本。这些都是缓则治其本的具体应用。

(3)标本兼治：这是标病本病并重的治疗原则。当标病本病难分轻重缓急先后时，治其一方，另一方就会加重，所以必须标本兼治。如临床表现有身热、腹满硬痛、大便燥结、口干渴、舌红苔焦黄等症，此为邪热里结为标，阴液受伤为本，标本俱急，治当标本兼顾，可用养阴攻下的增液承气汤治疗，泻下与滋阴并举，泻其实热可以存阴，滋阴润燥则有利于通下，标本同治可收相辅相成之功。如素体气虚之人患感冒，治当益气解表，益气为治本，解表是治标。又如表证未除，里证又现，则应表里双解。这些都是标本同治之例。

可见，标本的治疗法则，既有原则性，又有灵活性。临床应用时，或先治其本，或先治其标，或标本同治，总应与病情相符。

【原文】夫阴阳逆从，标本之为道也，小而大，言一而知百病之害[1]。少而多，浅而博，可以言一而知百也。以浅而知深，察近而知远，言标与本，易而勿及[2]。

治反为逆，治得为从[3]。先病而后逆者治其本，先逆而后病者治其本。先寒而后生病者治其本，先病而后生寒者治其本。先热而后生病者治其本，先热而后生中满者治其标。先病而后泄者治其本，先泄而后生他病者治其本，必且调之，乃治其他病。先病而后生中满者治其标，先中满而后烦心者治其本。人有客气，有同气[4]。小大不利治其标，小大利治其本。病发而有余，本而标之，先治其本，后治其标。病发而不足，标而本之，先治其标，后治其本。谨察间甚，以意调之，间者并行[5]，甚者独行[6]。先小大不利而后生病者治其本。

【注释】[1]言一而知百病之害:一,指阴阳逆从标本之理。疾病种类虽多,不外阴阳;病证虽杂,不外标本;治法虽众,无非逆从。因此,掌握了阴阳逆从标本的道理,便可触类旁通,知晓诸多疾病诊治的要领。[2]易而勿及:谓标本逆从之理,理解容易,但在具体运用中,又难以达到完美的境地。[3]治反为逆,治得为从:治疗违反标本之理就会失误,符合标本之理,就会成功。逆,错误。从,顺利、成功。[4]客气、同气:同,当作"固"。客气,新感受的邪气。固气,体内原有的邪气。客气致病为标,固气致病为本。[5]间者并行:间者,病轻。并行,同时施用治标治本之法,即所谓标本同治。[6]甚者独行:甚者,病重。独行,单独施用治标或治本的方法。

【语译】只要掌握了阴阳、逆从、标本的道理,对疾病的认识就能由小到大,由少到多,由粗浅到广博,因为疾病的种类虽多,不外阴证和阳证;病证的表现虽多,不外标病和本病;治疗的方法虽多,不外逆治和从治。所以说掌握了阴阳逆从标本之理,便可触类旁通,知晓诸多疾病诊治的要领,还能从外在的表现上测知内部的病变,从现在的病情上预测将来的发展变化。但标本逆从之理,理解容易,具体运用时,要达到尽善尽美的地步,却比较困难。

治疗时,违反标本之理就会失误,符合标本之理就会成功。具体说来,先病为本,后导致气血逆乱的为标,应先治其本;先气血逆乱的为本,后导致病变的为标,亦应先治其本;先感受寒邪的为本,后产生病变的为标,应先治其本;先发生病变的为本,后出现寒冷的为标,亦应先治其本;先感受热邪的为本,后产生病变的为标,应先治其本;但先感受热邪的为本,后出现腹部胀满,饮食难入,病情急重的为标,就应先治其标。先发生病变的为本,后导致腹泻的为标,应先治其本;先出现腹泻的为本,后导致其他病证的为标,亦应先治其本,一定要在大便调畅后,才能治疗其他病证。先发生病变的为本,后导致腹部胀满的为标,若腹部胀满急重的,应先治其标;先出现腹部胀满的为

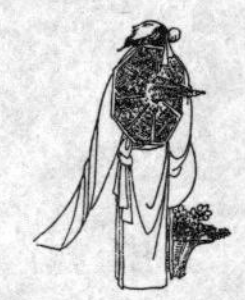

本，后导致心烦不安的为标，应先治其本。病人新近感受了邪气，而体内原先又有病气的，则客气致病为标，固气致病为本。大小便闭塞不通为标，因其病情十分危急，故应通利二便，急则治其标；若二便恢复正常，则应缓则治其本，积极治疗导致二便闭塞的原因。若所发生的病证属邪气有余的实证，应先治属本的实邪，后调治其属标的其他证候。相反，若所发生的病证属正气不足的虚证，则应先治其属标的现在证候，然后补养其属本的正气不足。总之，临证时必须察清病情的轻重缓急，辨明疾病的标本逆从，而进行恰当的治疗。凡病情轻浅的，可标本同治；凡病情深重的，应单独施用治标或治本之法。另外，先大小便不通利，后产生其他病证的，应先治其属本的二便不利。

【原文】夫病传者，心病先心痛，一日而咳，三日胁支痛，五日闭塞不通，身痛体重，三日不已死，冬夜半，夏日中。

肺病喘咳，三日而胁支满痛，一日身重体痛，五日而胀，十日不已死，冬日入，夏日出。

肝病头目眩，胁支满，三日体重身痛，五日而胀，三日腰脊少腹痛，胫痠，三日不已死，冬日入，夏早食。

脾病身痛体重，一日而胀，二日少腹腰脊痛，胫痠，三日背䐢[1]筋痛，小便闭，十日不已死，冬人定[2]，夏晏食[3]。

肾病少腹腰脊痛，䯒痠，三日背䐢筋痛，小便闭，三日腹胀，三日两胁支痛，三日不已死，冬大晨[4]，夏晏晡[5]。

胃病胀满，五日少腹腰脊痛，䯒痠，三日背䐢筋痛，小便闭，五日身体重，六日不已死，冬夜半后，夏日昳[6]。

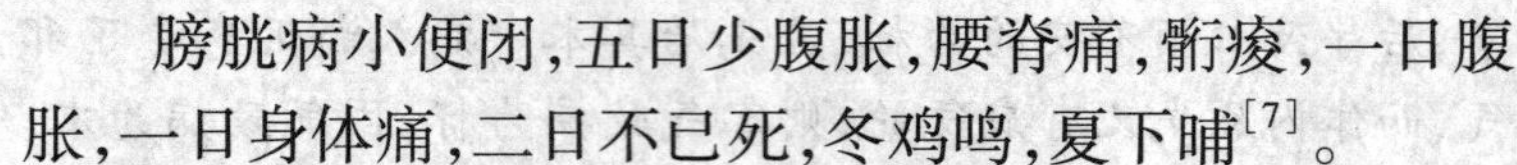

膀胱病小便闭，五日少腹胀，腰脊痛，骭痠，一日腹胀，一日身体痛，二日不已死，冬鸡鸣，夏下晡[7]。

诸病以次相传，如是者，皆有死期，不可刺间一藏止，及至三四藏者，乃可刺也。

【注释】[1]胆：同"膂"。[2]人定：申时后。[3]晏食：寅时后。[4]大晨：天亮时。[5]晏晡：黄昏时。[6]日昳：午后。[7]下晡：下午。

【语译】大凡疾病的传变，心病先发生心痛，过一日病传于肺则出现咳嗽，过三日病传于肝则出现两胁支撑疼痛，再过五日病传于脾则出现大便闭塞不通、身体疼痛沉重。若再过三日不愈，就会死亡。冬天，多死在半夜；夏天，多死在中午。

肺病则咳嗽喘促，过三日病传于肝则两胁支撑胀满疼痛，再过一日病传于脾则身体沉重疼痛，再过五日病传于胃则胃脘胀满。若再过十日不愈，就会死亡。冬季，多在太阳下山时死；夏季，多在太阳东升时死。

肝病则头晕目眩，两胁支撑胀满，过三日病传于脾则身体沉重疼痛，再过五日病传于胃则胃脘胀满，又过三日病传于肾则腰背少腹疼痛、腿胫痠软无力。若再过三日不愈，就会死亡。冬季，多死于太阳落山时；夏季，多死于吃早饭的时候。

脾病则身体疼痛沉重，过一日病传于胃则胃脘胀满，再过二日病传于肾则少腹腰背疼痛、腿胫痠软无力，又过三日病传于膀胱，则出现背脊筋骨疼痛、小便闭塞。若再过十日不愈，就会死亡。冬天，多死于申时之后；夏天，多死于寅时之后。

肾病则少腹腰脊疼痛、腿胫痠软无力，过三日病传入膀胱则出现背脊筋骨疼痛、小便不利，再过三日病传入小肠，产生少腹撑胀，又过三日病传于心，发生两胁胀痛。如果再过三日不愈，就会死亡。冬天，多在天亮之时死亡；夏天，多在黄昏之时死亡。

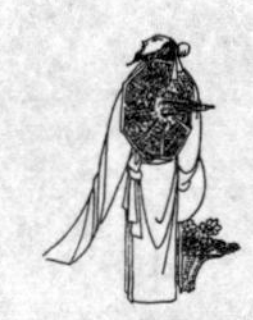

胃病则上腹胀满，过五日病传入肾则出现少腹腰脊疼痛、腿胫痠软，再过三日病传入膀胱则背脊筋骨疼痛、小便闭塞，又过五日病传于脾则身体沉重。若再过六日不愈，就会死亡。冬天，多死于半夜子时后；夏天，多死于中午时分。

膀胱病则小便闭塞不通，过五日病传于肾则少腹胀满、腰脊疼痛、腿胫痠软，再过一日病传于胃则腹部胀满，又过一日病传入脾则身体疼痛。如果再过二日不愈，就会死亡。冬天，多在鸡鸣之时死；夏天，多在下午之时死。

各脏各腑的病变，依次传变是为相传。按上述传变顺序相传的，都有一定的死期，不能用刺法治疗；如果不是按上述传变顺序相传，而是间脏相传或隔三四脏相传的，才能用刺法治疗。

【讨论】人是以五脏为中心的有机整体，脏与脏之间，脏与腑之间，腑与腑之间是相互联系、相互沟通的。因此，一旦发生病变，就会彼此影响，互相传变。论中的脏腑病变相传，是根据五行配合五脏，以其相克的链锁式病理机制而传变的。因此，依次相克者多半预后不良，隔脏或隔三四脏相传的预后大多良好。但实际上，脏腑之间的疾病相传，并非完全是按相克的顺序。究竟传至何脏何腑，当视具体病变而定，其规律性并不十分明显。

卷第十九

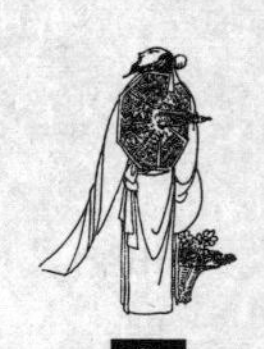

天元纪大论篇第六十六

【提要】本篇主要讨论了时令气候变化的根本原因,概括了时令气候变化的一般规律,提出了五运六气的一些基本概念及其推算法则。并从自然界的形成到生命的起源,从天文气象的变化到地理生态的演化及其对人类万物的影响,都作了概括性的论述。比较科学地反映了当时人们对客观世界及其生命活动的认识,是一篇原则指导性、总结性很强的专论"运气学说"的重要篇章。

【原文】黄帝问曰:天有五行,御五位[1],以生寒暑燥湿风;人有五藏,化五气[2],以生喜怒思忧恐。论言[3]五运相袭[4]而皆治[5]之,终期[6]之日,周而复始,余已知之矣,愿闻其与三阴三阳之候[7]奈何合[8]之?鬼臾区[9]稽首再拜对曰:昭乎哉问也。夫五运阴阳者,天地之道[10]也,万物之纲纪[11],变化之父母[12],生杀之本始[13],神明之府[14]也,可不通乎!故物生谓之化[15],物极谓之变[16],阴阳不测[17]谓之神[18],神用无方谓之圣。夫变化之为用也,在天为玄,在人为道,在地为化,化生五味,道生智,玄生神。神在天为风,在地为木;在天为热,在地为火;在天为湿,在地为土;在天为燥,在地为金;在天为寒,在地为水;故在天为气,在地成形,形气相感而化生万物矣。然天地者,万物之上下也;左右者,阴阳之道路也;水火者,阴阳之征兆也;金木者,生成之终始也。气有多少，形有盛衰，上下相召而损益彰矣。

【注释】[1]御五位：御，驾驭，治理；五位，指东、西、南、北、中五个方位。[2]化五气：化生五脏气机。[3]论言：论，指《素问·六节藏象论》；言，指《素问·六节藏象论》中"五运相袭……周而复始"等句。[4]袭：承袭，继承。[5]治：管理、主治。[6]期：音基，指一周年。[7]三阴三阳之候：三阴，即厥阴、少阴、太阴；三阳，即少阳、阳明、太阳；候，现象。[8]合：配合、结合。[9]鬼臾区：黄帝臣。[10]天地之道：天地，指自然界；道，规律、法则。[11]纲纪：纲领，纲要。[12]父母：根本，根源。[13]生杀之本始：生，发生，发展；杀，消失，死亡；本始，根本、由来。[14]神明之府：神，事物运动变化的内在动力；明，事物运动变化表现于外的显著征象；府，所在之处。[15]化：事物发生量的变化。[16]变：事物发生质的变化。[17]测：探测、预测。[18]神：包括人体生命活动在内的整个自然界的正常变化。

【语译】黄帝问：天有木、火、土、金、水五行，分别驾驭东、西、南、北、中五个方位，因而产生了寒、暑、燥、湿、风等不同的气候变化；人有五脏化生五气，因而产生了喜、怒、思、忧、恐等不同的情志。关于《素问·六节藏象论》所说"五运之气递相承袭，各有它固定的主治季节，到了年末那一天完结之时为一个活动周期，又接着开始新的环转"的道理，我已经知道了，希望再听听五运与三阴三阳六气之间是怎样相互结合的？鬼臾区再次鞠躬行礼后回答说：你问的这个问题涉及面很广啊！五运阴阳是自然界的一般法则，是分析归纳一切事物的纲领，万物发生变化的根源，事物产生和消亡的根本原因，是事物运动变化的内在动力及其外在表现的关键所在，岂能不通晓！凡是万物由生到长的过程就叫做"化"，事物发展到了极度就会向相反的方面转化，这个转化过程就叫做"变"，阴阳变化莫测就叫做"神"，能够灵活掌握运用其原则的就叫做"圣"。自然界阴阳

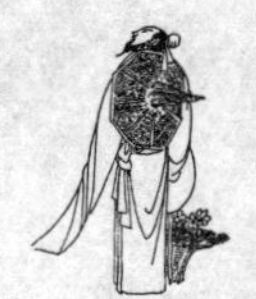

变化的作用，在天为深奥微妙主宰万物的无穷力量，在人体生命活动中也应阴阳运动变化之理，在大地与其化生万物之理相应。大地的化生作用就能产生酸、苦、甘、辛、咸五味。掌握了阴阳变化的深奥道理，就会产生无穷的智慧。自然界深奥微妙的运动变化，会产生无穷无尽的神妙莫测现象，如在天为无形之气的风，在地为形形色色的草木；在天为无形之热，在地为有形之火；在天为无形之湿，在地为有形之土；在天为无形之燥，在地为有形之金；在天为无形之寒，在地为有形之水。总而言之，在天无形之六气，在地为有形之五行，形与气相互结合，就能化生出万物。天覆盖于上，地承载于下，所以天地是万物的上下；阳升于左，阴降于右，所以左右为阴阳的道路；水冷属于阴，火热属于阳，所以水火是阴阳的象征；万物生发于属木的春季，成实于属金的秋季，所以金与木是生长收藏的终结与开始。在天的无形之气有多少的不同，在地之形有偏盛和偏衰的差异，而在天之气和在地之形相互感召，于是不足和有余的现象就明显地表现出来。

【讨论】(1)本篇开宗明义即言“天有五行，御五位，以生寒暑燥湿风；人有五藏，化五气，以生喜怒思忧恐”，十分鲜明地指出了天、地、人之间存在着五行气运的密切联系，以说明人与天地自然相应的整体观念。

①经文“天有五行，御五位，以生寒暑燥湿风”，高度概括了五行在天文、气象、地理方面的真实含义。天有五时(春、夏、长夏、秋、冬五个时令)，地有五方(东、南、中、西、北五个方位)，时间和空间两个条件结合起来，便产生寒、暑、湿、燥、风五气。这是因为一年之中，日行周天三百六十五度(即地球围绕太阳公转的周期)，太阳在黄道上运行十五度为一个节气，相当于十五日。古代天文学家、历法家通过长期的观察、测定，把一年分成五等份(即五季)，每份(季)七十三日，即每年从大寒日起，历

时七十三日，气候温和，属风气主令；从春分后十三日起，历时七十三日，气候炎热，属火气（包括暑气在内）主令；从芒种后十日起，气候干燥凉爽，属燥气主令；从立冬后四日起，历时七十三日，气候寒冷，属寒气主令。这就是一年四季的五行气运变化。实质上，它代表着以“五”为基数的宇宙自然节律和常年气候运动变化规律。时至今日，这种认识仍被实践检验证明具有深厚的科学内涵和实际应用价值。

②经文“人有五藏，化五气，以生喜怒思忧恐”，这是承上文说明人体在自然界五行气运的作用和影响下，五脏的功能活动具有与之相适应的生理特点和生理节律。正如东汉张仲景在《伤寒杂病论》中所说：“夫天布五行，以运万类，人禀五常，以有五藏。”将自然界的五气运行与人体的五脏有机地联系起来，认识人体生命活动的规律，这是中医学的一大特色。心、肝、脾、肺、肾五脏是人体生命活动的中心，五脏之气是指五脏所密藏的精微物质及其活动能力，它在人体阳气的主导作用下，与四时五行之气有着密切的联系。如肝为风木之脏，与春气相通应，在生理上以升发阳气为主要功能，故其性喜条达恶抑郁，在病理上常有肝气异常，肝风、肝火等病理出现，三者虽然有所不同，但均属气的变动。此外，五脏之气还产生喜、怒、思、忧、恐。这是由于精神活动、情志变化与五脏的功能活动密切相关。五脏各自所藏的精气不同，所主的精神活动也不相同。如心主血脉以养神，肝藏血以舍魂，肺主气以养魄，脾生营而藏意，肾藏精在神为志。只有五脏所贮藏的精气充盛，精神情志活动才能发挥其正常的作用。一旦五脏精气失藏发生病变，就可影响人们的精神情志活动。反过来，精神情志的变化，也可引起五脏的病变。如肝气实的病人，多见烦躁易怒，而忧愁郁怒，又常常引起肝气不舒，肝气上逆的病变。于此可见，人不仅仅是一个生物体，也不仅仅是一个物质的藏象结构，人还具有高级复杂的精神情志活动，人体不仅有生理、病理因素，而

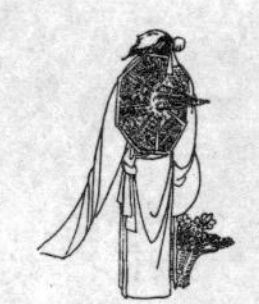

且还有独特的心理因素。我国古代把人的精神情志活动概括称为心神的表现，并建立和发展成为中医学独具特色和风格的"五神脏"的系统理论，成为中医学整体系统医学模式的重要组成部分。

（2）本篇认为五行与阴阳作为自然科学概念而存在，是自然界运动变化的根本规律，本节经文所谓"五运阴阳者，天地之道也，万物之纲纪，变化之父母，生杀之本始，神明之府也"，就是对这一学说的高度概括。这是人们通过对自然界运动变化的长期观察与认识，随着我国古代自然科学知识的积累和发展，逐步从天文、气象、历算、物候等学科中总结出来的基本自然法则。"五运"，明代大医学家张介宾谓"五行也"，在此主要指风、火、湿、燥、寒五气的运动，它是在四时阴阳的基础上对常年气候变化特点的反映。风火属阳，反映春温、夏热的气候特点；燥、寒属阴，反映秋凉、冬寒的气候特点；湿生于土，反映四时、长夏的潮湿气候特点。一年之中，随着春夏秋冬四季的推移，风、火、湿、燥、寒五气发生相应的变化，即春风、夏火、长夏湿、秋燥、冬寒依次传递，这就是常年气候运动变化的一般规律，也是五行源于阴阳的道理所在。所以张介宾说："五行即阴阳之质，阴阳即五行之气，气非质不立，质非气不行，行也者，所以行阴阳之气也。"阴阳之气彼此互为消长，故有常年季节气候的变化，五行承袭阴阳，故又有生克乘侮等不同的关系。可见，阴阳、五行的基本概念，主要是根据地球围绕太阳运动（公转和自转）的不同时间、空间、方位、性质而决定的。因为自然节律与大气环流的变化，都起源于地球的运动，假如地球不动，宇宙静止，便没有年、月、日、时的周期概念，也没有春夏秋冬四时阴阳消长变化。所谓五行源于阴阳，阴阳之中有五行，五行之中有阴阳，其理即在于此。由于五行阴阳最能反映自然界的一般规律，是万物发生、发展、变化的本源，对此，本节强调不可不深入了解啊！

五行与阴阳不但作为自然科学概念，而且还作为哲学概念而存在。本文所谓“五运阴阳者，天地之道也”，就是其高度概括，明确指出了五行与阴阳是自然界最一般的规律，是我国古代的一种宇宙观和方法论，具有丰富的辩证法思想。前人把自然界五行气运规律引申为哲学概念，按木、火、土、金、水五种属性，对事物进行演绎归类，意识到事物之间这种五类现象不是孤立的，而是存在相互联系、相互作用、相互滋生、相互转化、相互制约、循环不息的关系，以此来分析和说明事物之间的多元联系。由于事物总是处于矛盾运动之中的，天地万物及其内部无不具有阴阳对立统一两个方面，而阴阳对立的相互依存、相互联系、相互制约作用，才推动着事物的运动、发展和变化。阴阳对立统一的辩证法思想是阴阳学说的核心，它的基本内涵就是一分为二，即对立统一的关系。阴阳五行学说与医学实践紧密结合后，不仅在总结前人医疗经验和发展中医学理论以及指导临床实践方面取得了很大的成功，而且大大丰富了古代辩证法思想的内容，从而使阴阳五行学说发展成为具有完整体系和广泛实践基础的科学理论，有效地指导着中医学的医疗实践和理论建设。

【原文】帝曰：愿闻五运之主时也何如？鬼臾区曰：五气运行，各终期日[1]，非独主时也。帝曰：请闻其所谓也。鬼臾区曰：臣积[2]考《太始天元册》[3]，文曰：太虚寥廓[4]，肇[5]基化元[6]，万物资始，五运终天，布气真灵[7]，揔[8]统坤元[9]，九星[10]悬朗，七曜[11]周旋，曰阴曰阳，曰柔曰刚[12]，幽显[13]既位，寒暑弛张[14]，生生化化[15]，品物咸章[16]。臣斯十世，此之谓也。

【注释】[1]终期日：指一年三百六十五日。[2]积：久也。[3]《太始天元册》：古代占候之书。[4]太虚廖廓：太虚：太空，即宇宙；廖廓：即辽

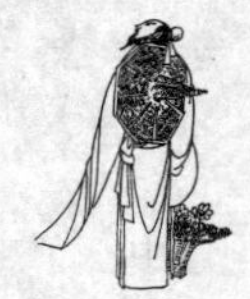

阔。义为广阔无边的天空。[5]肇:开始。[6]元:通原,根源。[7]真灵:真:真气;灵:灵明。[8]揔:同总。[9]坤元:指大地生化万物的根源。[10]九星:指天蓬、天芮、天冲、天辅、天禽、天心、天任、天柱、天英九星。[11]七曜:指日、月、火、水、木、金、土七星。[12]柔、刚:阴性柔,阳性刚,此指地气阴阳之性。[13]幽显:幽,黑夜;显,白昼。[14]弛张:往者为驰,来者为张,此有往来之意。[15]生生化化:指生机不息,变化无穷。[16]品物咸章:品物:众多的物体;咸:全部。意即万物的形象都能显露出来。

【语译】黄帝说:我想听听五运分主四时是怎么回事?鬼臾区说:五气运行,都是各尽一年的三百六十五日,并非单独主宰某一时令。黄帝说:请你把这方面的道理讲给我听听。鬼臾区说:我长期考察了《太始天元册》一书,书中说:无边无际的天空,是化生的原始基础,也是万物滋生的起始。五运行于天道,周而复始,布施有生化之机、使物性灵明的真灵之气,总括大地生化万物的根源,明朗的九星,悬挂于高高的天空,发光的七曜按周天之度旋转,于是就有了阴阳的变化,有了刚和柔不同的区别,昼夜的明暗有了固定的位次,寒冷和暑热,按一定次序往来,这些不息的生机和无穷无尽的变化,自然界万物的不同形象,都表现出来了。我家研究这些道理已有十代人了。

【讨论】本节经文"太虚寥廓……品物咸彰",揭示了天体演化以及生命起源等自然法则。辽阔无际的天空,充满着本元之气,这便是形成天地的原始基础。有了天和地的相互作用(吸引和排斥运动),才有生命的起源及其生存的条件,所以有天有地才能化生万物。并指出阴阳五行的运动变化,与日月星辰的运转有关,它总统大地万物生长变化的共同规律。特别是太阳在天体运动所引起的光热变化,更是形成四时、昼夜阴阳消长的重要条件,并因此而有寒暑的往来,昼夜的交替,以及阳刚阴柔的现象。自然界阴阳五运之气的运行变化,不断推动着万物的生长和发展，所以万物都展现出明显的变化。这种认识不仅符合天体演变规律，而且对自然界运动变化和生命的发生发展都给予了物质的说明，表明天地万物，以至于人体本身都以物质性的气为本元，意识到气不是主观观念的产物，也不是虚无缥渺的精神性的东西，而是独立于人的意识之外的客观存在，唯物地回答了天地以及生命起源问题，比较科学地反映了当时人们对客观世界的认识。这对“神创论”（认为宇宙和生命是神和上帝创造的）宣扬的鬼神和迷信充斥的封建社会来说，无疑是一个极大的进步。在两千多年前问世的《内经》能提出这样的唯物论观点，确实是十分难能可贵的。

【原文】帝曰：善。何谓气有多少，形有盛衰？鬼臾区曰：阴阳之气各有多少，故曰三阴三阳也。形有盛衰，谓五行之治，各有太过不及[1]也。故其始也，有余[2]而往，不足[3]随之，不足而往，有余从之，知迎知随，气可与期。应天为天符[4]，承岁为岁直[5]，三合[6]为治。

【注释】[1]太过不及：太过，有余；不及，不足。我国古代把十天干和十二地支相配起来，用以纪年、纪月、纪时，其中必须奇数阳干配奇数阳支，偶数阴干配偶数阴支，各俱阴阳属性，在纪年中凡干支俱奇数的阳年为太过，干支俱偶数的阴年为不及。[2]有余：此指太过。[3]不足：此指不及。[4]天符：中运值年的天干与客气司天的地支，彼此的五行属性相同，便称为天符。[5]岁直：又称岁会。中运之气的五行与年支的五行属性相同，便称为岁直。[6]三合：中运之气与司天之气、年支的五行相符合称“三合”，又称“太乙天符”年。

【语译】黄帝说：讲得好。那什么叫气有多少、形有盛衰呢？鬼臾区说：阴气和阳气，各有多少的不同，所以说有三阴三阳之

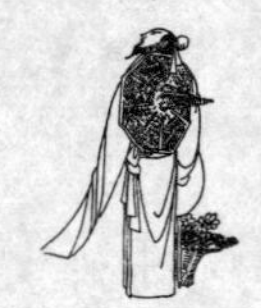

分。形有盛衰，是说五行分主岁运，各有太过和不及。所以，如果先去的是太过的阳年，那么随之而来的是不及的阴年；反之，如果先去的是不及的阴年，随之而来的就是有余的阳年。明白了太过不及的往来规律，对一年中运气的盛衰情况，就可以预先知道。凡是中运值年的天干与客气司天的地支，彼此五行属性相同，便称做“天符”，中运之气的五行与年支的五行属性相同，便称之为“岁直”，中运之气与司天之气、年支的五行都符合，称做“三合”。

【讨论】经文“有余而往，不足随之，不足而往，有余从之”精当地指出了五运更袭的规律，这一规律是古人长期认真观察自然物候总结出来的，是以客观实在为基础的，而不是主观臆断。现代多学科研究认为阴阳五行通过反馈控制调节机制实现系统动态的平衡，因此阴阳五行不断地在以平衡点为中心的稳态范围内来回地波动。《内经》的作者们在几千年前就已经认识到这种波动规律，提出“有余而往，不足随之，不足而往，有余从之”的论断是非常难能可贵的。其实这一规律的实质是以年为单元的较大时空范围内的“亢害承制”规律，“亢害承制”是《内经》运气学说的理论核心，是对阴阳规律的高度概括。阴阳是“其大无外，其小无内”的，因此“亢害承制”的适应范围也是“其大无外，其小无内”的，学者紧紧把握住“亢害承制”这一理论核心，是学习和理解运气学的关键之一。

【原文】帝曰：上下相召[1]奈何？鬼臾区曰：寒暑燥湿风火，天之阴阳也，三阴三阳上奉[2]之。木火土金水火[3]，地之阴阳也，生长化收藏下应之。天以阳生阴长，地以阳杀阴藏[4]。天有阴阳，地亦有阴阳[5]。故阳中有阴，阴中有阳。所以欲知天地之阴阳者，应天之气，动而不息[6]，故五岁而右迁[7]；应地之气，静而守位[8],故六期而环会[9]。动静相召,上下相临,阴阳相错,而变由生也。

【注释】[1]上下相召:上下,指天地;召,感召。意为天地之气相互感召。[2]奉:承也,担当的意思。[3]木火土金水火:五行本是五个,而此为六个,是因为火分君火与相火,所以火有二。[4]天以阳生阴长,地以阳杀阴藏:岁半之前天气(司天)主之,为春、夏季,阳气发生,阴气长养,万物生发繁殖,故曰"天以阳生阴长"。岁半之后地气(在泉)主之,为秋、冬季,阳气肃杀,阴气凝敛,则万物蛰伏闭藏,故曰"地以阳杀阴藏"。[5]地亦有阴阳:地本阴,然阴中有阳,故地亦有阴阳。是阴阳可分性的具体体现。[6]应天之气,动而不息:应天之气,指与天之气相对应的五运之气。动而不息,本来处于比较静止状态的五运之气,是由于它上应天气,取得天阳之气帮助,所以便运动不止。[7]故五岁而右迁:五岁,指五年一周的岁运。右迁,谓自东西运转。即五运之气向西运转,以五年为一周期。[8]应地之气,静而守位:应地之气,指与地之五运相对应的六气,即风、寒、暑、湿、燥、火。静而守位,本来处于运动状态的六气,由于它下应地气,受到阴气的制约,所以处于比较静止的地位了。[9]故六期而环会:六期,指六年一个周期。环会,循环一周而会合。即六气运行,经过六年才循环一周。

【语译】黄帝问:天气与地气如何互相感召的呢?鬼臾区说:寒、暑、燥、湿、风、火,是天的阴阳,三阴三阳担当与之相应。木、火、土、金、水、火,是地的阴阳,生长化收藏的变化与之相应。上半年天气主之,春夏为天之阴阳,主生主长;下半年是地气所主,秋冬为地之阴阳,主杀主藏。天气有阴阳,地气也有阴阳。所以说,阳中有阴,阴中有阳。因此,要了解天地的阴阳,应知道与天之气相应的五运,受天气的影响是"动而不息"的,每五年轮转一周,右迁一步;与地之五运相应的六气,受地气的影响是"静而守位"的,每六年环转一周。由于动静之间相互感召,天气和地气互相加临,阴气和阳气互相交错,而产生了天地间无穷无尽的变化。

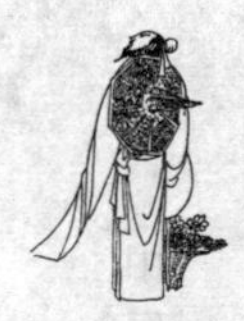

【原文】帝曰：上下周纪[1]，其有数乎？鬼臾区曰：天以六为节，地以五为制[2]。周天气者，六期为一备；终地纪者，五岁为一周。君火以名，相火以位[3]，五六相合，而七百二十气[4]为一纪，凡三十岁；千四百四十气，凡六十岁而为一周，不及太过，斯皆见矣。

【注释】[1]周纪：周，周期。六十年一千四百四十个节气为一周。纪，标志。三十年七百二十个节气为一纪。[2]天以六为节，地以五为制：天以六为节，司天之气有六，故以六为节；地以五为制，主岁之运有五，故以五为制。制在此即制度之义。节，亦制度之义。[3]君火以名，相火以位：火有君火和相火之分，但君火不生岁气。凡为主岁之年，由相火代宣火气，所以说“君火以名，相火以位”。[4]七百二十气：每五日为候，三候为气；如立春、雨水等，一年共二十四气。七百二十气是三十年的气数。

【语译】黄帝说：天地间运气循环周旋，有定数吗？鬼臾区说：司天之气以六为定数，司地之气以五为定数。六气司天，需要六年才能循环一周，谓之一备，五运制地，五年才能循环一周，谓之一周。凡火主岁之年，君火是有名而不生岁气，相火代君火以宣火气。五运和六气相结合，七百二十气，是为一纪，共三十年；一千四百四十气，共六十年而成为一周。在这六十年中，太过和不及都可以显现出来。

【讨论】经文提出了“五岁而右迁”的五年周期，“六期而环会”的六年周期和“凡六十岁而为一周，不及太过，斯皆见矣”的六十年周期，这些周期是古人对物候规律的科学总结。现代研究证实太阳黑子的活动以 9 ~ 13.6 年（平均 11 年）为变化周期，而地面的物候变化相应地存在 5 ~ 6 年的周期；若以冬至为参考原点，日、地、月运动的最小公共周期约为六十年零三月。这些研究结果从一个侧面证实了运气周期的科学性，说明运气周期的提出具有很深的天文学基础。

【原文】帝曰：夫子之言，上终天气，下毕地纪，可谓悉矣。余愿闻而藏之，上以治民，下以治身，使百姓昭著，上下和亲，德泽下流，子孙无忧，传之后世，无有终时，可得闻乎？鬼臾区曰：至数之机[1]，迫迮以微[2]，其来可见，其往可追，敬之者昌，慢之者亡，无道行私，必得夭殃，谨奉天道，请言真要。帝曰：善言始者，必会于终，善言近者，必知其远，是则至数极而道不惑，所谓明矣。愿夫子推而次之，令有条理，简而不匮[3]，久而不绝，易用难忘，为之纲纪，至数之要，愿尽闻之。鬼臾区曰：昭乎哉问！明乎哉道！如鼓之应桴[4]，响之应声也。臣闻之，甲己之岁[5]，土运统之；乙庚之岁，金运统之；丙辛之岁，水运统之；丁壬之岁，木运统之；戊癸之岁，火运统之。

【注释】[1]至数之机：指五运六气相合的要领。机，机要，这里指规律和要领。[2]迫迮以微：迫迮，是贴近之意。微，微细。形容道理精密细微。[3]匮：此为贫乏的意思。[4]桴：鼓槌。[5]甲己之岁，土运统之……戊癸之岁，火运统之：凡甲年与己年为土运，故甲己年土运主治；乙年与庚年为金运，故乙庚年金运主治。余者类推。统，治理的意思。

【语译】黄帝说：先生所谈论的，上说完了天气，下说完了地纪，可以说是很详尽了。我想在听后把它珍藏起来，从上而论可以调治百姓的疾苦，以下而论可以保养自己的身体，使百姓也都明白这些道理，上下和睦相处如亲，德泽流传，子子孙孙无忧无虑，世代相传，永远无有终了的时候，可以再听你讲一下吗？鬼臾区说：五运六气相结合的规律，可以说是近乎精密细

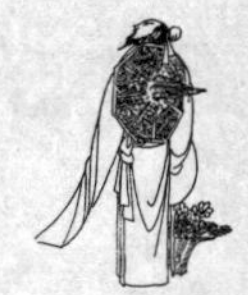

微，它的未来可以预见，它的以往可以追溯。尊重这些规律就可以兴盛，无视这些规律就要死亡；违背了这些规律，只按个人意志去行事，必然要遇到天然的灾殃。所以要谨慎地奉行自然规律，请让我讲讲它的真正要领吧！黄帝说：善于讲解事物起始的，必然会悟解到事物发展的结果，善于讲解眼前事物的，必然能通晓其将来的发展，只有这样，才能对五运六气的道理做到有深刻的理解而不被迷惑，也就是说得明事理的人了。请先生进一步依次推演，使它有条不紊，简明而又不贫乏，永远相传而不至断绝，容易操作而不会忘记，而且有纲目。关于运气的要领，我想听你详细地讲讲。鬼臾区说：问得真好啊！道理又是多么的清楚啊！好像鼓槌击鼓一样马上听得到鼓鸣声，也像发出声音立即会听得到回音。臣听说：甲年、己年都是土运治理，乙年、庚年都是金运治理，丙年、辛年都是水运治理，丁年、壬年都是木运治理，戊年、癸年都是火运治理。

【原文】帝曰：其于三阴三阳，合之奈何？鬼臾区曰：子午之岁，上见少阴[1]；丑未之岁，上见太阴；寅申之岁，上见少阳；卯酉之岁，上见阳明；辰戌之岁，上见太阳；巳亥之岁，上见厥阴。少阴所谓标也[2]，厥阴所谓终也。厥阴之上，风气主之[3]；少阴之上，热气主之；太阴之上，湿气主之；少阳之上，相火主之；阳明之上，燥气主之；太阳之上，寒气主之。所谓本也，是谓六元[4]。帝曰：光乎哉道！明乎哉论！请著之玉版，藏之金匮，署曰《天元纪》。

【注释】[1]子午之岁，上见少阴：子午年少阴司天。上，指司天之气。下句“丑未之岁”、“寅申之岁”等同此义。[2]少阴所谓标也，厥阴所谓终也：标，开首之意。终，是终末之意。六十年阴阳顺序是从子午开始，子午年为少阴司天，故少阴为标，又其到已亥为尽，已亥年为厥阴司天，故厥阴为终。[3]厥阴之上，风气主之：厥阴与风气，风为天之六气之一，三阴三阳上奉天气，故云厥阴之上，风气主之。（以经解经妥否当酌）[4]六元：六元即六气，因六气为气象变化的本气，故称六元。

【语译】黄帝说：五运六气与三阴三阳是怎样配合的呢？鬼臾区说：子年和午年都是少阴司天，丑年和未年是太阴司天，寅年和申年是少阳司天，卯年和酉年是阳明司天，辰年和戌年是太阳司天，巳年和亥年是厥阴司天。六十年阴阳之序从子午少阴开始，到巳亥厥阴为终。厥阴司天，以风气为主；少阴司天，热气为主；太阴司天，湿气为主；少阳司天，相火为主；阳明司天，燥气为主；太阳司天，寒气为主。所说的本气，即风、热、湿、火、燥、寒为三阴三阳的主气，是天真元始化生为六，故称“六元”。黄帝说：这是多么光辉的道理啊！你谈论得太明确了！我将把它刻在玉版上，珍藏在金匮里，题名叫“天元纪”。

【讨论】本篇是七篇大论（《素问·天元纪大论》、《素问·五运行大论》、《素问·六微旨大论》、《素问·气交变大论》、《素问·五常政大论》、《素问·六元正纪大论》、《素问·至真要大论》）的首篇，经文通过黄帝与鬼臾区的一问一答，系统地总结和分析了五运六气的运动变化规律，以及对宇宙万物，特别是对人类的影响，是学习、研究运气的重要篇章。

本篇经文“五运阴阳者，天地之道也”，指出阴阳五行作为自然法则，是运气学说用以概括和说明天体运动和气象变化规律的核心理论。所谓“五运”，即五行之气的运动，“六气”，即三阴三阳之气的划分。五运代表地面因素，它来自五方的气流运动；六气代表空间因素，与太阳活动直接相关。气候变化是多种因素相互作用的结果，五运六气正是力图把这些影响气候变化的重要因素联系起来，探索各种气候运动变化规律的理论。本篇指出，运气学说是运用天干地支进行推演运算的。天干地支不仅作为纪日、纪月、纪年的符号，并又分别代表阴阳五

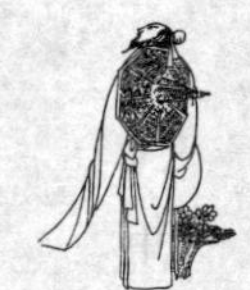

行的气运。阴阳五行之气,存在着相生相制的关系,而相生相制正是自然界维持平衡的重要基础。亿万年来的气候变化,一直没有超越生物界所能适应的范围,正是阴阳五行之气相生相制,不断交替相互作用的结果。

通过本篇论述,不难看出,运气学说从宇宙节律来探讨气候变化,不仅有着深刻的天文学背景,同时在气象、历法、物候等方面都有一定的客观依据。它以作为自然法则的阴阳五行为核心,在整体恒动观的思想指导下,系统地总结和分析了以六十年为周期的气候运动变化规律。其基本内容,是以五运、六气、三阴三阳等为理论基础,以天干地支作为演绎工具,用以推测各年气候变化和疾病流行情况,从而指导临床辨证论治,它是中医理论体系的重要组成部分,是中医学"天人相应"整体观的具体体现。

五运行大论篇第六十七

【提要】五运与六气相互感召,有规律地流行于天地之间,成为自然界万物生化的根源。运和气与天干相结合,便形成了运气学说,用以推测时令气候的变化以及对自然万物的影响。本篇主要论述了五运六气的物质基础、运行变化规律、与自然万物生化方面的关系以及具体运算方法,故篇名《五运行大论》。

【原文】黄帝坐明堂[1],始正天纲[2],临观八极[3],考建五常[4],请天师而问之曰:《论》言[5]天地之动静,神明[6]为之纪,阴阳之升降,寒暑彰其兆。余闻五运之数于夫子，夫子之所言[7]，正五气之各主岁[8]尔，首甲定运[9]，余因论之。鬼臾区曰：土主甲己，金主乙庚，水主丙辛，木主丁壬，火主戊癸[10]。子午之上，少阴主之；丑未之上，太阴主之；寅申之上，少阳主之；卯酉之上，阳明主之；辰戌之上，太阳主之；巳亥之上，厥阴主之。不合阴阳[11]，其故何也？

岐伯曰：是明道也，此天地之阴阳也。夫数之可数者，人中之阴阳也，然所合，数之可得者也。夫阴阳者，数之可十，推之可百，数之可千，推之可万。天地阴阳者，不以数推，以象[12]之谓也。

【注释】[1]明堂：黄帝处理事务和宣布政令的地方。[2]天纲：天文学的大纲。[3]临观八极：临观，观看的意思。八极，八方目极之所，即东、南、西、北、东南、西南、东北、西北八方。[4]考建五常：考，察也。建，建立也。五常，五气运行变化的常规。[5]《论》言：新校正云："详论，谓《素问·阴阳应象大论》及《素问·气交变大论》文。"[6]神明：指日月斗星。[7]夫子之所言：指六节脏象论中岐伯所言有关五运之事。[8]主岁：五运分别主持一年的岁运，谓之主岁。[9]首甲定运：五运六气，以六十年为一个变化周期，而每一个周期都从甲子开始，所以叫首甲定位。[10]土主甲己……火主戊癸：此同上篇《素问·天元纪大论》中"甲己之岁，土运主之……戊癸之岁，火运统之"一段，义同前。[11]不合阴阳：指五运及三阴三阳六气的阴阳属性，与一般所说的阴阳概念有不完全符合之处。如五行之甲乙，在方位属东方木，而在五运中，甲化土运，乙化金运；亥子在五运学说中属水，而在六气则亥属厥阴风木，子属少阴君火等。[12]象：即下文之丹黅苍素玄之自然现象，南面北面之图象。

【语译】黄帝坐在明堂中，开始校正天文学的大纲，极目观察八方，研究五气运行的常规。请来天师岐伯，向他问道：有关的书上说天地的动静，日月星辰可以作为标志和纪度；阴阳的升降，是由寒来暑往的变更，显示出它的征兆。我听先生讲过

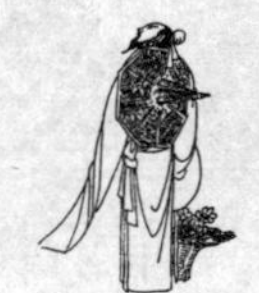

五运的规律,先生所讲的仅仅是五运之气是各主一岁。关于五运六气是以甲子配合为其首的问题,我曾和鬼臾区进行了探讨。他说:五运与天干配合的规律是:土运治理甲己年,金运治理乙庚年,水运治理丙辛年,木运治理丁壬年,火运治理戊癸年。六气与地支配合的规律是:子年与午年是少阴司天,丑年与未年是太阴司天,寅年与申年是少阳司天,卯年与酉年是阳明司天,辰年与戌年是太阳司天,巳年与亥年是厥阴司天。这些与一般的阴阳概念不相符合,是什么原因呢? 岐伯说:这个道理是很明显的,五运六气阐明的是天地的阴阳变化规律啊!如果说阴阳之数可以数,是指人身中的阴阳,人身中的脏腑气血表里相合的关系是可以数得出的。阴阳的变化可以推演,如果计数是十可以推演到百,计数是百可以推演到千,计数是千可以演变到万,所以天地的阴阳变化,不能用数字去推演,只能通过观察自然现象来估计。

【讨论】对于"不合阴阳"有两种看法:第一种认为是指五运六气不相符合,如张志聪注曰:"不合阴阳者,五运六气不相合也"。第二种认为是指五运六气中天干地支的五行配属与通常天干地支在一年四季及五方位置的五行配属不尽相同。通常,甲乙寅卯合木,丙丁巳午合火,皆属阳;戊己辰戌丑未合土,庚辛申酉合金,壬癸亥子合水,皆属阴。但在五运六气中,却如经文所述,与之不同。合而观之,"不合阴阳"广而言之乃指天地之阴阳不相合,具体则指五运六气中天干地支的五行属性不尽相同。据经文"是明道也,此天地之阴阳也。……夫数之可数者,人中之阴阳也……天地阴阳者,不以数推,以象之谓也"所作的解释可知:阴阳的概念是相对的,"其大无外,其小无内",阴阳既有很高的概括性,能在较大范围内说明事物对立两方面的相互关系,同时又具有无限可分性,能在极小范围内说明事物对立两方面的相互关系。故经文强调指出人的阴阳可以结合，能数以类推；天地阴阳范围甚大，阴阳不尽相合，不能皆以数推而应观察实际来确定。因此在实际运用中，决不能机械地套用，应根据实际情况赋予相应的阴阳五行属性。特别是自然气候的变化，不能以一般的干支属性来加以运算，而应根据其表现于外的客观现象来决定其阴阳五行属性。如此，虽然配属有所不同，但其基本精神则是一致的。就举干支的阴阳属性而言，干支作为标记事物的符号，不同时间、空间的事物都是用干支来标记，因此当站在不同的层次或角度将一类事物进行阴阳属性的分类时，由于标记事物的符号已经存在并为人所接受，在不更改符号的前提下必然造成统一符号在不同的情况下归属于不同的阴阳类属，其类属方法都是根据事物表现于外的客观现象来决定，二者不是矛盾的，而是统一的。

【原文】帝曰：愿闻其所始也。岐伯曰：昭乎哉问也！臣览《太始天元册》文，丹天之气[1]经于[2]牛女戊分[3]，黅[4]天之气经于心尾己分，苍[5]天之气经于危室柳鬼，素[6]天之气经于亢氐昴毕，玄[7]天之气经于张翼娄胃。所谓戊己分[8]者，奎壁角轸，则天地之门户[9]也。夫候之所始，道之所生，不可不通也。

【注释】[1]丹天之气：丹，红色。指五行中火气化见于天的赤色。[2]经于：经，过也，历也，即横亘、经过。[3]牛女戊分：牛、女及以下所说的心、尾、危、室、柳、鬼、亢、氐、昴、毕、张、翼、娄、胃、奎、壁、角、轸等，均为天体上二十八宿的名称。戊分，指奎、壁二宿在天上的位置。[4]黅，黄色。[5]苍：青色。[6]素：白色。[7]玄：黑色。[8]戊己分：指角、轸二宿在天的位置。[9]天地之门户：天门地户是根据太阳在天体的位置以及时令气候的变化来命名的。太阳的周年运动位于奎、壁二宿时，正当由春入夏、位于角、轸二宿时，正当由秋入冬。夏为阳中之阳，冬为阴中之阴，故称奎壁、角轸为天门地户。

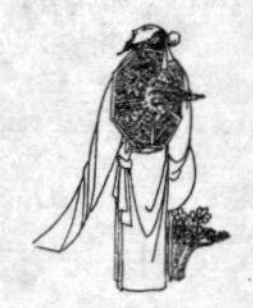

【语译】黄帝说：我想听听运气学说的理论是怎样开始形成的。岐伯说：这个问题你问得很好啊！我曾看到《太始天元册》文里记载：赤色的天气横亘在牛、女二宿与西北的戊分；黄色的天气横亘在心尾二宿与东南方己位之间；青色的天气横亘在危室二宿与柳、鬼二宿之间；白色的天气横亘在亢、氐二宿与昴、毕二宿之间；黑色的天气横亘在张、翼二宿与娄胃二宿之间。所说的戊分，为奎、壁二宿在天的位置；己分，为角、轸二宿在天的位置。奎、壁的节气是由春到夏，角、轸的节气是由秋到冬，夏为阳中之阳，冬为阴中之阴，故称奎、壁、角、轸是天地的门户。这是气候时节的开始，自然规律的演变而出现的，不可以不通晓。

【讨论】经文提出了天干化五运、地支配六气的具体规律："土主甲己……火主戊癸。子午之上，少阴主之……巳亥之上，厥阴主之。"此十一个公式的产生完全是根据天体变化，即从对星空的实际观测而来。经文所述的五气经天是十干主运的理论基础，由于丹天的火气，经于牛女奎壁四宿之处，下临于戊癸之方，故戊癸主火运；黅天的土气，经于心尾角轸四宿之处，下临于甲己之方，故甲己主土运；苍天的木气，经于危室柳鬼四宿之处，下临于丁壬之方，故丁壬主木运；素天的金气，经于亢氐昴毕四宿之处，下临于乙庚之方，故乙庚主金运；玄天的水气，经于张翼娄胃四宿之处，下临于丙辛之方，故丙辛主水运。经文所指出"候之所始，道之所生"即理论来源于实践的结论具有朴素唯物主义的辩证法思想。"道来源于候"是运气学说的客观基础，学习和运用运气学说都必须牢牢地把握住这一点。

关于十干主运的理论依据，另有月建之法及十二肖之说，兹录《类经图翼》之文于后，以供参考。《类经图翼》二卷又五运图解云："月建者，单举正月为法，如甲己之岁，正月首建丙寅，丙者，火之阳，火生土，故甲己为土运；乙庚之岁，正月首建戊寅，戊者，土之阳，土生金，故乙庚为金运；丙辛之岁，正月首建庚寅，庚者，金之阳，金生水，故丙辛为水运；丁壬之岁，正月首建壬寅，壬者，水之阳，水生木，故丁壬为木运；戊癸之岁，正月首建甲寅，甲者，木之阳，木生火，故戊癸为火运。此五运生于正月之月建也。十二肖者，谓十二宫中，惟龙善变而属辰位，凡十干起甲，但至辰宫，即随其所遇之干而与之俱变矣。如甲己干头，起于甲子，至辰属戊，戊为土，此甲己之所以化土也；乙庚干头，起于丙子，至辰属庚，庚为金，此乙庚之所以化金也；丙辛干头，起于戊子，至辰属壬，壬为水，此丙辛之所以化水也；丁壬干头，起于庚子，至辰属甲，甲为木，此丁壬之所以化木也；戊癸干头，起于壬子，至辰属丙，丙为火，此戊癸之所以化火也。此又五运之遇龙而变者也。”

运气干支计算是运气学说的基本内容，因此对于干支运算的科学价值和准确性必须要有正确的认识。

以干支周期为基础的五运六气计算规律是以太阳的运动为坐标的，其主运主气、五季六步的划分和二十四节气紧密相应，运气推算不是孤立的推算，而是有着客观的天文依据的。虽然受历史的局限，运气学说与古代天文学一样也认为太阳是绕地球为核心运转。然而地心说并没有妨碍运气计算的科学性，因为运气是建立在太阳回归年的基础上，和二十四节气相吻合，无论是地球绕着太阳转，还是太阳绕着地球转，运气学说的天文学基础是不变的，干支计算的五运六气规律是有其科学内涵的。

实践是检验真理的唯一标准，事物是否具有科学价值取决于它是否经得住实践的考验。殷商甲骨文的干支记载证实运气干支计算起源于黄河中下游的中原地带，远在甲骨文时代就有了完整的干支计时。干支周期是我国劳动人民长期实践的经验总结，其已经经历了几千年的实践考验，必然有其存在的科学价值。

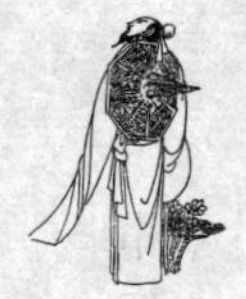

对于干支计算的准确性，现代学者研究表明，由于干支周期起源于中原一带，因此其对中原气候预测的准确性较高，经过考察显示：在郑州、西安、北京、天津、杭州、沈阳、成都、开封、青岛、南京、昆明等地的符合率都分别达到60%～70%以上，超过了概率的准确度，证实了运气计算不仅仅适合于我国中原地带，而且远远超过了中原地带。事实上，运气计算是以宏观天体运动为背景，特别是以太阳回归年为坐标，而不是以局部地域为依据，因此运气的干支计算没有局限性也不存在地区性，其方法不仅适用于中原地带，也适用于全中国，甚至整个地球。

【原文】帝曰：善。《论》[1]言天地者，万物之上下[2]；左右[3]者，阴阳之道路。未知其所谓也。岐伯曰：所谓上下者，岁上下见阴阳之所在也。左右者，诸上见厥阴，左少阴，右太阳；见少阴，左太阴，右厥阴；见太阴，左少阳，右少阴；见少阳，左阳明，右太阴；见阳明，左太阳，右少阳；见太阳，左厥阴，右阳明。所谓面北而命其位，言其见也。

【注释】[1]《论》：指《天元纪大论》。[2]上下：上，指司天。下，指在泉。[3]左右：指司天之左右间气。

【语译】黄帝说：好！《天元纪大论》中说：天地是万物的上下，左右是阴阳的道路，我不知道讲的是什么意思。岐伯说：这里讲的"上下"是指一年中的司天、在泉，从中可以看到阴阳所在的位置。所说的"左右"是指的司天的左右间气，如厥阴司天，左方就是少阴，右方就是太阳；少阴司天，左方就是太阴，右方就是厥阴；太阴司天，左方就是少阳，右方就是少阴；少阳司天，左方就是阳明，右方就是太阴；阳明司天，左方就是太阳，右方就是少阳;太阳司天,左方是厥阴,右方是阳明。这里所说的是面向北方,来确定左右方。

【原文】帝曰:何谓下?岐伯曰:厥阴在上则少阳在下,左[1]阳明右[2]太阴。少阴在上则阳明在下,左太阳右少阳。太阴在上则太阳在下,左厥阴右阳明。少阳在上则厥阴在下,左少阴右太阳。阳明在上则少阴在下,左太阴右厥阴。太阳在上则太阴在下,左少阳右少阴。所谓面南而命其位,言其见也。上下相遘[3],寒暑相临[4],气相得[5]则和,不相得[6]则病。帝曰:气相得而病者,何也?岐伯曰:以下临上[7],不当位也。

【注释】[1]左:指在泉的左间气。[2]右:指在泉的右间气。[3]上下相遘:遘,相遇。上,指客气。下,指主气。上下相遘,就是客气与主气相遇而交感。[4]寒暑相临:指客气加临于主时的六气。这里提寒暑,代表六种客气而言。[5]相得:指客主之气相生,或客主之气相同。[6]不相得:指客主之气相克。[7]以下临上:一指客主加临,虽然客主相生,为相得,但如果是主气生客气的,属于以下临上,土临火,火临木,水临金,金临土,皆是以下临上。二指君火、相火为客主气相同的相得,如在下的相火加临于在上的君火为以下临上。

【语译】黄帝说:什么叫做下呢?岐伯说:厥阴位于司天,少阳就位于在泉,在泉的左方是阳明,右方是太阴;少阴位于司天,阳明就位于在泉,在泉的左方是太阳,右方是少阳;太阴位于司天,太阳就位于在泉,在泉的左方是厥阴,右方是阳明;少阳位于司天,厥阴就位于在泉,在泉的左方是少阴,右方是太阳;阳明位于司天,少阴就位于在泉,在泉的左方是太阴,右方是厥阴;太阳位于司天,太阴就位于在泉,在泉的左方是少阳,右方是少阴,这里所说的是面向南方,来确定左右方。客气与

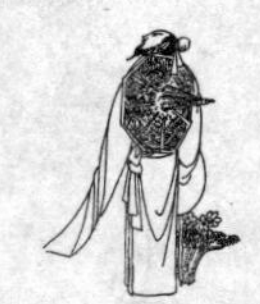

主气相遇而相交感，寒来暑往的客气轮流加临在主气上，如果客主两气相得就属和平，不相得的就要生病。黄帝说：虽然客主之气属相得，仍然有疾病发生，这是什么原因呢？岐伯说：这是由于以下加临于上，位置不恰当而造成的。

【讨论】(1)经文介绍了司天在泉四间气的具体推算方法及三阴三阳巡回运转情况。根据经文所述可以总结出两条公式：其一，一阴(厥阴)司天，一定是一阳(少阳)在泉；二阴(少阴)司天，一定是二阳(阳明)在泉；三阴(太阴)司天，一定是三阳(太阳)在泉。反之，一阳(少阳)司天，一定是一阴(厥阴)在泉；二阳(阳明)司天，一定是二阴(少阴)在泉；三阳(太阳)司天，一定是三阴(太阴)在泉。总而言之，阳司天，阴在泉，阴司天，阳在泉，且阴阳之气的多少完全相应，无一例外。其二，阴阳之间的升降运转，都是按一阴(厥阴)——二阴(少阴)——三阴(太阴)——一阳(少阳)——二阳(阳明)——三阳(太阳)的顺序，按上者右行、下者左行的方向运行，在此基础上构成司天在泉四间气以六年为一周期，循环运转，如环无端，周而复始。

(2)本节所说“上下相遘，寒暑相临”，实指客主加临，所谓“客”，就是客气，因其每年随年支的变化而不定，故称客气，即《天元纪大论》所述：“子午之岁，上见少阴；丑未之岁，上见太阴；寅申之岁，上见少阳；卯酉之岁，上见阳明；辰戌之岁，上见太阳；已亥之岁，上见厥阴。”客气反映一年各个季节的特殊气候变化。按每年六步分配，司天居于三之气，在泉居于终之气。从司天向上推出初之气，按阴阳气多少依次排成六步，如子午年少阴司天为三之气，阳明在泉为终之气，自少阴向上推两步，便是太阳，太阳即为初之气，此后一阴(厥阴)为二之气，二阴(少阴)为三之气，三阴(太阴)为四之气，一阳(少阳)为五之气，二阳(阳明)为终之气。余依此例。所谓“主”，就是主气，因其每年固定不变，故称主气，主气反映一年各个季节的一般气候变化。按每年六步分配，自厥阴初之气开始，依五行相生的顺序依次排列，即初之气厥阴风木，木生火，二之气少阴君火，三之气少阳相火；火生土，四之气太阴湿土；土生金，五之气阳明燥金；金生水，终之气太阳寒水。主气与客气的六步，每年自大寒开始，每步各主四个节气，六步共二十四个节气而为一年。每年客气六步加临于主气六步之上，就是客主加临。客主加临之气随年而变，故每年六气所化有所不同。例如，太阴湿土司天之年，客气六步为：初之气厥阴风木，二之气少阴君火，三之气太阴湿土，四之气少阳相火，五之气阳明燥金，终之气太阳寒水，与主气基本一致，所以问题不大，即原文所谓"气相得则和"。厥阴风木司天之年，客气六步为：初之气阳明燥金，二之气太阳寒水，三之气厥阴风木，四之气少阴君火，五之气太阴湿土，终之气少阳相火，与主气不一致，如此该年则春应温反凉，冬应寒反热，会对生物的生长有不利的影响，即原文所谓"不相得则病"。

此处"气相得则和，不相得则病"与《至真要大论》篇中"主胜逆，客胜从"不尽相同，彼在于强调主客的生克关系，以客气为主，客气生（克）主气则和，主气生（克）客气则逆，其理在于主气反映一年中的一般变化，客气反映一年中的特殊变化；主气是固定的，易于适应；客气是变换的，不易适应，故以客气为主来定主从。两者可互参。对于运气学说，固然要重视其具体测算方法，但又不能机械地生搬硬套。沈括《梦溪笔谈》曾明确指出："医家有五运六气之术，大则候天地之变，寒暑风雨，水旱螟蝗，小则人之众疾，亦随气运盛衰，今人不知所用而胶于定法，故其术皆不验……大凡物理有常有变，运气所主者，常也，异乎所主者，变也，常则为本气，变则无所不至。"对于运气的运算，做到知常达变才是正确的。

（3）关于"以下临上"一句，历代注家有两种解释：第一种，

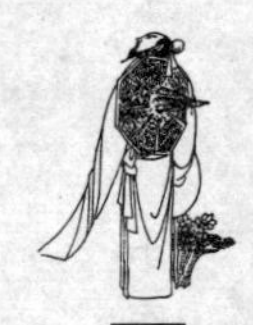

“子临母”说，王冰注云：“六位相临，假令土临火、火临木、木临水、水临金、金临土，皆为以下临上，不当位也。”第二种，“臣位君”说，张介宾注云：“气同类者，本为相得，而亦不免于病者，以下临上也。如《素问·六微旨大论》曰：‘君位臣则顺，臣位君则逆’，此指君相二火而言也。”当以君臣说更符合实践，因君火为主，相火为使，君火可作用于全身，故应以君火当位为顺，相火迁位为逆。

【原文】帝曰：动静何如？岐伯曰：上者右行，下者左行[1]，左右周天，余而复会也[2]。帝曰：余闻鬼臾区曰，应地者静。今夫子乃言下者左行，不知其所谓也。愿闻何以生之乎？岐伯曰：天地动静，五行迁复，虽鬼臾区其上候而已，犹不能遍明。夫变化之用，天垂象，地成形[3]，七曜纬虚[4]，五行丽地[5]。地者，所以载生成之形类也。虚者，所以列应天之精气[6]也。形精之动，犹根本之与枝叶也，仰观其象，虽远可知也。帝曰：地之为下，否乎？岐伯曰：地为人之下，太虚之中者也。帝曰：冯[7]乎？岐伯曰：大气举之也[8]。燥以干之，暑以蒸之，风以动之，湿以润之，寒以坚之，火以温之。故风寒在下，燥热在上，湿气在中，火游行其间[9]，寒暑六入，故令虚而生化也[10]。故燥胜则地干，暑胜则地热，风胜则地动，湿胜则地泥，寒胜则地裂，火胜则地固矣。

【注释】[1]上者右行，下者左行：指在上的司天之气，由左向右旋转运动，自东而西下降于地；在下的在泉之气，由右向左旋转，自西向东上升于天。[2]左右周天，余而复会也：上者右行，下者左行，一年之时周于天。周天度数为三百六十五又四分之一度，而日月运行则是“三百六十五日而成岁”。这个岁差度数即气余。一年加岁差气余之数,则天地又得复会于始(妥否当参考其他注家)。[3]天垂象,地成形:古人认为天高莫测,但有象可见,如日、月、星、斗。垂,自上而及于下,故曰“地成形”。[4]七曜纬虚:纬,织物上的横线,此意穿一样横越。虚,太空。全句指日月五星像穿一样横越于太空中。[5]五行丽地:丽,附着的意思。指五行附着在大地上。[6]应天之精气:应,接受。日月星斗等是感受天的精气而形成。[7]冯:冯与“凭”字通,依靠。[8]大气举之也:大气托举着。[9]火游行其间:火指君火、相火。君火居湿气之上,相火居湿气之下,故曰火游行其间。[10]寒暑六入,故令虚而生化也:寒暑,代表全年。六,六气。虚,空气。虚则属气。全句指一年中寒暑往来的六气侵入地面,由太空中所属的六气影响大地,而使大地化生万物。

【语译】黄帝说:天地的动静是怎样的呢?岐伯说:在上的司天之气,由左向右旋转运行,在下的在泉之气,由右向左旋转运行,旋转运行一周年后,又复回到原来的位置。黄帝说:我听到鬼臾区说:与地相应的气是静而不动的。现在先生却说在泉之气由右向左运行,不知道其中的道理。希望听你讲一下为什么会动呢?岐伯说:天地之气的运动和静止,五行的周而复始的运转很复杂。鬼臾区虽然了解天运之候,但是还不能全部讲明白。天地变化的作用,天空显现的是高悬着的日月星象,大地形成了有形的万物。日、月、金、木、水、火、土七曜,如穿梭一样横越太空之中,五行之气附着在大地上,所以说地是载运各种有形之物的,太空是悬列感受天精之气的日月星斗的。大地上有形之物与天上日月星斗的运动,就像根本和枝叶一样密切,虽然距离很远,抬头观察天象,仍然可以了解它们的情况。黄帝问:大地是不是在下面呢?岐伯说:大地是在人的下面,太空之中的。黄帝问:它在太空中依靠的是什么呢?岐伯说:依靠的是太空间的大气举托着它。燥气使它干燥,暑气使它蒸发,风气使它运动,湿气使它滋润,寒气使它坚实,火气使它温暖。所以风寒之气在下,燥热之气在上,寒暑的往来,太空中的

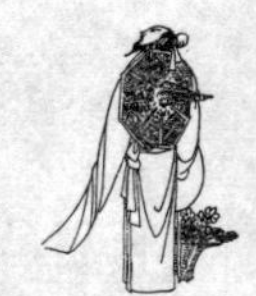

六气影响大地，而使大地化生万物。所以燥气太过大地就干燥，暑气太过大地就炽热，湿气太过大地就潮湿，寒气太过大地就冻裂，火气太过大地就坚固。

【讨论】(1)经文提出“上者右行，下者左行”，结合前两段经文，可见此处的左右是面南而命其位的，右为西方，左为东方，进而可知古人提出“上者右行，下者左行”是以太阳东升西降的视运动为基础的，不是随意的主观规定。

(2)经文对于宇宙结构作了概括性的描述，在广阔的宇宙太虚之中，充满了“气”这类物质托举着整个大地，而人在地之上。“气”不断地运动变化，在天上化为日月星辰，在地上构成五行之体，日月星辰在天空中不停运动，五行在地上不断变化以化生万物。气在地周围分成性质功能不同的六种“气”，即风寒暑湿燥火。六气的分布，“风寒在下，燥热在上，湿气在中，火游行其间”。在正常情况下，六气的作用是“燥以干之，暑以蒸之，风以动之，湿以润之，寒以坚之，火以温之”，从而使大地万物生化不止。六气异常则“燥胜则地干，暑胜则地热，风胜则地动，湿胜则地泥，寒胜则地裂，火胜则地固”。为了了解和掌握整个宇宙的物质变化规律，古人基于对宇宙结构的上述认识，运用十天干和十二地支的排列变化，逐步形成了五运六气学说。

在我国古代，有关宇宙结构问题，较早的学说是盖天说，认为天是圆的，地是方的，半圆的天覆盖在地上，如《灵枢 · 邪客》所谓“天圆地方，人头圆足方以应之”就是受这种理论的影响。随着科学技术的发展，又产生了浑天学说，并成为我国古代关于宇宙结构的正统学说。浑天学说认为天地都是圆的，天包于地外，半边天在地上，半边天在地下，日月星辰附在天壳上，随天周日旋转，这较盖天说有较大的进步，已认识到宇宙是无边无际的，但浑天学说与盖天学说都认为有固体天壳存在，并认为天和宇宙是两个不同的概念，今天看来这两种理论都有较大的局限性。在我国古代还存在着宣明学说，是我国历史上先进的宇宙结构理论，《晋书·天文志》记载了东汉郗阴相传“天了无质，仰而瞻之，高远无极，眼瞀精绝，故苍苍然也。………日月众星，自然浮生虚空之中，其行其止，皆需气焉。”这种学说打破了人为的“天”的边界，展现了无垠的宇宙空间。本节经文当是受宣明学说的影响。尤其可贵的是，其认识到不仅天体在运动，大地同样在运动，万物的运动都是和天地紧密相连的，自然界是一个统一的整体。这又较郗阴所传的宣明学说在三个方面前进了一步：其一，经文从天体的相对运动中，说明了自然界的运动变化及其统一性；其二，经文所描述的是一个有生命力的、生化不息的宇宙；其三，经文明确指出了宇宙是由天和地、形和气两种对立统一的物质形态构成。在当时的条件下能有此认识令人震惊。

(3)本节介绍的风、寒、暑、湿、燥、火等自然气候的作用及其与自然界物化现象的关系，认为自然气候正常有利于万物的生长，自然气候反常就会形成灾害。《内经》中这种有常有变、以常测变的观点，体现在中医学的各个方面。张仲景继承了《内经》的认识并进一步加以论述，他在《金匮要略·藏府经络先后病形》中说：“夫人禀五常，因风气而生长，风气虽能生万物，亦能害万物，如水能浮舟，亦能覆舟。”他所说的生万物的风就是六气，害万物的风就是六淫。他以水能浮舟又能覆舟两种不同的作用为例，通俗而形象地对《内经》的精神作了说明，充分体现出中医学对自然气候变化中“一分为二”的朴素的辩证法思想。知常达变，这是中医学指导思想的精华所在，应加以高度重视和认真继承。

【原文】帝曰：天地之气[1]，何以候之？岐伯曰：天地之气，胜复之作[2]，不形于诊也。《脉法》[3]曰：天地之

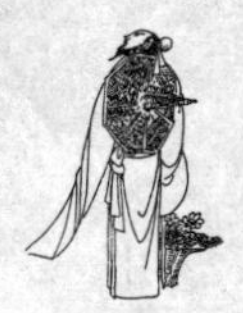

变，无以脉诊，此之谓也。帝曰：间气[4]何如？岐伯曰：随气所在，期于左右[5]。帝曰：期之奈何？岐伯曰：从其气则和[6]，违其气则病，不当其位[7]者病，迭移其位者病，失守其位[8]者危，尺寸反[9]者死，阴阳交[10]者死。先立其年，以知其气，左右应见，然后乃可以言死生之逆顺。

【注释】[1]天地之气：天气，指司天之气；地气，指在泉之气。[2]胜复之作：指胜气和复气的发作。胜，偏胜之气。复，报复之气。[3]《脉法》：古医书名。[4]间气：司天左右之气、在泉左右之气，叫间气。[5]左右：指左手和右手脉。[6]从其气则和：间气与其脉相应就和顺。[7]不当其位：间气与相应的脉发生错位。[8]失守其位：间气与脉相应，当应之脉位不见当应之脉，反见克贼之脉。[9]尺寸反：指脉当应于寸，反见于尺，当见于尺，反见于寸。[10]阴阳交：阴阳交相错乱的脉象，如岁当阴年应在右脉而反见于左，岁当阳年应在左脉而反见于右。

【语译】黄帝说：司天在泉之气，从脉象上怎样观察呢？岐伯说：司天和在泉之气，胜气和复气的发作，在脉上是无形迹可诊察的。《脉法》上说：司天和在泉之气的变化，不能根据脉象来诊察，就是这个意思。黄帝说：脉与间气相应的情况如何呢？岐伯说：脉象与间气相应就和顺，脉象与间气相违背的就要生病，间气与相应的脉错位而见到其他部位的脉要生病，间气与相应的脉左右互移其位的要生病，相应的脉位见到相克的脉就病情危重，两手尺脉和寸脉俱相反的就要死亡，阴脉与阳脉交相错乱出现的也要死亡。首先要确定当年的岁运，知道司天、在泉、左右间气，然后才可以以此为据来推测病的死生顺逆。

【讨论】《内经》除运气七篇以外的其他篇章对于脉象与四时的逆从有许多精辟的论述，特别是对在一般气候状况下的脉象的论述较为详尽，但对于特殊气候下的脉象的论述则主要集中在运气七篇。运气七篇认为审脉不仅要掌握一年四季、主气、主令的脉象，还必须以运气理论为指导，掌握胜、复、淫、变、郁、发等特殊情况下的脉象，才能真正掌握疾病的情况，作出正确的判断。本节主要论述了运气变化与人体脉象的关系。一方面提出不能仅根据脉象来反推自然气候的各种变化，即所谓"天地之变，无以脉诊"；另一方面则提出自然气候的变化与人体密切相关，人与天地相应，即所谓"随气所在，期于左右"，"从其气则和，违其气则病"。这种天象可以应于脉象，但又不能仅凭脉象推测天象的辩证法思想充分体现了运气学说的客观唯物主义思想。这些提法是古人从实际观察中总结出的经验。只根据"天地之变，无以脉诊"一语就否定自然气候变化与脉诊的关系，或只根据经文"脉从四时"就以脉测天，把脉说得玄之又玄，都只是片面地强调一个方面并把它绝对化了，违背了原文的精神实质。

【原文】帝曰：寒暑燥湿风火，在人合之奈何？其于万物何以生化？岐伯曰：东方生风，风生木，木生酸，酸生肝，肝生筋，筋生心。其在天为玄，在人为道，在地为化。化生五味，道生智，玄生神，化生气。神在天为风，在地为木，在体为筋，在气为柔，在藏为肝。其性为暄[1]，其德[2]为和，其用为动，其色为苍，其化为荣，其虫[3]毛，其政[4]为散，其令[5]宣发，其变摧拉[6]，其眚[7]为陨，其味为酸，其志为怒。怒伤肝，悲胜怒；风伤肝，燥胜风；酸伤筋，辛胜酸。

【注释】[1]暄：温暖。[2]德：品行。[3]虫：泛指动物而言。[4]政：主宰，统领。[5]令：行使权力。[6]摧拉：损折败坏的意思。[7]眚：灾害。

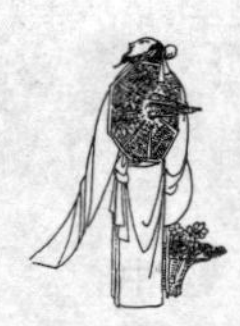

【语译】黄帝说：寒暑燥湿风火六气，与人体怎样相应和呢？它们对于万物又怎样生化的呢？岐伯说：东方是产生风的地方，风使木气生发，木化生酸味，酸味滋养肝，肝脏滋养筋，筋为肝木所生，木生火，所以筋能养心。六气在天，深远无际，难以探测，在人为认识事物的道理，在地则万物生化不息，由于生化产生了五味，明白了认识事物的道理，就能产生智慧，深远无边的天，生成了变化莫测的神，生化的作用产生了原始之气。神的变化在天表现为风，在地表现为木，在人体则为筋，在气表现为柔和，在五脏中为肝。风气的特性是温暖，它的品行是平和，它的功能是运动，它的颜色是青色，它的生化结果是华荣，它在动物中属于有毛的一类。它主持升散，行使宣扬升发。风气的异常变化则为摧折败坏，它的灾害为陨落，它的味属于酸类，它的情志表现为怒。发怒要损伤肝脏，悲哀的情志能抑忿怒。风气过盛能伤肝，燥气能够克制风气。味过分酸就要伤筋，辛味能克制酸味。

【原文】南方生热，热生火，火生苦，苦生心，心生血，血生脾。其在天为热，在地为火，在体为脉，在气为息[1]，在藏为心。其性为暑，其德为显[2]，其用为躁，其色为赤，其化为茂[3]，其虫羽，其政为明[4]，其令郁蒸[5]，其变炎烁，其眚燔焫[6]，其味为苦，其志为喜。喜伤心，恐胜喜；热伤气，寒胜热；苦伤气，咸胜苦。

【注释】[1]息：滋生，长也。[2]显：明显。[3]茂：茂盛。[4]明：明白、清楚。[5]郁蒸：郁，盛也。蒸，热也。指盛热如蒸。[6]焫：烧的意思。

【语译】南方是产生热的地方，热盛使火气产生，火化生苦味，苦味养心，心能生血液，血液能滋养脾脏。它的变化在天表现为热，在地表现为火，在人体则为脉，在气表现为生长，在五脏中为心。它的性质为暑热，它的德行为显明，它的作用是躁动，它的颜色为赤，它的生化结果是万物茂盛。它在动物中属于有羽毛的一类。它主持的政务明白，行使布散如蒸盛热，它的异常变化为炎热灼烁，它的灾害是产生大火焚烧，它的味属于苦类，它的情志表现为喜。过喜要损伤心脏，恐惧的情志能克制喜；热过分就伤气，寒气能克制热；味过苦要伤气，咸能克制苦。

【原文】中央生湿，湿生土，土生甘，甘生脾，脾生肉，肉生肺。其在天为湿，在地为土，在体为肉，在气为充[1]，在藏为脾。其性静兼[2]，其德为濡，其用为化，其色为黄，其化为盈，其虫倮[3]，其政为谧[4]，其令云雨，其变动注[5]，其眚淫溃[6]，其味为甘，其志为思。思伤脾，怒胜思；湿伤肉，风胜湿；甘伤脾，酸胜甘。

【注释】[1]充：满也，足也。[2]兼：兼并。[3]倮：指倮虫。即无毛、无羽、无甲、无鳞的裸体动物。[4]谧：安静。[5]注：灌进。[6]淫溃：淫，久雨。溃，土崩溃。

【语译】中央是产生湿气的地方，湿气助长土气，土气能化生甘味，甘味滋养脾脏，脾气能滋养肌肉，肌肉强壮则肺气充足。它的变化在天表现为湿，在地表现为土，在人体则为肌肉，在气表现为充实，在五脏中为脾。它的性质安静而兼容万物，它颜色属黄色，它的生化结果是使万物盈满，它在动物中属于倮虫一类。它主持安静，行使布施云雨。它的异常表现为水湿灌注，它造成的灾害为淫雨土崩，它的味属于甘类，它的情志表现为思。过分思虑要伤脾，忿怒的情志能克制思；湿盛会伤肌肉，风气能克制湿气；甘味太过要伤脾，酸味能克制甘味。

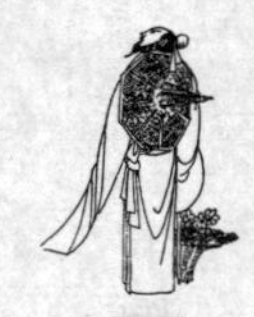

【原文】西方生燥，燥生金，金生辛，辛生肺，肺生皮毛，皮毛生肾。其在天为燥，在地为金，在体为皮毛，在气为成[1]，在藏为肺。其性为凉，其德为清[2]，其用为固[3]，其色为白，其化为敛，其虫介[4]，其政为劲[5]，其令雾露，其变肃杀[6]，其眚苍落[7]，其味为辛，其志为忧。忧伤肺，喜胜忧；热伤皮毛，寒胜热；辛伤皮毛，苦胜辛。

【注释】[1]成：成熟。[2]清：洁净。[3]固：坚固。[4]介：指有甲、壳的动物。[5]劲：坚强有力。[6]肃杀：严酷摧残。[7]苍落：青干凋落。

【语译】西方是产生干燥之气的地方，干燥能生金，金能化生辛味，辛味滋养肺脏，肺气能滋养皮毛，皮毛润泽又能滋助肾水。它的变化在天表现为燥，在地表现为金，在人体则为皮毛，在气表现为成熟，在五脏中为肺，它的性质清凉，它的品性为洁净，它的作用为坚固，它的颜色白，它的生化结果是收敛，在动物中属于有介、壳一类。它主政坚强有力，行使敷布雾露，它的异常变化为严酷摧残，其灾害表现为青干而凋落，它的味属于辛类，它的情志表现为忧愁。忧愁能伤肺，喜悦的情志能克制忧愁；火热会伤皮毛，寒冷能克制火热；辛味太过要伤皮毛，苦味能制辛味。

【原文】北方生寒，寒生水，水生咸，咸生肾，肾生骨髓，髓生肝。其在天为寒，在地为水，在体为骨，在气为坚[1]，在藏为肾。其性为凛[2]，其德为寒，其用为藏，其色为黑，其化为肃[3]，其虫鳞[4]，其政为静，其令霰[5]雪，其变凝冽[6]，其眚冰雹，其味为咸，其志为恐。恐伤肾，思胜恐；寒伤血，燥胜寒；咸伤血，甘胜咸。五气更立[7]，各有所先，非其位则邪，当其位则正。

【注释】[1]坚:结实。[2]凛:严寒。[3]肃:静也。[4]鳞:指有鳞的鱼类。[5]霰:水蒸气在高空中凝结,降下的小冰粒。[6]凝冽:寒冷冻冰。[7]五气更立:五行之气更换主时。

【语译】北方是产生寒冷之气的地方,寒冷能生水,水能化生咸味,咸味滋养肾脏,肾气滋养骨髓,骨髓充实则肝气旺盛。它的变化在天表现为寒,在地表现为水,在人体则为骨,在气表现为坚实,在五脏中属肾。它的性质是严寒,它的品性寒冷,它的作用为闭藏,它的颜色属黑,在动物中属于鱼一类,它主持平静,行使撒霰飞雪。它的异常表现为水冰气寒,其灾害为冰雹,它的味属于咸类,它的情志是恐惧。恐惧能伤肾,思能克制恐惧;寒盛伤血,燥能克制寒;咸味太过要伤血,甘味能克制咸味。五方之气,互相更换主时,各有先期而至的气候,若气来之时不与主时方位相应者,就是邪气,相反,若与主时方位相应者,就是正气。

【讨论】以上几节是运气脏象学说的重要内容之一,运气脏象的核心在于强调脏腑气化与天地气化之间的密切关系,从而使中医脏象学上升到一个更高的境界。经文在此主要介绍了如何以天之六气及地之五行为中心具体联系自然界的各种物化现象以及人体生理病理现象,是对经文"寒暑湿风火在人合之奈何?其于万物何以化生?"的具体回答。经文列举了大量的自然现象,把天地的正常变化和异常变化、自然界的物化现象、人体的生理病理,进行了广泛的联系,充分体现了中医学天地人相应的统一整体观。经文以天之六气、地之五行为中心,把六气、五方、五行、五味、五色、五脏、五体、五志、五虫中性质相近而又经常联系在一起的归属为一类。这种联系和归类,不是出于主观想象,而是古人长期观察、多次重复和验证,将具有共同性质、作用、表现、变化(即所谓性、用、德、化、政、令、变、眚)等的一类现象,以五行的形式进行的归类。这种联系和归类具有实际的临证诊疗指导意义。经文所列举的自然现象的

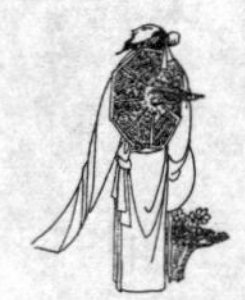

关系归纳起来不外相互联系、相互滋生、相互制约三个方面。举风、木、酸、苍、肝、筋、怒这一类为例，临证时可以据此来诊断疾病的部位，如因怒而发病者，或出现抽搐拘挛等"风"的表现者，或外现色青、口酸、泛酸者，可定病位在肝，这是相互联系的一类关系。"酸生肝、肝生筋、筋生心"，治疗时可以根据这种相互滋生的关系，补其不足。"怒伤肝、酸伤筋、悲胜怒、燥胜风、辛胜酸"是属于相互制约克伐的关系，诊疗时，如属大怒而病，定位在肝，即可据悲胜怒，补肺以制肝。

【原文】帝曰：病生之变何如？岐伯曰：气相得则微，不相得[1]则甚。帝曰：主岁[2]何如？岐伯曰：气有余，则制己所胜而侮[3]所不胜；其不及，则己所不胜侮而乘之，己所胜轻而侮之。侮反受邪，侮而受邪，寡[4]于畏也。帝曰：善。

【注释】[1]相得：符合。[2]主岁：指五运六气各有主岁之时。[3]侮：欺侮，恃强凌弱。[4]寡：无所畏惧，即肆无忌惮。

【语译】黄帝说：疾病的发生、变化与时令有什么关系呢？岐伯说：来气与时令相符，则病情轻微，来气与时令不相符，则病情严重。黄帝说：五气主岁是怎样的呢？岐伯说：五运之气太过，就能克制自己所能胜过的气，同时反而欺侮自己所不能胜过的气；五运之气不及，则会受到自己所不能胜过的气乘机欺侮，同时又会受到自己所能胜过的气的轻蔑欺侮；凡是欺侮它气者，自己也会受到邪气的伤害，之所以欺侮它气受邪，是由于肆无忌惮而招来的。黄帝说：讲得好！

【讨论】本节主要讨论了五运之间的关系及其相互影响和作用。从自然气候变化来说,各种气候之间是密切相关的,一种气候变化必然涉及其他气候变化,同时也必然受到其他气候变化的作用和影响。从人体脏腑之间的生理病理变化来说,一个脏器有病,必然要涉及其他脏器,同时也必然受到其他脏器的作用和影响。这提示我们:不论是分析自然气候变化,或是分析疾病病机,都必须全面考虑,不能只看一点,不及其余。这是中医学整体恒动观在运用中的具体体现,也是中医学的精华所在。

六微旨大论篇第六十八

【提要】六,指风、热、火、湿、燥、寒六种气候;微,精深微妙之意;旨,指意旨、含义。本篇主要根据甲子纪年,以一个甲子日为六十天,六个甲子日为一年,而一年之中有五运六气的运行变化。其形式有主岁、主时、客主加临等不同。而客气又分为司天、在泉、四间气六个阶段。以上这些六气意旨及变化规律甚为精深微妙,故篇名《六微旨大论》。

【原文】黄帝问曰:呜呼!远哉,天之道[1]也,如迎浮云,若视深渊,视深渊尚可测,迎浮云莫知其极。夫子数言谨奉天道,余闻而藏之,心私异之,不知其所谓也。愿夫子溢志[2]尽言其事,令终不灭,久而不绝。天之道可得闻乎?岐伯稽首再拜对曰:明乎哉问,天之道也!此因天之序,盛衰之时也。

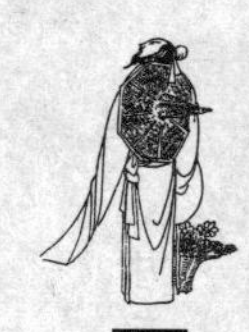

【注释】[1]天之道:宇宙间万事万物变化的规律。[2]溢志:溢,满而外流,此指详尽地把知道的讲出来。

【语译】黄帝问道:啊!多么深远,关于天的变化规律,如像抬头看浮云,又好像低头看深渊,所看的深渊还可测知,仰望的浮云却不可能知道它的尽头之处。先生多次讲,要小心谨慎地奉行自然变化规律,我听了以后,都铭记在心,但是心里又私下产生了疑惑,不明白其中说的是什么意思。希望先生尽情详尽地讲讲其中的道理,使它永不湮灭,长久流传不断绝。像这样的有关宇宙万物变化规律,可以让我听听吗?岐伯再次行跪拜礼后回答说:你提的问题多么高明啊!所说的宇宙万物的变化的道理,就是六气循环运转表现出来的时序和盛衰。

【讨论】本节指明了三个问题:第一,自然变化的规律是极其复杂的,不容易掌握;第二,自然变化的规律并非不可知,而是可以认识并加以总结的;第三,总结自然变化规律的唯一方法是根据自然气候的外在客观表现来加以探讨和总结。以上三点认识是非常正确的,这对我们学习和掌握运气学说是颇有裨益的。

【原文】帝曰:愿闻天道六六之节盛衰何也?岐伯曰:上下[1]有位,左右有纪[2]。故少阳之右,阳明治[3]之;阳明之右,太阳治之;太阳之右,厥阴治之;厥阴之右,少阴治之;少阴之右,太阴治之;太阴之右,少阳治之。此所谓气之标[4],盖南面而待也。故曰:因天之序,盛衰之时,移光定位,正立而待之[5],此之谓也。少阳之上,火气治之,中见厥阴[6];阳明之上,燥气治之,中见太阴;太阳之上,寒气治之,中见少阴;厥阴之上,风气治之,中见少阳;少阴之上,热气治之,中见太阳;

太阴之上,湿气治之,中见阳明。所谓本也,本之下,中之见也,见之下,气之标也。本标不同,气应异象[7]。

【注释】[1]上下:上指司天之气,下指在泉之气。[2]左右有纪:左右,指左右间气,纪指规律。[3]治:主司,主治。[4]标:本意指木的末端,在此为标记、标识的意思。[5]移光定位,正立而待之:移光定位,指古人根据日影的变化来确定节气的一种方法;正立而待之,面南正立进行观察。[6]中见厥阴:言三阴三阳各有表里,其气相通,故各有互根之中气也。少阳之本火,故火气在上,与厥阴为表里,故中见厥阴,是以相火而兼风木之化也。如以三阴三阳六经来说,凡互为阴阳表里的两经,则互为中见。余者同。[7]气应异象:气应,六气应病。异象,不同的病情表现。

【语译】黄帝说:我想听听关于六气循环时序的盛衰变化如何?岐伯说:六气司天、在泉有一定的位置,左右间气有一定规则定位。所以少阳的右方是阳明主司,阳明的右方是太阳主司,太阳的右方是厥阴主司,厥阴的右方是少阴主司,少阴的右方是太阴主司,太阴的右方是少阳主司。这就是所说的六气之标,它是以面向南方来测定的。所以说,天之六气按照一定的顺序循环运动,就产生了时令的盛衰变化,这种变化要靠观察日光影子移动的长短来确定,观察日影必须面南正立等着它,说的就是这个道理。少阳的上面是火气主司,中气是厥阴;阳明的上面是燥气主司,中气是太阴;太阳的上面是寒气主司,中气是少阴;厥阴的上面是风气主司,中气是少阳;少阴的上面是热气主司,中气是太阳;太阴的上面是湿气主司,中气是阳明。所说的上面的六气,就是本元之气,本气的下面是中气,中气的下面是六气的标。由于本标不同,从六气应病来看,所反应的病情也不一样。

【讨论】(1)"天道六六之节"一语,首见于《素问·六节藏象论》"天以六六之节,以成一岁",因此许多的注家均据《素问

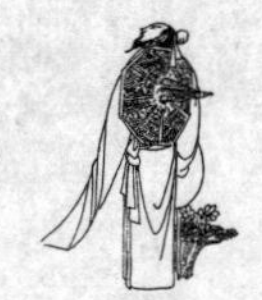

·六节藏象论》“天有十日，日六竟而周甲，甲六复而终岁，三百六十日法也”来加以解释，认为“六六”就是指六个甲子，即六个六十天，六六三百六十天为一年，这种解释实际上是不确切的。《内经》中对于一年的时间是按三百六十五天来计算的，而不是按三百六十天计算。《素问·六节藏象论》首先即提出“行有分纪，周有道理，日行一度月行十三度有奇焉，故大小月三百六十五日而成岁，积气余而盈闰矣”。以五运而言，主运分五步，分司一年中的五个运季，每步所主时间为七十三天零五刻，则每年为三百六十五天多一点；以六气而言，主气分六步，一年二十四节气分属于六气之中，从每年大寒日开始计算，每十五天多一点为一个节气，四个节气为一步，每一步为六十天零八十七刻半，六步为一年，则每年也是三百六十五天多一点。由此可知，“六六”不是指六六三百六十天。其实《素问·六节藏象论》“夫六六制节，九九制会者，所以正天之度，气之数也。天度者，所以制日月之行也；气数者，所以纪化生之用也”，对“六六”一词作了比较明确的解释，很明显，“六六”是指观测自然气候变化的一种方法，一个“六”应指风、寒、暑、湿、燥、火六气；一个“六”应指三阴三阳，“六六之节”是指以三阴三阳来归属和测算六气的方法。

(2)“少阳之上，火气治之，中见厥阴………太阴之上，湿气治之，中见阳明”论述了标本中气问题。所谓“标”，就是标识、标记；“本”，就是本气；“中气”就是“中见之气”，是在本气中可以看到的气。三阴三阳为“标”，分列之以代表六气；风、寒、暑、湿、燥、火是六气的变化，为“本”；与本气相通的气为“中气”。本气之中又可出现中见之气的原因，其一是因为，六气变化到了一定限度，常可向相反方面转化，如热可以向寒方面转化，寒也可以向热方面转化，所以说“少阴之上，热气治之，中见太阳”，“太阳之上，寒气治之，中见少阴”；湿可以向燥方面转化，燥也可以向湿方面转化，所以说“太阴之上，湿气治之，中见阳明”,“阳明之上,燥气治之,中见太阴”;风可以转化为热,火借风威,火也可以转化为风,热极生风,所以说“厥阴之上,风气治之,中见少阳”,“少阳之上,火气治之,中见厥阴”。其二是因为,六气本身有盛衰和有余不及。热气有余是热,不及便生寒;寒气有余是寒,不及便生热;燥气有余是燥,不及便生湿;湿气有余是湿,不及便生燥。总的来说,不论是推测气候变化或是分析疾病转变,都要从整体恒动观来加以认识,这是标本中气提法的实质。从阴阳概念来说,不但要注意阴阳本身的特点,还要注意到阴阳之间的转化;从表里概念来说,不但要注意表里本身的特点,还要注意到表里之间相互出入,太阳与少阴相表里、阳明与太阴相表里、少阳与厥阴相表里,可以由表及里,也可以由里及表。

【原文】帝曰:其有至而至[1],有至而不至[2],有至而太过[3],何也?岐伯曰:至而至者和;至而不至,来气不及也;未至而至,来气有余也。帝曰:至而不至,未至而至如何?岐伯曰:应则顺[4],否则逆,逆则变生,变则病。帝曰:善。请言其应。岐伯曰:物[5],生其应也。气[6],脉其应也。

【注释】[1]至而至:前至指时至,后至指气之至。[2]至而不至:指时令节气已至,而应至的六气未至,此为不及。[3]至而太过:是时令未至,而不应至的六气已至。[4]应则顺:时至气亦至的为应,应则顺。[5]物:自然界万物。[6]气:天时之气。

【语译】黄帝说:六气与时令的关系,有时至气也至的,有时至而气不至的,有时未至而气至太过的,这是为什么呢?岐伯说:时节至气候也至的为平和气,时节至而气候不至的是应到位的气不及,时令未至而气候已至是应到位的气有余。黄帝

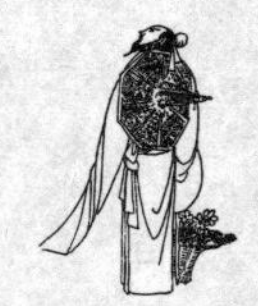

说：时节至而气候不至，时节未至而气候已至，将会发生什么事？岐伯说：六气与时节相应就顺，六气与时节不相应就逆，逆就产生异变，异变就要生病。黄帝说：讲得好！请你讲讲相应。岐伯说：自然界万物与六气的相应表现在其生长方面，天时气候对人的影响可以从脉象上表现出来。

【讨论】“其有至而至，有至而不至，有至而太过”概括了六气变化的常变问题，“至而至”，与季节相应为常；“至而不至”、“至而太过”、“未至而至”，与季节不相应为变。张仲景《金匮要略·藏府经络先后病脉证》云：“问曰：有未至而至，有至而不至，有至而不去，有至而太过，何谓也？师曰：冬至之后，甲子夜半少阳起，少阳之时，阳始生，天得温和。以未得甲子，天因温和，此为未至而至也；以得甲子而天未温和，为至而不至也；以得甲子而天大寒不解，此为至而不去也；以得甲子而天温如盛夏五六月时，此为至而太过也。”对经文作了具体而形象的解释。判断常变的标准，从自然界来说，是根据物候；从人体来说，要根据脉象。常则万物化生，身体健康；变则万物不容，发生疾病。

【原文】帝曰：善。愿闻地理之应六节气位[1]何如？岐伯曰：显明[2]之右，君火之位也；君火之右，退行一步[3]，相火治之；复行一步，土气治之；复行一步，金气治之；复行一步，水气治之；复行一步，木气治之；复行一步，君火治之。相火之下，水气承[4]之；水位之下，土气承之；土位之下，风气承之；风位之下，金气承之；金位之下，火气承之；君火之下，阴精承之。帝曰：何也？岐伯曰：亢则害，承乃制[5]，制则生化，外列盛衰[6]，害则败乱，生化大病。

【注释】[1]六节气位:六节,指三阴三阳。气,指风、火、燥、暑、湿、寒六气。位,指三阴三阳六气所在的位置。[2]显明:显著,光明。原本指早上的太阳,在东方卯正之位升起,天地普照光明。[3]退行一步:指向右行一步。主气六步运转方向是自右而左,故右行为退行,每步为60日又87刻半。[4]承:承袭。[5]亢则害,承乃制:亢,盛极。制,克制,抑制。六气过亢则克制其所胜,侮其所不胜,有损于万物的生化,反过来六气盛极必衰,则所不胜之气随之而生,对其加以抑制,使之归于正常。[6]外列盛衰:指盛衰往来的变化,四时之气的不同为其征象。

【语译】黄帝说:好!我想听听地理位置与六气主时的位置如何相应的?岐伯说:早上日出的位置的右方,是少阴君火主时的位置;君火的右方,退行一步,是相火主时的位置;再退行一步,是太阴湿土主时的位置;再退行一步,是阳明燥金主时的位置;再退行一步,是太阳寒水主时的位置;再退行一步,是厥阴风木主时的位置;再退行一步,是少阴君火主时的位置。相火的下面,有水气相承接;水气的下面,有土气相承接;土气的下面,有风气相承接;风气的下面,有金气相承接;金气的下面,有火气相承接;君火的下面,有阴精相承接。黄帝说:这是为什么?岐伯说:六气过盛,就会克制其所胜,侮其所不胜,损害万物的生机,随之其所不胜的气就会产生增强而抑制它,抑制后六气达到正常而生化不息。盛衰的往来,四时之气的不同可以应证,亢盛为害会败坏正常生化之机,从而发生大病。

【讨论】(1)经文提出“君火之下,阴精承之”,以此说明君火与阴精之间的承制关系。《内经》在阴与阳之间的关系上认为,“阴阳之要,阳密乃固”,“阳予之正,阴为之主”,“阳气者,若天与日,失其所则折寿而不彰”,主张以阳为主导,以阴为基础。“君火之下,阴精承之”,正是这一理论在认识自然气候方面的具体体现和运用。其次,经文提出五行之间各有所制,“制

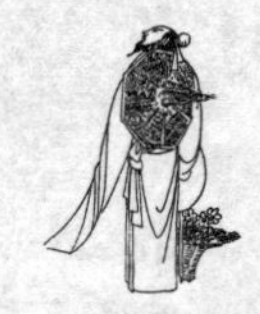

则生化”。在五行之间的相互关系中，把“制”，也就是“克”，放在主要地位。再其次，经文提出了“亢害承制”的规律，五行之间盛衰盈虚是自然界的客观存在，是一种正常现象，只有在“亢”而失制的情况下才属反常。这种阴阳之间，以阳为主导，阴为基础，五行之中，以制为主，必先五胜，亢害承制的理论，对中医学的影响很大，直接指导着中医学的临证实践，具有极其重要的意义。

(2)经文所谓“亢则害，承乃制”是对六气相互承制的概括和总结，既说明了六气变化的制约关系，又包含了一定的哲理。前人对此有许多阐发，王琦于《学古准则》中所注之语阐发较详，其曰：“六气各专一令，一极则一生，循环相承，无有间断，故于每位盛极之下，各有相制之气，随之以生，由生而化，由微而著，更相承袭，时序乃成，岁气不易之理，本如是也。若或一时过亢，则必有所害。亢者，盛之极也；制者，因其盛而抑之也。阴阳五行之道，亢之已极，强弱相凌，苟无以制之，强者愈强，弱者愈弱，既有偏盛，即有偏衰，而为害益甚。所以亢而过盛，则害乎所胜，而承其下者，必从而制之，盛极有制，则无亢害之患，而生化出于其间，此天地自然之妙用，真有莫之使然而自不得不然者也。王安道曰：承犹随也，然不言随而言承者，以在下言则有上奉之意，故曰承。虽谓之承，而又有防之之意寓焉。亢者，过极也。害者，害物也。制者，克而胜之也。其所承者，苟不至于亢，则随之而已，故虽承而不见。若上者即亢，则下者必克，胜而平之，而承制之义见矣。刘河间曰：已亢过极，则反似胜已之化。故后篇云：厥阴所至为风生，终为肃，少阴所至为热生，终为寒类，其为风生为热生者，亢也；其为肃为寒者，制也。又云：水发而雹雪，土发而飘骤之类，其水发土发者，亢也，其雹雪飘骤者，制也。所以然者，造化之常，不能以无亢，亦不能以无制焉耳。虞天民曰：制者，制其气之太过也，害者，害所承之元气也。所谓元气者，总而言之，谓之一元，如天一生水，水生木，木生火，火生土，土生金，金复生水，循环无端，生生而不息者也。分而言之，谓之六元，如水为木之化元，木为火之化元，火为土之化元，土为金之化元，金为水之化元，运化而无穷者也。假如火不亢，则所承之水随之而已，一有亢患，则水必起而平之，不使其有害金元之气，子来救母之意也。六气皆然，乃五行胜复之理，有不期然而然者。夫天地万物，无往而非五行，则亢害承制，亦无往而非胜复之道。其在于人，则五脏更相平也，五志更相胜也，五气更相移也，五病更相变也。故火极则寒生，寒极则湿生，湿极则风生，风极则燥生，燥极则热生，皆其化也。第承制之在天地者，出乎气化之自然，而在人为亦有之，惟在挽回运用之得失耳，使能知其微能得其道，则把握在我，何害之有。设承制之盛衰不明，似是之真假不辨，其祸害可立而待矣，可不慎哉。”以上论述，根据经文精神，对运气变化、五行生克、人体气化、病证演变，都作了一定的阐发，并明确指出了亢害承制有“不期然而然者”，即是说它是不以人的意志为转移的客观规律，同时又指出“能得其道，则把握在我”，即是说只要人们认识了这一客观规律，就可以采取相应措施，谨防其害。这是很有道理的。

(3)“外列盛衰”一语，各家注解不一。张隐庵注云：“外列盛衰者，谓外列主岁主气，有盛有衰，如主岁之气与主时之气，交相亢极则为害更甚，故曰害则败乱，化生大病。”高士宗注云：“外列盛衰者，盛已而衰，衰已而盛，四时之气可征也。若亢极而害则败乱生，致生化大病。”张注从具体运算上解，高注则从四时盛衰解，两者总的精神是一致的。“外列”就是指自然界的客观表现，“盛衰”就是指自然界气候变化和物化现象上的盈虚消长，而这种盈虚消长，是五行之间不断运动变化的结果。这是自然界中的正常现象，因此经文以“外列盛衰”一语把它肯定了下来。

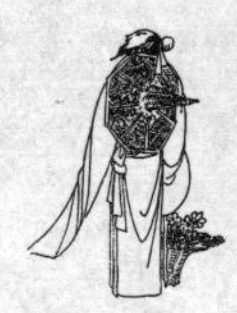

【原文】帝曰：盛衰何如？岐伯曰：非其位[1]则邪，当其位则正，邪则变甚，正则微。帝曰：何谓当位？岐伯曰：木运临卯，火运临午，土运临四季，金运临酉，水运临子，所谓岁会，气之平也[2]。帝曰：非位何如？岐伯曰：岁不与会也。帝曰：土运之岁，上见太阴；火运之岁，上见少阳少阴；金运之岁，上见阳明；木运之岁，上见厥阴；水运之岁，上见太阳，奈何？岐伯曰：天之与会也。故《天元册》曰天符。帝曰：天符岁会何如？岐伯曰：太一天符之会也。

帝曰：其贵贱何如？岐伯曰：天符为执法，岁位为行令，太一天符[3]为贵人[4]。帝曰：邪之中也奈何？岐伯曰：中执法[5]者，其病速而危；中行令[6]者，其病徐而持；中贵人者，其病暴而死。帝曰：位之易也何如？岐伯曰：君位臣则顺，臣位君则逆，逆则其病近，其害速；顺则其病远，其害微。所谓二火也。

【注释】[1]位：指十二地支在方位中的位置。子位为正北，午位为正南，卯位为正东，酉位为正西，辰戌丑未居中央。[2]所谓岁会，气之平也：岁会年，即通主一年的中运之气，与年支的五行属性相同，同时又得五方正位者，其年气候平和，故称平和之年。[3]太一天符：既为天符，又为岁会，即《天元纪大论》中所说的三合。太一天符之年必须中运之气、司天之气、岁支的五行属性皆相同。[4]贵人：君主。形容太一天符气盛威严。[5]执法：执政，掌握大权。[6]行令：施行政令。

【语译】黄帝说：六气的盛衰又是怎样的呢？岐伯说：不得五方正位的是邪气，恰得五方正位的是正气，邪气引起的变化严重，正气引起的变化轻微。黄帝说：什么叫恰得五方正位呢？岐伯说：木运遇到卯年，火运遇到午年，土运遇到辰、戌、丑、未年，金运遇到酉年，水运遇到子年，为中运之气与年支的五行属性相合，即得五方正位，也就是所说的岁会，属于平和之气。黄帝说：不得五方正位又是怎样的呢？岐伯说：那就是说中运之气与年运的五行属性不相合，即不得五方正位啊。黄帝说：土运主岁，遇到太阴司天，火运主岁，遇到少阳、少阴司天，金运主岁，遇到阳明司天，木运主岁，遇到厥阴司天，水运主岁，遇到太阳司天，是怎样的呢？岐伯说：这是司天之气与中运之气的五行属性相同，《天元册》中称之为天符。黄帝说：既是天符，又是岁会的又是怎样称谓的呢？岐伯说：那叫做太一天符。黄帝说：它们的贵贱如何区分呢？岐伯说：天符犹如执法者，岁会犹如行令者，太一天符犹如贵人。黄帝说：被邪气所中致病，三者有何区别呢？岐伯说：被执法之邪所中的，发病迅速而病危；被行令之邪所中的，发病缓慢而病程较长；被贵人之邪所中的，发病又猛又急而容易死亡。黄帝说：主气、客气的位置互相变换又是怎么样的呢？岐伯说：君位客气加临于臣位主气上的为顺，臣位客气加临于君位主气上的为逆，逆就会很快发病并且危害迅速，顺就延缓发病并且危害轻微。这就是君火、相火位置变换的结果。

【讨论】本节介绍了运气相合与客主加临的具体内容。提出了“当位”与“非位”的问题，“天符”、“岁会”、“太一天符”的具体测算方法和与自然气候变化、人体疾病变化的关系，以及“君位臣”、“臣位君”的顺逆问题。对于这些问题的分析，《内经》基本上是以“常”、“变”来立论的，认为气候有“常”也有“变”，“常即正”，“正则微”，“其害微”；“变”即“邪”，“邪则变甚”，“其害速”。这是古人长期对自然气候变化及其与人体疾病的关系观察而得到的经验总结，值得高度重视。

所谓“当位”，就是值年大运的五行属性与年支的五行固有属性相同。以丁卯年为例，丁壬化木，丁卯年的大运是木运，丁

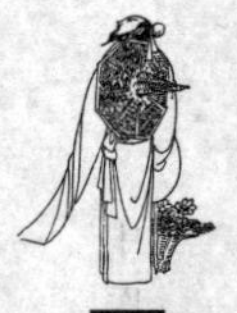

卯年的年支卯属木，大运与年支的五行属性相同，所以丁卯年便属“当位”，当位之年叫做“岁会”。凡属岁会之年，当年在气候变化上就比较正常，人体疾病也比较缓和，即经文所说“所谓岁会，气之平也”，“中行令者，其病徐而持”。因为年支固有的五行属性代表着该年正常的季节气候变化和物化现象，值年大运的五行属性代表年度的特殊变化。如果值年大运的五行属性与当年地支固有的五行属性相同，则说明这一年的气化和物化现象完全属于正常而无特殊。所以，凡属“岁会”之年，气候变化便无特殊，人体疾病也无特殊，故经文谓“当其位则正”、“正则微”。

所谓“非位”，就是值年大运的五行属性与年支固有的五行属性不同，而与当年司天之气的五行属性相同。以戊寅年为例，戊癸化火，戊寅年的大运是火运，戊寅年的年支寅属木，寅申少阳相火司天，大运的五行属性与年支不同，而与司天之气相同，所以戊寅年便属“非位”，非位之年叫做“天符”。凡属天符之年，当年在气候变化上就比较剧烈，人体疾病也比较凶猛，即经文所说，“岁不与会”、“天符为执法……中执法者，其病速而危”。因为司天之气的五行属性代表着该年的特殊变化，值年大运也代表年度的特殊变化，两者相同就意味着该年气候变化及物化现象均出现偏胜，“亢则害”。所以，凡属“天符”之年，气候变化便会出现严重反常，人体疾病也会不同一般，故经文谓“非其位则邪”、“邪则变甚”。

如果既是“天符”之年，同时又是“岁会”之年，则该年属“太一天符”。凡属“太一天符”之年，一般认为，该年在气候变化上特别剧烈，人体疾病也特别凶险。

总结六十花甲岁可知，戊子、戊午、戊寅、戊申、丙辰、丙戌、丁巳、丁亥、乙卯、乙酉、己丑、己未十二年为“天符”；戊午、丙子、丁卯、乙酉、己丑、己未、甲辰、甲戌八年为“岁会”；戊午、乙酉、己丑、己未四年为“天符岁会”。“天符”、“岁会”、“天符岁会"合计共有十六年。

"君位臣",指客气君火加于主气相火之上;"臣位君",指客气相火加于主气君火之上。"君位臣则顺",是说少阳相火主时之时(三之气,即小满至大暑这段时间),而此时客气是少阴君火,则该季节应炎热而实际并不太热。这种现象虽然也算特殊,但问题不大,不会严重影响自然气候的变化和万物的正常生长,所以称之为"顺"。这对人体的影响也不大,即经文所谓"顺则其病远,其害微"。"臣位君则逆",是说少阴君火主时之时(二之气,即春分至小满这段时间),而此时客气是少阳相火,则该季节应温而反大热。这种反常的现象属于太过,会严重影响自然气候的变化和万物的正常生长,所以称之为"逆"。这对人体影响很大,即经文所谓"逆则其病近,其害速"。

【原文】帝曰:善。愿闻其步何如?岐伯曰:所谓步者,六十度而有奇[1],故二十四步积盈百刻而成日[2]也。

帝曰:六气应五行之变何如?岐伯曰:位有终始[3],气有初中[4],上下[5]不同,求之亦异也。帝曰:求之奈何?岐伯曰:天气始于甲,地气始于子[6],子甲相合,命曰岁立[7],谨候其时,气可与期。

帝曰:愿闻其岁,六气始终,早晏何如?岐伯曰:明乎哉问也!甲子之岁,初之气,天数始于水下一刻[8],终于八十七刻半;二之气,始于八十七刻六分,终于七十五刻;三之气,始于七十六刻,终于六十二刻半;四之气,始于六十二刻六分,终于五十刻;五之气,始于五十一刻,终于三十七刻半;六之气,始于三十七刻六分,终于二十五刻。所谓初六[9],天之数[10]也。乙丑岁,初之气,天数始于二十六刻,终于一十二刻半;二之气,始

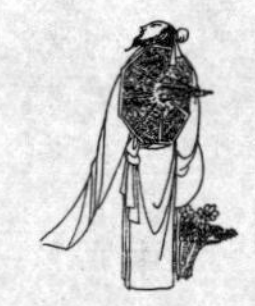

于一十二刻六分，终于水下百刻；三之气，始于一刻，终于八十七刻半；四之气，始于八十七刻六分，终于七十五刻；五之气，始于七十六刻，终于六十二刻半；六之气，始于六十二刻六分，终于五十刻。所谓六二，天之数也。丙寅岁，初之气，天数始于五十一刻，终于三十七刻半；二之气，始于三十七刻六分，终于二十五刻；三之气，始于二十六刻，终于一十二刻半；四之气，始于一十二刻六分，终于水下百刻；五之气，始于一刻，终于八十七刻半；六之气，始于八十七刻六分，终于七十五刻。所谓六三，天之数也。丁卯岁，初之气，天数始于七十六刻，终于六十二刻半；二之气，始于六十二刻六分，终于五十刻；三之气，始于五十一刻，终于三十七刻半；四之气，始于三十七刻六分，终于二十五刻；五之气，始于二十六刻，终于一十二刻半；六之气，始于一十二刻六分，终于水下百刻。所谓六四，天之数也。次戊辰岁，初之气复始于一刻，常如是无已，周而复始。

帝曰：愿闻其岁候何如？岐伯曰：悉乎哉问也！日行一周[11]，天气始于一刻，日行再周，天气始于二十六刻，日行三周，天气始于五十一刻，日行四周，天气始于七十六刻，日行五周，天气复始于一刻，所谓一纪[12]也。是故寅午戌岁气会同[13]，卯未亥岁气会同，辰申子岁气会同，巳酉丑岁气会同，终而复始。

【注释】[1]六十度而有奇：六十度，同六十日。奇，同零。即一步为六十日。[2]二十四步积盈百刻而成日：每年六步，二十四步含四年，每年三百六十五度又盈二十五刻，四年共盈一百刻，恰好一日（积其盈日又成日）。[3]位有终始：指地理应六气的位置在时间上有始有终。[4]气有初中：六气分主六时，每时一步，一步之气又有初中之分，初为地气用事,中为天气用事,二者各占三十度有余。[5]上下:上指天气,下指地气。[6]天气始于甲,地气始于子:推算天气从天干的甲开始,推算地气从地支的子开始。[7]子甲相合,命曰岁立:天干与地支相配,组成了岁,推算岁气的方法也随之确立。[8]水下一刻:古代以铜壶滴计时,一时均一百刻,此指滴水百刻之首,即寅初刻。[9]初六:六气分六步运行一年,第一个六步叫初六,下六二、六三、六四同此义。[10]天之数:六气分步运行开始和结束的刻分数。[11]日行一周:行,指太阳的视运动,日行一周即地球绕太阳运转一周,为一年时间。[12]纪:四年为一纪。[13]岁气会同:岁气,指一年六气。会同,六十年中六气运转始终的刻分数相同的即为会同。

【语译】黄帝说:好。我想听听关于步的内容是怎样的?岐伯说:所说的一步就是时间六十日有零。二十四步以后,即四年后,把每年盈余的二十五刻累积起来刚好一百刻,成为一日。

黄帝说:六气同五气相应的变化是怎样的呢?岐伯说:六气主时,每一气所占的位置都有开始和终结,一气有初气、中气之分,天气和地气不尽相同,所以推求起来有了差异。黄帝说:怎样推求呢?岐伯说:天气从天干的甲开始,地气从地支的子开始,子和甲相互结合,称之为岁立,小心地观察水刻的早晚,六气变化的情况就可推求而得。黄帝说:我想听听每年六气开始和终结的早晚是怎样的呢?岐伯说:问得很高明啊!甲子年,初气开始于水下一刻,终止于八十七刻半;第二气开始于八十七刻六分,终止于七十五刻;第三气开始于七十六刻,终止于六十二刻半;第四气开始于六十二刻六分,终止于五十刻;第五气开始于五十一刻,终止于三十七刻半;第六气开始于三十七刻六分,终止于二十五刻。这就是六气运行第一个六步的各气开始和终结的刻分数。乙丑年,初气开始于二十六刻,终止于一十二刻半;第二气开始于一十二刻六分,终止于水下一百刻;第三气开始于一刻,终止于八十七刻半;第四气开始于八十七刻六分,终止于七十五刻;第五气开始于七十六刻,终止于六十

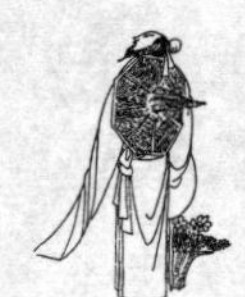

二刻半;第六气开始于六十二刻六分,终止于五十刻。就是六气第二个六步各气开始和终结的刻分数。丙寅年,初气开始于五十一刻,终止于三十七刻半;第二气开始于三十七刻六分,终止于二十五刻;第三气开始于二十六刻,终止于一十二刻半;第四气开始于一十二刻六分,终止于水下一百刻;第五气开始于一刻,终止于八十七刻半;第六气开始于八十七刻六分,终止于七十五刻。这是所说的第三个六步各气开始和终结的刻分数。丁卯年,初气开始于七十六刻,终止于六十二刻半;第二气开始于六十二刻六分,终止于五十刻;第三气开始于五十一刻,终止于三十七刻半;第四气开始于三十七刻六分,终止于二十五刻;第五气开始于二十六刻,终止于一十二刻半;第六气开始于一十二刻六分,终止于水下一百刻。这是所说的第四个六步各气开始和终结的刻分数。依次推下一年是戊辰年,初气又重复开始于一刻,按照常规从不间断依上述次序,周而复始地循环不已。

黄帝说:我想听听以年为单位来推求又是怎样的呢?岐伯说:你问得真详尽啊!太阳运行一周天,是一年。太阳运行第一周,天气开始于一刻,太阳运行第二周,天气开始于二十六刻,太阳运行第三周,天气开始于五十一刻,太阳运行第四周,天气开始于七十六刻,太阳运行第五周,天气重复开始于一刻,也就是所说的四周为一纪。所以寅年、午年、戌年六气运转的始终刻分数相同,卯年、未年、亥年六气运转的始终刻分数相同,辰年、申年、子年六气运转的始终刻分数相同,巳年、酉年、丑年六气运转的始终刻分数相同,终而复始,没完没了。

【**讨论**】本段经文介绍了运气历。运气历是以太阳回归年为主的六分历,其校正至闰的方法是每四年由 365 日变为 366 日(太阳回归年周期为 365. 2422 天,每年盈余约 0. 25 刻,四年则盈余 100 刻即一天)。运气历最大特点是和二十四节气紧密结合：运气历把一年365天，自大寒开始，分为六步，每步六十日零八十七刻半，主四个节气（第一步，大寒至春分，厥阴风木主气；第二步，春分至小满，少阴君火主气；第三步，小满至大暑，少阳相火主气；第四步，大暑至秋分，太阴湿土主气；第五步，秋分至小雪，阳明燥金主气；第六步，小雪至大寒，厥阴风木主气）。运气六分历较之四分历更精细，有着较大的优势，其更能反映一年阴阳消长的规律，更能反映物候生长化收藏的周期。

【原文】帝曰：愿闻其用也。岐伯曰：言天者求之本[1]，言地者求之位[2]，言人者求之气交[3]。帝曰：何谓气交？岐伯曰：上下之位，气交之中，人之居也。故曰：天枢[4]之上，天气主之；天枢之下，地气主之；气交之分，人气从之，万物由之。此之谓也。

【注释】[1]本：指天之六气。[2]位：六气分主六时相应的地理位置。[3]气交：天气之下，地气之上，二者交汇之处为气交。[4]天枢：枢，枢机。天枢指天气与地气交汇的结合点。

【语译】黄帝说：我想听听关于六气的作用，岐伯说：讨论天气的变化，要推求六气这个本原，讨论地气的变化，要推求六气分主六时相应的地理位置，讨论人体的变化，要推求天气与地气上下所交之中。黄帝说：什么叫气交呢？岐伯说：天气处于上而下降，地气处于下而上升，天气与地气交合之处叫做气交，人类生存在天地气交之中。所以说：天枢的上面，是天气所主；天枢的下面，是地气所主；在气交部分，人类生存其中，顺从天地之气的变化，万物由天地之气的变化而化生。就是这个道理。

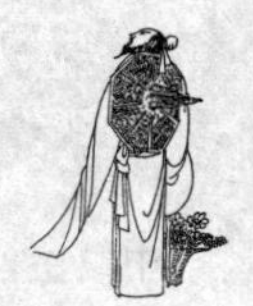

【原文】帝曰：何谓初中？岐伯曰：初凡三十度而有奇，中气同法。帝曰：初中何也？岐伯曰：所以分天地也。帝曰：愿卒闻之。岐伯曰：初者地气也，中者天气也。帝曰：其升降何如？岐伯曰：气之升降，天地之更用[1]也。帝曰：愿闻其用何如？岐伯曰：升已而降，降者谓天；降已而升，升者谓地。天气下降，气流于地；地气上升，气腾于天。故高下相召[2]，升降相因[3]，而变作矣。

帝曰：善。寒湿相遘，燥热相临，风火相值[4]，其有间乎？岐伯曰：气有胜复，胜复之作，有德有化，有用有变[5]，变则邪气居之。帝曰：何谓邪乎？岐伯曰：夫物之生从于化，物之极[6]由乎变，变化之相薄，成败之所由也。故气有往复[7]，用有迟速，四者之有，而化而变，风之来也[8]。帝曰：迟速往复，风所由生，而化而变，故因盛衰之变耳。成败倚伏游乎中，何也？岐伯曰：成败倚伏[9]生乎动，动而不已，则变作矣。帝曰：有期乎？岐伯曰：不生不化，静之期也。帝曰：不生化乎？岐伯曰：出入废则神机[10]化灭，升降息则气立[11]孤危。故非出入，则无以生长壮老已；非升降，则无以生长化收藏。是以升降出入，无器[12]不有。故器者生化之宇[13]，器散则分之，生化息矣。故无不出入，无不升降，化有小大，期有近远，四者之有，而贵常守，反常则灾害至矣。故曰：无形无患[14]，此之谓也。帝曰：善。有不生不化乎？岐伯曰：悉乎哉问也！与道合同，惟真人也。帝曰：善。

【注释】[1]更用：轮换作用。[2]相召：相互感召。[3]相因：互相为因果关系。[4]值：遇到。[5]有德有化，有用有变：德，指六气正常功用。化,生化。用,功用。变,变化。全句指胜气复气的交替发作,产生了气的德、化、用和异变。[6]极:终,尽头。[7]往复:往来的意思。[8]风之来也:风,分正气与邪风。此指兼二者之风的产生。[9]倚伏:相互包含的意思。[10]神机:指有生命的血肉之体,生气根于身中,以神为生死之主,故曰神机。[11]气立:指无生命的草木金石类物体,生气根于形之外,以气为荣枯之主,故曰气立。[12]器:泛指有形的东西。[13]宇:房屋,此指场地。[14]无形无患:没有形体就没有灾害。正常生化、异常变化都离不开形,故有无形无患之说。

【语译】黄帝说:什么叫做初气中气呢?岐伯说:初气在一步中占三十度有奇,中气也是一样的。黄帝说:为什么有初气和中气之分呢?岐伯说:是为了分别天气与地气有所依据。黄帝说:我想听你全部进行讲解。岐伯说:初气就是地气,中气就是天气。黄帝说:它们的升降是怎样的呢?岐伯说:气的升降,是天气与地气相互轮换的结果。黄帝说:希望听听天气与地气相互作用是怎样的?岐伯说:上升后就下降,下降是天的作用;下降后就上升,上升是地的作用。天气下降,气就流向地;地气上升,气就蒸腾于天。所以说上下相互感召,升降互为因果,因此,自然的一切变化就产生了。

黄帝说:讲得好!寒与湿相会,燥与热相逢,风与火相遇,会有一定的时间吗?岐伯说:其中有胜气和复气,胜气和复气的交替发作,使气有了正常功用,有了生化能力,还有了一定的作用,也有了异常变化,邪气也就随之而来,留连不已。黄帝说:什么是邪气呢?岐伯说:万物的生存离不开生化,万物的终结都离不开变化。变与化之间的相互对抗与转化,是事物成败的根本原因。所以气有往有来,作用有慢有快,由于往复迟速四者的不同作用,大自然也就有了生化和变化,产生了既能生万物亦能害万物的风。黄帝说:六气快慢往来的运动产生了风,由于生化与变化的不同作用产生了盛衰,为什么又讲成长与毁败相互包含呢?岐伯说:成长与毁败相互包含关键是运

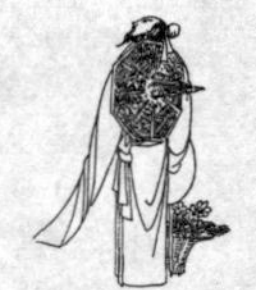

动，不停地运动，就会发生变化。黄帝说：有停止运动的时期吗？岐伯说：万物处于非明显的生化阶段，是相对静止稳定的时期。黄帝说：有停止生化的时候吗？岐伯说：有生命的血肉之体，内外出入功能丧失，生命活动那就会息灭；无生命的草木金石类物体，上下升降运动停止，那就无活力而败坏。所以说没有出入升降，就不会有新生、成长、壮实、衰老、死亡等生命过程；没有出入升降，也就没有新生、成长、开花、结果、收藏等生化过程。所以升降出入，是没有哪一种物体不具有的。有形的事物，是生化的场所，形体消失了，气化就会停止。所以说自然界中凡有形的物体，没有不存在升降出入的运动的，只不过是生化有大小之分，死亡有远近之别罢了。升降出入运动，最重要的是要有一定的规律，违背规律就要带来灾害。所以说：没有形体就不存在升降出入，也就没有灾害，就是这个道理。黄帝说：讲得好！有没有具有形体而不生不化的呢？岐伯说：你问得真详尽啊！能与自然规律融合为一体并与其变化同步的，只有真人。黄帝说：讲得好。

【讨论】上节重点讨论了中医学中一个十分重要的问题，即整体恒动观的思想以及气化学说"化生极变"的问题。

经文首先提出了"言天者，求之本，言地者，求之位，言人者，求之气交"，"上下之位，气交之中，人之居也"，"气交之分，人气从之，万物由之"，认为"天地一体"，"人与天地相应"。其次又提出了"物之生从于化，物之极由乎变，变化之相薄，成败之所由也"，"成败倚伏游乎中"，"成败倚伏生乎动，动而不已，则变作矣"，"升降出入，无器不有"，"无不出入，无不升降"，"器者，生化之宇，器散则分之，气化息矣"，十分明确地指出：物质具有量变质变的转化过程，有物质就有运动，有运动就有变化；反之，没有物质就没有运动，没有运动就不会产生变化，运动终止，物质变化也就终止。物质是运动的基础，运动是变化产生的原因。这是存在于物质世界的普遍规律。

上述的观点是十分鲜明的,这与唯物辩证法在认识论上有很多相同之处。但由于历史条件的限制,《内经》这种恒动观还有很大的局限性,有很大程度上有形而上学和唯心主义成分。如经文较多地强调了"周而复始"、"如环无端",认为宇宙间物质的运动是循环的。并把自然气候各种周期性变化,如四年周期,五年周期,六年周期以及一年的季节气候周期都作了较绝对的肯定,还以此来解释六十年周期中各个年份的周期性变化、万物的生长、疾病的流行和预后等。这样的认识运用于某些学科,只能在一定时间、范围之内有指导实践的作用。对此,我们应该批判地加以运用。

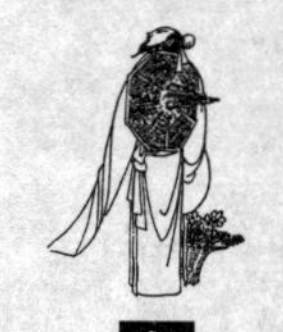

卷第二十

气交变大论篇第六十九

【提要】天气与地气相互作用,上下运转而出现太过不及所产生的自然界异常变化或灾变,就叫“气交变”。本篇主要论述由于气交变引起的五运之气的太过不及,在自然界引起的异常变化,五方之气的德、化、政、令、灾、变以及与人体发病的关系,故篇名《气交变大论》。

【原文】黄帝问曰:五运更治,上应天期,阴阳往复,寒暑迎随[1],真邪相薄,内外分离,六经波荡[2],五气倾移,太过不及,专胜兼并[3],愿言其始,而有常名,可得闻乎?岐伯稽首再拜对曰:昭乎哉问也!是明道也。此上帝所贵,先师传之,臣虽不敏,往闻其旨。帝曰:余闻得其人不教,是谓失道,传非其人,慢泄天宝[4]。余诚非德,未足以受至道,然而众子哀其不终,愿夫子保于无穷,流于无极,余司其事,则而行之奈何?岐伯曰:请遂言之也。《上经》曰:夫道者上知天文,下知地理,中知人事,可以长久,此之谓也。帝曰:何谓也?岐伯曰:本气位也[5]。位天者,天文也;位地者,地理也;通于人气之变化者,人事也。故太过者先天[6],不及者后天[7],所谓治化[8]而人应之也。

【注释】[1]迎随:往来之意。[2]波荡:动荡。[3]专胜兼并:专胜,

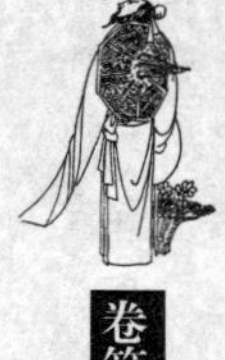

五运主岁太过。兼并,五运主岁不及。[4]慢泄天宝:慢,不重视。天宝,天然的宝物。指不重视而轻易泄露了宝贵的资料。[5]本气位也:天、地、人三才之气,各有定位。天文者,星辰风雨寒暑也,其气本于天而在上;地理者,山川飞潜动植也,其气本于地而位乎下;人事者,气血表里顺逆也,其气本于人而位乎中。[6]先天:气先天时而至。[7]后天:气后天时而至。[8]治化:五运之气主治时所发生的气候变化。

【语译】黄帝问道:五运轮流主治,上与一年在天之六气相应,阴去阳至、寒来暑往,使邪气与正气相互交争,人体表里不能相互协调,六经的气血动荡不安,五脏之气也失去平衡而倾移,出现了太过与不及,太过则本气专而胜它气,不及则被它气相兼侵并本气。我想听听有关它的根源,有无规律可言,你可以讲给我听吗?岐伯再次跪拜后回答说:你问得很明白啊!这是一些很高明的道理,为历来帝王所重视,被从前老师们传授下来了。我虽然不很聪明,但过去曾经听过这些道理。黄帝说:如果遇到了合适的人而不传授,就会失传;如果传授给了不适合的人,就等于轻率地把宝贵的资料泄露出去。我虽然是才德菲薄,不够资格接受这些最重要的道理,然而我很怜惜天下百姓哀叹他们为疾病所伤而不能终其天年,希望先生为了保全百姓生命,使那些最重要的道理永远流传下去,而把它传授出来,由我来主管这件事,以它为准则而效法行使,你看行吗?岐伯说:我尽量讲解它。《上经》中说:关于规律性的问题,上必须通晓天文,下必须通晓地理,中必须通晓人事,才可以使它长久流传不息,就是这个意思。黄帝说:这是什么意思呢?岐伯说:就是根据运气主时的步位为本源来推求天地人三才的气位,在天的气位要研究天文学,在地的气位要研究地理学,通晓人气变化的情况是人事。所以太过的气是先天时而至,不及的气是后天时而至。所说的五运之气主治时所发生的气候变化,人体也一样有所感应而起变化。

【讨论】“夫道者,上知天文,下知地理,中知人事,可以长久。”经文在此强调天地人之间密不可分的整体关系,在研究方法上强调天地人应综合分析总结的方法。“道者”指掌握自然变化规律的人。“上知天文,下知地理,中知人事”,有两层意思:其一,指研究自然变化规律,应就天文、地理、人事三方面综合起来加以研究,亦即把天地人三者视为有机的整体来进行多学科的综合研究;其二,是要求研究自然变化规律的人必须具有广博的知识。《内经》的这种认识是完全正确的,必须加以继承和发扬。

【原文】帝曰:五运之化,太过何如?岐伯曰:岁木太过,风气流行,脾土受邪。民病飧泄食减,体重烦冤,肠鸣腹支满,上应岁星[1]。甚则忽忽[2]善怒,眩冒巅疾。化气不政,生气独活[3],云物飞动,草木不宁,甚而摇落[4],反胁痛而吐甚,冲阳绝者死不治[5],上应太白星[6]。

【注释】[1]岁星:即木星。[2]忽忽:短时间,突然。[3]化气不政,生气独活:化气,土气也。生气,木气也。木盛则土衰,故化气不能布政于万物,而木之生气活跃。[4]甚而摇落:风气在地过甚造成草木动摇而落。[5]冲阳绝者死不治:冲阳者,胃脉也。胃五行属土,木亢则胃绝,故不治。[6]太白星:金星。

【语译】黄帝说:五运的气化,太过又是怎样的呢?岐伯说:木气太过的年岁,风气就流行,脾土会受到风气的侵袭。天下百姓易患飧泄、饮食减少,身体沉重、烦闷、抑郁不舒,肠鸣、腹部胀满等病。由于木气太盛则上与天象木星相应,木星就特别亮。风气过盛,则会导致人体肝气过胜,发生突然发怒、头晕、目眩及头部疾患。因风气太盛,木盛土衰,则

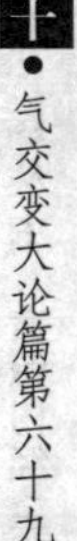

化气不能布施万物而木之生气活跃，便导致天上云物飞动，地上草木摇动不宁，甚至草木折断摇落；在人就会造成胁痛、呕吐不止等病。若冲阳脉绝，为胃气已无，多属死亡不治之症。木气太盛，盛极必衰，衰则被金制之，故上应天上的金星特别明亮。

【原文】岁火太过，炎暑流行，肺金受邪。民病疟，少气咳喘，血溢血泄注下，嗌燥耳聋，中热肩背热，上应荧惑星[1]。甚则胸中痛，胁支满胁痛，膺背肩胛间痛，两臂内痛，身热骨痛而为浸淫。收气[2]不行，长气[3]独明，雨水霜寒，上应辰星[4]。上临少阴少阳，火燔焫，水泉涸，物焦槁，病反谵妄狂越，咳喘息鸣，下甚血溢泄不已，太渊绝者死不治[5]，上应荧惑星。

【注释】[1]荧惑星：火星。[2]收气：金气。[3]长气：火气。[4]辰星：水星。[5]太渊绝者，死不治：太渊为手太阴肺脉，火盛克金，肺脉绝多属不治。

【语译】火气太过的年岁，炎热的暑气就流行，肺金会受到火气的侵袭。天下百姓易患疟疾，呼吸气少、咳嗽喘促，吐血、衄血、二便出血、水泻注下，咽喉干燥、耳聋，胸中发热、肩背发热等病。火气胜，上与天象相应，火星特别明亮。火气过盛，会导致人体胸中痛，胁下胀满疼痛，胸背肩胛间痛，两臂内侧痛，身体发热、骨痛而发生浸淫疮。火气盛则肺金之气受伤，导致肺金的收气不能正常施行，火的长气独盛。火气盛极必衰，衰则寒水之气来复，从而导致雨冰霜寒下降，天上的水星与之相应而特别明亮。如又遇到了少阴、少阳司天，火与火遇，火热更甚，犹如大火燔灼，导致水泉干涸，万物焦枯，人体受病多妄语谵言、疯狂奔跑，咳嗽、喘息有声，火盛于下则二便出血不已。

火盛克金，导致手太阴肺脉绝止的多属不治。与之相应，天上的火星特别明亮。

【原文】岁土太过，雨湿流行，肾水受邪。民病腹痛，清厥意不乐，体重烦冤，上应镇星[1]。甚则肌肉萎，足痿不收，行善瘈，脚下痛，饮发中满食减，四肢不举。变生得位[2]，藏气伏，化气独治之[3]，泉涌河衍[4]，涸泽生鱼，风雨大至，土崩溃，鳞[5]见于陆，病腹满溏泄肠鸣，反下甚而太溪绝者，死不治[6]，上应岁星。

【注释】[1]镇星：土星。[2]变生得位：指土运太过的变化发生之日，即得其位之时，分于四季之中，不独指长夏。[3]藏气伏，化气独治之：藏气，指肾气。化气，指土气。土气太过，水气藏伏不用，化气单独主治。[4]河衍：河水满而外溢。[5]鳞：泛指鱼类。[6]太溪绝者，死不治：太溪，足少阴肾脉。土克水，肾脉气绝，故不治。

【语译】土气太过的年岁，就雨水多而湿气流行，肾水会受到湿气的侵害。天下百姓多患腹痛、四肢厥冷、心情抑郁不快乐，身体沉重、心中烦闷等病。天上的土星与之相应特别明亮。土气太盛就会使人体肌肉萎缩，两足痿软难以举步，常拘挛抽掣，脚下疼痛，水气停留发病，引起胀满、饮食减少，四肢无力举动。土寄旺于四季，太盛的土运，又遇土旺之时，即土气得位，就会使肾气受到克制而伏藏不用，土气独盛而主治，形成泉水喷涌，河水满而外溢，原来干涸的沼泽因有了水而滋生了鱼类，若大风大雨降临，土崩堤溃，鱼类还会出现在陆地上，人体受病多腹部胀满、大便溏泻、肠鸣，甚至腹泻不止。土胜克水，导致足少阴肾脉绝止的多属不治。与之相应，天上的木星特别明亮。

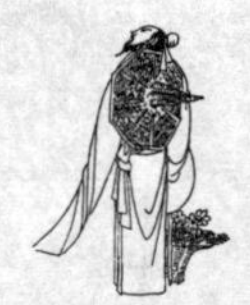

【原文】岁金太过，燥气流行，肝木受邪。民病两胁下少腹痛，目赤痛眦疡，耳无所闻。肃杀而甚，则体重烦冤，胸痛引背，两胁满且痛引少腹，上应太白星。甚则喘咳逆气，肩背痛，尻阴股膝髀腨骺足皆病，上应荧惑星。收气峻，生气下[1]，草木敛，苍干雕陨，病反暴痛，胠胁不可反侧，咳逆甚而血溢，太冲绝者，死不治[2]，上应太白星。

【注释】[1]收气峻，生气下：收气，金气；峻，严厉；生气，木气。金气太过则收气严厉，金过盛则克制木，故木气受克而卑下。[2]太冲绝者，死不治：太冲，足厥阴肝脉。金亢克木，肝气绝，故死不治。

【语译】金气太过的年岁，就会燥气流行，肝木就会受到燥气侵袭。天下百姓多患两胁下少腹疼痛，两目发红疼痛、眼角生疮，两耳听不到声音等病。金气胜，肃杀太过，就会使人身体沉重、心中烦闷，胸痛牵引到背痛，两胁胀满，疼痛波及少腹部。金气盛，上与天象相应，金星特别明亮。金气太盛就会使人喘息、咳嗽、气逆，肩背疼痛，尻、阴、股、膝、髀、腨骺、足等处皆患病。天上的火星与之相应特别明亮。金气太过就收气严厉，木气受克而生发之气减弱，草木生长停止，以致绿叶干枯凋落，人体受病多突然疼痛，胁肋疼痛得不可以转侧，咳嗽气逆，严重的就血溢而出。金胜克木，导致足厥阴肝脉绝止的多属不治。与之相应，天上的金星特别明亮。

【原文】岁水太过，寒气流行，邪害心火。民病身热烦心躁悸，阴厥[1]上下中寒，谵妄心痛，寒气早至，上应辰星。甚则腹大胫肿，喘咳，寝汗出憎风，大雨至，埃雾朦[2]郁，上应镇星。上临太阳，则雨冰雪，霜不时降，湿

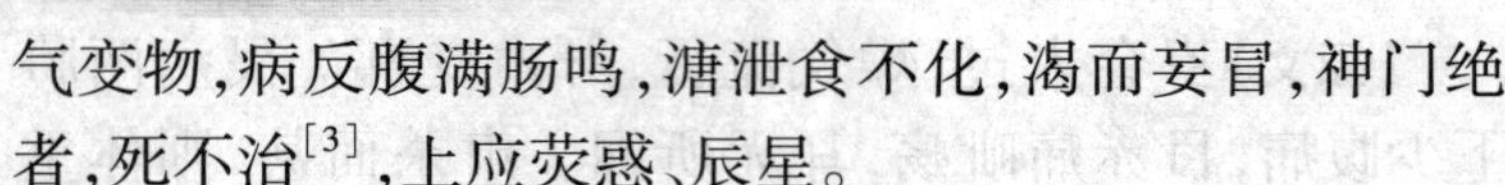

气变物，病反腹满肠鸣，溏泄食不化，渴而妄冒，神门绝者，死不治[3]，上应荧惑、辰星。

【注释】[1]阴厥：指寒气厥逆，即寒厥。[2]朦：模糊不清。[3]神门绝者，死不治：神门，手少阴心脉。水亢克火，心气绝，故不治。

【语译】水气太过的年岁，就会寒气流行，心火会受到亢盛的水邪侵害。天下的百姓多患身体发热、心烦、焦躁心悸，寒气厥逆、周身上下内外发冷，谵言妄语、心痛等病。寒冷的气候会过早地来临。水气盛，上与天象相应，水星特别明亮。若寒气过盛，人就易患腹部肿大、足胫浮肿，喘息咳嗽，睡觉汗出、恶风等病。寒气盛极必衰，土气来复，故大雨来到，尘雾郁积模糊不清，天上的土星与之相应特别明亮。若逢太阳寒水司天，寒气过盛就会雨雪冰霜不时下降，万物受水湿之邪的影响发生变化，人体受病会出现肚腹胀满、肠鸣、大便溏泻、食后不消化，口渴、言行不正常、眩冒等症。水胜克火，导致手少阴心脉绝止的多属不治。与之相应的火星光弱，而水星特别明亮。

【讨论】以上五节论述了六十花甲年中属于岁运太过之年的气候与物象变化及影响人体发病的情况。

六十花甲中壬申、壬午、壬辰、壬寅、壬子、壬戌六年属岁木太过之年。凡是岁木太过之年，从自然气候上说，该年风的变化比较突出，多大风、暴风；从人体五脏来说，肝气偏胜，脾易受损，疾病的临床表现以肝脾症状为主。由于自然气候和人体之间存在着相互作用和自稳调节，在这种相互作用过程中也可能因矫枉过正而出现相应气候和相应脏腑的一些反常表现，气候变化可以由于风胜而出现燥的现象；人体五脏可以由于肝胜而出现脾衰或肺气失常的现象。总而言之，岁木太过之年，在气候变化上要考虑风、湿、燥三气的特殊变化，在人体五脏上要考

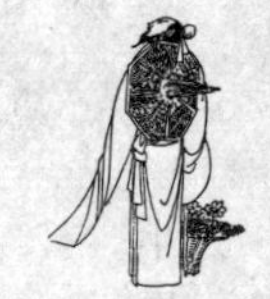

虑肝、脾、肺三脏的特殊变化。

戊申、戊午、戊辰、戊寅、戊子、戊戌六年属岁火太过之年。凡是岁火太过之年，从自然气候上说，该年比较炎热；从人体五脏来说，心气偏盛，肺易受损，疾病的临床表现以心肺症状为主。由于胜复的原因，也可出现暴冷暴热或肾气失衡的反常变化。总而言之，岁火太过之年，在气候变化上要考虑热、燥、寒三气的特殊变化，在人体五脏上要考虑心、肾、肺三脏的特殊变化。

甲申、甲午、甲辰、甲寅、甲子、甲戌六年属岁土太过之年。凡是岁土太过之年，从自然气候上说，以"湿雨流行"为特点；从人体五脏来说，以脾病、肾病多发为特点，疾病性质以湿病水病为特点。由于胜复的原因，在气候上还可出现风的特殊变化，在疾病上可出现肝的特殊变化。总而言之，岁土太过之年，在气候变化上要考虑湿、寒、风三气的特殊变化，在人体五脏上要考虑脾、肾、肝三脏的特殊变化。

庚申、庚午、庚辰、庚寅、庚子、庚戌六年属岁金太过之年。凡是岁金太过之年，从自然气候上说，该年"燥气流行"，气温偏凉；从人体受病脏腑来说，以肺病及肝胆病多发为特点，病性以燥为主。由于胜复的原因，在气候变化上可出现热甚至暴热的反常变化，在病变上可出现心的特殊变化。总而言之，岁金太过之年，在气候变化上要考虑凉、燥、火三气的特殊变化；在人体五脏上要考虑肺、肝、心三脏的特殊变化。

丙申、丙午、丙辰、丙寅、丙子、丙戌六年属岁水太过之年。凡是岁水太过之年，从自然气候上说，该年"寒气流行"，比较寒冷；从人体受病脏腑来说，以肾病及心病多发为特点，病性以寒为主。由于胜复的原因，在气候变化上可出现湿、雨水、暴热的反常变化，在病变上可出现脾的特殊变化。总而言之，岁水太过之年，在气候变化上要考虑寒、湿、热三气的特殊变化，在人体五脏上要考虑肾、心、脾三脏的特殊变化。

总结其规律可知,凡属岁运太过之年,其在自然气候变化和人体疾病变化上的规律为:岁运太过之年,该年中运有余,有余则制己所胜,故所克之气相应的脏腑受病。若本气过甚,则盛极必衰,衰则己所不胜之气乘之,本气相应之脏腑生病。若又逢司天之气与本气相同,则其气尤甚,文中水火二运即属此例。

【原文】帝曰:善。其不及何如?岐伯曰:悉乎哉问也!岁木不及,燥乃大行,生气失应,草木晚荣,肃杀而甚,则刚木辟著[1],柔萎苍干,上应太白星,民病中清,胠胁痛,少腹痛,肠鸣溏泄,凉雨时至,上应太白星,其谷苍[2]。上临阳明,生气失政,草木再荣[3],化气乃急,上应太白、镇星,其主苍早[4]。复[5]则炎暑流火,湿性燥[6],柔脆草木焦槁,下体再生[7],华实齐化,病寒热疮疡疿胗痈痤,上应荧惑、太白,其谷白坚[8]。白露早降,收杀气行,寒雨害物,虫食甘黄[9],脾土受邪,赤气[10]后化,心气晚治,上胜肺金,白气[11]乃屈,其谷不成,咳而鼽,上应荧惑、太白星。

【注释】[1]刚木辟著:指坚硬的木类也受到伤害而碎裂。[2]其谷苍:五谷呈青色,没有成熟。[3]草木再荣:金气抑木,故草木夏秋始荣。[4]苍早:青色之物提前凋落。[5]复:指复气,有报复之义。[6]湿性燥:木衰金亢,火则复之。故为炎暑流火而湿性之物皆燥。[7]下体再生:下体,即下部。下部又重新生长。[8]其谷白坚:指外壳硬而内不饱满。[9]虫食甘黄:虫食味甘色黄之物。[10]赤气:火气。[11]白气:金气。

【语译】黄帝说:讲得好!五运之气不及的又是怎样的呢?岐伯说:问得真详细啊!木运不及的年岁,燥气就流行。生气不能应时而来,草木生长繁荣也晚。由于金气肃杀过甚,坚硬的树木也因之受到伤害而碎裂,柔软的草木都会萎落枯干。在

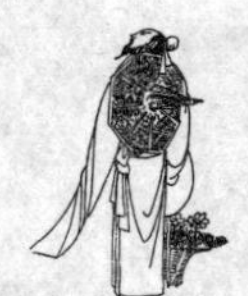

上与天象相应，金星特别明亮。天下百姓多患腹中虚寒，胠胁部与少腹疼痛，肠鸣、大便溏泻等病。凉雨不时降下，天上的金星与之相应特别明亮，在谷类则呈青色而不能成熟。若逢阳明司天，就会金亢抑木，木气不能施布政令，到夏秋土气兴起，草木才开始繁荣，因而开花结果的时间也很短促，天上与之相应的金星、土星都很明亮。在物类，则青色的草木类提前凋落。金气盛极必衰，衰则火气来复，火气来复就炎暑火热之气流行，湿润的万物也由之变干燥，柔软脆弱的草木都焦枯，从下部重新生出枝叶，一边开花，一边结果，出现花实并现的现象，人体易患发寒发热、疮疡、痱、疹、痈、痤等病，在天上与之相应的火星特别明亮，金星暗弱，在谷类，则外壳坚硬而内不饱满，五谷秀而不实。白露过早地下降，收敛肃杀之气大行，寒雨降下，万物受到伤害，虫类喜食味甘色黄的谷物，在人则脾土受到侵害。火气因金衰得复之故，生化功能推迟，心火之气也旺盛较晚，火气复则克制肺金，金气随之受抑而不伸，致使稻谷不能成熟，在人体则易患咳嗽、鼻塞流涕等病。在天上与之相应的火星、金星特别明亮。

【原文】岁火不及，寒乃大行，长政不用，物荣而下[1]，凝惨[2]而甚，则阳气不化，乃折[3]荣美，上应辰星。民病胸中痛，胁支满，两胁痛，膺背肩胛间及两臂内痛，郁冒朦昧，心痛暴喑，胸腹大，胁下与腰背相引而痛，甚则屈不能伸，髋髀如别，上应荧惑、辰星，其谷丹[4]。复则埃郁，大雨且至，黑气乃辱[5]，病鹜溏[6]腹满，食饮不下，寒中肠鸣，泄注腹痛，暴挛痿痹，足不任身，上应镇星、辰星，玄谷不成。

【注释】[1]物荣而下：指万物长势不能茂盛于上，反而长势低落向下。[2]惨：寒冷。[3]折：损害。[4]其谷丹：丹，赤色。赤色的谷类。

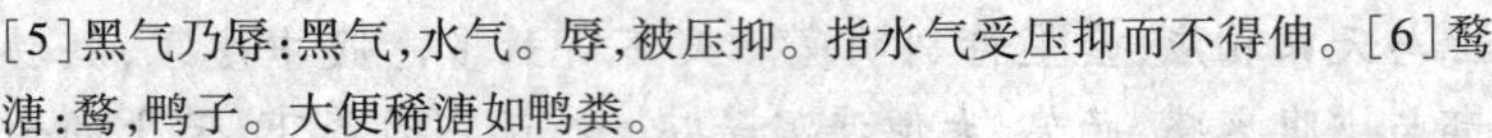

[5]黑气乃辱：黑气，水气。辱，被压抑。指水气受压抑而不得伸。[6]鹜溏：鹜，鸭子。大便稀溏如鸭粪。

【语译】火运不及的年岁，寒气就盛行，长养之气不能施行政令，万物长势不能繁荣于上，反而长势低落向下。阴寒凝滞过甚，阳气失去生化功能，于是万物的荣华受到损害。与之相应，天上的水星特别明亮。天下的百姓多患胸中痛，胁下支撑胀满，两胁疼痛，胸、背、肩胛间及两臂内侧都感到疼痛，郁闷昏冒、视物模糊，心痛、突然喑哑，胸腹部胀大，胁下与腰背部相互牵引疼痛，严重的就会身体弯曲不能伸直，髋部和髀部好像分离开来一样。天上的火星相应而暗弱，水星与之相应特别明亮，赤色的谷物不能成熟。土气来复就会尘埃郁积，大雨将至，水气受到压抑而退缩不伸。在人体则易患大便稀溏如鸭粪、腹部胀满、饮食不下、腹中寒冷、肠鸣、泄下如注、腹痛、突然拘挛、痿痹、两足不能支撑身体等症，与之相应天上的土星特别明亮，水星暗弱，黑色的谷物不能成熟。

【原文】岁土不及，风乃大行，化气不令，草木茂荣，飘扬而甚，秀而不实，上应岁星，民病飧泄霍乱，体重腹痛，筋骨繇复[1]，肌肉瞤酸[2]，善怒，藏气举事，蛰虫早附，咸病寒中，上应岁星、镇星，其谷黅。复则收政严峻，名木苍凋，胸胁暴痛，下引少腹，善大息，虫食甘黄，气客于脾，黅谷乃减，民食少失味，苍谷乃损，上应太白、岁星。上临厥阴，流水不冰，蛰虫来见，藏气不用，白乃不复，上应岁星，民乃康。

【注释】[1]繇复：摇动反复。[2]肌肉瞤酸：肌肉跳动酸痛。

【语译】土运不及的年岁，风气就盛行，土气不能施布政令。

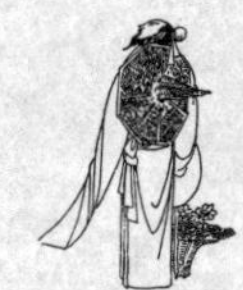

草木虽然生长茂盛繁荣，但由于风盛，吹得飘动过甚，故长得秀美而不能结实。与之相应天上木星特别明亮。天下百姓多患飧泄、霍乱，身体重、腹痛，筋骨反复摇动，肌肉跳动酸痛，容易发怒等病。寒水之气乘机施布政令，虫类提前藏伏于土中。人们易患脾胃虚寒感邪而致的里寒证。与之相应，天上的木星特别明亮，土星暗弱，黄色的谷物不能成熟。金气来复就会行施肃杀严峻的收气政令，大树青干凋谢，人体易患胸胁突然疼痛，向下牵引少腹作痛，喜欢叹气，虫类喜欢吃味甘色黄的谷物，邪气侵犯脾土，黄色的谷物结实减少，百姓饮食减少，吃东西缺乏口味，青色的谷类也受到损伤，与之相应天上的金星明亮，木星暗弱。如果遇到厥阴司天，少阴相火在泉，就会流水不能结冰，应当藏伏的虫类又出现在外，寒水不能用事，土得火助，木气不得来乘，于是金气也不来报复了，与之相应天上的木星特别明亮，天下百姓也就健康。

【原文】岁金不及，炎火乃行，生气乃用，长气专胜[1]，庶物以茂，燥烁以行，上应荧惑星，民病肩背瞀重[2]，鼽嚏血便注下，收气乃后，上应太白星，其谷坚芒[3]。复则寒雨暴至，乃零[4]冰雹霜雪杀物，阴厥且格，阳反上行，头脑户痛，延及囟顶发热，上应辰星，丹谷不成，民病口疮，甚则心痛。

【注释】[1]生气乃用，长气专胜：金不胜木，故生气乃用；金不及故火气独旺，故长气专胜。[2]瞀重：闷重。[3]坚芒：指白色长有坚芒的谷物。[4]零：零落。

【语译】金运不及的年岁，炎火之气就盛行，生发之气得主政令，火气独旺，长养之气独盛，万物生长茂盛，灼热干燥的气候流行，与之相应，天上的火星特别明亮。天下百姓多患肩背

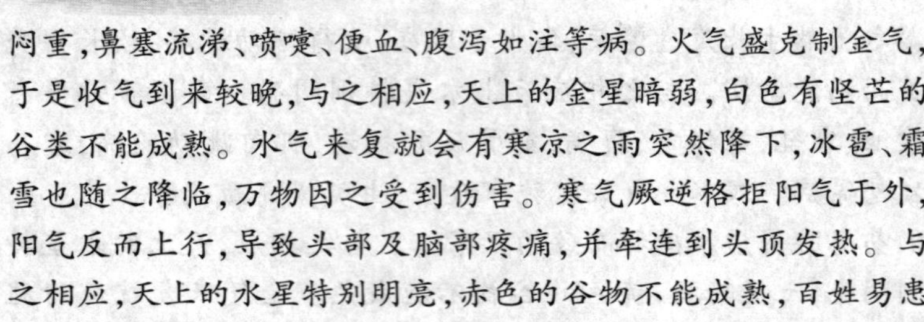

闷重，鼻塞流涕、喷嚏、便血、腹泻如注等病。火气盛克制金气，于是收气到来较晚，与之相应，天上的金星暗弱，白色有坚芒的谷类不能成熟。水气来复就会有寒凉之雨突然降下，冰雹、霜雪也随之降临，万物因之受到伤害。寒气厥逆格拒阳气于外，阳气反而上行，导致头部及脑部疼痛，并牵连到头顶发热。与之相应，天上的水星特别明亮，赤色的谷物不能成熟，百姓易患口疮，甚至心痛等病。

【原文】岁水不及，湿乃大行，长气反用，其化乃速，暑雨数至，上应镇星，民病腹满身重，濡泄寒疡流水[1]，腰股痛发，腘腨股膝不便，烦冤足痿清厥，脚下痛，甚则跗肿，藏气不政，肾气不衡[2]，上应辰星，其谷秬[3]，上临太阴，则大寒数举，蛰虫早藏，地积坚冰，阳光不治，民病寒疾于下，甚则腹满浮肿，上应镇星，其主黅谷。复则大风暴发，草偃木零，生长不鲜，面色时变，筋骨并辟[4]，肉瞤瘛，目视䀮䀮，物疏璺[5]，肌肉胗发，气并鬲中，痛于心腹，黄气[6]乃损，其谷不登[7]，上应岁星。

【注释】[1]寒疡流水：阴性疮疡溃后流出清稀脓水。[2]肾气不衡：衡，平衡。肾气因水运不及，藏气不得施政，火之长气为用失去生理上的平衡。[3]秬：黑色谷类。[4]并辟：辟，损害。同时受到损害。[5]疏璺：稍有破裂。[6]黄气：即土气。[7]登：谷物成熟。

【语译】水运不及的年岁，湿气就盛行，水气不能克制火，火气反而施行其令，万物生化迅速，暑季降雨频繁。与之相应，天上土星特别明亮。天下百姓易患腹部胀满、身体重，濡泻、溃后流清稀脓水的阴性疮疡，腰部股部发痛，腘、腨、股、膝等部活动不便，烦闷、两足痿软厥逆、脚下疼痛、甚至足背浮肿等症。此

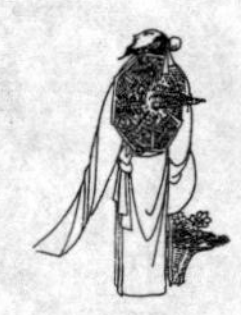

由水气不得施布政令，肾气失去生理上的平衡所致。与之相应，天上的水星暗弱，黑色的谷类不能成熟。若逢太阴司天，太阳寒水在泉，严寒之气常常侵袭，虫类很早就藏伏土中，地面上积结了厚冰，天上的阳光不能温暖大地。百姓易患寒冷疾病于下半身，甚至腹部胀满浮肿等病。与之相应，天上的土星特别明亮，黄色的谷类成熟。木气来复，就会大风突然发起，草木倒伏，树木凋零，万物死气沉沉，色泽不鲜明，人体面色时常变化，筋骨同时受到伤害，肌肉跳动抽搐，两目视物模糊，物体散开破裂，肌肉发疹，气阻胸膈，心腹疼痛，土气受到损害，黄色的谷类不能成熟。与之相应，天上的木星特别明亮。

【原文】帝曰:善。愿闻其时也。岐伯曰:悉哉问也！木不及，春有鸣条律畅[1]之化，则秋有雾露清凉之政，春有惨凄残贼[2]之胜，则夏有炎暑燔烁之复，其眚东，其藏肝，其病内舍胠胁，外在关节。火不及，夏有炳明光显[3]之化，则冬有严肃霜寒之政，夏有惨凄凝冽之胜，则不时[4]有埃昏大雨之复，其眚南，其藏心，其病内舍膺胁，外在经络。土不及，四维[5]有埃云润泽之化，则春有鸣条鼓拆[6]之政，四维发振拉飘腾[7]之变，则秋有肃杀霖霪[8]之复，其眚四维，其藏脾，其病内舍心腹，外在肌肉四肢。金不及，夏有光显郁蒸之令，则冬有严凝整肃之应，夏有炎烁燔燎之变，则秋有冰雹霜雪之复，其眚西，其藏肺，其病内舍膺胁肩背，外在皮毛。水不及，四维有湍润埃云之化，则不时有和风生发之应，四维发埃昏骤注[9]之变，则不时有飘荡振拉之复，其眚北，其藏肾，其病内舍腰脊骨髓，外在溪谷踹膝。夫五运之政，犹权衡[10]也，高者抑之，下者举之，化者应之，变者复之，此生长化收藏之理，气之常也，失常则天地四塞矣。故曰:天地之动静,神明为之纪,阴阳之往复,寒暑彰其兆。此之谓也。

【注释】[1]鸣条律畅:风吹树枝发出声响音调高低协调。意即春风和煦,一派生机畅达向荣的景象。[2]残贼:伤害。[3]炳明光显:炳,光明。光明显著。[4]不时:土旺四季,故不拘时。[5]四维:指东南、东北、西南、西北四方。[6]鼓拆:激发开裂。指风气使万物活动生发。[7]振拉飘腾:指大风摧枯拉朽、振动万物,吹得物体漫天飞腾。[8]霖霪:淫雨连绵不断。[9]骤注:暴雨倾盆如注。[10]权衡:权,秤锤。衡,秤杆。指五运之政像权衡一样,抑制太过、补充不及以达到平衡。

【语译】黄帝说;讲得好!我想听听五运之气与四时变化的关系怎样。岐伯说:问得真详尽啊!木运不及的,如果春天春风和煦,大自然就呈现一派生机畅达的生发景象;秋天就会有雾露清凉的正常气候。如果春天有寒凉凶狠伤害木气的胜气,夏天就会出现暑气炎热燔灼的复气。它的灾害发生在东方,与人体肝脏相应,其病患内居于胠胁,外在于关节。

火运不及的,如果夏天有光明显著的正常生化之气,冬天就会有严厉霜寒的正常气候施布政令;如果夏天有凄惨寒冷克制火气的胜气,就会时常有尘埃昏蒙不清、大雨降下的土气来复的气象。它的灾害发生在南方,与人体心脏相应,其病患内居于膺胁,外在于经络。

土运不及的,如果四维之月有像灰尘一样的湿气弥漫,呈现出润泽万物的正常生化,春天就有风吹木鸣,万物活动生发的正常气候;如果四维之月发生了大风摧枯拉朽、振动万物、吹得物体漫天飞腾的异常变化,秋天就会有天气肃杀、淫雨连绵不断的金气来复的气象。它的灾害发生在四隅,与人体脾脏相应,其病患内居于心腹部,外在于肌肉四肢。

金运不及的,如果夏天有光明显著、湿热之气蒸腾的正常气候,冬天就会有严寒凝结肃杀严厉的正常气候与之相应;如

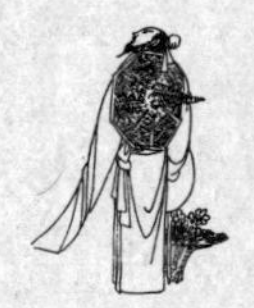

果夏天有炎热如火灼烧的异常变化，秋天就会有冰雹霜雪下降的水气来复的气象。它的灾害发生在西方，与人体肺脏相应，其病患内居于膺胁肩背，外在于皮毛。

水运不及的，如果四维之月有流水四溅、湿润之气弥漫的正常气候，就会时常有和风生发之气与之相应；如果四维之月发生尘埃昏蒙、暴雨倾盆如注的异常变化，就会时常有大风吹得物体飘荡、折断草木的木气来复的现象。它的灾害发生在北方，与人体肾脏相应，其病患则内居于腰脊骨髓，外在于溪谷腨膝。

五运之气施布政令，好像权衡之器达到平衡一样，高的要抑制它，低的要使它抬高。正常的气化，就有正常的感应，异常的变化就有相应的复气来报复。这就是自然界生长化收藏的道理，五运之气施布政令的正常秩序。打乱了这个秩序就会天地之气闭塞不通。所以说，天地之间的动静变化，有日月星辰的运行位置的标志；阴阳的往来有寒暑的更替来显示它的征兆。

【讨论】以上五节论述了六十花甲年中属于岁运不及之年的气候与物象变化及影响人体发病的情况。

六十花甲中丁丑、丁卯、丁巳、丁未、丁酉、丁亥六年属岁木不及之年。凡是岁木不及之年，从自然气候上说，该年"燥乃大行"，气温偏凉；从自然界的物化来说，该年草木生长不好，晚荣早凋；从人体疾病来说，肝气不及，疏泄失职，肝的功能低下进而影响致脾的运化不行。由于胜复的原因，后半年会"火气来复"，自然气候可出现炎热的反常变化；物化方面，会影响秋天相应谷物的生长和成熟；人体疾病方面，易发生肺的病变，出现疟疾、咳嗽、鼻衄及各种皮肤发疹性疾病。

癸丑、癸卯、癸巳、癸未、癸酉、癸亥六年属岁火不及之年。凡是岁火不及之年，从自然气候上说，该年"寒乃大行"，气温偏

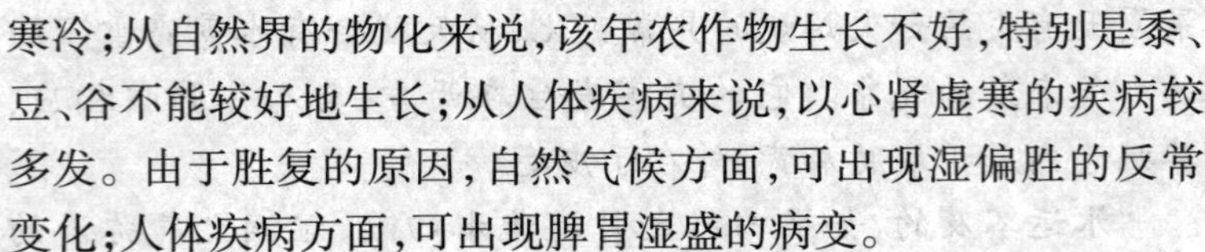

寒冷；从自然界的物化来说，该年农作物生长不好，特别是黍、豆、谷不能较好地生长；从人体疾病来说，以心肾虚寒的疾病较多发。由于胜复的原因，自然气候方面，可出现湿偏胜的反常变化；人体疾病方面，可出现脾胃湿盛的病变。

己丑、己卯、己巳、己未、己酉、己亥六年属岁土不及之年。凡是岁土不及之年，从自然气候上说，该年"风乃大行"，偏于干燥，雨水不足；从自然界的物化来说，以"秀而不实"为特点；从人体疾病来说，肝、脾病变多见。由于胜复的原因，自然气候方面，可出现寒凉偏胜的反常变化；人体疾病方面，可出现肺肾的特殊变化。

乙丑、乙卯、乙巳、乙未、乙酉、乙亥六年属岁金不及之年。凡是岁金不及之年，从自然气候上说，该年"炎火乃行"，火气偏胜，气温偏于炎热；从自然界的物化来说，该年万物长势较好，但由于天热干旱而容易枯萎，收成欠佳；从人体疾病来说，肺、心病变多见。由于胜复的原因，自然气候方面，可出现暴冷的反常变化；人体疾病方面，可出现肾、膀胱的病变。

辛丑、辛卯、辛巳、辛未、辛酉、辛亥六年属岁水不及之年。凡是岁水不及之年，从自然气候上说，该年"湿乃大行"，雨水较多，偏于潮湿；从自然界的物化来说，以万物生长较快为特点；从人体疾病来说，脾、肾病变多见。由于胜复的原因，自然气候方面，可出现大风、暴风的反常变化；人体疾病方面，可出现肝气横逆或肝失疏泄的病证。

总结其规律可知，凡属岁运不及之年，其在自然气候变化和人体疾病变化上的规律为：岁运不及之年，该年中运不及，不及则己所不胜之气侮而乘之，己所胜之气轻而侮之，故本气相应的脏腑受病。所乘之气盛极必衰，衰则己所不胜之气乘衰来复，复气相应之脏腑生病。若又逢司天之气与所乘之气相同，则中运被抑尤甚。

古人认为气化、物化及人体疾病的变化现象与天体日、月、

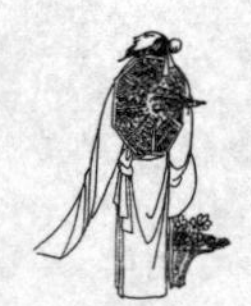

五星的变化密切相关。五运之气，上应五星，当其气旺之时或某气乘衰而至之时，则其上应之星分外明朗，气衰则所应之星亮度减弱。这些认识还有待认真观察以后才能判断其正确与否，但也不能轻率地加以否定。现代气象学也认为，太阳系九大行星的运行是造成异常气候的自然因素之一。

【原文】帝曰：夫子之言五气之变，四时之应，可谓悉矣。夫气之动乱，触遇而作，发无常会，卒然灾合，何以期之？岐伯曰：夫气之动变，固不常在，而德化政令灾变，不同其候也。帝曰：何谓也？岐伯曰：东方生风，风生木，其德敷和[1]，其化生荣，其政舒启[2]，其令风，其变振发，其灾散落[3]。南方生热，热生火，其德彰显[4]，其化蕃茂，其政明曜[5]，其令热，其变销烁，其灾燔焫。中央生湿，湿生土，其德溽蒸[6]，其化丰备，其政安静，其令湿，其变骤注，其灾霖溃。西方生燥，燥生金，其德清洁，其化紧敛，其政劲切[7]，其令燥，其变肃杀，其灾苍陨[8]。北方生寒，寒生水，其德凄沧，其化清谧，其政凝肃，其令寒，其变凛冽[9]，其灾冰雪霜雹。是以察其动也，有德有化，有政有令，有变有灾，而物由之，而人应之也。

【注释】[1]敷和：敷，布置；和，柔和、温和。敷布温和之意。[2]舒启：舒，展也。启，开也。舒展开发之意。[3]散落：飘零散落。[4]彰显：光明显现。[5]明耀：光明照耀。[6]溽蒸：意为湿热。[7]劲切：强劲急切。[8]苍陨：青干陨落。[9]凛冽：酷寒。

【语译】黄帝说：先生讲五运之气的变化与四时相应的关系，可以说是很详尽了。但是，五气的动乱，一有触犯随时可能发生，而发生动乱又没有一定的规律，往往突然灾害到来，怎样推测它呢？岐伯说：五气的动乱变化，固然是没有一定的规律，然而它的正常德化政令与异常的灾害变异，是有不同之处可以测知的。黄帝说：这是什么道理呢？岐伯说：东方是风气产生的地方，风能够资助木气，它的特性是畅达柔和，它的变化是使万物生长繁荣，它的职权是使万物舒展开发，它主时的表现是风，它的异常变化是大风狂吹、万物动摇，它的灾害是吹得物体飘零散落。南方是热气产生的地方，热能资助火气，它的特性是光明显现，它的变化是使万物繁荣茂盛，它的职权是光明照耀，它主时的表现是热，它的异常变化是热势如虹或烧灼物体，它的灾害是大火焚烧万物。中央是湿气产生的地方，湿能够资助土气，它的特性是湿热，它的变化是使万物丰满完备，它的职权是使万物安静，它主时的表现是湿，它的异常变化是大雨倾盆如注，它的灾害是久雨不止而致泥烂堤溃。西方是燥气产生的地方，燥能够资助金气，它的特性是洁净清爽，它的变化是使万物紧缩收敛，它的职权是物体强劲急切，它主时的表现是燥，它的异常变化是肃杀万物，它的灾害是使万物青干陨落。北方是寒气产生的地方，寒能够资助水气，它的特性是凄凉寒冷，它的变化是使万物清冷安静，它的职权是使万物凝固严整，它主时的表现是寒，它的异常变化是酷寒，它的灾害是冰雪霜雹降下。所以观察五气的运动变化情况有特性、有变化、有职权、有主时表现、有异常变动、有灾害，而万物也随之而起变化，人体也随之相应。

【讨论】本节主要阐明五运之气正常变化与异常变化的基本特点。所提的德、化、政、令、变、灾等，是对正常与异常变化的象征性概括。这些内容完全是古人在长期生活实践中和与疾病的斗争中，根据实际情况总结出来的。经文提出“夫气之动乱触遇而作，发无常会，卒然灾合”，《内经》虽然在七篇大论

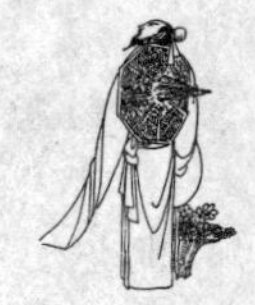

中以大量篇幅介绍了五运太过不及的情况,但其着眼点是基于自然界的自稳调节。现代大样本回顾性研究表明,运气学说所指出的物候规律与超长期的实际物候的符合率不高。因此,运气太过或不及的规律不能看成是绝对不变的气象模式,还应根据具体情况进行观察和综合分析,不能机械地对待。

【原文】帝曰:夫子之言岁候,其不及太过,而上应五星。今夫德化政令,灾眚变易,非常而有也,卒然而动,其亦为之变乎?岐伯曰:承天而行之,故无妄动,无不应也。卒然而动者,气之交变也,其不应焉。故曰:应常不应卒。此之谓也。帝曰:其应奈何?岐伯曰:各从其气化[1]也。帝曰:其行之徐疾逆顺何如?岐伯曰:以道留久[2],逆守而小[3],是谓省下[4]。以道而去,去而速来,曲而过之,是谓省遗过[5]也。久留而环[6],或离或附,是谓议灾与其德也。应近则小,应远则大。芒而大倍常之一,其化甚;大常之二,其眚即发也。小常之一,其化减;小常之二,是谓临视,省下之过与其德也。德者福之,过者伐之。是以象之见也,高而远则小,下而近则大。故大则喜怒迩,小则祸福远。岁运太过,则运星北越[7],运气相得,则各行以道。故岁运太过,畏星[8]失色而兼其母[9];不及,则色兼其所不胜[10]。肖者瞿瞿,莫知其妙,闵闵之当,孰者为良,妄行无征,示畏侯王。帝曰:其灾应何如?岐伯曰:亦各从其化也,故时至有盛衰,凌犯有逆顺,留守有多少,形见有善恶,宿属有胜负,徵应有吉凶矣。帝曰:其善恶何谓也?岐伯曰:有喜有怒,有忧有丧,有泽有燥,此象之常也,必谨察之。帝曰:六者高下异乎?岐伯曰:象见高下,其应一也,故人亦应之。

【注释】[1]各从其气化:指五星各从其天运之气而化。[2]以道留久:道,五星运行之道。留久,稽留延久。指五星在其轨道上稽留而运行迟缓。[3]逆守而小:逆守,逆行不进而守其度。小,光芒微小。指五星在其轨道上逆行不进而守其度,光芒微小。[4]省下:指察其分野居民之有德有过者。[5]省遗过:察有未尽,而复省其所遗过失。[6]环:回环旋绕而不去。[7]运星北越:主岁之星超越常规,偏北而行。[8]畏星:即所制之星。如木运太过,木能克制土,故镇星为畏星。[9]兼其母:指畏星失色而兼见生我之色。[10]兼其所不胜:指本色有失而兼见克我之色。

【语译】黄帝说:先生讲到了每年的气候变化,五运的太过与不及,与天上的五星相应。如今五气的德、化、政、令、灾害、变异,并不按一定的常规出现,而是突然发生,五星也会有相应的变化吗?岐伯说:五星是秉承天道而行的,故不可能随意变动,也不存在应不应的问题。突然而来的变化,五星是不与它相应的。所以说,五星的变化是应于常规而不应于突然的变动就是这个道理。

黄帝说:五星又是怎样与正常规律相应的呢?岐伯说:那就是五星各从其天运之气而生化。黄帝说:五星运行的快慢顺逆是怎样的呢?岐伯说:五星在其轨道上运行,或稽留在轨道上延久不去,或在其轨道上逆行不进而守其度光芒变小,就是所说的在省察所属分野的情况。如果五星在其轨道上顺利过去,过去后又很快回来,或迂回而过,就是所说的在察看所属分野有无过失。如果五星久留回环旋绕而不去,与其位有时离开,有时靠近,就是所说的在其所属分野议论降灾与降福。光芒小则应验变异时间近,光芒大则应验变异时间远。若是五星光芒大于正常一倍的,它的气化就亢盛,大二倍的,它的灾害就立刻发生。其光芒小于正常一倍的,它的气化就减弱,小于正常二倍的就是所说的以上临下察看,省察下方的过失与功德。有德的降福,有过的降灾。所以观察五星的天象,若是高而距离远就看起来小,低而距离近就看起来大。光芒大与人体相应

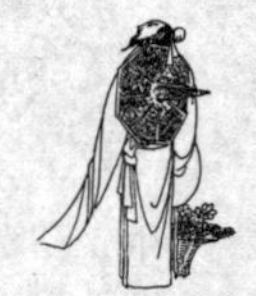

喜怒之情就近，光芒小就预示祸福降临期远。若是岁运太过，则主岁的运星就离开轨道偏北而行，若五运之气协调和顺，五星就各自的轨道运行。所以在岁运太过时，它所克制的星就会失去原有之色而兼见生我的母星之色；若是岁运不及，则岁星兼见它所不胜之星的颜色。天体运行的道理十分深奥，虽然仔细观察，也不容易探出其中的奥妙。忧虑的是担当这一任务时，是否能够了解哪些是真正良好的道理。如果没有什么征兆，乱去行动，胡说一通，只能使王侯畏惧而已。黄帝说：五星在灾害方面的应验是怎样的呢？岐伯说：也是各从其天运之气而发生变化，所以五星应时而至，有太过而盛、不及而衰，五星相互侵犯有逆有顺，星的留守时间有多有少，所呈现的天象有善有恶，二十八宿及十二辰位各有五行所属之异，五星所临有胜有负，因而也有吉凶征兆与之相应。黄帝说：星相的好坏是怎样的呢？岐伯说：五星呈象根据光芒可以测知有喜、怒、忧、丧、泽、燥的不同，这是星象变化时呈现的，应该小心观察它。黄帝说：喜、怒、忧、丧、泽、燥六种现象与五星的高低有无关系？岐伯说：五星的形象虽然可以看出高低的不同，但是在应验上是一致的，所以与人相应也是一致的。

【讨论】(1)本节谈及五星运行的“徐疾逆顺”、“留”、“守”等问题，是对五星运行规律的描述。关于五星运行的规律，我国古代已有一定的认识，并通过历代天文工作者的探讨，逐步趋于完善。《汉书·天文志》载“古历五星之推，无逆行者，至甘氏、石氏经，以荧惑、太白为逆行。”说明当时已开始认识到火星、金星不但有顺行，还有逆行。《隋书·天文志》载“古者五星并顺行，秦历始有金、火之逆。又甘、石并时自有差异。汉初测候乃知五星皆有逆行。其后相承，皆能察至。”说明汉初已知五星都有逆行的规律。但古人在对待“逆行”与“顺行”的认识上，存在两种根本对立的观点。一种认为这是五星运行的自然规律,与人事无关;一种则在探讨自然规律的同时,又附会以"占星术"的内容,认为星体运行情况反映神权意志,与人事相应;属于唯心主义的天人感应论。经文在此提出五点:第一,"应常不应卒",突然而来的一时性或局限性的气化、物化现象,只是天地相互作用过程中所出现的临时现象,并不涉及整体的气化或物化,不一定与五星的变化相应;第二,五星的运行情况对地上的气化、物化有密切影响;第三,天道玄远,有的地方还认识不清楚;第四,以天象变化来附会政治人事是"妄行无征"的,只不过是"示畏侯王";第五,星光闪烁是星空中的正常现象,与地上的气化物化无关,应与五星的异常变化相区别。经文一方面总结了古人长期积累下来的"观天"经验,认为天、地、人密切相关,彼此相应;另一方面对其中某些地方提出了质疑,否定了唯心主义的天人感应论。《内经》这种实事求是的精神和严格的科学态度值得认真学习和发扬。

(2)综观本篇,从以下四个方面论述了五星影响岁运、物候的效应和规律:①五星影响的主要效应是"各从其气化"。即岁星(木星)之化,风应之;荧惑星(火星)之化,热应之;镇星(土星)之化,湿应之;太白星(金星)之化,燥应之;辰星(水星)之化,寒应之。②五运太过不及之年,上应五星的情况不同。岁运太过之年,主要受与岁运五行相同的运星影响,其星光芒明盛,所属地平分野有运气太过之灾;其次上应畏星(胜己之星),畏星逆守时,所属地平分野有复气为害。岁运不及之年,则运星减曜,畏星光芒明盛,岁候主要受畏星的影响,其所属地平分野有运气所不胜之气为害;当运星复宜光芒时,本运之气来复,其所属地平分野有复气为害。③五星的光芒度可分为五等,一般亮度主平气,大于常度则主岁运太过,小于常度则主岁运不及;岁运太过之年则运星轨道向北偏移,畏星失其本色而兼母色;岁运不及之年运星则兼其所不胜之色。④判断五星引起的

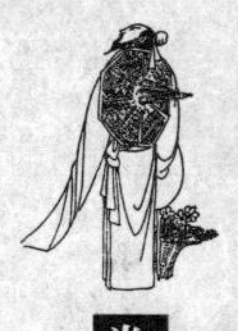

灾害情况，应综合考虑有关其运行的多种因素，如五星上临的时节、所在二十八宿恒星天空、运行的顺逆、留守时日的多少、距离地球的远近、星象的润泽与枯晦等。

根据现代天文、气象学研究，占太阳系质量99.8%的太阳只有1%的角动量，而质量不到0.2%的行星的角动量约为99%，其中五大行星的质量约为地球的400多倍，因此五大行星对地球和太阳具有明显的作用。有学者根据行星的会合周期，计算了五大行星的相似周期：地月系10年，木星12年，火星17年，土星30年，金星8年，水星13年。进而利用五星的相似周期及其叠加值，预报太阳黑子活动、地球自转速度变化及降雨量和气候变化，与实际情况基本相符，尽管《内经》对地星关系的论述较现代地星研究显得粗略薄弱，但亦可从大体上证明《内经》强调五星对五运太过不及的影响，是有深刻的天体物理学背景的。

【原文】帝曰：善。其德化政令之动静损益皆何如？岐伯曰：夫德化政令灾变，不能相加也。胜复盛衰，不能相多也。往来大小，不能相过也。用之升降，不能相无也。各从其动而复之耳。帝曰：其病生何如？岐伯曰：德化者气之祥，政令者气之章，变易者复之纪，灾眚者伤之始，气相胜者和，不相胜者病，重感于邪则甚也。帝曰：善。所谓精光之论[1]，大圣之业，宣明大道，通于无穷，究于无极也。余闻之，善言天者，必应于人，善言古者，必验于今，善言气者，必彰于物，善言应者，同天地之化，善言化言变者，通神明之理，非夫子孰能言至道欤！乃择良兆而藏之灵室[2]，每旦读之，命曰《气交变》，非斋戒不敢发，慎传也。

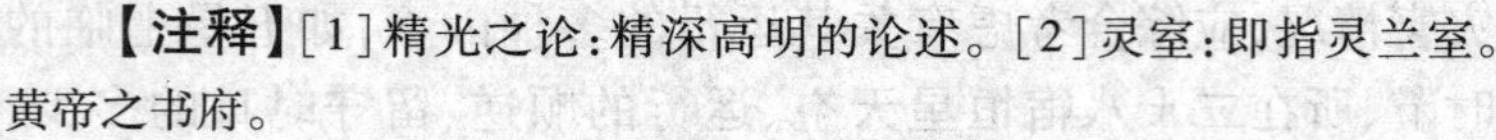

【注释】[1]精光之论:精深高明的论述。[2]灵室:即指灵兰室。黄帝之书府。

【语译】黄帝说:讲得好!它们的德、化、政、令、动静、损益都是怎样的呢?岐伯说:五运的德、化、政、令、灾变都是有一定规律的,不能随便相加。胜盛则复盛,胜微则复微,相互一方不能随意增多。胜气与复气往来气数相同,故不能有所超过。五行的升降,是升降相因而不是一方消灭的。复气的产生,都是随着五气的运动产生盛衰变化而来的。黄帝说:它们与疾病的发生有什么关系呢?岐伯说:德和化是岁气和祥的表现,政和令是岁气的昭著,变易是复气产生的标志,灾害是万物受到损害的根源。人气与岁气相当就平和,人气与岁气不相当就要生病,重新再感受了邪气,病就要加重了。

黄帝说:讲得好!这就是所说的精深高明的理论、大圣的伟业,阐明了高深的道理,可以说是到了无穷无尽的境界了。我听说,善于谈论天道的,必定能够把天道应验于人;善于谈论古代事物的,必定能够把古代事物应验于当今;善于谈论气化的,必定能够把气化明显地表现在万物上;善于谈论感应的,必定能够同天地造化融为一体;善于谈论生化与变动者,必定能够通晓宇宙中变化莫测的道理。除了先生这样的人,谁又能够讲清楚这样精深的道理呢?于是选择良辰吉日,把它藏在了灵兰室中,每天早晨读它,命名为《气交变》,没有斋戒就不敢打开看,要非常慎重地传给后世。

【讨论】经文"胜复盛衰,不能相多也。往来大小,不能相过也"实际上指出了"亢害承制"遵循的原则。现代系统论、控制论认为系统内部的不平衡总是存在的,系统通过调节控制而使系统整体表现为动态平衡的状态。据此来看胜复盛衰总是不等的,只有不等才使得系统生化不息,表现出动态的平衡。

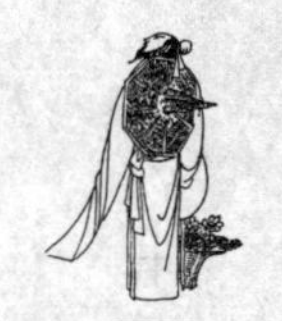

五常政大论篇第七十

【提要】本篇对五运之气在其运行变化中的一般规律及其对自然界万物生、长、收、藏,生化政令作了阐释,故篇名《五常政大论》。篇中主要论述了五运之气有平气、有不及、有太过的常规气象与物候变化及发病情况的关系,并科学地指出地理高下的气候差异与人生寿夭有密切的关系;还论述了六气司天、在泉的物候变化与发病情况及治疗法则。

【原文】黄帝问曰:太虚寥廓,五运迴薄[1],衰盛不同,损益相从,愿闻平气何如而名?何如而纪也?岐伯对曰:昭乎哉问也!木曰敷和[2],火曰升明[3],土曰备化[4],金曰审平[5],水曰静顺[6]。

【注释】[1]迴薄:迴,循环;薄,迫近。意为循环急速运动不息。[2]敷和:敷布温和之气。[3]升明:升,上升;明,明显。意为上升光明。[4]备化:备,完备、完满;化,生化。意为圆满生化万物。[5]审平:清宁平静,无滥杀伐。[6]静顺:清静顺达。

【语译】黄帝问道:太空广阔无垠,五运循环急速运动,相互承袭而不止息,其气有盛衰的不同,因此产生了损益的变化,我希望听听关于平气是如何命名的?又如何识别它的标记呢?岐伯回答说:问得真高明啊!木运的平气是敷布温和之气,称为敷和;火的平气是上升而光明,称为升明;土的平气是化育万物,称为备化;金的平气是清宁平静,无滥杀伐,称为审平;水的平气是清静顺达,称为静顺。

【原文】帝曰:其不及奈何?岐伯曰:木曰委和[1],火曰伏明[2],土曰卑监[3],金曰从革[4],水曰涸流[5]。

【注释】[1]委和:委,委屈。木气委曲,阳和之气少,生发之气不旺。[2]伏明:阳热光明之气藏伏不用。[3]卑监:卑,低下。土气下隐其生化之力薄弱。[4]从革:从,顺从;革,变革。指金无刚性变得顺从改变形状。[5]涸流:源流干涸。

【语译】黄帝说:五运不及又是怎样的呢?岐伯说:木运不及的是木气委曲,阳和生发之气少,称为委和;火运不及的是阳热光明之气藏伏不用,称为伏明;土运不及的是土气低下生化之力薄弱,称为卑监;金运不及的是金无刚性变得顺从能改变形状了,称为从革;水运不及的是源流干涸,称为涸流。

【原文】帝曰:太过何谓?岐伯曰:木曰发生[1],火曰赫曦[2],土曰敦阜[3],金曰坚成[4],水曰流衍[5]。

【注释】[1]发生:生发旺盛。[2]赫曦:阳光炎盛。[3]敦阜:敦,厚;阜,高,指土高而变厚。[4]坚成:成物坚刚。[5]流衍:衍,满而溢。指流水满溢。

【语译】五运太过又是怎样的呢?岐伯说:木运太过的是生发旺盛,称为发生;火运太过的是阳光充足炎热过盛,称为赫曦;土运太过的是土高而厚,称为敦阜;金运太过的是形成物体性质坚刚,称为坚成;水运太过的是流水满溢,称为流衍。

【讨论】经文介绍了五运平气、太过、不及的具体命名。古

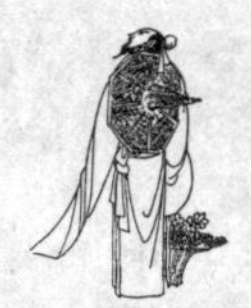

人以五行作为工具来归类自然界中的气候和物化，并以五行物质本身变化的外在表现来加以命名。从经文命名的文字意义上看，完全是自然界一些物质变化客观现象的形象描述，非常朴实。由此可知中医学理论及其所用的名词术语，基本上来源于古人对自然变化现象的观察总结，阴阳五行只不过是用来作为归纳认识和经验的说理工具而已。

所谓“平气”乃指气无“太过”与“不及”。五运值年，凡阳年为太过，阴年为不及，一阴一阳迭相交替，则何来“平气”？《六微旨大论》有云：“木运临卯，火运临午，土运临四季，金运临酉，水运临子，所谓岁会，气之平也。”故历代注家多以岁会年属平气，王冰注曰：“非太过，非不及，是谓平运主岁也。平岁之气，物生脉应，皆必合期，无先后也。”《玄珠密语》云：“平气运一十六法即一十三也。”指出其具体年份是己未、己丑、乙酉、乙卯、丁亥、丁巳、癸巳、癸亥、辛丑、辛未、癸卯、癸酉、丁卯十三年。《新校正》云：“按王注太过不及，各纪年辰，此平木运注，不纪年辰者，平气之岁，不可以定纪也。或者欲补注云：谓丁巳、丁亥、壬寅、壬申岁者，是未达也。”亦有谓太过运受到抑制或不及运受到相助者，属平气。如《类经图翼》二卷五运太少兼化逆顺图解云：“平气，如运太过而被抑，运不及而得助也。如戊辰阳年，火运太过而寒水司天抑之；癸巳阴年，火运不及而巳位南方助之；辛亥水运不及而亥位北方助之。又如丁运木司天，上角同正角也；己运土司天，上宫同正宫也；乙运金司天，上商同正商也，皆曰平气。而物生脉应皆得平和之气。”还有谓“干德符”者，也属平气。如《玄珠密语》卷一五运通纪篇云：“又一法，每年交司于年前大寒日，假令丁年交司之日，遇日朔为壬日，丁得壬名曰干德符也。符者合也，便为平气也。若过此一日，纵遇皆不相济也。若交司之时，遇时值符，见壬亦然，过此亦不相济也。其余皆类也。即己逢甲、辛逢丙、癸逢戊、乙逢庚，皆为干德符也。非交司日时，除此日时不相济也。又于不及年中，逢月干皆得符合也。”即交运时遇到月干、日干、时干能相助值年不及之岁干，为“干德符”，该年即属平气。总之，平气是根据气运关系“太过被抑，不及得助”的原则来确定的，凡岁运太过之年，若与同年的司天之气在五行属性上是相克的关系，则该年的岁运属平气；凡岁运不及之年，若与同年的司天之气在五行属性相同，则该年的岁运属平气。

【原文】帝曰：三气[1]之纪，愿闻其候。岐伯曰：悉乎哉问也！敷和之纪，木德周行，阳舒阴布，五化宣平[2]，其气端[3]，其性随[4]，其用曲直[5]，其化生荣，其类草木，其政发散，其候温和，其令风，其藏肝，肝其畏清，其主目，其谷麻，其果李，其实核，其应春，其虫毛，其畜犬，其色苍，其养筋，其病里急支满，其味酸，其音角，其物中坚[6]，其数八。

【注释】[1]三气：指平气、不及、太过之运气而言。[2]五化宣平：五化，五运之气之气化；宣平，宣散平和。指木运平和，五运之气之气化也宣散平和。[3]端：端正。[4]随：随和。指随顺自然的变化。[5]曲直：曲，弯曲；直，端直。指木气之用能弯曲能伸直，柔和舒展。[6]中坚：木体之物中部坚实。

【语译】黄帝说：平气、不及、太过的标志，我想听听是怎样来识别的。岐伯说：你问得真详细啊！木运平气的标志是木的特性环周流布，施遍四方，阳气舒展，阴气散布，五运气的气化也通畅平和，它的气正而直，它的性能随和，顺从自然的变化，用它可以让它弯曲，也可以让它伸直，它的生化是使万物生发繁荣，它的属类是草木，它的主政是发散，它的气候为温和表现，它的时令表现为施布风，它在脏器中与肝相对应，肝畏惧清凉的金气，肝主目，它在谷类是麻，它在果类是李，它在果实类

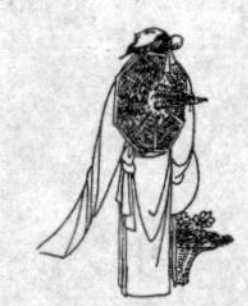

是核仁，它在季节中与春季相对应，它在虫类是毛虫，它在畜类是犬，它在颜色是青色，它的精气滋养筋，它的病患是腹部拘急胀满，它在五味属酸味，它在五音为角，它在物体为中部坚实类，它在河图成数是八。

【原文】升明之纪，正阳[1]而治，德施周普，五化均衡，其气高[2]，其性速，其用燔灼，其化蕃茂，其类火，其政明曜[3]，其候炎暑，其令热，其藏心，心其畏寒，其主舌，其谷麦，其果杏，其实络[4]，其应夏，其虫羽，其畜马，其色赤，其养血，其病瞤瘛，其味苦，其音徵，其物脉[5]，其数七。

【注释】[1]正阳：指火正当南方正阳之位。[2]高：火性炎上向上升，故谓之高。[3]明曜：光明闪耀。[4]络：果实的经络。[5]脉：物体的脉络。

【语译】火运平气的标志是火位南方正位主治，它的特性是充分发挥施布四方，五运之气的气化平衡进行，升明之气上升，性格急速，它具有燃烧的功用，它的生化是使万物茂盛，凡是火都是它的同类，它的主政好像日月一样光明显曜，它的气候是炎暑火热，它的时令表现为布散热，它在脏器中与心相对应，心畏惧寒冷的水气，心主舌，它的谷类是麦，它的果类是杏，它在果实类是筋络，它在季节中与夏季相对应，它在虫类是羽虫，它在畜类是马，它在颜色是赤色，它的精气滋养血脉，它的病患是肌肉跳动、肢体抽搐，它在五味属苦，它在五音为徵，它在物体为脉络一类，它在河图成数是七。

【原文】备化之纪，气协天休[1]，德流四政[2]，五化齐修[3]，其气平，其性顺，其用高下，其化丰满，其类土，其政安静，其候溽蒸，其令湿，其藏脾，脾其畏风，其主口，其谷稷，其果枣，其实肉，其应长夏，其虫倮，其畜牛，其色黄，其养肉，其病否[4]，其味甘，其音宫，其物肤，其数五。

【注释】[1]气协天休：协，协调；休，完善。全句意指平气之土运，生化正常，诸气协调祥和。[2]德流四政，指土德分助四方，惠及于金木水火四政。[3]五化齐修：指五行气化皆平衡。[4]否：通痞。痞塞不通之意。

【语译】土运平气的标志是土气生化正常，诸气协调祥和，它的特性分助四方，惠及金木水火四政，使五行的气化都得到平衡，它的气平和，性格和顺，它具有能高能下的功用，它的生化是使万物成实丰满，诸土都是它的同类，它的主政是使万物平安宁静，它的气候是湿热交蒸，它的时令表现为布散湿，它在脏器中与脾脏相对应，脾畏惧风木之气，脾主口，它在谷类是稷，它在果类是枣，它在果实类是果肉，它在季节中与长夏相对应，它在虫类是倮虫，它在畜类是牛，它在颜色是黄色，它的精气滋养肌肉，它的病患是痞塞不通，它在五味属甘味，它在五音为宫，它在物体为皮肤一类，它在河图成数是五。

【原文】审平之纪，收而不争[1]，杀而无犯[2]，五化宣明[3]，其气洁，其性刚，其用散落[4]，其化坚敛，其类金，其政劲肃，其候清切，其令燥，其藏肺，肺其畏热，其主鼻，其谷稻，其果桃，其实壳，其应秋，其虫介，其畜鸡，其色白，其养皮毛，其病咳，其味辛，其音商，其物外坚[5]，其数九。

【注释】[1]争：争夺。[2]犯：残害的意思。[3]宣明：通畅清明。[4]散落：零散降落。[5]外坚：指物体外壳坚实部分。

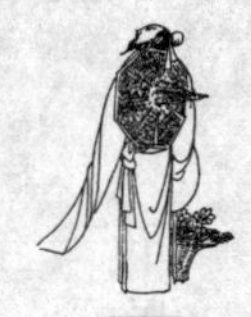

【语译】金运平气的标志是金气收敛正常而不争夺，肃杀而不残害于物，五行的气化通畅清明，它的气洁净，性格刚劲，它具有使万物成熟而零散降落的功用，它的生化是使万物收敛坚强，诸金都是它的同类，它的主政是劲急严厉，它的气候是清凉急切，它的时令表现为布散燥，它在脏器中与肺脏相对应，肺畏惧心火之热气，肺主鼻，它在谷类是稻，它在果类是桃，它在果实类是外壳，它在季节中与秋季相对应，它在虫类是介虫，它在畜类是鸡，它在颜色是白色，它的精气滋养皮毛，它的病患是咳，它在五味属辛味，它在五音为商，它在物体为外壳坚实一类，它在河图成数是九。

【原文】静顺之纪，藏而勿害，治而善下，五化咸整[1]，其气明，其性下，其用沃衍[2]，其化凝坚，其类水，其政流演[3]，其候凝肃，其令寒，其藏肾，肾其畏湿，其主二阴，其谷豆，其果栗，其实濡[4]，其应冬，其虫鳞，其畜彘，其色黑，其养骨髓，其病厥，其味咸，其音羽，其物濡，其数六。故生而勿杀，长而勿罚，化而勿制，收而勿害，藏而勿抑，是谓平气。

【注释】[1]咸整：全部完整。[2]沃衍：灌溉满溢。[3]流演：水长流不息。[4]其实濡：指果实中的津液部分即果汁。

【语译】水运平气的标志是其气虽主闭藏，但无伤害万物的情况，其主治之气善于下行，五行的气化全都能完整，它的气明净，性格润下，它具有灌溉满溢的功用，它的生化是使水凝固坚硬，诸水都是它的同类，它的主政有如江河水长流不息，它的气候是寒冷寂静，它的时令表现为布散寒，它在脏器中与肾脏相对应，肾畏惧湿土之气，肾主二阴，它在谷类是豆，它在果类是栗，它在果实是汁液，它在季节中与冬季相对应，它在虫类是鳞虫，它在畜类是猪，它在颜色是黑色，它的精气滋养骨髓，它的病患为厥逆，它在五味属咸味，它在五音为羽，它在物体为汁液一类，它在河图成数是六。所以木气主发时，没有金气的纵杀，火气主岁时，没有水气的克伐，土气主岁时，没有木气的抑制，金气主岁时，没有火气的伤害，水气主岁时，没有土气的压抑，这就是所说的"平气"。

【讨论】以上几节经文介绍了五运平气之年气候、物象的一般变化和正常表现，以及其与动植物的生长、人体脏腑的相应关系。其内容完全是根据自然气候的特点，动植物生长的情况，自然物象的客观表现加以描述和总结的，是客观朴实的。

"其数八"、"其数七"、"其数五"、"其数九"、"其数六"中的"数"是指五行的生成数。五行的生数为水一、火二、木三、金四、土五，这五个数字代表水、火、木、金、土五种物质在变化中的先后及地位。古人认为水在物质变化中处于首要地位，没有水就不能产生物质变化，故水的生数为一；单有水还不行，没有火则水不能发生变化，故火的生数为二；水火相互作用产生生命现象，木代表生发，故木的生数为三；有了生发就必然有成熟和结果，金代表收成，故金的生数为四；土为万物化生的基础，故土的生数为五。五行的成数为水六、火七、木八、金九、土五。成乃成熟之意，土为基础，为万物之母，故土的生数成数皆为五；无土则不可能有变化，也就无所谓成熟，故水、火、木、金之生数加土之数五即得各自的成数。这是古人用数字对自然界物化现象进行的总结，在一定程度上也反映了这五种物质在人类生存、发展中的地位和作用。

"长夏"指一年中的长夏季节，对于这一季节的具体时间，有两种说法：第一种，认为是农历六月，王冰在《素问·六节藏象论》中注长夏云："所谓长夏者，六月也。"第二种，认为是土运主时的七十三天而有奇，即芒种后十日至处暑后七日

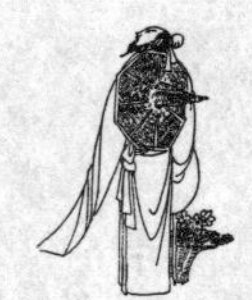

这一段时间。这两种说法以后者比较合理，因为五运各占一步，每步各主七十三天零五刻，每一步都有固定的交司时日。木运在大寒日交运，火运在春分后十三日交运，土运在芒种后十日交运，金运在处暑后七日交运，水运在立冬后四日交运，年年如此，恒定不变。长夏属土，如果长夏只是六月，则木、火、金、水四运的时间便不可能是七十三天零五刻，所以第二种说法更为合理。

【原文】委和之纪，是谓胜生[1]。生气不政[2]，化气乃扬，长气自平，收令乃早，凉雨时降，风云并兴，草木晚荣，苍干凋落，物秀而实，肤肉内充，其气敛，其用聚，其动緛戾拘缓[3]，其发惊骇，其藏肝，其果枣李，其实核壳，其谷稷稻，其味酸辛，其色白苍，其畜犬鸡，其虫毛介，其主雾露凄沧，其声角商，其病摇动注恐，从金化也，少角[4]与判商[5]同，上角[6]与正角[7]同，上商与正商同，其病支废痈肿疮疡，其甘虫[8]，邪伤肝也，上宫与正宫同，萧飋[9]肃杀则炎赫沸腾，眚于三[10]，所谓复也，其主飞蠹蛆雉[11]，乃为雷霆。

【注释】[1]胜生：指木运不及，生气不得施用，克木的金气所胜。[2]不政：不能正常施政。[3]緛戾拘缓：缩短、屈曲、拘急、弛缓。[4]少角：角、徵、宫、商、羽五音代表五运，不及之运称少。此指木运不及。[5]判商：判，半也。此即少商。[6]上角：上，指司天之气。此指厥阴风木司天。[7]正角：正，指平气。此指木运平气。[8]其甘虫：指甘味过盛而虫由之生。[9]萧飋：冷落，没有生气。[10]眚于三：灾害在东方震位。[11]飞蠹蛆雉：飞，羽虫。蠹，蛀虫。蛆，苍蝇的幼虫。雉，野鸡。

【语译】木运不及的标志是木之生气不得施用，被克木的金气所胜，称为胜生，木的生发之气不能正常发挥作用，土气不受木气克制得到发扬，木不生火，火气自然平静，金克制木，金气于是早期来到，形成寒凉之雨时常降下，风云同时兴起，草木延迟生发繁荣，容易青干凋零脱落，万物成熟较早，皮肤与肌肉部分充实。它的气收敛，它的作用是聚集不散，它的病变是筋脉缩短、屈曲、拘急、弛缓，易于惊吓。它在脏器中与肝对应，它在果类是枣、李，它在果实类是属于核与壳，它在谷类是稷、稻，它在五味是酸、辛味，它在颜色白与青，它在畜类是犬、鸡，它在虫类是毛虫、介虫。它主时的气候是雾露寒凉，它在五音为角与商。它的发病为动摇，易于恐惧，这是木运不及，金来克木，木从金气而施生化的缘故，所以少角与判商相同。（历译木从金化义不明，作木服从金气妥否当参考。）木运不及，若遇厥阴风木司天，不及的木气得司天之气相助，则与正商相同。木运不及，若遇阳明燥金司天，不及的木气被司天之气所克，则木气更衰，金气更胜，所以上商与正商相同。它的病患是四肢功用丧失，发生痈肿、疮疡，甘味过盛而生虫，这都是邪气伤害肝脏所造成的。木运不及，若遇太阴湿土司天，则土气得司天之气相助，土更胜，土更不畏木，所以上宫与正宫相同。冷落没有生气，肃杀的金气过胜，则其后随之而来的就火热炎炎，它的灾害发生在东方，这就是所说的“复气”。火气来复，属火的羽虫、蛀虫、蛆、野鸡随之相对应而多，木气抑郁到极点，势必畅还，待到其时就会震发而为雷霆。

【原文】伏明之纪，是谓胜长[1]。长气不宣，藏气反布，收气自政[2]，化令乃衡[3]，寒清数举[4]，暑令乃薄，承化物生[5]，生而不长，成实而稚[6]，遇化已老，阳气屈伏，蛰虫早藏，其气郁，其用暴，其动彰伏变易[7]，其发痛，其藏心，其果栗桃，其实络濡，其谷豆稻，其味苦咸，其色玄丹，其畜马彘，其虫羽鳞，其主冰雪霜寒，其声徵羽，其病昏惑悲忘，从水化也，少徵与少羽同，上商与正

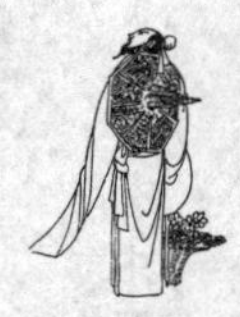

商同，邪伤心也，凝惨凓冽则暴雨霖霪，眚于九，其主骤注雷霆震惊，沉黅[8]淫雨。

【注释】[1]胜长：指火运不及，长气不得施用，被克火的水气所胜。[2]自政：自行施政。[3]化令乃衡：衡，平也。指土气自平衡其气。[4]寒清数举：寒水之气与清金之气经常发作。[5]承化物生：万物依靠土的生化之气而生。[6]稚：幼小。[7]彰伏变易：彰，明显；伏，藏伏。意为它的变化时明时隐无常规。[8]沉黅：阴云蔽日。

【语译】火运不及的标志是火之长气不得施用，被克火的水气所胜，称为胜长。火气不及，火的生长之气得不到宣泄，克制火的水气反而得到施布，金气不被火所克自行其令，土气得不到火生也自己平衡其气，寒冷、清凉之气时常发作，暑热之气也就轻微，秉承土的生化之气而生的万物，因火运不及，故生而不能成长，虽能结果实，却果实幼小不丰满，一到长夏化令之时就已经衰老，阳气受委屈不能伸张，蛰虫过早地伏藏。它的气郁结，它的功用暴急，它的变动时明时隐变幻无常，它发病为疼痛，它在脏器与心对应，它在果类是栗、桃，它在果实类是筋络、汁液，它在谷类是豆、稻，它在五味是苦、咸味，它在颜色是黑、赤，它在畜类是马、猪，它在虫类为羽虫、鳞虫，它主时的气候是冰雪霜寒，它在五音为徵与羽，它的发病为神昏、迷乱、悲哀、善忘，这是火运不及、水来克火、火从水气而施生化的缘故，所以少徵与少羽相同。若遇阳明燥金司天，金得司天之气相助更胜，不受火相克，与正商相同。它的发病，乃是邪气伤害心气所致的。火运不及，则阴凝惨淡寒冷水气偏盛现象出现，随之必有暴雨连绵不断的土气来复，它的灾害发生在南方。土气来复，主要出现暴雨倾盆，雷霆震惊，甚至乌云蔽日，阴雨绵绵。

【原文】卑监之纪,是谓减化[1],化气不令,生政[2]独彰,长气整[3],雨乃愆[4],收气平,风寒并兴[5],草木荣美,秀而不实,成而秕[6]也,其气散,其用静定[7],其动疡涌分溃痈肿,其发濡滞[8],其藏脾,其果李栗,其实濡核,其谷豆麻,其味酸甘,其色苍黄,其畜牛犬,其虫倮毛,其主飘怒振发[9],其声宫角,其病留满否塞,从木化也,少宫与少角同,上宫与正宫同,上角与正角同,其病飧泄,邪伤脾也,振拉飘扬则苍干散落,其眚四维,其主败折虎狼[10],清气乃用,生政乃辱[11]。

【注释】[1]减化:化气减少。[2]生政:木气所主之政。[3]长气整:火气完整。[4]雨乃愆:愆,错过,过时。指土运不及,雨过期降落。[5]风寒并兴:风为木,寒为水,土少则木能胜土,土不胜水故风寒并兴。[6]秕:子实不饱满。[7]静定:静止不动。[8]濡滞:水气停滞不行。[9]飘怒振发:怒,气势很甚。指木气盛,风气亦盛,狂风怒号,万物振动。[10]败折虎狼:意为如虎狼一样毁坏和伤害生命。[11]辱:屈辱。指受抑制。

【语译】土运不及的标志是土气被木气所抑,化气因而减少,称之为减化。土运不及,化气不能施布政令,木的生气就明显地独自张扬,火的长气得木助也就完整如常,雨水不调,往往过期降落,金的收气平衡,由于风木与寒水之气都旺盛,故风寒并起,草木虽然繁荣秀美,但长势虽好却不能结实,即使结了果实,果实也都幼小难以成熟。它的气飘散,它的功用为生化之力不足而显静止不动,它的变动是疮疡溃烂流脓、痈痛,它的发病为水气停滞不行,它在脏器与脾对应,它在果类是李、栗,它在果实类是果肉、果核,它在谷类是豆、麻,它在五味是酸、甘味,它在颜色是青、黄,它在畜类是牛、犬,它在虫类为倮虫、毛虫,它主时的气候是大风怒号、物体飘扬振动,它在五音为宫、

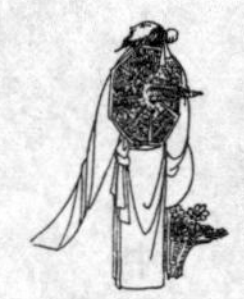

角，它的发病为水湿滞留胀满痞塞不通，这都是土运不及，木来克土，土从木气而施生化的缘故，所以少宫与少角相同。若遇太阴湿土司天，不及的土气得司天之气相助，则与正宫相同。若遇厥阴风木司天，木得司天之气相助便胜，木气克土，土更衰，故从木气而化，故上角与正角相同。它的发病为完谷不化的飧泄，这是邪气伤害脾土造成的。有土运不及、木气过甚出现振动折断物体飘扬现象，随之就有青干凋落的金气来复，它的灾害发在东南、西北、西南、东北四隅。金气来复，毁坏伤害生命如虎狼的景象出现，清凉之气于是行事，木气的生发之功用便得到抑制。

【原文】从革之纪，是谓折收[1]。收气乃后，生气乃扬，长化合德[2]，火政乃宣，庶类[3]以蕃，其气扬，其用躁切[4]，其动铿禁[5]瞀厥，其发咳喘，其藏肺，其果李杏，其实壳络，其谷麻麦，其味苦辛，其色白丹，其畜鸡羊，其虫介羽，其主明曜炎烁，其声商徵，其病嚏咳鼽衄，从火化也，少商与少徵同，上商与正商同，上角与正角同，邪伤肺也。炎光赫烈则冰雪霜雹，眚于七，其主鳞伏彘鼠，岁气早至，乃生大寒。

【注释】[1]折收：指金运不及，金之收气受到火气的抑制而有所损失。[2]长化合德：火气主长，土气主化，金运不及，火气大旺，火能生土，火土二气相互协调发挥作用，称为长化合德。[3]庶类：庶，众多。意指万物。[4]躁切：躁动急切。[5]铿禁：指咳嗽音哑。

【语译】金运不及的标志是金之收气遭到火气抑制而受挫，称之为折收。金运不及，收气后期而到，木气不被金克，于是就得以张扬，金运不及，火气大旺，火能生土，火土二气相合发挥作用，于是火的政令得到了宣发，万物因之而茂盛。它的气是升扬，它的功用为躁动急切，它的变动为咳嗽、音哑、昏迷、厥逆，它的发病为咳嗽、气喘，它在脏器与肺脏相应，它在果类是李、杏，它在果实类是外壳、筋络，它在谷类是麻、麦，它在五味是苦、辛味，它在颜色是白、赤，它在畜类是鸡、羊，它在虫类是介虫、羽虫，它主时的气候是光明照曜，暑热炎炎，它在五音为商、徵，它的发病为喷嚏、咳嗽、鼻塞流涕、衄血，这是金运不及，火来克金，金从火气而施生化的缘故，所以少商与少徵相同。若遇阳明燥金司天，不及的金得司天之气相助，则上商与正商相同。若遇厥阴风木司天，被金克的木气得司天之气相助更旺，故不畏金气来克，则上角与正角相同。它的发病是邪气伤害肺脏所致。金运不及，出现阳光强烈、暑热炎炎、火气偏甚的现象，随之必有水气来复的冰雪霜雹降落现象发生，它的灾害发生在西方。水气来复，属阴的鳞虫、蛰虫、猪、鼠随之相应而多，冬藏之气过早来临，于是产生大寒。

【原文】涸流之纪，是谓反阳[1]，藏令不举，化气乃昌，长气宣布，蛰虫不藏，土润水泉减，草木条茂，荣秀满盛，其气滞，其用渗泄，其动坚止[2]，其发燥槁，其藏肾，其果枣杏，其实濡肉，其谷黍稷，其味甘咸，其色黅玄，其畜彘牛，其虫鳞倮，其主埃郁昏翳[3]，其声羽宫，其病痿厥坚下[4]，从土化也，少羽与少宫同，上宫与正宫同，其病癃閟[5]，邪伤肾也，埃昏骤雨则振拉摧拔[6]，眚于一，其主毛显狐貉[7]，变化不藏。故乘危而行[8]，不速而至，暴虐无德，灾反及之[9]，微者复微，甚者复甚，气之常也。

【注释】[1]反阳：水运不及，火不畏水，阳气反而盛行。[2]坚止：指大便燥结不下。[3]翳：遮盖。[4]坚下：指大便坚硬。[5]癃閟：排尿困难，小便点滴而下，甚至闭塞不通。[6]振拉摧拔：动摇、拉移、折断、拔

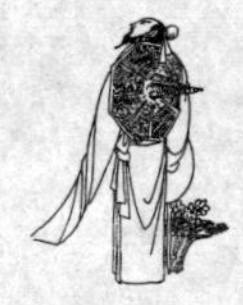

起，形容狂风大作的力量。[7]毛显狐貉：毛虫、高大的动物、狐、貉。[8]乘危而行：危，指运气不足之年，乘岁运不足，其所克之气和克己之气都来侵侮相克。[9]灾反及之：指胜气过胜，过胜则衰，衰则受到复气的报复，灾害反而降到自身。

【语译】水运不及的标志是火不畏惧水的克制，阳气反而盛行，称之为反阳。水运不及，水的藏气难以行使封藏之职，水所不胜的化气为昌盛，长气不畏水克，也得到宣发施布，冬令蛰虫在外不按时藏伏，土湿润，水泉减少，草木条达茂盛，万物荣华秀美而丰满。它的气流行不畅，它的功用为渗透宣泄，它的变动为大便燥结不下，它的发病为干燥，枯槁津液不足，它在脏器是肾，它在果类是枣、杏，它在果实类是汁液、肉，它在谷类是黍、稷，它在五味是甘、咸味，它在颜色是黄、黑，它在畜类是猪、牛，它在虫类是鳞虫、倮虫，它主时的气候是尘埃满布、昏暗遮日，它五音为羽、宫，它的发病是痿证、厥逆、大便坚硬，这是水运不及，土来克水，水从土气而施生化的缘故，所以少羽与少宫相同。若遇太阴湿土司天，土得司天之气相助便旺，土气克水，水更衰，则上宫与正宫相同。它的病患是排尿困难、小便点滴而下、甚至闭塞不通，为邪气伤害肾脏所致。尘埃昏暗、突然降雨的土气过胜，随之而来的便是大风发作，物体动摇，摧枯拉朽的木气来复的现象发生，灾害发生在北方。木气来复，毛虫、高大的动物、狐、貉等多见，万物多变化而不归藏。所以在五运不及的年岁，所克制的和克制自己的气都来侵犯相克，如不速之客不请而来，凶恶残酷的伤害毫无德行，过胜必衰，暴虐无德，最后自己也遭到复气的报复，灾害降临自己头上，凡其母受克制微的，其子的报复之气微；其母受克制重的，其子的报复之气也重，这是运气胜复的正常规律。

【讨论】以上五节介绍了岁运不及之年的气候、物候、人体疾病的变化规律。岁运不及之年，在气候变化主要表现为气候不能与季节相应,春天应温不温,夏天应热不热,长夏应湿不湿,秋天应凉不凉,冬天应寒不寒;在物候变化上,春天应生不生,夏天应长不长,长夏应化不化,秋天应收不收,冬天应藏不藏;在人体疾病上,春天肝气不及,肺气偏胜;夏天心气不及,水气上犯;长夏脾气不及,肝气横逆;秋天肺气不及,心气上炎;冬天肾气不及,脾湿不运。其基本规律是以五行乘侮胜复的道理来加以归纳和说明的:凡岁运不及,则己所不胜,乘危而行,出现胜气,或己所胜,不畏其制,气反得行,其灾变情况多与岁运所应之物象有关;胜气之后,岁运所生之气必来报复,形成复气,胜气轻微的,复气也轻微,胜气严重的,复气也严重。在观测五运不及的变化时还要注意六气司天与五运的关系,若司天之气与岁气同气,则不及得助,而属平气;若司天之气与胜气同气,则胜气更甚,岁运更衰。

【原文】发生之纪,是谓启陈[1],土疏泄[2],苍气达,阳和布化,阴气乃随,生气淳化[3],万物以荣,其化生,其气美,其政散,其令条舒,其动掉眩巅疾,其德鸣靡启坼[4],其变振拉摧拔,其谷麻稻,其畜鸡犬,其果李桃,其色青黄白,其味酸甘辛,其象春,其经足厥阴少阳,其藏肝脾,其虫毛介,其物中坚外坚,其病怒,太角与上商同,上徵则其气逆,其病吐利,不务[5]其德则收气复,秋气劲切,甚则肃杀,清气大至,草木凋零,邪乃伤肝。

【注释】[1]启陈:启,开;陈,布散。指阳气宣发散布。[2]疏泄:疏松发泄。[3]淳化:淳,淳厚;化,生化。指生气淳厚,化生万物。[4]鸣靡启坼:鸣,风吹声;靡,散;启坼,推陈致新意。指风吹木鸣,万象更新。[5]务:从事,致力。

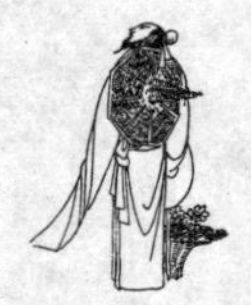

【语译】木运太过的标志是阳气宣发散布，称之为启陈。木气太过，土气受克制则疏松发泄而虚薄，木气畅达，温和的阳气四方布散，阴气于是紧随阳气，生长之气淳厚，化生万物，万物因之得以繁荣。它的生化作用是生发，它的气芳美，它的主政为发散，它所主时令的表现是端直畅达，它的变动为颤摇、眩晕和巅顶部的疾患，它的特性是风吹木鸣、万象更新，它的异常变化为狂风怒号，吹得物体摇动、草木断折甚至连根拔起，它在谷类是麻、稻，它在畜类是鸡、犬，它在果类是李、桃，它在颜色是青、黄、白，它在五味是酸、甘、辛味。它的征象如春之气，布散阳和，春天与之相对应，它在人体对应的经脉是足厥阴、少阳，它在脏器是肝、脾，它在虫类是毛虫、介虫，它在物体中属中部、外部坚硬一类，它的发病为忿怒。木运太过的太角与金气司天的上商情况相同。若遇少阴君火司天，少阳相火司天，木运太过，火得司天之助，又得旺木相生更旺而炎上，导致火气上逆，发病表现为呕吐、腹泻，不致力坚守自己的品性而恃强去克制土，那么就会招至金气的报复，秋气显得强劲急切，甚至出现肃杀之气，寒凉之气降临，草木凋零，于是邪气就会损伤肝脏。

【原文】赫曦之纪，是谓蕃茂，阴气内化，阳气外荣，炎暑施化，物得以昌，其化长，其气高，其政动，其令鸣显[1]，其动炎灼妄扰[2]，其德暄[3]暑郁蒸，其变炎烈沸腾，其谷麦豆，其畜羊彘，其果杏栗，其色赤白玄，其味苦辛咸，其象夏，其经手少阴太阳，手厥阴少阳，其藏心肺，其虫羽鳞，其物脉濡，其病笑疟疮疡血流狂妄目赤，上羽与正徵同，其收齐，其病痓，上徵而收气后也。暴烈其政，藏气乃复，时见凝惨，甚则雨水霜雹切寒，邪伤心也。

【注释】[1]鸣显:指火声壮光明。[2]妄扰:狂妄谬乱、烦扰不宁之意。[3]暄:温暖。

【语译】火运太过的标志是万物繁荣茂盛,称为蕃茂。阴气退于内而气化,阳气繁荣于外,火热炎暑施布生化,万物因之得以昌盛。它的生化作用是生长,它的气上升,它的主政是运动不停,它所主时令的表现是声壮光明,它的变动为高热、妄言、烦扰不宁,它的特性是暑热湿气蒸腾,它的异常变化为热气猛烈,犹如开水沸腾,它在谷类是麦、豆,它在畜类是羊、猪,它在果类是杏、栗,它在颜色是赤、白、黑,它在五味是苦、辛、咸,它的征象如夏之热,夏季与之相对应,它在人体对应的经脉是手少阴、太阳和手厥阴、少阳,它在脏器是心、肺,它在虫类是羽虫、鳞虫,它在物体中属脉络、果汁一类,它的发病为嬉笑、疟疾、疮疡、出血、发狂、目赤。若遇太阳寒水司天,司天之水气能克制火气,火气受克减弱,故上羽与正徵相同,火气不旺,也不克制金气,金之收气也与正常持平,它的病变为口噤而角弓反张。若遇少阴君火或少阳相火司天,则司天之气与岁运相同,火气更旺,金气受克制而衰弱,造成收气之后,火运太过,过于暴烈的火气主政,于是克制火的水气起而报复,时常可见阴寒凝结的凄惨景象,甚至降落雨水霜雹,出现刺骨严寒现象,邪气易于伤害心脏。

【原文】敦阜之纪,是谓广化[1],厚德清静,顺长以盈[2],至阴内实,物化充成,烟埃朦郁,见于厚土[3],大雨时行,湿气乃用,燥政乃辟,其化圆,其气丰,其政静,其令周备,其动濡积并稸[4],其德柔润重淖,其变震惊飘骤崩溃[5],其谷稷麻,其畜牛犬,其果枣李,其色黅玄苍,其味甘咸酸,其象长夏,其经足太阴阳明,其藏脾肾,其虫倮毛,其物肌核,其病腹满四肢不举,大风迅至,邪伤脾也。

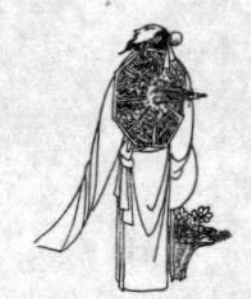

【注释】[1]广化:广,广泛;化,生化。土气有余,土之生化之气有余,广泛惠及于他物。[2]顺长以盈:土性顺用,不与物争,德厚使万物化生盈满。[3]厚土:山陵高阜之地。[4]濡积并稸:湿气积蓄。稸与蓄同。[5]震惊飘骤崩溃:震惊,雷霆震惊之意;飘骤,风雨暴至之意。大雨暴狂,则山崩土溃,随水流注。

【语译】土运太过的标志是土气有余,其生化之气旺盛并广泛惠及于他物,称为广化。土之品性敦厚清静,顺从火的生长之气,万物因之充满,土之精气充实于内,万物就能生化充实而成形。由于土气太过,湿气蒸腾,山陵高阜之地烟尘朦朦隐约可见,大雨时常降落,湿气盛行,燥气受制而退避。它的生化作用是圆满,它的气充盈,它的主政是安静,它所主时令的表现是周全完备,它的变动为湿气积聚,它的特性为柔和湿润滑利,它的异常变化为雷霆震动、暴风骤雨、山崩土溃。它在谷类是稷、麻,它在畜类是牛、犬,它在果类是枣、李,它在颜色是黄、黑、青,它在五味是甘、咸、酸,它的征象如长夏之多雨湿,长夏与之相对应,它在人体对应的经脉是足太阴、阳明,它在脏器是脾、肾,它在虫类是倮虫、毛虫,它在物体属肉、核一类,它的发病为腹部胀满、四肢不能举动。土气太过,随之而来的是木气的报复,大风迅速吹来,木气克土,邪气容易伤害脾脏。

【原文】坚成之纪,是谓收引[1],天气洁,地气明,阳气随,阴治化,燥行其政,物以司成,收气繁布,化洽不终[2],其化成,其气削,其政肃,其令锐切,其动暴折疡疰[3],其德雾露萧飋,其变肃杀凋零,其谷稻黍,其畜鸡马,其果桃杏,其色白青丹,其味辛酸苦,其象秋,其经手太阴阳明,其藏肺肝,其虫介羽,其物壳络,其病喘喝,胸凭仰息[4],上徵与正商同,其生齐,其病咳,政暴

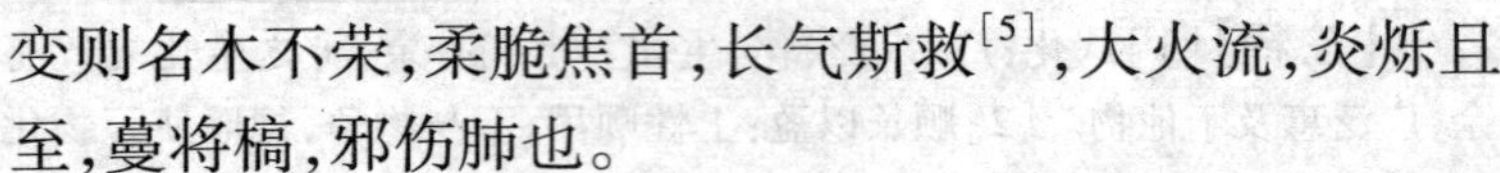

变则名木不荣，柔脆焦首，长气斯救[5]，大火流，炎烁且至，蔓将槁，邪伤肺也。

【注释】[1]收引：收敛。[2]化洽不终：化，土之化气。洽，润泽的意思。指金运太过，金之收气旺盛而早布，长夏湿土化气不得尽终其政令。[3]疡疰：疡，疮疡。疰通注，古病名。[4]胸凭仰息：指呼吸困难。[5]长气斯救：金运太过，克制木气，火气前来报复，以救衰木，称之为长气斯救。

【语译】金运太过的标志是万物收敛，称为收引。天气清洁，地气光明，阳气顺从阴气，阴气施行治化，燥金之气大行其事，万物因之而成实，金之收气频繁施布，长夏湿土的化气便不得尽终其政令。它的生化作用为成熟，它的气削伐，它的主政是肃杀，它的时令表现为锐利急切，它的变动为突然折伤、疮疡、注病，它的特性是雾露下降、秋风肃瑟，它的异常变化为肃杀凋零，它在谷类是稻、黍，它在畜类是鸡、马，它在果类是桃、杏，它在颜色是白、青、赤，它在五味是辛、酸、苦，它的征象如秋燥，秋季与之对应，它在人体对应的经脉是手太阴、阳明，它在脏器是肺、肝，它在虫类是介虫、羽虫，它在物体属于外壳、筋络一类，它的发病为气喘有声、呼吸困难、不得平卧。若遇少阴君火与少阳相火司天，则司天的火气克太过的金气，上徵与正商相同，由于金气被克制，木之生气得到正常生化，它的病患为咳嗽。金运太过，施政暴虐太甚，就造成大树枯槁，不能繁荣，柔软脆弱的物体焦头烂额，金过胜则火气来报复，导致炎热流行，灼烁物体，蔓草即将枯槁，火气克金，邪气容易伤害肺脏。

【原文】流衍之纪，是谓封藏[1]，寒司物化，天地严凝，藏政以布，长令不扬，其化凛，其气坚，其政谧，其令流注，其动漂泄沃涌[2]，其德凝惨寒雰[3]，其变冰雪霜

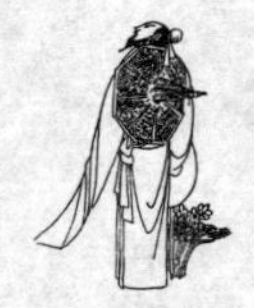

雹,其谷豆稷,其畜彘牛,其果栗枣,其色黑丹黅,其味咸苦甘,其象冬,其经足少阴太阳,其藏肾心,其虫鳞倮,其物濡满,其病胀,上羽而长气不化也。政过则化气大举,而埃昏气交,大雨时降,邪伤肾也。故曰:不恒其德[4],则所胜来复,政恒其理,则所胜同化,此之谓也。

【注释】[1]封藏:指天地气化闭密,万物藏伏。[2]漂泄沃涌:指水流动的势态。[3]雰:雾气。[4]不恒其德:恒,正常。指运气太过,不能保持正常的特性。

【语译】水运太过的标志是天地气化闭密,万物藏伏,称为封藏。水之寒气主宰万物的生化,天地之气寒冷,万物凝结,封藏之气施布用事,火的长气便不得张扬。它的生化作用为寒冷,它的气坚凝,它的主政是安静,它的时令如水流灌注,它的变动为漂浮、下泻、灌注、涌溢,它的特性为阴凝惨淡、雾气寒冷,它的异常变化为冰雪霜雹降下,它在谷类是豆、稷,它在畜类是猪、牛,它在果类是栗、枣,它在颜色是黑、赤、黄,它在五味是咸、苦、甘,它的征象如冬之严寒、冬季与之对应,它在人体对应经脉是足少阴、太阳,它在脏器是肾、心,它在虫类是鳞虫、倮虫,它在物体属于肉、汁液一类,它的发病为肿胀,若遇太阳寒水司天,则水气更甚,克制火气,导致火气衰弱,长气失却施布生化之职。水运太过,必然形成土气大兴而来报复,水土交争尘埃迷漫昏暗,大雨时常降下,土气克水,邪气容易伤害肾脏。所以说,五运之气太过,失却正常的特性,暴虐克制伤害其所不胜之气,则胜我之气前来报复。若五运之气行使正常的政令,就是有胜我之气也与主岁运气同化不能侵犯,就是这个道理。

【讨论】以上五节介绍了岁运太过之年的气候、物候、人体疾病的变化规律。岁运太过之年，在气候方面，主要表现为气候不能与季节相应，气候变化较相应节令来得早、偏胜。春天应温而反热，夏天炎热倍常，热而太甚，长夏雨水过多，秋天寒凉太甚，冬天异常严寒；在物候方面，春天生而太过，夏天长而太过，长夏成熟太过，秋天收成质量不高，冬天寒冻太过，甚至冻死，进而影响第二年的生长；在人体疾病方面，春天肝气偏胜、脾胃受邪，夏天心气偏胜、肺气受损，长夏脾气偏胜、脾病及肾，秋天肺气偏胜、肝气受伤，冬天肾气偏胜、心气受病。与岁运不及之年一样，其基本规律也是以五行乘侮胜复的道理来加以归纳和说明的：凡岁运太过，自为胜气，欺侮其所不胜之气，发病多与岁运所应之脏及所克之脏有关；太过之后，则己所胜之气的子气必来报复，形成复气，其发病即在岁运所应之脏，若遇司天之气克岁运之气，则太过被抑，构成平气。

经文在介绍木运太过之年时，未言及水气司天与木运的关系，这是因为水能生木，其气相顺，《新校正》云："不云上羽者，水临木为相得故也。"在介绍土运太过之年时，未言及水火二气司天与土运的关系，这是因为古人认为土有余则不受制于水火之气，《新校正》云："详此不云上羽上徵者，徵羽不能亏盈于土，故无他候也。"在介绍金运太过之年时，未言及水气司天与金运的关系，这是因为金能生水，运生气，虽为小逆，亦非胜克，《新校正》云："详此不言上羽者，水与金非相胜克故也。"在介绍水运太过之年时，未言及火气司天与水运的关系，这是因为水能克火，《新校正》云："不云上徵者，运所胜也。"

应该特别指出，经文对于岁运太过、不及之年的论述，虽然从方法上来看，是以五行乘侮胜复立论，但从其具体所论述的内容来看，则完全是对气候和物候的观察总结，着重总结了自然界本身具有的自调自稳现象，即经文所谓"不恒其德，则所胜来复，政衡其理，则所胜同化"。现代多学科研究者通过大样本

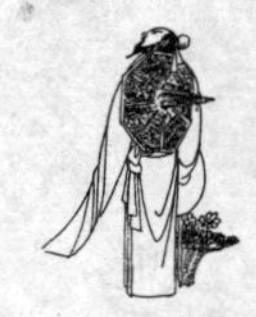

的回顾性研究认为：五运的太过不及确实与该年的气候、农作物的收成、动物的繁殖有很大的相关性，其与内经的论述符合率具有统计学意义，进而证实了运气学说的客观性和科学性。

【原文】帝曰：天不足西北，左寒而右凉；地不满东南，右热而左温[1]，其故何也？岐伯曰：阴阳之气，高下之理，太少[2]之异也。东南方，阳也，阳者其精降于下，故右热而左温。西北方，阴也，阴者其精奉于上，故左寒而右凉。是以地有高下，气有温凉，高者气寒，下者气热，故适[3]寒凉者胀，之温热者疮，下之则胀已，汗之则疮已，此腠理开闭之常，太少之异耳。

【注释】[1]天不足西北，左寒而右凉，地不满东南，右热而左温：左右，是面南而定的位置。西北方右面是西方，气凉；西北方的左面是北方，气寒；东南方的右面是南方，气热；东南方的左面是东方，气温。[2]太少：太，有余也；少，不足也。[3]适：往，到。

【语译】黄帝说：天气不足于西北，西北方阳气少，导致北方寒，西方凉；地气不满于东南，东南方阴气少，导致南方热，东方温，这是什么缘故？岐伯说：天气的阴阳，地理的高下，都有有余不足的差别。东南方属阳，阳的精气自上而下降，东南方位在下，所以南方热而东方温；西北方属阴，阴的精气自下而上奉，西北方位在上，所以西方凉而北方寒。所以地势有高低之差，气候有温热寒凉之别，地势高的气候是寒凉，地势低的气候是温热。往西北寒凉地方去多见胀病，往东南温热地方去多见疮疡。用通下的方药可以治愈胀病，用发汗的方药可以治愈疮疡。这是地势、气候影响人体腠理开阖出现的一般规律，只不过是气有太过不及的差异罢了。

【原文】帝曰:其于寿夭何如?岐伯曰:阴精所奉其人寿,阳精所降其人夭[1]。帝曰:善。其病也,治之奈何?岐伯曰:西北之气散而寒之,东南之气收而温之,所谓同病异治[2]也。故曰:气寒气凉,治以寒凉,行水渍之[3]。气温气热,治以温热,强其内守。必同其气,可使平也,假者反之[4]。帝曰:善。一州之气,生化寿夭不同,其故何也?岐伯曰:高下之理,地势使然也。崇高则阴气治之,污下则阳气治之,阳胜者先天,阴胜者后天[5],此地理之常,生化之道也。帝曰:其有寿夭乎?岐伯曰:高者其气寿,下者其气夭,地之小大异也,小者小异,大者大异。故治病者,必明天道地理,阴阳更胜,气之先后,人之寿夭,生化之期,乃可以知人之形气矣。

【注释】[1]阴精所奉其人寿,阳精所降其人夭:阴精所上奉的地方,阳气坚固,人多长寿。阳精所降之地,阳气易泄,故人多夭。[2]同病异治:此指同一病证,因地势不同而治疗法则不一样。[3]行水渍之:指用热汤浸渍病人。[4]假者反之:病变出现假象,当用相反之法去治疗。[5]阳胜者先天,阴胜者后天:天,天时气候。阳热盛的地方,四时气候早临,万物生长发育提前;阴寒盛的地方,四时气候迟到,万物生长迟缓。

【语译】黄帝说:地势的高低、天气的寒热与人长寿或短命有什么关系呢?岐伯说:阴精上奉的地方,阳气固密不易外泄,故人多长寿;阳精下降的地方,阳气易于外泄耗散,故人多命短。黄帝说:讲得好!如果发生了疾病,应怎样治疗呢?岐伯说:西北方气候寒冷,人喜热食,多内热,发病里热外寒者多,治疗应散外寒清里热;东南方气候湿热,人喜冷食,多里寒,发病阳气外泄,里寒者多,治疗应收敛外泄阳气,温其里寒,这就是所说的病证相同、地势不同对人的影响不同，治疗方法也不相同的“同病异治”的道理。所以说气候寒凉的地方，内热者多，治疗还得用寒凉药物，并可用热汤浸渍；气候温热的地方，内寒者多，治疗还得用温热药物，加强固守阳气使不外泄。寒凉地方用寒凉药物，温热地方用温热药物，与气候一致，这样就可以使患者体内阴阳平衡，如果病变出现假象，就应该用反治法治疗。黄帝说：讲得好！同是一个区域的气候，人们的生化寿夭也不相同，这是什么缘故呢？岐伯说：这是高低不同的缘故，地势的不一致造成的。地势高的地方就以阴气为主，地势低的地方就以阳气为主；阳气为主的地方阳气旺盛，阳气旺盛的地方四时气候早至，万物生长发育提前；阴气为主的地方阴气旺盛，阴气旺盛的地方四时气候晚至，万物生长发育迟缓，这就是地势高低与万物生化迟早的正常规律啊！黄帝又问道：他们与寿夭也有关系吗？岐伯说：地势高的地方的气候有助于长寿，地势低的地方的气候令人夭折。区域大小与寿夭差别的关系是：区域小寿夭的差别就小，区域大寿夭的差别就大。所以治疗疾病，必须了解天地之气的规律，阴阳之气的盛衰，四时气候的先后，人的长寿短命规律，生化的时期，然后才能了解人的形态和气机。

【讨论】以上两节经文介绍了地理条件与气候、物候以及与人体健康、疾病诊断治疗之间的关系。在气候与地理条件之间的关系上，提出了“高者气寒”、“下者气热”、“高者”节气来迟、“下者”节气来早。在气候、地理条件与物候变化之间的关系上，提出了“高者”生化迟、“下者”生化早。在气候、地理条件与人寿命长短的关系上，提出了“高者其气寿”、“下者其气夭”。在气候、地理条件与人体疾病的关系上，提出了“适寒凉者胀，之温热者疮”。在气候、地理条件与治疗的关系上，提出了“气温气热，治以温热”、“气寒气凉，治以寒凉”。最后经文要求医者要从整体的角度出发,对具体的情况作具体分析,充分体现了中医学整体恒动观的指导思想,反映了中医学实事求是的科学态度。地理气候条件与人体体质的关系是中医学在疾病诊断治疗上因人、因地、因时制宜以及同病异治的理论依据,这正是现代医学的薄弱环节和中医学的精华所在,值得认真学习和继承。

经文提出"天不足西北,左寒而右凉;地不满东南,右热而左温",《素问·阴阳应象大论》有"天不足西北,故西北方阴也,而人右耳目不如左明也。地不满东南,故东南方阳也,而人左手足不如右强也"。"天不足西北,地不足东南"是古人对阳气的升降出入和不同地域的物候仔细观察、认真总结而得出的结论,是客观的。《素问·阴阳应象大论》据此谓"人右耳目不如左明也,左手足不如右强也"似有牵强附会之嫌,然而目前尚无足够大样本的调查来证实或否定,所以我们认为对之只可存疑而不可完全否定。我们认为对于《内经》的研究当持以发掘的态度,不可因目前的科学认识不能阐释和证实,就武断地否定古人的认识。

【原文】帝曰:善。其岁有不病,而藏气不应不用者,何也?岐伯曰:天气制之,气有所从也。帝曰:愿卒闻之。岐伯曰:少阳司天,火气下临,肺气上从,白起金用[1],草木眚,火见燔焫,革[2]金且耗,大暑以行,咳嚏鼽衄鼻窒,曰疡,寒热胕肿。风行于地,尘沙飞扬,心痛胃脘痛,厥逆鬲不通,其主暴速[3]。

【注释】[1]白起金用:白,燥金之代词。金畏水,少阳相火司天,金气上从而为火用。[2]革:变革。[3]其主暴速:少阳相火司天,中见厥阴风木。火气和木气,其化皆急速。

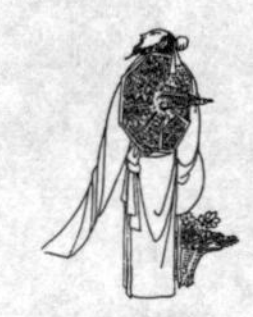

【语译】黄帝说：讲得好！一年之中，按五运规律推测应当有病而却没有发病，对应的脏器应当有感应却没有感应，应当发生作用而却没有发生作用，这是为什么？岐伯说：这是受到司天之气的制约，人体的脏器适从于司天之气的变化而变化的缘故。黄帝说：我想详尽地听听。岐伯说：少阳相火司天之年，相火之气下临于地，肺气上而顺从于天气，于是金气起而火气主事，草木遭受灾害，火热过甚出现烧灼的景象，金被克制而变革损耗，炎暑流行，这时容易发生咳嗽、喷嚏、鼻流涕、衄血、鼻塞、疮疡、寒热、浮肿等病。少阳相火司天则厥阴风木在泉，风气行于地，尘沙飞扬，容易发生心痛、胃脘痛、厥逆、胸膈不通等病，其发病特点是突然发作，变化迅速。

【原文】阳明司天，燥气下临，肝气上从，苍起木用而立，土乃眚；凄沧[1]数至，木伐草萎，胁痛目赤，掉振鼓栗，筋痿不能久立。暴热至，土乃暑，阳气郁发，小便变，寒热如疟，甚则心痛，火行于槁[2]，流水不冰，蛰虫乃见。太阳司天，寒气下临，心气上从，而火用丹起，金乃眚；寒清时举，胜则水冰，火气高明，心热烦，嗌干善渴，鼽嚏，喜悲数欠，热气妄行，寒乃复，霜不时降，善忘，甚则心痛。土乃润，水丰衍，寒客至，沉阴化，湿气变物，水饮内稸，中满不食，皮痹肉苛，筋脉不利，甚则胕肿，身后痛。

【注释】[1]沧：寒冷。[2]火行于槁：槁，干枯。意指火气主事于草木干枯的季节，即冬季。

【语译】阳明燥金司天，燥金之气下临于地，肝气上而顺从于天气，于是木气起而风气主事，土气受到克制，凄凉寒冷之气屡犯，草木均受克伐而枯萎，人体易发生胁痛、目赤、眩晕、震颤、筋痿不能久立等病变。火热突然流行，大地暑热郁蒸，阳气内郁而发生小便短赤、寒热如疟，严重者出现心痛等病。火热流行于冬季，出现气候反温，流水不结冰，蛰虫反而出现。太阳寒水司天，寒水之气下临于地，心气上而顺从于天气，火气光明显耀，火气起用克制金气，导致金气遭受灾害，寒凉之气不时降临，寒气太甚就凝结成冰。火气被逼上炎而顺从天气，容易发生心中烦热、嗌干、口渴喜饮、流涕、喷嚏、容易悲哀、时常打呵欠等病变。火热之气妄，必然导致寒水气的报复，于是严霜不时降下，在人体容易发生健忘，严重的会心痛。太阳寒水司天则太阴湿土在泉，所以土气湿润，水湿盈溢，寒水之客气加临，继之以湿土之气，水湿二气皆属阴，万物皆从水土之气而生化，湿气也使万物变异。在人体受其影响，可发生水饮内蓄，中焦胀满不食，皮肤麻痹，肌肉不红不肿，筋脉活动不利，严重的会出现浮肿，背部发生痈肿等病。

【原文】厥阴司天，风气下临，脾气上从，而土且隆，黄起水乃眚，土用革，体重肌肉萎，食减口爽[1]，风行太虚，云物摇动，目转耳鸣。火纵其暴，地乃暑，大热消烁，赤沃下[2]，蛰虫数见，流水不冰，其发机速。

【注释】[1]口爽：爽，违背，差什。指口味差。[2]赤沃下：赤痢下。

【语译】厥阴风木司天，风木之气下临于地，脾气上而顺从于天气。土气隆起，二气起用克制水气，水气遭受灾害，风木气盛，土气受到克制，土的功用也发生了改变，在人体容易发生身体沉重、肌肉萎缩、饮食减少、口味差等病变。若风气流行于天空之间，浮云飘移，万物动摇，在人体可出现目转、耳鸣等情况。厥阴风木司天则少阳相火在泉，火得木助大旺，放纵行其暴虐

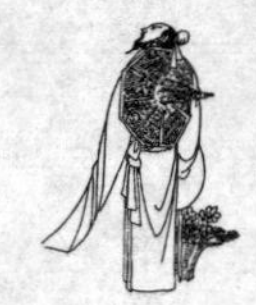

之性，于是大地暑热，火热消烁万物，在人体受其影响可发生赤痢病。这时应该藏伏的蛰虫经常出现，流水不能结冰，相火的发作特点是有如机关发动快而急剧。

【原文】少阴司天，热气下临，肺气上从，白起金用，草木眚，喘呕寒热，嚏鼽衄鼻窒，大暑流行，甚则疮疡燔灼，金烁石流[1]。地乃燥清，凄沧数至，胁痛善太息，肃杀行，草木变。

【注释】[1]金烁石流：形容火热势盛，可以使金石熔化。

【语译】少阴君火司天，热气下临于地，肺气上而顺从于天气，于是金气起而火气主事，草木遭受灾害。在人体容易患喘促、呕吐、寒热、喷嚏、鼻流涕、衄血、鼻塞等病。若暑热流行，火热过甚还可以发疮疡、高烧等病，金石好像也将被熔化。少阴君火司天则阳明燥金在泉，地气干燥清凉，凄凉寒冷之气经常降临，在人体容易发生胁痛、好叹息等病，肃杀之气流行，草木发生变化。

【原文】太阴司天，湿气下临，肾气上从，黑起水变[1]，埃冒[2]云雨，胸中不利，阴痿气大衰而不起不用。当其时，反腰脽[3]痛，动转不便也，厥逆。地乃藏阴，大寒且至，蛰虫早附[4]，心下否痛，地裂冰坚，少腹痛，时害于食，乘金则止水增，味乃咸，行水减也。

【注释】[1]黑起水变：黑，寒水之代词。指湿气下临于地，肾畏土克上而顺从于湿土之气，导致其主水功能发生改变。[2]埃冒：尘雾上升。[3]脽：臀部。[4]附：依附，归依。

【语译】太阴湿土司天，湿气下临于地，肾气上而顺从于天气，于是水气起而湿气主事，尘雾上升，阴云满天，雨水时下。在人体易患胸中不畅快、阴痿、阳气大衰、阳痿不举、失去功用等病症，到了土旺的时候，又会出现腰与臀部疼痛、转动不便、厥逆等病症。太阴湿土司天则太阳寒水在泉，于是地气阴凝闭藏，严寒将会来临，蛰虫提前归藏，在人体容易发生心下痞满疼痛，如果寒气过甚，大地冻裂，水凝坚冰，人体就会发生少腹痛，经常妨碍饮食。若寒水之气上乘肺金，水得金气，积蓄之水增多，水味变咸，流动之水减少。

【讨论】以上几节首先提出了有时岁运与实际气候、物候、疾病发生情况完全不相应的原因是因为受了该年司天、在泉之气的影响。接着列举了六气司天在泉之年中的各种气候、物候及人体疾病的特点，由此说明了在运用运气学说时，必须全面考虑、综合运用、具体分析，而不要把运气推算简单化，机械地生搬硬套。

对于脏气与岁运当应不应及运气相制、制反从化的问题，张景岳曾加以概括地说明，兹录于下，以供参考。“运气之化，凡一胜则一负，一盛则一衰，此理之常也。观本篇司天六气，如少阳、少阴火气下临，则肺气上从、白起金用等义，皆被克之气，反起而用者何也？盖五运各有所制，制气相加，则受制者不得不应，应则反从其化而为用，其理其征，本属显然而实人所不知也。故如热甚者，燥必随之，此金之从火也；燥甚者，风必随之，此木之从金也；风甚者，尘霾随之，此土之从木也；湿蒸甚者，霖注随之，此水之随土也；阴凝甚者，雷电随之，此火之从水也。……即此篇之义，以观五运之变化，脏象之虚实，其有不可以偏执论者，类可知矣。”

【原文】帝曰：岁有胎孕不育，治[1]之不全，何气使然？岐伯曰：六气五类[2]，有相胜制也，同者[3]盛之，异

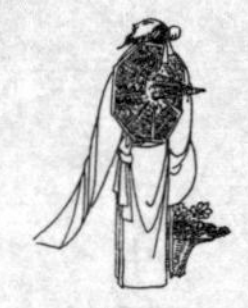

者[4]衰之,此天地之道,生化之常也。故厥阴司天,毛虫静[5],羽虫育[6],介虫不成[7];在泉,毛虫育,倮虫耗[8],羽虫不育。少阴司天,羽虫静,介虫育,毛虫不成;在泉,羽虫育,介虫耗不育。太阴司天,倮虫静,鳞虫育,羽虫不成;在泉,倮虫育,鳞虫不成。少阳司天,羽虫静,毛虫育,倮虫不成;在泉,羽虫育,介虫耗,毛虫不育。阳明司天,介虫静,羽虫育,介虫不成;在泉,介虫育,毛虫耗,羽虫不成。太阳司天,鳞虫静,倮虫育;在泉,鳞虫耗,倮虫不育。

【注释】[1]治:治岁之气。[2]五类:指五行所属的五类动物即毛虫、羽虫、倮虫、鳞虫、介虫。[3]同者:指六气的五行属性与五类的五行属性相同。[4]异者:指六气的五行属性与五类的五行属性不相同。[5]静:安静。指不生育。[6]育:生育繁殖。[7]不成:生育少。[8]耗:损耗。

【语译】黄帝说:一年中有的虫类能胎孕生育,有的不能胎孕生育,治岁之气不完全,是什么气使它们这样的呢?岐伯说:六气与五行类属的虫类之间,有着相生相克的关系。六气五行属性与虫类的五行属性相同的就繁衍兴盛;六气的五行属性与虫类的五行属性不相同的就孕育衰减,这是自然界孕育规律,生化的正常现象。所以厥阴风木司天的年份,毛虫安静,羽虫能生育,介虫生育少;厥阴风木在泉的年份,毛虫能生育,倮虫遭受损耗,羽虫不能生育。少阴君火司天的年份,羽虫安静,介虫能生育,毛虫生育少;少阴君火在泉的年份,羽虫能生育,介虫损耗不能生育。太阴湿土司天的年份,倮虫安静,鳞虫能生育,羽虫生育少;太阴湿土在泉的年份,倮虫能生育,鳞虫生育少。少阳相火司天的年份,羽虫安静,毛虫能生育,倮虫生育少;少阳相火在泉的年份,羽虫能生育,介虫遭受损耗,毛虫不能生育。阳明燥金司天的年份，介虫安静，羽虫能生育，介虫生育少；阳明燥金在泉的年份，介虫能生育，毛虫遭受损耗，羽虫生育少。太阳寒水司天的年份，鳞虫安静，倮虫能生育；太阳寒水在泉的年份，鳞虫遭受损耗，倮虫不能生育。

【讨论】本节经文首先指出各类动物在其生长繁殖方面各有其不同的气候环境要求，然后列举了六气司天在泉与毛、羽、倮、介、鳞五类动物生长繁殖之间的关系，并以此说明了气与化之间的统一性。这是古人长期观察自然气候与动物胎孕生长之间的关系的经验总结。六气司天在泉与五虫胎孕不育的关系可归纳为：从六气司天来看，与司天之气同类之虫“静”，与在泉之气同类之虫“育”，与在泉所胜之气同类之虫“不成”；从六气在泉来看，与在泉之气同类之虫“育”，与在泉所胜之气同类之虫“耗”或“不成”。简言之，即：六气司天，则天虫静，泉虫育，泉之所胜不成；六气在泉，则泉虫育，泉之所胜不成。从以上经验归纳中还可看出，凡与在泉之气同类之虫均“育”，五虫的孕育与在泉之气密切相关。这是因为尽管司天之气对全年的气候有影响，但主要是影响上半年，在泉之气则主要影响下半年，各类动物的胎孕不育，不但要看上半年的生长情况，更要看下半年的成熟情况。对于古人的这些经验总结，尽管影响动物胎孕不育的因素是多方面的，时代不同了，经文的具体内容在今天看来已未必尽然，但其把自然气候变化与动物的胎孕生长密切结合起来观察，把气化与物化紧密结合起来分析、综合、总结的方法，是十分正确的，值得认真学习和继承发扬。

【原文】诸乘所不成之运[1]，则甚也。故气主有所制，岁立有所生[2]，地气制己胜[3]，天气制胜己[4]，天制色，地制形[5]，五类衰盛，各随其气之所宜也。故有胎孕不育，治之不全，此气之常也，所谓中根[6]也。根于外者亦五，故生化之别，有五气五味五色五类五宜[7]也。帝曰：何谓也？岐伯曰：根于中者，命曰神机，神去则机息。根于外者，命曰气立，气止则化绝[8]。故各有制，各有胜，各有生，各有成。故曰：不知年之所加，气之同异，不足以言生化，此之谓也。

【注释】[1]诸乘所不成之运：诸，指六气。运，即五运。此指六气与五运相乘，被克之气所属的虫类不能生育更甚。[2]气主有所制，岁立有所生：气主，指六气所主。岁立，指天干地支相合而确立的岁气。此句当为互文，意指五运六气盛衰制化，万物由此而化生。[3]地气制己胜：地气，在泉之气。指在泉之气能制约它所胜的岁运。[4]天气制胜己：天气，司天之气。指司天之气能制约胜己的岁运。[5]天制色，地制形：指司天之气制五色，在泉之气制五形。[6]中根：指五运在中为万物生化的根本。[7]五宜：万物之中，互有所宜。[8]根于中者……气止则化绝：生命根源于内部，由神主宰，其运动如机括之发，称为神机，所以神去则生机停止；生命根源外部的，借助于外气而成立，称为气立，所以气化停止则物之化停止。

【语译】六气与五运相乘时，被克之年的对应虫类，生育少的情况更严重。所以六气所主的司天在泉之气都能相互制约盛衰，甲子相合而确立岁气，万物依此而生化。在泉之气能制约它所胜的岁运，司天之气能制约胜己的岁运，色化于气，天生乎气，故司天之气制色；地成形而有质，地生乎质，故在泉之气制形。五种虫类的衰退和兴旺，分别随其相适应与不相适应而变化，所以有能胎孕与孕育少的分别，这是治化有不完全之处，也是运气变化的一般规律。所说的中根，就是五运在中，为万物生化的根本。六气在外，也是合于五行而施化，所以万物的生化的不同，而有了五气、五味、五类的区别，它们在万物之中又互有所宜。黄帝说：这是为什么？岐伯说：生命根源于内部的，以神为主宰，知觉运动有如神之发机，叫做神机，如果神离去了，那生机就立即停止；生命根源于外部的，必借外气而成立，其生长收藏为气化之所立，叫做气立，如果在外的六气停止，生化也就随之断绝。所以万物与五运六气都相互存在着制约、相胜、相生、相成的关系。所以说：不知道每年的岁运和六气的加临、岁运与六气的异同，就不可能谈论生化的机理，道理就在于此。

【讨论】本节经文指出各类动物的胎孕生长一方面与自然气候环境密切相关，另一方面，其本身的内在因素也十分重要，生物的胎孕生长之所以有很大的差异，是机体本身内在基础和外在环境共同作用的结果。这种内因外因统一起来的认识，是中医学整体恒动观在对生命现象的分析研究中的具体运用和体现。

关于经文“根于中”、“根于外”的解释，历代注家看法不一。王冰曰：“生气之根本，发自身形之中，中根也”，“谓五味五色类也，然木火土金水之形类，悉假外物色藏，乃能生化。外物既去则生气离绝，故皆是根于外也”。他认为“中根”即生气之根本；“根于外”是表现于外的五色、五味、五气等。张隐庵曰：“此言五运之气，根于外而生化气味色类于外也”，认为“根中”和“根外”是指五运之气的作用表现。张介宾曰：“凡动物有血气心知者，其生气之本，皆藏于五内，以神气为主，故曰根中。”“凡植物之无知者，其生成之本，悉由外气所化，以皮谷为命，故根于外。”认为“中根”是指动物，“根于外”是指植物。根据《内经》内因、外因统一认识的基本精神，王冰和张隐庵的看法较为正确。

【原文】帝曰：气始而生化，气散而有形，气布而蕃育，气终而象变[1]，其致一也。然而五味所资，生化有薄厚，成熟有少多，终始不同，其故何也？岐伯曰：地气

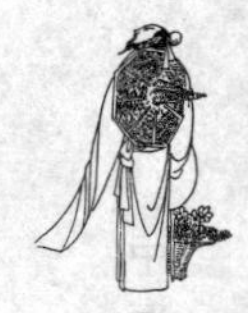

制之也，非天不生，地不长也。帝曰：愿闻其道。岐伯曰：寒热燥湿，不同其化也。故少阳在泉，寒毒[2]不生，其味辛，其治苦酸，其谷苍丹。阳明在泉，湿毒不生，其味酸，其气湿，其治辛苦甘，其谷丹素。太阳在泉，热毒不生，其味苦，其治淡咸，其谷黅秬[3]。厥阴在泉，清毒不生，其味甘，其治酸苦，其谷苍赤，其气专，其味正[4]。少阴在泉，寒毒不生，其味辛，其治辛苦甘，其谷白丹。太阴在泉，燥毒不生，其味咸，其气热，其治甘咸，其谷黅秬。化淳则咸守，气专则辛化而俱治。

【注释】[1]气始而生化……气终而象变：指万物在一年四时，六气中的生化过程。[2]毒：指偏盛暴烈的行为。[3]秬：黑黍，此指黑色的谷类。[4]其气专，其味正：气化专一，味化纯正之意。

【语译】黄帝说：万物都依靠气而生化，气开始就有了生化作用，气散于万物而万物成形，气敷布而万物发育繁殖，气终了的时候，物体的形就发生变化，一切物质都是如此。然而五味的资生，在生化上有厚有薄，成熟上有多有少，开始和结果也不尽相同，这是什么缘故呢？岐伯说：这是由于受地气控制的结果。没有天气万物就不能生，没有地气万物就不能长。黄帝说：我想听听其中的道理。岐伯说：寒、热、燥、湿都有不同的气化作用。所以少阳相火在泉，寒毒之物不能生长，火克金，辛味之物也不能生长，其主治之味是苦、酸，其在谷类是青色和赤色一类。阳明燥金在泉，湿毒之物不能生长，金克木，酸味之物也不能生长，其主治之味是辛、苦、甘，其在谷类是赤色和白色一类。太阳寒水在泉，热毒之物不能生长，水克火，苦味之物也不能生长，其主治之味是淡、咸，其在谷类是黄色和黑色一类。厥阴风木在泉，清毒之物不能生长，木克土，甘味之物也不能生长，其主治之味是酸、苦，其在谷类是青色和赤色一类，其气化专一,其味化纯正。少阴君火在泉,寒毒之物不能生长,火克金,辛味之物也不能生长,其主治之味是辛、苦、甘,其在谷类是白色和赤色一类。太阴湿土在泉,燥毒之物不能生长,土克水,咸味之物不能生长,燥热类同,热毒之物也不能生长,其主治之味是甘、咸,其在谷类是黄色和黑色一类。太阴气化淳厚,土能制水,所以咸味内守,土居土位,其气专精,而能生金,所以辛味得以生化而与湿土共同主治。

【讨论】关于经文“化淳则咸守,气专则辛化而俱治”的认识,历代注家看法不一。王冰曰:“淳,和也,化淳,谓少阳在泉之岁也。火来居水而反能化育,是水咸自守不与火争化也。气专,谓厥阴在泉之气也,木居于水而复下化,金不受害,故辛复生化与咸俱王也。”认为是指少阳在泉与厥阴在泉而言。张介宾曰:“六气惟太阴属土,太阴司地,土得位也,故其化淳。淳,厚也。五味惟咸属水,其性善泻,淳土制之,庶得其守矣。土居土位,故曰气专,土盛生金,故与辛化俱治,俱治者,谓辛与甘咸兼用为治也。”认为是指太阴在泉之气而言。高士宗的认识与张介宾大同小异,其曰:“化淳则咸守,言太阴在泉,土制其水,咸味不生,土承太阳水化之淳,则咸守,气专则辛化俱治,言辛属燥金之味,太阴在泉,燥毒不生,若太阴之气专一,则土生其金,辛味生化而与太阴俱治。”张隐庵曰:“此复申明五味所资其化气者,因胜制而从之也。化淳者,谓阳明从中见湿土之化。燥湿相合,故其化淳一,金从土化,故味之咸者,守而勿敢泛滥,畏太阴之制也,气专者,厥阴从中见少阳之主气。故味之辛者,与甘酸苦味俱主之。故辛受火制,制则从火化也。夫寒热燥湿,在泉之六气也,酸苦甘辛咸,五运之五味也。以燥湿之化淳则咸守,相火之气专则辛化。盖因地气制之而味归气化也。”认为这是从标本中气的角度来讲五味的产生与在泉之气的关系。以上各家的注解可互参。

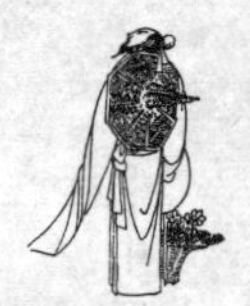

【原文】故曰:补上下者从之,治上下者逆之[1],以所在寒热盛衰而调之。故曰:上取下取,内取外取[2],以求其过。能毒[3]者以厚药,不胜毒者以薄药,此之谓也。气反者[4],病在上,取之下;病在下,取之上;病在中,傍取之。治热以寒,温而行之;治寒以热,凉而行之;治温以清,冷而行之;治清以温,热而行之。故消之削之,吐之下之,补之泻之,久新同法。

【注释】[1]补上下者从之,治上下者逆之:天地之气太过,则逆其气味而治;天地之气不足,则顺其气味而补。[2]上取下取,内取外取:指审察疾病所在的上下部位而作相应的处理。[3]能毒:能,音义同耐。毒,指性猛烈味厚的药物。[4]气反者:指病气反其常候是由病情标本不同所致。

【语译】所以说,因司天在泉之气不及造成病不足的应该用补法,补必须用顺其气的药物;因司天在泉之气太过造成病有余的应该用逆治法,逆治必须用逆其气的药物,都要根据病之所在和表现出的寒热盛衰而进行调治。所以说,必须从上部、下部、内部、外部各方面仔细寻求病因,了解病情,再给予治疗。身体强能耐受毒药的,治以气味俱厚的药物,身体弱不耐毒药的,治以气味俱薄的药物,就是这个道理。病气反其常候是病情有标本不同所致,如病在上部而治其下部,病在下部而治其上部,病在中部而治其旁侧。治疗热病用寒药,药应温热时服;治疗寒病用热药,药应凉时服;治疗温病用清凉药,药应冷时服;治疗凉病用温药,药应热时服。所以,无论是用消法,或是用削法,或是用吐法,或是用下法,或是用补法,或是用泻法,也无论是新病久病,都应遵守以上治则。

【原文】帝曰:病在中而不实不坚,且聚且散,奈何?岐伯曰:悉乎哉问也!无积者求其藏,虚则补之,药以祛之,食以随之,行水渍之,和其中外,可使毕已。帝曰:有毒无毒,服有约[1]乎?岐伯曰:病有久新,方有大小,有毒无毒,固宜常制矣。大毒治病,十去其六;常毒治病,十去其七;小毒治病,十去其八;无毒治病,十去其九。谷肉果菜,食养尽之,无使过之,伤其正也。不尽,行复如法,必先岁气,无伐天和[2],无盛盛[3],无虚虚[4],而遗人夭殃,无致邪,无失正,绝人长命。

【注释】[1]约:规则。[2]必先岁气,无伐天和:指治病首先应了解主岁之气的太过不及,不要损伤天气与人气相对应的规律。[3]盛盛:指用补法治实证,能造成留邪、助邪的危害,使实证更实。[4]虚虚:指用泻法治虚证,能伤正而扬邪,使虚证更虚。

【语译】黄帝说:病在里而不实不坚,忽聚而有形,忽散而无形,应如何治疗呢?岐伯说:你问得很详细啊!如果没有积滞的,应从内脏里去探求病因,虚证用补法,有外邪的用药物驱除它,随后用饮食调养,用长流水煎汤浴渍肌表,通调腠理,使其内外气血调和,就可以使疾病完全治愈。黄帝说:有毒的药物和无毒的药物,服用时有一定的规则吗?岐伯说:病有新久之分,处方有大小之别,药物有有毒与无毒的差异,因此也就有它一定的常规服药法。凡用大毒的药物治病,病去十分之六,即停药不再服;用一般毒性的药物治病,病去十分之七,即停药不再服;用小毒的药物治病,病去十分之八,即停药不再服;用没有毒性的药物治病,病去十分之九,即停药不再服。以后只用谷肉果菜、饮食类加以调养,病气就可以全部去掉,但是服药和饮食都不可过分,以免损伤正气。如果邪气未除尽,还可按上述方法服药。治病,首先应了解岁气的太过不及情况,用药时不要损伤天气与人气相对应的规律,不要实证用补法,使实者

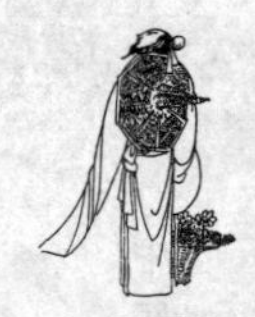

更实，不要虚证用泻法，使虚者更虚，从而给患者留下身体损伤甚至早死的灾祸。总之不要因用药不当助长邪气和克伐正气，以免断送了人的生命。

【原文】帝曰：其久病者，有气从不康，病去而瘠[1]，奈何？岐伯曰：昭乎哉圣人之问也！化不可代，时不可违。夫经络以通，血气以从，复其不足，与众齐同，养之和之，静以待时，谨守其气，无使倾移，其形乃彰，生气以长，命曰圣王。故《大要》[2]曰：无代化[3]，无违时，必养必和，待其来复，此之谓也。帝曰：善。

【注释】[1]瘠：瘦弱。[2]《大要》：上古经法也。[3]无代化：代，替。化，气也。指不要干扰、代替天地间正常的气化规律。

【语译】黄帝说：久病的人，有的气已调顺，而身体并不健康，病气虽然去了，而身体却很瘦弱，又该怎样办呢？岐伯说：你问得很高明啊！只有圣人才能那样明确地提出。大自然的变化，人力是不能代替的，四时变化的规律，人是不可违反的。只能顺应大自然四时的气化，使经络保持通畅，血气和顺，使其不足的正气得到恢复，才能达到和正常人一样健康。如能善于补养，调和性情，保持宁静等待有利的天时，谨慎地守护着正气，使其协调而不发生偏胜偏衰，那么形体就会充实强壮，生气也会一天天地增长，能做到这样，就可以称为圣王。所以《大要》上说：不要代替正常的气化，不要违背四时运行规律，必须保养，必须调和，等待正气的恢复，就是这个意思。黄帝说：讲得好！

【讨论】以上三节经文介绍运气致病的诊治，其中有许多原则具有普遍的意义，值得重视。

在诊治原则上强调定性和定位的治疗原则，即经文所谓"以所在寒热盛衰而调之"，指出要全面分析病机以决定治疗；治疗上要因人而异、因病而异，"能毒者以厚药，不胜毒者以薄药"，"病在上，取之下，病在下，取之上，病在中，傍取之"；在治法上提出了以补法和泻法为纲的各种疗法；在具体治疗手段上提出了药疗、食疗、理疗等综合治疗措施。这些诊治原则和方法，基本上是在前述气化学说的基础上演化出来的，是气化学说在医学上的具体运用。

对于有毒药物在临床运用上要有分寸，经文明确指出了毒性大的药物服药时间宜短，毒性小的药物服药时间可以适当延长，不管药物的毒性大小，有毒无毒，都应适可而止，不能无限期地使用，并明确指出饮食调养在疾病治疗中的重要作用。说明了人体疾病发生的原因，基本上是由于人体正气失调，因而在治疗疾病时必须处处以调补正气为着眼点。这些认识是在中医学对疾病本质和病因学正邪论的指导下，在临床诊治中的具体运用，是中医学的精华所在，具有重要的指导意义。

对于病后的调理，经文提出病后特别是久病之后，人体由于长期疾病的消耗，不能马上完全恢复健康，这是一种正常现象。并指出，根据自然规律，自然界的一切生化现象，都有一定的时令节序条件，不是凭主观意愿能随意加以改变的，因此对于疾病后的健康恢复，应依靠注意生活起居、饮食调养，慢慢地自然恢复，不能着急。这种既承认客观规律，认为必须服从自然规律，又强调人的主观能动性，强调生活起居、饮食营养对人体健康的重要性的观点是完全正确的，这不仅适用于对运气致病的防治，对养生保健及防治各种疾病，都有一定的指导意义。

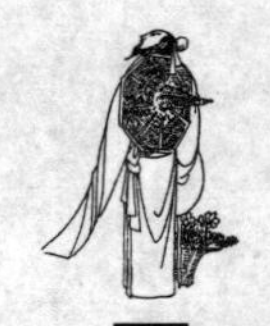

卷第二十一

六元正纪大论篇第七十一

【提要】本篇主要论述了六气司天于上，在泉于下，左右间气纪步，以及运、气合治，客主加临等，适三十年为一纪，六十年为一周，其中有化有变，有胜有复，有用有病，其政其候等的演变规律各不相同，还论述了五郁致病的治疗法则，故篇名《六元正纪大论》。

【原文】黄帝问曰：六化六变[1]，胜复淫治[2]，甘苦辛咸酸淡先后，余知之矣。夫五运之化[3]，或从天气[4]，或逆天气[5]，或从天气而逆地气[6]，或从地气而逆天气[7]，或相得[8]，或不相得[9]，余未能明其事。欲通天之纪，从地之理，和其运，调其化，使上下合德，无相夺伦[10]，天地升降，不失其宜，五运宣行，勿乖其政，调之正味，从逆奈何？岐伯稽首再拜对曰：昭乎哉问也。此天地之纲纪，变化之渊源，非圣帝孰能穷其至理欤！臣虽不敏，请陈其道，令终不灭，久而不易。帝曰：愿夫子推而次之，从其类序[11]，分其部主[12]，别其宗司[13]，昭其气数，明其正化[14]，可得闻乎？岐伯曰：先立其年以明其气，金木水火土运行之数，寒暑燥湿风火临御之化[15]，则天道可见，民气可调，阴阳卷舒[16]，近而无惑，数之可数者，请遂言之。

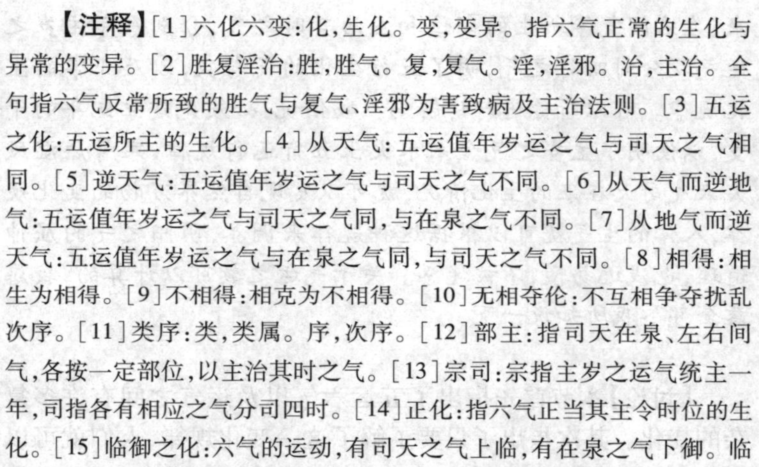

【注释】[1]六化六变:化,生化。变,变异。指六气正常的生化与异常的变异。[2]胜复淫治:胜,胜气。复,复气。淫,淫邪。治,主治。全句指六气反常所致的胜气与复气、淫邪为害致病及主治法则。[3]五运之化:五运所主的生化。[4]从天气:五运值年岁运之气与司天之气相同。[5]逆天气:五运值年岁运之气与司天之气不同。[6]从天气而逆地气:五运值年岁运之气与司天之气同,与在泉之气不同。[7]从地气而逆天气:五运值年岁运之气与在泉之气同,与司天之气不同。[8]相得:相生为相得。[9]不相得:相克为不相得。[10]无相夺伦:不互相争夺扰乱次序。[11]类序:类,类属。序,次序。[12]部主:指司天在泉、左右间气,各按一定部位,以主治其时之气。[13]宗司:宗指主岁之运气统主一年,司指各有相应之气分司四时。[14]正化:指六气正当其主令时位的生化。[15]临御之化:六气的运动,有司天之气上临,有在泉之气下御。临御之化即六气司天在泉之气的生化。[16]卷舒:屈伸的意思。

【语译】黄帝问:六气的正常生化和异常变化,胜气复气等淫邪为害致病及主治法则,甘苦辛咸酸淡诸味先后生化的情况,我已经知道了。关于五运主岁的生化,有的与司天之气相顺,有的与司天之气相违,有的与司天之气相顺却与在泉之气相违,有的与在泉之气相顺,却与司天之气相违,有的岁运与司天之气相生,有的岁运与司天之气相克,我还不明白是怎么一回事。我想知晓天之六气运行的规律,顺从地之五行变化的道理,并据此来调和五运的气化,使其上下协调一致(同心同德),不致争夺而破坏正常的秩序,天地的升降不失其正常规律,五运之气布散畅行而不偏离它正常的政令,并根据运气的顺逆情况,用五味来调和,应该怎样呢?岐伯再次跪拜回答说:这个问题问得真高明啊!这是有关天气和地气运动的纲领,万物变化的本源,若不是圣明之帝,谁能全面深入地研究这些高深的道理呢?我虽然没有才智,却愿意讲解其中的道理,使其不致最终灭绝,长久留传而不被更改。黄帝说:希望先生把这些道理依次推演,使其更加条理,根据运气的类属与次序,分析司天在泉、左右间气等所生的部位和主治其时之气，分别每年主岁之运气及分司四时之气，明了五行生化的气与数，以及正常的生化规律。可以听你进行讲解吗？岐伯说：必须先建立纪年的干支，以便明了主岁之气金木水火土五行运行规律，寒暑燥湿风火六气司天在泉的生化情况，就可以发现自然界万物的变化规律，人体的生气就可以根据这种规律来调养，阴阳之气的屈伸道理，也浅近易懂，不被迷惑。关于气运之数可以计算的，我愿意全部尽我所知说一下。

【讨论】本节首先指出了五运六气以及运气之间有许多复杂的变化。其次指出了只要了解了这一变化规律，人们就可以进而掌握它，利用它，调整它，而调整的方法主要是应用饮食和药物。再其次指出了研究自然规律的具体方法是首先运用干支纪年的方法，然后在干支纪年的基础上分析各个年度的不同变化和气候、物候特点。这一小节虽然文字不多，但层次十分清楚。特别值得提出的是，作者在这里提出了一个重要的问题，即人能胜天的问题。这就是说，《内经》作者认为自然界虽然十分复杂，但是它又是能够被人们所了解所掌握的，并在此基础上可以对它的危害加以调整和矫正。这就是原文最后指出的“天道可见，民气可调”。这种自然观是十分正确的，中医理论体系正是在这种自然观的基础上建立和发展起来的。

所谓相得与不相得的问题乃是指运与气上下相临时的关系。凡气运相临时，有气生运者，即司天之气生中运（生或克，指的是六气与五运的五行属性的生克关系），如癸巳、癸亥年，木生火；甲子、甲午、甲寅、甲申年，火生土；乙丑、乙未年，土生金；辛卯、辛未年，金生水；壬辰、壬戌年，水生木。此十二年司天生中运，以上生下，名曰“顺化”，为相得之年。有气克运者，即司天之气克中运，如己巳、己亥年，木克土；辛丑、辛未年，土克水；戊辰、戊戌年，水克火；庚子、庚午、庚寅、庚申年，火克金；

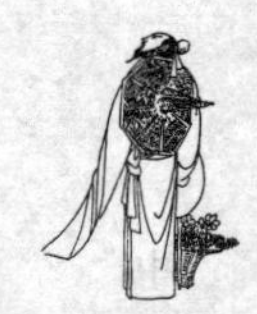

丁卯、丁酉年，金克木。此十二年司天克中运，以上克下，名曰“天刑”，为不相得之年。有运生气者，即中运生司天之气，如癸丑、癸未年，火生土；壬子、壬午、壬寅、壬申年，木生火；辛巳、辛亥年，水生木；庚寅、庚戌年，金生水；己卯、己酉年，土生金。次十二年中运生司天，以下生上，虽为相生，然而为子居母上，名曰“小逆”，而生微病。有运克气者，即中运克司天之气，如乙巳、乙亥年，金克木；丙子、丙午、丙寅、丙申年，水克火；丁丑、丁未年，木克土；癸卯、癸酉年，火克金；甲辰，甲戌年，土克水。此十二年中运克气，名曰“不和”，亦为不相得。有气运相同者，即中运与司天之气相同，如丁巳、丁亥年，运与气皆为木；戊子、戊午、戊寅、戊申，气运皆为火；己丑、己未年，运气皆为土；乙卯、乙酉年，运气皆为金；丙辰、丙戌年，运气皆为水。此十二年运气皆同，名曰“天符”。

【原文】帝曰：太阳之政[1]奈何？岐伯曰：辰戌之纪[2]也。

太阳　太角　太阴　壬辰　壬戌　其运风，其化鸣紊启拆[3]，其变振拉摧拔，其病眩掉目瞑[4]。

太角初正　少徵　太宫　少商　太羽终

太阳　太徵　太阴　戊辰　戊戌同正徵[5]　其运热，其化暄暑郁燠，其变炎烈沸腾，其病热郁。

太徵　少宫　太商　少羽终　少角初

太阳　太宫　太阴　甲辰岁会同天符　甲戌岁会同天符　其运阴埃，其化柔润重泽，其变震惊飘骤，其病湿下重。

太宫　少商　太羽终　太角初　少徵

太阳　太商　太阴　庚辰　庚戌　其运凉，其化雾露萧飋，其变肃杀凋零，其病燥，背瞀胸满[6]。

太商　少羽终　少角初　太徵　少宫

太阳　太羽　太阴　丙辰　天符　丙戌天符　其运寒，其化凝惨凓冽，其变冰雪霜雹，其病大寒留于溪谷。

太羽终　太角初　少徵　太宫　少商。

【注释】[1]太阳之政：太阳寒水司天主政的情况。[2]纪：标志。[3]鸣紊启拆：鸣，风吹木鸣响。紊，乱。启拆，萌芽发而地坼开。指风吹木鸣紊乱，万物破土而出。[4]眩掉目瞑：眩晕头摇，肢体震颤，视物不明。[5]同正徵：戊辰、戊戌之岁，戊属火运太过，但受太阳寒水司天之气相克，火气得平，故正常火运正徵同。[6]背瞀胸满：肺金受病，肺居胸中，背为胸之府，故背闷瞀而胸胀满。

【语译】黄帝说：太阳寒水司天主政的情况又是怎样的呢？岐伯说：指的是以辰戌二支为标志的年份。壬辰、壬戌两年，太阳寒水司天，太阴湿土在泉。岁运属木，壬为阳属阳木，故客运起于太角。木运之气主风，它的正常气化是风吹木鸣音乱，万物破土而出，它的异常变化是狂风劲吹，万物振撼，摧枯拉朽。淫邪之风为病是眩晕头摇，肢体震颤，视物不明。岁运属木，壬为阳木，主运客运都始于太角，五运依照相生为序，依次为少徵、太宫、少商，终于太羽。

戊辰、戊戌两年，岁运属火，戊为阳属阳火，故客运始于太徵，此两年为太阳寒水司天，太阴湿土在泉，火运虽旺由于受司天太阳寒水之气之克而成平气，故太徵与正徵相同。火运之气主热，它的正常气化是温暑闷热，它的异常变化是火热炎炎，水气为之蒸腾，其致病为热邪郁滞。客运五步，起于太徵，依次为少宫、太商、少羽，终于太角。主运五步，起于少角，依次为太徵、少宫，太商，终于少羽。

甲辰、甲戌两年，太阳寒水司天，太阴湿土在泉，甲为阳属阳土，故客运始于太宫，甲属土，辰戌也属土，故此二年都是岁

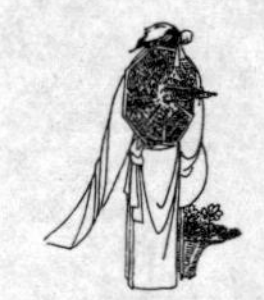

会，且岁运太过的土气与在泉之气相同故又是同天符。土运之气主阴雨绵绵，它的正常变化是雷电震惊，狂风暴雨，它的致病是湿气停滞，下部沉重。客运五步，起于太宫，依次为少商、太羽、少角，终于太徵。主运五步，起太角，依次为少徵、太宫、少商，终于太羽。

庚辰、庚戌两年，太阳寒水司天，太阴湿土在泉，岁运属金，庚为阳属阳金，故客运起于太商。金运之气主清凉，它的正常气化是气候肃杀，草木凋零，它的致病是津少干燥，背闷胸满。客运五步，起于太商，依次为少羽、太角、少徵，终于太宫。主运五步，起于少角，依次为太徵、少宫、太商，终于少羽。

丙辰、丙戌二年，岁运之气与司天之气相间，故都为天符，太阳寒水属阳水，故客运起于太羽。水运之气为严寒肃杀，它的正常气化是严寒凝冻，它的异常变化是水凝为冰，霜雪冰雹降临，它的致病为大寒留滞于筋骨关节空隙处。客运五步，起于太羽，依次为少角、太徵、少宫，终于太商。主运五步，起于太角，依次为少徵，太宫，少商，终于太羽。

【讨论】本文所列“其运”“其变”“其化”“其病”等有关问题，皆指中运而言，所述各种物象灾变情况，当与五常政大论合看。

关于主客之运五步的具体时间，《类经图翼》二卷各年五运交司时日言之甚详，今录出，以备参考：申子辰年：初运，大寒日寅初初刻起；二运，春分后第十三日寅正一刻起；三运，芒种后第十日卯初二刻起；四运，处暑后第七日卯正三刻起；五运，立冬后第四日辰初四刻起。

巳酉丑年：初运。大寒日巳初初刻起；二运，春分后第十三日巳正一刻起；三运，芒种后第十日午初二刻起；四运；处暑后第七日午正三刻起；五运，立冬后第四日未初四刻起。

寅午戌年：初运，大寒日申初初刻起；二运，春分后第十三日申正一刻起;三运,芒种后第十日酉初二刻起;四运,处暑后第七日酉正三刻起;五运,立冬后第四日戌初四刻起。

亥卯未年:初运,大寒日亥初初刻起;二运,春分后第十三日亥正一刻起;三运,芒种后第十日子初二刻起;四运,处暑后第七日子正三刻起;五运,立冬后第四日丑初四刻起。

在地支年中,申子辰寅午戌为六阳年,巳酉丑亥卯未为六阴年。凡阳年的初运,均起于阳时,所以申子辰三阳年都是起于寅时,寅午戌三阳年都起于申时。阴年的初运均起于阴时,所以巳酉丑三阴年都起于巳时,亥卯未三阴年都起于亥时。所谓"初""正":即一个时辰的前半为初,后半为正。如寅时,相当于时钟三到五时,其中三到四时为寅初,四到五时为寅正。余亦同。

【原文】凡此太阳司天之政,气化运行先天[1],天气肃,地气静,寒临太虚,阳气不令[2],水土合德[3],上应辰星镇星。其谷玄黅,其政肃,其令徐。寒政大举,泽无阳焰,则火发待时。少阳中治[4],时雨乃涯[5],止极雨散[6],还于太阴,云朝北极[7],湿化乃布,泽流万物,寒敷于上,雷动于下,寒湿之气,持于气交。民病寒湿,发肌肉萎,足痿不收,濡泻血溢。初之气,地气迁[8],气乃大温,草乃早荣,民乃厉[9],温病乃作,身热头痛呕吐,肌腠疮疡。二之气,大凉反至,民乃惨,草乃遇寒,火气遂抑,民病气郁中满,寒乃始。三之气,天政布[10],寒气行,雨乃降,民病寒,反热中,痈疽注下,心热瞀闷,不治者死。四之气,风湿交争,风化为雨,乃长乃化乃成,民病大热少气,肌肉萎足痿,注下赤白。五之气,阳复化,草乃长乃化乃成,民乃舒。终之气,地气正[11],湿令行,阴凝太虚,埃昏郊野,民乃惨凄,寒风以至,反者孕乃死[12]。故岁宜苦以燥之温之，必折其郁气，先资其化源[13]，抑其运气，扶其不胜[14]，无使暴过而生其疾，食岁谷[15]以全其真，避虚邪以安其正。适气同异[16]，多少制之，同寒湿者燥热化，异寒湿者燥湿化[17]，故同者多之，异者少之，用寒远寒，用凉远凉，用温远温，用热远热，食宜同法。有假者反常[18]，反是者病，所谓时也。

【注释】[1]气化运行先天：指气化先天时而至。[2]阳气不令：阳气不能施布其令。[3]水土合德：太阳寒水与太阴湿土二者互相协调发挥作用。[4]少阳中治：指主气的第三是少阳。[5]涯：水际也，雨至之谓。[6]止极雨散：岁半以后地气主之，司天之气已完，则时雨消失。[7]北极：雨府。[8]地气迁：地气，在泉之气。指上年在泉之气迁易其位。[9]厉：疫疠之病。[10]天政布：司天之政，得到施布。[11]地气正：在泉之气得以行其正令。[12]反者孕乃死：人为倮虫，从土而化，风木非时淫胜，则土化者不育也。[13]折其郁气，资其化源：即泻其有余之气，补其不足的生化之源。[14]抑其运气，扶其不胜：抑制太过的运气，资助其运气所克的气。[15]岁谷：与岁气相对应的谷物。[16]适气同异：指根据气与岁运的相同与不同考虑治法。[17]同寒湿者燥热化，异寒湿者燥湿化：指上文所说的十岁之中，其大运有与司天同寒者，有与在泉同湿者，则以燥热所化之品治之，燥治湿，热治寒也；其有与司天在泉异气者，是为运气平等，但以燥湿之品治之。[18]有假者反常：假，凭借之意。天气反常，应寒反热，反热反寒，邪气假天气之异而亢盛，用药就不必拘用寒远寒等原则。

【语译】凡是太阳寒水司天行使职权的年岁，太过的气先天时而至，气化运行早于正常，天气清凉肃厉，地气沉静，寒冷之气布满天空，阳和之气不能发挥其正常作用，太阳寒水与太阴湿土互相协调主事，天上的水星和土星与之相应较明亮，它在谷类，黑色与黄色与之对应成熟，司天之气主政严肃，在泉之气行令徐缓。如果寒气的作用过分用事，阳气受到抑制，湖泽中就看不到升腾的阳气之焰，火气就须等待到一定的时候才能发挥作用。到三之主气少阳的时候，火气旺，则雨水及时降下，三之主气终结，下半年太阴湿土之气当令，雨水逐渐减少，乌云散开，云朝于北极雨府，湿气才得到布化，润泽遍及万物，太阳寒水之气敷布在天空，少阴君火抑郁难发而雷动于下，寒湿偏胜之气相持于气交之中。天下百姓易发生寒湿病，表现为肌肉萎弱，两脚痿软，伸缩无力，大便泄泻，血外溢等症。

初之气，少阳相火用事，由于上年在泉之气随运气迁移退位，温暖的气候大行其事，百草繁荣较早，天下百姓易患疫疠病，温热病发作，表现为身体发热、头痛、呕吐、肌肤疮疡等症。

二之气，阳明燥金当令，大凉的气候得以到来，人们感到气候凄惨，百草遭遇到寒气，火气于是受到抑制。天下百姓发病为气郁于中，胸腹胀满，太阳寒水之气也开始发动。

三之气，太阳寒水之气当令，司天之气施布政令，寒气得以流行，雨水降下，天下百姓易患寒病于外，热反病于内，发生痈疽、下利、心中烦热、闷乱等病症，若不抓紧治疗就要发生死亡。

四之气，为厥阴风木之气主令，主气为太阴湿土，风气与湿气两相交争，风不胜湿而化为雨水，于是万物因之而长大、变化、成熟，天下百姓易患高热少气、肌肉萎弱、两足痿软、下痢赤白等病症。

五之气，少阴君火当令，阳气开始旺盛重新施布生化，百草盛长、变化、成熟，天下百姓都感到舒畅无病。

终之气，太阴湿土当令，在泉之气得以行其正令，湿气得以流行，阴湿之气凝聚在太空，尘埃蒙蒙充斥郊野，人们感到凄惨不乐，若寒冷之风吹来，风能胜湿，胎孕受到影响也会损伤陨落。所以太阳寒水司天，太阴湿土在泉。火气受抑郁而不伸，宜用苦味泻火，用燥性治湿，用温性治寒。必须削减致郁的胜气，增补不足的生化源泉，不要使运气突然太过而发生疾病，服

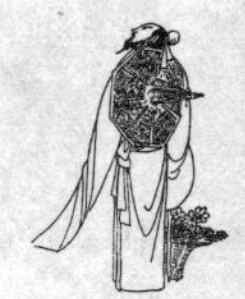

食与岁气相应的谷类以保全真气，防避四时不正之气。根据五行的相同或不同，从而确定用药食性制之需要的多少，运气与司天在泉之气寒湿相同者，应当用燥热的药物调治，运气与司天在泉之气寒湿不同者，用燥湿的药物调治，运与气相同者，其气太过，应多用制其气的药物，运与气不相同者，其气弱，应少用制其气的药物。用寒性药物应该避开寒冷的季节气候，用凉性的药物应该避开清凉的季节气候，用湿性的药物应该避开温暖的季节气候，用热性药物应该避开炎热的季节气候，饮食的忌宜也应该遵循这个原则。如果天气有反常变化，就不必死守这个原则。如果不遵循这些规律，就会导致疾病的产生，这就是所说的因时制宜。

【讨论】每年岁气，计分六步，即文中所谓初之气、二之气、三之气、四之气、五之气、终之气。岁气又有主客之别，主岁六步的顺序是从厥阴风木开始，以下按五行相生的规律排列，即初之气厥阴风木；木能生火，二之气为少阴君火；三之气为少阳相火；火能生土，四之气为太阴湿土；土能生金，五之气为阳明燥金；金能生水，终之气为太阳寒水。每年不变。

客气六步是每年的司天之气为三之气，在泉之气为终之气，然后根据三之气向上推出初之气，其顺序是根据阴阳之气的多少来排列的，即厥阴、少阴、太阴、少阳、阳明、太阳。如辰戌之年，太阳司天为三之气，太阴在泉为终之气，从太阳上推二步为少阳，所以本年客气初之气为少阳，二之气为阳明，三之气为太阳，四之气为厥阴，五之气为少阴，终之气为太阴，根据年支的不同年年有变。客气虽分六步主令，但每年上半年以司天之气为主，下半年以在泉之气为主，所谓“岁半之前天气主之，岁半之后地气主之”即是此意。由于每年主气客气相加，即所谓“客主加临”，形成复杂的气候变化。上文就是描述太阳司天之政，一年六步主客加临，气象物候及发病情况。下仿此。这是岁气演变的一般规律。

对于“反者孕乃死”一句，历代注家多将此与“风寒以至”联系起来解释。张介宾曰：“以湿令而寒风至，风能胜湿，故曰反。反者，孕乃死。所以然者，人为倮虫，从土化也。风木非时相加，故土化者，当不育也。”认为“反”是指风胜湿，并把“孕”直接理解成人的胎孕。张隐庵曰：“土主化育倮虫，而人为倮虫之长，如寒风以至，是土为风木所胜，故主胎孕不成。此谓非时之邪而胜主时之气。”其认识与张介宾大致相同。高士宗曰：“太阳寒水，主终之气，故民乃凄惨，而寒风以至，此加临之气合在泉之气，主时之气合司天之气，无有偏胜，民当无病，若无寒湿之化，而有火热之气，反则胎孕不育不成，故孕乃死。”其看法与二张不同，认为“反”是指太阳寒水司天之年，无寒湿之化，而有火热之气。本书从二张之说。

对于“先资其化源”一句，历代注家看法不一。王冰注曰：“化源，谓九月迎而取之，以补心火”，意即指十月、十一月、十二月为冬三月，气候寒冷，寒气太盛可使心火郁于内，故在冬令未到之前就先补益心火（资其化源），使心火到时不致为寒邪所束。《新校正》则曰：“详水将胜也，先于九月迎取其化源，先泻肾之源也。盖以水王十月，故先于九月迎而取之，泻水以补火也。”其认为先“资其化源”是指“泻肾水”，与王冰“补心火”之说南辕北辙。张介宾注曰：“化源者，化生之源，如木年火失其养则当资木，金失其养则当资土，皆自其母气资养之，则被制者可以无伤，亦化源之谓也。”“资其化源，补不足也。”高士宗注曰：“郁者复之基，若欲折之，当先资其化源”，认为“资其化源”是折什么就先补什么。以上诸注，以王冰原注和张介宾之注较为符合临床实际，宜合参。

【原文】帝曰：善。阳明之政奈何？岐伯曰：卯酉之纪也。

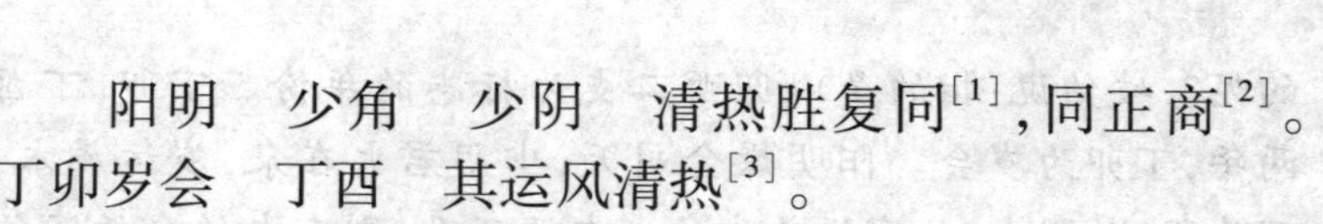

阳明　少角　少阴　清热胜复同[1]，同正商[2]。丁卯岁会　丁酉　其运风清热[3]。

少角初正　太徵　少宫　太商　少羽终

阳明　少徵　少阴　寒雨胜复同，同正商[4]。癸卯同岁会　癸酉同岁会　其运热寒雨。

少徵　太宫　少商　太羽终　太角初

阳明　少宫　少阴　风凉胜复同。己卯　己酉　其运雨风凉。

少宫　太商　少羽终　少角初　太徵

阳明　少商　少阴　热寒胜复同，同正商[5]。乙卯天符　乙酉岁会，太一天符，其运凉热寒。

少商　太羽终　太角初　少徵　太宫

阳明　少羽　少阴　雨风胜复同，同少宫[6]。辛卯　辛酉　其运寒雨风。

少羽终　少角初　太徵　少宫　太商。

【注释】[1]清热胜复同：岁运不及之年，有胜气，胜气之后必有复气。木运不及，所胜之金来克，随之火气又可来复，胜气盛，复气也盛，胜气微，复气也微。金气主清，火气主热，故云清热胜复同。[2]正商：即金运的平气。丁年木运不及，而司天燥金胜之，金兼木化，反得其政，故同"正商"平气，即《素问·五常政大论》所说委和之纪，"上商与正商同"。[3]其运风清热：凡运不及之年，常兼胜复之气。木运为风，木不及则被金克，胜气为清，金气胜则火气复，复气为热，故云其运风清热。[4]同正商：癸年火运不及，上见阳明燥金司天，岁运之火无力相克，金气得政，故同正商平气。[5]同正商：乙年金运不足，但得阳明燥金司天之气相助，故同正商平气。即《素问·五常政大论》所谓从革之纪，"上商与正商同"。[6]同少宫：辛为水运不及，故被土气反克，故与少宫同。

【语译】黄帝说：讲得好！阳明燥金司天主政的情况是怎样

的呢？岐伯说：指的是以卯酉二支为标志的年份。丁卯、丁酉两年，丁卯为岁会。阳明燥金司天，少阴君火在泉，岁运属木，丁为阴，属阴木，故客运于少角。木运不及，则克木的金的清气就为胜气，盛极必衰，则木所生火的热气就来复，清气与热气胜复相同。司天燥金胜之，金兼木化，反得主政，故与金运平气正商相同。此二年运气为风，胜气为清，复气为热。客运五步，起于少角，依次为太徵、少宫、太商，终于少羽。木运主岁，主运与客运相同。

癸卯、癸酉两年，都是阴年，不及的中运之气与在泉之气相同，故都是同岁会年。阳明燥金司天，少阴君火在泉，岁运属火，癸为阴属阴火，故客运始于少徵。火运不及，则克火的水的寒气就为胜气，盛极必衰，则火所生土的雨气就来复，寒和雨的胜复相同。火运不及，无法克金，司天的燥金主政，故同金运平气正商。此二年运气为热，胜气为寒，复气为雨。客运五步，起于少徵，依次为太宫、少商、太羽，终于少角。主运五步，起于太角，依次为太徵、太宫、少商，终于太羽。

己卯、己酉两年。阳明燥金司天，少阴君火在泉，岁运属土，己为阴属阴土，故客运始于少宫。土运不及，则克土的木的风气就为胜气，盛极必衰，胜气之后，土所生的金的凉气来复，风与凉的胜复相同。此二年，运气为雨，胜气为风，复气为凉。客运五步，起于少宫，依次为太商、少羽、太角，终于少徵。主运五步，起于少角，依次为太徵、少宫、太商，终于少羽。

乙卯、乙酉两年，乙卯为天符年，乙酉为岁会，亦为天符，天符兼岁会，则为太一天符年。阳明燥金司天，少阴君火在泉，岁运属金，乙为阴属阴金，故客运起于少商。金运不及，则克金的火的热气就为胜气，盛极必衰，胜气之后，金所生的水的寒气来复，热与寒气胜复相同。金运不及，但得司天金气相助，故与金运平气正商同。此二年，运气为凉，胜气为热，复气为寒。客运五步，起于少商，依次为太羽、少角、太徵，终于少宫。主运五

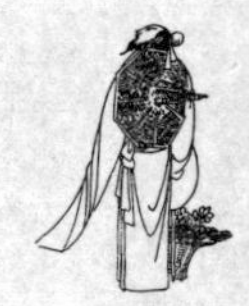

步，起于太角，依次为少徵、太宫、少商，终于太羽。

辛卯、辛酉两年，阳明燥金司天，少阴君火在泉，岁运属水，辛年为阴属阴水，故客运起于少羽。水运不及，则克水的土的雨气就为胜气，盛极必衰，胜气之后，水所生的木的风气来复，雨与风的胜复相同。辛卯年水运不及，土气当旺，但非司天之气，亦不太盛，故与土运不及之年少宫相同。此二年，运气为寒，胜气为雨，复气为风。客运五步，起于少羽，依次为太角、少徵、太宫，终于少商。主运五步，起于少角，依次为太徵、少宫、少商，终于少羽。

【原文】凡此阳明司天之政，气化运行后天，天气急，地气明，阳专其令[1]，炎暑大行，物燥以坚，淳风乃治[2]，风燥横运[3]，流于气交，多阳少阴[4]，云趋雨府，湿化乃敷。燥极而泽[5]，其谷白丹，间谷命太[6]者，其耗白甲品羽[7]，金火合德，上应太白荧惑。其政切，其令暴，蛰虫乃见，流水不冰，民病咳嗌塞，寒热发，暴振溧癃闷，清先而劲[8]，毛虫乃死，热后而暴[9]，介虫乃殃，其发躁，胜复之作，扰而大乱，清热之气，持于气交。初之气，地气迁，阴始凝，气始肃，水乃冰，寒雨化。其病中热胀，面目浮肿，善眠，鼽衄，嚏欠，呕，小便黄赤，甚则淋。二之气，阳乃布，民乃舒，物乃生荣。厉大至，民善暴死。三之气，天政布，凉乃行，燥热交合，燥极而泽，民病寒热。四之气，寒雨降，病暴仆，振栗谵妄，少气嗌干引饮，及为心痛痈肿疮疡疟寒之疾，骨痿血便。五之气，春令反行，草乃生荣，民气和。终之气，阳气布，候反温，蛰虫来见，流水不冰，民乃康平，其病温。故食岁谷以安其气，食间谷以去其邪，岁宜以咸以苦以辛[10]，汗之清之散之[11]，安其运气[12]，无使受邪，折其郁气，资其化源。以寒热轻重少多其制，同热者多天化，同清者多地化[13]，用凉远凉，用热远热，用寒远寒，用温远温，食宜同法。有假者反之，此其道也。反是者，乱天地之经，扰阴阳之纪也。

【注释】[1]阳专其令：指金运不及，火气必旺为胜气，阳气得独施布其政令。[2]淳风乃治：淳风，淳和之风。指金运不及，木亦无畏，木气得以舒展，淳和之风流行。[3]风燥横运：金运不及，金之燥气不足，木气无畏，金木之气并行，风燥之气横偏于岁运之中。[4]多阳少阴：指金运不足，火气乘之，火气胜则阳气旺。[5]燥极而泽：指司天之燥金之气，终于上半年之气，直半年四之气时，客气为太阳寒水，主气为太阴湿土，水土用主事，水湿并重，故燥极而泽。[6]间谷命太：间谷，间气所化之谷。命，天赋也。太，气有余也。全句指秉承太过之间气而化生的谷类。[7]其耗白甲品羽：指金气火气所化的虫类皆受到伤害。[8]清先而劲：阳明燥金司天，金之精气主上半年在先，故清气主在先而劲切。[9]热后而暴：少阴君火在泉，炎热之气主下半年在后，故热气至在后而暴烈。[10]以咸以苦以辛：咸从水化，治在泉之君火也。苦从火化，治司天之燥金也。以辛者，辛以金化，木年火胜金衰，同司天之气，以求其平。[11]汗之清之散之：燥金司天，岁半之前气过于敛，故宜汗之散之；君火在泉，则岁半之后，气过于热故宜清之也。[12]安其运气：顺其运气而安之也。[13]同热者多天化，同清者多地化：阳明司天，少阴在泉。若岁运之气与在泉之气同为热气，则治当多用清凉之气调，即与司天清凉之气，则治当多用火热之气调之，即与在泉大热之气同类。

【语译】凡是阳明燥金司天行使职权的年份，其气不及，后天时而至，气化之行迟于正常。阳明燥金司天，天气劲急，少阴君火在泉，地气光明。金气不及，火气旺盛乘之为胜气，阳气得独施布其政令，炎暑之气盛行，万物干燥而坚硬，金气不及则木无所畏，木气舒展，淳和之气得以主治。风气与燥气横偏于岁运之中，流行于天地气交之内，阳气多而阴气少，得到四之气，即客气为太阳寒水，主气为太阴湿土主令之时，云向雨府集中，

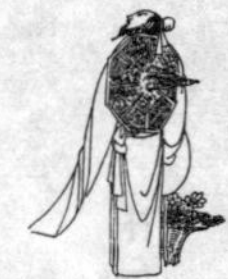

湿气敷布，干燥之气变为湿润。它在谷类对应于白色与赤色者，秉承太过之间气而化生的谷类成熟。金气不及，火气旺而乘之为胜气，属金的白色虫类便遭到损伤，盛极必衰，胜气之后，则水气来复，属火的羽虫类也遭到损害。金火相互协调发挥作用，与天上相对应的金星、火星特别明亮。司天之气主政劲急，在泉之气施令急暴，在泉之气为少阴君火，故蛰虫不藏伏，流水不结冰。天下百姓易患咳嗽、咽喉肿塞、寒热突然发作、振动寒栗、大小便不通等病症。上半年燥金之气早而劲切，属木的毛虫类死亡，下半年火热之气的发作都很急迫，胜气和复气交相发作，正常的气候受其干扰而大乱，清气和热气持续交争于气交之中。

初之气，太阴湿土用事，由于上年在泉之气随运气迁移退位，阳明燥金司天，天气寒而湿气胜，故阴气开始凝聚，天气肃杀，水结为冰，寒雨形成降下。人们易患内热胀满、面目浮肿、喜睡、鼻塞、衄血、喷嚏、呵欠、呕吐、小便黄赤，严重的为淋漓不通等病症。

二之气，主气为少阴君火，客气少阳相火，二火用事，阳气施布盛行，人们感到舒畅，万物生长繁荣，疫疠流行，人们易感而容易骤然死亡。

三之气，阳明燥金司天之气主事施布政令，清凉之气流行，由于主气是少阳相火，故燥与热二者相互交合，燥气胜极则土气来复，故转化为润泽，人们易患寒热交作之病。

四之气，太阳寒水用事，主气为太阴湿土，故寒雨时时降下，人们患病则为突然仆倒、振颤、谵妄、少气、咽干、口渴引饮，以及心痛、痈肿疮疡、寒疟、骨痿、便血。

五之气，厥阴风木主事，秋天反见春天气候，百草于是生发繁荣，人们也感到平和无病。

终之气，少阴君火用事，阳气敷布，气候反常而温暖，蛰虫不见归藏，流水不结冰，天下百姓健康平安，阳气盛则容易发生温病。

所以应该服食与岁气相应的谷类以安定正气，服食间气所化的谷类以祛病邪。阳明燥金司天，少阴君火在泉的年岁，用药时应用咸味、苦味、辛味的药物，治则以汗法、清法、散法为主，顺从其运气而使之安定，避免遭受外邪的侵袭，削减其致郁的胜气，补足生化的源泉。根据寒热的轻重来确定方药的多少。如果岁运与在泉之热气相同的，就多用与司天清凉之气相同之药；若岁运与司天之清凉之气相同的，就多用与在泉热气相同之药。用凉性的药物，应该避开清凉的季节气候；用热性的药物，应该避开炎热的季节气候；用寒性的药物，应该避开寒冷的季节气候；用温性的药物，应该避开温暖的季节气候，饮食的忌宜也应遵循这个原则。如果天气反常变化，就不必拘守这个原则，这就是适应自然变化的法则，如果反其道而行之，只能扰乱天地阴阳的自然规律。

【讨论】"间谷命太者"一句，历来众说纷纭。对于"间谷"的具体认识，王冰注曰："太角商等气之化者，间气化生，故云间谷也。"认为"间谷"是岁运太过之年的间气所化生之谷。《新校正》曰："按玄珠云，岁谷与间谷者何？即在泉为岁谷，及在泉之左右间气者皆为岁谷，其司天及运间而化者名间谷。又别有一名间谷者是也，化不及即反有所胜而生者，故名间谷，即邪气之化又名并化之谷也，亦名间谷。"认为"间谷"是司天之气与岁运之间的变化中所生之谷，岁运偏胜之气所化生的谷也叫"间谷"，与王冰之注颇异。张介宾曰："除正化岁谷之外，则左右四间之化皆为间谷。"张隐庵曰："间谷者，感左右之间气而成熟，间气者，在司天在泉左右之四气也。"此二人的认识大致相同，认为"间谷"是左右四间气所生之谷。高士宗曰："左右二气，谓之间气，间谷者，感左右间气成熟之谷也。"对于"命太"的认识，历代注家的看法更不一致，王冰曰："命太者，谓前文太角商等

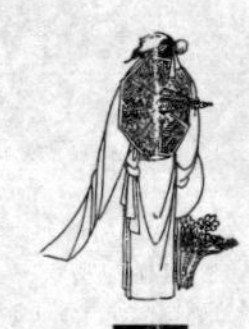

气之化者。"认为"命太"即太过之年。张介宾曰:"间谷,间气所化之谷也。命,天赋也。太,气之有余也。""按太少间谷之义,其说有二:凡司天属太者,在泉必为少,司天属少者,在泉必为太……命其太者,则当以在泉之间气,命其谷也。"认为"命太"是间谷气之有余者,之所以"命太"是由于六气分太少。以上诸注以王冰之义为主。

【原文】帝曰:善。少阳之政奈何?岐伯曰:寅申之纪也。

少阳　太角　厥阴　壬寅同天符　壬申同天符　其运风鼓[1],其化鸣紊启坼,其变振拉摧拔,其病掉眩支胁惊骇。

太角初正　少徵　太宫　少商　太羽终

少阳　太徵　厥阴　戊寅天符　戊申天符　其运暑,其化暄嚣[2]郁燠,其变炎烈沸腾[3],其病上热郁血溢血泄[4]心痛。

太徵　少宫　太商　少羽终　少角初

少阳　太宫　厥阴　甲寅　甲申　其运阴雨,其化柔润重泽,其变震惊飘骤,其病体重胕肿痞饮。

太宫　少商　太羽终　太角初　少徵

少阳　太商　厥阴　庚寅　庚申　同正商[5],其运凉,其化雾露清切,其变肃杀凋零,其病肩背胸中。

太商　少羽终　少角初　太徵　少宫

少阳　太羽　厥阴　丙寅　丙申　其运寒肃,其化凝惨凓冽,其变冰雪霜雹,其病寒浮肿。

太羽终　太角初　少徵　太宫　少商。

【注释】[1]风鼓:如风气鼓动。[2]暄嚣:火盛之象。[3]炎烈沸腾:火热蒸腾。[4]血溢血泄:热盛迫血妄行的各种出血症。[5]同正商:本年金运太过,被相火司天相克制之,则同金运平气,故同正商。

【语译】黄帝说:讲得好!少阳相火司天主政的情况又是怎样的呢?岐伯说:指的是以寅、申二支为标志的年份。壬寅、壬申两年,都是同天符年。少阳相火司天,厥阴风木在泉。岁运属木,壬为阳属阳木,故客运起于太角。木运之气主风,风性鼓动,其正常的气化为风吹木鸣音乱,万物破土而出,它的异常变化是大风突起,万物振动,摧枯拉朽,它致病可见眩晕头摇、胁肋支满、惊骇。

客运五步,起于太角,依次为少徵、太宫、少商,终于太羽。主运五步与客运相同,起于太角,终于太羽。

戊寅、戊申两年,都是天符年。少阳相火司天,厥阴风木在泉。岁运属火,戊为阳属阳火,故客运起于太徵。火运之气主暑热,它的正常气化是火盛热郁,它的异常变化为火热炎炎如沸腾之状,它致病是热郁于上、各种出血症、心痛。

客运五步,起于太徵,依次为少宫、太商、少羽,终于太角。主运五步,起于少角,依次为太徵、少宫、太商,终于少羽。

甲寅、甲申两年,少阳相火司天,厥阴风木在泉。岁运属土,甲为阳属阳土,故客运起于太宫。土运之气主阴雨绵绵,它的正常气化是湿气柔润,雨露滋泽,它的异常变化是雷电震惊,狂风暴雨,它致病是身体沉重、浮肿、痞满、痰饮。

客运五步,起于太宫,依次为少商、太羽、少角,终于太徵。主运五步,起于太角,依次为少徵、太宫、少商,终于太羽。

庚寅、庚申两年,少阳相火司天,厥阴风木在泉。岁运属金,庚为阳属阳金,故客运起于太商。金运太过,但被司天相火所克,故与金运平气相同。金运之气主清凉,它的正常气化为雾露降下清凉急切,它的异常变化是肃杀凋零,它致病的病变部位多在肩背胸中。

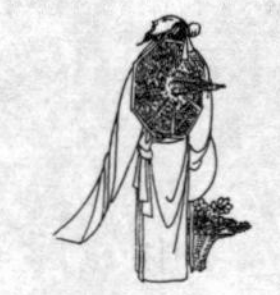

客运五步，起于太商，依次为少羽、太角、少徵，终于太宫。主运五步，起于少角，依次为太徵、少宫、太商，终于少羽。

丙寅、丙申两年，少阳相火司天，厥阴风木在泉。岁运属水，丙为阳属阳水，故客运起于太羽。水运之气为寒冷，它的正常气化为严寒凝冻，它的异常变化是水凝为冰，霜雪冰雹降下，它致病是多种寒症、浮肿。

客运五步，起于太羽，依次为少角、太徵、少宫，终于太商。主运五步，起于太角，依次为少徵、太宫、少商，终于太羽。

【原文】凡此少阳司天之政，气化运行先天，天气正，地气扰[1]，风乃暴举，木偃沙飞[2]，炎火乃流，阴行阳气[3]，雨乃时应，火木同德[4]，上应荧惑岁星。其谷丹苍，其政严，其令扰。故风热参布，云物沸腾，太阴横流[5]，寒乃时至，凉雨并起。民病寒中，外发疮疡，内为泄满。故圣人遇之，和而不争。往复之作，民病寒热疟泄，聋瞑呕吐，上怫肿色变。初之气，地气迁，风胜乃摇，寒乃去，候乃大温，草木早荣。寒来不杀[6]，温病乃起，其病气怫于上，血溢目赤，咳逆头痛，血崩胁满，肤腠中疮。二之气，火反郁，白埃四起，云趋雨府，风不胜湿，雨乃零，民乃康。其病热郁于上，咳逆呕吐，疮发于中，胸嗌不利，头痛身热，昏愦脓疮。三之气，天政布，炎暑至，少阳临上，雨乃涯。民病热中，聋瞑血溢，脓疮咳呕，鼽衄渴嚏欠，喉痹目赤，善暴死。四之气，凉乃至，炎暑间化[7]，白露降，民气和平，其病满身重。五之气，阳乃去，寒乃来，雨乃降，气门[8]乃闭，刚木早凋，民避寒邪，君子周密。终之气，地气正，风乃至，万物反生，霿雾以行。其病关闭不禁，心痛，阳气不藏而咳。抑其运气，赞所不胜，必折其郁气，先取化源，暴过不生，苛疾不起。故岁宜咸宜辛宜酸，渗之泄之，渍之发之[9]，观气寒温以调其过，同风热者多寒化，异风热者少寒化，用热远热，用温远温，用寒远寒，用凉远凉，食宜同法，此其道也。有假者反之，反是者，病之阶也。

【注释】[1]天气正，地气扰：少阳火气司天，阳得其位，故天气正。厥阴木气在泉，风动于下，故地气扰。[2]木偃沙飞：偃，放倒。风吹倒树木，吹得飞沙走石。[3]阴行阳气：太阴湿土，主二之气，与少阳并行于岁半之前，故阴行阳气。[4]火木同德：六气惟少阴厥阴司天司地，为上下通和，无相胜克，故言火木同德。[5]太阴横流：太阴湿土之气横行于天地气交之中。[6]寒来不杀：初气之客气为少阴君火用事，司天又为少阳相火，故气候温热，所以虽有寒来，但不能行其杀伐之令。[7]炎暑间化：指四之气，正值大暑与处暑之际，而主客之气，土金相生，其气清凉，故炎暑之气时作时止主治生化。[8]气门：汗毛孔。汗孔是阳气散泄的门户，故称气门。[9]故岁宜咸宜辛宜酸，渗之泄之渍之发之：以上十年，相火司天，风木在泉，咸从水化，能胜火也；辛从金化，能胜木也；酸从木化，顺木火之性也。渗之泄之，以去二便之实。渍之发之，以去腠理之邪也。

【语译】凡是少阳相火司天行使职权的年份，其气有余，先天时而至，气化运行比正常早，相火司天，司天之气得春正化之位，厥阴风木在泉，地气扰动不宁，大风突然发作，吹倒树木，飞沙走石，少阳相火之气流行，岁半之前，太阴湿土与少阳相火并行之时，阴气流行，阳气布化，雨水应时降下，少阳司天为火，厥阴在泉为木，火木二气相互为用，同为一气发挥功用，天上的火星木星与之对应光较强。它在谷类对应于赤色与青色，司天之气主政严肃，在泉之气行令扰动不宁。所以司天之热气与在泉之风气相互掺合而敷布，云物沸腾，流动不定。湿土之气横行于天地气交之中，寒气不时降临，凉雨也随时降下。人们易患寒中、外部生疮疡、内为泄泻胀满等病。所以圣人遇到这种情况，则调和顺从与之适应，而不与之抗争冲突。寒热相争，反复

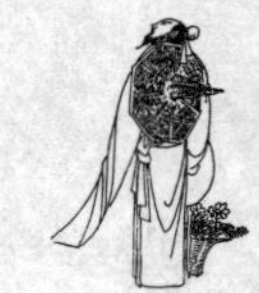

发作，人们易患寒热、疟疾、泄泻、耳聋、目瞑、呕吐、上部气郁、肿胀、皮肤变色等病症。

初之气，少阴君火用事，上年在泉之气随运气迁移退位，风气亢盛摇动不止，容易君火加临，寒气退去，又兼相火司天，气候大温，草木过早地繁荣，即使有时有些寒气，但无杀伐损伤之作用。于是湿热病发生，其发病为上部气郁，血溢，目赤，咳嗽气逆，头痛，血崩，两胁胀满，肌肤生疮。

二之气，太阴湿土用事，火气反被湿土之气郁遏，白色之气四起，云气向雨府集中，风气不能胜过湿土之气，雨水零落，天下百姓都安康。其发病为热郁于上部，咳嗽气逆，呕吐，体内生疮，胸部咽喉不利，头痛身热，神志昏愦，脓疮。

三之气，少阳相火用事，主客气相同，司天之气施布政令，炎暑随之来到，少阳相火上临，火气旺盛，雨就停止下降。人们易患热病在内，耳聋，目瞑，出血，脓疮，咳嗽，呕吐，鼻塞流涕，鼻出血，口渴，喷嚏，呵欠，喉痹，目赤，往往猝死。

四之气，阳明燥金用事，凉气来到，炎暑之气时作时止主治生化，白露降下，天下百姓平和无殃，它致病为胀满、身重。

五之气，太阳寒水用事，阳热之气退去，寒冷之气到来，雨水随之降下，人体汗孔关闭，坚硬的树木提前凋落，天下百姓纷纷躲避寒邪，通晓养生之道者，居于周密的室内。

终之气，厥阴风木用事，在泉之气得其正化之位，风气来到，万物反有生发之象，时常晦雾流行。它致病为二便失禁，心痛，阳气不能闭藏，咳嗽。

必须抑制太过的运气，赞助克己的所不胜之气，削减其致郁的胜气，资助不胜之气的生化之源，就可防止太过的气产生，严重的疾病也不会发生。少阳相火司天，厥阴风木在泉之年当用咸味、辛味、酸味药物，并用渗法、泻法、水渍、发汗等方法治疗，还应该观察气候的寒热盛衰，调治其有过者。如果岁运与在泉同风化、司天同热化的，就应当多用寒凉之品，如果岁运之气与在泉、司天风热之气不相同的，就应当少用寒凉之品。用热性药物，应该避开炎热的季节气候，用寒性药物，应该避开寒冷的季节气候，用凉性药物，应避开清凉的季节气候，饮食的忌宜也应该遵循这个原则，这是用药的一般规律。如果天气反常变化，就不必拘守这个原则，否则就会导致疾病发生。

【原文】帝曰：善。太阴之政奈何？岐伯曰：丑未之纪也。

太阴　少角　太阳　清热胜复同，同正宫[1]。丁丑　丁未　其运风清热。

少角初正　太徵　少宫　太商　少羽终

太阴　少徵　太阳　寒雨胜复同。癸丑　癸未　其运热寒雨。

少徵　太宫　少商　太羽终　太角初

太阴　少宫　太阳　风清胜复同，同正宫[2]。己丑太一天符　己未太一天符　其运雨风清。

少宫　太商　少羽终　少角初　太徵

太阴　少商　太阳　热寒胜复同。乙丑　乙未　其运凉热寒。

少商　太羽终　太角初　少徵　太宫

太阴　少羽　太阳　雨风胜复同，同正宫[3]。辛丑同岁会　辛未同岁会　其运寒雨风。

少羽终　少角初　太徵　少宫　太商。

【注释】[1]同正宫：太阴之气司天，辛年木运不及，土不受制，故同正宫平气。[2]同正宫：己年土运不及，但得司天湿土相助，故同正宫平气。[3]同正宫：辛年水运不及，湿土司天则克水，土气得政，故同正宫平气。

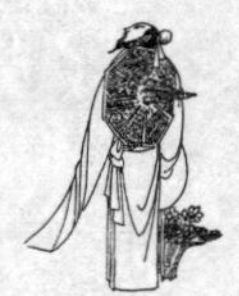

【语译】黄帝说：讲得好！太阴湿土司天主政的情况又是怎样的呢？岐伯说：指的是以丑未二支为标志的年份。丁丑、丁未两年，太阴湿土司天，太阳寒水在泉，岁运属木，丁为阴属阴木，故客运起于少角。木运不及，则克木的金的清气就为胜气，盛极必衰，胜气之后，则木所生火的热气就来复，清气与热气胜复相同。太阴土气司天，木运不及，土不受制而得政，故与土运平气正宫相同。此二年运气为风，胜气为清，复气为热。

客运五步，起于少角，依次为太徵、少宫、太商，终于少羽。主运五步与客运相同，起于少角，终于少羽。

癸丑、癸未两年，太阴湿土司天，太阳寒水在泉，岁运属火，癸为阴属阴火，故客运起于少徵。火运不及，则克火的水的寒气就为胜气，盛极必衰，胜气之后，则火所生的土的雨气就来复，寒气与雨气胜复相同。此二年，运气为热，胜气为寒，复气为雨。

客运五步，起于少徵，依次为太宫、少商、太羽，终于少角。主运五步，起于太角，依次为少徵、太宫、少商，终于太羽。

己丑、己未两年，都是太一天符年。太阴湿土司天，太阳寒水在泉，岁运属土，己为阴属阴土，故客运起于少宫。土运不及，则克土的木的风气就为胜气，盛极必衰，胜气之后，则土所生的金的清气就来复，风气与清气胜复相同。土运不及，但得司天湿土相助，故与土运平气正宫相同。此二年，运气为雨，胜气为风，复气为寒。

客运五步，起于少宫，依次为太商、少羽、太角，终于少徵。主运五步，起于少角，依次为太徵、少宫、太商，终于少羽。

乙丑、乙未两年。阳明燥金司天，太阳寒水在泉，岁运属金，乙为阴属阴金，故客运起于少商，金运不及则克金的火的热气就为胜气，盛极必衰，胜气之后，则金所生的水的寒气就来复，热气与寒气胜复相同。此二年运气为凉，胜气为热，复气为寒。

客运五步，起于少商，依次为太羽、少角、太徵，终于少宫。主运五步，起于太角，依次为少徵、太宫、少商，终于太羽。

辛丑、辛未两年，都是同岁会年。太阴湿土司天，太阳寒水在泉，岁运属水，辛为阴属阴水，故客运起于少羽。水运不及，则克水的土的雨气就为胜气，盛极必衰，胜气之后，则水所生的木的清气就来复，雨气与清气胜复相同。水运不及，湿土司天则克水，土气得政，故与土运的平气正宫相同。此二年，运气为寒，胜气为雨，复气为风。

客运五步，起于少羽，依次为太角、少徵、太宫，终于少商。主运五步，起于少角，依次为太徵、少宫、太商，终于少羽。

【原文】凡此太阴司天之政，气化运行后天，阴专其政[1]，阳气退辟，大风时起，天气下降，地气上腾，原野昏霿，白埃四起，云奔南极[2]，寒雨数至，物成于差夏[3]。民病寒湿，腹满身䐜愤胕肿，痞逆寒厥拘急。湿寒合德，黄黑埃昏，流行气交，上应镇星辰星。其政肃，其令寂，其谷黅玄。故阴凝于上，寒积于下，寒水胜火，则为冰雹，阳光不治，杀气乃行。故有余宜高，不及宜下，有余宜晚，不及宜早[4]，土之利，气之化也，民气亦从之，间谷命其太也。初之气，地气迁，寒乃去，春气正[5]，风乃来，生布万物以荣，民气条舒，风湿相薄，雨乃后。民病血溢，筋络拘强，关节不利，身重筋痿。二之气，大火正[6]，物承化[7]，民乃和，其病温厉大行，远近咸若，湿蒸相薄，雨乃时降。三之气，天政布，湿气降，地气腾，雨乃时降，寒乃随之。感于寒湿，则民病身重胕肿，胸腹满。四之气，畏火[8]临，溽蒸化，地气腾，天气否隔，寒风晓暮，蒸热相薄，草木凝烟，湿化不流，则白露阴布，以成秋令。民病腠理热，血暴溢疟，心腹满热胪胀[9]，甚则胕肿。五之气，惨令已行，寒露下，霜乃早降，草木黄落，寒气及体，君子周密，民病皮腠。终之气，寒大举，湿大化，霜乃积，阴乃凝，水坚冰，阳光不治。感于寒，则病人关节禁固，腰脽[10]痛，寒湿推于气交而为疾也。必折其郁气，而取化源，益其岁气，无使邪胜，食岁谷以全其真，食间谷以保其精。故岁宜以苦燥之温之，甚者发之泄之。不发不泄，则湿气外溢，肉溃皮拆而水血交流。必赞其阳火，令御甚寒，从气异同，少多其判也，同寒者以热化，同湿者以燥化，异者少之，同者多之，用凉远凉，用寒远寒，用温远温，用热远热，食宜同法。假者反之，此其道也，反是者病也。

【注释】[1]阴专其政：太阴司天以湿，太阳在泉以寒，均属阴，故阴专其政。[2]南极：雨府也。[3]差夏：指夏末秋初。[4]有余宜高……不及宜早：有余、不及，言谷气也。凡岁谷间会，色味坚脆，各有气衰气盛之别。本年寒政太过，故谷气有余者，宜高宜晚，以其能胜寒也；不及者，宜下宜早，以其不能胜寒也。[5]春气正：太阴司天之岁，初之气，客气与主气都是厥阴风木，风气用事故春得气化之正。[6]大火正：二之气，客气与主气都是少阴君火，火气用事故火得气化之正。[7]物承化：承，承受。火气用事，万物秉承火正之气而开始生化。[8]畏火：少阳相火用事，其气尤烈，故曰畏火。[9]胪胀：胪，腹间曰胪。腹部胀满。[10]脽：臀部。

【语译】凡是太阴湿土司天行使职权的年份，其气不及，后天时而至，气化运行比正常晚，太阴司天以湿，少阴在泉以寒，都属阴，阴气单独主政，阳气退避，大风经常刮起，天气下降，地气上升，田野昏暗，白色的云气四起，云奔向南极的雨府，寒雨时常降下，万物在夏秋之交才能成熟。天下百姓容易患寒湿、腹胀满、全身胀满、浮肿、痞满气逆、寒厥、筋脉拘急等病症。湿气与寒气相互配合发挥作用，黄色与黑色的尘埃流行，昏暗蒙蒙，流行于天地气交之中，天上的土星水星与之相对应光较强。司天之气主政严肃，在泉之气行令寂静，它在谷类是黄色和黑色与之相对应。所以司天阴湿之气是凝结于土，在泉寒水之气积留于下，寒水之气克制火热之气，就形成冰雹降下，阳气发挥不了它的功用，阴寒肃杀之气流行。在运气太过之年，种植谷物应选择地势高的土地；在运气不及之年，种植谷物应选择地势低的土地。运气太过的年岁宜晚种，运气不及的年岁宜早种，土地有利与否，要根据运气的变化来决定，人们也要根据运气的变化，进行适应调节，间谷则是秉承太过之气而成熟的。

初之气，厥阴风木用事，上年在泉之气随运气迁移退位，寒气退去，主客二气都是厥阴风木，故得气化之正，和风来临，生发之气敷布，万物生发繁荣，人们感到畅达舒适。太阴湿土司天，风气与湿气交争，风胜湿，故雨水降下较迟。天下百姓易患血溢、筋络拘急强直、关节不利、身体沉重、筋痿软等病症。

二之气，少阴君火用事，客气与主气相同，故火得气化之正，火气当令，万物感受其气而生化，人们也感到身体平和，它的发病为温热与疫疠流行，不论远近都是一样的。湿气与热气相迫，湿气上蒸，雨水及时降下。

三之气，太阴湿土用事，司天之气施布政令，湿气下降，地气上升，雨水时常降下，寒气也随之来临，感受了寒湿之邪，人们易患身体沉重、浮肿、胸腹胀满等病症。

四之气，少阳相火用事，相火加临于主气之上，火土合气，湿热相蒸，湿化为热，湿热蒸化，地气上腾，则天气闭塞不通，寒风早晚吹来，与蒸腾的湿热之气相搏，草木之上有烟雾凝集，湿化之气不流动，白露就暗暗降下，从而形成了秋天的时令。天下百姓病腠理热，突然出血，疟疾，心腹满热，腹部胀满，甚至浮肿。

五之气，阳明燥金用事，凄惨寒凉之气已施布，寒露下降，霜降下较早，草木枯黄零落，寒气侵犯人体，通晓人生之道的人居于避风的室内，人们易患皮肤与腠理等部位的疾病。

终之气，太阳寒水用事，客气与主气相同，寒气大兴，湿气大化，寒霜积聚，阴气凝结，水凝成坚冰，阳气不得施治。如果感受寒邪，则病人关节强直，腰部与臂部疼痛，这是因为寒气与湿气相持于气交之中而形成的。

必须削减其致郁的胜气，而取不胜之气的生化之源，扶助不及的岁气，不要使邪气胜之，服食与岁气相应的谷类以保全真气，服食间气所化生的谷类以保全精气。所以太阴脾土司天，厥阴风木在泉之年当用苦味的药物，并用燥法、温法，甚者用发散法、泻法等治则。如果不发散宣泄，湿气就会外流，导致肌肉溃烂，皮肤开裂，血水交相流出。必须赞助阳火之气，以抵御严寒，根据司天在泉之气与中运之气五行的相同或不同，从而确定用药食性味制之需要的多少，运气与司天在泉之气同寒者，用热性之药，运气与司天在泉之气同湿者，用燥性之药，运与气不同者，其气不及，应少用制其气的药物，运与气相同者，其气太过，应多用制其气的药物。用凉性药物，应该避开凉气主令季节气候，用寒性药物，应该避开寒冷的季节气候，用温性药物，应该避开温暖的季节气候，用热性药物，应该避开炎热的季节气候，饮食调养时，也必须遵循这个规律。如果天气反常变化就不必拘守这个原则，否则就会导致疾病发生。

【原文】帝曰：善。少阴之政奈何？岐伯曰：子午之纪也。

少阴　太角　阳明　壬子　壬午　其运风鼓，其化鸣紊启坼，其变振拉摧拔，其病支满。

太角初正　少徵　太宫　少商　太羽终

少阴　太徵　阳明　戊子天符　戊午太一天符　其运炎暑，其化暄曜郁燠，其变炎烈沸腾，其病上热血溢。

太徵　少宫　太商　少羽终　少角初

少阴　太宫　阳明。甲子　甲午　其运阴雨，其化柔润时雨，其变震惊飘骤，其病中满身重。

太宫　少商　太羽终　太角初　少徵

少阴　太商　阳明。庚子同天符　庚午同天符　同正商。其运凉劲，其化雾露萧飋，其变肃杀凋零，其病下清[1]。

太商　少羽终　少角初　太徵　少宫

少阴　太羽　阳明。丙子岁会　丙午　其运寒，其化凝惨凓冽，其变冰雪霜雹，其病寒下[2]。

太羽终　太角初　少徵　太宫　少商。

【注释】[1]下清：便泻清澈，下体清冷。[2]寒下：指下部有寒之病。

【语译】黄帝说：讲得好！少阴君火司天主政的情况又是怎样的呢？岐伯说：指的是以子午二支为标志的年份。壬子、壬午两年，少阴君火司天，阳明燥金在泉，岁运属木，壬为阳属阳木，故客运起于太角。木运之气主风，风性鼓动，它的正常气化为风吹木鸣音乱，万物破土而出，它的异常变化是大风突起，万物振动，摧枯拉朽，它的致病是胁肋支满。

客运五步，起于太角，依次为少徵、太宫、少商，终于太羽。主运五步与客运相同，起于太角终于太羽。

戊子、戊午两年，戊子为天符年，戊午为太一天符年。少阴君火司天，阳明燥金在泉，岁运属火，戊为阳属阳火，故客运起于太徵。火运之气主炎暑，它的正常气化为温暖明朗郁热，它的异常变化是火热炎炎如沸腾之状，它的致病是热在上部，出血。

客运五步，起于太徵，依次为少宫、太商、少羽，终于太角。主运五步，起于少角，依次为太徵、少宫、太商，终于少羽。

甲子、甲午两年，少阴君火司天，阳明燥金在泉，岁运属土，甲为阳属阳土，故客运起于太宫。土运之气主阴雨，它的正常气化是湿气柔润、雨露滋泽，它的异常变化是雷电震惊、狂风暴雨，它的致病为中满、身体沉重。

客运五步，起于太宫，依次为少商、太羽、少角，终于太徵。主运五步，起于太角，依次为少徵、太宫、少商，终于太羽。

庚子、庚午两年，都是同天符年。少阴君火司天，阳明燥金在泉，岁运属金，庚为阳暑属金，故客运起于太商。金运太过，但被司天君火所克，所以运气与金运之气正商相同。金运之气清凉劲急，它的正常气化是雾露下降，凉风萧瑟，它的异常变化是肃杀凋零，它的致病为下利清冷。

客运五步，起于太商，依次为少羽、太角、少徵，终于太宫。主运五步，起于少角，依次为太徵、少宫、太商，终于少羽。

丙子、丙午两年，丙子为岁会年。少阴君火司天，阳明燥金在泉，岁运属水，丙为阳属阳水，故客运起于太羽。水运之气寒冷，它的正常气化为严寒凝冻，它的异常变化是水凝为冰，雪霜冰雹降下，它的致病为寒在下部。

客运五步，起于太羽，依次为少角、太徵、少宫，终于太商。主运五步，起于太角，依次为少徵、太宫、少商，终于太羽。

【原文】凡此少阴司天之政，气化运行先天，地气肃，天气明，寒交暑[1]，热加燥[2]，云驰雨府，湿化乃行，时雨乃降，金火合德，上应荧惑太白。其政明，其令切，其谷丹白。水火寒热持于气交而为病始也，热病生于上，清病生于下，寒热凌犯而争于中，民病咳喘血溢血泄，鼽嚏，目赤眦疡，寒厥入胃，心痛腰痛，腹大嗌干肿上。初之气，地气迁，燥将去，寒乃始，蛰复藏，水乃冰，霜复降，风乃至，阳气郁，民反周密，关节禁固，腰脽痛，炎暑将起，中外疮疡。二之气，阳气布，风乃行，春气以正，万物应荣，寒气时至，民乃和，其病淋，目瞑目赤，气郁于上而热。三之气，天政布，大火行，庶类蕃鲜[3]，寒气时至。民病气厥心痛，寒热更作，咳喘目赤。四之气，溽暑至，大雨时行，寒热互至。民病寒热，嗌干黄瘅，鼽衄饮发。五之气，畏火临，暑反至，阳乃化，万物乃生乃长荣，民乃康，其病温。终之气，燥令行，余火内格[4]，肿于上，咳喘，甚则血溢。寒气数举，则霿雾翳，病生皮腠，内舍于胁，下连少腹而作寒中，地将易也[5]。必抑其运气，资其岁胜，折其郁发，先取化源，无使暴过而生其病也。食岁谷以全真气，食间谷以辟虚邪。岁宜咸以软之，而调其上[6]，甚则以苦发之；以酸收之，而安其下[7]，甚则以苦泄之。适气同异而多少之，同天气者以寒清化，同地气者以温热化，用热远热，用凉远凉，用温远温，用寒远寒，食宜同法。有假则反，此其道也，反是者病作矣。

【注释】[1]寒交暑：前发终之气少阳，今岁初之气太阳，太阳寒交前岁少阳之暑也。[2]热加燥：少阴君火司天在上，阳明燥金在泉在下，二气相加，为热加燥。[3]庶类蕃鲜：庶，众也。鲜，鲜明。指万物蕃盛鲜明。[4]余火类格：五之气相火之余火，郁留于内，不得外泄。[5]地将易也：在泉之气完结，明年初之气将要开始。[6]而调其上：司天少阴君火，咸从水化，故能调之。[7]以酸收之，而安其下：酸收之，可以补金，平上之君火，则下之燥金得安矣。

【语译】凡是少阴君火司天行使职权的年份，其气有余，先天时而至，气化运行比正常早，阳明燥金在泉，地气肃杀，少阴

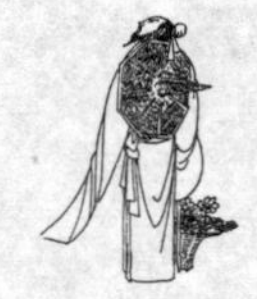

君火司天，天气明朗。初之气，太阳寒水主事，寒与上年终气少阳之暑相交，司天的热气与在泉的燥气相加，云奔向雨府，湿化之气流行，雨水时常降下，金之燥气与火之热气相互配合发挥作用，天上的火星和金星与之相对应光较强。司天之气主政光明，在泉之气行令急切，它在谷类与之相对应的是红色白色，水之寒气与火之热气相持于气交之中，成为疾病发生的起因，热病发生在上部，寒病发生在下部，寒热之气相互侵犯而争扰于中部，人们易患咳嗽、气喘、血溢于上，大便下血，鼻塞流涕，喷嚏，目赤，眼角生疮，寒厥入于胃部，心痛，腰痛，腹部胀大，咽干，上部肿等病症。

初之气，太阳寒水用事，上年在泉之气随运气迁移退位，燥气将要退去，寒气开始，蛰虫又藏伏起来，水凝结成冰，寒霜又降，主气为厥阴风木，故寒风刮起，阳气被寒气郁遏。人们反而居于室中避寒，如果不注意就会患关节强硬、活动不灵、腰部与臂部疼痛等病症，等到炎暑将临的时候，还会内部和外部发生疮疡。

二之气，厥阴风木用事，主气是少阴君火，故阳气敷布，风气流行。正常的春季当令，万物因之该当繁荣。寒气有时而至，但因阳气敷布，人们仍然感到安和。它致病为小便淋漓、目瞑、目赤，气郁于上部为热病。

三之气，少阴君火用事，主气是少阳相火，司天之气施布政令，主客二气皆是火，故炎炎大火流行，万物繁盛鲜明，寒气有时降临。人们易患气厥、心痛、寒热交替发作、咳嗽气喘、目赤等病证。

四之气，太阴湿土用事，客气与主气相同，湿与暑都至，大雨常降，寒热交互来临。人们易患寒热、咽喉干燥、黄疸、鼻塞、衄血、水饮发作等病症。

五之气，少阳相火用事，少阳之火降临，暑热之气反而又至，阳气主治生化，万物又生发、盛长、繁荣，天下百姓安康。如患病易得温病。

终之气，阳明燥金用事，燥气盛行，金气收敛，相火之余火隔拒于内，不得外泄，人病则见上部肿胀，咳嗽气喘，甚至血溢。由于生气是少阳寒水，故寒气时常降临，出现晦雾迷漫的景象，其致病多为病变在皮腠间，内留于胁肋处，向下牵连到少腹而产生内部寒冷的病，终气之末，在泉之地气将发生变易。

必须抑制其太过的运气，资助其岁气所克的气，削减其郁结将发之气，先取所不胜之气生化之源，不要使运气突然太过而产生疾病。服食与岁气相对应的谷类以保全真气，服食间气所化生的谷类以防避邪气的侵袭。少阴君火司天，阳明燥金在泉的年岁，当用咸味的药物以软坚，而调和其上部，严重的用苦味的药物来发散，用酸味的以收敛，而安定其下部，严重的用苦味的药物来使其下泄。根据司天在泉之气与中运之气五行的相同或不同，从而确定用药食性味制之需要的多少，运气与司天之气相同的，用寒性药物清化调治，运气与在泉之气相同的，用温性药物热化调治。用热性药物应该避开炎热的季节气候，用凉性药物应该避开清凉的季节气候，用温性药物应该避开温暖的季节气候，用寒性药物应该避开寒冷的季节气候，饮食忌宜也必须遵循这个规律。如果气候反常变化，就不必拘守这个原则，这是基本法则，违背这个法则就会产生严重疾病。

【原文】帝曰：善。厥阴之政奈何？岐伯曰：巳亥之纪也。

厥阴　少角　少阳　清热胜复同，同正角[1]。丁巳天符　丁亥天符　其运风清热。

少角初正　太徵　少宫　太商　少羽终

厥阴　少徵　少阳　寒雨胜复同。癸巳同岁会　癸亥同岁会　其运热寒雨。

少徵　太宫　少商　太羽终　太角初

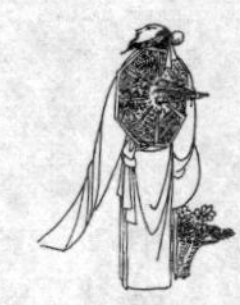

厥阴　少宫　少阳　风清胜复同，同正角[2]。己巳　己亥　其运雨风清。

少宫　太商　少羽$_{终}$　少角$_{初}$　太徵

厥阴　少商　少阳　寒热胜复同，同正角[3]。乙巳　乙亥　其运凉热寒。

少商　太羽$_{终}$　太角$_{初}$　少徵　太宫

厥阴　少羽　少阳　雨风胜复同。　辛巳　辛亥　其运寒雨风。

少羽$_{终}$　少角$_{初}$　太徵　少宫　太商。

【注释】[1]同正角：丁年木运不及，但得司天厥阴风木相助，故与木运平气正角相同。[2]同正角：己年土运不及，风木司天胜土，木气得政，故与木运平气正角相同。[3]同正角：乙年金运不及，厥阴司天，风木无制，木气得政，故与木运平气正角相同。

【语译】黄帝说：讲得好！厥阴风木司天主政的情况又是怎样的呢？岐伯说：指的是以巳亥二支为标志的年份。丁巳、丁亥两年，都是天符年。厥阴风木司天，少阳相火在泉，岁运属木，丁为阴属阴木，故客运起于少角。木运不及，则克木的金的清气就为胜气，盛极必衰，胜气之后，木所生的火的热气就来复，清气与热气胜复相同。丁年木运不及，但得司天厥阴风木相助，故与木运平气正角相同。此二年，运气为风，胜气为清，复气为热。

客运五步，起于少角，依次为太徵、少宫、太商，终于少羽。主运五步与客运相同，起于少角，终于少羽。

癸巳、癸亥两年，都是同岁会年。厥阴风木司天，少阳相火在泉，岁运属火，癸为阴属阴火，故客运起于少徵。火运不及，则克火的水的寒气就为胜气，盛极必衰，胜气之后，则水所生的土的雨气就来复，寒气与雨气胜复相同。此二年，运气为热，胜气为寒，复气为雨。

客运五步，起于少徵，依次为太宫、少商、太羽，终于少角。主运五步，起于太角，依次为少徵、太宫、少商，终于太羽。

己巳、己亥两年，厥阴风木司天，少阳相火在泉，岁运属土，己为阴属阴土，故客运起于少宫。土运不及，则克土的木的风气就为胜气，盛极必衰，胜气之后，则土所生的金的清气来复，风气与清气胜复相同。土运不及，司天的木胜土，木兼土化，反得其政，故与木运平气正角相同。此二年，运气为雨，胜气为风，复气为清。

客运五步，起于少宫，依次为太商、少羽、太角，终于少徵。主运五步，起于少角，依次为太徵、少宫、太商，终于少羽。

乙巳、乙亥两年，厥阴风木司天，少阳相火在泉，岁运属金，乙为阴属阴金，故客运起于少商。金运不及，则克金的火的热气就为胜气，盛极必衰，胜气之后，则金所生的水的寒气来复，热气与寒气胜复相同。金运不及，厥阴司天，风木无制，木气得政，故与木运平气正角相同。此二年，运气为凉，胜气为热，复气为寒。

客运五步，起于少商，依次为太羽、少角、太徵，终于少宫。主运五步，起于太角，依次为少徵、太宫、少商，终于太羽。

辛巳、辛亥两年，厥阴风木司天，少阳相火在泉，岁运属水，辛为阴属阴水，故客运起于少羽。水运不及，则克水的土的雨气就为胜气，盛极必衰，胜气之后，则水所生的木的风气来复，水气与风气胜复相同。此二年，运气为寒，胜气为雨，复气为风。

客运五步，起于少羽，依次为太角、少徵、太宫，终于少商。主运五步，起于少角，依次为太徵、少宫、太商，终于少羽。

【原文】凡此厥阴司天之政，气化运行后天，诸同正岁[1]，气化运行同天[2]，天气扰，地气正[3]，风生高

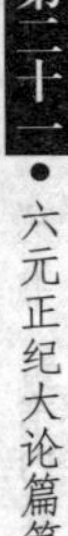

远[4]，炎热从之，云趋雨府，湿化乃行，风火同德，上应岁星荧惑。其政挠[5]，其令速，其谷苍丹，间谷言太者，其耗文角品羽[6]。风燥火热，胜复更作，蛰虫来见，流水不冰，热病行于下，风病行于上，风燥胜复形于中。初之气，寒始肃，杀气方至，民病寒于右之下。二之气，寒不去，雪华[7]水冰，杀气施化，霜乃降，名草上焦，寒雨数至，阳复化，民病热于中。三之气，天政布，风乃时举，民病泣出耳鸣掉眩。四之气，溽暑湿热相薄，争于左之上，民病黄瘅而为胕肿。五之气，燥湿更胜，沉阴乃布，寒气及体，风雨乃行。终之气，畏火司令，阳乃大化，蛰虫出见，流水不冰，地气大发，草乃生，人乃舒，其病温厉，必折其郁气，资其化源，赞其运气，无使邪胜，岁宜以辛调上，以咸调下[8]，畏火之气，无妄犯之。用温远温，用热远热，用凉远凉，用寒远寒，食宜同法。有假反常，此之道也，反是者病。

【注释】[1]正岁：无太过不及之气，即平气之年。[2]同天：气与天时同主，生长化收藏的气化运行同于天时。[3]地气正：相火在泉，土得温养，故地气正。[4]风生高远：厥阴风木司天，风气在上，故风生高远。[5]挠：扰动。[6]文角品羽：指羽虫、角虫。[7]雪华：雪花。华同花。[8]以辛调上，以咸调下：指金克木，木得辛味相助便旺，金胜则抑制司天之风木；水克火，水得咸味相助亦旺，水旺则抑制在泉之相火。

【语译】凡是厥阴风木司天行使职权的年份，其气不足，后天时而至，气化运行比正常晚。如果是平气之年，气与天同主，生长化收藏的气化运行同于天时。风木司天，故天气扰动，少阳相火在泉，火生土，土得温养，故地气正。风气先于司天之气，在泉之炎热从之，至四之气，太阴湿土主气当令，云聚雨成，湿气化行。风火二气相互为用，上与岁星、荧惑星相应。风施政扰动，火行令迅速，它在谷类与之对应的是青色、红色。得太过间气之助的谷物为盛，角虫、羽虫类昆虫少繁育而渐耗损，风燥火热之气胜复更作，蛰虫出现，流水不结冰，下部发生热病，上部发生风病，风燥之气交争其中。

初之气，阳明燥金用事，阴寒肃杀之气来临，人们多患右下部的疾病。

二之气，太阳寒水用事，寒气不去，雪飘水冰。肃杀之气施令，霜降，草木焦，寒雨时常降下。因主气为少阴君火，阴气变化，所以人们病生于中。

三之气，厥阴风木司天用事，司天之气施布政令，经常有风刮起，人们患病多为两眼流泪，耳鸣，眩晕，振颤。

四之气，少阴君火用事，主气为太阴湿土，暑湿湿热相搏，交争司天之左间，人们患病为黄疸，进而为浮肿。

五之气，太阴湿土用事，主气是阳明燥金，燥与湿互相交替胜复，阴寒沉降之气敷布，寒气侵犯人体，风雨经常降临。

终之气，少阳相火用事，少阳之火主令，阳气大盛主化，蛰虫不藏伏而外面可见，流水不结冰，地中阳气泄发，草类萌生，人们感到舒畅，其患病则为温热疫疠。

必须削减致郁的胜气，培补其不足的生化之源，赞助其不及的运气，不要让邪气太过。厥阴风木司天，少阳相火在泉的年岁，宜用辛味药物调制司天的风气，用咸味药物调制在泉的火气，少阳相火之气，不要随意触犯它。用温性药物应该避开温暖的季节气候，用热性药物应该避开炎热的季节气候，用凉性药物应该避开清凉的季节气候，用寒性药物应该避开寒冷的季节气候，饮食忌宜也应遵循这个原则。如果天气反常变化，就不必拘守这个法则，这是一般的用药规律，反其道而行之就会导致疾病发生。

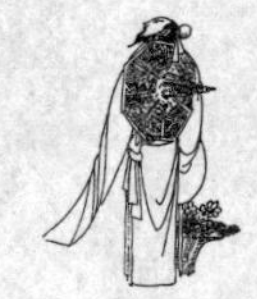

【**讨论**】(1)厥阴司天之政一节,在治法中无“适气同异少多之制”一法,《新校正》云:“详此运何以不言适气同异少多之制者,盖厥阴之政与少阳之政同,六气分政,唯厥阴与少阳之政,上下无克罚之异,治化唯一,故不再言同风热者多寒化,异风热者少寒化也。”此说或是,然经文中重出之文亦屡见不鲜,如“用寒远寒,用凉远凉”等,此虽与少阳之政同,亦当重申,今不载此文,亦或有脱简。

(2)以上几节经文比较全面地概述了六气司天的六十年中各个年份的气候、物候变化的具体情况,人体在各个年份中的疾病表现,以及临床诊断、治疗、选方用药和饮食调养上的特点。内容十分全面,也十分系统。从所述内容加以归纳,基本上可以说明以下几个问题:第一,说明了中医学对自然界的气候、物候变化规律的认识,完全是从自然界气候、物候变化的客观表现中总结出来的。第二,说明了人体疾病的发生,与气候变化密切相关,什么样的气候变化就相应的有什么样的疾病发生,因而就可以以气候变化对疾病命名和进行病机分析。例如,在寒冷气候中发生的各种病证就命名为寒病,症候性质也定为寒;在风气偏胜的气候变化中发生的各种病证,就命名为风病,病性也定为风。反过来,病名、病性既定之后,尽管疾病不是由于气候变化所引起,但是只要病证具有上述病证的特点,也可以作出同样的病名诊断及病机分析。这是古人通过长期的对气候和疾病观察得出的经验总结。第三,说明了中医学对人体疾病的治疗,也是从自然气候变化与人体相互关系及适应性方面总结出来的。例如,从自然气候变化来说,天热就需要用清凉的方法来防暑,天冷就需要用保温的方法来防寒,天气潮湿就需要用通风的方法来防潮等等。在治疗上,古人也是通过饮食药物的特性,采取了“调之正味从逆”的方法,制定了“制热以寒,制寒以热”,“用寒远寒,用温远温,用凉远凉,用热远热”的治疗原则,并且还从自然变化中的各种复杂表现,例如胜复淫治郁发等等，体会出人体病理生理变化的整体性、连续性和复杂性，从而在对疾病的诊断治疗上提出“运气同异多少制之”，“同者多之，异者少之”，“有假者反常”，“折其郁气，先取化源”等诊断治疗原则。这些都是古人在长期与疾病斗争中的经验总结。总的来说，经文内容十分广泛、丰富，也十分系统，而且这些论述直接指导着中医临床实践，这是中医整体恒动观在分析自然及指导医疗实践中的具体运用和体现，是中医基本理论的重要内容之一，值得认真学习、研究、继承、发扬。

【原文】帝曰：善。夫子之言可谓悉矣，然何以明其应乎？岐伯曰：昭乎哉问也！夫六气者，行有次，止有位，故常以正月朔日[1]平旦视之，睹其位而知其所在矣。运有余，其至先，运不及，其至后，此天之道，气之常也。运非有余非不足，是谓正岁，其至当其时也。帝曰：胜复之气，其常在也，灾眚时至，候也奈何？岐伯曰：非气化[2]者，是谓灾也。

【注释】[1]正月朔日：正月初一。[2]非气化：不当其位的气所主的气化，乃属邪化。

【语译】黄帝说：讲得好！先生以上讲的道理，已经很详尽了，但是怎样才能证明运气的相应与不相应呢？岐伯说：你问得真高明啊！关于主客六气的运行，都各有一定的顺序，其终止也各有一定的方位，所以通常是正月初一早晨平旦的时候进行观察，看六气所在的气位，就知道其气应与不应了。凡岁运之气太过的，气至在时令节候之前，岁运不及的，气至在时令节候之后，这是自然气象的一般规律，也是六气运行的规律。如果岁运之气既不是有余也不是不及的平气，就是所谓的“正岁”，其气至恰好在时令节候到来之时。黄帝说：胜气与复气是

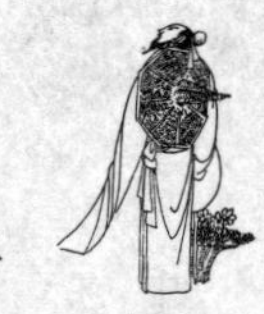

经常有的，而灾害也时常到来，怎样去测知呢？岐伯说：不当其位的气所生的气化，就是所说的灾害了。

【原文】帝曰：天地之数[1]，终始奈何？岐伯曰：悉乎哉问也！是明道也。数之始，起于上而终于下[2]，岁半之前，天气主之，岁半之后，地气主之，上下交互，气交主之[3]，岁纪毕矣。故曰：位明气月[4]可知乎，所谓气[5]也。帝曰：余司其事，则而行之，不合其数何也？岐伯曰：气用有多少[6]，化治[7]有盛衰，衰盛多少，同其化[8]也。帝曰：愿闻同化何如？岐伯曰：风温春化同，热曛昏火夏化同，胜与复同[9]，燥清烟露秋化同，云雨昏暝埃长夏化同，寒气霜雪冰冬化同，此天地五运六气之化，更用盛衰之常也。

【注释】[1]天地之数：司天在泉起止之数。[2]起于上而终于下：上，司天之气。下，在泉之气。岁运主气开始于司天，终止于在泉。[3]上下交互，气交主之：交互，天气地气上下交合为用。气交主之，三气四气之际，天地气交之时，为气交之时。[4]气月：六气对应于十二月。[5]气：天地之气。[6]气用有多少：六气之用有余不足也。[7]化治：指五运六气相令之气化。[8]同其化：指六气与春、夏、长夏、秋、冬之气化相同（如风气与春气化相同）。[9]胜与复同：指胜气与复气，也与六气与四时气化的情况一样。

【语译】黄帝说：司天在泉之气数，其开始与终止的情况是怎样的呢？岐伯说：你问得很详细啊！这是需要弄明白的道理。天地的气数，开始于司天，终止于在泉，上半年是司天之气所主治，下半年是在泉之气所主治。天气与地气上下互合为用，是气交所主，一年之中的气数就是这些了。所以说明白了司天在泉之气的位置，那么每气所主的月份就可以知道，也就是所说的天地气数的始终。黄帝说：我负责这件事，按照以上原则去研究运气，结果有时与实际的气数完全不相符合，这是什么原因呢？岐伯说：六气的作用有有余与不足的差别，而与五运的配合之气化又有盛与衰的不同，其原因在于存在盛衰的多少与春、夏、长夏、秋、冬气化相同的同化问题。黄帝说：希望听听同化是怎样的？岐伯说：风温为木气与春气同化，炎炎闷热为火气与夏气同化，胜气与复气的同化与此相同，燥清烟露为金气与秋气同化，云雨蒙蒙昏暗为土气与长夏气同化，寒气霜雪冰为水气与冬气同化，这就是天地五运六气交互化令、盛衰变化的规律。

【讨论】本节谈到了自然气候变化有其固有规律，认为“位明气月可知”，但是有时实际情况于规律又不尽相符，所谓“则而行之，不合其数”，并就此问题作出了解释，即“气用有多少，化治有胜衰，衰盛多少，同其化也”。张介宾注此云：“运气更用则化有盛衰，盛衰有常变，故难合于数也。”这就是说由于五运六气彼此更替作用，因此影响生物生化就有盛有衰，因而就有常有变。这就是气候变化规律在实际验证中有时不尽相符的原因。《内经》一方面强调了运气规律并提出了具体的计算方法，但另一方面又承认有时候不尽相符，谆谆告诫人们要知常知变，不可拘泥。

【原文】帝曰：五运行同天化[1]者，命曰天符，余知之矣。愿闻同地化[2]者何谓也？岐伯曰：太过而同天化者三，不及而同天化者亦三，太过而同地化者三，不及而同地化者亦三，此凡二十四岁也。帝曰：愿闻其所谓也。岐伯曰：甲辰甲戌太宫下加[3]太阴，壬寅壬申太角下加厥阴，庚子庚午太商下加阳明，如是者三。癸巳癸亥少徵下加少阳，辛丑辛未少羽下加太阳，癸卯癸酉少徵下加少阴，如是者三。戊子戊午太徵上临[4]少阴，戊寅戊申太徵上临少阳，丙辰丙戌太羽上临太阳，如是者三。丁巳丁亥少角上临厥阴，乙卯乙酉少商上临阳明，己丑己未少宫上临太阴，如是者三。除此二十四岁，则不加不临[5]也。帝曰：加者何谓？岐伯曰：太过而加同天符，不及而加同岁会也。帝曰：临者何谓？岐伯曰：太过不及，皆曰天符，而变行有多少，病形有微甚，生死有早晏耳。

【注释】[1]同天化：岁运与司天之气同化，即司天之气相同。[2]同地化：岁运与在泉之气同化，即与在泉之气相同。[3]下加：指运与在泉之气同化。[4]上临：指运与司天之气同化。[5]不加不临：指岁运与司天在泉之气都不相同的年份。

【语译】黄帝说：五运值年与司天之气五行属性相同，称为天符，我已经知道了。我还想听听五运值年与在泉之气相同的是怎样的呢？岐伯说：岁运太过而与司天之气相同的有三，岁运不及而与司天之气相同的也有三，岁运太过而与在泉之气相同有三，岁运不及而与在泉之气相同的也有三。上述情况总计有二十四年。黄帝说：希望听听具体内容。岐伯说：甲辰甲戌为土运太过，下加太阴湿土在泉；壬寅壬申为木运太过，下加厥阴风木在泉；庚子庚午为金运太过，下加阳明燥金在泉，这是太过的岁运与在泉之气相同的三。癸巳癸亥为火运不及，下加少阳相火在泉；辛丑辛未为水运不及，下加太阳寒水在泉；癸卯癸酉为火运不及，下加少阴君火在泉，这是不及的岁运与在泉之气相同的三。戊子戊午为火运太过，上临少阴君火司天；戊寅戊申为火运太过，上临少阳相火司天；丙辰丙戌为水运太过，上临太阳寒水司天，这是太过的岁运与司天之气相同的三。丁巳丁亥为木运不及，上临厥阴风木司天；乙卯乙酉为金运不及，上临阳明燥金司天;己丑己未为土运不及,上临太阴湿土司天,这是不及的岁运与司天之气相同的三。除开这二十四年,就是岁运与司天在泉之气都不相同的年份了。黄帝说:加是什么意思呢?岐伯说:岁运之气太过而与在泉之气相同的叫做同天符,岁运之气不及而与在泉之气相同的叫做同岁会。黄帝说:临是什么意思呢?岐伯说:岁运之气太过与不及的而与司天相同的都叫做天符,只不过其中变化运行有多少的不同,病形有轻有重,生死有早有晚罢了。

【原文】帝曰:夫子言用寒远寒,用热远热,余未知其然也,愿闻何谓远?岐伯曰:热无犯热,寒无犯寒,从者和,逆者病,不可不敬畏而远之,所谓时兴六位[1]也。帝曰:温凉何如?岐伯曰:司气以热,用热无犯,司气以寒,用寒无犯,司气以凉,用凉无犯,司气以温,用温无犯,间气同其主[2]无犯,异其主则小犯之,是谓四畏[3],必谨察之。帝曰:善。其犯者何如?岐伯曰:天气反时,则可依时[4],及胜其主[5]则可犯,以平为期,而不可过,是谓邪气反胜者。故曰:无失天信[6],无逆气宜[7],无翼[8]其胜,无赞其复,是谓至治。

【注释】[1]时兴六位:指一年中,六气分时兴起于六位。[2]间气同其主:间气与主气相同。[3]四畏:指寒热温凉四气。[4]天气反时,则可依时:天气反时,即客气与主气不合。依时,即顺从主气。[5]胜其主:客气太过,胜过主气。[6]天信:主客之气,反时而至,应时而至,信而有征,故称之为天信。[7]气宜:六气的忌宜。[8]翼:帮助,赞助。

【语译】黄帝说:先生讲过,用寒性药物应该避开寒冷的季节气候,用热性药物应该避开炎热的季节气候,我不知道其中的道理,希望听你讲讲怎样叫做避开?岐伯说:用热性药不要触犯炎热的天气，用寒性药不要触犯寒冷的天气，顺从这一原则，就能平和，违背这一原则，就要生病，所以必须小心谨慎地避免此类情况发生，这就是所说的应时而起的六气分主六步的方位。黄帝说：温凉又应该如何掌握呢？岐伯说：主时之气热，用热药应该避免；主时之气寒，用寒药应该避免；主时之气凉，用凉药应该避免；主时之气温，用温药应该避免。间气和主气相同的应该避免，间气与主气不相同的就可以轻微地触犯，以上所说的寒热温凉四气称四畏，不可轻易触犯，必须谨慎地观察注意。黄帝说：讲得好！不得已要触犯又是怎样的呢？岐伯说：客气与主气不相合的，就应该顺从主气；至于客气胜过主气的，就可以触犯，以达到平衡为标准，超过标准，是指邪气胜过主气者而言。所以说：不要违反气候时令，不要违反六气的忌宜，不助长胜气，也不赞助复气，这是最好的治疗方法。

【讨论】本节阐述了自然季节气候变化特点与治疗、饮食起居方面的关系，指出了如何处常，又如何达变。在具体处理中，强调了“以平为期”的治疗原则。这是古人与天地相应的自然观和整体恒动观在人体摄身和对疾病防治方面的具体应用，体现了运气学说的基本精神。

【原文】帝曰：善。五运气行主岁之纪，其有常数[1]乎？岐伯曰：臣请次之[2]。

甲子　甲午岁

上[3]少阴火　中[4]太宫土运　下[5]阳明金　热化二[6]，雨化五[7]，燥化四[8]，所谓正化日[9]也。其化[10]上咸寒，中苦热，下酸热，所谓药食宜也。

乙丑　乙未岁

上太阴土　中少商金运　下太阳水　热化寒化胜复同[11]，所谓邪气[12]化日也。灾七宫[13]。湿化五，清化四，寒化六，所谓正化日也。其化上苦热，中酸和，下甘热，所谓药食宜也。

丙寅　丙申岁

上少阳相火　中太羽水运　下厥阴木　火化二，寒化六，风化三，所谓正化日也。其化上咸寒，中咸温，下辛温，所谓药食宜也。

丁卯岁会　丁酉岁

上阳明金　中少角木运　下少阴火　清化热化胜复同，所谓邪气化日也。灾三宫。燥化九，风化三，热化七，所谓正化日也。其化上苦小温，中辛和，下咸寒，所谓药食宜也。

戊辰　戊戌岁

上太阳水　中太徵火运　下太阴土　寒化六，热化七，湿化五，所谓正化日也。其化上苦温，中甘和，下甘温，所谓药食宜也。

己巳　己亥岁

上厥阴木　中少宫土运　下少阳相火　风化清化胜复同，所谓邪气化日也。灾五宫。风化三，湿化五，火化七，所谓正化日也。其化上辛凉，中甘和，下咸寒，所谓药食宜也。

庚午同天符　庚子岁同天符

上少阴火　中太商金运　下阳明金　热化七，清化九，燥化九，所谓正化日也。其化上咸寒，中辛温，下酸温，所谓药食宜也。

辛未同岁会　辛丑岁同岁会

上太阴土　中少羽水运　下太阳水　雨化风化胜复同，所谓邪气化日也。灾一宫。雨化五，寒化一，所

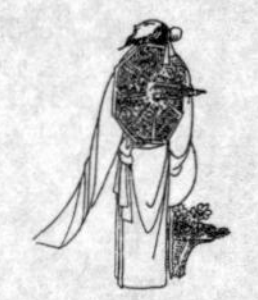

谓正化日也。其化上苦热，中苦和，下苦热，所谓药食宜也。

壬申同天符　壬寅岁同天符　上少阳相火　中太角木运　下厥阴木　火化二，风化八，所谓正化日也。其化上咸寒，中酸和，下辛凉，所谓药食宜也。

癸酉同岁会　癸卯岁同岁会

上阳明金　中少徵火运　下少阴火　寒化雨化胜复同，所谓邪气化日也。灾九宫。燥化九，热化二，所谓正化日也。其化上苦小温，中咸温，下咸寒，所谓药食宜也。

【注释】[1]常数：指正常的规律，即后文所列各年司天、中运、在泉与正化、邪化等气化规律。[2]次之：依次排列。[3]上：指司天。[4]中：指中运。[5]下：指在泉。[6]热化二：热化为少阴君火司天的气化，二为火的生数，故曰热化二。[7]雨化五：雨化为中运湿土的气化，五为土的生数，故曰雨化五。[8]燥化四：燥化为阳明燥金在泉的气化，四为金之生数，故曰燥化四。[9]正化日：六气正当其时所化之日。[10]其化：司天、在泉、中运之气化所致的病。[11]热化寒化胜复同：金运不足，则火气胜而热化，盛极必衰，热化之后，水来复之，故有复气寒化，并且乙丑、乙未两年，胜气与复气相同。[12]邪气：非正气所化，谓之邪气。[13]灾七宫：七宫，两方兑宫金位。灾害发生在七宫。

【语译】黄帝说：讲得好！主岁之年与五运的气化流行，有一定的规律吗？岐伯说：让我把它依次排列出来，分别说明吧。

甲子、甲午年

在上为少阴君火司天，中属太宫土运太过，下为阳明燥金在泉。司天之气热化，故热化二，中运之气雨化，故雨化五，在泉之气燥化，故燥化四，这就是不出现胜复之气变化的正化日。它的气化导致病症时，司天热气所致的应该用咸寒，中运雨湿之气所致的应该用苦热，在泉燥气所致的应该用酸热，这就是根据气候特点定的适宜的药物与食品。

乙丑、乙未年

在上为太阴湿土司天，中属少商金运不及，下为太阳寒水在泉。金运不及，就导致热化的胜气与寒化的复气产生，并且两年相同，因胜复之气不属本年正气，就是所说的邪化日。灾害发生在西方七宫。司天之气湿化，故湿化五，中运之气清化，故清化四，在泉之气寒化，故寒化六，这是正气所化，即所说的正化日。它的气化导致疾病时，司天湿气所致的应该用苦热，中运清气所致的应该用酸和，在泉寒气所致的应该用甘热，这就是根据气候特点定的适宜的药物与食品。

丙寅、丙申年

在上为少阳相火司天，中属太羽水运太过，下为厥阴风木在泉。司天之气火化，故火化二，中运之气寒化，故寒化六，在泉之气风化，故风化二，这就是不出现胜复之气变化的正化日。它的气化导致疾病时，司天热气所致的应该用咸寒，中运寒冷之气所致的应该用咸温，在泉清凉之气所致的应该用辛温，这就是根据气候特点所定的适宜的药物与食品。

丁卯岁会年、丁酉年

在上为阳明燥金司天，中属少角木运不及，下为少阴君火在泉。木运不及，就导致清化的胜气与热化的复气产生，并且两年相同，因胜复之气不属本年正气，就是所说的邪化日。灾害发生在东方三宫。司天之气燥化，故燥化九，中运之气风化，故风化三，在泉之气热化，故热化七，这是正气所化，即所说的正化日。它的气化导致疾病时，司天燥气所致的应该用苦小温，中运风气所致的应该用辛和，在泉热气所致的应该用咸寒，这是根据气候特点所定的适宜的药物与食品。

戊辰、戊戌年

在上为太阳寒水司天，中属太徵火运太过，下为太阴湿土

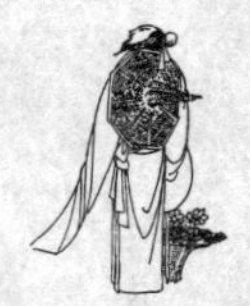

在泉。司天之气寒化，故寒化六，中运之气热化，故热化七，在泉之气湿化，故湿化五，这就是不出现胜复之气变化的正化日。它的气化导致疾病时，司天寒冷之气所致的应该用苦温，中运热气所致的应该用甘和，在泉湿气所致的应该用甘温，这就是根据气候特点所定的适宜的药物与食品。

己巳、己亥年

在上为厥阴风木司天，中属少宫土运不及，下为少阳相火在泉。土运不及，就导致风化的胜气与清气的复气产生，并且两年相同，因胜复之气不属本年正气，就是所说的邪化日。灾害发生在中央五宫。司天之气风化，故风化三，中运之气湿化，故湿化五，在泉之气火化，故火化七，这是正气所化，即所说的正化日。它的气化致病时，司天风气所致的应该用辛凉，中运湿气所致的应该用甘和，在泉火气所致的应该用咸寒，这就是根据气候特点所定的适宜的药物与食品。

庚午同天符、庚子同天符年

在上为少阴君火司天，中属太商金运太过，下为阴明燥金在泉。司天之气热化，故热化七，中运之气清化，故清化九，在泉之气燥化，故燥化九，这就是不出现胜复之气变化的正化日。它的气化导致疾病时，司天热气所致的应该用咸寒，中运清冷之气所致的应该用辛温，在泉燥气所致的应该用酸温，这就是根据气候特点所定的适宜的药物与食品。

辛未同岁会、辛丑同岁会年

在上为太阴湿土司天，中属少羽水运不及，下为太阳寒水在泉。水运不及，就导致雨化的胜气与风化的复气，并且两年相同，因胜复之气不属本年正气，就是所说的邪化日。灾害发生在北方一宫。司天之气雨化，故雨化五，中运之气寒化，故寒化一，在泉之气也为寒化，故寒化一，这是正气所化，即所说的正化日。它的气化致病时，司天湿气所致的应该用苦热，中运寒气所致的应该用苦和，在泉寒冷之气所致的应该用苦热，这就是根据气候特点所定的适宜的药物与食品。

壬申同天符、壬寅同天符年

在上为少阳相火司天，中属太角木运太过，下为厥阴风木在泉。司天之气火化，故火化二，中运之气风化，故风化八，在泉之气也为风化，故风化八，这就是不出现胜复之气变化的正化日。它的气化致病时，司天热气所致的应该用咸寒，中运风气所致的应该用酸和，在泉风气所致的应该用辛凉，这就是根据气候特点所定的适宜的药物与食品。

癸酉同岁会、癸卯同岁会年

在上为阳明燥金司天，中属少徵火运不及，下为少阴君火在泉。火运不及，就导致寒化的胜气与雨化的复气产生，并且两年相同，因胜复之气不属本年正气，就是所说的邪化日。灾害发生在南方九宫。司天之气燥化，故燥化九，中运之气热化，故热化二，在泉之气也为热化，故热化二，这是正气所化，即所说的正化日。它的气化致病时，司天燥气所致的应该用苦小温，中运热气所致的应该用咸温，在泉热气所致的应该用咸寒，这就是根据气候特点所定的适宜的药物与食品。

【原文】甲戌岁会同天符　甲辰岁岁会同天符

上太阳水　中太宫土运　下太阴土　寒化六，湿化五，正化日也。其化上苦热，中苦温，下苦温，药食宜也。

乙亥　乙巳岁

上厥阴木　中少商金运　下少阳相火　热化寒化胜复同，邪气化日也。灾七宫。风化八，清化四，火化二，正化度[1]也。其化上辛凉，中酸和，下咸寒，药食宜也。

丙子岁会　丙午岁

上少阴火　中太羽水运　下阳明金　热化二，寒

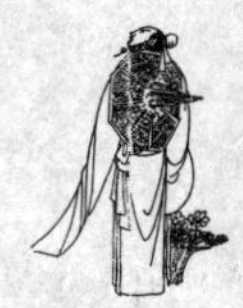

化六，清化四，正化度也。其化上咸寒，中咸热，下酸温，药食宜也。

丁丑　丁未岁

上太阴土　中少角木运　下太阳水　清化热化胜复同，邪气化度也。灾三宫。雨化五，风化三，寒化一，正化度也。其化上苦温，中辛温，下甘热，药食宜也。

戊寅　戊申岁天符

上少阳相火　中太徵火运　下厥阴木　火化七，风化三，正化度也。其化上咸寒，中甘和，下辛凉，药食宜也。

己卯　己酉岁

上阳明金　中少宫土运　下少阴火　风化清化胜复同，邪气化度也。灾五宫。清化九，雨化五，热化七，正化度也，其化上苦小温，中甘和，下咸寒，药食宜也。

庚辰　庚戌岁

上太阳水　中太商金运　下太阴土　寒化一，清化九，雨化五，正化度也。其化上苦热，中辛温，下甘热，药食宜也。

辛巳　辛亥岁

上厥阴木　中少羽水运　下少阳相火　雨化风化胜复同，邪气化度也。灾一宫。风化三，寒化一，火化七，正化度也。其化上辛凉，中苦和，下咸寒，药食宜也。

壬午　壬子岁

上少阴火　中太角木运　下阳明金　热化二，风化八，清化四，正化度也。其化上咸寒，中酸凉，下酸温，药食宜也。

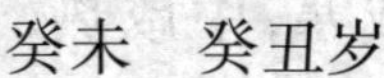

癸未　癸丑岁

上太阴土　中少徵火运　下太阳水　寒化雨化胜复同，邪气化度也。灾九宫。雨化五，火化二，寒化一，正化度也。其化上苦温，中咸温，下甘热，药食宜也。

甲申　甲寅岁

上少阳相火　中太宫土运　下厥阴木　火化二，雨化五，风化八，正化度也。其化上咸寒，中咸和，下辛凉，药食宜也。

乙酉太一天符　乙卯岁天符

上阳明金　中少商金运　下少阴火　热化寒化胜复同，邪气化度也。灾七宫。燥化四，清化四，热化二，正化度也。其化上苦小温，中苦和，下咸寒，药食宜也。

丙戌天符　丙辰岁天符

上太阳水　中太羽水运　下太阴土　寒化六，雨化五，正化度也。其化上苦热，中咸温，下甘热，药食宜也。

丁亥天符　丁巳岁天符

上厥阴木　中少角木运　下少阳相火　清化热化胜复同，邪气化度也。灾三宫。风化三，火化七，正化度也。其化上辛凉，中辛和，下咸寒，药食宜也。

戊子天符　戊午岁太一天符

上少阴火　中太徵火运　下阳明金　热化七，清化九，正化度也。其化上咸寒，中甘寒，下酸温，药食宜也。

己丑太一天符　己未岁太一天符

上太阴土　中少宫土运　下太阳水　风化清化胜复同，邪气化度也。灾五宫。雨化五，寒化一，正化度

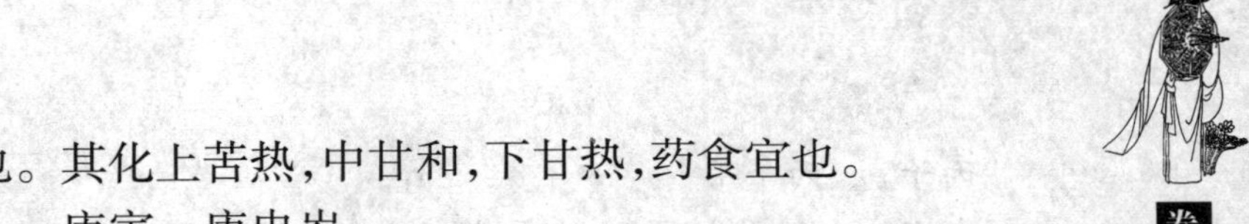

也。其化上苦热，中甘和，下甘热，药食宜也。

庚寅　庚申岁

上少阳相火　中太商金运　下厥阴木　火化七，清化九，风化三，正化度也。其化上咸寒，中辛温，下辛凉，药食宜也。

辛卯　辛酉岁

上阳明金　中少羽水运　下少阴火　雨化风化胜复同，邪气化度也。灾一宫。清化九，寒化一，热化七，正化度也。其化上苦小温，中苦和，下咸寒，药食宜也。

【注释】[1]正化度：义同正化日。

【语译】甲戌岁会同天符、甲辰岁会同天符年

在上为太阳寒水司天，中属太宫土运太过，下为太阴湿土在泉。司天之气寒化，故寒化六，中运之气湿化，故湿化五，在泉之气也为湿化，故湿化五，这就是不出现胜复之气变化的正化日。它的气化致病时，司天寒冷之气所致的应该用苦热，中运湿气所致的应该用苦温，在泉湿气所致的应该用苦温，这就是根据气候特点所定的适宜的药物和食品。

乙亥、乙巳年

在上为厥阴风木司天，中属少商金运不及，下为少阳相火在泉。金运不及，就导致热化的胜气与寒化的复气产生，并且两年相同，因胜复之气不属本年的正气，就是所说的邪化日。灾害发生在西方七宫。司天之气风化，故风化八，中运之气清化，故清化四，在泉之气火化，故火化二，这是正气所化，即所说的正化日。它的气化致病时，司天风气所致的应该用辛凉，中运清凉之气所致的应该用酸和，在泉火气所致的应该用咸寒，这就是根据气候特点所定的适宜的药物和食品。

丙子岁会、丙午年

在上为少阴君火司天，中属太羽水运太过，下为阳明燥金在泉。司天之气热化，故热化二，中运之气寒化，故寒化六，在泉之气清化，故清化四，这就是不出现胜复之气变化的正化日。它的气化致病时，司天热气所致的应该用咸寒，中运寒冷之气所致的应该用咸热，在泉清凉之气所致的应该用酸温，这就是根据气候特点所定的适宜的药物和食品。

丁丑、丁未年

在上为太阴湿土司天，中属少角木运不及，下为太阳寒水在泉。木运不及，就导致清化的胜气与热化的复气产生，并且两年相同，因胜复之气不属本年的正气，就是所说的邪化日。灾害发生在东方三宫。司天之气雨化，故雨化五，中运之气风化，故风化三，在泉之气寒化，故寒化一，这是正气所化，即所说的正化日。它的气化致病时，司天雨气所致的应该用苦温，中运风气所致的应该用辛温，在泉寒冷之气所致的应该用甘热，这就是根据气候特点所定的适宜的药物和食品。

戊寅、戊申天符年年

在上为少阳相火司天，中属太徵火运太过，下为厥阴风木在泉。司天之气火化，故火化七，中运之气也火化，故火化七，在泉之气风化，故风化三。这是不出现胜复之气变化的正化日。它的气化致病时，司天热气所致的应该用咸寒，中运热气所致的应该用甘和，在泉风气所致的应该用辛凉，这就是根据气候特点所定的适宜的药物和食物。

己卯、己酉年

在上为阳明燥金司天，中属少宫土运不及，下为少阴君火在泉。土运不及，就导致风化的胜气与清化的复气产生，并且两年相同，因胜复之气不属本年的正气，就是所说的邪化日。灾害发生在中央五宫。司天之气清化，故清化九，中运之气雨化，故雨化五，在泉之气热化，故热化七，这是正气所化，即所说

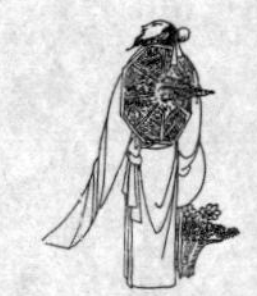

的正化日。它的气化致病时,司天清气所致的应该用苦小温,中运雨气所致的应该用甘和,在泉热气所致的应该用咸寒,这就是根据气候特点所定的适宜的药物与食品。

庚辰、庚戌年

在上为太阳寒水司天,中属太商金运太过,下为太阴湿土在泉。司天之气寒化,故寒化一,中运之气清化,故清化九,在泉之气雨化,故雨化五,这就是不出现胜复之气变化的正化日。它的气化致病时,司天寒冷之气所致的应该用苦热,中运清气所致的应该用辛温,在泉雨气所致的应该用甘热,这就是根据气候特点所定的适宜的药物和食品。

辛巳、辛亥年

在上为厥阴风木司天,中属少羽水运不及,下为少阳相火在泉。水运不及,就导致雨化的胜气与风化的复气产生,并且两年相同,因胜复之气不属本年的正气,就是所说的邪化日。灾害发生在北方一宫。司天之气风化,故风化三,中运之气寒化,故寒化一,在泉之气火化,故火化七,这是正气所化,即所说的正化日。它的气化致病时,司天风气所致的应该用辛凉,中运寒冷之气所致的应该用苦和,在泉火气所致的应该用咸寒,这就是根据气候特点所定的适宜的药物和食品。

壬午、壬子年

在上为少阴君火司天,中属太角木运太过,下为阳明燥金在泉。司天之气热化,故热化二,中运之气风化,故风化八,在泉之气清化,故清化四,这就是不出现胜复之气的正化日。它的气化致病时,司天热气所致的应该用咸寒,中运风气所致的应该用酸凉,在泉清凉之气所致的应该用酸温,这就是根据气候特点所定的适宜的药物和食品。

癸未、癸丑年

在上为太阴湿土司天,中属少徵火运不及,下为太阳寒水在泉。火运不及,就导致寒化的胜气与雨化的复气产生,并且两年相同，因胜复之气不属本年的正气，就是所说的邪化日。灾害发生在南方九宫。司天之气雨化，故雨化五，中运之气火化，故火化二，在泉之气寒化，故寒化一，这是正气所化，即所说的正化日。它的气化致病，司天雨气所致的应该用苦温，中运火气所致的应该用咸温，在泉寒冷之气所致的应该用甘热，这就是根据气候特点所定的适宜的药物和食品。

甲申、甲寅年

在上为少阳相火司天，中属太宫土运太过，下为厥阴风木在泉。司天之气火化，故火化二，中运之气雨化，故雨化五，在泉之气风化，故风化八，这就是不出现胜复之气变化的正化日。它的气化致病时，司天之火气所致的应该用咸寒，中运雨气所致的应该用咸和，在泉风气所致的应该用辛凉，这就是根据气候的特点所定的适宜的药物和食品。

乙酉太一天符、乙卯天符年

在上为阳明燥金司天，中属少商金运不及，下为少阴君火在泉。金运不及，就导致热化的胜气与寒化的复气产生，并且两年相同，因胜复之气不属本年的正气，就是所说的邪化日。灾害发生在西方七宫。司天之气燥化，故燥化四，中运之气清化，故清化四，在泉之气热化，故热化二，这是正气所化，即所说的正化日。它的气化致病时，司天燥气所致的应该用苦小温，中运清气所致的应该用苦和，在泉热气所致的应该用咸寒，这就是根据气候特点所定的适宜的药物和食品。

丙戌天符、丙辰天符年

在上为太阳寒水司天，中属太羽水运太过，下为太阴湿土在泉。司天之气寒化，故寒化六，中运之气也为寒化，故寒化六，在泉之气雨化，故雨化五，这就是不出现胜复之气变化的正化日。它的气化致病时，司天寒冷之气所致的应该用苦热，中运寒冷之气所致的应该用咸温，在泉雨气所致的应该用甘热，这就是根据气候特点所定的适宜的药物和食品。

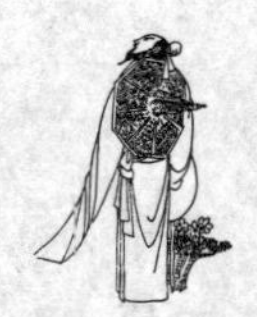

丁亥天符、丁巳天符年

在上为厥阴风木司天，中属少角木运不及，下为少阳相火在泉。木运不及，就导致清化的胜气与热化的复气产生，并且两年相同，因胜复之气不属本年的正气，就是所说的邪化日。灾害发生在东方三宫。司天之气风化，故风化三，中运之气也为风化，故风化三，在泉之气火化，故火化七，这是正气所化，即所说的正化日。它的气化致病时，司天风气所致的应该用辛凉，中运风气所致的应该用辛和，在泉火气所致的应该用咸寒，这就是根据气候特点所定的适宜的药物和食品。

戊子天符、戊午太一天符年

在上为少阴君火司天，中属太徵火运太过，下为阳明燥金在泉。司天之气热化，故热化七，中运之气也为热化，故热化七，在泉之气清化，故清化九，这就是不出现胜复之气变化的正化日。它的气化致病时，司天热气所致的应该用咸寒，中运热气所致的应该用甘和，在泉清气所致的应该用酸温，这就是根据气候特点所定的适宜的药物和食品。

己丑太一天符、己未太一天符年

在上为太阴湿土司天，中属少宫土运不及，下为太阳寒水在泉。土运不及，就导致风化的胜气与清化的复气产生，并且两年相同，因胜复之气不属本年的正气，就是所说的邪化日。灾害发生在中央五宫。司天之气雨化，故雨化五，中运之气也为雨化，故雨化五，在泉之气寒化，故寒化一，这是正气所化，即所说的正化日。它的气化致病时，司天雨气所致的应该用苦热，中运雨气所致的应该用甘和，在泉寒冷之气所致的应该用甘热，这是根据气候特点所定的适宜的药物和食品。

庚寅、庚申年

在上为少阳相火司天，中属太商金运太过，下为厥阴风木在泉。司天之气火化，故火化七，中运之气清化，故清化九，在泉之气风化，故风化三，这就是不出现胜复之气变化的正化日。

它的气化致病时，司天火气所致的应该用咸寒，中运清凉之气所致的应该用辛温，在泉风气所致的应该用辛凉，这就是根据气候特点所定的适宜的药物和食品。

辛卯、辛酉年

在上为阳明燥金司天，中属少羽水运不及，下为少阴君火在泉。水运不及，就导致雨化的胜气与风化的复气产生，并且两年相同，因胜复之气不属本年的正气，就是所说的邪化日。灾害发生在北方一宫。司天之气清化，故清化九，中运之气寒化，故寒化一，在泉之气热化，故热化七，这是正气所化，即所说的正化日。它的气化致病时，司天清气所致的应该用苦小温，中运寒冷之气所致的应该用苦和，在泉热气所致的应该用咸寒，这就是根据气候特点所定的适宜的药物和食品。

【原文】壬辰　壬戌岁

上太阳水　中太角木运　下太阴土　寒化六，风化八，雨化五，正化度也。其化上苦温，中酸和，下甘温，药食宜也。

癸巳同岁会　癸亥岁同岁会

上厥阴木　中少徵火运　下少阳相火　寒化雨化胜复同，邪气化度也。灾九宫。风化八，火化二，正化度也。其化上辛凉，中咸和，下咸寒，药食宜也。

凡此定期之纪[1]，胜复正化，皆有常数，不可不察。故知其要者，一言而终，不知其要，流散无穷，此之谓也。

【注释】[1]定期之纪：指以六十年为周期五运六气的定期值年。

【语译】壬辰、壬戌年

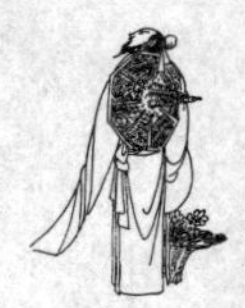

在上的太阳寒水司天，中属太角木运太过，下为太阴湿土在泉。司天之气寒化，故寒化六，中运之气风化，故风化八，在泉之气雨化，故雨化五，这就是不出现胜复之气变化的正化日。它的气化致病时，司天寒冷之气所致的应该用苦温，中运风气所致的应该用酸和，在泉雨气所致的应该用甘温，这就是根据气候特点所定的适宜的药物和食品。

癸巳同岁会、癸亥同岁会年

在上为厥阴风木司天，中属少徵火运不及，下为少阳相火在泉。火运不及，就导致寒化的胜气与雨化的复气产生，并且两年相同，因胜复之气不属本年的正气，就是所说的邪化日。灾害发生在南方九宫。司天之气风化，故风化八，中运之气火化，故火化二，在泉之气也为火化，故火化二，这是正气所化，即所说的正化日。它的气化致病时，司天风气所致的应该用辛凉，中运火气所致的应该用咸温，在泉火气所致的应该用咸寒，这就是根据气候特点所定的适宜的药物和食品。

凡此六十周年为周期的五运六气的定期值年中，胜气与复气的变化及正化，都有一定的规律，不可不加以研究。所以说知道了事物要领的，一句话就可以说明问题，不知道事物的要领，就会茫然无头绪，说的就是这个意思。

【讨论】上文各节所列五运六气中气化数，即五行生数与成数。其基本规律即下文中所云：“太过者，其数成，不及者，其数生，土常以生也。”就是说干支阳年，为太过之年，运气气化之数，应为五行成数；干支阴年，为不及之年，运气气化之数，应为五行生数；而土则不论司运司气，其气化之数均为生数。而经文中所列之数，并不完全符合这一规律，《新校正》所列正化对化之数，亦不完全符合这一规律，其义难详。吴崑以为文有误谬并根据经文精神，予以订正。其谓：“诸言正化度，有言生数者，有言成数者，以理推之，言五运化度，宜以甲丙戊庚壬阳年太过从成数，乙丁己辛癸阴年不及从生数。言上下之气化度，宜以正化从成数，对化从生数，如子午均为少阴君火，午为正化，子为对化；卯酉均为阳明燥金，酉为正化，卯为对化；寅申均为少阳相火，寅为正化，申为对化；巳亥皆为厥阴风木，巳为正化，亥为对化；辰戌均为太阳寒水，戌为正化，辰为对化；丑未俱为太阴湿土，未为正化，丑为对化。对司化令之虚，正司化令之实。故正化宜从成数，对化宜从生数。惟土主长生，故无成数而常五也。《内经》一书，历史久远，上言化度，不无误谬，总订于此，以俟识者数之。"张景岳《类经》注按，则不是完全以干支阳年阴年及正化对化为太过不及气化数的根据，而是从司天中运在泉上中下三气的相互生克关系上对其气化数之多少进行解释，其谓："上文六十年气化之数，有言生数者，有言成数者。《新校正》注云：详对化从标成数，正化从本生数。谓如甲子年司天热化七，在泉燥化九，具从对化也；甲午年司天热化二，在泉燥化四，具从正化也。六十年司天在泉正对，皆同此义。似乎近理，今诸家多宗之，而实有未必然者何也？如少阴司天子午年也，固可以子午分正对，然少阴司天，阳明在泉，阳明用事，则气属卯酉也，又安得以子午之气，言在泉之正对矣，且凡司天有余，则在泉必不足，司天不足，在泉则必有余，气本不同。若以司天从正化之成数，而言在泉亦成数，司天从正化之生数，而言在泉亦生数，则上有余下亦有余，上不足下亦不足，是未求上下不同之意尔，故以司天言正对则可，以在泉言正对则不合矣。且《内经》诸篇并无正对之说，惟本篇后文曰：太过者其数成，不及者其数生。此但欲以生成之数，以明气化之微甚耳，故其言成不言生，言生不言成，皆各有深意，似不可以强分矣。然欲明各年生成之意者，但当以上中下三气合而观之，以查其盛衰之相，庶得本经之意。但正化对化之意，亦不可不知。"黄元御亦同此说。详各说不一，实难稽查，今并存之，以备参考。

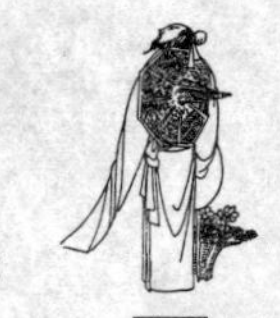

【原文】帝曰：善。五运之气，亦复岁[1]乎？岐伯曰：郁极乃发，待时而作也。帝曰：请问其所谓也？岐伯曰：五常之气[2]，太过不及，其发异也。帝曰：愿卒闻之。岐伯曰：太过者暴，不及者徐，暴者为病甚，徐者为病持。帝曰：太过不及，其数[3]何如？岐伯曰：太过者，其数成，不及者其数生，土常以生也[4]。

【注释】[1]复岁：五行的生成数。[2]五常之气：五运之气。[3]数：五行的生成数。[4]太过者，其数成，不及者，其数生，土常以生：运气太过之年，气化盛而应成数，运气不及之年，气化弱而应生数，土气长于四季，只用生数。

【语译】黄帝说：讲得好！五运之气也与六气一样有复气的年岁吗？岐伯说：五运之气抑郁到极点也会产生复气，它要等到一定的时候才会发作。黄帝说：请问它的道理是什么呢？岐伯说：五运之气，有太过不及的区别，所以复气的发作有所不同。黄帝说：希望完全了解一下。岐伯说：气太过的发作急暴，气不及的发作徐缓，急暴的致病严重，徐缓的致病持续时间长。黄帝说：太过和不及在五行生成数上又是怎样相应的呢？岐伯说：太过的气化盛而应五行的成数，不及的气化弱而应五行的生数，土气长于四季，只应五行的生数。

【原文】帝曰：其发也何如？岐伯曰：土郁之发，岩谷震惊，雷殷[1]气交，埃昏黄黑，化为白气，飘骤高深，击石飞空[2]，洪水乃从，川流漫衍，田牧土驹[3]。化气乃敷，善为时雨，始生始长，始化始成。故民病心腹胀，肠鸣而为数后，甚则心痛胁䐜，呕吐霍乱，饮发注下，胕肿身重。云奔雨府，霞拥朝阳，山泽埃昏。其乃发也，以其四气。云横天山，浮游生灭[4]，佛之先兆也。

【注释】[1]殷：盛也。[2]击石飞空：形容崩裂，乱石纷飞的形态。[3]田牧土驹：指田地荒芜，不能耕种，但适于牧养。[4]浮游生灭：云气聚散飘浮不定。

【语译】黄帝说：五运之气郁极而产生的复气发作的情况是怎样的呢？岐伯说：土气郁极则复气发作时山岩峡谷震荡惊动，气交之间雷声大作，尘埃黄黑弥漫，湿气上蒸化为白色，暴风骤雨降落于高山深谷，岩崩石走，山洪暴发，大水随之而来，河水上涨溢流漫衍，原野一片汪洋，土质破坏，水去之后，田土荒芜，只可牧养，不能耕种。复气发作之后，土的生化之气得以敷布，雨水及时降下，万物开始生发、生长、变化、收成。受其影响人们易患心腹胀满，肠鸣泄泻，甚则心痛、胁胀，呕吐霍乱，水饮病发作大便泄下如注，浮肿身重等病。云奔向雨府，云霞环绕着早晨的太阳，尘埃蒙蒙，山河之间模糊不清，这就是土郁开始发作的现象，它的发作时间在四气当令的时候。如果云气横贯于天空与山间，聚散不定，或生或灭，浮动游移，这就是土气抑郁将发的先兆。

【原文】金郁之发，天洁地明，风清气切，大凉乃举，草树浮烟[1]，燥气以行，霿雾数起，杀气来至，草木苍干，金乃有声[2]。故民病咳逆，心胁满引少腹，善暴痛，不可反侧，嗌干面尘色恶。山泽焦枯，土凝霜卤[3]，怫乃发也，其气五。夜零白露，林莽声凄，怫之兆也。

【注释】[1]浮烟：飘浮的白色烟雾。[2]金乃有声：金，秋的代称。指秋声发作。[3]土凝霜卤：指地下盐碱之气，凝结于土表，色白如霜。

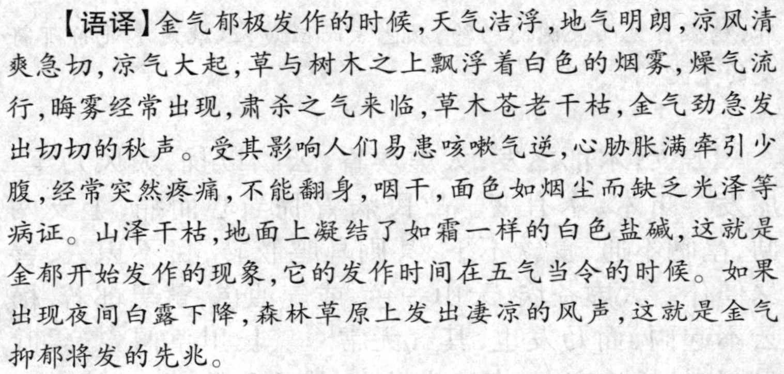

【语译】金气郁极发作的时候，天气洁浮，地气明朗，凉风清爽急切，凉气大起，草与树木之上飘浮着白色的烟雾，燥气流行，晦雾经常出现，肃杀之气来临，草木苍老干枯，金气劲急发出切切的秋声。受其影响人们易患咳嗽气逆，心胁胀满牵引少腹，经常突然疼痛，不能翻身，咽干，面色如烟尘而缺乏光泽等病证。山泽干枯，地面上凝结了如霜一样的白色盐碱，这就是金郁开始发作的现象，它的发作时间在五气当令的时候。如果出现夜间白露下降，森林草原上发出凄凉的风声，这就是金气抑郁将发的先兆。

【原文】水郁之发，阳气乃辟[1]，阴气暴举，大寒乃至，川泽严凝，寒雰[2]结为霜雪，甚则黄黑昏翳，流行气交，乃为霜杀，水乃见祥[3]。故民病寒客心痛，腰脽痛，大关节不利，屈伸不便，善厥逆，痞坚腹满。阳光不治，空积沉阴，白埃昏瞑，而乃发也，其气二火前后。太虚深玄[4]，气犹麻散[5]，微见而隐，色黑微黄，怫之先兆也。

【注释】[1]辟：辟同避。[2]寒雰：寒冷的雾气。[3]水乃见祥：水预先显示某些征兆。[4]深玄：言高远而黯黑也。[5]麻散：乱如散麻。

【语译】水气郁积发作的时候，阳气退避，阴气突然发起，严寒来到，河流湖泽水凝成冰，寒冷的雾气结为霜雪，甚至水湿之气昏暗遮蔽流行于气交之中，而为严霜肃杀之气，水乃预先显示某些征兆。受其影响人们易患寒邪侵犯人体而心痛，腰部与臀部疼痛，大关节活动困难，屈伸不利，常厥逆，痞硬腹胀满等病证。阳气失其作用不得主治，太空集聚着阴沉之气，白色尘埃之气昏蒙不清，这就是水郁开始发作的现象，它的发作时间在君火与相火的前后。如果太空出现高远黑暗，其气散乱如麻，稍微可见而又隐隐约约，颜色黑而微黄，这就是水气抑郁将发的先兆。

【原文】木郁之发，太虚埃昏，云物以扰，大风乃至，屋发[1]折木，木有变。故民病胃脘当心而痛，上支两胁，鬲咽不通，食饮不下，甚则耳鸣眩转，目不识人，善暴僵仆。太虚苍埃，天山一色，或气浊色，黄黑郁若，横云不起雨，而乃发也，其气无常[2]。长川草偃[3]，柔叶呈阴[4]，松吟高山，虎啸岩岫[5]，怫之先兆也。

【注释】[1]屋发：大风吹坏屋顶。[2]其气无常：风善行而数变，故其发无常期。[3]长川草偃：平川的野草被风吹倒。[4]柔叶呈阴：柔软的树叶被风吹得叶背朝天。[5]虎啸岩岫：虎叫于岩洞之中。

【语译】木气郁极发作的时候，太空中尘埃蒙蒙昏暗，云物扰动，大风刮来，吹掉屋顶，树木被吹断，这是风木之气的异常变化。人们易患胃脘当心处疼痛，两胁支撑胀满，咽喉隔塞不通，饮食难咽下，甚至耳鸣眩晕，两眼看不清人，时常突然僵直倒仆等病症。天空中尘埃苍茫，天空与山脉颜色一致，难以分辨，有时呈混浊色。黄黑之气郁滞不散好像要下雨，虽有云横天空，但雨水仍不下降，这就是木郁开始发作的现象，因风气善行而数变，它的发作时间不固定。如果出现平川的野草被吹得叶背朝天，高山上有松吟之音，岩洞里有虎啸之声，这就是木气抑郁将发的先兆。

【原文】火郁之发，太虚肿翳，大明[1]不彰，炎火行，大暑至，山泽燔燎，材木流津，广厦腾烟，土浮霜卤，止水乃减，蔓草焦黄，风行惑言[2]，湿化乃后。故民病少气，疮疡痈肿，胁腹胸背，面首四支，䐜愤胪胀，疡疿呕

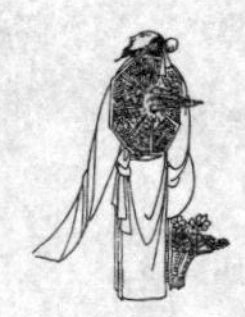

逆，瘛疭骨痛，节乃有动，注下温疟，腹中暴痛，血溢流注，精液乃少，目赤心热，甚则瞀闷懊侬，善暴死。刻终大温[3]，汗濡玄府，其乃发也，其气四。动复则静，阳极反阴，湿令乃化乃成。华发水凝，山川冰雪，焰阳午泽[4]，怫之先兆也。有怫之应而后报也，皆观其极而乃发也，木发无时，水随火也。谨候其时，病可与期，失时反岁，五气不行，生化收藏，政无恒也。

【**注释**】[1]大明：太阳。[2]风行惑言：指热极生风，风热交炽，人们语言错乱不清。[3]刻终大温：指一日百刻终尽之后，即丑寅相交之时，相当于凌晨三时，阴极阳生，天气炎热。[4]焰阳午泽：指于南面涝泽之地则有阳气蒸腾的现象。

【**语译**】火气郁极发作的时候，太空中暮色蒙蒙不清，太阳光不甚明亮，炎热流行，暑热之气来临，高山和湖泽之间热如火烤，树木被烤得流出汁液，大厦上也被热气蒸腾冒出烟云，地面上浮起一层霜卤样的物质，溏水井水日渐减少，蔓草变得焦黄。由于热极生风，风热交炽，人们出现语言错乱不清，湿气的敷布后期而行。所以人们易患少气，疮疡痈肿，胁腹、胸、背、头面、四肢郁滞胀满，生疮疡或痱子，呕逆，筋脉抽搐，骨痛，关节也发生异常抽动，泄泻如注，温疟，腹中急剧疼痛，血热妄行，出血如流，精液减少，目赤，心中烦热，甚至眼花，烦闷，心中懊恼不安，常常突然死亡等病症。一日百刻之数终了时，阳气来复，气候本应凉而反出现温热，汗出不止，汗孔湿润，这就是火郁开始发作的现象，它发作的时间在四气当令的时候。动极必静，阳极则阴，热极土生，湿土之气发挥作用，万物因之而变化收成。如果出现百花开放时，又见水凝成冰，山川之间仍有冰雪，南面的水泽中有阳气蒸腾的现象，这就是火气抑郁将发的先兆。

有郁发的先兆，然后才有报复之气的发生，据观察都是在郁极的时候才发生，木郁的发作没有固定时间，水郁的发作，在君、相二火主时的前后。若能仔细观察时令，发病的情况是可以预料的。不按照正常的时令和违反岁运，就是五行之气失却运行，生长化收藏之事，都没有始终不变的定律。

【讨论】以上几节主要论述了“五郁之发”的问题。经文首先指出了郁发是自然气候变化中的一种自调现象，然后指出郁发的规律是郁积到了极度而发作出来，即“郁极乃发，待时而作”，而后指出了郁发与人体疾病的关系表现为疾病的性质与郁发之气的性质基本一致，因此“谨候其时，病可与期”。同时也指出了自然气候变化是复杂的，所谓“政无恒也”，因此不能完全机械地对待。原文比较详细地列举了五郁之气发时的气候、物候、人体疾病方面的特点以及郁发的各种先兆，这些都是古人对自然气候变化、物候变化以及人体疾病之间关系长期观察的总结。

【原文】帝曰：水发而雹雪，土发而飘骤，木发而毁折，金发而清明，火发而曛昧，何气使然？岐伯曰：气有多少，发有微甚，微者当其气[1]，甚者兼其下[2]，徵[3]其下气而见可知也。帝曰：善。五气之发，不当位者何也？岐伯曰：命其差[4]。帝曰：差有数乎？岐伯曰：后皆三十度而有奇[5]也。帝曰：气至而先后者何？岐伯曰：运太过则其至先，运不及则其至后，此候之常也。帝曰：当时而至者何也？岐伯曰：非太过非不及，则至当时，非是者眚也。

【注释】[1]当其气：郁气的发作只限于当令的本位之气。[2]下：六气各自的下承之气。[3]徵：证据。[4]命其差：指由于气的盛衰导致

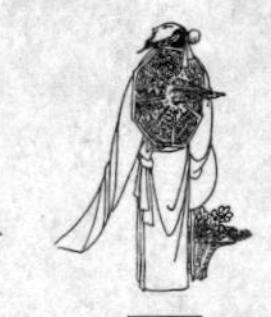

郁发不应时,而有差数。[5]后皆三十度而有奇:指五气郁发的差数或前或后都在三十天有余,余数为四十三刻七分半。

【语译】黄帝说:水郁而发则出现冰雹和雪,土郁而发则出现狂风暴雨,木郁而发则出现毁坏房屋折断树木,金郁而发则出现清爽明净,火郁而发则出现茫茫天日光昏暗不明,是什么气使它们那样的呢?岐伯说:五运之气太过不及,复气的发作就有的轻微,有的严重。发作轻微的只限于当令的本位之气,严重的就兼见于下承之气,观察其下承之气的变化,就可以知道它发作的微甚了。黄帝说:讲得好!五气郁而发作,有时不应其时,是什么原因呢?岐伯说:是因为气有盛衰,它到来的时候有先有后,也就有了差数。黄帝说:先后的差数,有日数吗?岐伯说:其先后的差数都是三十天多一点。黄帝说:主时之气,到来的时候,有先后的不同,是什么原因呢?岐伯说:岁运太过,则气来早于时令,岁运不及,则气来晚于时令,这是气候的常规。黄帝说:主时之气,不早不迟按时而来的,这是为什么?岐伯说:岁运没有太过,也没有不及,那么气来就正当时令,不是这样就要发生灾害。

【原文】帝曰:善。气有非时而化者何也?岐伯曰:太过者当其时,不及者归其己胜[1]也。帝曰:四时之气,至有早晏高下左右,其候何如?岐伯曰:行有逆顺,至有迟速,故太过者化先天,不及者化后天。帝曰:愿闻其行何谓也?岐伯曰:春气西行,夏气北行,秋气东行,冬气南行[2]。故春气始于下,秋气始于上,夏气始于中,冬气始于标[3],春气始于左,秋气始于右,冬气始于后,夏气始于前[4],此四时正化之常。故至高之地,冬气常在,至下之地,春气常在。必谨察之。帝曰:善。

【注释】[1]已胜:指胜己之气,即己被胜。如春时反见清凉之气,为金胜木。[2]春气西行……冬气南行:春气发于东,故春气从东西行。夏气发于南,故夏气从南北行,秋气发于西,故秋气从西东行,冬气发于北,故冬气从北南行。[3]标:即表,冬主闭藏,气由表而归于内。[4]春气始于左……夏气始于前:以面南而立,定四方之位,左东右西,前南后北。春气生于东故始于左,秋气生于西,故始于右,冬气生于北,故始于后,夏气生于南,故始于前。

【语译】黄帝说:讲得好!气有的不是在自己主时的时候而行其治化的,这是什么原因呢?岐伯说:气太过的就在自己主时的时候行其治化,气不及的就在自己主时的时候出现胜己之气行其治化。黄帝说:四时之气的到来,有早晚、高下、左右的差别,怎样测知呢?岐伯说:气的运行有顺有逆,气的到来有快有慢,所以气太过的,其气化先天时而至,气不及的,其气化后天时而至。黄帝说:希望听听气的运行情况是怎样的呢?岐伯说:春气发生在东方,故由东向西运行,夏气发生在南方,故由南向北运行,秋气发生在西方,故由西向东运行,冬气发生在北方,故由北向南运行。所以说春气开始于下,向上而升主升发,秋气开始于上,自上而降主肃杀,夏气开始于中,由内而外主盛长,冬气开始于外,由外而内主收藏。面南而立,定四方之位,左东右西,前南后北,春气生于东故开始于左,秋气生于西,故开始于右,冬气生于北故开始于后,夏气生于南故开始于前,这是四时的正常气化。所以高山之巅,气候严寒,常有冬气存在,低下之地,气候温和,常有春气存在,必须仔细地加以考察。黄帝说:讲得好!

【讨论】本节主要论述了气候变化中的各种复杂情况。

本节经文所云四时之气的运行和迁移,涉及历象方面的问题,清人陆瞻辰氏根据当时之历算,予以解释,颇可参考,今录其文如下:六气之交迁,随乎节气,节气日数平分者为定气,为

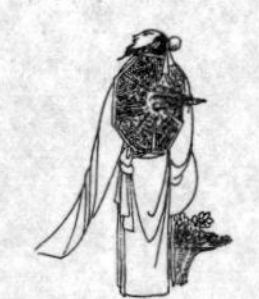

太阳本天之平行。日数有多寡者为恒气,为黄道上视行。黄道者,交赤道左右前后而行者也。黄道秋分由赤道之后南行,冬至赤道二十三度二十九分(遵乾隆甲子减算)为极南。故《内经》谓冬气始于后而南行也。黄道春分由赤道之前北行,夏至南距赤道二十三度二十九分为极北。故《内经》谓夏气始于前而北行也。黄道春秋分,正当赤道阔度。自右而东行矣。黄道应乎四时,而四时析为六气,六气行于二十四节气之中,所云天运以日光明者是也。

【原文】黄帝问曰:五运六气之应见[1],六化之正,六变之纪何如?岐伯对曰:夫六气正纪,有化有变,有胜有复,有用有病,不同其候,帝欲何乎?帝曰:愿尽闻之。岐伯曰:请遂言之。夫气之所至也,厥阴所至为和平,少阴所至为暄,太阴所至为埃溽,少阳所至为炎暑,阳明所至为清劲,太阳所至为寒雰,时化之常也[2]。

【注释】[1]应见:运气变化相应而见的物象。[2]时化之常:四时气正化之常候。

【语译】黄帝问道:五运六气的正常循行和异常变化相应,其所见的物象有什么反应呢?岐伯回答说:天气有正化有变化,有胜气有复气,有作用有病害,各有不同的征象,您要问的是什么呢?黄帝说:我希望全部听听。岐伯说:那就让我详细地说吧!六气来临时,厥阴之气来临是和煦的,少阴之气来临是温暖的,太阴之气来临是尘埃湿润,少阳之气来临是暑热炎炎,阳明之气来临是清凉劲急,太阳之气来临是寒冷的雾气,这是四时气化的正常现象。

【原文】厥阴所至为风府[1]为璺启[2]，少阴所至为火府为舒荣，太阴所至为雨府为员盈[3]，少阳所至为热府为行出[4]，阳明所至为司杀府为庚苍[5]，太阳所至为寒府为归藏，司化之常[6]也。

【注释】[1]府：指物体聚会之处。[2]璺启：此指草木萌芽破土而出。[3]员盈：员，周也。盈，满也。指万物周备丰满。[4]行出：指阳气旺盛，气化尽现于外，万物因华实外荣。[5]庚苍：苍，老也。指阳明燥金肃杀之气，使万物苍老、凋零。[6]司化之常：指六气所生气化的常规。

【语译】厥阴之气来临是风聚集，草木萌芽破土而出；少阴之气来临是火聚集，万物舒发荣美；太阴之气来临是雨聚集，万物周备丰满；少阳之气来临是热聚集，阳气旺盛，气化尽行于外；阳明之气来临是肃杀之气聚集，万物变为更替苍老；太阳之气来临是寒聚集，万物潜藏。这是六气所生气化的常规。

【原文】厥阴所至为生为风摇，少阴所至为荣为形见[1]，太阴所至为化为云雨，少阳所至为长为蕃鲜，阳明所至为收为雾露，太阳所至为藏为周密，气化之常也[2]。

【注释】[1]形见：少阳所主阳气盛，故物荣而形显。[2]气化之常：指六气主时所起的正常生化作用。

【语译】厥阴之气来临是万物生发，风吹动摇；少阴之气来临是万物繁荣，形象显现；太阴之气来临是万物盛长；少阳之气来临是万物茂盛鲜明；阳明之气来临是万物收敛，雾露降下；太阳之气来临是万物闭藏，阳气闭密。这是六气主时所起的正常生化作用。

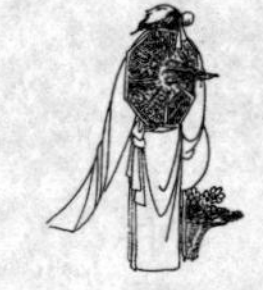

【原文】厥阴所至为风生，终[1]为肃；少阴所至为热生，中[2]为寒；太阴所至为湿生，终为注雨；少阳所至为火生，终为蒸溽；阳明所至为燥生，终为凉；太阳所至为寒生，中为温；德化[3]之常也。

【注释】[1]终：下承之气。[2]中：中气。[3]德化：德，善也。化，生化。万物得六气的正常生化为“德化”。

【语译】厥阴之气来临是风气发生，厥阴之下，金气承之，故末了转为肃杀；少阴之气来临是热气发生，少阴之中见太阳，故中生寒气；太阴之气来临是湿气发生，太阴之下，风气承之，湿为风吹，化而为雨，故末了转为暴雨注下；少阳之气来临是火气发生，相火之下，水气承之，故末了转为热蒸湿濡；阳明之气来临是燥气发生，末了是清凉；太阳之气来临是寒气发生，太阳之中见少阴，故中生温暖。这是六气当令的正常气化现象。

【原文】厥阴所至为毛化，少阴所至为翮[1]化，太阴所至为倮化，少阳所至为羽[2]化，阳明所至为介化，太阳所至为鳞化，德化之常也。

【注释】[1]翮：指具翎羽之禽类。[2]羽：指具羽翼的虫类。

【语译】厥阴之气来临是毛虫类化育，少阴之气来临是羽禽类化育，太阴之气来临是倮虫类化育，少阳之气来临是有羽翼昆虫类化育，阳明之气来临是介虫类化育；太阳之气来临是鳞虫类化育。这是六气化育万物的正常规律。

【原文】厥阴所至为生化，少阴所至为荣化，太阴所至为濡化，少阳所至为茂化，阳明所至为坚化，太阳所至为藏化，布政[1]之常也。

【注释】[1]布政：指六气敷布，万物顺从六气而生化。

【语译】厥阴之气来临万物生发，故为生发之化；少阴之气来临万物繁荣，故为荣华之化；太阴之气来临万物湿润，故为濡润之化；少阳之气来临万物茂盛，故为茂盛之化；阳明之气来临万物坚实，故为坚实之化；太阳之气来临万物潜藏，故为闭藏之化。这是六气施政，万物生化的正常现象。

【原文】厥阴所至为飘怒、大凉；少阴所至为大暄、寒；太阴所至为雷霆骤注、烈风；少阳所至为飘风[1]燔燎、霜凝；阳明所至为散落、温；太阳所至为寒雪冰雹、白埃；气变[2]之常也。

【注释】[1]飘风：即旋风。[2]气变：指六气变异后相互承制的常规。

【语译】太过的厥阴之气来临是大风怒号，风木亢盛则金气承而制之，气候为之大凉；太过的少阴之气来临是过分温暖，火气亢盛则水气承而制之，气候又为寒冷；太过的太阴之气来临是雷霆暴雨，土气亢盛则风气承而制之，又会狂风大作；太过的少阳之气来临是旋风吹热如燎，火气亢盛则水气承而制之，又出现寒凝霜降；太过的阳明之气来临是草木凋零衰落，金气亢盛则火气承而制之，又出现湿热；太过的太阳之气来临是寒冷，水凝成冰，雪、雹降下，寒水亢盛则土气承而制之，又出现漫天白尘。这是六气太过变常的现象。

【原文】厥阴所至为挠动为迎随[1]，少阴所至为高明焰为曛，太阴所至为沉阴为白埃为晦暝，少阳所至为光

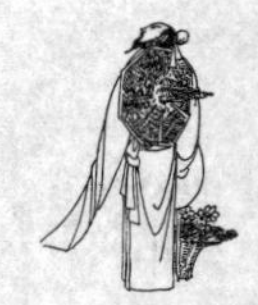

显为彤云为曛，阳明所至为烟埃为霜为劲切为凄鸣，太阳所至为刚固为坚芒为立。令行[2]之常也。

【注释】[1]迎随：物体随风往来。[2]令行：指六气行令于四时的常规。

【语译】厥阴之气来临是万物扰动，随风飘摇；少阴之气来临是火焰高明，空中满布黄赤色；太阴之气来临是天气阴沉，晦暗不明；少阳之气来临是虹电火光，红云当空或黄赤之色满布空中；阳明之气来临是烟尘弥漫，霜降下，刚劲急切，凄鸣；太阳之气来临是冰坚硬，寒风刺骨，物体挺立。这是六气行令于四时的常规。

【原文】厥阴所至为里急，少阴所至为疡胗身热，太阴所至为积饮否隔，少阳所至为嚏呕为疮疡，阳明所至为浮虚[1]，太阳所至为屈伸不利，病之常也。

【注释】[1]浮虚：指肌肤浮肿。

【语译】厥阴之风来临而致病是筋脉缩急，少阴之气来临而致病是疮疡皮疹身热，太阴之气来临而致病是水饮积聚、痞塞不通，少阳之气来临而致病是喷嚏呕吐、疮疡，阳明之气来临而致病是肌肤浮肿，太阳之气来临而致病是关节屈伸不利。这是六气致病的一般规律。

【原文】厥阴所至为支痛，少阴所至为惊惑恶寒战栗谵妄，太阴所至为蓄满[1]，少阳所至为惊躁瞀昧暴病，阳明所至为鼽尻阴膝髀腨胻足病，太阳所至为腰痛，病之常也。

【注释】[1]畜满：蓄积而胀满，太阴主脾，病在中焦故腹部胀满。

【语译】厥阴之气来临而致病是两胁支撑疼痛；少阴之气来临而致病是惊骇，疑惑，恶寒战栗，谵妄；太阴之气来临而致病是蓄积胀满；少阳之气来临而致病是惊骇，烦躁，昏昧，常突然发作；阳明之气来临而致病是鼻塞流涕，尻、阴股、膝、髀、腨、胫、足等部位发病；太阳之气来临而致病是腰痛。这是六气致病的一般规律。

【原文】厥阴所至为緛戾[1]，少阴所至为悲妄衄衊[2]，太阴所至为中满霍乱吐下，少阳所至为喉痹耳鸣呕涌，阳明所至皴揭[3]，太阳所至为寝汗痉，病之常也。

【注释】[1]緛戾：短缩屈曲。[2]衄衊：污血。[3]皴揭：指皮肤粗糙干揭。

【语译】厥阴之气来临而致病是筋脉短缩屈曲不伸；少阴之气来临而致病是悲哀，狂妄，衄血，血污；太阴之气来临而致病是腹胀满，霍乱吐泻；少阳之气来临而致病是喉痹，耳鸣，呕吐，涌出；阳明之气来临而致病是皮肤粗糙皴裂而揭起；太阳之气来临而致病是睡则汗出，发痉。这是六气致病的一般规律。

【原文】厥阴所至为胁痛呕泄，少阴所至为语笑，太阴所至为重胕肿，少阳所至为暴注瞤瘛暴死，阳明所至为鼽嚏，太阳所至为流泄禁止[1]，病之常也。

【注释】[1]流泄禁止：流泄，二便失禁。禁止，二便闭塞不通。

【语译】厥阴之气来临而致病是胁痛，呕吐，泻利；少阴之气

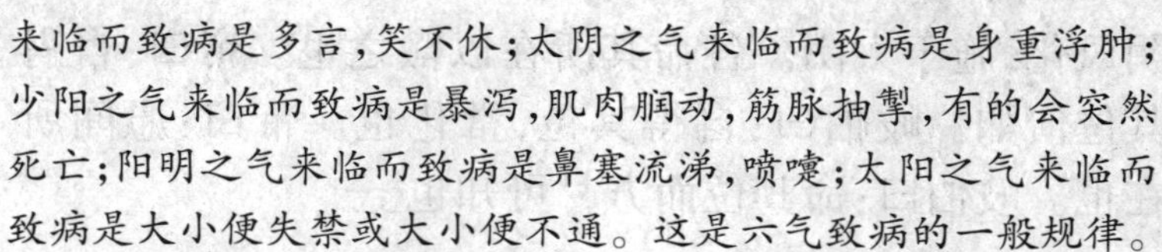

来临而致病是多言,笑不休;太阴之气来临而致病是身重浮肿;少阳之气来临而致病是暴泻,肌肉瞤动,筋脉抽掣,有的会突然死亡;阳明之气来临而致病是鼻塞流涕,喷嚏;太阳之气来临而致病是大小便失禁或大小便不通。这是六气致病的一般规律。

【原文】凡此十二变[1]者,报[2]德以德,报化以化,报政以政,报令以令,气高则高,气下则下,气后则后,气前则前,气中则中,气外则外,位之常也。故风胜则动,热胜则肿,燥胜则干,寒胜则浮,湿胜则濡泄,甚则水闭胕肿,随气所在,以言其变耳。

【注释】[1]十二变:指以上六气的时化、司化、气化、布政、德化、行令、气变、发病等十二种变化。[2]报:反应,回报。

【语译】总括以上的十二种变化,可以看出六气作用为德者,万物则回报以德;六气作用为化者,万物则回报以化;六气作用为政者,万物则回报以政;六气作用为令者,则万物回报以令。六气所在的位置的不尽相同,人体也有不同的位置与之相应:气在上的则上部与之相应,气在下的则下部与之相应,气在后的则后部与之相应,气在前的则前部与之相应,气在中的则中部与之相应,气在外的则外部与之相应,这是六气所在的位置与人体部位相应的一般情况。所以风气胜就躁动不宁,热气胜就肿胀,燥气胜就干枯,寒气胜就虚浮,湿气胜就湿泻,甚至小便不通、浮肿。这些都是根据气所在的位置来说明各种病变的。

【原文】帝曰:愿闻其用也。岐伯曰:夫六气之用,各归不胜而为化。故太阴雨化,施于太阳;太阳寒化,施于少阴;少阴热化,施于阳明;阳明燥化,施于厥阴;厥阴风化,施于太阴。各命其所在以徵之也。帝曰:自得其位何如?岐伯曰:自得其位,常化也。帝曰:愿闻所在也。岐伯曰:命其位而方月可知也。

【语译】黄帝说:我想听听六气的气化作用。岐伯说:六气的气化作用,都是施加于被我克之气而产生的。所以太阴湿土的雨化,施加于太阳而产生;太阳的寒化,施加于少阴而产生;少阴热化,施加于阳明而产生;阳明燥化,施加于厥阴而产生;厥阴风化,施加于太阴而产生;这要各随六气所在的方位来推测。黄帝说:我想听听六气在本位所发生的作用。岐伯说:六气本位的所在是气化的正常表现。黄帝说:我想知道六气所在的方隅与月时。岐伯说:明白了六气所在的位置,就可以知道它的方隅与月时了。

【讨论】以上几节经文,具体阐述了六十年运气主时的一般情况。但运气主时的气候变化,是否可以据此以求其实,这在经文中有多处谈过这一问题,经文又进一步提出六气之胜"随气所在以言其变",六气之用"各归不胜而为化",有常化、有变化等具体情况,示人以知常达变之法。根据经文精神,可以体会到,运气学说,除应了解其一般规律以知其常外,还需结合气至的早晚、方位的南北、四时的常变、地理的高低等具体情况,进行分析,才能达到灵活运用的目的。张介宾对此论之甚详,亦能启发后学。他说:"上文云:报德以德,报化以化,报政令以政令者言胜复之气,因变之邪正,而报有不同也。云:气高则高,气下则下,气后则后,气前则前,气中外则中外,言胜复之方,随气所在而或此或彼变无定位也。故以天下之广言之,则东南方阳也,阳者其精降于下,故右热而左温;西北方阴也,阴者则其精奉于上,故左寒而右凉。以一州之地言之,则崇高者,阴气治之,故高者气寒;污下者,阳气治之,故下者气热。此方

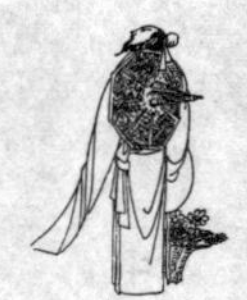

隅大小之气有不同也。以运气所主言之，则厥阴所至为风，少阴所至为火，太阴所至为雨，少阳所至为热，阳明所至为燥，太阳所至为寒。此六气之更胜，有衰有王不一也。以九宫言之，则有曰灾一宫，灾三宫，灾四宫，灾五宫，灾九宫，而四正四隅有异也。故本篇言位言方言月，夫以三者相参，则四时八方之候，其变不同者多也，故应于此而不应于彼，有寒热温凉主客相反者，有南方清燥而温，北方雨湿而潦者，有中原冰雪而寒，左右温凉更互者。以此地理有高下，形势有大小，气位方月有从逆。小者小异，大者大异，而运气之变，所以有无穷之变。先儒有以天下旱潦不同，而非运气主岁之说者，盖未达此章之理。"此说颇有道理，当结合有关内容，领会运气学说的精神实质。

【原文】帝曰：六位[1]之气盈虚何如？岐伯曰：太少异也，太者之至徐而常，少者暴而亡[2]。帝曰：天地之气，盈虚何如？岐伯曰：天气不足，地气随之，地气不足，天气从之，运居其中而常先[3]也。恶所不胜[4]，归所同和[5]，随运归从[6]而生其病也。故上胜则天气降而下，下胜则地气迁而上，多少而差其分[7]，微者小差，甚者大差，甚则位易气交易，则大变生而病作矣。《大要》曰：甚纪五分，微纪七分，其差可见，此之谓也。

【注释】[1]六位：岁气六步主时之位。[2]太者之至徐而常，少者暴而亡：太过之年，其气到来徐缓而时间持久；不及之年，其气到来急骤，但消逝也迅速。[3]运居中而常先：岁运居上下之中，气交之分，故天气欲降，则运必先之而降，地气欲升，则运必先之而升也。[4]恶所不胜：中运之气憎恶自己不胜的司天在泉之气。[5]归所同和：中运之气与司天在泉之气相同相和。[6]随运归从：不胜者受其制，同和者助其胜，皆能为病，故曰随运归从。[7]多少而差其分：指胜气的微甚决定着升降的差分。

【语译】黄帝说：岁气六步之位的盈虚情况怎样？岐伯说：太过和不及之气两者是不相同的，阳年为太过，阴年为不及，太过的气到来时缓慢而时间持续长，不及的气到来时急骤但很快就消失。黄帝说：司天在泉之气盈虚是怎样？岐伯说：司天之气不足，则在泉之气随之上升；在泉之气不足，则司天之气随之下降；岁运之气居于上下之中，气交之分，它的升降，常在司天在泉之气升降的前面。岁运与自己所不胜的司天在泉之气相恶，与自己相同的司天在泉之气归属于同和之气，但是遇自己所不胜就受克制，遇自己同和就助其气而亢，随之就会产生病变。所以司天之气有余，天气就下降，在泉之气有余，地气就上升。上升与下降存在着程度多少的差别，胜气的微甚决定着升降的差分，胜气微的差别就小，胜气甚的差别就大。如果胜气过甚，就会导致气交的位置移易，移易就要发生大的变化而疾病也随之产生。《大要》上说：胜气甚的年岁差别的五分在本位，五分升降，胜气微的年岁差别约七分在本位，三分升降，它们之间的差分是可以看出的。就是这个意思。

【原文】帝曰：善。《论》言热无犯热，寒无犯寒。余欲不远热，不远寒奈何？岐伯曰：悉乎哉问也！发表不远热，攻里不远寒。帝曰：不发不攻而犯寒犯热何如？岐伯曰：寒热内贼，其病益甚。帝曰：愿闻无病者何如？岐伯曰：无者生之，有者甚之。帝曰：生者何如？岐伯曰：不远热则热至，不远寒则寒至。寒至则坚否腹满，痛急下利之病生矣。热至则身热，吐下霍乱，痈疽疮疡，瞀郁注下，瞤瘛肿胀，呕鼽衄头痛，骨节变肉痛，血溢血泄，淋闷之病生矣。帝曰：治之奈何？岐伯曰：时必顺之[1]，犯者治以胜也。

【注释】[1]时必顺之：指用药治病当顺应四时之寒温。

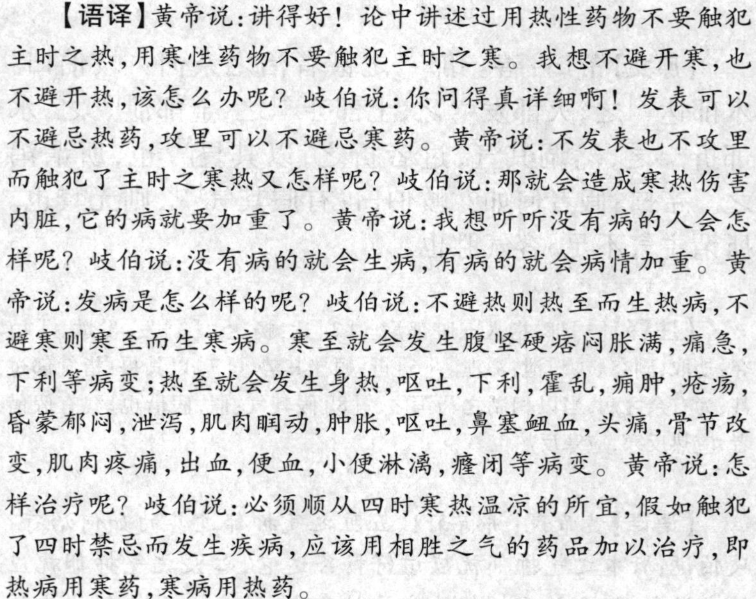

【语译】黄帝说：讲得好！论中讲述过用热性药物不要触犯主时之热，用寒性药物不要触犯主时之寒。我想不避开寒，也不避开热，该怎么办呢？岐伯说：你问得真详细啊！发表可以不避忌热药，攻里可以不避忌寒药。黄帝说：不发表也不攻里而触犯了主时之寒热又怎样呢？岐伯说：那就会造成寒热伤害内脏，它的病就要加重了。黄帝说：我想听听没有病的人会怎样呢？岐伯说：没有病的就会生病，有病的就会病情加重。黄帝说：发病是怎么样的呢？岐伯说：不避热则热至而生热病，不避寒则寒至而生寒病。寒至就会发生腹坚硬痞闷胀满，痛急，下利等病变；热至就会发生身热，呕吐，下利，霍乱，痈肿，疮疡，昏蒙郁闷，泄泻，肌肉瞤动，肿胀，呕吐，鼻塞衄血，头痛，骨节改变，肌肉疼痛，出血，便血，小便淋漓，癃闭等病变。黄帝说：怎样治疗呢？岐伯说：必须顺从四时寒热温凉的所宜，假如触犯了四时禁忌而发生疾病，应该用相胜之气的药品加以治疗，即热病用寒药，寒病用热药。

【原文】黄帝问曰：妇人重身[1]，毒之何如？岐伯曰：有故[2]无殒，亦无殒也[3]。帝曰：愿闻其故何谓也？岐伯曰：大积大聚，其可犯也，衰其大半而止，过者死。

【注释】[1]重身：怀孕。[2]故：谓有大坚癥瘕。[3]亦无殒：指胎儿也不会受到损害。

【语译】黄帝问道：妇人怀孕，用峻猛药物治疗会怎样？岐伯说：如有癥瘕，用峻猛的药物攻伐，母体不会受伤害，胎儿也不会受损害。黄帝说：我希望听听这是什么原因？岐伯说：大积大聚的病，虽然是怀孕，仍可用峻猛的药物攻伐，但是必须在积聚衰减一大半时,停止攻伐,用峻猛药攻伐太过就要引起死亡。

【原文】帝曰:善。郁[1]之甚者治之奈何?岐伯曰:木郁达[2]之,火郁发[3]之,土郁夺[4]之,金郁泄[5]之,水郁折[6]之,然调其气,过者折之,以其畏[7]也,所谓泻之。帝曰:假者何如?岐伯曰:有假其气[8],则无禁也。所谓主气不足,客气胜也。

【注释】[1]郁:指人五脏郁病。[2]达:畅达。[3]发:发散。[4]夺:劫取、剥夺。[5]泄:渗泄。[6]折:顿挫其势。[7]以其畏:指气郁过甚,为有余之病,当以相制之药泻之。[8]假其气:假,假借也,气有假借者,应热反寒,应寒反热也。

【语译】黄帝说:讲得好!五脏之气抑郁过甚的如何治疗?岐伯说:肝木之气抑郁就应该舒畅条达它,心火之气抑郁就应该发散它,脾土之气抑郁就应该劫夺它,肺金之气抑郁就应该渗泄它,肾水之气抑郁就应该挫折它。用如是五法以去其邪,从而调整了五脏的气机,气太过的就要挫折其势,应当用相制的药物来泻它。黄帝说:有假借之气致病,应该怎样治疗呢?岐伯说:如果有假借之气,就不必遵守远寒远热的禁忌,这是由于主气不足,客气胜之而有非时之气的缘故。

【讨论】本节所论五郁的治疗原则,是对五运致郁为病而论,对临床有重要的指导意义。后世医家根据这一精神,联系到对五气及五脏因郁致病的治疗,并从理论上进行了总结和阐发。翁藻所论,颇值得参考,兹引之于下:"木达,谓木郁达之。达者,条达舒畅的意思。凡木郁之病,风为清敛也,宜以辛散之疏之,以甘调之缓之,以苦平之涌之,使木气条达舒畅,皆治木

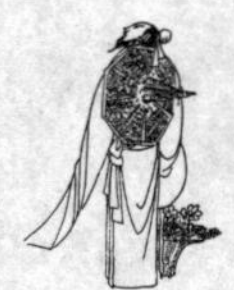

郁之法。火发，谓火郁发之。发者，发扬解散之意。凡火郁之病，为寒束也，宜以辛温散之，以辛甘扬之，以辛凉解之，以辛苦散之，但使火气发扬解散，皆治火郁之法。金泄，谓金郁泄之。泄者，宣泄疏降之意。凡金郁之病，燥为火困也，宜以辛宣之，疏之，润之，以苦泄之，降之，清之，但使燥气宣通疏畅，皆治金郁之法。水折，谓水郁折之。折者，逐导渗通之意。凡水郁之病，水为湿淤也，宜以辛苦逐之，导之，以辛淡渗之，通之，但使水气流通不蓄，皆治水郁之法。土夺，谓土郁夺之。夺者，汗吐下利之意。凡土郁之病，湿为风阻也。在外者汗之，在内者攻之，在上者吐之，在下者利之，但使土气不致壅阻，此皆治土郁之法也。"

【原文】帝曰：至哉圣人之道！天地大化运行之节，临御之纪，阴阳之政，寒暑之令，非夫子孰能通之！请藏之灵兰之室，署曰《六元正纪》，非斋戒不敢示，慎传也。

【语译】黄帝说：圣人的学说真是太高深了！关于天地气化的大道理，五运循行的节律，六气加临的纲纪，阴阳的作用表现，寒暑时节的号令，除了先生你，谁还能够通晓呢？让我把这些精辟的论述藏在圣灵宫中，署名叫《六元正纪》，不经过斋戒沐浴，不敢随意翻看，谨慎地传授给他人。

【讨论】《内经》以人和自然的联系为基本出发点，以四时六气为中心，把气候天气对人类健康的关系具体贯穿到生理、病理、诊断、预防、治疗等各个方面，形成了一套较为完整的医学气象理论，对后世医学发展具有重大影响。在此简要总结如下：

(1)关于气候变化与人体生理、病理的关系：《内经》所论述的气象问题，是直接为医疗保健服务的。《内经》中关于四

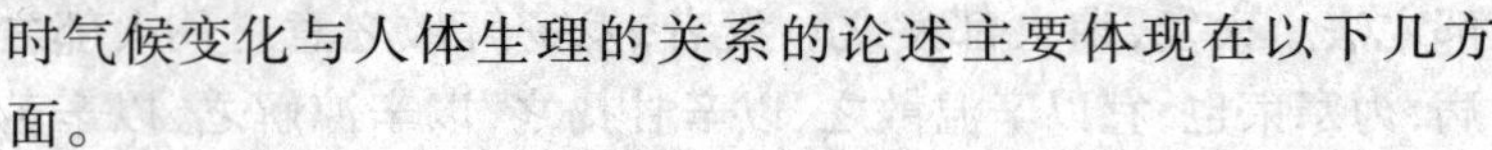

时气候变化与人体生理的关系的论述主要体现在以下几方面。

①气候与精神活动的关系:《素问·阴阳应象大论》说:“天有四时五行,以生长化收藏,以生寒暑燥湿风。人有五藏化五气,以生喜怒悲忧恐。”指出自然界有春夏秋冬四时的更迭,有木火土金水五行的不同变化,因此产生了风暑燥湿寒的气候,它影响到自然界的万物,形成了生长收藏的规律,人与天地相应,人体五脏的生理也产生了喜怒悲忧恐五种不同的精神活动。

②气候与五脏功能活动及经气运行的关系:《素问·金匮真言论》明确提出“五藏应四时,各有收受”,指出五脏和自然界四时阴阳相应,各有影响。《素问·六节藏象论》则具体地指出:“心者,生之本……为阳中之太阳,通于夏气。肺者,气之本……为阳中之太阴,通于秋气。肾者,主蛰,封藏之本……为阴中之少阴,通于冬气。肝者,罢极之本……为阳中之少阳,通于春气。”《内经》运气七篇以外的其他篇章有关脏气与气候的关系的论述主要是用以五行为基础的生克乘侮理论来阐述“四时—五脏—阴阳”的关系,揭示了脏气对一般气候的应答反应。运气七篇则更突出脏腑气化与运气气化的密切关系,强调脏气源于天气从而奠定脏象生理的理论基础;用以“六化”为核心的“亢害承制”理论来阐述“六化—五脏—阴阳”的关系,更深刻地揭示了脏气对复杂气化的应答反应。

对于经气运行与四时气候变化的关系,《素问·四时刺逆从论》曰:“春气在经脉,夏气在孙络,长夏气在肌肉,秋气在皮肤,冬气在骨髓。”为了解释人身经脉之气与四时相应的道理,又说:“春者,天气始开,地气始泄,冻解冰释,水行经通,故人气在脉。夏者,经满气溢,入孙络受血,皮肤充实。长夏者,经络皆盛,内溢肌中。秋者,天气始收,腠理闭塞,皮肤引急。冬者盖藏,血气在中,内著骨髓通于五藏。”形象说明了春夏秋冬四时之气对人体经脉之气的影响。

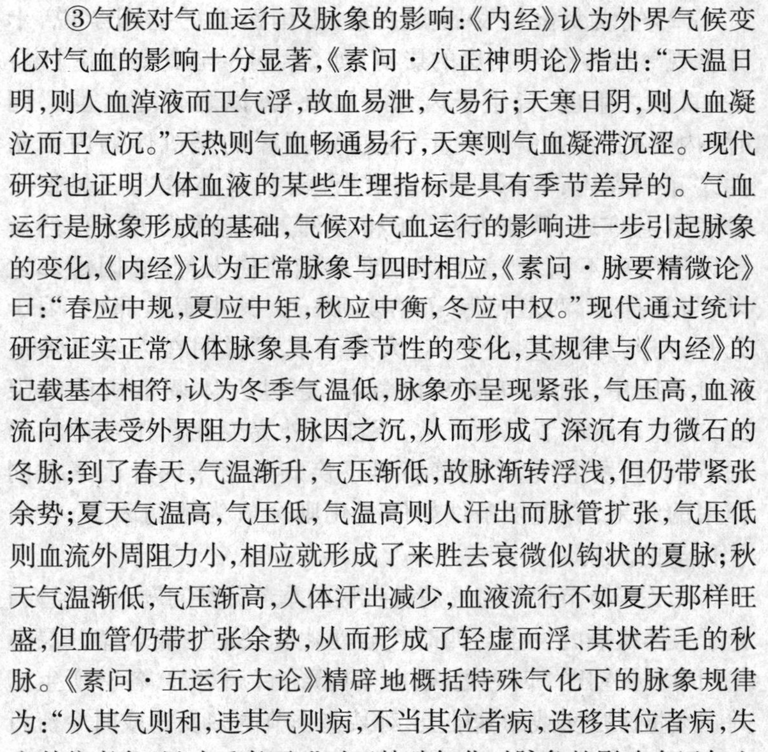

③气候对气血运行及脉象的影响:《内经》认为外界气候变化对气血的影响十分显著,《素问·八正神明论》指出:“天温日明,则人血淖液而卫气浮,故血易泄,气易行;天寒日阴,则人血凝泣而卫气沉。”天热则气血畅通易行,天寒则气血凝滞沉涩。现代研究也证明人体血液的某些生理指标是具有季节差异的。气血运行是脉象形成的基础,气候对气血运行的影响进一步引起脉象的变化,《内经》认为正常脉象与四时相应,《素问·脉要精微论》曰:“春应中规,夏应中矩,秋应中衡,冬应中权。”现代通过统计研究证实正常人体脉象具有季节性的变化,其规律与《内经》的记载基本相符,认为冬季气温低,脉象亦呈现紧张,气压高,血液流向体表受外界阻力大,脉因之沉,从而形成了深沉有力微石的冬脉;到了春天,气温渐升,气压渐低,故脉渐转浮浅,但仍带紧张余势;夏天气温高,气压低,气温高则人汗出而脉管扩张,气压低则血流外周阻力小,相应就形成了来胜去衰微似钩状的夏脉;秋天气温渐低,气压渐高,人体汗出减少,血液流行不如夏天那样旺盛,但血管仍带扩张余势,从而形成了轻虚而浮、其状若毛的秋脉。《素问·五运行大论》精辟地概括特殊气化下的脉象规律为:“从其气则和,违其气则病,不当其位者病,迭移其位者病,失守其位者危,尺寸反者死。”对于特殊气化对脉象的影响在运气七篇中有具体而充分的阐述,在此不必赘述。

④气候变化与人体水液排泄调节的关系:《灵枢·五癃津液别论》指出:“天暑衣厚则腠理开,故汗出;……天寒则腠理闭,气湿不行,水下留于膀胱,则为溺与气。”指出春夏阳气发泄,气血容易趋向于表,表现为皮肤松弛,疏泄多汗;秋冬阳气收藏,气血容易趋向于里,表现为皮肤致密、少汗多溺等,以调节和维持人与自然的统一。这已被现代生理学所证实:在高温环境下,人体为了加强散热,周围血管扩张,85%~90%的水分经汗腺排出;而在寒冷的环境下,人体为防止体温散失,周围血管收缩,汗液减少,60%~80%的水分由肾排泄,表现为多尿。

(2)气候变化与发病的关系:祖国医学的病因学说,十分重视气候变化对发病的影响,如《素问·至真要大论》说:"夫百病之生也,皆生于风寒暑湿燥火,以之化之变也。"同时《内经》指出疾病的发生,起决定因素的是机体的内因条件,"正气存内,邪不可干;邪之所凑,其气必虚"。《灵枢·百病始生》曰:"风雨寒热,不得虚邪,不能独伤人。猝然逢急风暴雨而不病者,盖无虚故邪不能独伤人,此必因虚邪之风,与其身形,两虚相得,乃客其形……其中于虚邪也,因于天时,与其身形,参与虚实,大病乃成。"说明在人与自然这一对矛盾中,如果气候变化急剧,超过人体调节机能的限度,或者人体调节机能失常,不能对外界变化作出适应性的调节,就会发生疾病,明确指出了疾病是由于内外因素共同作用的结果,对气候条件如何变化则会成为致病因素,作出了科学的见解。

①关于季节性的多发病及疾病的季节分类问题:《内经》讨论了人体疾病的发生与四时气候变化相关的一般规律,《灵枢·四时气》指出:"四时之气,各不同形,百病之起,各有所生。"并在大量医疗实践的基础上,对某些季节的多发病或时令流行病,作了比较符合实际的总结,如《素问·金匮真言论》曰:"春善病鼽衄,仲夏善病胸胁,长夏善病洞泄寒中,秋善病风疟,冬善病痹厥。"不仅如此,《内经》还注意到四时发病的相互影响问题,如《素问·阴阳应象大论》曰:"冬伤于寒,春必病温;春伤于风,夏生飧泄;夏伤于暑,秋必痃;秋伤于湿,冬生咳嗽。"清·雷少逸曾以此八句为纲领,结合他的临床经验,写成《时病论》一书,详论了各种时令病的病因病理症状特点,以及立法依据,为近世医家所推崇。还需指出的是,《内经》对疾病季节性的分类也作了论述,《素问·热论》指出:"凡病伤寒而成温者,先夏至日为病温,后夏至日为病暑。"这里提出夏至日为病温病暑的分界,从而据此确定不同的治疗原则。

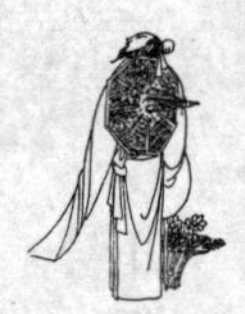

②关于不同气候的致病特点及与疾病发生的关系:《内经》认为,各种气候变化有它各自的特点。《素问·五运行大论》曰:"燥以干之,暑以蒸之,风以动之,湿以润之,寒以坚之,火以温之。……故燥胜则地干,暑胜则地热,风胜则地动,湿胜则地泥,寒胜则地裂,火胜则地固矣。"《内经》对六淫致病的性质特点作了详细的论述。如风邪的性质是动而不居,变化不定,为百病之先导,故《素问·风论》说:"风者,善行而数变……故风者百病之长也,致其变化乃为它病也,无常方,然致有风气也。"指出一年四季中,风气无时不有,而四季中的温热寒凉之气多因此而侵袭人体发生疾病,诸如风湿、风热、风寒等无不皆然,所以说风为百病之长。其致病特点,首先侵袭人体表,《素问·太阴阳明论》曰:"故犯贼风虚邪者,阳受之。"所谓阳受之,指太阳经受病。《素问·骨空论》曰:"风从外入,令人振寒,汗出头痛,身重恶寒";若风木之气太过,则会进一步影响脾土致病,《素问·至真要大论》曰:"风气大来,木之胜也,土湿受邪,脾病生焉。"对于寒邪为病,《素问·热论》曰:"今夫热病者,皆伤寒之类也……人之伤于寒也,皆为病热。"提出寒为热病之因。对寒邪的致病特点,《素问·痹论》曰:"痛者,寒气多也,有寒故痛。"《素问·举痛论》曰:"寒气入经而稽迟,泣而不行,客于脉外则血少,客于脉中则气不通,故猝然而痛。"若寒邪过胜则会影响心受病,《素问·至真要大论》曰:"寒气大来,水之胜也,火热受病,心病生焉。"六淫中的暑与火其性质是"其在天为热,在地为火……其性为暑。"暑邪致病的特点是令人耗气多汗,如"气虚生热,得之伤暑","炅则腠理开,荣卫通,汗大泄,故气泄"。暑邪的发病症状多有心神闷乱,甚则暴死。《素问·六元正纪大论》曰:"炎火行大暑至……故民病少气……甚则瞀闷懊侬,善暴死。"如火热之邪太过,则肺受病。如《素问·气交变大论》说:"岁火太过,炎暑流行,肺金受邪。民病疟,少气咳喘,血溢……"湿邪致病,《素问·阴阳应象大论》曰:"地之湿气,感

则害人皮肉筋脉。”《素问·生气通天论》曰:“因于湿,首如裹。”这些都反应了湿邪致病有重浊黏滞的特点。燥邪为病,《素问·气交变大论》又说:“燥气流行,肝木受邪。民病两胁下少腹痛,目赤痛眦疡。”《素问·阴阳应象大论》关于“风胜则动,热胜则肿,燥胜则干,寒胜则浮,湿胜则濡泻”的论述,可谓是对不同气候的致病特点的概括说明。《内经》关于六淫致病的性质、特点的论述,有助于我们在临床实践中从疾病的特征上探求病因,推断病情,而更值得我们重视的是关于这些病理气象的探讨,至今还是不可多得的宝贵文献。

一定的气候因素与某种疾病的发生,是有内在联系的,《内经》在这些方面也做了探讨。《素问·六元正纪大论》说:“湿热相薄……民病黄疸”,概括地说明了黄疸的病因、病理,并涉及影响黄疸发生的气候变化、自然环境和相关因素。又如《素问·痹论》说:“风寒湿三气杂至,合而为痹。其风胜者为行痹,寒胜者为痛痹,湿胜者为著痹。”不仅指出了痹证发生的成因,而且指出了因感受三气的不同偏胜而有行痹、痛痹、著痹之别。

③异常季节现象及其病理气象上的意义:一年四季有周期性变化,但如果发生了太过、不及,将会对人体产生“寒暑过度,生乃不固”的影响。《素问·五运行大论》曰:“五气更立,各有所先,非其位则邪,当其位则正。”《素问·六微旨大论》曰:“其有至而至,有至而不至,有至而太过……至而至者和,至而不至,来气不及也;未至而至,来气有余也。”我们知道,由于大气环境的变化,有些年份的气候有着突出的现象。反常的气候变化可能使某些疾病易于流行,而某些疾病的发生和流行也往往和当时或者前段时间的气候特点有关。对于异常季节现象及病理气象问题,《内经》作了详细的论述,在此不必赘述。

④不同地区的气候类型:我国地域辽阔,具有多种气候类型。由于地理条件及生活习惯不同,因此出现了一些地方病,《素问·异法方宜论》讨论了东南西北中五方的气候特点及生

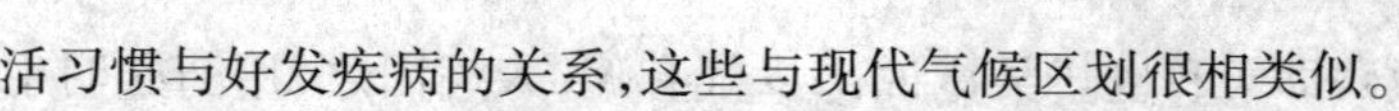

活习惯与好发疾病的关系，这些与现代气候区划很相类似。

(3)关于气候变化与疾病诊断及预后判断的关系：《素问·移精变气论》曰："理色脉而通神明，合之金木水火土四时八风六合……常求其要，则其要也。"指出研究色脉的道理，能够联系到金木水火土四时八风六合，从正常的规律和异常的变化来综合分析，观察他的奥妙，从而知道他的要领。后世常根据《内经》注重气候阴阳转化与疾病相关的理论运用于推断病情。如一年四季中的二分二至，是阴阳气交之时；一日之中的子午卯亥，为阴阳交替之时，气象因素按期周转的规律也很明显，所以掌握时气转变对我们判断病情及预后很有帮助。叶天士也特别注重从寒暑交替、昼夜阴阳变化中联系整体，知时论证。在《临证指南医案》中诸如"申酉崩漏至"等治案，即是以时为病，分析病机，解释病理现象。《内经》根据四时昼夜气候变化、阴阳消长盛衰的情况，来判断疾病的转归和预后的论述，也不乏记载。如《素问·玉机真藏论》曰："一日一夜五分之，此所以占死生之早暮也。"马永泉等曾在《素问昼夜阴阳天人相应初步探讨》一文中，分析 110 例死亡病案，其中符合阴证死于阴时、阳证死于阳时的 93 例，基本上符合昼夜阴阳的时间。死亡时间以月份来说，则以六月及十二月为最多，恰好是阴历夏至和冬至的月份，从而认为节气的转移对疾病有很大的影响。尤其一些慢性病，在节气交替的时候就加重，甚至在大的节气，如二分二至，常发生死亡。

(4)关于气候变化与治疗、预防的关系：三因制宜，是中医重要的治疗原则。《素问·气交变大论》曰："夫道者，上知天文，下知地理，中知人事。"指出了辨证施治过程中要注意全面分析外在环境与内在整体的有机联系。所以《内经》在讨论疾病的治疗时，与气象问题常紧密联系。《素问·疏五过论》说："圣人之治病也，必知天地阴阳，四时经纪。"张景岳说："五运有纪，六气有序，四时有令，阴阳有节，皆岁气也，人亦应之，以生长收藏即天和也。”吴崑说：“岁气有偏，人病因之，用药必明乎岁气。”人体要受自然气候的影响，所以用药就不能与四时相违反。

《内经》还提出根据时令气候的不同应注意选择不同性质的药物。《素问·六元正纪大论》曰：“论言热不犯热……发表不远热，攻里不远寒。”指出夏季不用过于温热的药物，冬季不用过于寒凉的药品，但是如果在夏季有表寒证，则不能不用温热药，冬季有里热证，则不能不用寒凉之品。

不仅如此，《内经》还根据六淫致病的不同性质为后世垂示了寒热温清的治疗原则。如《素问·至真要大论》的“热淫于内，治之以咸寒，佐以甘苦，以酸收之，以苦发之”等理论一直有效地指导着后世。

《内经》治疗学还与不同地理区域气候紧密结合，如《素问·五常政大论》曰：“西北之气散而寒之，东北之气温而收之，所谓同病异治也。”

《内经》对针灸与四时气候变化的关系也十分重视，认为三阴三阳之六气，内合于五脏，由于六气有太过不及，五脏有有余不足，四时气候也有变迁不同，因此人身血气所主部位各有所不同，在治疗上应根据不同气候条件来取穴和选择手法。如《灵枢·四时气》曰：“春取经血脉分肉之间，甚者深刺之，间者浅刺之。……冬取井荥，必深以留之。”

尤其值得指出的是，《内经》对医学气象学的研究，突出地反映了防重于治的思想。指出在春夏阳气旺盛的季节，要保养人体内在的阳气，以免阳衰生病；秋冬阴气旺盛之季要保养体内的真阴，以适应来春阳气生发的机体变化。这就是顺从阴阳变化，而保养阴阳之根，如果违背了这个规律，就是逆阴阳之根，就会削伐体内的元真之气，而导致疾病的发生。《内经》中还根据四季的不同特点，对起居、精神调摄作了具体的说明。诚然，我们今天机械地按照这种规定时间去生养作息是不尽合

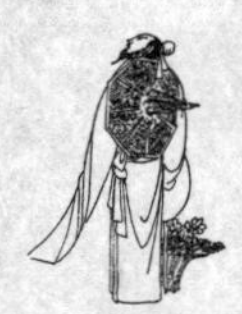

适的，但不难看出，根据四时变异、阴阳消长注意起居及精神调摄，对于保持健康有重要的意义。总之，《内经》认为注意适应四时气候，避免外邪的侵袭，是预防疾病的重要措施和摄身所必须遵循的重要原则。

通过上述粗略的讨论，我们不难看到《内经》对医学气象的问题论述，有着丰富多彩的内容。《内经》在朴素的唯物主义思想理论指导下，把人体看成一个密不可分的整体，充分认识到季节的变化、昼夜的更替、气候的异常、地区环境的差异与人体生理病理及疾病诊断治疗预防等方面的关系，其中包含了不少可贵的科学见解和值得研究的课题，就其所述的各种气象要素对人体影响而言，已包括了气温、湿度、日照、风速、气压、降水等内容。当然我们还应看到，由于当时的条件限制，《内经》所述的医学气象理论，还不可能有科学的实验依据，诸如气象与五脏生理活动及情志活动的关系，气象与脉象、营卫运行的关系等，有待于我们进一步的研究。再则在当时的历史条件下，《内经》还不能认识到某些传染病的发生，除气象因直接影响机体的防御功能外，还有很多是通过微生物和昆虫引起的，因此，难免掺杂一些唯心主义的看法。

刺法论篇第七十二（佚）

本病论篇第七十三（佚）

卷第二十二

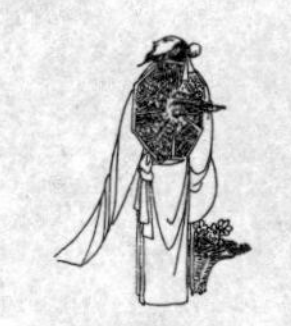

至真要大论篇第七十四

【提要】本篇重点论述六气变化所致疾病的证候、诊断与治法等有关内容,论述了五运六气的基本概念,提出疾病的形成与时令气候的变化有密不可分的关系,诊治疾病必须根据时令气候的不同变化进行辨证施治;还归纳总结了以五脏六气为主的病机十九条,五味属性、作用和各归所喜,以及有关组方配伍的原则及正治法和反治法的基本概念等。以上这些理论都极为精深微妙而且重要,故篇名《至真要大论》。

【原文】黄帝问曰:五气交合,盈虚更作[1],余知之矣。六气分治,司天地者,其至何如?岐伯再拜对曰:明乎哉问也!天地之大纪,人神之通应[2]也。帝曰:愿闻上合昭昭[3],下合冥冥[4]奈何?岐伯曰:此道之所主,工之所疑[5]也。帝曰:愿闻其道也。岐伯曰:厥阴司天,其化以风;少阴司天,其化以热;太阴司天,其化以湿;少阳司天,其化以火;阳明司天,其化以燥;太阳司天,其化以寒。以所临藏位,命其病者[6]也。帝曰:地化奈何?岐伯曰:司天同候,间气皆然。帝曰:间气何谓?岐伯曰:司左右者,是谓间气也。帝曰:何以异之?岐伯曰:主岁者纪岁,间气者纪步也[7]。

【注释】[1]盈虚更作:指五运太过不及,相互交替为用。[2]人神之通应:神机根于内,与外部运气变化息息相应,内外相参相应。[3]上合昭昭：司天之气，应合天气之显著。[4]下合冥冥：在泉之气，应合地气之幽深。[5]道之所主，工之所疑：司天在泉之气，为自然规律所宰，乃研究运气者所难明。[6]以所临藏位，命其病者也：根据六气下临所应之脏器，确立疾病之所在。[7]主岁者纪岁，间气者纪步也：主岁之气，主治一年之气。一年之气又分六步，间气只主一步之气。

【语译】黄帝问道：五运之气，交相配合，太过与不及，相互交替，这些道理我已明白了。那么关于六气分主司天在泉，其气到来时引起的变化是怎样的呢？岐伯再拜后回答说：你提的问题很高明啊！这是天地变化的基本规律，与人的神机相通应。黄帝说：我想听听司天之气应于明显的天气，在泉之气应于幽深的地气是怎样的呢？岐伯说：这是由自然规律所主宰，也常常是研究者所容易疑惑难明的问题。黄帝说：我想听听其中的道理。岐伯说：厥阴司天，气从风化；少阴司天，气从热化；太阴司天，气从湿化；少阳司天，气从火化；阳明司天，气从燥化；太阳司天，气从寒化。根据六气司天时所应的脏腑部位，确立疾病的所在。黄帝说：六气在泉时，其气化是怎样的呢？岐伯说：和司天的气化规律是一样的，间气也是这样。黄帝说：间气是怎样的呢？岐伯说：分管司天与在泉左右间的叫做间气。黄帝说：它与司天在泉有什么区别？岐伯说：司天在泉为主岁之气，主一年的气化，间气则主一步（六十天）的气化。

【原文】帝曰：善。岁主奈何？岐伯曰：厥阴司天为风化，在泉为酸化，司气[1]为苍化，间气为动化[2]。少阴司天为热化，在泉为苦化，不司气化[3]，居气[4]为灼化。太阴司天为湿化，在泉为甘化，司气为黅化，间气为柔化[5]。少阳司天为火化，在泉为苦化，司气为丹化，间气为明化[6]。阳明司天为燥化，在泉为辛化，司气为素化，间气为清化。太阳司天为寒化，在泉为咸

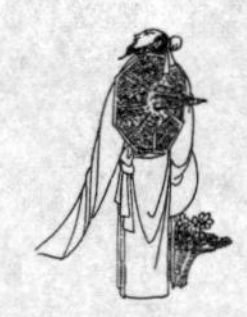

化，司气为玄化，间气为藏化。故治病者，必明六化分治，五味五色所生，五藏所宜，乃可以言盈虚病生之绪[7]也。

【注释】[1]司气：在此指五运之气。[2]动化：厥阴风木，其善动，有鼓动万物的作用。[3]不司气化：谓君火不主运也。[4]居气：实同间气。[5]柔化：太阴湿土，其性柔软，所以太阴临于间气之位，则为柔化。[6]明化：少阳相火，代君火行令，故像太阳之火，可以照明万物。[7]绪：事也。

【语译】黄帝说：好。一年中气化的情况是怎样的呢？岐伯说：厥阴司天则气从风化，在泉则味从酸化，司运则色从苍化，间气则气从动化。少阴司天则气从热化，在泉则味从苦化，不司岁运，居气则气从灼化。太阴司天则气从湿化，在泉则味从甘化，司运则色从黅化，间气则气从柔化。少阳司天则气从火化，在泉则味从苦化，司运则色从丹化，间气则气从明化。阳明司天则气从燥化，在泉则味从辛化，司运则色从素化，间气则气从清化。太阳司天则气从寒化，在泉则味从咸化，司运则色从玄化，间气则气从藏化。所以，作为治病的医生，必须明白六气的不同生化作用以及五味五色所产生的变化和五脏的喜恶，然后才可以说对气化的盈虚和疾病的发生有所了解。

【原文】帝曰：厥阴在泉而酸化先，余知之矣。风化之行也，何如？岐伯曰：风行于地，所谓本也，余气同法。本乎天者，天之气也，本乎地者，地之气也，天地合气，六节分而万物化生矣。故曰：谨候气宜[1]，无失病机[2]，此之谓也。帝曰：其主病[3]何如？岐伯曰：司岁备物[4]，则无遗主矣。帝曰：先岁物何也？岐伯曰：天地之专精也[5]。帝曰：司气者何如？岐伯曰：司气者主岁同,然有余不足也。帝曰:非司岁物何谓也?岐伯曰:散也[6],故质同而异等也,气味有薄厚,性用有躁静,治保有多少[7],力化[8]有浅深,此之谓也。

【注释】[1]气宜:指六气分司所宜之时。[2]病机:机有关机、关键与发动之义。病机,指病气发动之机要,如疾病之成因、病位、证候等变化机理。[3]主病:此指主治疾病的药物。[4]司岁备物:根据每年司岁之气,以备取药物,为取药物性味之专长。[5]天地之专精也:凡物得司天在泉之气而独盛者,乃得其一气之所偏,所以为“天地之专精”。[6]散也:非专精则散气,散气则物不纯也。[7]治保有多少:谓治病保真之药食,或宜多用或宜少用也。[8]力化:指药物化生之效能。

【语译】黄帝说:厥阴在泉,而味从酸化,我已经知道了。关于风化的运行是怎样的呢?岐伯说:风气运行于地,这是本于地之气,其他各气,也和这一规律相同。凡气之本为司天者,为天之气,本为在泉者,为地之气,天气地气相互结合,一年之内,就有了六节之气的分别,而万物方能生化不息。所以说要仔细观察气候的变化,不可贻误病机,就是这个意思。黄帝说:关于主治疾病的药物是怎样的呢?岐伯说:根据每年司岁之气以准备药物,就不会有所遗漏了。黄帝说:每年司岁气的药物是怎样的呢?岐伯说:得岁气的药,独得其气之专,为天地专精之气的生化。黄帝说:每年岁运的药物是怎样的呢?岐伯说:司岁运的药物与主岁气者相同,然而有太过不及的差别。黄帝说:非司岁的药物是怎样的呢?岐伯说:非司岁的药物,其气散而不专,所以司岁与非司岁的药物,虽然形状相同,但是质量有差异。药物的气味有厚薄的不同,功效应用有躁静的差别,药物或宜多用,或宜少用,治疗疾病之力各有浅深的不同,就是这个意思。

【讨论】经文开篇即提出了中医学的指导思想问题:“天地

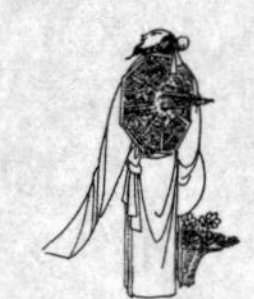

之大纪，人神之通应"，"上合昭昭，下合冥冥"，"此道之所主，工之所疑"。指出人秉天地正常之气而生存，人与天地相应，这是生命产生和存在的物质基础，也是中医学的理论渊源所在。对待运气学说，必须充分认识其在中医理论基础中的重要地位，而不应该把中医理论和运气学说分裂甚至对立起来看。

以上经文主要论述了自然气候异常变化的规律，及其与五色、五味的关系，以及五色、五味与人体五脏的关系。根据"在天为气，在地成形"的道理，六气司天时，则从本气之化，在泉时则五味从化，居间气时，则仅主一岁中一步（约60日有余）之气化，所以间化则表现其本气的特性，如风之动，热之灼，火之明，湿之柔，燥之清，寒之藏等。五运居于气交之中，其主令时则各从五行本气之化，所谓苍化、丹化、黅化、素化、玄化是"五运行大论"中所说的五运气化的概言。经文通过论述把自然气候变化与疾病的诊断治疗联系了起来，得出"谨候气宜，无失病机"的结论，强调指出医者必须明确气象变化的特点及其与五脏的关系，才能明察疾病发生的原因所在。

【原文】帝曰：岁主藏害何谓？岐伯曰：以所不胜命之[1]，则其要也。帝曰：治之奈何？岐伯曰：上淫于下[2]，所胜平之[3]，外淫于内[4]，所胜治之。帝曰：善。平气何如？岐伯曰：谨察阴阳所在而调之，以平为期，正者正治，反者反治。

【注释】[1]以所不胜命之：克我者即我之所不胜。即以我之所不胜命名，如木不胜金，金不胜火，火不胜水。[2]上淫于下：指司天之气过胜而为害于下。淫，太过而为害。[3]平之：天气主岁，虽有淫胜，但当平调之，故不曰治而曰平也。[4]外淫于内：指在泉之气过胜而为害于内。

【语译】黄帝说：主岁之气，伤害内脏这是什么原因呢？岐伯说：以脏气所不胜之气来说明，是这个问题的要领。黄帝说：怎样治疗呢？岐伯说：司天之气淫胜于下的，以其所胜之气平调之，在泉之气淫胜于内的，以其所胜之气治疗。黄帝说：说得好。但岁气平和之年得病的又应该怎样呢？岐伯说：仔细地诊察阴阳所在而加以调治，以达到平衡为目的。正病者用正治法，反病者用反治法。

【原文】帝曰：夫子言察阴阳所在而调之，论言人迎与寸口相应，若引绳小大齐等，命曰平，阴之所在[1]寸口何如？岐伯曰：视岁南北[2]，可知之矣。帝曰：愿卒闻之。岐伯曰：北政之岁，少阴在泉，则寸口不应[3]；厥阴在泉，则右不应；太阴在泉，则左不应。南政之岁，少阴司天，则寸口不应[4]；厥阴司天，则右不应；太阴司天，则左不应。诸不应者，反其诊则见矣。帝曰：尺候何如？岐伯曰：北政之岁，三阴在下，则寸不应；三阴在上，则尺不应。南政之岁，三阴在天[5]，则寸不应；三阴在泉，则尺不应。左右同。故曰：知其要者，一言而终，不知其要，流散无穷，此之谓也。

【注释】[1]阴之所在：阴，少阴也。少阴所在，脉当不应于寸口，又不可不察也。[2]岁南北：指岁之南政与北政。古人多认为土运主岁之年为南政，木火金水主岁之年为北政。[3]北政之岁，少阴在泉，则寸口不应：木火金水运，面北受气。凡气之在泉者，脉悉不见，唯其左右之气脉可见之。在泉之气，善则不见，恶者可见。[4]南政之岁，少阴司天，则寸口不应：土运之岁，面南行令，故少阴司天，则二手寸口不应也。[5]在天：即司天。

【语译】黄帝说：先生说仔细地诊察阴阳所在而加以调治，

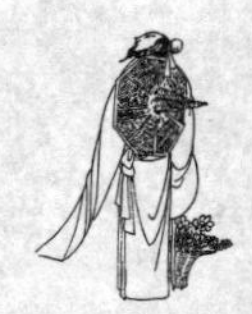

但有的医书上说人迎脉与寸口脉相应，如绳索牵引一样，大小相等，叫做平脉。那少阴脉之所在寸口应当怎样呢？岐伯说：只要观察主岁属南政还是北政就可以明白了。黄帝说：我想听你详尽地讲讲。岐伯说：北政之年，少阴在泉，则寸口脉不应；厥阴在泉，则右寸不应；太阴司天，则左寸不应。南政之年，少阴司天，则寸口脉不应；厥阴司天，则右寸不应；太阴司天，则左寸不应。凡是诸不应之脉，"反其诊"就可以见了。黄帝说：在尺部之候怎样？岐伯说：北政之年，三阴在泉则寸脉不应，三阴司天则尺脉不应。南政主岁之年，三阴司天，则寸部脉不应；三阴在泉，则尺部脉不应。左右脉均同此例。所以说：明白了它的要领，一句话就可以完结，不明白它的要领，则漫无边际。就是这个意思。

【讨论】关于如何推算南北政的具体年份，历代注家看法不一。王冰以土运为南政，火、木、金、水四运为北政。后世持此说者众。张介宾虽然又提出甲己为十干之首的理论，但仍然认为土运为南政，其余四运为北政，仍然没有脱离王冰的见解。张志聪则提出"戊、癸年为南政，甲、乙、丙、丁、己、庚、辛、壬之年为北政"，即火运为南政，其余四运为北政。各说均主张六十年中，南政仅十二年，北政则四十八年，《医宗金鉴·运气要诀》对此曾提出异议云："然南政十二年，北政四十八年，总令人难解。"有的学者则以阳年单月奇日阳时为南政，阴年双月偶日阴时为北政，更难以令人置信。总之，各种说法在理论上都难得到圆满解释。黄元御曰："以理推之，一日之中，天气昼南而夜北，是一日之南北政也；一岁之中，天气夏南而冬北，是一岁之南北政也。天气十二年一周，则三年在北（亥、子、丑），三年在东（寅、卯、辰），三年在南（巳、午、未），三年在西（申、酉、戌），在北则南面而布北方之政，是谓北政，天气自北而南升，故尺主在泉，而寸主司天；在南则北面而布南方之政，是谓南政，天气自南而北降，故寸主在泉，而尺主司天。六气以少阴为君，尺主在泉，故少阴在泉则寸不应；寸主司天，故少阴司天则尺不应；寸主在泉，故少阴司天则寸不应；尺主司天，故少阴在泉则尺不应。此南政北政之义也。天气在东，亦自东而西行，天气在西，亦自西而东行。不曰东政西政者，以纯阴在九泉之下，其位为北；纯阳在九天之上，其位为南。故六气司天则在南，六气在泉则居北。司天在泉可以言政，东西者，南北之间气，非天地之正位，不可以言政也。则自卯而后，天气渐南，总以南政统之；自酉而后，天气渐北，总以北政统之矣。"陆儋辰在《运气辨》中也提出新的见解："所谓南北，即岁阴在光道左行，人面南面北，于所见命其位之南北。……移光定位，正立而待之，结言于日光之所移，而待其至，则纪岁纪步之位悉定，由岐伯之言绎之，已隐分出岁政之南北矣。"任应秋在《五运六气》中即宗此义，提出"无论司天与在泉，都有南政北政的区分，南即黄道南纬，起于寿星辰宫，一直到娵訾亥宫，因而岁支的亥、子、丑、寅、卯、辰，都属于南政。北即黄道北纬，起于降娄戌宫，一直到鹑尾巳宫，因而岁支的巳、午、未、申、酉、戌，都属于北政"，此说颇值得参考。

【原文】帝曰：善。天地之气，内淫而病何如？岐伯曰：岁厥阴在泉，风淫所胜，则地气不明，平野昧，草乃早秀。民病洒洒振寒，善伸数欠，心痛支满，两胁里急，饮食不下，鬲咽不通，食则呕，腹胀善噫，得后与气，则快然如衰，身体皆重。

岁少阴在泉，热淫所胜，则焰浮川泽，阴处反明。民病腹中常鸣，气上冲胸，喘不能久立，寒热皮肤痛，目瞑齿痛䪼肿，恶寒发热如疟，少腹中痛，腹大，蛰虫不藏。

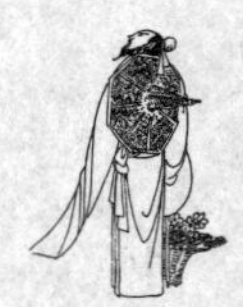

岁太阴在泉，草乃早荣，湿淫所胜，则埃昏岩谷，黄反见黑，至阴之交。民病饮积，心痛，耳聋浑浑焞焞，嗌肿喉痹，阴病血见，少腹痛肿，不得小便，病冲头痛，目似脱，项似拔，腰似折，髀不可以回，腘如结，腨如别。

岁少阳在泉，火淫所胜，则焰明郊野，寒热更至。民病注泄赤白，少腹痛溺赤，甚则血便，少阴同候。

岁阳明在泉，燥淫所胜，则霿雾清瞑。民病喜呕，呕有苦，善大息，心胁痛不能反侧，甚则嗌干面尘，身无膏泽，足外反热。

岁太阳在泉，寒淫所胜，则凝肃惨慄。民病少腹控睾，引腰脊，上冲心痛，血见，嗌痛颔肿。

【语译】黄帝说：讲得好！司天在泉之气，淫胜于内而产生疾病的情况是怎样的呢？岐伯说：厥阴在泉之年，风气淫其所胜之土气，就会地气不明，平原旷野昏暗不清，草类提早结实。人们易患洒洒然振慄恶寒，喜伸展频呵欠，心痛支撑胀满，两胁部拘急，饮食不下，胸鬲及咽部不通畅，食入则呕，腹部胀满，多嗳气，得大便通下或矢气后，便觉得快然而病已减退，身体沉重等病。

少阴在泉之年，热气淫其所胜之金气，则热焰之气浮现于川泽之上，阴暗之处反见明亮。人们易患腹中时常雷鸣，气上冲胸，喘息不能久立，恶寒发热，皮肤疼痛，目视不清，齿痛，颇肿，恶寒发热如疟疾，少腹中痛，腹大等病，蛰虫不得闭藏。

太阴在泉之年，草类提早开花，湿气淫其所胜之水气，则岩谷之中，尘埃昏暗，黄色反见于北方黑色之处，土气与水气相交。人们易患水饮积聚，心痛，耳聋，耳中混乱不清，咽肿喉痹，阴病有出血之症，少腹肿痛，小便不通，气上冲头痛，目如脱出，项如外拔，腰如断折，髀部不能转动，膝弯结滞不灵，腨如裂开等病。

少阳在泉之年，火气淫其所胜之金气，则旷野火光燃耀。火胜水复，寒热交作，人们多患暴泻与赤白痢疾，少腹痛，小便赤，甚者便血，其他症候与少阴君火在泉的年份相同。

阳明在泉之年，燥气淫胜，气候清凉而雾蒙不清，人们易患喜呕，呕吐苦水，喜太息，心与胁部疼痛不能反侧，甚则咽干，面色如尘，身体干枯而不润泽，足部外侧反热等病。

太阳在泉之年，寒气淫其所胜之火气，则阴凝肃杀凄惨凛冽。人们易患少腹连及睾丸而痛，牵引腰脊，上冲心痛，以及失血、咽喉与颔部肿痛等病。

【原文】帝曰：善。治之奈何？岐伯曰：诸气在泉，风淫于内，治以辛凉，佐以苦，以甘缓之，以辛散之。热淫于内，治以咸寒，佐以甘苦，以酸收之，以苦发之[1]。湿淫于内，治以苦热，佐以酸淡，以苦燥之，以淡泄之[2]。火淫于内，治以咸冷，佐以苦辛，以酸收之，以苦发之。燥淫于内，治以苦温，佐以甘辛，以苦下之。寒淫于内，治以甘热，佐以苦辛，以咸泻之，以辛润之，以苦坚之。

【注释】[1]以苦发之：用苦味药以燥其湿邪。[2]以淡泄之：用淡味药渗利湿邪。

【语译】黄帝说：讲得好。那么怎样治疗呢？岐伯说：凡诸气在泉时，风气太过而伤于体内导致的疾病，主治以辛凉之药，佐以苦味药，用甘味之药以缓其急，用辛味之药以散其风。热邪淫胜于内而发病，主治以咸寒之药，佐以甘苦之药，以酸味之药收敛其气，以苦味之药发泄郁火。湿邪淫胜于内发病，主治以苦热之药，佐以酸淡之药，以苦味之药燥其湿，以淡味之药渗利湿邪。燥邪淫胜于内发病，主治以苦温之药，佐以甘辛之药，以苦味之药降泄之。寒邪淫胜于内发病，主治以甘热之药，佐

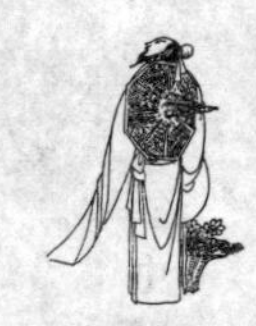

以苦辛之药，用咸味之药以泻其邪，用辛味之药以润其燥，用苦味之药以坚其气。

【原文】帝曰：善。天气之变何如？岐伯曰：厥阴司天，风淫所胜，则太虚埃昏，云物以扰，寒生春气，流水不冰。民病胃脘当心而痛，上支两胁，鬲咽不通，饮食不下，舌本强，食则呕，冷泄腹胀，溏泄瘕水闭，蛰虫不去，病本于脾。冲阳绝，死不治。

少阴司天，热淫所胜，怫热至，火行其政。民病胸中烦热，嗌干，右胠满，皮肤痛，寒热咳喘，大雨且至，唾血血泄，鼽衄嚏呕，溺色变，甚则疮疡胕肿，肩背臂臑及缺盆中痛，心痛肺䐜，腹大满，膨膨[1]而喘咳，病本于肺。尺泽[2]绝，死不治。

太阴司天，湿淫所胜，则沉阴且布，雨变枯槁[3]，胕肿骨痛阴痹，阴痹者按之不得，腰脊头项痛，时眩，大便难，阴气不用[4]，饥不欲食，咳唾则有血，心如悬，病本于肾。太溪绝，死不治。

少阳司天，火淫所胜，则温气流行，金政不平，民病头痛，发热恶寒而疟，热上皮肤痛，色变黄赤，传而为水[5]，身面胕肿，腹满仰息，泄注赤白，疮疡咳唾血，烦心胸中热，甚则鼽衄，病本于肺。天府[6]绝，死不治。

阳明司天，燥淫所胜，则木乃晚荣，草乃晚生，筋骨内变，民病左胠胁痛，寒清于中，感而疟，大凉革候[7]，咳，腹中鸣，注泄鹜溏，名木敛，生菀于下[8]，草焦上首，心胁暴痛，不可反侧，嗌干面尘腰痛，丈夫㿗疝，妇人少腹痛，目昧眦，疡疮痤痈，蛰虫来见，病本于肝。太冲绝，死不治。

太阳司天，寒淫所胜，则寒气反至，水且冰，血变于中，发为痈疡，民病厥心痛，呕血血泄鼽衄，善悲时眩仆。运火炎烈，雨暴乃雹，胸腹满，手热肘挛，掖肿，心澹澹[9]大动，胸胁胃脘不安，面赤目黄，善噫嗌干，甚则色炲，渴而欲饮，病本于心。神门绝，死不治。所谓动气[10]知其藏也。

【注释】[1]膨膨：胀满。[2]尺泽：在肘内廉横纹头，动脉应手处。[3]雨变枯槁：阴雨浸渍为伤，故物多枯槁。[4]阴气不用：此指阳痿病。[5]传而为水：火胜克金则肺气被伤，肺气不能通调水道，则水气泛滥而为肿胀等病。[6]天府：在腋下三寸，臂臑内廉动脉中，手太阴脉气所发。[7]大凉革候：大凉之气改变气候。[8]名木敛，生菀于下：金气过胜则虽大木亦必发生收敛不荣的现象，其发生之萌芽，郁积于下，而不生发。[9]澹澹：水摇动貌，在此可引申为跳动之意。[10]动气：指跳动的脉气。

【语译】黄帝说：讲得好！天气变化时又是怎样的呢？岐伯说：厥阴司天之年，风气淫其所胜的土气，则空中尘埃昏暗，云物扰动，寒冷的季节行春令，流水不得结冰。人们易患胃脘当心而痛，向上支撑两胁，胸鬲咽喉不通畅，饮食不下，舌根强直，食下则呕吐，寒泄腹胀，泻下稀溏，瘕病，水闭不通等病。蛰虫不欲归藏。病本在于风邪伤脾。若冲阳脉绝者，乃脾之真气已脱，多属不治的死证。

少阴司天之年，热气淫其所胜的金气，郁热乃至，火行其政。人们易患胸中烦热，咽干，右胠部胀满，皮肤疼痛，恶寒发热，咳嗽喘息等病。大雨时而至，发生唾血泄血，鼻塞衄血，喷嚏，呕吐，溺色变，甚则疮疡浮肿，肩背臂臑及缺盆中痛，心痛肺胀，腹大腹满，喘咳等病。病本在于热郁伤肺。若尺泽脉绝者，乃肺之真气已脱，多属不治的死证。

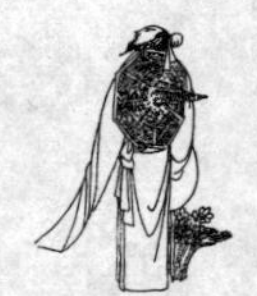

太阴司天之年，湿气淫其所胜的水气，则阴沉之气布于天空，雨水浸渍，草木枯萎。发生浮肿骨痛阴痹等病，阴痹病按之不知痛处，并可发生腰脊头项疼痛，时时眩晕，大便难，阳痿不举，饥不欲食，咳嗽唾血，心悬而不宁等病。病本在于湿邪伤肾。若太溪脉绝者，乃肾之真气已脱，多属不治的死证。

少阳司天之年，火气淫其所胜之金气，则温气流行，金之政令不得平静。人们易患头痛，发热恶寒而为疟疾，热在上部，皮肤痛，颜色变为黄赤，进一步传变则成为水病，全身浮肿，腹满，仰面喘息，泄泻如注，下利赤白，疮疡，咳嗽唾血，心烦，胸中热，甚则鼻塞衄血等病。病本在于火邪伤肺。若天府脉绝者，乃肺之真气已脱，多属不治的死证。

阳明司天之年，燥气淫其所胜之木气，则树木繁荣推迟，草类生长较晚，筋骨发生变化。人们易患左胠胁部疼痛，寒凉之气感受于内则发生疟疾。大凉之气改变气候，发生咳嗽，腹部雷鸣，泻下稀溏等病，大木收缩而不繁荣，郁于下部而不生发，草的上部焦枯，发生心胁急剧疼痛，不能转侧，咽干，面色如尘，腰痛，男子易患疝病，女子易患少腹疼痛，目视不清，眼角疮疡，痤疮痈疡等病。蛰虫于归藏时反而出现。病本在于燥邪伤肝。若太冲脉绝者，乃肝之真气已脱，多属不治的死证。

太阳司天之年，寒气淫其所胜的火气，则不当寒时寒气反至，水将结冰。血脉变化于内，发生痈疡，人们易患厥心痛，呕血，血泄，鼻塞衄血，喜悲，时有眩晕仆倒等病。若遇中运之火炎烈，则暴雨与冰雹俱下，发生胸腹胀满，手热，肘部拘挛，腋肿，心中跳动不宁，胸胁与胃脘部不得安静，面赤目黄，善嗳气，咽干，甚则色黑如炲，口渴欲饮等病。病本在于寒邪伤心。若神门脉绝者，乃心之真气已脱，多属不治的死证。这就是所说的诊察脉之动气，以测知脏气的存亡。

【原文】帝曰：善。治之奈何？岐伯曰：司天之气，风淫所胜，平[1]以辛凉，佐以苦甘，以甘缓之，以酸泻之。热淫所胜，平以咸寒，佐以苦甘，以酸收之。湿淫所胜，平以苦温，佐以酸辛，以苦燥之，以淡泄之。湿上甚而热[2]，治以苦温，佐以甘辛，以汗为故而止。火淫所胜，平以酸冷，佐以苦甘，以酸收之，以苦发之，以酸复之[3]，热淫同。燥淫所胜，平以苦温，佐以酸辛，以苦下之。寒淫所胜，平以辛热，佐以甘苦，以咸泻之。

【注释】[1]平：司天曰平也。[2]湿上甚而热：湿郁于上而成热也。[3]以酸复之：以酸味的药物复其津液。

【语译】黄帝说：讲得好。怎样治疗呢？岐伯说：凡诸气司天者，风气淫其所胜之土气，平以辛凉之药，佐以苦甘之药，以甘味之药缓其急，以酸味之药泻其邪。热气淫其所胜之金气，平以咸寒之药，佐以苦甘之药，以酸味之药敛其阴气。湿气淫其所胜之水气，平以苦热之药，佐以酸辛之药，以苦味之药燥其湿，以淡味之药渗其湿。若湿郁于上而化为热者，治以苦温之药，佐以甘辛之药，以汗出病去为止。火气淫其所胜之金气，平以酸冷之药，佐以苦甘之药，以酸味之药敛其阴气，以苦味之药发泄其火，火退津伤者，再用酸味之药以复其津，热淫所胜者与此同。燥气淫其所胜之木气，平以苦温之药，佐以酸辛之药，以苦味之药下其邪。寒气淫其所胜之火气，平以辛热之药，佐以甘苦之药，以咸味之药泻其邪。

【原文】帝曰：善。邪气反胜[1]，治之奈何？岐伯曰：风司于地[2]，清反胜之[3]，治以酸温，佐以苦甘，以辛平之。热司于地，寒反胜之，治以甘热，佐以苦辛，以咸平之。湿司于地，热反胜之，治以苦冷，佐以咸甘，以苦平

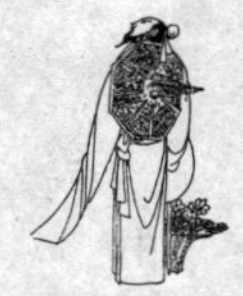

之。火司于地，寒反胜之，治以甘热，佐以苦辛，以咸平之。燥司于地，热反胜之，治以平寒，佐以苦甘，以酸平之，以和为利。寒司于地，热反胜之，治以咸冷，佐以甘辛，以苦平之。

【注释】[1]邪气反胜：指本气不胜他气，反为已所不胜之气乘之，而为胜气。胜气即为邪气。[2]风司于地：凡厥阴在泉之年，即风司于地。[3]清反胜之：厥阴风木之气不胜，则金之清气反胜之。

【语译】黄帝说：讲得好。本气不足，邪气反胜时，怎样治疗呢？岐伯说：厥阴在泉，风气司于地而不胜，则清肃之气反胜，用酸温之药以治邪，以苦甘佐之，用辛味之药平其正气。少阴在泉，热司于地而不胜，则寒反胜之，用甘热之药以治其邪，以苦辛佐之，用咸味之药平其正气。太阴在泉，湿司于地而不胜，则热反胜之，用苦冷之药以治其邪，以咸甘佐之，用苦味之药平其正气。少阳在泉，火司于地而不胜，则寒反胜之，用甘热之药以治其邪，以苦辛佐之，用咸味平其正气。阳明在泉，燥司于地而不胜，则热反胜之，用平寒之药以治其邪，以苦甘佐之，用酸味平其正气，以冷热平和为方制所宜。太阳在泉，寒司于地而不胜，则热反胜之，用咸冷之药以治其邪，以甘辛佐之，用苦味之药平其正气。

【原文】帝曰：其司天邪胜[1]何如？岐伯曰：风化于天[2]，清反胜之，治以酸温，佐以甘苦。热化于天，寒反胜之，治以甘温，佐以苦酸辛。湿化于天，热反胜之，治以苦寒，佐以苦酸。火化于天，寒反胜之，治以甘热，佐以苦辛。燥化于天，热反胜之，治以辛寒，佐以苦甘。寒化于天，热反胜之，治以咸冷，佐以苦辛。

【注释】[1]司天邪胜:六气司天,其气不胜,则胜己之气反胜之,胜即为邪。[2]风化于天:厥阴司天,则气从风化,故曰“风化于天”。下同此义。

【语译】黄帝说:司天之气不足而邪气反胜是怎样的呢?岐伯说:厥阴司天,风化于天而不胜,则清气反胜,用酸温之药以治其邪,以甘苦佐之。少阴司天,热化于天而不胜,则寒气反胜,用甘温之药以治其邪,以苦酸辛佐之。太阴司天,湿化于天而不胜,则热气反胜,用苦寒之药以治其邪,以苦酸佐之。少阳司天,火化于天而不胜,则寒气反胜,用甘热之药以治其邪,以苦辛佐之。阳明司天,燥化于天而不胜,则热气反胜,用辛寒之药以治其邪,以苦甘佐之。太阳司天,寒化于天而不胜,则热气反胜,用咸冷之药以治其邪,以苦辛佐之。

【原文】帝曰:六气相胜奈何?岐伯曰:厥阴之胜,耳鸣头眩,愦愦[1]欲吐,胃鬲如寒,大风数举,倮虫不滋,胠胁气并[2],化而为热,小便黄赤,胃脘当心而痛,上支两胁,肠鸣飧泄,少腹痛,注下赤白,甚则呕吐,鬲咽不通。

少阴之胜,心下热善饥,脐下反动,气游三焦[3],炎暑至,木乃津[4],草乃萎,呕逆躁烦,腹满痛溏泄,传为赤沃[5]。

太阴之胜,火气内郁,疮疡于中,流散于外,病在胠胁,甚则心痛热格[6],头痛喉痹项强,独胜则湿气内郁,寒迫下焦,痛留顶,互引眉间,胃满,雨数至,燥化乃见,少腹满,腰脽重强,内不便,善注泄,足下温,头重足胫胕肿,饮发于中,胕肿于上。

少阳之胜,热客于胃,烦心心痛,目赤欲呕,呕酸善

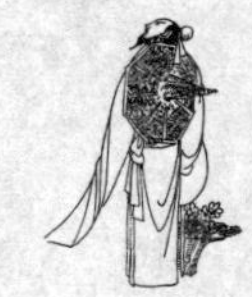

饥，耳痛溺赤，善惊谵妄，暴热消烁，草萎水涸，介虫乃屈，少腹痛，下沃赤白[7]。

阳明之胜，清发于中，左胠胁痛溏泄，内为嗌塞，外发㿗疝，大凉肃杀，华英改容，毛虫乃殃，胸中不便[8]，嗌塞而咳。

太阳之胜，凝溧且至，非时水冰，羽乃后化，痔疟发，寒厥入胃，则内生心痛，阴中乃疡，隐曲不利[9]，互引阴股，筋肉拘苛[10]，血脉凝泣，络满色变，或为血泄，皮肤否肿，腹满食减，热反上行，头项囟顶脑户中痛，目如脱，寒入下焦，传为濡泻。

【注释】[1]愦愦：扰乱不舒。[2]胠胁气并：胠胁为厥阴肝经之地界。厥阴胜，则经气上逆，聚于胠胁。[3]气游三焦：心火盛则热及心包络。包络之脉，历络三焦，故气游三焦。[4]木乃津：树木之津外流。[5]赤沃：指血痢、尿血类疾病。[6]热格：热邪格拒不通。[7]下沃赤白：热主血分则赤，主气分则白，故出现大小便赤白之象。[8]胸中不便：谓呼吸回转，或痛或缓，急而不利。[9]隐曲不利：指房事不利而言。[10]拘苛：拘，急也。苛，重也。

【语译】黄帝说：六气互为胜气是怎样的呢？岐伯说：厥阴风木为胜气时，发生耳鸣头眩，烦乱欲吐，胃部与膈部如有寒气等病；大风时起，倮虫类不能滋生，发生胠胁之气积聚不散，化而为热，小便黄赤，胃脘当心处疼痛，向上支撑两胁，肠鸣飧泄，少腹疼痛，泄泻如注，下利赤白，甚则呕吐，胸膈与咽喉不得通畅等病。

少阴君火为胜气时，发生心下烦热，善饥，脐下悸动，气行于三焦等病；炎暑至，树木津液外流，草类枯萎，发生呕逆烦躁，腹满而痛，泻下稀溏，变为血痢等病。

太阴湿土为胜气时，发生火气内郁，疮疡生于内部，火气流散于外部，病在胠胁等处，甚则心痛，热邪格拒，头痛喉痹项强，湿气独盛则湿气内郁，寒气迫于下焦，疼痛居于头顶，痛引眉间，胃部胀满等病；大雨频降，燥化之令后期得行，发生少腹疼痛，腰及臀部沉重强急，腹内气行不便，常泄泻如注，足下温，头重，足胫浮肿，水饮发于内，浮肿起于上等病。

少阳相火为胜气时，发生热邪犯胃，烦心心痛，目赤欲呕，呕吐酸水，善饥，耳痛，溺赤，喜惊恐，谵言妄语等病；暴热消耗阴气，草木枯萎，水流干涸，介虫类退缩而不长，发生少腹痛，下利赤白等病。

阳明燥金为胜气时，则清凉之气生于内，左胠胁部疼痛，泻下稀溏，内则发生咽部闭塞，外则发生癞疝等病；大凉肃杀之气，使草木花叶变色，毛虫类受到灾害，发生胸中呼吸不畅，咽部闭塞，咳嗽等病。

太阳寒水之气为胜气时，则阴凝凛冽之气至，流水非时而结冰，羽虫类化育推迟，痔病、疟疾发作，寒冷之逆气犯胃则内生心痛，阴中生疮，房事不利，阴部与大腿内侧互相牵引，筋肉拘急重滞，血脉凝涩，络脉颜色改变，或为大便泄血，皮肤阻塞而肿胀，腹满，饮食减少，热气反而上行，头项囟顶脑户等处疼痛，眼睛痛得如脱出一样，寒邪入于下焦，传变为水泻等病。

【原文】帝曰：治之奈何？岐伯曰：厥阴之胜，治以甘清，佐以苦辛，以酸泻之。少阴之胜，治以辛寒，佐以苦咸，以甘泻之。太阴之胜，治以咸热，佐以辛甘，以苦泻之。少阳之胜，治以辛寒，佐以甘咸，以甘泻之。阳明之胜，治以酸温，佐以辛甘，以苦泄之。太阳之胜，治以甘热，佐以辛酸，以咸泻之。

【语译】黄帝说：六气为胜气时，怎样治疗呢？岐伯说：厥阴风木为胜气致病，用甘凉之药物主治，以苦辛佐之，用酸味以泻

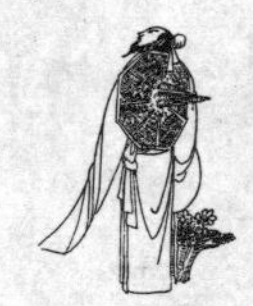

其邪。少阴君火为胜气致病,用辛寒之药物主治,以苦咸佐之,用甘味以泻其邪。太阴湿土为胜气致病,用咸热之药物主治,以辛甘佐之,用苦味以泻其邪。少阳相火为胜气致病,用辛寒之药物主治,以甘咸佐之,用甘味以泻其邪。阳明燥金为胜气致病,用酸温之药物主治,以辛甘佐之,以苦味以泄其邪。太阳寒水为胜气致病,用甘热之药物主治,以辛酸佐之,用咸味以泻其邪。

【原文】帝曰:六气之复何如?岐伯曰:悉乎哉问也!厥阴之复,少腹坚满,里急暴痛,偃木飞沙,倮虫不荣,厥心痛,汗发呕吐,饮食不入,入而复出,筋骨掉眩清厥,甚则入脾,食痹而吐。冲阳绝,死不治。

少阴之复,燠热内作,烦躁鼽嚏,少腹绞痛,火见燔焫,嗌燥,分注时止[1],气动于左,上行于右[2],咳,皮肤痛,暴瘖心痛,郁冒不知人,乃洒淅恶寒,振慄谵妄,寒已而热,渴而欲饮,少气骨痿,隔肠不便,外为浮肿哕噫,赤气后化,流水不冰,热气大行,介虫不复,病疿胗疮疡,痈疽痤痔,甚则入肺,咳而鼻渊。天府绝,死不治。

太阴之复,湿变乃举,体重中满,食饮不化,阴气上厥,胸中不便,饮发于中,咳喘有声,大雨时行,鳞见于陆,头顶痛重,而掉瘛尤甚,呕而密默[3],唾吐清液,甚则入肾,窍泻[4]无度。太溪绝,死不治。

少阳之复,大热将至,枯燥燔热,介虫乃耗,惊瘛咳衄,心热烦躁,便数憎风,厥气上行,面如浮埃,目乃瞤瘛,火气内发,上为口糜[5]呕逆,血溢血泄,发而为疟,恶寒鼓慄,寒极反热,嗌络焦槁,渴引水浆,色变黄赤,

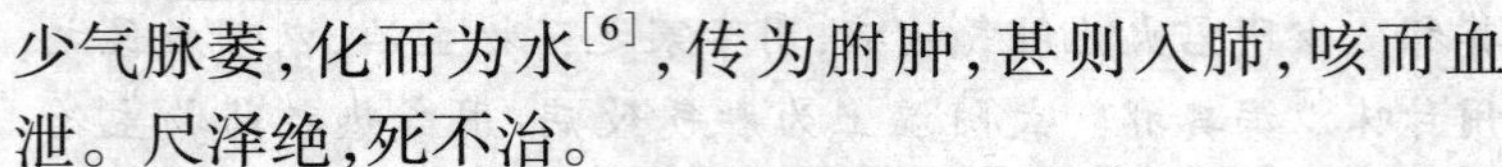

少气脉萎，化而为水[6]，传为胕肿，甚则入肺，咳而血泄。尺泽绝，死不治。

阳明之复，清气大举，森木苍干，毛虫乃厉，病生胠胁，气归于左[7]，善太息，甚则心痛否满，腹胀而泄，呕苦咳哕烦心病在鬲中，头痛，甚则入肝，惊骇筋挛。太冲绝，死不治。

太阳之复，厥气上行，水凝雨冰，羽虫乃死，心胃生寒，胸膈不利，心痛否满，头痛善悲，时眩仆，食减，腰脽反痛，屈伸不便，地裂冰坚，阳光不治，少腹控睾，引腰脊，上冲心，唾出清水，及为哕噫，甚则入心，善忘善悲。神门绝，死不治。

【注释】[1]分注时止：指大小便有时下利无度，有时留止。[2]气动于左，上行于右：此乃根据阳左阴右之说立论，少阴君火为复气时，所以气动于左，火能克金，肺金应于右，所以说上行于右。[3]密默：欲安静独居之义。[4]窍泻：以肾开窍于二便，而门户不要也。[5]口糜：口疮糜烂。[6]化而为水：少阳为相火，复极则相火当衰，三焦之气化不行，则停为水病。[7]气归于左：肝气生于左，金为复气必克木，气归于左，即肺金克肝木之义。

【语译】黄帝说：六气互为复气致病是怎样的呢？岐伯说：你问得很详尽啊！厥阴风木为复气时，发生少腹坚硬胀满，拘急暴痛等病；草木倒卧，沙土飞扬，倮虫类不得繁荣，发生厥心痛，汗出，呕吐，饮食不下，食而复出，头目眩晕，清冷厥逆，甚则邪气入脾，为食痹呕吐。若冲阳脉绝，为胃之真气已绝，多属不治的死证。

少阴君火为复气时，发生郁热内发，烦躁，鼻塞喷嚏，少腹绞痛，火炎燔灼，咽喉干燥，大小便时利时止等病，阳气发动于左，上行于右而克肺金，发生咳嗽，皮肤痛，突然失音，心痛，郁

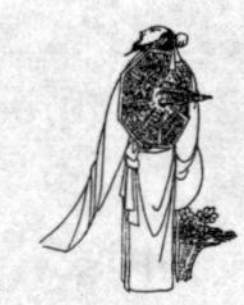

冒不省人事，乃洒淅恶寒振慄，谵言妄语，寒去而发热，口渴欲饮，少气，骨痿，肠道隔塞便不通畅，外部发生浮肿，呃逆嗳气等病；火化之令后至，则流水不得结冰，热气大行，介虫类不复生化，发生痱疹疮疡，痈疽痤痔，甚则邪热入肺，咳嗽鼻渊。若天府脉绝，为肺之真气已绝，多属不治的死证。

太阴湿土为复气时，则湿化之气数起，发生体重，腹内胀满，饮食不化，阴气上逆，胸中呼吸不畅，水饮发于内，咳嗽喘息有声等病；大雨时常降下，鱼虫类出现于陆地，发生头项疼痛沉重，而眩晕抽搐尤甚，呕吐而欲安静独居，吐出清液，甚则湿邪入肾，大小便无度；若太溪脉绝，为肾之真气已绝，多属不治的死证。

少阳相火为复气时，大热将行，万物燔灼枯燥，介虫类受到损耗，发生惊恐抽搐，咳嗽衄血，心热烦躁，大便频数，恶风，逆气上行，面色如浮尘，两目抽动，火气发于内，上炎为口疮糜烂，呕逆，热邪迫血外溢下泄，发为疟疾，恶寒战慄，寒极反热，咽喉络脉干燥，口渴引饮，颜色变为黄赤，少气脉萎，化为水病，变为浮肿，甚则热邪入肺，咳嗽血泄。若尺泽脉绝，为肺之真气已绝，多属不治的死证。

阳明燥金为复气时，凉气大起，林木青老干枯，毛虫类受到危害而为病，发生胠胁部病变，邪气归于左，发生喜太息，甚则心痛痞满，腹胀泄泻，呕出苦味，咳嗽呃逆，心烦，病在胸膈之内，头痛，甚则病邪入肝，惊骇，筋脉拘挛。若太冲脉绝者，为肝之真气已绝，多属不治的死证。

太阳寒水之气为复气时，厥逆之气上行，水结成冰，雨水冰雹，羽虫类乃死，发生心胃生寒，胸膈不通畅，心痛痞满，头痛喜悲，时时眩晕仆倒，饮食减少，腰部臀部反而疼痛，屈伸不利等病；地冻裂，冰坚实，阳气不得施治，发生少腹疼痛连及睾丸，牵引腰脊，上冲心痛，唾出清水，呕逆嗳气，甚则邪气入心，喜忘喜悲。若神门脉绝，为心之真气已绝，多属不治的死证。

【原文】帝曰：善，治之奈何？岐伯曰：厥阴之复，治以酸寒，佐以甘辛，以酸泻之，以甘缓之。少阴之复，治以咸寒，佐以苦辛，以甘泻之，以酸收之[1]，辛苦发之，以咸软之。太阴之复，治以苦热，佐以酸辛，以苦泻之，燥之，泄之[2]。少阳之复，治以咸冷，佐以苦辛，以咸软之，以酸收之，辛苦发之，发不远热[3]，无犯温凉，少阴同法。阳明之复，治以辛温，佐以苦甘，以苦泄之，以苦下之，以酸补之。太阳之复，治以咸热，佐以甘辛，以苦坚之。

【注释】[1]以酸收之：火热伤津，或汗出伤阴气者，当以酸味以敛其津。[2]泄之：发汗利小便皆泄之法。[3]发不远热：发散之法，不避辛热之药。

【语译】黄帝说：讲得好。复气致病时怎样治疗呢？岐伯说：厥阴风木为复气致病，以酸寒之药物主治，以甘辛佐之，用酸味以泻其邪，用甘味以缓其急。少阴君火为复气致病，以咸寒主治，以苦辛佐之，用甘味以泻其邪，用酸味以敛其津，用辛苦之药物以发散之，用咸味以软之。太阴湿土为复气致病，以苦热之药物主治，以酸辛佐之，用苦味以泻其邪，以燥性胜其湿，发汗利小便以泄其湿。少阳为复气致病时，以咸冷之药物主治，以苦辛佐之，用咸味以软之，用酸味以敛其津，用苦辛之药物发散其邪。发散之法，不避辛热的药物，不可触犯温凉的药物。少阴为复气致病时，与此法相同。阳明燥金为复气致病，以辛温之药物主治，以苦甘佐之，用苦味以泄其邪，用苦味以通下，用酸味以补之。太阳为复气致病，以咸热之药物主治，以甘辛佐之，用苦味以坚其气。

【原文】治诸胜复，寒者热之，热者寒之，温者清之，

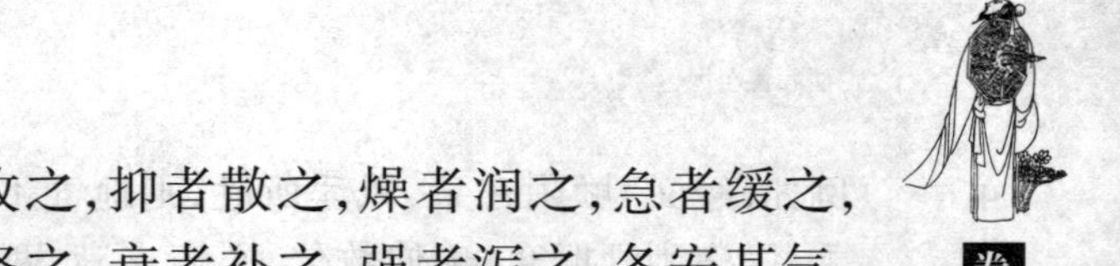

清者温之，散者收之，抑者散之，燥者润之，急者缓之，坚者软之，脆者坚之，衰者补之，强者泻之，各安其气，必清必静[1]，则病气衰去，归其所宗，此治之大体也。

【注释】[1]必清必静：人身之气，应以清静为好，不可随意扰乱。受邪之后则扰乱气机，所以必使其复归于清静。

【语译】主治一切胜气复气致病的大法是：气寒的用热法，气热的用寒法，气温的用清法，气冷的用温法，气散的用收法，气抑的用散法，气燥的用润法，气急的用缓法，坚硬的用软法，脆弱的用坚法，气衰的用补法，气盛的用泻法，使正气清静安定，则病气衰退，各归其所属之处，这就是治疗的大体原则。

【讨论】以上经文主要论述了六气胜复时的气候、物候、病候特点及其治疗方法，是对运气致病治法的总结。其内容不仅适用于运气致病，而且对于各种疾病的治疗，都有科学的实用价值，在现实临床中，有直接的指导意义。故在此小结如下：

(1)胜气，即偏胜之气。在一般情况下，各个年度的司天在泉之气都是胜气，即经文所述"岁厥阴在泉，风淫所胜"，"厥阴司天，风淫所胜"等。但在特殊情况下也可以不受上述规定的约束而出现与岁气不相应的偏胜之气，例如，厥阴在泉应该风气偏胜，但实际上也有凉气、燥气偏胜的情况，即经文所述"邪气反胜"，"风司于地，清反胜之"，"火司于地，寒反胜之"等等。总之，胜气的发生可以根据司天在泉的规律进行测算，但由于可以出现邪气反胜的情况，因此胜气于否，一切以实际表现为主，有什么就是什么。

(2)复气，即报复之气。由于复气是为了矫正偏胜之气而产生的另一类性质不同的胜气，因此，复气实际上也是一种"胜气"，所以复气在气候、物候、病候的表现上与胜气基本相同。

例如，经文“厥阴在泉，风淫所胜，则地气不明，平野昧，草乃早秀，民病洒洒振寒，善伸数欠，心痛支满，两胁里急，饮食不下”与“厥阴之复，少腹坚满，里急暴痛，偃木飞沙，倮虫不荣，厥心痛，汗发，呕吐，饮食不入，入而复出”在气候、物候、病候上的描述基本相似。

(3)对胜复的治疗，基本上是根据自然气候变化中的自调现象总结出来的，亦据经文所述“燥以干之，暑以蒸之，风以动之，湿以润之，寒以坚之，火以温之”以及“上淫于下，所胜平之，外淫于内，所胜治之”等六气之间的相互制约、相互协调的关系，总结出对人体疾病的治疗原则是：“寒者热之，热者寒之，温者清之，清者温之，散者收之，抑者散之，燥者润之，急者缓之，坚者软之，脆者坚之，衰者补之，强者泻之”，也就是说，只要出现了胜气及其相应的疾病表现，一般都可以根据治胜复的原则，给予针对性的治疗。

(4)胜气的产生是复杂的，因此对于胜气的治疗在具体方法上也不是单一的，根据经文可以归纳为以下几方面：

①对于风气偏胜的治法有三：其一，用辛散的方法使风邪外解；其二，用清凉或苦寒、甘寒的方法使风邪内清；其三，用甘缓或酸收的方法使风邪自解。即经文所谓“风淫于内，治以辛凉，佐以苦，以甘缓之，以辛散之”，“风淫所胜，平以辛凉，佐以苦甘，以甘缓之，以酸泻之”，“厥阴之复，治以酸寒，佐以甘辛，以酸泻之，以甘缓之”。

②对火(热)气偏胜的治疗方法有四：其一，用苦寒泻热的方法使火(热)邪内清；其二，用咸寒软坚的方法使大便通畅；其三，用酸甘养阴的方法以养阴保津；其四，属于外寒内热者，也可以用辛散的方法使火(热)外解。即经文所谓“热淫于内，治以咸寒，佐以甘苦，以酸收之，以苦发之”，“火淫于内，治以咸冷，佐以苦辛，以酸收之，以苦发之”，“热淫所胜，平以咸冷，佐以苦甘，以酸收之”，“火淫于内，平以酸冷，佐以苦甘，以酸收

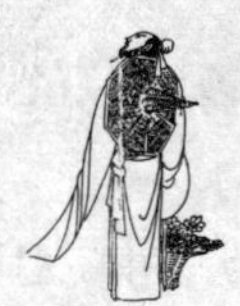

之，以苦发之，以酸复之”，“少阳之复，治以咸冷，佐以苦辛，以咸软之，以酸收之，辛苦发之”。

③对湿气偏胜的治法有四：其一，用苦寒燥湿的方法使湿从内清；其二，用温热化湿的方法使湿从内化；其三，用辛温发汗的方法使湿从外解；其四，用淡渗利湿的方法使湿从小便排出。即经文所谓“湿淫于内，治以苦热，佐以酸淡，以苦燥之，以淡泄之”，“湿淫所胜，平以苦热，佐以酸辛，以苦燥之，以淡泄之”，“湿上甚而热，治以苦温，佐以甘辛，以汗为故而止”，“太阴之复，治以苦热，佐以酸辛，以苦泻之，燥之泄之”。

④对燥气偏胜的治法有二：其一，因热生燥者，用苦寒清热或酸甘养阴的方法使燥从内解；其二，因寒生燥、阳不化阴者，用辛温散寒的方法使阳生阴长，则燥象自除。即经文所谓“燥淫于内，治以苦温，佐以甘辛，以苦下之”，“燥淫所胜，平以苦温，佐以酸辛，以苦下之”，“阳明之复，治以辛温，佐以苦甘，以苦泄之，以苦下之，以酸补之”。

⑤对寒气偏胜的治法有三：其一，里寒者，用甘热温中的方法使寒从内解；其二，表寒者，用辛温发散的方法使寒从外解；其三，寒束于表，热盛于里者，用辛苦同用的方法，解表清里同进。即经文所谓“寒淫于内，治以甘热，佐以苦辛，以咸泻之，以辛润之，以苦坚之”，“寒淫所胜，平以辛热，佐以甘苦，以咸泻之”，“太阳之复，治以咸热，佐以甘辛，以苦坚之”。

【原文】帝曰：善。气之上下，何谓也？岐伯曰：身半以上，其气三矣[1]，天之分也，天气主之。身半以下，其气三矣[2]，地之分也，地气主之。以名命气，以气命处，而言其病。半，所谓天枢也[3]。故上胜而下俱病者，以地名之，下胜而上俱病者，以天名之[4]。所谓胜至，报气[5]屈伏而未发也。复至则不以天地异名，皆如复气为法也。

【注释】[1]身半以上,其气三矣:这是就人与天地相应的意义上说的。身半以上,应天之气,故归司天之气主之。[2]身半以下,其气三矣:身半以下,应地之气,故归在泉之气主之。[3]所谓天枢也:在天地上下气交之中名天枢。在人身以身半之中名天枢。[4]上胜而下俱病者,……以天名之:司天之气胜而病生于下者,以在泉阴阳三气及其相应之脏腑经脉以命其名;在泉之气胜而病生于上者,以司天阴阳三气及与其相应之脏腑经脉以命其名。[5]报气:报复之气,即复气。

【语译】黄帝说:讲得好。人体的气分上下,是什么意思呢?岐伯说:身半以上,应于初气至三气,为司天之时所主,由天气主之;身半以下,应于四气至终气,为在泉之气所主,由地气主之。以司天在泉六步名称以其所主之气,用六气来指人身体的部位而说明疾病,以论其病变之形证。"半",即"天枢"所处之部位。所以司天气胜而病生于下的,以在泉之气名之;在泉之气胜而病生于上的,以司天之气名之。这是指的胜气至复气退伏未发者而言。若复气已至则不能以司天在泉之名以区别之,当以复气的情况为准则来判定病情。

【原文】帝曰:胜复之动,时有常乎?气有必乎?岐伯曰:时有常位,而气无必也。帝曰:愿闻其道也。岐伯曰:初气终三气,天气主之,胜之常也。四气尽终气,地气主之,复之常也。有胜则复,无胜则否[1]。帝曰:善。复已而胜何如?岐伯曰:胜至则复,无常数也,衰乃止耳。复已而胜,不复则害,此伤生也[2]。帝曰:复而反病何也?岐伯曰:居非其位,不相得也[3],大复其胜则主胜之,故反病也,所谓火燥热也。帝曰:治之何如?岐伯曰:夫气之胜也,微者随之,甚者制之。气之复也,和者平之,暴者夺之。皆随胜气,安其屈伏,无问其数,以平为期,此其道也。

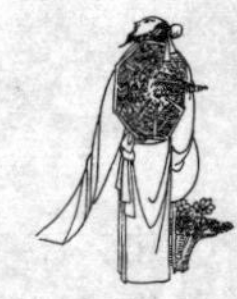

【注释】[1]有胜则复,无胜则否:胜复之气的发作情况,有胜气则有复气,无胜气则无复气,胜气甚者,复气则甚,胜气微者,复气亦微。[2]不复则害,此伤生也:有胜无复,是复气已衰,衰不能复,是天真之气已伤败甚而生机尽。[3]居其非位,不相得也:因复气之来,不在其主时之位,则与主时之气不相适应。

【语译】黄帝说:胜气与复气的运动,有固定的时间吗?其气来与不来有必然的规律吗?岐伯说:四时虽有固定的位置,而胜气和复气却没有必然的规律。黄帝说:我想听听其中的道理。岐伯说:从初之气至三之气,由司天之气主之,是发生胜气常见的时位。从四之气至终之气,由在泉之气主之,是发生复气常见的时位。有胜气则有复气,没有胜气则没有复气。黄帝说:讲得好。复气已去而又有胜气发生的,是怎样的呢?岐伯说:胜气至后则必有复气,没有固定的次数,至气衰后则自行终止。复气去后,而又有胜气发生,若胜气之后,没有复气,则有灾害,这是由于生机被伤之故。黄帝说:有复气反而致病,是什么原因呢?岐伯说:复气之来,不在其时位,主客之气不相得。大复之气胜之,则主气胜之,所以反而致病,就是所谓火燥热三气主气之时。黄帝说:怎样治疗呢?岐伯说:凡六气为胜气时,气微者则随顺之,气甚者则制伏之。六气为复气时,气缓和者则平调之,气暴者则劫夺之。都要随着胜气的微甚,以安其屈伏不伸之气,不管数之多少,以达到平和为目的,这就是一般的规律。

【讨论】本节重点论述了六气的胜复问题。对于胜复的一般规律,经文指出:①有胜气就一定有复气。一般来说上半年出现胜气,下半年也就出现复气。②没有胜气也就没有复气。因此什么时候出现胜气,什么时候出现复气不能机械地对待。③胜气之后一定要有复气出现,如果复气不至,就会影响正常的生命现象,形成灾害。④复气制约了胜气之后,本身又往往会形成新的“胜气”,形成新的灾害,即经文所谓“复已反病”。为什么会复已反病,是因为复气“居非其位”,与主气“不相得”的结果。⑤对于胜气复气的处理原则,胜复之气微者可以不加处理,胜复之气甚者,必须对之进行针对性的治疗。

所谓“胜复”,实际上就是自然气候变化中的自稳调节现象。人体生理病理变化同样也存在这种自稳调节现象。中医学根据自然界的胜复现象推之于人而提出了这一系列的理论和治疗法则,这是古人长期与自然和疾病斗争的经验总结,是中医学在人体生理、病理和辨证论治方面的一个主要特点,应认真继承发扬。

【原文】帝曰:善。客主[1]之胜复奈何?岐伯曰:客主之气,胜而无复[2]也。帝曰:其逆从何如?岐伯曰:主胜逆,客胜从,天之道也。帝曰:其生病何如?岐伯曰:厥阴司天,客胜则耳鸣掉眩,甚则咳;主胜则胸胁痛,舌难以言。少阴司天,客胜则鼽嚏颈项强,肩背瞀热,头痛少气,发热耳聋目瞑,甚则胕肿血溢,疮疡咳喘;主胜则心热烦躁,甚则胁痛支满。太阴司天,客胜则首面胕肿,呼吸气喘;主胜则胸腹满,食已而瞀。少阳司天,客胜则丹胗外发,及为丹熛[3]疮疡,呕逆喉痹,头痛嗌肿,耳聋血溢,内为瘛疭;主胜则胸满咳仰息,甚而有血,手热。阳明司天,清复内余,则咳衄嗌塞,心鬲中热,咳不止而白,血出者死。太阳司天,客胜则胸中不利,出清涕,感寒则咳;主胜则喉嗌中鸣。厥阴在泉,客胜则大关节不利,内为痉强拘瘛,外为不便;主胜则筋骨繇并[4],腰腹时痛。少阴在泉,客胜则腰痛,尻股膝髀腨骺足病,瞀热以酸,胕肿不能久立,溲便变;主胜则厥气上行,心痛发热,鬲中,众痹皆作,发于胠胁,魄

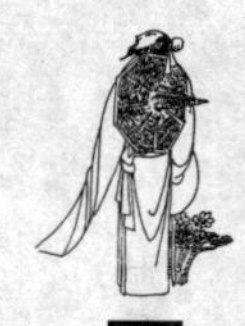

汗[5]不藏，四逆而起。太阴在泉，客胜则足痿下重，便溲不时，湿客下焦，发而濡泻，及为肿隐曲之疾；主胜则寒气逆满，食饮不下，甚则为疝。少阳在泉，客胜则腰腹痛而反恶寒，甚则下白溺白[6]；主胜则热反上行而客于心，心痛发热，格中而呕。少阴同候。阳明在泉，客胜则清气动下，少腹坚满而数便泻；主胜则腰重腹痛，少腹生寒，下为鹜溏，则寒厥于肠，上冲胸中，甚则喘不能久立。太阳在泉，寒复内余，则腰尻痛，屈伸不利，股胫足膝中痛。

【注释】[1]客主：客指每年司天在泉之气，即客气。主指四时六步之主气。[2]客主之气，胜而无复：客气动而变，主气静而常，气强则胜，时去则已，故但以盛衰相胜而无复也。[3]丹熛：赤游风之类。[4]筋骨繇併：筋骨动摇挛缩。繇，同摇。併，挛缩不能伸。[5]魄汗：身体汗出。[6]下白溺白：大小便俱下白沫。

【语译】黄帝说：讲得好。客气与主气的胜复是怎样的呢？岐伯说：客气与主气，只有胜气而无复气。黄帝说：客气与主气的逆顺是怎样的呢？岐伯说：主气胜过客气者，则天气不得行令，故为逆；客气胜过主气者，则天气得行其令，故为顺，这是一般的自然规律。黄帝说：客气与主气相胜而致病是怎样的呢？岐伯说：厥阴司天，客气胜则发生耳鸣，眩晕，甚则咳嗽等病；主气胜则发生胸胁痛，舌强难言等病。少阴司天，客气胜则发生鼻塞喷嚏，颈项强直，肩背闷热，头痛少气，发热，耳聋目瞑，甚则浮肿，血外溢，疮疡，咳嗽喘息等病；主气胜则发生心中烦热，烦躁，甚则胁痛，支撑胀满等病。太阴司天，客气胜则发生头面浮肿，呼吸气喘等病；主气胜则发生胸腹胀满，饭后闷昧等病。少阳司天，客气胜则赤疹发生于外，赤游风，疮疡，呕吐气逆，喉痹，头痛，咽喉肿，耳聋，血外溢，内则瘛疭抽搐等病；主气胜则发生胸满，咳嗽，仰面呼吸，甚则咯血，两手发热等病。阳明司天，清气复胜而有余于内，则发生咳嗽，衄血，咽喉阻塞，心膈中热等病，咳嗽不止而面白，血出不止者，多属死证。太阳司天，客气胜则发生胸中呼吸不畅，出清涕，感于寒则咳嗽等病；主气胜则发生咽喉中鸣等病。厥阴在泉，客气胜则发生大关节运动不利，内为痉挛强直拘急抽搐，外为运动不利等病；主气胜则发生筋骨摇动挛缩，腰部腹部时时疼痛等病。少阴在泉，客气胜则发生腰痛，尻股膝髀腨胫足部疾病，闷热痠痛，浮肿不能久立，大小便改变等病；主气胜则发生厥气上行，心痛发热，膈内及众麻痹之病发作，病生于胠胁部位，体汗不止，四肢厥逆等病。太阴在泉，客气胜则发生两足痿软，下体沉重，大小便不时而下，若湿邪侵犯下焦，则发生水泻，浮肿与房事不行之疾；主气胜则发生寒气上逆胀满，饮食不下，甚则为疝气等病。少阳在泉，客气胜则发生腰痛腹痛而恶寒，甚则大小便下白沫等病；主气胜则发生热反上行而侵及于心，心痛发热，中焦格拒而呕吐等病，少阴在泉之征候与此相同。阳明在泉，客气胜则发生清气动于下，少腹坚硬胀满，泄泻频繁等病；主气胜则发生腰部沉重，腹痛，少腹生寒，在下则大便溏泻，寒气逆于肠内，上冲胸中，甚则喘息不能久立等病。太阳在泉，寒气复胜而有余于内，则发生腰疼痛，屈伸不利，股胫足膝中疼痛等病。

【原文】帝曰：善，治之奈何？岐伯曰：高者抑之[1]，下者举之[2]，有余折之，不足补之，佐以所利，和以所宜，必安其主客，适其寒温，同者逆之，异者从之。帝曰：治寒以热，治热以寒，气相得者逆之，不相得者从之，余以[3]知之矣。其于正味何如？岐伯曰：木位之主[4]，其泻以酸，其补以辛。火位之主，其泻以甘，其补以咸。土位之主，其泻以苦，其补以甘。金位之主，其泻以辛[5]，其补以酸。水位之主，其泻以咸，其补以苦。

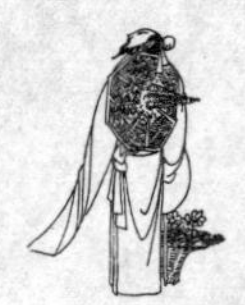

厥阴之客，以辛补之，以酸泻之，以甘缓之。少阴之客，以咸补之，以甘泻之，以咸收之。太阴之客，以甘补之，以苦泻之，以甘缓之。少阳之客，以咸补之，以甘泻之，以咸软之。阳明之客，以酸补之，以辛泻之，以苦泄之[6]。太阳之客，以苦补之，以咸泻之，以苦坚之，以辛润之。开发腠理，致津液通气也。

【注释】[1]高者抑之：气逆于上者，当抑之使下。[2]下者举之：气隐于下者，当举之使上。[3]以：通已。[4]木位之主：位，指五行分司主气六步之时位。此指厥阴风木主位之时。以下各位义同。[5]其泻以辛：金性敛，辛则反其性而散之，故为泻。[6]以苦泄之：客气阳明为金气，内应于肺，肺病易为气上逆，苦则下，故为泄。

【语译】黄帝说：讲得好。应当怎样治疗呢？岐伯说：气上逆者，抑制而下之；气隐下者，提举而升之；气有余者，衰折而减之；气不足者，则补之；佐以所利之品，和以所宜之物，必使主客之气清静安定；根据其气之寒温以治之，主客之气相同者，则逆其胜气以治之，主客之气相逆者，则从所不胜之气以治之。黄帝说：治寒病用热药，治热病用寒药，主客之气相得者，则逆其胜之气，主客之气不相得者，则从其所不胜之气，我已经明白了。应如何运用其适宜之味呢？岐伯说：主气厥阴木气主位之时，泻用酸味之药，补用辛味之药。少阴君火与少阳相火王气之时，泻用甘味之药，补用咸味之药。主气太阴土气主位之时，泻用苦味之药，补用甘味之药。主气阳明金气主位之时，泻用辛味之药，补用酸味之药。主气太阳水气主位之时，泻用咸味之药，补用苦味之药。客气厥阴风气胜时，补用辛味之药，泻用酸味之药，缓用甘味之药。客气少阴火气胜时，补用咸味之药，泻用甘味之药，收用咸味之药。客气太阴湿气胜时，补用甘味之药，泻用苦味之药，缓用甘味之药。客气少阳相火气胜时，补用咸味之药，泻用甘味之药，软坚用咸味之药。客气阳明燥气胜时，补用酸味之药，泻用辛味之药，泄用苦味之药。客气太阳寒气胜时，补用苦味之药，泻用咸味之药，坚用苦味之药，润用辛味之药。总之，以达到疏通腠理，使津液和利、气脉通畅的目的。

【讨论】本节论述了客主之气的胜复问题。经文首先指出"客主之气，胜而无复也"，由于客气和主气同时同位，所以它们之间只有胜气而无复气，就是说在其所属的时间中只有客气偏胜或主气偏胜而不存在复气偏胜的问题。其次指出主气偏胜时应按季节气候本身特点进行治疗，客气偏胜时应按当时气候实际变化情况进行治疗。前者叫逆治，后者叫从治。再次列举六气司天在泉各个年份客气偏胜及主气偏胜时的各种临床表现，并明确指出各个年份各个季节中由于有主胜客胜的不同，因此疾病的表现也各有不同，在具体分析各个季节的疾病时，必须对司天、在泉、主气、客气进行综合考虑。最后经文指出了主胜客胜时的治疗方法，其所列治法内容与前文基本相同，由此可以看出在不同气候影响下发生的病候虽然是多种多样的，但加以归纳则不外乎寒、热、盛、衰；治法虽然十分复杂，但加以归纳亦不外乎温、凉、补、泻。这是古人对气候、物候、病候长期观察分析的结果，是医疗实践的经验总结，是后世八纲、八法的理论基础。

【原文】帝曰：善。愿闻阴阳之三也何谓？岐伯曰：气有多少，异用也。帝曰：阳明何谓也？岐伯曰：两阳合明也。帝曰：厥阴何也？岐伯曰：两阴交尽[1]也。

【注释】[1]两阴交尽：阴分为三，以标明阴气在其变化过程中，存在着一定的差异，自少而大，自少而壮。少太两阴交尽，则阴气已极，阳气得生。

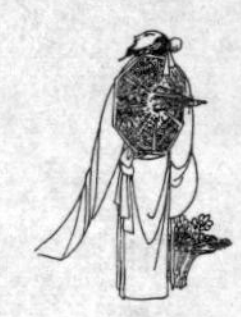

【语译】黄帝说:好。我想听听阴阳各分为三是什么意思?岐伯说:阴阳之气各有多少的不同,其作用有一定的差异。黄帝说:阳明指的是什么呢?岐伯说:阳明就是太阳与少阳两阳相合而明的意思。黄帝说:厥阴指的是什么呢?岐伯说:厥阴就是太阴与少阴两阴交尽的意思。

【原文】帝曰:气有多少,病有盛衰,治有缓急,方有大小,愿闻其约奈何?岐伯曰:气有高下,病有远近,证有中外,治有轻重,适其至所为故也。《大要》曰:君一臣二,奇之制也;君二臣四,偶之制也;君二臣三,奇之制也;君二臣六,偶之制也。故曰:近者奇之,远者偶之,汗者不以奇,下者不以偶,补上治上制以缓,补下治下制以急,急则气味厚,缓则气味薄,适其至所,此之谓也。病所远而中道气味之者,食而过之,无越其制度也。是故平气之道,近而奇偶,制小其服也。远而奇偶,制大其服也。大则数少,小则数多。多则九之,少则二之。奇之不去则偶之,是谓重方。偶之不去,则反佐以取之,所谓寒热温凉,反从其病也。

【语译】黄帝说:阴阳之气有多少,病情有盛衰,治法有缓急,方制有大小,我想听听其有关的准则是什么?岐伯说:邪气有高下,病位有远近,证候有内外,治法有轻重,以药力适达病所为目的。《大要》上说:君药一味,臣药二味,为奇方的组成原则;君药二味,臣药四味,为偶方的组成原则;君药二味,臣药三味,为奇方的组成原则;君药二味,臣药六味,为偶方的组成原则。所以说:病位近的用奇方,病位远的用偶方,发汗不用奇方,攻下不用偶方;上不足用补与邪在上当祛者,需用缓方,下不足用补与邪在下当攻者,需用急方;性急的药其气味厚,性缓的药其气味薄,所以能使药气适至病所,就是这个意思。若病位远,药之气味经中道者,当根据病位高下而决定服药准则,病在上者,食后服之,病在下者,食前服之,务使药之味不至超越病所。所以平调气机之道,病位近而用奇方或偶方时,药剂宜小;病位远而用奇方或偶方时,药剂宜大。大则药味少而量重,小则药味多而量轻。多者可达九味,少者可仅二味。用奇方病不去时,则用偶方,谓之重方。用偶方病不去时,则可加与病气相同之药以反佐之,就是说寒热温凉之性,与病气相顺的意思。

【讨论】本节主要论述了方剂的组成、分类和适应证的问题。

在方剂的组成方面,经文提出一个方剂之中有君有臣,意即方剂是由主要药物和配合主要药物发挥作用的辅助药物组成。

在方剂的分类方面,经文提出了以下几种方法:其一,以方剂单位数量分为奇方(单方)和偶方(复方)。一个单一的方剂是单方,两个以上的方剂是复方,复方又叫重方。其二,以用药剂量及药味多少分为大方和小方。用药剂量大、药味少的是大方;用药剂量小、药味多的是小方。其三,以药物作用缓急分为缓方和急方。所用药物气味薄、作用缓的是缓方;所用药物气味厚、作用急的是急方。《内经》关于方剂的分类,实际上只有奇方(单方)、偶方(复方)、缓方、急方、大方、小方六种,但后世均谓《内经》把方剂分为大、小、缓、急、奇、偶、复七方,把奇方和偶方看成只是组成药物的单数和双数的差别,把重方谓之复方。七方之说是值得商榷,周学海即提出异议说:“一三五七,二四六八者,品数之单骈也;奇偶者,所以制缓急厚薄之体,以成远近汗下之用者也,于品数之单骈何与耶?品数之单骈,于治病之实又何与耶?制病以气,数之单骈,无气也。盖常思之,用一物为君,复用同气之二物以辅之,是物性专一,故曰奇也。

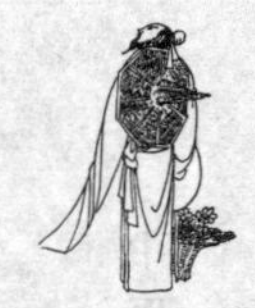

用二物一补一泻为君，复用同气者各二物以辅之，是三气并行，故曰偶也。君二而臣有多寡，则力有偏重，故亦曰奇；臣力平均，则亦曰偶。推之品数加多，均依此例。次奇偶之义，不可易者也。旧解皆专指数之单骈，且曰汗不以奇，而桂枝用三；下不以偶，而承气用四，此以为神明之致也，可为喷饭。”此说颇值参考。

在方剂的适应证方面，经文提出病位在上、在外的，用单方、缓方、小方；病位在下、在里的，用复方、急方、大方。但经文同时又提出“适其至所”，一切以疗效为标准，不能机械套用，单方无效可用复方，反之同理。

经文提出根据病位远近的服药方法，在临床上一直被采用，有其一定的道理。特别值得重视的是“反佐”之法，对某些寒热错杂格拒及邪气方盛等复杂病情的治疗，有着重要的作用。如《伤寒论》中的白通汤证、通脉四逆汤证就是“反佐”法的具体运用，另外如寒药热服或热药寒服，及后世在组方时于热性药中少佐以寒凉之药或于寒凉药中少佐以温热之药都属于“反佐”法。

【原文】帝曰：善。病生于本，余知之矣。生于标[1]者，治之奈何？岐伯曰：病反其本，得标之病，治反其本，得标之方[2]。帝曰：善。六气之胜，何以候之？岐伯曰：乘其至也。清气大来，燥之胜也，风木受邪，肝病生焉。热气大来，火之胜也，燥金受邪，肺病生焉。寒气大来，水之胜也，火热受邪，心病生焉。湿气大来，土之胜也，寒水受邪，肾病生焉。风气大来，木之胜也，土湿受邪，脾病生焉。所谓感邪而生病也。乘年之虚[3]，则邪甚也。失时之和[4]，亦邪甚也。遇月之空[5]，亦邪甚也。重感于邪，则病危矣。有胜之气，其必来复也。

【注释】[1]本、标:本,此指风热火湿燥寒六气;标,此指三阴三阳。[2]病反其本……得标之方:标病当反求于本,乃可得知标病之由,治法当反求于本,乃可求得治标之方。[3]年之虚:即岁过不及之年。[4]失时之和:即岁气与四时之气不相和者。[5]月之空:即月廓残缺之时。

【语译】黄帝说:讲得好。病生于六气之本的,我已经明白了。生于三阴三阳之标的,应当怎样治疗呢?岐伯说:从本病推论,即可得知标病的情况,从治本之法推论,即可得知治标之方。黄帝说:讲得好。六气为胜气的,怎样观测呢?岐伯说:乘其不及而至者为胜气。清肃之气大来,为燥气之胜,风木受邪,病生于肝。热气大来,火气胜,燥金受邪,病生于肺。寒气大来,为水气胜,火热受邪,病生于心。湿气大来,为土气胜,寒水受邪,病生于肾。风气大来,木气胜,湿土受邪,病生于脾。就是说感受胜气之邪就要生病。遇到岁不及之年,则邪甚。遇到岁气与四时之气不和时,邪亦甚。遇到月廓残缺之时,邪气也甚。若受邪之后,而再次感邪则病情危重。有了胜气,其后必然还有复气,这是自然规律。

【原文】帝曰:其脉至何如?岐伯曰:厥阴之至其脉弦,少阴之至其脉钩,太阴之至其脉沉,少阳之至大而浮,阳明之至短而涩,太阳之至大而长。至而和则平,至而甚则病,至而反者病,至而不至者病,未至而至者病,阴阳易[1]者危。

【注释】[1]阴阳易:阳病阳脉不见于阳位,而见于阴位,阴病阴脉不见于阴位,而见于阳位,谓之"阴阳易"。

【语译】黄帝说:六气为病的时候脉象怎样的呢?岐伯说:厥阴之气至,脉象为弦;少阴之气至,脉象为钩;太阴之气至,脉

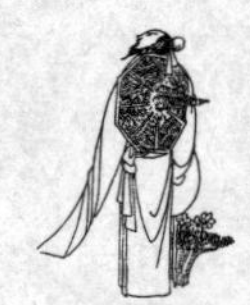

象为沉；少阳之气至，脉象大而浮；阳明之气至，脉象短而涩；太阳之气至，脉象大而长。脉至平和则气亦平和，脉至甚者则为病，脉至与应见之脉相反者则为病，气已至而脉不至者则为病，气未至而脉先至者则为病，阴脉与阳脉相互交换其位置者则病危。

【原文】帝曰：六气标本，所从不同，奈何？岐伯曰：气有从本者，有从标本者，有不从标本者也。帝曰：愿卒闻之。岐伯曰：少阳太阴从本[1]，少阴太阳从本从标[2]，阳明厥阴，不从标本，从乎中也。故从本者化生于本，从标本者有标本之化，从中者以中气为化也。帝曰：脉从而病反者，其诊何如？岐伯曰：脉至而从，按之不鼓[3]，诸阳皆然。帝曰：诸阴之反，其脉何如？岐伯曰：脉至而从，按之鼓甚而盛[4]也。是故百病之起，有生于本者，有生于标者，有生于中气者，有取本而得者，有取标而得者，有取中气而得者，有取标本而得者，有逆取而得者，有从取而得者。逆，正顺也。若顺，逆也。故曰：知标与本，用之不殆，明知逆顺，正行无问。此之谓也。不知是者，不足以言诊，足以乱经。故《大要》曰：粗工嘻嘻，以为可知，言热未已，寒病复始，同气异形，迷诊乱经。此之谓也。夫标本之道，要而博，小而大，可以言一而知百病之害，言标与本，易而勿损，察本与标，气可令调，明知胜复，为万民式，天之道毕矣。

【注释】[1]少阳太阴从本：少阳之本火，太阴之本湿，本末同，故从本。[2]少阴太阳从本从标：少阴之本热，其标明。太阳之本寒，其标阳。本末异，故从本从标。[3]脉至而从，按之不鼓：如阳证而见阳脉为从，应大而鼓指，若按之不鼓指，非真阳证，常见于阴盛格阳。[4]脉至而从，按之鼓甚而盛：如阴证而见阴脉为从，其脉不应鼓指，若按之鼓指甚而盛，非真阴证，常见于阳盛格阴。

【语译】黄帝说：六气标本，所从不同，是怎样的呢？岐伯说：六气有从本的，有从标本的，有不从标本的。黄帝说：我想听你详尽地讲讲。岐伯说：少阳与太阴，标本属性相同，则从本；少阴与太阳，标本属性不同，则从本从标；阳明与厥阴，标本属性皆可化于它气，则不从标本，从于中气。所以从本者，化生于本气；从标本者，或化生于本，或化生于标；从中气者，化生于中气。黄帝说：脉与病似同而实反，怎样诊断呢？岐伯说：脉来病情相顺，但按之不鼓指，诸似阳证者，都是这样。黄帝说：诸阴证与脉相反，其脉是怎样的呢？岐伯说：脉来病情相顺，按之鼓指而强盛有力。所以百病的产生，有生于本的，有生于标的，有生于中气的。有取法于本而得愈的，有取法于标而得愈的，有取法于中气而得愈的，有取法于标本而得愈的，有逆取而得愈的，有从取而得愈的。所谓逆其病气，正是顺治。所谓顺其病气，就是逆治。所以说：懂得标与本的道理，运用起来就不会有困难；明白了逆与顺的用法，就能够进行正确的治疗，而不会产生疑问，就是这个意思。不知道这些道理，不足以谈论诊法的问题，却足以扰乱经义。所以《大要》上说：粗浅的医生，沾沾自喜，以为他什么都懂得了，遇到病人时，刚刚说完是热证，而寒的证候又开始了。由于感受同一邪气，病的形证却有不同，不明白这个道理，则诊断迷惑，经义错乱，就是这个意思。关于标与本的道理，简要而广泛，由小而及大，可以抓住要点而得知百病为害之由。说明标与本，对病情的分析就比较容易而不受损，考察本与标，就能正确地调整气机，明白了胜气与复气的问题，就可以作为人们遵循的准则，有关自然变化规律的问题，也就彻底明白了。

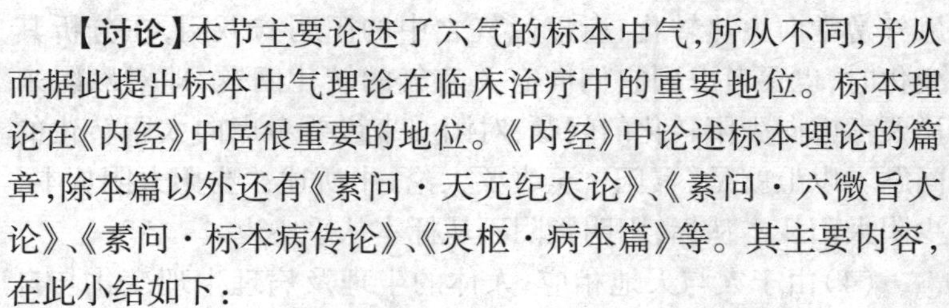

【讨论】本节主要论述了六气的标本中气，所从不同，并从而据此提出标本中气理论在临床治疗中的重要地位。标本理论在《内经》中居很重要的地位。《内经》中论述标本理论的篇章，除本篇以外还有《素问·天元纪大论》、《素问·六微旨大论》、《素问·标本病传论》、《灵枢·病本篇》等。其主要内容，在此小结如下：

（1）自然气候变化是本，三阴三阳是标。即《素问·天元纪大论》中所谓“厥阴之上，风气主之；少阴之上，热气主之；太阴之上，湿气主之；少阳之上，相火主之；阳明之上，燥气主之；太阳之上，寒气主之。所谓本也，是谓六元”。

（2）在自然气候变化方面，由于六气可以相互转化，可以相互影响，因而在六气变化中可以继发它气的变化或同时出现它气的变化，《内经》称之为“中间之气”。即《素问·六微旨大论》中所谓“少阳之上，火气治之，中见厥阴；阳明之上，燥气治之，中见太阴；太阳之上，寒气治之，中见少阴；厥阴之上，风气治之，中见少阳；少阴之上，热气治之，中见太阳；太阴之上，湿气治之，中见阳明。所谓本也，本之下，中之见也，见之下，气之标也。本标不同，气应异象”。

（3）六气既然可以相互转化，可以相互影响，因此六气中的每一气都存在标本中气的问题，分析六气中任何一气的变化都要考虑它气的变化或影响。在六气中，火气和湿气的标本之间在阴阳属性上一致，其变化相对稳定，所以六气之中的少阳和太阴在分析其变化时重点在它们本气方面，即少阳重点考虑阳，太阴重点考虑阴。六气之中的热气有时可以向寒的方面转化，因而可以出现本热标寒现象，所以六气之中的少阴与太阳在分析其变化时，不但要考虑它们的本气，而且要考虑它们的标气，即它们在变化中转化之气。这也就是说，对于少阴要考虑到热与寒的关系问题，对于太阳则要考虑寒与热的关系问题。六气之中的燥气常常向湿转化，凉向寒转化，六气之中的风气常常向火热转化，所以六气之中的阳明与厥阴，在分析其变化时，也要考虑到它们向有关它气的转化问题，即对厥阴来说要考虑向少阳转化的问题，对阳明来说要考虑向太阴转化的问题。以上就是《素问·至真要大论》中所述："少阳太阴从本，少阴太阳从本从标，阳明厥阴不从标本从乎中也。"

(4)由于人与天地相应，人体的生理及病理生理变化与自然气候变化密切相关，因而人体的生理及病理生理变化也可以六气的变化加以归类并以三阴三阳六经标志之，所以上述标本中气理论亦可以运用来分析人体的生理及病理变化并以之来总结疾病的发生、发展和传变规律。病位在肝、心包络，病在厥阴；病位在胆、三焦，病在少阳；病位在心、肾，病在少阴；病位在膀胱、小肠，病在太阳；病位在胃、大肠，病在阳明；病位在肺、脾，病在太阴。由于五脏六腑寒热可以相移，即可以相互传变影响，因而亦可以运用标本中气的理论来分析疾病和总结疾病的变化规律，并用之来防治疾病。这也就是本节中所述："百病之起，有生于本者，有生于标者，有生于中气者，有取本而得者，有取标而得者，有取中气而得者，有逆取而得者，有从取而得者"，"夫标本之道，要而博，小而大，可以言一而知百病之害。"

(5)在诊治疾病上要重视分析标本，因为标本理论与鉴别疾病的真假寒热和采取相应的治疗措施密切相关。这也就是《素问·标本病传论》中所述："病有标本，刺有逆从。""知逆与从，正行无问，知标本者，万举万当，不知标本，是谓妄行。"以及本篇中所论："病反其本，得标之病，治反其本，得标之方。"

据上所述可以看出，《内经》关于标本中气的理论是源于对自然气候变化的观察和总结而来，并根据人与天地相应的指导思想运用于人体生理及病理生理变化，指导养生防病和对疾病的辨证论治。于此可以看出，气化学说不但与中医基础理论有很深的渊源，而且也是中医临床辨证论治的理论基础。

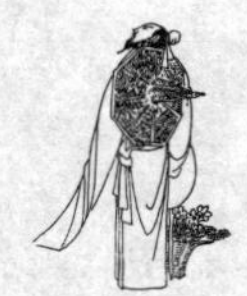

【原文】帝曰:胜复之变,早晏何如?岐伯曰:夫所胜者,胜至已病,病已愠愠[1],而复已萌也。夫所复者,胜尽而起,得位而甚。胜有微甚,复有少多,胜和而和,胜虚而虚,天之常也。帝曰:胜复之作,动不当位,或后时而至,其故何也?岐伯曰:夫气之生化,与其衰盛异也。寒暑温凉,盛衰之用,其在四维。故阳之动,始于温,盛于暑;阴之动,始于清,盛于寒。春夏秋冬,各差其分。故《大要》曰:彼春之暖,为夏之暑,彼秋之忿,为冬之怒。谨按四维,斥候[2]皆归,其终可见,其始可知。此之谓也。帝曰:差有数乎?岐伯曰:又凡三十度[3]也。帝曰:其脉应皆何如?岐伯曰:差同正法,待时而去也[4]。《脉要》曰:春不沉,夏不弦,冬不涩,秋不数,是谓四塞[5]。沉甚曰病,弦甚曰病,涩甚曰病,数甚曰病,参见[6]曰病,复见曰病,未去而去曰病,去而不去曰病,反者死[7]。故曰:气之相守司也,如权衡之不得相失也。夫阴阳之气,清静则生化治,动[8]则苛疾起,此之谓也。

【注释】[1]愠愠:郁积的意思。[2]斥候:古多指伺望敌兵之人,此当指观察伺望气候而言。[3]三十度:即三十日。[4]差同正法,待时而去也:脉象之差,与岁时之差数相应。时差脉亦差,时应脉亦应,此为天人相参之理,所以时去则脉亦去。[5]四塞:天地四时之气,闭塞而无所运行也。[6]参见:指脉气杂乱而错见。[7]反者死:春得秋脉,夏得冬脉,秋得夏脉,冬得长夏脉,长夏得春脉,皆反见胜己之化,失天和也,故死。[8]动:指气候的反常变化。

【语译】黄帝说:胜气和复气的变化,其早晚分别各是怎样的呢?岐伯说:关于胜气,胜气至时则发病,当病邪蕴积时,而复气已开始萌芽。关于复气,是在胜气尽时开始发作,得其应时之位时则甚。胜气有微甚,复气有多少,胜气和缓者,则复气和缓,胜气虚衰者,则复气也虚衰,这是自然变化的常规。黄帝说:胜气与复气的发作,动有不当其时位的,或在时位之后而至,是什么道理呢?岐伯说:六气的发生与变化,盛衰不同。寒暑温凉,盛衰的作用,表现于辰戌丑未四季月之时。所以阳气的发动,始于温时,盛于暑时;阴气的发动,始于凉时,盛于寒时。春夏秋冬四季,存在着一定的时差。所以《大要》上说:春天的温暖,渐变为夏天的暑热,秋天的肃杀,渐变为冬天的凛冽,谨慎地考察四季月的气候变化,观察气候的回归,则从气的终末,可以发现气的开始,就是这个意思。黄帝说:时差有一定的日数吗?岐伯说:约三十日的时间。黄帝说:这在脉象方面的反应是怎样的呢?岐伯说:时差与正时相同,待其时去则脉亦去。《脉要》上说:春脉而无沉象,夏脉而无弦象,冬脉而无涩象,秋脉则无数象,是天地四时之气闭塞。春脉过沉的是病脉,夏脉过弦的是病脉,冬脉过涩的是病脉,秋脉过数的是病脉,脉象杂见的是病脉,脉象再现的是病脉,气未去而脉去的是病脉,脉反其时的为死证。所以说:脉与气之相守,如秤杆与秤砣的关系一样,缺一不可。关于阴阳之气,清静和平则生化之机得治,扰动不宁则疾病发生,就是这个意思。

【讨论】本节从整体恒动的角度出发论述了六气之间的关系问题,从人与天地相应的角度出发论述了季节气候与脉象的关系问题。其主要内容包括:

(1)明确指出胜复之气互为因果,如影随形。也就是复气是在胜气的基础上产生的,有胜气必然有复气,而且是在胜气开始产生时,复气就已经随之产生。这就是原文所谓“胜有微甚,复有多少,胜和而和,胜虚而虚”,“病已愠愠,而复已萌”。

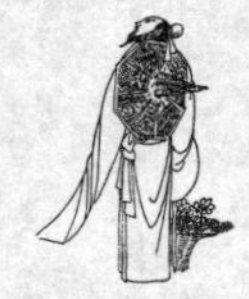

（2）既然胜复气之间互为因果，如影随形，但是为什么复气有时会出现“动不当位”或“后时而至”的情况呢？原文作了明确的解释。即六气的变化过程，实质上是一个由衰而盛，由弱而强，由渐变到突变的过程。胜气如此，复气也如此。正因为如此，所以复气虽然是在胜气产生时已同时萌芽生长，但是到它显示作用时，则又还需要一定的时间，因而也就出现了原文所谓“动不当位，或后时而至”，“夫所复者，胜尽而起，得位而甚”，亦即复气在胜气之后而出现的情况。

（3）六气的变化既然是一个由衰到盛，由弱到强，由渐变到突变的移行连续过程，因而以温热凉寒气候变化为特点的春夏秋冬四季也就不能截然划分，应该把他们之间看成是一个连续的、统一的整体。春之生是为了夏之长，夏之长是为了秋之收，秋之收是为了冬之藏，冬之藏又是为第二年的春之生，生长收藏，浑然一体。这也就是《素问·四气调神大论》中所谓的春奉夏，夏奉秋，秋奉冬，冬奉春。因而从四季中每一个季节的气候、物候变化情况就可以分析全年的气候、物候、病候的情况。这也就是原文所谓的“阳之动，始于温，盛于暑，阴之动，始于清，盛于寒，春夏秋冬，各差其分”，“彼春之暖，为夏之暑，彼秋之忿，为冬之怒，谨按四维，斥候皆归，其终可见，其始可知”。

（4）由于人与天地相应，因而人体的脉象变化与气候变化密切相关。一年四季的气候变化是一个由弱而强，由盛而衰，由渐变到突变的连续移行过程，因而人体的脉象变化自然也表现为一个由弱而强，由盛而衰，由渐变到突变的连续移行过程。春脉弦，但由于春脉是在冬脉的基础上发展而来，所以春脉可以出现沉象。夏脉洪，但由于夏脉是在春脉的基础上发展而来，所以夏脉可以出现弦象。秋脉浮，但由于秋脉是在夏脉的基础上发展而来，所以秋脉可以出现数象。冬脉沉，但由于冬脉是在秋脉的基础上发展而来，所以冬脉可以出现涩象。这就是说人体脉象变化与自然气候变化密切相关，如影随形，脉象与四时相应是正常，反之就不正常。这也就是原文所谓的“春不沉，夏不弦，冬不涩，秋不数，是谓四塞”，“参见曰病，复见曰病，未去而去曰病，去而不去曰病。反者死”，“气之相守司也，如权衡之不得相失也”。

（5）由于自然气候变化与人体生理变化密切相关，因此气候变化正常与否就直接影响着人体的健康与疾病。气候变化正常，人体就不容易发生疾病，相反，气候变化异常，则人体就会相应失常而容易发生疾病。这就是原文所说的“夫阴阳之气，清静则生化治，动则苛疾起，此之谓也”。

据上所述，本节所讨论的中心问题是季节气候之间的关系及各个季节之间的连续性及统一性，以及在人体脉象上的具体表现问题。它提示人们在分析气候、物候、病候时，必须从运动的观点出发，从人与天地相应的观点出发，对任何气候、物候、病候表现都不能孤立地、片面地、机械地对待。这是本节原文的主要精神，也是贯穿整个《内经》的指导思想，是中医学中的精华所在。过去有人提出，四时脉象中春脉弦、夏脉钩、秋脉毛、冬脉石等与此处所述春沉、夏弦、秋数、冬涩相互矛盾，并从而认为中医理论本身前后相互矛盾，并无统一认识。我们认为，提出这种问题至少还是由于质疑者对《内经》还缺乏深入的学习和理解，对于中医学的指导思想和理论基础，还缺乏真正的了解。

【原文】帝曰：幽明何如？岐伯曰：两阴交尽故曰幽，两阳合明故曰明，幽明之配，寒暑之异也。帝曰：分至[1]何如？岐伯曰：气至之谓至，气分之谓分，至则气同，分则气异[2]，所谓天地之正纪也。

帝曰：夫子言春秋气始于前，冬夏气始于后，余已知之矣。然六气往复，主岁不常也，其补泻奈何？岐伯曰：上下所主，随其攸利，正其味，则其要也[3]。左右同

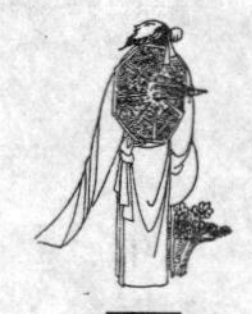

法[4]。《大要》曰:少阳之主,先甘后咸;阳明之主,先辛后酸;太阳之主,先咸后苦;厥阴之主,先酸后辛;少阴之主,先甘后咸;太阴之主,先苦后甘。佐以所利,资以所生,是谓得气。

【注释】[1]分至:分指春分秋分。[2]至则气同,分则气异:冬夏至时,阴阳至极,故曰气同。春秋分时,阴阳分别,故曰气异。[3]上下所主,随其攸利,正其味,则其要也:司天在泉,各有主气之时,当随其所利用药,谓之正味,亦治法之要领。[4]左右同法:指左右间气主气之时,其治法与司天在泉同。

【语译】黄帝说:幽和明是什么意思呢?岐伯说:太阴少阴两阴交尽叫做幽,太阳少阳两阳合明叫做明。幽和明配合于阴阳,则形成寒暑有别。黄帝说:分和至是什么意思呢?岐伯说:阴阳之气至时叫做至,气分时叫做分。气至的时候,其气是相同的,气分的时候,其气是不同的。所以冬夏至春秋分是天地气化纪时的纲领。

黄帝说:先生说立春立秋,气始于交节之前,立冬立夏,气始于交节之后,我已经明白了。然而六气往来,其主岁之时,并不是固定不变的,对于补法和泻法的运用,应当怎样呢?岐伯说:司天在泉各有主时,随其所利,正其药味,是其主要的准则。左右间气主气之时,也同此法。《大要》上说:少阳主气之时,先甘而后咸;阳明主气之时,先辛而后酸;太阳主气之时,先咸而后苦;厥阴主气之时,先酸而后辛;少阴主气之时,先甘而后咸;太阴主气之时,先苦而后甘。佐以有利的药物,资助其生化之机,这就是配合了六气的变化。

【讨论】本节内容主要是在前几篇有关治疗原则的基础上进一步论述季节气候的变化与人体疾病治疗方面的问题。归纳如下：

(1)根据一年当中气候变化的特点及其转折，形成了节气上的分和至，即“气至之谓至，气分之谓分，至则气同，分则气异”。

(2)一年之中气候变化过程是一个整体，同时也是一个连续的移行变化过程，如“春秋气始于前，冬夏气始于后”。同时还指出，每一种气候变化同样是一个连续的过程，因而提出了对六气本身再分先后的问题，把六气所主的每一步分为先后，各占三十天而有奇，亦即《素问·六微文旨大论》中所提出的“初凡三十度而有奇，中气同法”。

(3)由于气候变化有先后，因此在治疗上也有先后，原文再次提出了先后的治疗问题，即原文所谓的“少阳之主，先甘后咸，阳明之主，先辛后酸”等等。

(4)上述治疗大法，在临床具体运用上还要根据具体情况，具体对待，全面考虑，综合应用，即“佐以所利，资以所生，是谓得气”。

(5)通过上述进一步论证了三阴三阳的含义以及三阴三阳命名的物质基础，完全是从气候变化的实际观察中总结出来的。即“幽明之配，寒暑之异也”，于是，有力地论证了《素问·天元纪大论》中所谓的“寒暑燥湿风火，天之阴阳也，三阴三阳上奉之”，“阴阳之气各有多少，故曰三阴三阳也”。本篇所谓的“阴阳之三也，何谓？岐伯曰：气有多少，异用也”，对厥阴和阳明的概念作了明确的回答。

据上所述，可以看出，中医理论完全是在认真观察自然变化和人体健康的关系中总结而来的，其是中医学指导思想整体恒动观与天人相应理论的物质基础。

【原文】帝曰：善。夫百病之生也，皆生于风寒暑湿燥火，以之化之变[1]也。经言盛者泻之，虚者补之。余锡[2]以方士，而方士用之尚未能十全，余欲令要道必行，桴鼓相应，犹拔刺雪污[3]，工巧神圣，可得闻乎？岐伯曰：审察病机，无失气宜，此之谓也。帝曰：愿闻病机何如？岐伯曰：诸风掉眩，皆属于肝[4]。诸寒收引，皆属于肾[5]。诸气膹郁，皆属于肺[6]。诸湿肿满，皆属于脾。诸热瞀瘛，皆属于火。诸痛痒疮，皆属于心。诸厥固泄，皆属于下[7]。诸痿喘呕，皆属于上[8]。诸禁鼓慄，如丧神守，皆属于火[9]。诸痉项强，皆属于湿。诸逆冲上，皆属于火。诸胀腹大，皆属于热。诸躁狂越，皆属于火。诸暴强直，皆属于风。诸病有声，鼓之如鼓，皆属于热[10]。诸病胕肿，疼痠惊骇，皆属于火[11]。诸转反戾，水液浑浊，皆属于热[12]。诸病水液，澄澈清冷，皆属于寒。诸呕吐酸，暴注下迫，皆属于热。故《大要》曰：谨守病机，各司其属，有者求之，无者求之，盛者责之，虚者责之，必先五胜[13]，疏其血气，令其调达，而致和平，此之谓也。

【注释】[1]之化之变：静而顺者为化，动而变者为变，故曰之化之变也。[2]锡：音义同赐。[3]拔刺雪污：形容治疗的效应，好像拔除芒刺洗涤污垢一样。[4]诸风掉眩，皆属于肝：肝为风木之脏，其脉挟督脉上会于巅，开窍于目，故感受诸风之邪，则头目眩晕旋转。[5]诸寒收引，皆属于肾：肾为人身阳气之根本，诸寒伤形而生拘挛之病，故属于肾。[6]诸气膹郁，皆属于肺：肺主一身之气而司呼吸，故诸气之满闷怫郁者皆属于肺。[7]诸厥固泄，皆属于下：诸有气逆上行及固涩或不禁，出入无度，燥湿不恒，皆属下焦。固，指大小便固而不下。泄，指便泄不禁。[8]诸痿喘呕，皆属于上：肺居于上焦，故曰属上。喘呕皆气上逆所致，均属上焦。[9]诸禁鼓慄，如丧神守，皆属于火：指火邪扰乱，心神不守，神识不得为用所致之口禁鼓颔战慄等神不守舍之症。[10]诸病有声，鼓之如鼓，皆属于热：本病当指热郁不化，热气停滞所致之腹胀病。[11]诸病胕肿，疼痠惊骇，皆属于火：当指火郁所致之皮肤肌肉之肿病，木火炽盛所致之筋骨痠痛及火升神动之惊骇证。[12]诸转反戾，水液浑浊，皆属于热：本证乃指热伤筋脉所致之肢体拘挛与热郁所致之水液异常代谢。转，指转筋。反，指角弓反张。戾，身曲不直。[13]五胜：五运五行之气，更为胜气。

【语译】黄帝说：讲得好。百病的形成，都是由于风寒暑湿燥火六气的各种气化与变化。医经上说：实证用泻法，虚证用补法。我把这些原则教给医生们，而他们用后，还未能收到十全的效果。我想使这些至理要道得到普通运用，如桴与鼓能够配合相应，如拔芒刺和洗污垢那么容易一样，能正确地运用诊察技巧，可以听你讲讲吗？岐伯说：要仔细诊察发生疾病的机理，不可违背调和六气的原则，就可以达到目的了。黄帝说：我想听听病机是怎样的呢？岐伯说：凡是风病振摇眩晕等证，都属于肝病。凡是寒病收敛牵引等证，都属于肾病。凡是气病满闷怫郁等证，都属于肺病。凡是湿气水肿胀满等证，都属于脾病。凡是热邪昏闷抽搐等证，都属于火。凡是疼痛瘙痒疮疡等证，都属于心病。凡是厥逆、二便固涩或下泄等证，都属于下焦。凡是痿病、喘息、呕吐等证，都属于上焦。凡是口禁、鼓颔战慄，如神志丧失等证，都属于火。凡是痉、项强等证，都属于湿。凡是逆气上冲的，都属于火。凡是胀满腹大等证、都属于热。凡是躁动不安、发狂不宁等证，都属于火。凡是突然身体强直的，都属于风。凡是腹胀叩之有声如击鼓者，都属于热。凡是浮肿痠痛惊骇等证，都属于火。凡是筋脉拘挛、水液浑浊等证，都属于热。凡是水液清冷的，都属于寒。凡是呕吐酸水、急剧下泻而奔迫的，都属于热。所以《大要》上说：谨慎地遵守病机，根据疾病的属性，有五行之气者当求之，无五行之气者亦当求之，盛者当求之，虚者亦当求之，首先分辨五运五行更胜所致之病，疏通气血，使其调达至于和平，就是这个意思。

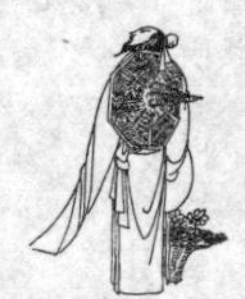

【讨论】本段就是后世所说的"病机十九条"。全文可以分为三个部分:第一部分谈分析病机的重要性和必要性,第二部分谈分析病机的方法,第三部分谈分析病机的步骤。这是《内经》中极为重要的一段文字,是中医学中最早、最系统、最集中的论述辨证论治的内容、方法、步骤的一段文字,几千年来一直指导着中医临床,兹根据我们的认识和体会对这段经文的基本精神小结如下。

(1)本段首先提出了人体疾病的发生与自然气候变化密切相关。这就是原文"夫百病之生也,皆生于风寒暑湿燥火,以之化之变也",因而对病机的分析自然地就把六气和五脏结合了起来,并且以六气来归类人体在感受致病因素作用以后出现的各种临床表现。这是中医气化学说的基本理论,也是气化学说在中医临床上的应用。

(2)由于自然气候变化有盛有衰,有太过不及,因此在人体疾病变化方面,从总的来说也是可以运用阴阳、气血、虚实、寒热来加以概括,在性质上可以分为亢盛与衰退两大类,因而在治疗上也是可以分为补和泻两种方法。这就是原文"皆属于上","皆属于下","盛者泄之","虚者补之"以及后文所谓"治寒以热","治热以寒"。

(3)但是,单凭临床表现上的辨证寒热虚实和治疗上施以温清补泻是不够的,有时不但不能达到治疗目的,而且还会出现新的问题,产生相反的治疗结果。即原文指出的"而方士用之,尚不能十全",以及后文所谓的"有病热者,寒之而热,有病寒者,热之而寒,二者皆在,新病复起"。

(4)如果要提高疗效,那就必须进一步分析病机,使诊断治疗与病机完全符合。即经文所谓"余欲令要道必行,桴鼓相应,犹拔刺雪污","审察病机,无失气宜"。

(5)分析病机的方法,首先应根据与患者发病有关的各种表现进行脏腑定位,这就是原文"诸风掉眩,皆属于肝……诸痛痒疮，皆属于心”等例；然后再进一步定性，如“诸热瞀瘛，皆属于火”，“诸寒收引，皆属于肾”等例。上述例子说明了同属于抽搐、拘急、痉厥症状，有的属火，有的属风，有的属寒，有的属湿，虽症状相同，但病机不同。也还要从不同的症候中求相同，这即是“诸逆冲上，皆属于火；诸胀腹大，皆属于热；诸燥狂越，皆属于火”等例子。上述例子说明腹胀、呕逆、狂躁虽然表现不同，但是病机相同，在症候的性质上同属于火热。除此而外，还要注意鉴别所见症候性质的寒热真假，这也是“诸禁鼓慄，如丧神守，皆属于火”，“诸病有声，鼓之如鼓，皆属于热；诸病胕肿，疼痠惊骇，皆属于火；诸转反戾，水液浑浊，皆属于热；诸病水液，澄澈清冷，皆属于寒；诸呕吐酸，暴注下迫，皆属于热”等例。上述各例说明了确定疾病性质，不但要看其主症，同时还要看其合并症，只有综合全身症状来分析，才能正确判断其寒热虚实真假。疾病的病性、病位、寒热虚实真假确定了，然后就要进一步分析其所以然，为什么会出现虚，为什么会出现实，这就是原文所谓“有者求之，无者求之，盛者责之，虚者责之”。再进一步还必须确定在哪一个脏腑，哪一种病理生理变化在其中起主要作用，即“必先五胜”，以及后文所谓“必伏其所主，先其所因”，“寒之而热者取之阴，热之而寒者取之阳，所谓求其属也”等等。

(6)病位、病性确定了，疾病的寒热盛衰原因弄清了，因而相应的治疗方法也就确定了，人体在致病因素作用以后的变化是十分复杂的，但总的说来不外气血失调。因此，疏调气血又是治疗中的要中之要。气血调畅了，人体健康自然就恢复了，这就是“疏其气血，令其调达，而致和平”之意。

综上所述，可以看出，中医学在运气学说的基础上提出并总结了病机学说，而且在病机学说的基础上又归纳出了中医辨证的具体方法和步骤，从而形成了一套完整的理论体系，论而有据，言而有证。当前在如何理解辨证论治和如何运用辨证论

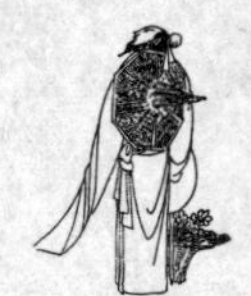

治这一问题上,中医界的认识不尽相同。我们认为这不是中医本身的问题,而是由于对中医病机学说的来源及其基本精神还缺乏深入的探讨和足够的重视。因此,进一步学习运气七篇,深入领会病机十九条的基本精神,无论从中医基本理论研究和中医临床规范化来看,都是一个十分迫切的问题,不可等闲视之。

【原文】帝曰:善,五味阴阳之用何如?岐伯曰:辛甘发散为阳,酸苦涌泄为阴,咸味涌泄为阴,淡味渗泄为阳。六者或收或散,或缓或急,或燥或润,或软或坚,以所利而行之,调其气使其平也。

【语译】黄帝说:讲得好。药物的五味的阴阳属性及其作用是怎样的呢?岐伯说:辛味与甘味有发散作用的属阳,酸味与苦味有涌吐泻下作用的属阴,咸味有涌吐泻下作用的属阴,淡味有渗利作用的属阳。六者之中,或收敛,或发散,或缓和,或急剧,或燥湿,或润泽,或软坚,或坚实,根据其作用加以运用,调整气机,使其和平。

【原文】帝曰:非调气而得者[1],治之奈何?有毒无毒,何先何后?愿闻其道。岐伯曰:有毒无毒,所治为主,适大小为制也。帝曰:请言其制。岐伯曰:君一臣二,制之小也;君一臣三佐五,制之中也;君一臣三佐九,制之大也。寒者热之,热者寒之,微者逆之,甚者从之,坚者削之,客者除之,劳者温之,结者散之,留者攻之,燥者濡之,急者缓之,散者收之,损者温之,逸者行之,惊者平之,上之下之,摩之浴之[2],薄之[3]劫之[4],开之发之,适事为故。

帝曰：何谓逆从？岐伯曰：逆者正治，从者反治[5]，从少从多，观其事也。帝曰：反治何谓？岐伯曰：热因寒用，寒因热用，塞因塞用，通因通用[6]，必伏其所主，而先其所因[7]，其始则同，其终则异，可使破积，可使溃坚，可使气和，可使必已。

【注释】[1]非调气而得者：本处所说之气，实指六气胜复之外因邪气而言，即运气篇中所述诸病因。非调气者，指不属于上述病因所致的疾病之治法。[2]摩之浴之：摩，即按摩疗法；浴，即汤洗沐浴等熏洗疗法。[3]薄之：薄，侵也。在此当有侵蚀之义。[4]劫之：用迅猛之药劫夺之。[5]从者反治：指治法或服用药物方法虽与疾病假象相从，但其实质仍与病气相反，因而为反治法。[6]塞因塞用，通因通用：中满而虚者，通之则虚尤甚，当补其虚则满自愈，为塞因塞用之义。内实而下利者，涩之则实更甚，当通其实，则利自止，为通因通用之义。[7]必伏其所主，而先其所因：伏其所主，谓求病之本而有所制伏之；先其所因，谓当先求病之所因。

【语译】黄帝说：有的疾病不是用以上所说的调气方法所能治愈的，应怎样治疗呢？有毒与无毒的药物，哪种先用，哪种后用，我想听听其中的道理。岐伯说：有毒与无毒药物的使用，要根据疾病的需要去选择，根据病情的轻重，制定方剂的大小。黄帝说：请你谈谈其中的原则。岐伯说：君药一味，臣药二味，是小方的组成原则；君药一味，臣药三味，佐药五味，是中方的组成原则；君药一味，臣药三味，佐药九味，是大方的组成原则。寒病用热法，热病用寒法，病轻者，逆其病气而治，病情严重的，就顺着病性来治疗，坚实者削弱之，客邪者驱除之，劳损者温养之，结滞者疏散之，留止者攻伐之，干燥者濡润之，拘急者缓和之，涣散者收敛之，损伤者温补之，安逸停滞者通行之，惊动者平静之，病在上者从上而散越之，病在下者从下而泻之，或用按摩法，或用汤浴法，或用侵蚀法，或用截邪法，或用开泄法，或用发散法，总之以适应病情为原则。

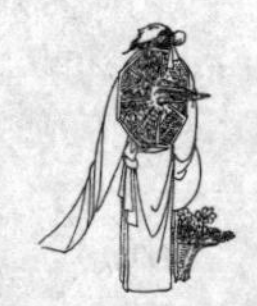

黄帝说：什么叫做逆治法与反治法呢？岐伯说：逆治法，就是正治法，从治法就是反治法。顺从药物的多少，要根据病情而定。黄帝说：反治法是什么意思呢？岐伯说：就是"热因寒用，寒因热用，塞因塞用，通因通用"等治法。必须找出疾病的本质，而有所针对地制伏它，当先求其病之所因。开始时药性与病情虽有些相同，但最终就不同了。这种治法可以破除积聚，溃散坚结，使气机调和，疾病得愈。

【讨论】

(1)本段主要论述了以下几个问题：

①五味的作用以及其阴阳属性，这就是"辛甘发散为阳，酸苦涌泄为阴，咸味涌泄为阴，淡味渗泄为阳"。

②调气治疗与非调气治疗的特点。调气治疗的特点是：运用五味在性味上的特点以矫正人体在致病因素作用后出现的偏胜状态，这就是"以所利而行之，调其气，使其平"。非调气的治疗特点是：针对患者临床表现作对症处理，这就是"结者散之，留者攻之，燥者濡之"等等。

③治疗方法上基本上可以区分为"逆治""从治"两大类。调气治疗时，逆治、从治均可应用，其治疗机制是"伏其所主而先其所因"。非调气治疗时，由于其纯属于对症治疗，所以主要是逆治。由于非调气治疗属于对症治疗，所以应该中病即止，即原文所谓"适事为故"。而且非调气治疗只能在轻症或一般情况下使用，如果在重症或对症治疗无效时，仍应进行调气治疗，"伏其所主，先其所因"，考虑从治，即原文所谓"微者逆之，甚者从之"。

根据以上三方面的内容，我们可以看出，中医学在治疗上强调了"伏其所主而先其所因"，强调了治病求本，但是也把对症治疗放在一定的地位上，并明确了其适应证和应用原则，这些都是古人实践经验的总结。

(2)关于“非调气而得者”:“调气”即根据人体在致病因素作用以后所表现出来的邪气偏胜情况,以药物或者食物的不同性味进行相应的针对性处理。“非调气”即不属于上述处理方法。“非调气而得者”一语,意思是说对于患者的治疗,除了“调气”的方法外,还有“非调气”的方法。

(3)关于“非调气”一语,历代注家或作强解,或避而不谈,认识上很不统一。王冰注:“夫病生之类,其有四焉。一者始因气动而内有所成,二者不因气动而外有所成,三者始因气动而病生于内,四者不因气动而病生于外。夫因气动而内成者,谓积聚、癥瘕、瘤气、瘿起、结核、癫痫之类也;外成者谓痈肿疮疡、痂疥疽痔、掉瘛浮肿、目赤瘭胗、胕肿痛痒之类也;三者不因气动而病生于内谓留饮癖食、饥饱痨损、宿食霍乱、悲恐喜怒、想慕忧结之类也;四者不因气动而病生于外,谓瘴气贼魅、虫蛇蛊毒、蜚思鬼击、冲薄堕坠、风寒暑湿、斫射刺割捶扑之类也。凡此四类,有独治内而愈者,有兼治内而愈者,有独治外而愈者,有兼治外而愈者;有先治内后治外而愈者,有先治外后治内而愈者,有须齐毒而攻击者,有须无毒而调引者。其疾或重或轻,或缓或急,或收或散,或润或燥,或软或坚,用各有所宜也。”张介宾注:“非调气,谓病有不因于气而得者也。”马莳注:“此言病有气不调而得者,亦有气调而得者。”张隐庵注:“然五脏之病又当以有毒无毒之药治之。”高士宗注:“承调气使平之言,谓非调气而得,又当以药治之。”上述各家所注,没有把问题说清楚。王冰和张介宾认为病有因气而生和不因气而生者,所以治有调气与非调气的区别,一则违反了《内经》“百病生于气”的病因学认识及“疏其血气,令其调达,而致和平”的治疗原则,属于强辩;二则从上下文来看,这里重点讨论治疗,而不是病因,因此所注不足为训。马莳所注更不合经义。惟张隐庵和高士宗认为此是指专用药物而言,比较符合经文原意。因为前文已述“调其气,使其平”,是指以五味调治而言“五味”,包括药物,也

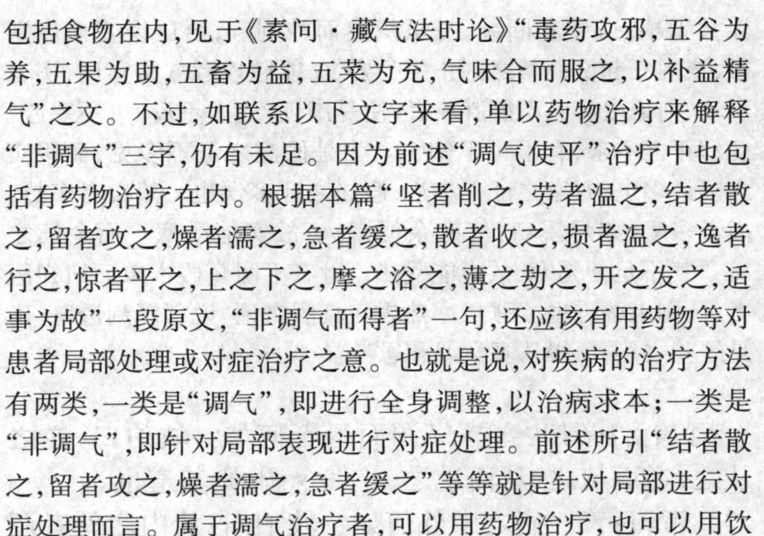

包括食物在内，见于《素问·藏气法时论》“毒药攻邪，五谷为养，五果为助，五畜为益，五菜为充，气味合而服之，以补益精气”之文。不过，如联系以下文字来看，单以药物治疗来解释“非调气”三字，仍有未足。因为前述“调气使平”治疗中也包括有药物治疗在内。根据本篇“坚者削之，劳者温之，结者散之，留者攻之，燥者濡之，急者缓之，散者收之，损者温之，逸者行之，惊者平之，上之下之，摩之浴之，薄之劫之，开之发之，适事为故”一段原文，“非调气而得者”一句，还应该有用药物等对患者局部处理或对症治疗之意。也就是说，对疾病的治疗方法有两类，一类是“调气”，即进行全身调整，以治病求本；一类是“非调气”，即针对局部表现进行对症处理。前述所引“结者散之，留者攻之，燥者濡之，急者缓之”等等就是针对局部进行对症处理而言。属于调气治疗者，可以用药物治疗，也可以用饮食调理；属于非调气治疗者，则指用药物或其他专用手段进行处理。

(4)关于在临床上如何区分寒热虚实的真假以及治疗上的逆治从治问题，张介宾在《类经》中作了十分深透的讨论，兹节录原注以供读者参考。他说：“余按治有逆从者，以病有微甚，病有微甚者，以证有真假也。寒热有真假，虚实亦有真假，真者正治，知之无难，假者反治，乃为难耳。如寒热之真假者，真寒则脉而细，或弱而迟，为厥逆，为呕吐，为腹痛，为飧泄下利，为小便清频，即有发热，必欲得衣，此浮热在外而沉寒在里也。真热则脉数有力，滑大而实，为烦躁喘满，为声音壮厉，或大便秘结，或小水赤涩，或发热掀衣，或胀痛热渴，此皆真病。真寒者宜温其寒，真热者宜解其热，是当正治也。至若假寒者，阳证似阴，火极似水也。外虽寒而内则热，脉数而有力，或沉而鼓击，或身寒恶衣，或便热秘结，或烦渴引饮，或肠垢臭秽。此则恶寒非寒，明是热证，所谓热极反兼寒化，即阳盛格阴也。假热者阴证似阳，水极似火也，外虽热而内则寒，脉微而弱，或数而虚，或浮大无根，或弦芤断续，身虽炽热而神则静，语虽谵妄而声则微，或虚狂起倒而禁之则止……要之，能胜攻者方是实证，实者可攻，何虑之有？不能胜攻者，便是虚证，气去不反，可不寒心？此邪正之本末，有不可不知也。为是假虚之证不多见，而假实之证最多也；假寒之证不难治，假热之证多误也。然实者多热，虚者多寒，如丹溪曰：气有余便是火，故实能受寒。而余续之曰："气不足便是寒，故虚能受热。世有不明真假本末而曰知医者，余则未敢许也。"张氏寒热虚实真假之论，说理深刻透辟，确是经验之谈，值得认真学习和思考。

【原文】帝曰：善。气调而得者何如？岐伯曰：逆之从之，逆而从之，从而逆之，疏气令调，则其道也。

帝曰：善。病之中外何如？岐伯曰：从内之外者调其内；从外之内者治其外；从内之外而盛于外者，先调其内而后治其外；从外之内而盛于内者，先治其外，而后调其内；中外不相及则治主病[1]。

帝曰：善。火热复，恶寒发热，有如疟状，或一日发，或间数日发，其故何也？岐伯曰：胜复之气，会遇之时，有多少也。阴气多而阳气少，则其发日远；阳气多而阴气少，则其发日近。此胜复相薄，盛衰之节，疟亦同法。

帝曰：论言治寒以热，治热以寒，而方士不能废绳墨而更其道也。有病热者寒之而热，有病寒者热之而寒，二者皆在，新病复起，奈何治？岐伯曰：诸寒之而热者取之阴，热之而寒者取之阳[2]，所谓求其属也。帝曰：善。服寒而反热，服热而反寒，其故何也？岐伯曰：治其王气，是以反也。帝曰：不治王而然者何也？岐伯曰：悉乎哉问也！不治五味属也。夫五味入胃，各归所喜，故酸先入肝，苦先入心，甘先入脾，辛先入肺，咸先入肾，久而增气，物化之常也。气增而久，夭之由也。

【注释】[1]中外不相及则治主病：内外病因都不能确立的，则治疗主要之见证。[2]寒之而热者取之阴，热之而寒者取之阳：以寒药治热病，病不愈而反见热者，非真热证，乃阴不足，阴不足则阳有余，故当取之于阴。以热药治寒病，病不愈而反见寒者，非真寒证，乃阳不足，阳不足则阴有余，故当取之于阳。

【语译】黄帝说：讲得好。调气而病得痊愈的是怎样的呢？岐伯说：有逆治法，有从治法，有先逆而后从之法，有先从而后逆之法，疏畅气血，使其条达，乃是治法的要道。

黄帝说：讲得好。内因之病与外因之病怎样治疗呢？岐伯说：因内因病而影响外因为病的，则调治其内；因外因病而影响内因为病的，则治其外；因内因病而影响外因为病，而且外病盛的，先调治其内病而后治其外病；因外因病而影响内因为病，而且内病盛的，先治其外病而后治其内病；内因与外因都不能确立的，则治其主要的见证。

黄帝说：讲得好。火热之气复，而又恶寒发热，好像疟疾一样，或一日发作一次，或隔数日发作一次，是什么原因呢？岐伯说：胜气与复气相会之时，使阴阳之气有多有少，不相协调。若阴气多而阳气少的，则发作间隔的时间较远；若阳气多而阴气少的，则发作间隔的时间较近。这是由于胜气与复气相互搏击，阴气与阳气互有盛衰的关系。疟疾病的发作，也是这个道理。

黄帝说：医论上说，治寒病当用热药，治热病当用寒药，医生也不能废弃这些准则，改变这些规律。但有的患者热证用寒药治疗反而有热，寒证用热药治疗反而有寒，寒热二证俱在，而且有新的证候出现，应当怎样治疗呢？岐伯说：凡是热证用寒药治而反热的，应当取法于养阴，寒证用热药治而反寒的，应当取法于补阳，以取治寒热所从属的根本，就是所谓“求其属”。黄帝说：讲得好。用寒药反而有热，用热药反而有寒，是什么原因呢？岐伯说：单治疾病的旺盛之气，没有照顾到脏腑的本气，所以有相反的结果。黄帝说：有的不是治了偏胜之气，而出现这种现象的，是什么原因呢？岐伯说：你问得很全面啊！属于这种情况的，是由于药品的五味施治不当所致。五味入胃之后，各归其所喜归之脏，所以酸味先入肝，苦味先入心，甘味先入脾，辛味先入肺，咸味先入肾。味入既久，则能增强脏气，这是物质生化的一般规律。若长久地增补脏气，则使脏气偏胜，乃是导致灾祸的原因。

【讨论】本段主要论述了治病求本，以及怎样求本的问题。关于治病求本的原则，人所共知，但是如何求本，在认识上很不统一。或曰“生之本，本于阴阳”，因此认为和调阴阳就是求本；或曰“人以胃气为本”，因此保养胃气就是求本。这些提法虽然原则上并无错误，《内经》也均有论述，但是结合临床运用，殊嫌空泛，很难掌握并具体化。本节在治病求本上特别指出了“从内之外”、“从外之内”、“中外不相及”的问题，亦即从原发与继发的角度来具体阐述什么是治病求本，言简意赅，毫不含糊，值得我们重视并深入体会。后世注家对此节的理解，我们仍认为以王冰为好，其注“从外之内者调其外，从内之外者调其内”时谓：“各绝其源”；其注“从内之外而盛于外者，先调其内而后治于外，从外之内而盛于内者，先调其外而后治于内”时谓：“皆谓先除其根属，后削其枝条也”；其注“中外不相及则治主病”时谓：“中外不相及者，自各一病也。”可谓要言不繁、画龙点睛之笔。另外，马莳注解《内经》对此节注释颇佳，其注云：“此言治表里有三法，有本标，有先后，有分主也。病有从内而之外，则内为本外为标，有从外而之内，则外为本内为标，皆只调其本而不必求之标也。病有从外之内而内病盛，从内之外而外病盛，

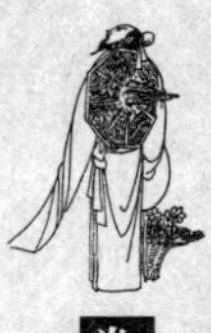

皆当先治其病之本而后调病之标也，然病有在内而不及之外，在外而不及之内者，则各自为病中外不相及，或以治内，或以治外，皆治其主病耳。”注释简明而透彻。至于其他注家，或谓“内因之病，脏腑之气病也，外因之病，六淫之邪也”等均有失于《内经》原意。

本段是对前文病机十九条一段基本精神的进一步论证和补充，全段以问答形式，逐步加以讨论，层次井然，系统而全面，是《内经》中相当精彩的一段文字。本段内容可以归纳为以下六点：

(1)首先肯定了“治寒以热”“治热以寒”的一般治疗原则。

(2)但是，从实际情况来看，简单的“治寒以热”“治热以寒”还不能满足实际临床需要，不能做到十全，有时不但无效，还可能产生新的问题，这和病机十九条“余锡以方士，而方士用之尚未能十全”的精神一致。

(3)如何才能提高疗效，本段提出了“寒之而热者取之阴，热之而寒者取之阳，所谓求其属也”的治疗原则。这是对病机十九条“谨守病机，各司其属”的进一步论述和补充。

(4)为了说明服寒反热和服热反寒的道理，本节提出了“治其王气，是以反也”的问题。这也是对病机十九条“未能十全”的进一步论述和补充。

(5)除上述而外，本段还突出地提出了药食的性味归经与疗效的关系，认为即使辨证准确，但是如果不重视药物的性味归经，其结果和辨证错误是一样的无效。这就是原文“不治五味属也”。这是病机十九条没有论述的，是对前文的重要补充。

(6)本文还提出了长期食用同一性味的食物和药物对人体健康的危害性。即原文“久而增气，物化之常也，气增而久，夭之由也”，这也是对前文的重要补充。

据上可以看出，本段与前文病机十九条的精神是一致的，在很大程度上论证了病机十九条的基本内容，同时又进行了很重要的补充，因此可以作为病机十九条的姊妹章节。我们在研究中医病机学说时，应注意前后参照，综合分析，这样才会有助于我们对《内经》病机学说的深入认识和领会。

【原文】帝曰：善。方制君臣何谓也？岐伯曰：主病之谓君，佐君之谓臣，应臣之谓使，非上下三品之谓也。

帝曰：三品何谓？岐伯曰：所以明善恶之殊贯也。

帝曰：善。病之中外何如？岐伯曰：调气之方，必别阴阳，定其中外，各守其乡。内者内治，外者外治，微者调之，其次平之，盛者夺之，汗之下之，寒热温凉，衰之以属，随其攸利，谨道如法，万举万全，气血正平，长有天命。帝曰：善。

【语译】黄帝说：讲得好。方制中的君臣是什么意思呢？岐伯说：治病的主药叫做君药，辅佐君药的叫做臣药，应于臣药的叫做使药，不是药物上中下三品之君臣的意思。

黄帝说：上中下三品是什么意思呢？岐伯说：三品是用以区别药性善恶的不同情况。

黄帝说：讲得好。疾病是怎样辨别内外的呢？岐伯说：调气的方法，必须分辨阴阳属性，确定内病外病，各按其特定区域，内病从内而治，外病从外而治，病微的调和之，较重的平定之，病重的截断邪气的发展，病在表者用汗法，病在里者用下法，根据寒热温凉的不同属性，随其所利，使病邪衰退。谨慎地遵照此法，则治得万全，气血和平，寿命长久，黄帝说：讲得太好了！

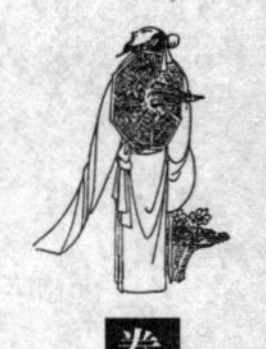

卷第二十三

著至教论篇第七十五

【提要】本篇提出：学习医学必须上知天文，下知地理，中知人事，这样，知识全面，学识渊博，才能融会贯通医学道理，才能掌握、理解和运用医学理论。本篇还论述了"三阳并至"的发病机理及症候特点。因本篇着重强调医学中至关重要的道理并教授于后世，故篇名《著至教论》。

【原文】黄帝坐明堂[1]，召雷公[2]而问之曰：子知医之道乎？

雷公对曰：诵而未能解，解而未能别，别而未能明，明而未能彰，足以治群僚[3]，不足治侯王。愿得受树[4]天之度[5]，四时阴阳合之，别星辰与日月光，以彰经术，后世益明，上通神农[6]，著至教疑[7]于二皇[8]。

帝曰：善。无失之，此皆阴阳表里、上下雌雄相输应[9]也，而道上知天文，下知地理，中知人事[10]，可以长久，以教众庶，亦不疑殆[11]。医道论篇，可传后世，可以为宝。

【注释】[1]明堂：古代帝皇召集群臣举行朝会、祭祀以及教学等大典的地方。[2]雷公：传说为黄帝时期的名医。[3]群僚：官吏。[4]树：建立。[5]度：度数、法度、标准之义。[6]神农：传说中的古代帝王。[7]疑：应为"拟"。[8]二皇：指伏羲和神农。[9]相输应：相互联系，相互应合。[10]人事：人情事理。[11]疑殆：怀疑。

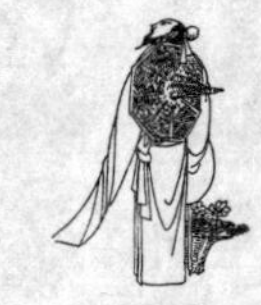

【语译】黄帝端坐在明堂召见臣子雷公。黄帝问雷公：你知晓、懂得医学的道理吗？

雷公回答说：我读诵过医书，但书中的很多道理，我却不能完全领会；书中的许多内容，我只能粗浅地理解，而不能分析辨别；许多问题，只能简单地分析，而不能深入地了解其精深奥妙之处；许多理论，虽然很熟悉了，但不能加以阐发和具体地运用。所以，我的医术只能诊治一般的官吏同僚的疾病，而不敢治疗侯王们的疾病。在此，恳请陛下赐教给我，传授给我标准、尺度，传授怎样能与四时阴阳相合的道理，怎样才能弄清日月星辰的奥妙，以便使医经之法得到发展，让这些精深的理论得以发扬，使后世的人们更加明了。这样做不仅仅是上通神农，而且其功德可与伏羲和神农二皇相比拟呀！

黄帝说：好，这些理论确实不应该丢失，这些都是阴阳表里、上下内外相互联系、相互应合的道理。对于医学来说，必须上通天文，下通地理，中通人情事理，才能够长久存在，流传下去。而用这些道理来教导百姓，才不会发生疑惑；也只有这样的医学论著，才是宝贝而应该流传到后世。

【原文】雷公曰：请受道，讽诵[1]用解[2]。

帝曰：子不闻《阴阳传》乎？

曰：不知。

曰：夫三阳天为业[3]，上下[4]无常，合而病至，偏害阴阳。

雷公曰：三阳莫当，请闻其解。

帝曰：三阳独至者，是三阳并至，并至如风雨，上为巅疾，下为漏病[5]。外无期[6]，内无正[7]，不中经纪[8]，诊无上下，以书[9]别。

雷公曰：医治踈[10]愈，说意而已[11]。

帝曰：三阳者，至阳[12]也，积并则为惊，病起疾风，至如礔砺[13]，九窍皆塞，阳气滂溢[14]，干嗌喉塞，并于阴，则上下无常，薄为肠澼[15]。此谓三阳直心，坐不得起，卧者便身全。三阳之病，且以知天下，何以别阴阳，应四时，合之五行。

雷公曰：阳[16]言不别，阴[17]言不理，请起受解，以为至道。

帝曰：子若受传，不知合至道以惑师教，语子至道之要。病伤五藏，筋骨以消，子言不明不别，是世主学尽矣。肾且绝，惋惋日暮[18]，从容不出，人事不殷[19]。

【注释】[1]讽诵：诵读。[2]用解：钻研理解。[3]业：从事某种工作，即功能、作用之义。[4]上下：指手足六经。[5]漏病：二便失禁。[6]期：期待。[7]正：预期。[8]经纪：秩序，规律。[9]书：记，识别之义。[10]疎：稀少之义。[11]已：止，解除之义。[12]至阳：阳气极盛。[13]礔砺：霹雳。[14]滂溢：指水满涌流外泄。[15]肠澼：痢疾。[16]阳：明。[17]阴：隐。[18]惋惋日暮：终日惋闷不安。[19]人事不殷：懒于应酬人事活动。

【语译】雷公说：请陛下把这些理论传授给我以便背诵和理解。

黄帝问：你知不知道《阴阳传》这部书？

雷公答道：不知道。

黄帝说：太阳之气，主卫护一身之表，以适应天气的变化。若人身各部的经脉之气循行失常则内外邪气相合而发病，就会导致阴阳偏盛偏衰，平衡失调。

雷公问：“三阳莫当”是什么意思呢？应该怎样理解呢？

黄帝说：所谓三阳独至，也就是三阳之气并至。三阳之气并至则阳气过盛，其病来势快如风雨，不可阻挡，若侵犯到人体

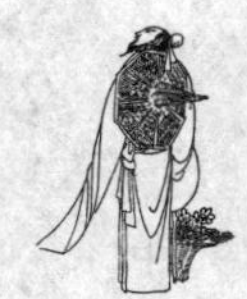

上部则发为头顶部疾病，侵犯到人体下部则发为大小便失禁的漏病。这种病变化无常，在外既没有明显的症状以供察视，在内又无一定的征象作为依据，并且其病变又不符合一般的发病规律，所以诊断时无法肯定其病变属上还是属下，这是一种不同寻常的疾病，必须仔细地辨识。

雷公说：我治疗这类疾病通常很少治愈，请您再详细地讲解一下，以便解除我的疑惑。

黄帝说：三阳是极盛之阳，若三阳之气积聚并至，则发生惊骇。这类病变的发生，有如风暴雷电那样迅猛，九窍都因而闭塞；若阳气盈溢于上，则咽干喉塞；若阳气并于脏，则升降紊乱，变化无常；若阳气逼迫于下，则发为脓血夹杂的痢疾；若三阳之气直冲心膈，则使人惊骇，这时病人只能坐卧静养而不能站立运动。这就是太阳、阳明、少阳三阳积聚并至所导致的疾病。因此，只有通晓人与天地相应的关系，才能知道如何去辨识阴阳，如何去顺应四时，如何去效法自然。

雷公说：您讲的这些道理，有些虽然已经很明确了，但我还是不能辨别，尤其有些隐晦的内容我更是不能理解，请您再解释一下其中的精微，使我能进一步地领会这些深奥的道理。

黄帝说：你已经听了我的传授讲解，但却不知道应与至道相结合，所以对老师的传授还有些疑惑。现在，我来告诉你至道的要点。病邪伤人五脏，筋骨就会日渐瘦削。若像你所说的那样不能辨识，那么世上的医学至理就会亡失，犹如人病至肾气将绝的阶段，终日惋闷不安，淡处不出，懒于应付人事往来。

【讨论】本篇提出，学习医学必须上知天文，下知地理，中知人事，具有渊博的学识，才能更好地将祖国医学继承下来，发展下去。没有这样的人才素质，中医的继承发扬就无从谈起，从而强调了中医培养高素质人才的重要性。同时也体现了作者的整体观思想：说明人处在天地自然之中，与自然界是一个统一的整体；

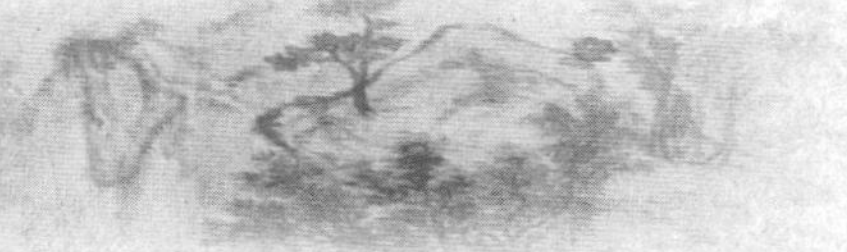

人体疾病的发生发展,不仅与自身体质相关,而且也与自然界的影响密切相关。故诊治疾病不但要注重对病体的研究,还须注重对自然界运动变化规律与人体生命活动关系的研究。

另外,本篇还以三阳经为例论述了经脉循行失常所导致的病证,但篇中内容比较凌乱,与篇名似不相称,故疑本篇多有残缺。

示从容论篇第七十六

【提要】本篇通过对肝虚、脾虚、肾虚的脉证辨析,说明对临证出现似是而非的相似脉证应该辨识清楚,不能认似作是。另外,对病变在脾和病变在肺的两类不同的疾病,从病理机制、症状表现上进行了鉴别。因本篇强调医者在诊病时,必须从容镇定,不惊不慌,详细审视,才能做到辨证明确,诊断准确,故篇名《示从容论》。

【原文】黄帝燕坐[1],召雷公而问之曰:汝受术诵书者,若能览观杂学,及于比类,通合道理,为余言子所长,五藏六府,胆胃大小肠、脾胞膀胱,脑髓涕唾,哭泣悲哀,水所从行,此皆人之所生,治之过失,子务明之,可以十全,即不能知,为世所怨。

雷公曰:臣请诵《脉经·上下篇》甚众多矣,别异比类,犹未能以十全,又安足以明之。

帝曰:子别试[2]通五藏之过,六府之所不和,针石之败,毒药[3]所宜,汤液滋味,具言其状,悉言以对,请问不知。

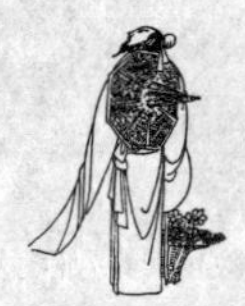

雷公曰：肝虚肾虚脾虚，皆令人体重烦冤，当投毒药刺灸砭石汤液，或已或不已，愿闻其解。

帝曰：公何年之长而问之少，余真问以自谬也[4]。吾问子窈冥[5]，子言《上下篇》以对，何也？夫脾虚浮似肺，肾小浮似脾，肝急沉散似肾，此皆工之所时乱也，然从容得之。若夫三藏土木水参居，此童子之所知，问之何也？

【注释】[1]燕坐：安然地坐着。[2]别试：别，另外，其他；试，试论，解释。[3]毒药：泛指药物。[4]余真问以自谬也：对所提问题答非所问之义。[5]窈冥：深奥。

【语译】黄帝安然地坐着召见雷公。黄帝对雷公说：你学习过医术，诵读过医书，假设你博览了群书，取象比类，融会贯通了医学道理，你给我谈谈你的心得吧。人体的五脏六腑，如胆、胃、大小肠、脾、胞、膀胱、脑髓、涕唾、哭泣、悲哀等体液和情绪，都是人体赖以生存、非常重要的，但在治疗时又容易产生过失，发生错误。因而必须明了这些道理，治病时才能够十不失一。相反，若不能通晓这些道理，就会出现差错而为世人所抱怨。

雷公答道：我已经读过《脉经·上下篇》中的许多内容，但对辨别异同，取象比类还达不到十全的地步，还做不到完全明白。

黄帝说：那么除了《脉经·上下篇》以外，你可以根据所知晓的其他知识，来论述一下五脏的病变、六腑的不合、针刺治疗的败坏之证、药物治病的宜与不宜以及汤药的五味治病等等方面的内容。论述时，要具体说明疾病的症状表现，若有不懂的地方，可以提出问我，我会详细地加以解答。

雷公说：肝虚、肾虚、脾虚，都能使人感到身体沉重、心烦不安。当用了药物、针灸、砭石、药汁等方法治疗后，有些病人被治愈了，而有些却无效不愈。我弄不明白，想听听您的讲解。

黄帝说：你已经不年轻了，但提出的问题却这么幼稚，你对我的问题答非所问。我问的是那些深奥的医理，但你却用《脉经·上下篇》的内容来回答我，这是什么缘故呢？正常脾脉是微软的，现在脾虚，才会出现脾脉虚浮，与肺脉相似；正常肾脉应微沉，现在肾虚，则出现肾脉小而浮，相似于脾脉；肝脉本应微弦，现今肝虚而出现肝脉急而沉，与肾脉相似，这些都是一般医生容易混淆、易出差错的。但是若能仔细诊视，详审细辨，还是能够鉴别出来的。人体脾、肝、肾三脏与五行中土、木、水相应合，三者都位于膈下，这是连小孩子都知道的事，你为何还要问呢？

【原文】雷公曰：于此有人，头痛筋挛骨重，怯然[1]少气，哕噫腹满，时惊不嗜卧，此何藏之发也？脉浮而弦，切之石坚，不知其解，复问所以三藏者，以知其比类也。

帝曰：夫从容之谓[2]也。夫年长则求之于府，年少则求之于经，年壮则求之于藏。今子所言皆失，八风菀热[3]，五藏消烁，传邪相受[4]。夫浮而弦者，是肾不足也。沉而石者，是肾气内著也。怯然少气者，是水道不行，形气消索[5]也。咳嗽烦冤者，是肾气之逆也。一人之气，病在一藏也。若言三藏俱行，不在法也。

雷公曰：于此有人，四支解堕，喘咳血泄，而愚诊之，以为伤肺，切脉浮大而紧，愚不敢治，粗工[6]下砭石，病愈多出血，血止身轻，此何物也？

帝曰：子所能治，知亦众多，与此病失矣。譬以鸿飞[7]，亦冲于天。夫圣人之治病，循法守度，援物比类，化之冥冥[8]，循上及下，何必守经。今夫脉浮大虚者，是脾气之外绝，去胃外归阳明也。夫二火[9]不胜三

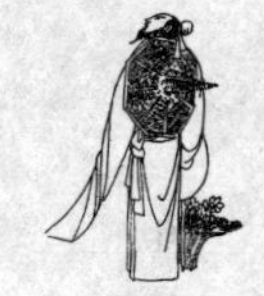

水[10]，是以脉乱而无常也。四肢解堕，此脾精之不行也。喘咳者，是水气并阳明也。血泄者，脉急[11]血无所行也。若夫以为伤肺者，由失以狂[12]也。不引比类，是知不明也。夫伤肺者，脾气不守，胃气不清，经气不为使，真藏[13]坏决，经脉傍绝，五藏漏泄，不衄则呕，此二者不相类也。譬如天之无形，地之无理，白与黑相去远矣。是失吾过矣，以子知之，故不告子，明引《比类》《从容》，是以名曰诊轻[14]，是谓至道也。

【注释】[1]怯然：胆小害怕。[2]从容之谓：指诊脉时应不慌不忙，从容安缓地详审细辨，从相类似的病症脉象中辨别真假。[3]菀热：郁热。[4]传邪相受：病邪相互传递。[5]索：散。[6]粗工：指医术差的医生。[7]鸿飞：鸿雁飞行。[8]化之冥冥：指在幽深莫测之中掌握疾病的变化。[9]二火：指阳明胃。[10]三水：指太阴脾。[11]脉急：脉为血之府，气乱则脉行急速。[12]狂：狂言。[13]真藏：指肺脏。[14]名曰诊轻：经后世学者研究认为当是“名曰诊经”。

【语译】雷公问：有这样一个病人，症状表现是头痛、筋脉拘挛、骨节沉重、畏怯少气、呕哕嗳气、腹部胀满、时常惊骇、失眠，这是哪一脏所发的病变呢？他的脉象浮而弦，重按则坚硬如石。我的确不知其中的道理，不能明确地作出解释，只得再次询问有关肝脾肾三脏，以求能够得知如何来进行比类分析。

黄帝说：这需要认真比较，仔细分辨，才能在同类相比中辨其真假。一般来说，老年人的病常因饮食而伤及六腑，故应从六腑着手进行探求；少年人的病常因劳动汗出而风邪中于经络，故应从经络着手进行探求；而青壮年的病常因房劳而耗伤五脏之精，故应从五脏来探求。现在你仅仅只讲了脉证，而不求病因，只论症候，却不去探讨八风蕴结为什么会导致郁热，五脏为什么会被消烁，以及邪气会怎样相传等等道理，因此失去了对疾病全面的理解。脉浮而弦，是肾气不足，肾气外泄之象；脉沉而坚硬如石，这是肾气不达，内着不行所致；畏怯少气，是因为肾之水道不行，不能化气成形，故形气消散；咳嗽烦闷，是因为肾气上逆。这个人的病变部位在肾脏，如果认为肝脾肾三脏都有病，那就不对了，就不符合法则了。

雷公又问道：另有一个病人，表现为四肢懈怠无力、气喘咳嗽、血泄，我诊断认为是伤肺。病人的脉象浮大而紧，这是阴阳内乱之象，故我未敢治疗。一个医术很差的人用砭石治愈了此病。砭刺出血较多，奇怪的是在血止住后，病人反而感觉身体轻快。这是什么病？是什么原因呢？

黄帝说：虽然你已经知道了很多的疾病，也能够治疗很多的疾病，但你对这个病的诊断却错了。医学的道理是非常深奥的，好比鸿雁，虽能上冲飞到天，却飞不到天的边际。医道高明的圣人治病，必遵循法度，引物比类，通过思考分析，在高深莫测之中掌握疾病的变化，察上即可知下，不必拘泥于常法。现在病人脉浮大而虚，这是脾气外绝，脾不能为胃行其津液，故称脾气外绝于胃，只能外归阳明经。由于脾气外归阳明，即阳明不胜太阴，所以脉乱无常；四肢懈怠，这是脾精不能输布所致；气喘咳嗽，这是脾病不能制水，水邪泛溢并于胃，气道不利所致；血泄，这是因为气乱则血行失常。若把此病诊为伤肺，那是没有经过头脑思考过的错误诊断。诊病不能做到引物比类，不能从相似的脉症中分析比较出真假，主要是认识还不够明确。如果此病是肺气受伤，必然累及于脾而脾气不守，胃气不清；伤肺则营卫俱病，经气不为使；肺脏损坏，则治节不通，经脉偏绝，五脏之气漏泄，必出现衄血或者呕血。以上是病变在肺和在脾的表现，两者是不相类同的，一个犹如在天之无形可求，一个犹如在地之无位可理；一个如黑，一个如白，两者相差太远了。不过这里也有我的过错，我以为你已经知道，已经掌握了，就没有告诉你、没有给你讲解。由于诊病必须明白通晓引物比类，应

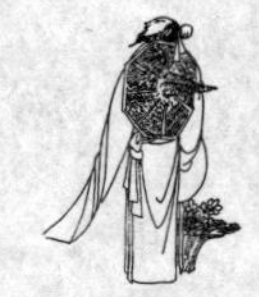

该遵循《比类》《从容》篇的原则，认真地进行比较分析，所以把这个理论称为真经，这是至真至确的道理所在啊。

【讨论】本篇通过脾虚之脉类似肺脉、肾虚之脉类似脾脉、肝虚之脉类似肾脉的病机分析，通过具体分析病本在肺、病本在脾，但临床表现却非常相似的病证为例，指出了对于这些临证容易混淆、易出差错的病证，必须详细了解病之起因、病之传变、病之机理，必须全面地掌握疾病发生、发展的全过程，再通过认真仔细地比较分析，才能在这些让人眼花缭乱的相似脉症中辨出真假，分出真伪；强调了医生诊病必须做到不惊不慌，从容镇定，详审细察，仔细辨析。

疏五过论篇第七十七

【提要】本篇主要论述了临床医生在诊治疾病时容易发生的五种过失，说明诊治疾病不仅要了解病人的临床症状，还应了解与其相关的社会因素、生活环境及精神心理等因素，并且指出了这些因素，尤其是情志因素与疾病发生发展的关系，以及在治疗疾病中善于诊察的重要性，故篇名《疏五过论》。

【原文】黄帝曰：呜呼远哉！闵闵[1]乎若视深渊，若迎浮云，视深渊尚可测，迎浮云莫知其际。圣人之术，为万民式[2]，论裁志意，必有法则，循经守数[3]，按循医事，为万民副[4]，故事有五过四德，汝知之乎？

雷公避席[5]再拜曰：臣年幼小，蒙愚以惑，不闻五过与四德，比类形名[6]，虚引其经，心无所对。

【注释】[1]闵闵:深远之义。[2]式:榜样。[3]数:法则。[4]副:辅助。[5]避席:离开座位站立着,以示尊敬。[6]形名:指症状和病名。

【语译】黄帝说:嗨,医道是多么的深奥,是多么的深远啊!其深,有如俯视万丈深渊;其远,有如仰看天边浮云。深渊再深亦有底,但浮云却远远看不着边。圣人精通医术,是万民学习的楷模。他们论别裁定人的志意,必定是有法可依;他们遵循医学的规律和法则来诊治疾病,为万民百姓谋幸福。在医事方面存在有"五过"和"四德"的情况,你知道这些内容吗?

雷公下席离座,再次叩拜说:臣年岁幼小,蒙昧无知,还没有听说过"五过"和"四德"的内容。平时里虽然也能够在疾病的症状和名称上进行比较分类,但仅仅是只知皮毛,虚引经文而已,实际在心底里还是不太明白。

【原文】帝曰:凡未诊病者,必问尝[1]贵后贱,虽不中邪,病从内生,名曰脱营[2]。尝富后贫,名曰失精[3],五气留连,病有所并。医工诊之,不在藏府,不变躯形,诊之而疑,不知病名。身体日减,气虚无精,病深无气,洒洒然[4]时惊。病深者,以其外耗于卫,内夺于荣。良工所失,不知病情,此亦治之一过也。

凡欲诊病者,必问饮食居处,暴乐暴苦,始乐后苦,皆伤精气,精气竭绝,形体毁沮[5]。暴怒伤阴,暴喜伤阳,厥气上行,满脉去形。愚医治之,不知补泻,不知病情,精华日脱,邪气乃并,此治之二过也。

善为脉者,必以比类奇恒从容知之,为工而不知道,此诊之不足贵,此治之三过也。

诊有三常[6],必问贵贱,封君败伤[7],及欲侯王。故贵脱势,虽不中邪,精神内伤,身必败亡。始富后贫,

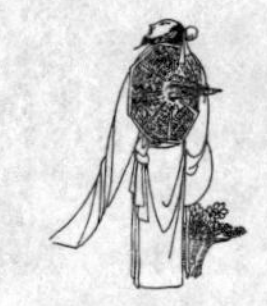

虽不伤邪，皮焦筋屈，痿躄[8]为挛。医不能严，不能动神，外为柔弱，乱至失常，病不能移，则医事不行，此治之四过也。

凡诊者，必知终始，有[9]知余绪，切脉问名，当合男女。离绝菀结[10]，忧恐喜怒，五藏空虚，血气离守，工不能知，何术之语。尝富大伤，斩筋绝脉[11]，身体复行，令泽不息[12]。故伤败结，留薄归阳，脓积寒炅[13]。粗工治之，亟[14]刺阴阳，身体解散，四肢转筋，死日有期，医不能明，不问所发，唯言死曰，亦为粗工，此治之五过也。

【注释】[1]尝：经历之义。[2]脱营：病名，指情志不舒导致血无以生、脉气虚减之证。[3]失精：病名，指情志抑郁导致营养不良、精气虚少之证。[4]洒洒然：形容恶寒的样子。[5]沮：败坏。[6]三常：指社会地位的贵贱、经济上的贫富以及精神上的苦乐三个方面。[7]败伤：指被削爵、罢官。[8]躄：足软不能行走。[9]有：又。[10]菀结：思虑郁结。[11]斩筋绝脉：形容形体损伤严重。[12]泽不息：精液不能再滋生了。[13]炅：热。[14]亟：屡次。

【语译】黄帝说：在诊病之前，医者首先应该询问病人的生活情况，了解生活有无改变。如果此人原先的社会地位高贵显赫，后来却变得卑微低贱，那么即使没有感受外邪，也会导致病从内而生，即心志不乐，情志不舒，则出现血无以生、脉气虚减之证，这种病叫做脱营。如果病人是先富贵而后贫穷，所患疾病叫做失精，这是由于情志抑郁、营养不足、精气虚少，且五脏之气留聚不运，气血郁结积累则病。医者诊视时，由于这些病是因情志抑郁所致，故在病之初期，脏腑没有明显的症状表现出来，形体也没有明显的异常改变，所以医者也常常感到疑惑，不知为何病。而病人由于形肉消烁，故身体日益消瘦，气日益虚衰,精亦无从而生。若病深日久进一步发展,真气被耗,阳气渐虚,则恶寒怕冷,神气不足则心怯时惊。之所以这些病会日渐加深,是因为情志抑郁,外则耗伤卫气,内则劫夺营血。因此对待这些病,即使是医术高明的医生,若不问明病人的情况,不知其致病的原因,也是不能治愈的。这是诊治上容易出现的第一种过失。

其次,在诊治疾病时,医者还应该询问病人的饮食情况和居住环境,要了解病人在精神上有无过度欢乐、过分忧苦,或者先乐后苦等情况。因为过度的、突然的苦乐都能损伤精气,使精气衰竭,形体毁坏。暴怒伤人阴血,暴喜伤人阳气,阴阳俱伤,气机逆乱上行,充满于经脉,故神气浮越,散离形体。对于这些病,医术差的医生既不知道该怎样去补泻治疗,又不知道病情的根由所在,以致体内精气日渐耗散而邪气愈加泛滥。这是诊治上的第二种过失。

善于诊脉的医生,必定会将一般的疾病和特殊的疾病进行比类分析,都会认真仔细地辨别,了解疾病的病情。如果连这个道理都不懂得,都不知道,那么这个医生的诊治技术就没有什么值得称许的了。这是诊治上的第三种过失。

诊病时,要将病人的贵贱、贫富以及精神上的苦乐这三方面的情况了解清楚。要询问有关社会地位贵贱的情况:有无被削爵、罢官、降职等失势的情况,有无非常想封侯、称王、当官的妄想。因为从高贵的地位到卑下的地位,这种失势常常导致情志抑郁,这样的人虽然没有外邪的侵害,但由于精神内伤,亦会导致形体损伤。另外还要询问经济上贫富的情况,若原先富裕而后贫穷的人,虽然没有感受邪气,也会发生皮毛枯焦、筋脉拘挛、腿足软弱不能行走等病证。对于这些病人,医生如果不能给予正确地开导,不能晓之以理,动之以情地触动病人的思想,改变病人的精神面貌,而是采取一味的温和态度,顺从病人的心意,任其发展下去,这只会导致祸乱失常。到那时,疾病已相

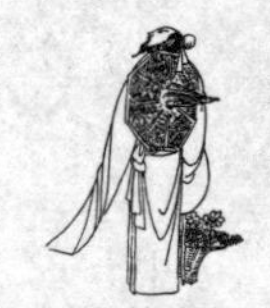

当深沉难去，医治也没有作用了。这是诊治上的第四种过失。

凡是诊治疾病，必须了解发病的全部过程，既要了解其病因，又要了解其发展。在切脉问诊时，还应针对男女的不同性别，针对男女不同的生理特点来诊视。若因痛失亲人而抑郁难解，或者精神过度忧恐喜怒，都可以导致五脏空虚，气血耗伤。作为医生，如果不能知道这些道理，就无从谈及什么诊治技术了。若原本富裕有钱的人一旦失去财势，必然心神大伤，以致形体严重损伤，虽然身体还能够行动，但阴液却难以生成了。阴血既亏败，必伤及阳气，血气留聚不散，郁而化热，蕴积成脓，必然发生寒热之证。医术差的人治疗这类病，由于不了解疾病发生发展是神伤脓积而生寒热，以为是一般寒热之疾而多次针刺阴阳经脉，使其更伤气血，使得病者身体懈散，四肢转筋拘挛不能行动，死神不久就会来临了。作为医生，既不能明辨疾病的发展过程，又不问清发病原因，仅仅只会说病情危重，无法治愈。这样的医生，是不合格的医生。这是诊治上的第五种过失。

【原文】凡此五者，皆受术不通，人事不明也。故曰：圣人之治病也，必知天地阴阳，四时经纪，五藏六府，雌雄表里[1]，刺灸砭石，毒药所主，从容人事，以明经道，贵贱贫富，各异品理[2]，问年少长，勇怯之理，审于分部[3]，知病本始，八正九候[4]，诊必副[5]矣。治病之道，气内为宝[6]，循求其理，求之不得，过在表里。守数据治[7]，无失俞理，能行此术，终身不殆。不知俞理，五藏菀热，痈发六府[8]。诊病不审，是谓失常，谨守此治，与经相明，《上经》、《下经》，揆度[9]阴阳，奇恒五中[10]，决以明堂[11]，审于终始，可以横行。

【注释】[1]雌雄表里:在里的阴为雌,在表的阳为雄。[2]各异品理:指体质不同,患病特点也有不同。[3]分部:指病色出现的部位。[4]八正九候:八正,四时八风之气;九候,三部九候脉象。[5]副:全。[6]气内为宝:元气最重要。[7]守数据治:指要根据气血的多少和刺深刺浅的多少进行治疗。[8]五藏菀热,痈发六府:五脏为阴,六腑为阳,即指郁热在内,痈发于外。[9]揆度:揣测、察视之义。[10]五中:五脏。[11]明堂:鼻。

【语译】以上所说的五种过失,都是由于医生的医术不精,又不明人情事理所造成的。所以说圣人诊治疾病,既要知道自然界阴阳的变化,四时寒暑的规律,人体五脏六腑的关系,经脉的阴阳表里,针灸、砭石、药物治病的宜与不宜,又要详细认真地审识人情事理,以明确诊治的原则。要了解病人的社会地位和经济情况,以区别其体质和发病的特点;要询问年龄的长幼及经历,以了解其勇怯的性情;要察视病色出现的部位,以得知疾病发生的原因;还要结合天之四时八风、人之三部九候的脉象等等进行分析,所以圣人的诊治是相当全备的。治病的要点,在于诊察病人一身元气的强弱,从元气强弱的变化中探求出病理。如果探求不到,说明对阴阳表里的认识还不够明确。治病时,既要依据气血的多少,还要遵守针刺深浅的原则,更不要丢掉了取穴的理法。若能做到这些,就可以在医疗诊治之中永不发生偏差错误。反之,如果不知道、不遵守取穴的理法,妄施针灸,就会导致内结郁热,外发疮痈。诊病不能详审细察,必然失去常度;若能谨守诊治之法,就自然会与经旨相合。若能通晓《上经》、《下经》之义,知病之深浅,知阴阳的变化,能从鼻部之色来诊察奇恒之疾、五脏之病,能审知疾病的本末始终,那么就能行遍天下无往而不胜了。

【讨论】本篇通过对临床上常见的问诊不详、切脉不准、不了解病因、不劝导病人、在病人面前毫无医生的威信而仅仅只

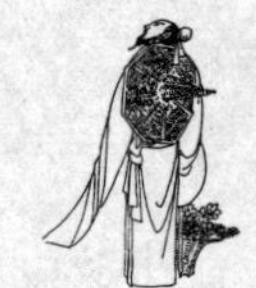

是处方了之等等医疗问题，指出了诊病治病不仅要了解病人的临床表现，还应了解与其相关的社会因素、生活环境及情志因素；既要重视切诊，还要重视问诊，即临证必须望、闻、问、切四诊合参；否定了只重切诊、不重问诊的诊断方法。文中尤其强调精神情志因素与疾病发生发展的关系，这对现在医学模式由生物医学模式转向生物——心理——社会医学模式来说，具有非常重要的现实意义。当今之世，是一个竞争激烈、信息灵通、日新月异的时代，各种令人振奋、激动、紧张、沮丧、欢快、焦虑、恐惧、发怒等情感交织在一起，繁重的精神负荷、复杂的社会环境因素常常导致人的身体受到伤害，引起内脏气机紊乱，进一步就会导致内脏和形体损伤而引起许多疾病。比如，从对肿瘤病人的调查中可以发现，长期的精神抑郁容易患上此病；又如，长期精神刺激、情绪紧张、神经衰弱是溃疡病发病的重要原因之一。情志致病已被认为是当代医学领域所面临的一个突出的问题，应该引起人们高度的注意。所以医生在诊病时，除了应该以诚挚、同情、尊重的态度，取得病人的信任、坚定病人的信心之外，还应从与病人相关的政治地位、经济地位、工作职业、个人得失、家庭、习俗、人事关系以及年龄、性别、饮食、居处等方面进行全面的询问、了解，只有掌握了全面的病情，才能做到治病求本，才能解决根本的问题。

徵四失论篇第七十八

【提要】本篇承续上篇内容，进一步论述了医生诊病失败的四个原因，指出作为医生既应具备谦虚谨慎、刻苦好学的品质，又应全面了解病因病情，做到精神集中、从容镇定，认真比较分析，才能避免“四失”的发生，故篇名《徵四失论》。

【原文】黄帝在明堂，雷公侍坐，黄帝曰：夫子所通书受事众多矣，试言得失之意，所以得之，所以失之。

雷公对曰：循经受业[1]，皆言十全，其时有过失者，请闻其事解也。

帝曰：子年少智未及邪[2]？将言以杂合[3]耶？夫经脉十二，络脉三百六十五，此皆人之所明知，工之所循用也。所以不十全者，精神不专，志意不理[4]，外内相失，故时疑殆。

【注释】[1]循经受业：遵循医经，学习医术。[2]邪：耶，呢。[3]言以杂合：指对各家学说缺乏分析的能力。[4]志意不理：指思想无条理、心中不明确。

【语译】黄帝坐在明堂里，雷公侍坐在旁边。黄帝对雷公说：先生你已经通看了许多医书，从事了许多医疗工作了。现在你谈谈诊病中的成功心得和失败的教训，谈谈为什么能成功，为什么会失败。

雷公答道：我遵循医经，学习医术，在书上看到的都是说能够得到十全的疗效，但在具体实践中却还是有过失，这是什么缘故呢？请陛下为我析解。

黄帝说：你是年纪轻、智力不足而考虑不周呢？还是对各家学说缺乏分析的能力呢？人体有十二经脉，有三百六十五络脉，这是人人都明白知道的，也是作为医生应该遵循应用的。之所以治病达不到十全的疗效，这是由于医生精神不集中，思想缺条理，心中不明确，不能将外在的脉证与内在的病情综合起来进行分析，所以时常产生疑惑，常常造成危害。

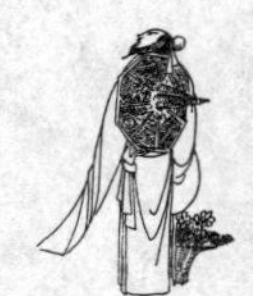

【原文】诊不知阴阳逆从之理，此治之一失矣。受师不卒[1]，妄作杂术，谬言为道，更名自功[2]，妄用砭石，后遗身咎，此治之二失也。

不适贫富贵贱之居，坐之薄厚[3]，形之寒温，不适饮食之宜，不别人之勇怯，不知此类，足以自乱，不足以自明，此治之三失也。

诊病不问其始，忧患饮食之失节，起居之过度，或伤于毒，不先言此，卒持寸口，何病能中，妄言作名，为粗所穷，此治之四失也。

是以世人之语者，驰千里之外，不明尺寸之论，诊无人事[4]。治数之道，从容之葆[5]，坐持寸口，诊不中五脉，百病所起，始以自怨，遗师其咎。是故治不能循理，弃术于市，妄治时愈，愚心自得。呜呼！窈窈冥冥，孰知其道？道之大者，拟于天地，配于四海，汝不知道之谕，受以明为晦。

【注释】[1]卒：完结。[2]更名自功：更名，改变其说；自功，自以为功。[3]坐之薄厚：指居住环境好坏的情况。[4]人事：指病人的居住环境、生活条件等方面。[5]葆：珍贵。

【语译】作为医生，在诊病时不知阴阳逆从的道理，这是治病失败的第一个原因。

拜师学习还没有毕业出师，对医术的学习才刚刚开始，就自以为是地乱用杂术，就沾沾自喜地以错误为真理，将前人正确的理论妄改，还自以为了不起，治病时乱用针石。结果，给自己留下麻烦，留下过错。这是治病失败的第二个原因。

治病不了解病人贫富贵贱的生活特点，不清楚病人居住环境的好坏和素体偏热偏寒的情况，不知道饮食的宜忌，不懂得区别性情的勇怯，不能用比类异同的方法进行分析，这样的医生必定头脑混乱，不可能有清楚明确的认识。这是治病失败的第三个原因。

诊病时不向病人询问疾病开始发生的情况，不询问病人有无过度的精神刺激，有无饮食失节、生活起居失常的情况，过去有无药物中毒及其他中毒的情况。若这些情况都不清楚就仓促地诊视病人的脉象，这怎么能做出正确的诊断呢？其结果只能是信口开河，胡诌病名而贻害无穷。这是治病失败的第四个原因。

社会上有些医生夸夸其谈，自以为学了很多的理论知识，但实际上连最基本的道理都没搞懂。诊治疾病时，不知道应参合病人的社会地位、经济情况和精神心理各方面因素，更不懂得诊病的关键，是医生必须做到从容镇定、不惊不慌的比较分析；只知道埋头察视寸口脉象，这些医生既诊不准五脏的脉象，又不知道疾病的起因，除了责怪自己学术不精，就是归罪老师讲授不明。因此诊病不能遵循医理，必定医术不高，则病人减少。胡乱治疗中偶有治愈，却不知这是侥幸碰上，反而自鸣得意，夸耀不已。嗨，医学的道理是多么的精微深奥啊，有谁能够彻底了解悟出其中的道理呢？医学道理的远大可以与天地相比，可以与四海相配，你若不明白医理的重要性，那么即使给你讲得明明白白的道理，你也会感觉是糊糊涂涂的。

【讨论】本篇是对上篇的补充，从另一个角度提出了临证时医者常出现的四种过失，进一步强调了全面掌握病因病情的重要性。本篇还对医生应具有的医疗品德进行了深入的论述，对一些医生的不良表现，尤其是那些初入医门的医生所出现的不良行为，进行了严肃的批评，从而强调了作为医生，不仅要有精湛的医术，还应具有良好的医德；不仅要有广博的知识，还应该具有谦虚好学的治学态度。

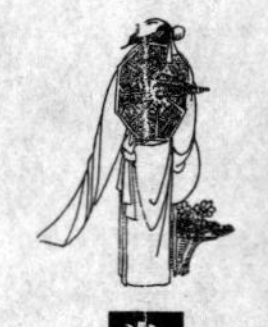

卷第二十四

阴阳类论篇第七十九

【提要】本篇结合人体五脏和六经经脉，论述了三阴经、三阳经所处的部位、生理的功能、病理的表现、产生的机理，以及对四时疾病死期的预测。因本篇以阴阳类聚的方法进行论述，故篇名《阴阳类论》。

【原文】孟春[1]始至，黄帝燕坐，临观八极[2]，正八风之气[3]，而问雷公曰：阴阳之类，经脉之道，五中所主，何藏最贵[4]？

雷公对曰：春甲乙青，中立肝，治七十二日，是脉之主时，臣以其藏最贵。

帝曰：却念上下经阴阳从容，子所言贵，最其下[5]也。

雷公致斋七日，旦复侍坐。帝曰：一阳为经，二阳为维，一阳为游部[6]，此知五藏终始。三阴为表，二阴为里，一阴至绝作朔晦[7]，却具合以正其理。

雷公曰：受业未能明。

帝曰：所谓三阳者，太阳为经，三阳脉至手太阴[8]，弦浮而不沉，决以度，察以心，合之阴阳之论。所谓二阳者，阳明也，至手太阴，弦而沉急不鼓，炅至以病皆死。一阳者，少阳也，至手太阴，上连人迎，弦急悬不绝，此少阳之病也，专阴[9]则死。

三阴者，六经之所主也，交于太阴，伏鼓不浮，上空

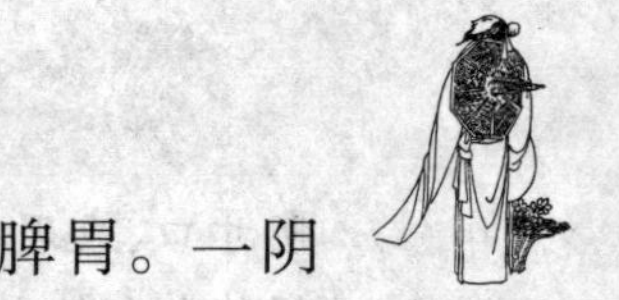

志[10]心。二阴至肺[11]，其气归膀胱，外连脾胃。一阴独至，经绝，气浮不鼓，钩而滑。

此六脉者，乍阴乍阳，六属相并，缪通五藏，合于阴阳，先至为主，后至为客。

【注释】[1]孟春：指农历春季的第一个月。[2]极：遥远之处。[3]正八风之气：观察八风所至的方向。[4]贵：始。[5]下：终。[6]游部：指出入于二阳之间。[7]朔晦：朔，指农历每个月的初一；晦，指每个月最后的那天。[8]手太阴：指寸口。[9]专阴：独有阴气而无阳气。[10]志：五脏之志，肺之志为忧，脾之志为思。[11]肺：指寸口。

【语译】立春这一天，黄帝安然地坐着，极目远眺，遥望四面八方，仔细地观察着从八方吹来的风向。他问雷公说：按照阴阳分类的方法，根据经脉的理论以及五脏主时的规律，你认为在人体五脏中哪一脏为五脏之始？

雷公回答说：春在一年中为四时之首，属甲乙木，其色为青，在脏为肝，肝木之气旺于春季中的七十二日，这些时候也是肝脉的主时，所以我认为五脏中肝脏为五脏之始。

黄帝说：根据《上下经》中阴阳、从容篇的内容来看，你认为的“始”，恰恰是“终”。

于是雷公清心洁身，斋戒七天后，清晨又侍坐在黄帝旁边，并向黄帝请教。黄帝说：三阳为经，独统阳分；二阳为维，维络于前；一阳为游部，行身之侧，前后出入于太阳、阳明之间。懂得了这个道理，就能够以此类推，由阳及阴，由表及里，从而得知五脏的终始。太阴为诸阴之表，少阴为诸阴之里，厥阴为阴之尽，阴尽则阳生，这犹如每个月月末的一天会移交转变到下个月初一那天一样，循环终始而符合天地阴阳终始的规律。

雷公说：陛下讲的这些道理我还是不能明白。

黄帝说：这里所说的三阳指的是太阳，太阳之脉行至手太阴寸口，表现在寸口为脉弦浮不沉，这时应该根据四时变化的规律作细心的体察，还应结合阴阳的理论来进行判断。所说的二阳指的是阳明，阳明之脉表现在寸口为弦而沉急、无鼓动之象，这是阴气胜阳的病脉。若再出现发热，则属阳气衰败的回光返照之象，必死无疑。一阳指的是少阳，少阳之脉上连足阳明的人迎。若少阳之脉表现在寸口为弦急悬而不绝，这是少阳经的病脉。如果诊到有阴无阳的脉象，亦必死无疑。

三阴指的是太阴，肺主气，肺朝会百脉之气而交会于气口，故六经之脉都可表现在寸口部位，所以说肺为六经之所主。太阴之脉表现在寸口为沉伏鼓动而不浮，这是阴盛阳衰，上焦空虚，必致肺志之忧、脾志之思和心神皆不足。二阴是指少阴，少阴之脉亦到达手太阴寸口，因为肾与膀胱为表里，肾为胃之关，故少阴之气内归膀胱，外连脾胃。一阴即厥阴，厥阴脉独至到手太阴寸口，表现在寸口为浮而不鼓指，如钩而滑，这是有阴无阳，经气内绝。

以上三阴三阳六脉，其气机循环往复，阴阳交属相合，均可从寸口处反映出来，且六脉与五脏相通，故诊寸口便可得知五脏之阴阳合与不合。因六脉之交，脉气到达寸口有先有后，所以将先到寸口的叫做主，后到寸口的称为客。

【原文】雷公曰：臣悉尽意，受传经脉，颂[1]得从容之道，以合《从容》，不知阴阳，不知雌雄。

帝曰：三阳为父，二阳为卫，一阳为纪[2]。三阴为母，二阴为雌，一阴为独使[3]。

二阳一阴，阳明主病，不胜一阴，脉耎而动，九窍皆沉[4]。三阳一阴，太阳脉胜，一阴不能止，内乱五藏，外为惊骇。二阴二阳，病在肺，少阴脉沉，胜肺伤脾，外伤四肢。二阴二阳皆交至，病在肾，骂詈妄行，巅疾为狂。二阴一阳，病出于肾，阴气客游于心，脘下空窍，堤闭塞

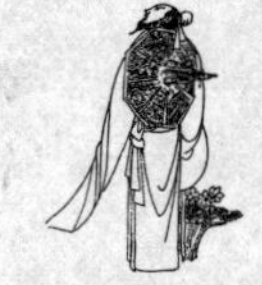

不通，四肢别离。一阴一阳代绝[5]，此阴气至心，上下无常，出入[6]不知，喉咽干燥，病在土脾。二阳三阴，至阴皆在，阴不过阳，阳气不能止阴，阴阳并绝，浮为血瘕，沉为脓胕[7]。阴阳皆壮，下至阴阳[8]。上合昭昭[9]，下合冥冥[10]，诊决死生之期，遂合岁首。

【注释】[1]颂：诵。[2]纪：交会。[3]独使：指厥阴为阴尽阳生，能交通阴阳。[4]沉：沉滞不通利。[5]代绝：脉搏动而中止。[6]出入：出，指二便；入，指饮食。[7]胕：肿。[8]下至阴阳：指男女生殖器官疾病。[9]昭昭：指天之阳。[10]冥冥：指地之阴。

【语译】雷公说：臣听懂您的讲解了，我将您以前传授的经脉之学的内容和我诵读到的从容之道与您现在讲授的《从容》之法结合起来，我对阴阳交会的道理已经明白了。但是，对于阴阳和雌雄这些内容，我还不太清楚。

黄帝说：太阳能总领诸经，统摄阳分，故尊为父。阳明能捍卫诸经阳气，抵御外邪，故称为卫。少阳出入于二阳之间，为阳之交会，故称为纪。太阴能滋养诸经，故尊为母。少阴属水，水能生物，故称为雌。厥阴是阴尽阳生，能交通阴阳，故称为独使。

阳明厥阴合病，是指木克土，肝邪伤胃，故阳明主病；阳明不胜厥阴，则脉软而动；胃为肝气所伤，胃气不行，则九窍皆沉滞不能通利。太阳厥阴合病，是指膀胱与肝为病。足太阳膀胱邪盛，厥阴肝木不能制止，则内乱五脏，外为惊骇。少阴阳明合病，因手少阴为心火之脏，火邪伤金，故病在肺；而阳明为胃土之腑，土邪伤水，则是少阴脉沉；胃为脾之腑，脾主四肢，胃病连脾，故四肢亦病；又因为足少阴肾属水，阳明胃属土，水土之邪交至，若水不胜土，则其病在肾；土胜则胃盛，故表现为骂詈妄行，为癫为狂。少阴少阳合病，因足少阴肾水为病，阴气充斥，上自心脘，下及诸窍皆闭塞不通；水盛反侮土，故四肢懈惰不用。厥阴少阳合病，脉搏动而中止，这是因为厥阴少阳皆属木，木病则不能生火，心火不足则阴气至心；而厥阴少阳合病则不能转枢阴阳，故病位可上、可下、可里、可外而无定处；肝木犯脾土，脾土受累则食不知味、二便失调、咽干喉燥。阳明太阴合病，因阳明胃、太阴肺以及至阴脾皆病，脾胃病则仓廪不化，肺病则治节不行，故阴气不能入于阳分，阳气不能留于阴分，则阴阳表里不相交通，阴阳互相隔绝；阳盛则脉浮，表现为血瘕；阴盛则脉沉，表现为脓肿；若阴阳之气都盛亢，则亢盛为害，当病变趋向于下时，则男女均表现为生殖器官疾病。察脉之阴阳，必上参天之阳，下合地之阴，所以在诊断病人死生之期时，必须参合天地阴阳，参合五运六气。

【原文】雷公曰：请问短期[1]。

黄帝不应。雷公复问。黄帝曰：在经论中。

雷公曰：请闻短期。

黄帝曰：冬三月之病，病合于阳者，至春正月脉有死征，皆归出春[2]。冬三月之病，在理[3]已尽，草与柳叶皆杀[4]，春阴阳皆绝，期在孟春。

春三月之病，曰阳杀，阴阳皆绝，期在草干。

夏三月之病，至阴不过十日，阴阳交[5]，期在溓水[6]。

秋三月之病，三阳俱起，不治自已。阴阳交合者，立不能坐，坐不能起。三阳独至，期在石水[7]。二阴独至，期在盛水[8]。

【注释】[1]短期：指病人的死亡日期。[2]出春：春末夏初。[3]理：里。[4]杀：绝，死。[5]阴阳交：指阴脉见于阳位、阳脉见于阴位而阴

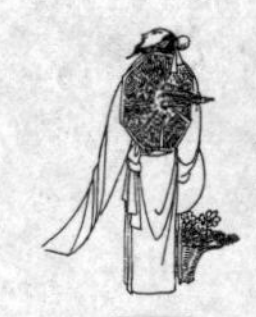

阳交错。[6]溓水:初冬之时。[7]石水:严冬之时。[8]盛水:春季雨水之时。

【语译】雷公问道:怎样才能判断病人的死亡日期呢?

黄帝没有回答。雷公又问了一遍,黄帝说:这些内容早在古代的医书里就有说明。

雷公再次向黄帝请教:请问怎样才能预知病人的死亡日期呢?

黄帝说:一年之中,冬季为阴盛。若冬季三个月里出现的病证表现为阳证阳脉的,为病气有余,到春季正月阳气发生时,则阳邪愈旺,阴气愈竭,若再出现脉有死征,那么到了春末夏初阳亢盛、阴衰极时就会死亡。若冬季三月的病出现了体内精气耗尽之征,那么病人活不到夏季,在草吐芽、柳生叶之时就会死亡。若冬三月之病在立春之后脉象表现为阴阳都悬绝的,死期不出春季的正月。

春季三个月的病,因阳气不生,故叫做阳杀,若病人脉象表现为阴阳皆绝的,到了深秋草干之时就会死亡。

夏季三个月的病,若病在脾又表现有死征,因脾为至阴之脏而病于夏月阳极之时,故死期很快,不出十日;若阴脉见于阳位,阳脉见于阴位,脉见阴阳交错,到了初冬就会死亡。

秋季三个月的病,若两手太阳膀胱之脉皆起,这是金水相生,可不治自愈;若阴阳之气交合而为病,则阴阳两伤,气血俱损,故举动艰难,立则不能坐,坐则不能起;若太阳之脉独至寸口,这是有阳无阴、阳亢阴竭而无生机,到了寒冷的冬季就会死;若少阴之脉独至寸口,这是有阴无阳,到了春季雨水时节就会亡。

【讨论】本篇提出"五中所主,何藏为贵",肝为"最其下也",这里的"贵"、"下"是什么意思?若仅仅将"贵"认为是贵贱的贵,把"下"理解为重要和不重要的意思,那么就会理解成在五脏之中，肝就是最不重要的一脏了。这样的理解既不符合中医理论，又不符合临床实际，所以对“贵”、“下”的理解就十分重要了。清代医家高士宗认为，“贵”、“下”即是始终。他认为本篇这句话是从阴阳之气的循环交合关系来论述五脏的始终关系，厥阴为阴之尽，阴尽则阳生，所以厥阴肝为最下、为最终。

篇中雷公所答，若以春季为一年之始为依据，其答并没有错，只是因为他的回答偏离了黄帝所问的本来含义，故黄帝不赞同他的看法。

方盛衰论篇第八十

【提要】本篇介绍了人体阴阳之气的盛衰逆从，讨论了气盛、气衰致厥的不同表现和病机，论述了诊断疾病的“十度”，强调了临证时全面诊断的重要性。方，指诊断方法。因本篇强调应掌握全面诊断的方法才能辨识人体阴阳之气的盛衰逆从，故篇名《方盛衰论》。

【原文】雷公请问：气之多少[1]，何者为逆？何者为从？

黄帝答曰：阳从左，阴从右，老从上，少从下。是以春夏归阳为生，归秋冬为死；反之，则归秋冬为生。是以气多少，逆皆为厥。

问曰：有余者厥耶？

答曰：一上不下，寒厥到膝，少者秋冬死，老者秋冬生。气上不下，头痛巅疾，求阳不得，求阴不审[2]，五

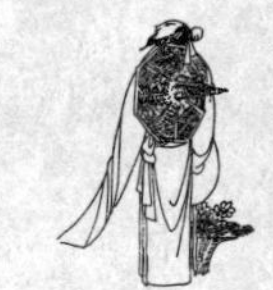

部[3]隔无征，若居旷野，若伏空室，绵绵乎属不满日。

是以少气之厥，令人妄梦，其极至迷。三阳绝，三阴微，是为少气。是以肺气虚，则使人梦见白物，见人斩血借借[4]，得其时则梦见兵战。肾气虚，则使人梦见舟船溺人，得其时则梦伏水中，若有畏恐。肝气虚，则梦见菌香生草，得其时则梦伏树下不敢起。心气虚，则梦救火阳物[5]，得其时则梦燔灼。脾气虚，则梦饮食不足。得其时则梦筑垣盖屋。此皆五藏气虚，阳气有余，阴气不足，合之五诊，调之阴阳，以在[6]《经脉》[7]。

【注释】[1]多少：盛衰。[2]审：知。[3]五部：五脏之气。[4]借借：指东西散乱、破败不堪。[5]阳物：指电闪雷鸣。[6]在：察。[7]《经脉》：经后世学者研究认为当是"经脉"。

【语译】雷公向黄帝请教说：人体阴阳之气有盛有衰，有逆有从。但是，什么是"逆"？什么又是"从"呢？

黄帝说：阳气主升，阴气主降，左为阳，右为阴，阳气从左而升，阴气从右而降，这就是"从"；反之，为"逆"。老年人的气先衰于下，故气从上为顺；少年人的气先盛于下，故气从下为顺，反之为逆。一年四季中，春夏属阳，为阳气产生和充盛之时，所以春夏之病若见阳证阳脉为顺、为生，预后好；秋冬属阴，为阴渐盛而阳渐衰之时，故秋冬之病若见阳证阳脉则为逆、为死，预后不好。相反，若秋冬之病见阴证阴脉则为顺、为生，预后好。所以阴阳之气无论是盛是衰，只要是气逆不和，都会成为厥证。

雷公又问：气有余会产生厥吗？

黄帝说：阴阳之气不相顺接便为厥，如果人体气机只升不降，阳气逆于上而不下于足，为阴盛阳虚，必出现足胫寒冷至膝。少年人出现这种病证，到了秋冬季就会有生命危险，而老年人出现这种病证，秋冬反而不会有什么危险。这是因为少年人的阳气不当衰而衰，为逆，故预后不好；老年人阳气本衰，出现阳虚证是正常的，为顺，所以预后较好。若阳气只上不下，形成上实下虚，就会出现头痛等巅顶病证。这类厥证是因五脏之气隔绝，所以既无明显的阳证可察，又无明显的阴证可视。人患这样的疾病，就犹如身居人烟稀少的荒郊旷野，或独自留在空无一物的屋子里一样心神散乱，孤立无援，其微弱的一息生命是难以延续的。

气不足产生的厥主要表现为多梦妄想，这是由于阴阳之气并虚所致。若虚弱至极，就会出现昏迷不省人事。若脉象表现为三阳之脉悬绝，三阴之脉微细，这就是阴阳俱虚的气不足的症候。五脏之中，肺气虚会梦见白色的物品，会梦见杀人流血，一片狼藉；若在金旺之时，就会梦见战争。肾气虚会梦见船、水和淹死人，若在水旺之时，就会梦见自己潜伏在水里，好像遇到了很害怕、很恐怖的事情。肝气虚会梦见草木菌香，若在木旺之时，就会梦见潜伏在树下不敢起来。心气虚会梦见抢救火灾以及电闪雷鸣，若在火旺之时，就会梦见燃烧大火。脾气虚会梦见食物不充足，若在土旺之时，就会梦见修墙盖屋。这些多梦妄想、魂梦纷乱的表现都是因五脏气虚、阳气有余、阴气不足、阴虚阳亢所致。所以在诊病时，应该参合五脏的见症来调和阴阳，还要审察周身的经脉进行治疗。

【原文】诊有十度，度人脉度、藏度、肉度、筋度、俞度。阴阳气尽，人病自具。脉动无常，散阴颇[1]阳，脉脱不具，诊无常行，诊必上下，度民君卿，受师不卒，使术不明，不察逆从，是为妄行，持雌失雄[2]，弃阴附[3]阳，不知并合，诊故不明，传之后世，反[4]论自章[5]。

【注释】[1]颇：偏。[2]雌、雄：阴、阳。[3]附：益。[4]反：错误。[5]章：显露。

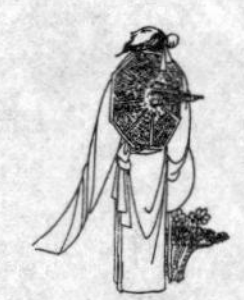

【语译】诊法共有十度:脉度、脏度、肉度、俞度、筋度,每度各二,二五一十,共有十度。在人体,因脉象有大有小,脉动有快有慢,故应察脉、度脉;脏有虚有实,气有从有逆,故应察脏、度脏;肉有肥有瘦,体有盛有衰,故应察肉、度肉;筋有强有弱,有大有小,故应察筋、度筋;俞穴有脏俞又有腑俞,故应察俞、度俞。这些量度人的方法,概括了人身阴阳之理,所以人体的疾病都可以从这十度中衡量出来。但是脉搏的跳动常常是没有常规,或者偏于阴,或者偏于阳,或者脉动不明显,所以诊法也无固定的常法,而应上下合参,内外结合进行诊断。另外,还应结合病人社会地位的高低来进行判断。若拜师学习还没有学成出师,医术尚不高明就去诊断疾病,必然不能辨别反逆顺从,必然会盲目乱诊,必然会顾阴失阳,顾此失彼。不懂得参合全面的情况进行分析,就不会得出正确明了的诊断。这样的诊断方法传给后人,必然会产生出许多的错误来。

【原文】至阴虚,天气绝;至阳盛,地气不足。阴阳并交,至人之所行。阴阳并交者,阳气先至,阴气后至。是以圣人持诊之道,先后阴阳而持之,《奇恒之势》[1]乃六十首,诊合微之事,追阴阳之变,章五中之情,其中之论,取虚实之要,定五度之事,知此乃足以诊。是以切阴不得阳,诊消亡,得阳不得阴,守学不湛[2],知左不知右,知右不知左,知上不知下,知先不知后,故治不久。知丑知善,知病知不病,知高知下,知坐知起,知行知止,用之有纪,诊道乃具,万世不殆。

起所有余,知所不足,度事上下,脉事因格[3]。是以形弱气虚死;形气有余,脉气不足死;脉气有余,形气不足生。是以诊有大方[4],坐起有常,出入有行[5],以转神明[6],必清必净,上观下观,司[7]八正邪,别五中部,按脉动静,循尺滑涩,寒温之意,视其大小[8],合之病能,逆从以得,复知病名,诊可十全,不失人情,故诊之或视息视意,故不失条理,道甚明察,故能长久。不知此道,失经绝理,亡[9]言妄期,此谓失道。

【注释】[1]《奇恒之势》:古书《奇恒势》,已佚。[2]湛:深。[3]格:推究。[4]方:法。[5]出入有行:指举止应具有相应的品行。[6]神明:精神。[7]司:候察。[8]大小:二便。[9]亡:妄。

【语译】至阴虚,则阳气绝而不降;至阳盛,则阴气微而不升;应该使阴阳二气融合交通而不偏盛偏衰。这只有医术高明的至人才能做到。阴阳二气融合交通时,是阳气先至,阴气后至。所以圣人诊病治疗时,必定要诊察阴阳的先后,还要参考《奇恒之势》六十首,并综合各种甚至是微细的资料进行分析,以了解阴阳的变化,以明确五脏的病情。诊病的关键,在于以阴阳虚实为纲以及用诊法五度进行判断。只有掌握了这些原则、方法,才能够诊断疾病。在诊病时若只了解阴而不了解阳,这样的诊法,必然不能流传到后世。若只知阳而不知阴,说明医道粗浅不精。若只知左而不知右,只知右而不知左,只知上而不知下,只知先而不知后,这样的医术决不会长久存在。只有既能知丑又能知善,既能知病又能知不病,既知高又知下,既知坐又知起,既知行又知止,才能做到诊察全面,有条不紊,诊病之道,才算完备。这样的医道,才能流芳万世。

在疾病初期,察邪气有余的一面,就可以得知正气不足的一面,若要掌握病情的高下轻重,就要认真研究脉理。表现为形弱气虚的,这是形气皆亏,内外俱败,预后不好;表现为形气太盛而脉气不足的,是外有余,内有损,为脏气已坏,预后也不好;若脉气有余,形气不足的,为脏气未衰,预后较好。总之,医生诊病应有准则和法规,举止宜有理有节,言谈应有根有据,精

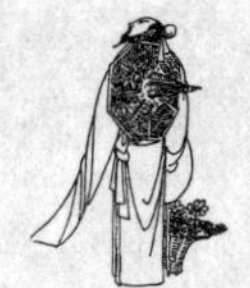

神必须清静安宁，思维必须机智灵活，对病人要仔细地上下诊视，要区别一年四季不同节令的气候特点，要辨别邪气中伤五脏的部位，要认真切脉，以了解滑、涩、迟、数等脉象所反映的不同意义，还要观察病人大小便的变化。若能全面地综合分析各种症状，便可得知疾病是逆还是顺，就可诊断出病名，这样的诊断就能做到十不失一，就会不失人情。所以，医者在诊病的时候，既要观察病人的呼吸，又要察看病人的神情，要有条不紊，章法分明。医术高明了，诊察明确了，其医道必然能长久流传下去。反之，不知道这些道理而违背经旨，违反常理，必然乱作诊断，乱下结论，乱决死生之期，这就叫做失道。

【讨论】本篇根据不同的年龄、不同的季节等方面，分别论述了怎样来辨识诊察人体阴阳之气的盛衰、逆从，提出了诊法"十度"，指出了片面诊病的危害性，从而强调了临证应综合各种因素、采用各种诊察方法进行诊断的重要性，这对提高临床诊断疾病的准确性以及治愈率都有非常重要的现实意义，应引起广大医务工作者的高度重视。

另外，篇中论述了五脏气虚，阳气有余、阴气不足可产生多梦妄想，这对临床辨证施治给予了启发。但对文中所论五脏气虚之变所产生的各种梦境，只能体会其精神而不可过分地拘泥。

解精微论篇第八十一

【提要】本篇论述了泪涕产生的机理，强调了泪涕的形成与心、肾密切相关，指出了情志心理因素对人体水精活动的重要性。此外，对因厥致盲、迎风流泪的机理进行了论述。因本篇阐述讲解的是水火阴阳、神志悲泣等精深、微妙的道理，故篇名《解精微论》。

【原文】黄帝在明堂，雷公请曰：臣授业传之，行教以经论，《从容》《形法》，《阴阳》《刺灸》，《汤药》《药滋》，行治有贤不肖，未必能十全。若先言悲哀喜怒，燥湿寒暑，阴阳妇女，请问其所以然者。卑贱富贵，人之形体所从，群下[1]通使[2]，临事以适道术，谨闻命矣。请问有毚愚仆漏[3]之问，不在经者，欲闻其状。

帝曰：大[4]矣。

【注释】[1]群下：指普通百姓。[2]通使：指有钱、有势之人。[3]毚愚仆漏：愚昧浅陋之义。[4]大：深、广。

【语译】一天，黄帝在明堂里，雷公向黄帝请教说：陛下传授臣医学之道，不仅讲授了医经理论，还讲授了临证方法，如从容形法、阴阳针灸以及药物五味等等。我在治疗时有时有效，有时没有效，未能做到十不失一。您以前给我讲授悲哀喜怒、燥湿寒暑、阴阳妇女等方面的内容，当我问到其中的道理时，您告诉我，诊病要结合病人的贫富贵贱和不同的形体体质，要根据病人不同的社会地位和经济情况来诊断，并应结合临证实践，才能符合医学的理论。这些都听您讲过了。现在我还要向您请教一些愚昧浅陋的问题，这些问题在经典里找不到，我很想知道其中的道理。

黄帝说：问得好。

【原文】公请问：哭泣而泪不出者，若出而少涕，其故何也？

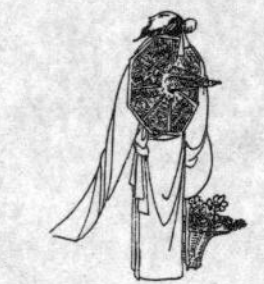

帝曰：在经有也。复问：不知水[1]所从生，涕所从出也。

帝曰：若问此者，无益于治也，工之所知，道之所生也。夫心者，五藏之专精[2]也，目者其窍也，华色者其荣也，是以人有德[3]也，则气和于目；有亡，忧知于色。是以悲哀则泣下，泣下水所由生。水宗[4]者积水也，积水者至阴也，至阴者肾之精也。宗精[5]之水所以不出者，是精持之也，辅之裹之，故水不行也。

夫水之精为志，火之精为神，水火相感，神志俱悲，是以目之水生也。故谚言曰：心悲名曰志悲。志与心精，共凑于目也。是以俱悲则神气传于心精，上不传于志而志独悲，故泣出也。泣涕者脑也，脑者阴也，髓者骨之充也，故脑渗为涕。志者骨之主也，是以水流而涕从之者，其行类也。夫涕之与泣者，譬如人之兄弟，急则俱死，生则俱生，其志以早悲，是以涕泣俱出而横行也。夫人涕泣俱出而相从者，所属之类也。

【注释】[1]水：泪。[2]五藏之专精：五脏的精气皆由心统摄。[3]德：得。[4]宗：本。[5]宗精：肾之精。

【语译】雷公请教道：人在哭泣时，有时不流眼泪，有时要流眼泪但很少流鼻涕，这是什么原因呢？

黄帝说：这些内容在经书中已有论述。

雷公再问道：我的确不知道泪液是怎样产生，鼻涕是从哪里出来的。

黄帝说道：你提的这些问题，虽然对诊病治疗没有什么用处，但作为一个医生却是应该知道的知识，因为这是医学的基本知识。在人体，心为五脏六腑之大主，心为神明之府，故五脏的精气皆由心统摄，两眼之神皆由心神所主，眼目为心之外窍，肌肤润泽光华则为心的外荣，所以人在得意之时，喜悦之气会充满双眼，而在失意之时，又会面露忧郁之色。由于五脏之精随心外出，所以人在悲哀时就会哭泣泪流。泪是由水液所产生，水的根本源于体内积聚的水液，水渐积而成，水积聚于下，水性阴柔，故积聚之水即为至阴。肾之精即为水之本，故至阴就是肾之精。来源于肾精的水液之所以在平时不会溢流出来，是由于受到肾精的控制制约，所以泪水不会妄行自流。

由于志藏于肾，肾属水，神藏于心，心属火，故水之精为志，火之精为神。若心肾水火相互交感，神与志都感到悲哀，那么眼中就会流出泪水。所以谚语说：心悲必会影响肾志，即心悲又叫做志悲。肾与心之精都上聚于目，当心神肾志俱悲时，因神与精俱上传于心，精气不下传肾，则肾不能约束水液，故眼泪流出。鼻窍上通于脑，脑为髓海，髓为阴精而充于骨，脑髓渗漏形成涕，故称泣涕者脑也。又因为肾主骨，肾志是骨的主宰，所以泪水流出时鼻涕也随着流出，这是由于它们同属一类的缘故。鼻涕和眼泪犹如人之兄弟一样，遇危则都死，遇生则都存，所以当肾志有了悲哀时，鼻涕眼泪就会涌流出来。而之所以涕与泪相随而出，就是因它们都属水液一类。

【原文】雷公曰：大矣。请问人哭泣而泪不出者，若出而少，涕不从之，何也？

帝曰：夫泣不出者，哭不悲也。不泣者，神不慈也。神不慈则志不悲，阴阳[1]相持，泣安能独来。夫志悲者惋[2]，惋则冲阴[3]，冲阴则志去目，志去则神不守精，精神去目，涕泣出也。

且子独不诵不念夫经言乎：厥则目无所见。夫人厥则阳气并于上，阴气并于下。阳并于上，则火独光[4]也；阴并于下，则足寒，足寒则胀也。夫一水[5]不胜五

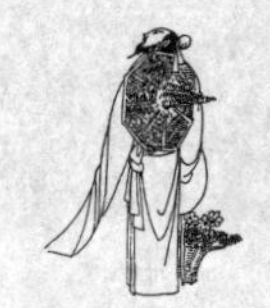

火[6]，故目眦盲。

是以冲风，泣下而不止。夫风之中目也，阳气内守于精，是火气燔目，故见风则泣下也。有以比之，夫火疾风生乃能雨，此之类也。

【注释】[1]阴阳：阴，指肾志；阳，指心神。[2]惋：凄惨之意。[3]阴：脑。[4]光：上、亢之义。[5]一水：目之精。[6]五火：五脏厥阳之火。

【语译】雷公说道：陛下讲的道理的确精深博大。请问有人在哭泣时不流泪水，有的人流泪不多而且鼻涕也少，这又是什么道理呢？

黄帝说：哭泣但不流泪水，是因其内心并不悲伤。不流眼泪，说明心神没受到感动，心神不受感动则肾志也不悲哀，心神与肾志相持而不能相互交感，眼泪怎么会流出来呢？当志悲时，凄惨之意上冲于脑，则志出于目，神不守精，精和神都离开眼目，故鼻涕和眼泪会一起流出来。

此外，你不是已经诵读过医经中"气厥则目无所见"这句话吗？就是说，人发生厥是因为阳气偏聚于上，阴气偏聚于下，阴阳之气不相顺接所致。阳气聚于上，则有阳无阴而火热亢于上；阴气聚于下，则独阴无阳，阴并于下必足生寒冷、肿胀。又因为一水不胜五火，即眼目之精不胜五脏的厥阳之火，故出现眼目不能视物而目无所见。

除了因悲伤凄惨出现流泪外，还有迎风而流泪不止的，这是风邪中伤眼目所致。目虽为阴精，但必兼阳气，若阳气盛则火气燔目，目燔则见风就流泪。打个比方说吧，这好比自然界中火疾能生风，风起就有雨一样，它们同是一个道理。

【讨论】本篇论述了泪涕的产生与心肾有关，与精液有关，与神情有关。五脏之中，肾属水、主精；心为五脏六腑之大主，主神明。泪涕的产生,其因是情志悲伤,其根本是精水之液。悲伤的程度不同,有哭泣时不流泪或者泪流而涕不流的区别,说明人体泪涕的出现与心肾、精液、情感的关系最为密切,从而强调了泪涕是精微之物,强调了泪涕与情感的关系。

《素问》第一篇为《上古天真论》,阐述了保肾养精在防病养生方面的重要作用,在最末一篇亦重精水,故篇名为《解精微论》,以首尾呼应。

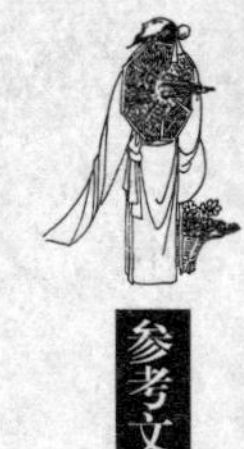

参考文献

[1] 杨上善. 黄帝内经太素. 北京:人民卫生出版社,1981. 2.

[2] 皇甫谧. 针灸甲乙经校译. 北京:人民卫生出版社,1979. 2.

[3] 王冰. 补注黄帝内经素问. 北京:人民卫生出版社,1963. 6.

[4] 马莳. 素问注证发微. 清嘉庆善成堂木刻版.

[5] 吴崑. 内经素问吴注. 济南:山东科学技术出版社,1984. 1.

[6] 张介宾. 类经. 北京:人民卫生出版社,1965. 8.

[7] 李中梓. 内经知要. 北京:人民卫生出版社,1963.

[8] 张志聪. 素问集注. 上海:上海科学技术出版社,1959. 9.

[9] 汪昂. 素问灵素类纂约注. 上海:上海卫生出版社,1958.

[10] 高士宗. 素问直解. 北京:科学技术文献出版社,1982. 8.

[11] 姚止庵. 素问经注节解. 北京:人民卫生出版社,1963. 1.

[12] 张琦. 素问释义. 清道光十年木刻版.

[13] 丹波元简. 素问识. 上海:上海科学技术出版社,1959. 7.

[14] 丹波元坚. 素问绍识. 北京:人民卫生出版社 1956.

[15] 胡澍. 素问校义. 光绪辛巳年(1881 年刊本).

[16] 俞樾. 内经辩言. 三三医书第一集. 1924 年杭州三三医社铅印本.

[17] 于鬯. 香校续校书. 中华书局 1963. 3.

[18] 郭霭春. 黄帝内经素问校注语译. 天津:天津科学技术出版社,1981. 12.

[19] 程士德,等. 素问注释汇粹. 北京:人民卫生出版社,1982. 1.

[20] 山东中医学院,等. 黄帝内经素问校释. 北京:人民卫生出版社,1982. 2.

[21] 王琦,等. 素问今释. 贵阳:贵州人民出版社,1981. 1.

[22] 王琦. 黄帝内经专题研究. 济南:山东科学技术出版社,1985. 12.

[23] 雷顺群. 内经多学科研究. 南京:江苏科学技术出版社,1990. 6.

[24] 王庆其,等. 黄帝内经专题研究. 上海:上海中医药大学出版社,2002.

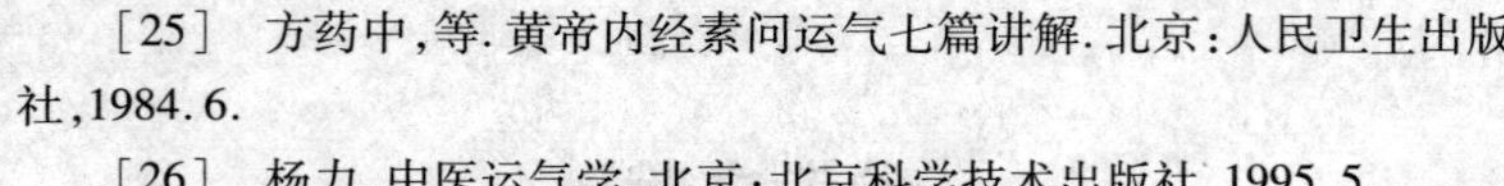

［25］ 方药中，等. 黄帝内经素问运气七篇讲解. 北京：人民卫生出版社，1984. 6.

［26］ 杨力. 中医运气学. 北京：北京科学技术出版社，1995. 5.

［27］ 南京中医学院. 黄帝内经素问译释. 上海：上海科学技术出版社，1959.